压力性损伤临床防治

国际指南 2019

Prevention and Treatment of Pressure Ulcers/Injuries
Clinical Practice Guideline

The International Guideline 2019

第 3 版

主译　王　泠　胡爱玲

主审　吴欣娟　霍孝蓉

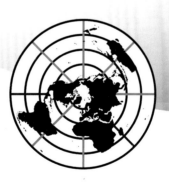

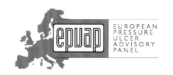

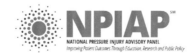

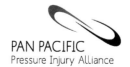

人民卫生出版社

·北京·

Prevention and Treatment of Pressure Ulcers/Injuries: Clinical Practice Guideline
The International Guideline 2019

Copyright © European Pressure Ulcer Advisory Panel, National Pressure Injury
Advisory Panel and Pan Pacific Pressure Injury Alliance
ISBN 978-0-6480097-8-8

图书在版编目（CIP）数据

压力性损伤临床防治国际指南. 2019/美国欧洲压
力性溃疡咨询委员会（EPUAP），美国压力性损伤咨询委
员会（NPIAP），美国泛太平洋压力性损伤联盟（PPPIA）
编著；王泠，胡爱玲主译. —北京：人民卫生出版社，
2021. 10（2023.10重印）
　　ISBN 978-7-117-32199-0

　　Ⅰ.①压…　Ⅱ.①美…②美…③美…④王…⑤胡
…　Ⅲ.①创伤外科学–护理学–指南–2019　Ⅳ.
①R473.6-62

　　中国版本图书馆 CIP 数据核字（2021）第 204584 号

人卫智网	**www.ipmph.com**	医学教育、学术、考试、健康， 购书智慧智能综合服务平台
人卫官网	**www.pmph.com**	人卫官方资讯发布平台

压力性损伤临床防治国际指南 2019
Yalixing Sunshang Linchuang Fangzhi Guoji Zhinan 2019

主　　译：王　泠　胡爱玲
出版发行：人民卫生出版社（中继线 010-59780011）
地　　址：北京市朝阳区潘家园南里 19 号
邮　　编：100021
E - mail：pmph @ pmph.com
购书热线：010-59787592　010-59787584　010-65264830
印　　刷：北京顶佳世纪印刷有限公司
经　　销：新华书店
开　　本：889×1194　1/16　印张：23
字　　数：680 千字
版　　次：2021 年 10 月第 1 版
印　　次：2023 年 10 月第 4 次印刷
标准书号：ISBN 978-7-117-32199-0
定　　价：188.00 元
打击盗版举报电话：010-59787491　E-mail：WQ @ pmph.com
质量问题联系电话：010-59787234　E-mail：zhiliang @ pmph.com

译 者 名 单

主　译　王　泠　胡爱玲
副主译　吴　玲　杨　萍　周玉洁　胡宏鸯
主　审　吴欣娟　霍孝蓉
译　者（以姓氏笔画为序）

丁炎明　北京大学第一医院
于　玲　中国医科大学附属第一医院
于沛华　空军军医大学第一附属医院
马　蕊　北京大学人民医院
王　泠　北京大学人民医院
邓小红　中山大学附属第三医院
邓述华　北京大学第三医院
刘　媛　中山大学附属第三医院
刘　瑾　北京大学第一医院
刘晓黎　北京大学人民医院
李葆华　北京大学第三医院
杨　萍　北京大学护理学院
吴　玲　南京鼓楼医院
应菊素　北京大学人民医院
周玉洁　北京大学第三医院
胡宏鸯　浙江大学医学院附属邵逸夫医院
胡爱玲　中山大学附属第三医院
翁亚娟　常州市第一人民医院
郭淑丽　中国医学科学院北京协和医院
郭雅萍　中国医学科学院北京协和医院
廖灯彬　四川大学华西医院

简　介

【前言】

本临床实践指南介绍了压力性损伤预防和治疗的推荐意见、良好实践声明和实施注意事项。本国际临床实践指南（2019 版）是欧洲压力性溃疡咨询委员会（European Pressure Ulcer Advisory Panel，EPUAP）、美国压力性损伤咨询委员会（National Pressure Injury Advisory Panel，NPIAP）和泛太平洋压力性损伤联盟（Pan Pacific Pressure Injury Alliance，PPPIA）联合制订的。此外，来自 12 个国家的 14 个伤口组织在合作伙伴组织指南管理小组（Partner Organization Guideline Governance Group，GGG）和方法学家的指导和监督下，作为协作组织加入了本指南的项目制订。整个制订团队由 181 名压力性损伤领域的科研和临床专家组成，包括 12 名 GGG 成员、1 名方法学家及 168 名工作小组成员。

本指南在制订过程中使用了最新指南制订的方法学标准。该方法已经预先公布并经过了同行评议。通过文献检索，获得截至 2018 年 8 月发表的研究，并进行了评判性质量评价和分析。本指南将新的研究与以前版本纳入的研究相结合，扩大了指南的范围，并基于最新证据提出推荐意见。第三版指南基于大量基础性研究提供了 115 条循证推荐意见，可帮助卫生专业人员在临床实践中实施这些推荐意见。我们对可及的研究进行详细分析和讨论，并对该领域的假设和知识进行评判性评估，以提供更深层的背景信息。

采用共识投票表决程序为每项推荐意见赋予一个推荐强度。推荐强度根据其改善患者预后的潜力来确定该推荐意见的重要性。它能够提示能有多大的信心认为该推荐意见的做法将利大于弊，并可以用来帮助确定压力性损伤相关的干预措施的优先顺序。也有许多与压力性损伤防治相关的课题尚未得到广泛的研究。为了缩短护理方面的差距，GGG 还制订了 61 条良好实践声明，旨在进一步协助卫生专业人员实施高质量的压力性损伤的预防和治疗。

在整个指南制订过程中，广泛纳入了患者、非正式照顾者（家属和朋友）和其他利益相关者。对患者和非正式照顾者进行了一项在线调查，以确定其护理目标、优先关注事项和教育需求。指南制订过程中充分考虑了来自世界各地的 1 233 名患者及其家属的反馈。指南草案和支持性证据向世界各地登记的 699 个利益相关方（个人和组织）开放，用以审查上述文件。

此外我们还提供了一份快速参考指南，即本指南的缩略版本。快速参考指南是为那些需要在临床机构中快速参考的忙碌的卫生专业人员而设计的。由于完整的临床实践指南包含了更多的背景信息和评判性分析，使用者在实施压力性损伤预防和治疗时不应仅仅依赖快速参考指南。

【摘要】

本指南由以下合作组织共同制订，包括 EPUAP、NPIAP、PPPIA 以及全球 14 个其他伤口组织。我们对压力性损伤的预防和治疗进行了全面的文献综述，并采用严格的方法对研究进行评价，提出了循证推荐意见。这项工作是建立在本指南前两个版本（2009 和 2014）基础上的。此外，我们还对患者及其非正式照顾者进行了一次国际调查，以了解此类人群在预防和治疗压力性损伤方面的观点。依据证据决策框架（evidence-to-decision frameworks，EtD）对研究证据进行总结和评价，在有足够研究证据的情况下，形成指导临床实践的推荐意见；在没有充分研究的领域，形成促进综合照护的良好实践声明。上述推荐意见和良好实践声明均附有研究和/或专家支持的实施注意事项。之后将推荐意见草案提供给利益相关方反馈，共有 699 名卫生专业人员、行业代表、顶级机构组织、研究人员、决策者、患者和非正式照顾者参与了该草案的审核和/或评论。草案修订后，指南制订的最后一个阶段是采用共识投票表决程序为每项推荐意见赋予推荐强度。推荐强度提示可以在多大程度上认为采用该推荐意见将利大于弊，并旨在帮助卫生专业人员确定干预措施的优先顺序。指南包括方法学的讨论,然后是 115 项推荐意见和 61 项良好实践声明及其相关科学依据,以指导风险评估、压力性损伤预防和治疗以及实施最佳实践中的问题;讨论了特定人群的需求,包括肥胖患者、危重患者、老年人、新生儿和儿童、姑息治疗的患者,以及手术室和社区环境中的个人;还讨论了患者对压力性损伤的看法,并涵盖了对患者关注的主题,包括疼痛和生活质量;提出了支持和鼓励患者参与其护理的建议;最后,提供了 20 项质量指标,以协助监测指南的执行情况。

【本指南使用的局限性与适用性】

- 本指南旨在帮助卫生专业人员、患者和非正式照顾者针对特定临床条件做出医疗护理决策,基于证据的推荐意见和良好实践声明可能并不适用于所有的情况下。

- 采纳任何推荐意见的决定必须由多学科医疗团队与患者和非正式照顾者合作做出,并充分考虑到可及的资源和情境。本指南中的任何内容都不能取代针对特殊病例的医疗建议。

- 由于制订本指南采用了严格的方法,指南管理小组(GGG)成员认为指南推荐意见的支持研究都是准确的。我们已尽一切努力对本指南所纳入的研究进行评价,但我们不保证引用的每项研究的可靠性。

- 本指南的目的仅限于教育和提供信息。

- 本指南所含信息在出版之时是准确的。随着研究和技术日新月异,本指南所包括的循证推荐意见和良好实践声明可能与未来的进展并不一致,卫生专业人员有责任保持对可能影响其临床决策的相关研究和技术进展的知识更新。

- 本指南中使用了产品的通用名称,并保留了研究中对产品的描述。本指南中的任何内容均不对特定产品做推荐。

- 本指南中的任何内容均不作为有关认证标准、编码标准或报销规定的建议。

- 本指南中涉及的产品和设备并未提供完整的安全性和使用说明,但包含了基本的安全性和使用指导,所有产品均应按照制造商的说明书使用。

【证据等级与推荐强度】

根据研究设计为每项研究赋予证据等级,再根据证据数量、证据等级及其一致性,对支持每条推荐意见的证据体进行强度分析,采用共识投票表决程序为每条推荐意见赋予推荐强度,以表明卫生专业人员可以在多大程度上认为采用该推荐意见有助于改善临床结局(如利大于弊)。卫生专业人员可利用推荐强度来确定干预措施的优先顺序。详见附录一。

证据等级

A	<li>不止一项高质量的 1 级研究提供直接证据</li><li>证据体一致</li>
B1	<li>中等或低质量的 1 级研究提供直接证据</li><li>高或中质量的 2 级研究提供直接证据</li><li>大多数研究结果一致,不一致的结果能够解释</li>
B2	<li>低质量的 2 级研究提供直接证据</li><li>3 级或 4 级研究(不考虑质量)提供直接证据</li><li>大多数研究结果一致,不一致的结果能够解释</li>
C	<li>5 级研究(间接证据),例如在正常受试者、有其他类型慢性伤口的患者以及动物模型中进行的研究</li><li>证据体中不一致的结果无法解释,表明该主题确实存在不确定性</li>
GPS	良好实践声明 <li>GGG 的声明没有上述证据体的支持,但被认为对临床实践具有重要意义</li>

推荐强度

↑↑	强正向推荐:一定要做
↑	弱正向推荐:可能要做
↔	非特定性推荐
↓	弱负向推荐:可能不要做
↓↓	强负向推荐:一定不要做

【获取指南及支持材料】

以下网站上提供临床实践指南的电子版和印刷版:

NPIAP 网站:www. npiap. com

EPUAP 网站:www. epuap. org

PPPIA 网站:www. pppia. org

国际压力性损伤指南网站:www. internationalguideline. com

国际压力性损伤指南网站(www. international-guideline. com)在下一次修订前都可以查阅指南。该网站还提供其他支持材料,包括:

- 快速参考指南
- 详细方法学
- 证据决策框架
- 未来研究需求
- 配套资源

- 赞助商致谢
- 指南管理小组发布的公告和消息

快速参考指南的翻译和有关翻译流程的信息可从 EPUAP 网站获得。如需更多信息,请联系 translation@ internationalguideline. com。

有关本指南的使用,请查阅指南网站上的使用许可声明。如需更多信息,请联系 admin@ internationalguideline. com。

指南制订者

指南管理小组（Guideline Governance Group，GGG）

Jan Kottner，PhD（EPUAP Chair）

Scientific Director Clinical Research，Clinical Research Center for Hair and Skin Science，Department of Dermatology and Allergy，Charité-Universitätsmedizin，Germany

Ghent University，Faculty of Medicine and Health Sciences，Belgium

Janet Cuddigan，PhD（NPIAP Chair）

Professor，University of Nebraska Medical Center College of Nursing，USA

Keryln Carville，PhD（PPPIA Chair）

Professor，Primary Health Care and Community Nursing，Silver Chain Group and Curtin University，School of Nursing，Midwifery and Paramedicine，Australia

Katrin Balzer，PhD

Professor，University of Lübeck，Nursing Research Unit，Germany

Dan Berlowitz，MD，MPH

Professor，Boston University School of Medicine，USA

Center for Healthcare Organization and Implementation Research（CHOIR），Bedford VA Hospital，USA

Yee Yee Chang

Singapore General Hospital，Singapore

Siu Ming Susan Law，MScN

Nurse Consultant，Princess Margaret Hospital，Hong Kong.

Mary Litchford，PhD

President，CASE Software & Books，Greensboro，NC USA.

Pamela Mitchell，MN

Clinical Nurse Consultant，Christchurch Hospital，New Zealand.

Zena Moore，PhD

Professor，Royal College of Surgeons in Ireland，Ireland

Monash University，Faculty of Medicine，Nursing and Health Sciences，Australia

Ghent University，Department of Public Health，Faculty of Medicine and Health Sciences，Belgium

Lida Institute，China

Cardiff University，Wales，UK

Joyce Pittman，PhD

Associate Professor，University of South Alabama，USA

Dominique Sigaudo-Roussel，PhD

Director of Research，Laboratory of Tissue Biology and Therapeutic Engineering，National Scientific Research Center（CNRS），University of Lyon，France

方法学专家及主编

Emily Haesler，PhD

Adjunct Associate Professor，Curtin University，School of Nursing，Midwifery and Paramedicine，Australia

Australian National University，ANU Medical School，Academic Unit of General Practice，Australia

La Trobe University，Australian Centre for Evidence Based Aged Care，School of Nursing and Midwifery，Australia

指南组织

（一）合作伙伴组织

欧洲压力性溃疡咨询委员会（European Pressure Ulcer Advisory Panel，EPUAP）

美国压力性损伤咨询委员会（National Pressure Injury Advisory Panel，NPIAP）

泛太平洋压力性损伤联盟（Pan Pacific Pressure Injury Alliance，PPPIA）

（二）协作组织

巴西造口治疗师协会：伤口、造口和失禁护理（Brazilian Association of Enterostomal Therapists：Wound，Ostomy and Continence Care，SOBEST）

加拿大造口治疗与伤口治疗合作组织（Canadian Collaboration of Association for Enterostomal Therapy and Wounds Canada）

中华护理学会（Chinese Nursing Association）

印度尼西亚伤口护理医师协会与印度尼西亚伤口造口失禁护理协会合作组织（Indonesian Collaboration of Indonesian Wound Care Clinician Association and Indonesian Wound Ostomy and Continence Nursing Association）

日本压力性损伤协会（Japanese Society for Pressure Ulcers）

江苏省护理学会（Jiangsu Nursing Association）

韩国伤口造口失禁护理协会（Korean Association of Wound Ostomy Continence Nurses）

马来西亚伤口护理专业协会（Malaysian Society of Wound Care Professionals）

菲律宾伤口护理协会（Philippine Wound Care Society）

沙特造口治疗分会（Saudi Chapter of Enterostomal Therapy）

泰国造口治疗协会（Thai Enterostomal Therapy Society）

世界造口治疗师协会（World Council of Enterostomal Therapists）

（三）工作小组（SWG）成员

- **压力性损伤的病因学**：Amit Gefen，David Brienza，Laura Edsberg，Wendy Milton，Christine Murphy，Cees W. J. Oomens，Lin Perry，Yunita Sari
- **压力性损伤相关特殊需求人群（指南中的章节和推荐意见）**：Jill Cox（leader），Ann Marie Nie（leader），Tracy Nowicki（leader），Mary Ellen Posthauer（leader），Maarit Ahtiala，Boonchuen Aimmak，Rehab Al-Dossari，Paulo Alves，Yufitriana Amir，Carina Bååth，Katrin Balzer，Terrie Beeson，Margaret Birdsong，Carmel Boylan，Jill Campbell，Fiona Coyer，Amy Darvall，Erik De Laat，Christantie Effendy，Aimee Garcia，Ailing Hu，Budi Anna Keliat，Sandra Korge，Janet Kuhnke，Siew Ling Lim，Mary Litchford，Sheau Lan Loh，Jeanine Maguire，Ambili Nair，Sun Young Nam，Paula Cristina Nogueira，Gordana Petkovska，Rina Pijpker，Wendy Sansom，Emil Schmidt，Emer Shanley，Aamir Siddiqui，Mary Sieggreen，Khristina Simon，Sue Templeton，Ann Tescher，Valentina Vanzi，Jaraspas Wongviseskarn
- **风险因素和风险评估**：Jane Nixon（leader），Susanne Coleman，Emily Haesler，Katrin Balzer，Virginia Capasso，Janet Cuddigan，Claudia Rutherford，Lisette Schoonhoven，Nancy Stotts
- **皮肤和组织评估**：Mary Jo Conley（leader），Ida Marie Bredesen，Reba J. Giles，Nanthakumahrie D/O Gunasegaran，Ulrika Källman，Eleanor Letran，Kathren Puyk，Yajuan Weng，Huo Xiaorong
- **预防性皮肤护理**：Mary Jo Conley（leader），Ida Marie Bredesen，Reba J. Giles，Nanthakumahrie D/O Gunasegaran，Ulrika Källman，Eleanor Letran，Kathren Puyk，Yajuan Weng，Huo Xiaorong
- **营养与压力性损伤防治**：Emanuele Cereda（co-leader），Nancy Munoz（co-leader），Merrilyn Banks，Angela Liew，Mary Ellen Posthauer Siriluck Siripanyawat，Jos Schols
- **体位变换和早期活动**：Tracey Yap（leader），Liesbet Demarré，Lena Gunningberg，Susan Kennerly，Linda Norton，Sofia Macedo，Shuk Yi Pang，Johanna Van Rooyen
- **足跟压力性损伤**：Jill Cox（leader），Sarah Dallimore，Barbara Delmore，Marie-Line Gaubert-Dahan，Manfred Mak，Tina Meyers，Reynaldo Rey-Matias
- **支撑面**：David Brienza（leader），Virginia Capasso，Misako Dai，Qixia Jiang，Sue Monaro，Katherine Rae，Steven Smet，Peter R. Worsley
- **器械相关压力性损伤**：Rachel M. Walker（leader），Elizabeth A. Ayello，Suk Chu Chan，Aihua Chen，Ann Marie Nie，Valentina Vanzi，Peter R. Worsley
- **压力性损伤的分类**：Hin Moon Chong，Idramsyah，Yun Jin Lee，Andrea Pokorná，Catherine Ratliff，Mary Sieggreen，Nicole Walsh
- **压力性损伤评估和愈合监测**：Kerrie Coleman，Patricia Davies，Suhaida Binte Ramli，Ann Marie Nie，Catherine Ratliff
- **疼痛评估和治疗**：Clarissa Young（leader），Wi-

dasari Sri Gitarja,Chak Hau Pang,Barbara Pieper, Tina Meyers,Andrea Pokorná,Valentina Vanzi

- **伤口清洗和清创**：Shan Bergin, Patricia Davies, Rosemary Hill, Harikrishna Nair, Wan Yin Ping, Pamela Scarborough,David Voegeli
- **感染和生物膜**：Robyn Rayner（leader）,Evan Call,Emma Daza,Jeannie Donnelly,Dea Kent,Gojiro Nakagami,Lea Whittington
- **伤口敷料**：Maria Ten Hove（leader）, Mikyung Cho,Reba J. Giles,David Voegeli,Tan Wei Xian, Saldy Yusuf
  ○ **生物敷料**：Laura Edsberg（leader）, Michelle Carr, Elizabeth Faust, Eun Jin Han, Takafumi Kadono, Anna Polak, Jakub Taradaj, Quek Yanting
  ○ **生长因子**：Laura Edsberg（leader）, Michelle Carr, Elizabeth Faust, Eun Jin Han, Takafumi Kadono, Anna Polak, Jakub Taradaj, Quek Yanting
- **生物敷料代理商**：Sharon Boxall, Anna Polak, Hiske Smart,Gregory M. Toy
- **压力性损伤的手术治疗**：Emily Haesler（leader）, Aamir Siddiqui,Rebecca Iseli,Julie Jordan-O'brien
- **测量压力性损伤的患病率和发生率**：Dan Berlowitz,Janet Cuddigan,Emily Haesler
- **最佳实践的临床应用**：Kimberly Le Blanc（leader）, Dimitri Beeckman, Maria Helena Larcher Caliri, Kathleen Finlayson, Bonnie Fraser, Patrícia Homem-Silver, Hongyang Hu, Mei-Yu Hsu, Wen-Pei Huang, Crystal McCallum, Jill Trelease, Louise Webber,Tracey Yap
- **医疗专业人员教育**：Emily Haesler（leader）,Katie Capitulo, Margaret Edmondson, Ednalda Maria Franck, Aimee Garcia, Patrícia Homem-Silva, Jung Yoon Kim, Tamara Page, Diane Maydick Youngberg
- **生活质量、自我护理和教育**：Emily Haesler（leader）, Bernadette McNally, Sivagame Maniya, Lena Gunningberg, Denise Hibbert, Ann Marie Kassab, Yuwadee Kestsumpun, Lynn Tabor
- **质量指标**：Joyce Pittman, Emily Haesler, Ruud Halfens

致　　谢

（一）致谢与贡献

特别感谢 2009 和 2014 指南制订组以及来自 EPUAP、NPIAP 和 PPPIA 的小型工作组成员制订了前两版指南,此版国际指南是建立在前期指南开发团队评估和总结的研究基础上的。

Emily Haesler,PhD

方法学家［负责此版指南制订期间（2013—2017）的文献更新、审查和分析］

Jan Kottner,PhD

指南管理组的主要组织者和召集人

Paul Haesler,BSc（Hons）

指南管理和证据评价在线平台、患者调查、利益相关者审查流程以及推荐强度在线平台的网络开发和信息技术支持

Knightime Designs

分类图示（参见第 12 章）和体位改变图示（参见第 8 章）制作

McKenna Management

指南行政管理与市场营销

La Trobe University,Australia

电子数据库、期刊获取和馆际互借服务

Australian National University,Australia

患者调查的伦理审查

第 12 章的照片

1 类/期压力性损伤:经 NPIAP 许可复制,可从 NPIAP 网站购买。

2 类/期压力性损伤:由 Joyce Black 提供,并经允许使用。

3 和 4 类/期压力性损伤以及不可分期压力性损伤:由 Keryln Carville 提供,并经允许使用。

可疑深部组织损伤:可从澳大利亚伤口网站免费下载。

黏膜压力性损伤:Tracy Nowicki 提供,并经允许使用。

特别感谢 Emily Haesler 在处理复杂的、国际化、全方位的研究文献系统综述工作方面做出的非凡贡献,并制订了这一经修订和扩展的压力性损伤预防与治疗指南。

（二）翻　　译

以下专家完成了英文以外语言论文的数据提取:

Jan Kottner

Takafumi Kadono

Maria Helena Larcher Caliri

（三）患者与利益相关者

特别感谢 1 200 多名患者及其非正式/家庭照顾者,他们通过参与国际患者调查的方式为指南的制订做出了贡献。

特别感谢许多利益相关者审查了指南的制订流程和草案,GGG 审查了所有利益相关者的意见,并根据收到的意见进行了修订。我们感谢来自世界各地的卫生专业人员、研究人员、教育者和厂商的投入,他们花时间分享了专业知识和深思熟虑的评论。

目　　录

第六篇 术　语

附　　录

图片和表格目录

图　片

表　格

第一篇

导论

第1章 指南背景

【重要性】

压力性损伤是全球常见的健康问题,给患者及家庭带来痛苦的经历,且花费高昂。但压力性损伤是可以预防的。

在全球,压力性损伤的患病率从0%[1]到72.5%[2-4]不等,在不同的国家和医疗机构观察到的患病率差异很大。最近的一项系统综述报告,全球压力性损伤在急症医疗机构的时点患病率为14.8%,期间患病率为11.6%,平均发病率为6.3%[4]。在一般的急症护理机构中,压力性损伤的患病率在过去20年中呈逐步下降趋势,部分原因是国际卫生政策日益关注压力性损伤的预防[5]。压力性损伤的患病率和发病率在高危人群中普遍较高,例如终末期患者[6]、脊髓损伤患者[7]、新生儿和儿童[8-9]和重症监护患者[10-12]或姑息治疗患者[13]。虽然不同方法和临床环境使得患病率研究之间的直接比较非常困难,但证据表明,压力性损伤是全球广泛存在的健康问题[12]。

压力性损伤是一种巨大的疾病负担,会降低患者及其护理者的生活质量[14-22]。多项研究报道了住院患者压力性损伤的发病率和死亡率不断增加[16,23-25]。发生压力性损伤的患者在住院时间、再入院率和治疗花费方面都高于未发生压力性损伤的患者[26-28]。此外,与慢性伤口相关的负面影响包括疼痛和不适[20,29]、压力、焦虑和抑郁[16,23-24]、自主能力[14]、安全和精神健康[14]以及社会功能受损[24]。此外,压力性损伤高危患者或已发生压力性损伤的患者认为疼痛是他们最关心的问题之一[30-31]。

压力性损伤的发生大大增加了医院成本,然而,尚缺乏关于压力性损伤护理费用的可靠数据。现有证据呈现了使用不同方法学和货币单位的卫生经济报告的不同临床环境、地理位置和医疗系统中与护理相关的成本。在美国,用于压力性损伤护理费用估计每年(2000—2012)接近754亿元(116亿美元)[32-36]。每个患者的护理花费在3 250元(500美元)~98.8万元(15.2万美元)之间[32-33,35,37]。在澳大利亚,压力性损伤的平均住院日为4.3天,每

病床的日花费为699~840澳元(3 355.2~4 032元),意味着压力性损伤患者住院治疗的平均费用为3 600澳元(17 280元)[38]。类似地,在加拿大一个社区进行的成本分析报告中估计每个压力性损伤治疗花费为4 745加元(24 200元)(2013)[39]。来自新加坡的报告显示,根据伤口的严重程度不同,治疗一个压力性损伤伤口的费用在4 546~13 138新加坡元(21 366~61 750元)(2016)不等[40-41]。欧洲经济模型显示,在荷兰,与压力性损伤相关的疾病花费占医疗支出的比例高达1.4%[42-43],或介于每年23.53亿~182亿元(3.62亿~28亿美元)之间(2009)[43]。英国支出费用的比例更高,据报道,压力性损伤的花费可占到每年医疗预算的4%[44-45]。如果计算社区医疗成本加上医院成本,压力性损伤的治疗消耗的国家卫生服务(NHS)预算高达21亿英镑(185亿元)[46]。在新西兰,压力性损伤治疗的总花费估计为每年6.94亿新西兰元(31.23亿元)(2015)[47]。尽管由于报告的成本结果不同,无法进行直接比较,但这些研究表明全球压力性损伤带来了沉重的经济负担,且随着人口老龄化加剧,经济成本可能持续增加[48]。

【目的和范围】

本指南的目的是基于循证为依据,为压力性损伤的预防和治疗提供建议,可供世界各地的卫生专业人员、患者和非正式护理人员使用。本指南适用于所有参与护理有可能发生压力性损伤或已有压力性损伤患者的医疗卫生专业人员。本指南适用于所有临床环境,包括急症护理、康复护理、长期护理、居家护理,除特别说明,也适用于所有已有压力性损伤的患者以及有压力性损伤风险的患者本人。本指南涵盖对特殊需求患者的进一步指导,包括姑息治疗患者、重症监护患者、在社区或手术室的患者、肥胖者、脊髓损伤者以及新生儿和儿童。目前,关于老年患者的压力性损伤的预防和治疗研究较多,在适用的情况下,老年人的特殊需要也可得到满足。黏膜压力性损伤的分类不在本指南的范畴。

【指南开发】

EPUAP、NPIAP 和 PPPIA 合作制订了这部关于压力性损伤预防和治疗的循证指南。本国际指南版本是在前两个版本提供的证据基础上而制订。

该指南由一个跨专业的指南管理组（GGG）和许多小型工作组（SWG）联合制订，每个工作组由合作伙伴和相关组织的代表组成。指南管理组在指南制订方法学家的协助和管理下，决定并监督指南的制订过程。

指南制订过程的第一步是改进方法学。指南管理组回顾了临床指南制订的最新方法，以确保指南制订过程符合公认的国际标准。在复习前一版指南方法学基础上，更新了指南制订方法学，并发表在同行评议期刊上[49]。然后，指南管理组委托多个电子数据库对有关压力性损伤预防和治疗的文献进行全面审查，使用敏感的检索策略识别自前一版指南以来发表的研究。所有检索到的文献均按照预先制订的纳入标准进行筛选，并完成初步数据提取表。第二步，对检索到的证据进行评价，根据压力性损伤相关的特定主题对全文进行划分。在方法学家的协助下，小型工作组成员对证据进行严格评价，使用预先确定的工具对每项研究评价其证据等级，并完善了证据表格。然后将这些证据整合入证据-决策框架，以解决预先确定的临床问题。每位小型工作组成员都对现有证据体作出结论，并根据证据提出推荐意见。根据对新证据的见解和对现有累积证据体的分析，并对第二版指南的建议进行了审查和修订，根据证据的数量、等级和一致性来确定证据体的强度，该（强度）评级表明支持某项建议的累积证据的强度。由小型工作组审查证据-决策框架、推荐意见以及证据摘要，对于缺乏证据但很重要的实践领域，小型工作组给出良好实践声明，以指导临床实践。该指南已在指南网站上提供给注册的利益相关者，供其进一步输入和反馈。

小型工作组还对患者和非正式照护者进行了一次国际性的调查，以深入了解患者优先要解决的问题[30-31]。该项目制订了一项旨在关注目标人群的需求的调查，并获得澳大利亚国立大学人类研究伦理委员会的批准（方案：2018/066）。这项调查由压力性损伤组织和小型工作组成员在国际上发起。

最后阶段是确定每一项推荐意见的推荐强度。

根据证据的数量、一致性和证据等级、资源可及性、利益相关者的接受程度和优先排序以及实施的可行性，小型工作组对支持每项推荐意见的证据进行了评级。指南制订团队的每个成员都被邀请审查每个建议的上述数据，并参与基于网络的协商过程，以确定推荐强度。推荐强度代表着在考虑到支持证据的强度、临床风险与获益比、成本效益和系统影响的情况下，医疗卫生专业人员对每项推荐意见所能赋予的信心。

更多关于指南制订的方法学过程的细节，详见第 30 章"指南方法学"，也可从指南网站和同行评审文章中获得[49]。

【指南推荐意见和良好实践声明】

指南推荐意见和良好实践声明的制订是帮助卫生专业人员、患者和非正式护理人员就特定临床条件下的为患者适当健康照护做出正确决策。这些推荐意见和良好实践声明不一定适合在所有背景、环境和情况下使用。所提供的指导不应视为针对具体案例的医疗建议。

本指南中的推荐意见和良好实践声明是指导适当的临床实践的一般性指南，应由合格的卫生专业人员根据其对每个病例的临床判断，并考虑患者的偏好和可用资源来实施。应根据保护、参与和伙伴关系的原则，以充分意识并尊重文化差异的方式执行该指南。

本指南和其中的任何推荐意见仅供教育和参考之用。提供了产品的通用名称。本指南中的任何内容均不作为特定产品的宣传。

该指南包括五个主要部分：背景资料、压力性损伤的预防、与压力性损伤的防治相关主题、压力性损伤的治疗和指南应用。

第一篇"导论"简单介绍了指南。病因学一章侧重于基础，特定患者群体的需求在指南背景中的目的和范围部分进行了概述，其中讨论了特定人群面临的具体风险，并参考了该指南中对不同人群具有特殊意义的章节内容。

第二篇"压力性损伤的预防"包括三个主题：压力性损伤的风险因素和风险评估、皮肤和组织评估以及预防性皮肤护理。风险评估是临床实践的一个重要组成部分，旨在确定发生压力性损伤的高危人群，以便计划和实施针对个人风险的护理措施。皮肤评估是预防压力性损伤的关键环节，因为皮肤状况是压力性损伤发生的重要风险因素。此外,皮肤可以作为早期压力损伤的标志,并指导预防措施的评价。本章还讨论了在评估深色皮肤患者时如何识别和鉴别红斑。预防性皮肤护理的重点是促进皮肤完整性和保护皮肤免受伤害,是压力性损伤预防的一个关键组成部分。

第二篇"压力性损伤预防和治疗干预"重点关注在预防和治疗压力性损伤中重要的五个护理领域(营养、体位变换和早期活动、足跟压力性损伤、支撑面和器械相关压力性损伤)。提供了关于促进营养状况策略的综合建议,从而降低压力性损伤风险和/或促进伤口愈合;强调了确保摄入足够能量、蛋白质、维生素、矿物质和水/液体的重要性。对于所有有压力性损伤风险的患者,都应考虑体位变换及其频率,并且必须结合个体的临床状况和所使用的支撑面;该章节还讨论了正确的手法操作技术、减压计划和早期活动的重要性。足跟压力性损伤也是一个预防和管理的挑战。脚跟的接触面积小,覆盖的皮下组织少,在卧床患者中,这些组织容易暴露在高压力下,本节的推荐意见涉及了评估、体位变换和足跟保护的重要性,同时要考虑避免潜在的并发症。支撑面一章中的推荐意见涉及床垫/床罩和床的使用、座椅和垫子以及其他形式的支撑面;提供了产品选择、使用安全和维护指导;应始终遵循制造商的信息。器械(医疗相关和一般物品/家具)有可能带来压力性损伤的高风险;这些压力性损伤的外观通常符合设备/物体的形式或形状,且是由于长时间未解除的皮肤受压发展而来。本节中的推荐意见涉及评估、设备选择、压力再分布的策略和皮肤保护。

第四篇"压力性损伤的治疗"讨论了一旦发生压力损伤的评估和治疗,强调了准确诊断、分级和评估压力性损伤的重要性。压力性损伤评估和愈合监测是对护理过程的持续评价,有助于制订全面、持续的治疗计划。压力性损伤会有疼痛;然而,对疼痛认识和治疗往往是不足的。指南中关于疼痛的推荐意见侧重于在提供符合个人护理目标的优质护理的背景下评估和治疗疼痛。治疗章节讨论了伤口床准备的总体原则,以及针对压力性损伤进行伤口护理的研究证据。讨论了伤口床准备所需的关键方法,包括清洗、清创、选择最合适的伤口敷料、感染管理和伤口床的其他治疗(如生物物理制剂)。这些主题与所有慢性伤口的处理相关;然而,本指南的目的是讨论针对压力性损伤的研究。

最后,治疗章节还包括对接受压力性损伤手术的个人的管理的讨论,这可能是难愈性压力性损伤和/或当患者出现严重恶化感染或败血症的临床症状时所需要的治疗方法。

第五篇"指南的实施"涉及有效实施本指南中临床建议的组织和专业水平的策略。这包括实施策略(包括促进因素和障碍因素)、健康专业教育、患者及其照顾者支持、在机构/组织内压力性损伤的监测以及监测指南应用的质量指标。最后,本指南还讨论了未来研究需求。本指南更新中强调了在压力性损伤的预防和治疗方面缺乏高质量的研究,并指出了需要从设计严谨的研究中获得高质量证据的领域。

【参考文献】

1. Hiser B, Rochette J, Philbin S, Lowerhouse N, Terburgh C, Pietsch C. Implementing a pressure ulcer prevention program and enhancing the role of the CWOCN:impact on outcomes. Ostomy Wound Management,2006;52(2):48-59.

2. Samaniego IA. A sore spot in pediatrics:risk factors for pressure ulcers. Pediatr Nurs,2003;29(4):278-82.

3. Tubaishat A, Papanikolaou P, Anthony D, Habiballah L. Pressure ulcers prevalence in the acute care setting:A systematic review, 2000-2015. Clin Nurs Res, 2018;27(6):643-659.

4. Al Mutairi KB, Hendrie D. Global incidence and prevalence of pressure injuries in public hospitals:A systematic review. Wound Medicine,2018;22:23-31.

5. Goldberg M, *General Acute Care*, in *Pressure Ulcers:Prevalence,Incidence,and Implications for the Future*. B. Pieper and National Pressure Ulcer Advisory Panel,Editors. 2012, NPUAP:Washington,DC.

6. Tippett AW. Wounds at the end of life. Wounds:A Compendium of Clinical Research & Practice,2005;17(4):91-98.

7. Houghton PE, Campbell KE, CPG Panel, Canadian Best Practice Guidelines for the Prevention and Management of Pressure Ulcers in People with Spinal Cord Injury. A resource handbook for clinicians. 2013, Ontario Neurotrauma Foundation:http://www.onf.org.

8. Baharestani MM,Ratliff CR. Pressure ulcers in neonates and children:an NPUAP white paper. Adv Skin Wound Care, 2007;20(4):208.

9. Baharestani M, *Pressure Ulcers in Pediatric Populations*, in *Pressure Ulcers:Prevalence, Incidence, and Implications for the Future*, B. Pieper and National Pressure Ulcer Advisory Panel,Editors. 2012,NPUAP:Washington,DC.

10. Vangilder C, Amlung S, Harrison P, Meyer S. Results of the 2008-2009 International Pressure Ulcer Prevalence Survey and a 3-year, acute care, unit-specific analysis. Ostomy Wound Management, 2009; 55: 39-45.

11. Cuddigan J, *Critical Care*, in *Pressure Ulcers: Prevalence, Incidence, and Implications for the Future. ,* B. Pieper and National Pressure Ulcer Advisory Panel, Editors. 2012, NPUAP: Washington, DC.

12. Chaboyer WP, Thalib L, Harbeck EL, Coyer FM, Blot S, Bull CF, Nogueira PC, Lin FF. Incidence and prevalence of pressure injuries in adult intensive care patients: A systematic review and meta-analysis. Crit Care Med, 2018; 07: 07.

13. Artico M, Dante A, D'Angelo D, Lamarca L, Mastroianni C, Petitti T, Piredda M, De Marinis MG. Prevalence, incidence and associated factors of pressure ulcers in home palliative care patients: A retrospective chart review. Palliat Med, 2017: 269216317737671.

14. Degenholtz H, Rosen J, Castle N, Mittal V, Liu D. The association between changes in health status and nursing home resident quality of life. Gerontologist, 2008; 48 (5): 584-584.

15. Essex HN, Clark M, Sims J, Warriner A, Cullum N. Health-related quality of life in hospital inpatients with pressure ulceration: Assessment using generic health-related quality of life measures. Wound Repair Regen, 2009; 17 (6): 797-805.

16. Galhardo VAC, Magalhaes MG, Blanes L, Juliano Y, Ferreira LM. Health-related quality of life and depression in older patients with pressure ulcers. Wounds: A Compendium of Clinical Research & Practice, 2010; 22 (1): 20-26.

17. Thein H-H, Gomes T, Krahn MD, Wodchis WP. Health status utilities and the impact of pressure ulcers in long-term care residents in Ontario. Quality of Life Research: An International Journal of Quality of Life Aspects of Treatment, Care and Rehabilitation, 2010; 19 (1): 81-89.

18. Yarkin O, Tamer S, Gamze O, Irem M, Huseyin B. Effect of surgery on psychiatric states and quality of life of paraplegics and quadriplegics with pressure sores and their primary caregivers. Eur J Plast Surg, 2009; 32 (4): 173-176.

19. Gorecki C, Lamping DL, Brown JM, Madill A, Firth J, Nixon J. Development of a conceptual framework of health-related quality of life in pressure ulcers: A patient-focused approach. Int J Nurs Stud, 2010; 47 (12): 1525-1534.

20. Gorecki C, Nixon J, Madill A, Firth J, Brown JM. What influences the impact of pressure ulcers on health-related quality of life? A qualitative patient-focused exploration of contributory factors. Journal of Tissue Viability, 2012; 21 (1): 3-12.

21. Jackson DE, Durrant LA, Hutchinson M, Ballard CA, Neville S, Usher K. Living with multiple losses: Insights from patients living with pressure injury. Collegian, 2017.

22. Latimer S, Chaboyer W, Gillespie B. Patient participation in pressure injury prevention: Giving patient's a voice. Scand J Caring Sci, 2014; 28 (4): 648-656.

23. Degenholtz H, Rosen J, Castle N, Mittal V, Liu D. The association between changes in health status and nursing home resident quality of life. Gerontologist, 2008; 48 (5): 584-584.

24. Essex HN, Clark M, Sims J, Warriner A, Cullum N. Health-related quality of life in hospital inpatients with pressure ulceration: assessment using generic health-related quality of life measures. Wound Repair and Regeneration, 2009; 17 (6): 797-805.

25. Allman R, Goode PS, Burst N, Bartolucci A, Thomas DR. Pressure ulcers, hospital complications, and disease severity: implications on hospital costs and length of stay. Advances in Wound Care, 1999; 12 (1): 22-30.

26. Wilson J, Arnold P, Singh A, Kalsi-Ryan S, Fehlings M. Clinical prediction model for acute inpatient complications after traumatic cervical spinal cord injury: a subanalysis from the Surgical Timing in Acute Spinal Cord Injury Study. J Neurosurg Spine, 2012; 17 (1): 46-51.

27. Wu Q, Ning GZ, Li YL, Feng HY, Feng SQ. Factors affecting the length of stay of patients with traumatic spinal cord injury in Tianjin, China. J Spinal Cord Med, 2013; 36 (3): 237-242.

28. Lyder CH, Wang Y, Metersky M, Curry M, Kliman R, Verzier NR, Hunt DR. Hospital-acquired pressure ulcers: results from the national medicare patient safety monitoring system study. Journal of the American Geriatrics Society, 2012; 60 (9): 1603-1608.

29. Gorecki C, Closs SJ, Nixon J, Briggs M. Patient-reported pressure ulcer pain: a mixed-methods systematic review. J Pain Symptom Manage, 2011; 42 (3): 443-459.

30. Haesler E, Cuddigan J, Kottner J, Carville K, Guideline Governance Group, International consumer engagement in guideline development: Surveying patients in 30 countries in 14th Guideline Intenational Network (G-I-N) Conference. 2018: Manchester.

31. Haesler E, Cuddigan J, Kottner J, Carville K, Guideline Governance Group, International consumer engagement in pressure injury/ulcer guideline development: Global survey of patient care goals and information needs, in National Pressure Ulcer Advisory Panel 2019 Annual Conference. 2019: St Louis

32. Padula WV, Mishra MK, Makic MBF, Sullivan PW. Impro-

ving the quality of pressure ulcer care with prevention: a cost-effectiveness analysis. Med Care, 2011;49(4):385-392.

33. Young D, Shen J, Estocado N, Landers M. Financial impact of improved pressure ulcer staging in the acute hospital with use of a new tool, the NE1 Wound Assessment Tool. Adv Skin Wound Care, 2012;25(4):158-166.

34. Cuddigan J, Berlowitz D, Ayello E. Pressure ulcers in America: prevalence, incidence, and implications for the future. An executive summary of the National Pressure Ulcer Advisory Panel monograph. Adv Skin Wound Care, 2001;14(4):208-15.

35. Berlowitz D, Vandeusen Lukas C, Parker V, Niederhauser A, Silver J, Logan C, Ayello E. *Preventing pressure ulcers in hospitals: A toolkit for improving quality of care.* 2011[cited September 2019]; Available from: https://www. ahrq. gov/sites/default/files/publications/files/putoolkit. pdf.

36. Padula WV, Pronovost PJ, Makic MBF, Wald HL, Moran D, Mishra MK, Meltzer DO. Value of hospital resources for effective pressure injury prevention: a cost-effectiveness analysis. BMJ Quality & Safety, 2018;10:10.

37. Banks M, Bauer J, Graves N, Ash S. Malnutrition and pressure ulcer risk in adults in Australian health care facilities. Nutr Clin Pract, 2010;26(9):896-901.

38. Norman RE, Gibb M, Dyer A, Prentice J, Yelland S, Cheng Q, Lazzarini PA, Carville K, Innes-Walker K, Finlayson K, Edwards H, Burn E, Graves N. Improved wound management at lower cost: A sensible goal for Australia. Int Wound J, 2016;13(3):303-316.

39. Chan BC, Nanwa N, Mittmann N, Bryant D, Coyte PC, Houghton PE. The average cost of pressure ulcer management in a community dwelling spinal cord injury population. Int Wound J, 2013;10(4).

40. Tan B-K, Chong S-J, Chang VJ. An economic evaluation of chronic wound management n tertiary hospital:. Wound Pract Res, 2016;24(3):130-136.

41. Lim ML, Ang SY. Impact of hospital-acquired pressure injuries on hospital costs: Experience of a tertriary hospital in Singapore. Wound Pract Res, 2017;25(1):42-47.

42. Severens J, Habraken JM, Duivenoorden S, Frederiks CMA. The cost of illness of pressure ulcers in the Netherlands. Adv Skin Wound Care, 2002;15(2):72-7.

43. Schuurman JP, Schoonhoven L, Defloor T, van Engelshoven I, van Ramshorst B, Buskens E. Economic evaluation of pressure ulcer care: A cost minimization analysis of preventative strategies. Nurs Econ, 2009;27(6):390-415.

44. Bennett G, Dealey C, Posnett J. The cost of pressure ulcers in the UK. Age Ageing, 2004;33(3):230-5.

45. Phillips CJ, Humphreys I, Fletcher J, Harding K, Chamberlain G, Macey S. Estimating the costs associated with the management of patients with chronic wounds using linked routine data. Int Wound J, 2015.

46. Large J. A cost-effective pressure damage prevention strategy. Br J Nurs, 2011;20(6):S22-S25.

47. KPMG. *The case for investment in: A quality improvement programme to reduce pressure injuries in New Zealand.* 2015. [cited September 2019]; Available from: https://www. hqsc. govt. nz/assets/Pressure-Injuries/PR/KPMG-pressure-injury-report-Jan-2016. pdf.

48. Kim GH, Lee JY, J. K, Hyun JK, Park J. Prevalence of pressure injuries nationwide from 2009 to 2015: Results from the National Inpatient Sample Database in Korea. Int J Environ Res Public Health, 2019;16(5):704.

49. Kottner J, Cuddigan J, Carville K, Balzer K, Berlowitz D, Law S, Litchford M, Mitchell P, Moore Z, Pittman J, Sigaudo-Rousel D, Chang YY, Haesler E. Prevention and treatment of pressure ulcers/injuries: The protocol for the second update of the international Clinical Practice Guideline 2019. 28, 2019;2:51-58.

第 2 章　压力性损伤的病因学

【前言】

压力性损伤是指皮肤和/或皮下组织的局限性损伤,由压力或压力合并剪切力作用所致。压力性损伤通常发生在骨隆突处部位,也可能与医疗器械或其他物体有关。

压力性损伤的压力可能是来自患者自身的重力或由于外部施加的力,如医疗器械或其他物体施加的力量。损伤可表现为完整(或未破损)的皮肤或开放性伤口,可能会有疼痛。组织损伤是由于高强度或长时间地暴露于压力(垂直于组织表面)和/或剪切力(平行于组织表面)而造成的持续形变的结果。软组织对持续形变的耐受性因组织类型而异,还可能受到微环境、灌注、年龄、健康状况(慢性或急性)、合并症和软组织状况的影响。

需要注意的是,压力性损伤虽然主要影响患者体表,但并不局限于皮肤。例如,压力性损伤可发生在黏膜部位,而黏膜是体腔内壁的湿润的膜性结构(包括呼吸道、胃肠道和泌尿生殖道)[1]。黏膜压力性损伤主要与医疗器械有关,通常是由管路和/或其固定设备对脆弱黏膜和皮下组织施加的持续的压力和剪切力所致[1]。

发生压力性损伤的因素众多,其中主要的因素是患者活动能力受损。

不同的损伤机制会影响不同的组织,包括细胞形变损伤(在单个细胞水平)、炎症相关损伤(在细胞和组织水平)以及缺血再灌注损伤(也是在细胞和组织水平)。细胞、血管和组织的持续形变是所有这些损伤途径的驱动力,从细胞器的完整性和功能受损到组织和器官的破坏。例如,形变可能会对细胞结构造成直接损伤,但也会引发细胞炎症和水肿,扭曲毛细血管网并减少对组织的营养供应,或造成淋巴阻塞,从而影响代谢废物的清除。因此,暴露于持续的细胞和组织形变能够通过上述多种相互作用且逐步加剧的路径,直接或间接地导致细胞和组织损伤的形成和进展。

【压力性溃疡还是压力性损伤?】

自从首次描述这种伤害以来,关于专用术语的争论不止。最古老的术语是褥疮"decubitus",最初被 Wohlleben(1777)称为"Gangraena per decubitum",意思是"由于卧床而坏死的组织",因此指的是患者躺在床上形成的伤口。病因学研究始于 Groth[2] 以及 Kosiak[3] 和 Reichel 的一些开创性研究和论文[4]。Groth[2] 使用"decubitus"一词,Reichel[4] 使用"decubitus ulcers",Kosiak[3] 使用包括"ischemic ulcers"(缺血性溃疡)在内的多个术语。这些术语描述的尚不够准确,Kosiak's[3] 使用的"缺血性溃疡"假设了当时对有限的病因认识。

"Bedsore"一词由佛罗伦萨·南丁格尔(Florence Nightingale)于 1859 年记载[5],并在《压疮生物力学》这本书发表之后得到了广泛应用。《压疮生物力学》[6]是继 1975 年在格拉斯哥举行的第一次压疮病因国际会议之后编辑成的一本书。这一表述保留了其与床的联系,尽管当时人们已经知道,只要软组织与支撑面接触就可能产生压力性损伤,并且已经知道剪切力和剪切力形变发挥了主要作用。加上"sore"(疼痛)意味着身体上有受损或疼痛。

在 20 世纪 80 年代,"pressure sore"这个词变得越来越流行,逐渐淡化了损伤和床之间的联系。自 20 世纪 90 年代初以来,"pressure ulcer"一词被广泛使用;但"溃疡"一词描述的是皮肤表面的开放性伤口,这忽略了深部组织损伤、完整/未破损皮肤下的内部损伤(见本指南的分类部分)以及皮肤仍保持完整的 I/期压力性损伤。

临床医生和/或患者仍在使用上述所有术语。在欧洲,"压力性损伤"一词被广泛使用,而在东南亚、澳大利亚和新西兰,"压力性损伤"一词已被采用。美国正在向"压力性损伤"一词过渡;这一术语目前由美国国家压力损伤咨询委员会(NPIAP)推荐,并得到许多伤口护理组织和监管机构的支持;但是,有关术语的争论仍在继续[7]。尽管这些术语都没有全面地描述这类伤口的全部病因,但它们所指的都是本指南前言部分所述的相同现象。术语仍然是目前讨论和争辩的热点，在本指南中，统一使用了"压力性损伤"一词。

【影响压力性损伤易感性的因素】

在相关研究描述了一些可能影响个人发生压力性损伤的风险的因素，本指南在第 4 章"风险因素和风险评估"进行了讨论。Coleman 及其同事（2014）[8]将相关风险因素分为两种（图 2-1）：

1. 力学的边界条件（mechanical boundary condition），包括力学的负荷大小和持续时间，以及负荷类型，例如压力或剪切力。

2. 个体的耐受性（内部解剖包括骨结构突出，组织形态学，组织的力学属性、组织修复能力、组织的物质传输和热学特点）。

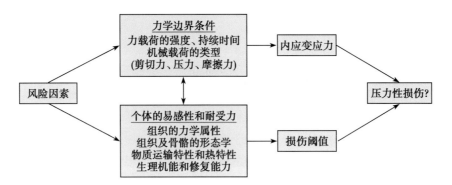

图 2-1　影响个体发生压力性损伤的易感性因素（经 Coleman 等（2014）[8]改编自 Oomens（1985）[9]，经许可转载）

力学因素决定了软组织内部的变形、应变和应力，以及在所施加的力学负荷下血管灌注和淋巴引流的情况。组织耐受性因素决定了个体的组织损伤阈值。当患者无法活动和/或感觉丧失的情况下，这两种因素共同作用决定了个体发生压力性损伤所需的时间以及损伤的范围和严重程度。

【力学的边界条件】

（一）力学的负荷大小和持续时间

本节定义了一些常用的力学术语。

1. 力学的负荷（Mechanical load）包括由于皮肤与固体表面（包括充气或充水的支撑面、医疗器械和其他类型的接触面）接触而导致的施加在机体软组织上的所有类型的力。它包括通过骨结构传递的身体重力，通过软组织传递到支撑表面。外部力学的负荷通常被描述为压力（垂直于皮肤表面的力）或剪切力（平行于皮肤表面的力）。在所有的真实场景中，相互作用的力是压力和剪切力的组合。

2. 压力（Pressure）是指单位接触面积（皮肤或皮下组织）的支持力。

当两个表面相互接触时，它们可以是固定的（表面之间不会发生滑动），也可以相对移动的（技术文献中称为滑动）。固定或滑动的发生取决于表面特性，例如微观粗糙度、湿度水平和力学的负荷

状况（压力和剪切力的组合）。

在文献中，摩擦一词用于描述与接触面特性和接触面相互滑动有关的现象。在与压力损伤相关的文献中，包括本指南，摩擦用于描述由于自身体重或医疗器械施加的力而导致的平行于皮肤表面的接触力。无论哪种情况下，摩擦力既可以是静态的（当皮肤和接触表面/材料之间没有发生相对移动）也可以是动态的（当发生相对移动时）[10,11]。当一种材料（如纺织品）或机体的另一个部分（即包括皮肤与皮肤的接触，如下肢相互叠放）沿着皮肤出现持续或重复的运动、摩擦或滑动，可导致皮肤发红、发炎发生摩擦的损伤性水疱，这些水疱不被认为是压力性损伤。然而，当身体与支撑面（如轮椅垫或床垫）接触时，在身体和支撑面之间会产生压力和剪切力，会导致受压的软组织包括皮肤和深层组织（例如脂肪组织、结缔组织和肌肉）会发生扭曲和变形，形成组织内的应变（相对变形的量度）和应力（单位面积传递的力）。组织中过多的内应变和应力可能通过损伤细胞结构（如细胞骨架或质膜）从而损害细胞内的物质传输，也可能阻碍组织内的物质传输过程（如减少血液灌注、损害淋巴功能和影响间质空间的物质传输），细胞死亡继而引发炎症反应。随着内皮细胞之间间隙的出现，血管通透性增加，导致炎性水肿[12,13]，通过组织间隙压力的升高进一步加重细胞和组织的力学负荷（图 2-2）。

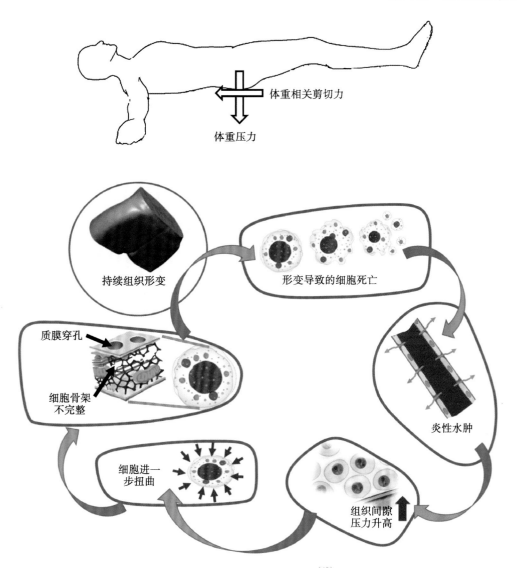

图 2-2　细胞损伤过程示意图(经 Gefen[19] 许可后转载)

细胞和组织受力学的负荷影响的具体方式是一个复杂的过程,取决于解剖结构和形态(不同组织层的大小和形状)、受累组织的生物物理和力学特性(如密度和组成、含水量、硬度、强度和扩散特性)以及在与支撑表面或医疗器械接触区域和组织受到的机械力的强度和分布。

形态、力学特性和组织耐受性都会随着时间的推移而发生改变,这是由衰老、生活方式、慢性损伤或疾病造成的[14、15]。一般来说,外部力学负荷,即使性质一致,也会导致高度不规则的内部组织反应(即不同部位的不同反应)。这也可以称为异质性(heterogeneous)或非同质(nonhomogeneous)反应。

在临床条件下,支撑区域的压力呈高度不一致性(如以床垫或垫子支撑的人体或紧扣在脸上的氧气面罩),并且始终存在一定的剪切力。因此,在负重姿势中,例如躺在床上或坐在椅子上时,皮肤和深层组织可能会发生相当大的形变和应变。

可用于评估组织形变的技术有磁共振成像(MRI)、弹性成像和超声。这些成像模式可与特定学科的理论计算(有限元)模型(通过强大的计算机和专用软件解决力学问题的方法)结合使用,以评估整个组织结构的形变、应变和应力,并预测细胞和组织损伤的风险。

压力性损伤是由于对身体重力或外部力学负荷的内部反应而产生的。理解压力性损伤的病因,需了解机体细胞和组织对力学负荷的反应,而不仅仅关注于身体外部或皮肤表面的情况[16]。

图 2-2 给出了由体重和由此产生的皮肤压力和剪切力引起的细胞损伤过程的示意图,这些压力和剪切力导致组织中持续的力学形变以及炎症水肿导致的损伤级联反应。压力和剪切力也可以来源于医疗器械或其他与皮肤接触的物体。摩擦力

（与体重相关的剪切力）可以是静态的（当身体或身体部位静止时）也可以是动态的（例如在自发或重复的移动/摩擦，或由于重力或在体位改变时在床上的滑动）。值得注意的是，这一示意图描述了直接和短期损伤的因素；然而，缺血也可能是参与到迟发的损伤级联反应中的因素，缺血状态可以由持续的血管变形引起。缺血和炎症过程之间存在持续的相互作用，炎症影响毛细血管壁的内皮细胞的功能，而局部水肿的积聚以及与之相关的组织间隙压力增高会进一步加重缺血状态。

（二）负荷类型和组织反应

压力性损伤的主要原因是施加在软组织上的持续力学负荷，通常发生在骨隆突处。这里所说的力学负荷可来源于自身体重或来源于环境，例如医疗器械施加的力（如氧气面罩或脉氧仪，这些设备与组织接触，持续施加压力并产生形变）。通常我们认为这类医疗器械比皮肤坚硬得多，这些器械与皮肤以及其下软组织之间的力学性能不匹配，就会导致局部组织形变，且力学应变集中在与器械接触部位附近组织上[17,18]。由于体重或来自环境（如医疗器械）的压力作用，皮肤和/或深层组织的形变持续存在达到一定时间，就会发生具有压力性损伤特征的组织损伤。

导致组织损伤所需的内部力学负荷的大小取决于所施加力的持续时间，以及受力组织的具体生物力学耐受性（与年龄、形态、健康状况、机体系统功能包括组织修复能力共同承载的功能有关）。短时间高负荷或长时间低负荷均可导致组织损伤[2,3,20-29]。

持续负荷是指长时间（几分钟到几小时甚至几天）施加的负荷。从术语上讲，这称为准静态力学负荷。在细胞培养和组织工程模型中可以看到，在由压力和剪切引起的高组织形变中，显微镜下几分钟内可以看到细胞的损伤，尽管这可能需要几个小时的持续负荷才能在临床上看到压力性损伤[30,31]。

相比之下，由快速、高强度负荷（如事故或创伤产生）造成的冲击损伤不属于压力性损伤的定义范围（尽管它同样由于力学负荷的作用损伤细胞和组织）。病因学上的差别本质上在于暴露于力学负荷的时间。对于冲击损伤，一个非常高的力学负荷在一瞬间被施加到组织和器官上。物体的质量起着重要的作用，惯性效应引起的组织冲击波/压力波可能会导致很高的外部和内部损伤，所有损伤都在几秒钟内形成[32]。这也就是冲击损伤不被视为压力性损伤的原因，因为主要损伤发生在几秒钟内。

Reswick 等[29]构建的损伤阈值函数，以施加在皮肤上的压力和施加压力的持续时间为主要变量。是基于对人体表面（皮肤）损伤的观察而提出。尽管 Reswick 等[29]认为，短时间施加压力时，函数会无限上升（意味着它变为无穷大），但我们现在了解到，压力大小的绝对极限是有限的，如图 2-3 所示。因此，从这个意义上讲，Reswick 曲线[29]是不正确的，因为它不能反映极端情况下组织损伤的风险，特别是在非常短的负荷时间内[33,34]。足够高的负荷几乎可以瞬间对组织造成微观水平的（创伤性）损伤，这可以通过磁共振或组织学技术观察到。根据临床经验以及活体模型系统（动物和组织工程模型）的 MRI 和组织学数据，持续时间约为分钟的高负荷也会导致细胞死亡和组织损伤事件。高负荷不一定是创伤性冲击负荷，但可能是常见临床情况下（如当使用转运板、马桶座、淋浴椅、过紧的氧气面罩、靠在床挡上等情况）可能发生剧烈组织形变事件[17,28,30,35]。相反，据经验可知，健康人每天所经历的低负荷（例如衣服的重量、戴眼镜、手表或珠宝），即使长时间受力也不会导致组织受损[33,34]。

由于个体解剖、组织耐受性和混杂因素的多变性，不可能对组织损伤阈值的一般量值做成压力和暴露时间的函数；因此，图 2-3 的轴是没有标度的[26,29,35]。例如有研究表明，温度对组织压力性损伤的耐受性有着深远的影响，这在支撑面和医疗器械的相互作用中起着重要的作用[36,37]。其他内在的混杂因素包括大血管和微血管疾病。

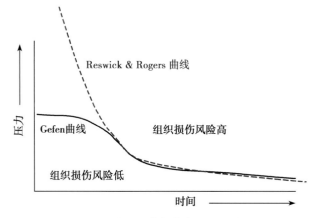

图 2-3　承受持续力学负荷的软组织的耐受性

Linder-Ganz 等建立的模型（2006）[38]，是基于动物和组织工程模型的实验数据（标记为"Gefen 曲线"），图为其与 20 世纪 70 年代提出的 Reswick & Rogers 的压力-损伤阈值模型的对比

将身体与支撑面或身体与医疗器械之间的接触面的压力和剪切力减至最小，是降低压力性损伤发生风险的有效临床干预措施[39]。然而，单靠减轻压力并不是衡量组织损伤风险的可靠方法，因为即使是相似的接触面压力大小在不同患者身上，也会转化为不同的内部组织负荷，这取决于其内部解剖结构（骨隆突部位的曲率、组织量和软组织的组成以及软组织的力学特性）[40]。因此，仅根据接触面压力，甚至长期暴露在界面压力来判断患者的组织损伤风险是不合适的[16,41-49]。

在身体和支撑面或医疗设备之间的接触面上，剪切力增加也会加剧单独由压力引起的损伤形变[4,23,49,50]。邻近骨隆突部位的组织内部应变和应力明显高于靠近体表的组织应变和应力，并且由于应力集中效应，随着骨隆突部位组织的尖锐程度增加，内部应变和应力也随之增加[51-53]。这些应力集中有可能在浅表组织受损前和肉眼可见损伤前，就已经造了成深层组织损伤[42-44,46-48,54-56]。

摩擦损伤如水疱和擦伤，可能会破坏表皮的屏障功能。因此，具有高摩擦系数或摩擦系数因潮湿（出汗、渗出液和体液）而显著增加的支撑面，会使皮肤撕裂伤、皮肤破损和感染与压力性损伤同时发生的危险性更大[11,23,57]。持续的受力本身或联合潮湿，可能会影响皮肤的微观形貌（粗糙度）特征，进而影响皮肤与接触表面的摩擦系数[58]。这些生物力学相互作用是复杂的，超出了本章的范围，尽管如此，值得注意的是，这些相互作用有助于解释什么潮湿相关性皮肤损伤常常与压力性损伤混淆[59]。

潮湿相关性皮肤损伤可能会损害表皮屏障功能，因此容易导致组织压力性损伤。有详细综述回顾了在潮湿环境中承受摩擦力时的皮肤变化以及与之相关的皮肤破损风险[10,11,60]。

【个体的易感性和耐受性】

目前的观点认为，深层组织的压力性损伤与浅表压力性损伤的病因存在根本性差异[61]。浅表压力性损伤主要是由皮肤表面的高剪切力引起的，而较深的压力性损伤主要是由高压力与包裹骨隆突处的体表的剪切力共同造成的[53,62-72]。个体的特征将决定组织力学负荷的大小、负荷在组织内的分布、组织暴露于持续负荷的时间以及受压组织对负荷的耐受性。这里存在两个生理相关形变的阈值，

一个是致使血管阻塞导致缺血诱导的损伤的最低阈值；另一个是致使直接形变导致的细胞损伤的最高阈值[31,73-78]。

软组织持续形变导致的缺血将导致组织缺氧、营养供应减少和代谢废物清除受损。由于代谢废物的积累使得细胞外环境酸性增加，而营养素的缺乏和 pH 值偏酸性将最终导致细胞死亡和组织损伤[22-25,79,80]。即使没有造成损伤，身体重力和持续的形变可能改变皮肤的硬度特性，例如皮肤含水量变化[58]。如果由于持续形变而形成损伤，那么软组织特性可能发生异常变化。例如，骨骼肌可能表现出局部僵硬的"尸僵"部位（即，由于肌肉纤维膜的破坏而导致的局部病理性收缩），从而加剧负荷模式的异质性，并促进肌肉内应力集中从而危及邻近组织[66,81]。持续形变也可能阻塞淋巴管，并在持续负荷期间及负荷之后减少淋巴回流，从而进一步加剧了变形组织的生物化学应激[82]。在细胞培养模型中，暴露于包括酸性细胞外环境（低 pH 值）在内的缺血条件下，细胞迁移速度减慢，尤其是成纤维细胞[83]。这可能会损害机体尝试修复微损伤，从而导致在压力性损伤中组织损伤的总体加速率变得更快[19]。在老年患者和中枢神经系统损伤患者中，毛细血管密度降低，通常会损害组织灌注且还存在慢性组织炎症[14,19]。在这些患者中，除了皮肤及皮下组织的强度降低和萎缩，从生物力学角度增加组织损伤风险外，这两个因素（组织灌注受损和慢性炎症）也会降低组织的耐受性以及修复能力（例如组织修复细胞的速度）[14]。

对于可能发生压力性损伤的各种组织（即肌肉、脂肪和皮肤）来说，细胞和组织在不发生不可逆损伤的情况下耐受缺血时间的长短，随着温度和皮肤吸收的水分而不同。肌肉组织比皮肤组织更容易受到损伤[22,27,84]。皮肤比肌肉和脂肪硬得多，因此在大多数临床情况下（皮肤的）形变程度较小，例如长时间坐位或卧床时承受身体重力的情况。在动物实验中，骨骼肌在持续形变 2~4h 后会出现缺血损伤的第一个迹象[22-25,38,75,76,79,80]。肌肉形变在超过 50% 的应变下几乎会立即（在几分钟内）导致微观水平的组织损伤[30]。在这种应变程度上，应变的大小与对肌肉细胞/纤维的损伤程度之间存在强相关性。这种直接形变对细胞造成的损伤很可能是由于丧失了由细胞骨架给细胞体提供的完整性和结构支撑。它可能还与质膜的拉伸有关，当细胞骨架提供给质膜的结构支持减少时，质膜的拉

伸就会增加,与这些过度形变相关的内部信号通路打开,导致细胞凋亡[20,21,28,35,73,85-88]。最近的研究是将快速增长的力学生物学领域的发现应用于压力性损伤的病因学方面。

【目前的研究:当前和未来的前景】

正快速发展的力学生物学领域为直接形变如何导致细胞损伤和死亡提供了重要理论支撑。首先,力学生物学为细胞结构在体重或外力作用下逐渐退化而导致压力性损伤形成和发展过程中细胞凋亡的机制提供了新的解释[86]。其次,上述力学生物学工作具有很强的转化性,为细胞水平的干预提供了新的途径,最终能够提高细胞结构和细胞器对持续力学负荷的耐受性。最后,力学生物学研究最近发现,通过应用低水平、无损伤的力学形变/应变,机械地刺激细胞,能够加速细胞迁移到损伤部位(在实验室细胞培养中)[89]。考虑到当细胞和组织的死亡速度大于其再生速度时,会形成压力性损伤(即通过细胞增殖、迁移和分化),力学生物学研究可以揭示促进这些修复过程的最佳刺激,特别是在压力性损伤开始时,让不同组织深度的细胞迁移到微损伤部位[89]。

最近的另一个研究重点是细胞间隙空间的平衡,在这个空间发生的营养物质和废物的运输对健康的组织内环境平衡至关重要。在形成压力性损伤的过程中,这种平衡受直接形变损伤、炎症损伤和缺血损伤的相互作用影响。具体来说,力学负荷可能会阻碍营养物质的扩散、废物的清除以及调节肌肉代谢的激素的分泌[31,90-94],最近的实验室(如细胞培养和组织工程学)和计算(如有限模型)建模研究表明,在骨隆出处负重软组织的局部持续大形变,在微观尺度上转化为大的细胞形变,并导致细胞器的形变,例如,细胞质膜出现相当大的拉伸[93-99]。长时间暴露于强拉伸的质膜应变可能会干扰正常的细胞内稳态,主要是影响通过质膜的运输,当质膜被高度拉伸时,其渗透性增加。利用生物分子荧光标记,在经过两到三个小时生理相关形变的细胞培养中,对上述过程进行可视化和量化[86,100,101]。

细胞死亡和组织坏死的进展导致损伤组织的机械性能逐渐发生局限性改变,进而扭曲应变和应力的分布,并有可能加重损伤,例如出现骨骼肌的炎性水肿和局部僵直[19,55,56,66,102]。作为压力性损

伤中细胞死亡的最早迹象之一,局部炎性水肿是可通过被称为组织生物电容的生物物理标记物来检测的[12,13]。长时间缺血后的再灌注会增加组织损伤的程度,因为该过程会释放有害的氧自由基以及促炎细胞因子[103-108]。

越来越多的证据表明,皮肤和支撑面之间的微环境在压力性损伤的发生中起到一定的作用。微环境是指皮肤表面附近的温度、湿度和气流。皮肤微环境影响着皮肤的温度和水分。随着温度和湿度的增加,皮肤变得更脆弱以及硬度降低。过度干燥的皮肤也会因为干燥的皮肤变得更脆,容易干裂。皮肤微环境影响皮肤的结构和功能以及对力学负荷的反应,与所有的压力性损伤有关,而不仅仅是浅表的压力性损伤。皮肤的微环境条件会影响到诸如负荷从皮肤传递到深层组织的过程,因此有可能造成深层组织损伤。

最佳微环境的特征仍然是一个争论和研究热点[109]。接触面的湿润度在皮肤与支撑面、医疗器械或衣物之间的机械相互作用中起着重要作用。在温暖和潮湿条件下,具有较高吸湿性能材料通常会增加摩擦系数[110]。人体温度影响汗液的产生。考虑到人体汗液的蒸发取决于局部和环境湿度以及与接触材料(如衣服、床单、轮椅垫套和伤口敷料)的相互作用[111],微环境最终会影响:

- 皮肤的摩擦特性
- 作用在皮肤上的摩擦力大小
- 皮肤和支撑面或医疗器械之间的摩擦滑动和剪切力造成的组织形变

Gefen 和他的同事对此进行了讨论[10,11,37,60]。总的来说,微环境和摩擦、表面和内部组织负荷以及活细胞在这些力学负荷下的暴露之间都有着密切的联系。

如图 2-4 所示,压力性损伤中的损伤级联反应包括一连串与直接形变、炎症反应和缺血相关的损伤[19]。这些损伤的可累加性强调了尽量减少暴露于持续组织形变下,并及早发现细胞和组织损伤的重要性,以有效预防压力性损伤。此外,长期手术(静止个体体内持续的软组织形变)和使用某些可能影响炎症系统(如类固醇治疗和化疗)或血管系统(如血管加压素)的药物的情况也应结合前述的损伤级联反应及其三个主要成分(即形变、炎症和缺血)来理解。现有的压力性损伤预防技术可分两大类:第一类是尽可能减少在持续组织形变中的暴露,第二类是尽早发现早期细胞死亡生物标志物,

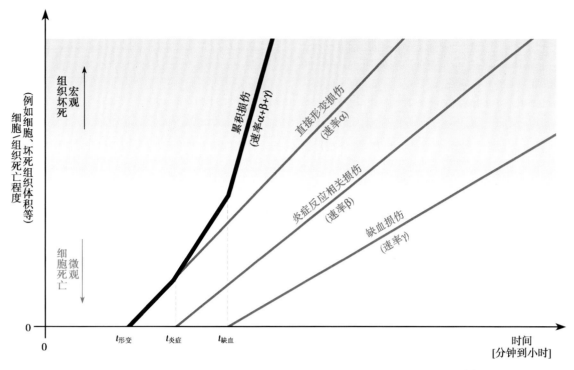

图 2-4　细胞损伤和组织坏死在压力性损伤中的作用因素（经许可后转载）[1] ¥

¥ 在细胞培养模型、动物模型、组织工程工作和计算模型中共同发现，压力性损伤中发生的细胞损伤和组织坏死有三个主要促发因素：直接形变、炎症反应和缺血。

（ⅰ）直接形变是起始因素，在 $t_{形变}$ 时间点开始造成细胞和组织损伤，并以 α 的速率进展。

（ⅱ）炎症反应相关损伤在第二位，即 $t_{炎症}$ 时间点出现，并以 β 的速率进展。

（ⅲ）缺血损伤是第三位，即 $t_{缺血}$ 时间点出现，并以 γ 的速率进展。

三个因素以序贯时序造成损伤的共同作用解释了压力性损伤中细胞和组织累积损伤的非线性本质。这种损伤将从微观水平加速发展到宏观水平，并最终以 $\alpha+\beta+\gamma$ 的速率加剧。

以防止损伤进展。

将基础科学的发现转化为医学技术需要基于对压力性损伤病因的理解，这有助于开发更好的预防压力性损伤的设备和方案，对此类相关医疗技术和设备的汇总不在本章的范围内。本指南在其他章节中会探讨压力性损伤病因与预防策略之间的关系。

上述三个损伤促发因素之间也可能发生复杂的相互作用（此处未显示）。例如，缺血可能最初由血管形变直接引起，随着内皮细胞（形成毛细血管壁）对炎症信号的反应而形成细胞间缝隙，缺血会进一步受到炎症过程的影响。

【参考文献】

1. Coyer FM, Stotts NA, Blackman VS. A prospective window into medical device-related pressure ulcers in intensive care. Int Wound J, 2014;11(6):656-64.

2. Groth KE. Klinische Beobachtungen und experimentelle stu-dien ber die Entstehung des Dekubitus. Acta Chirurgica Scandinavica, 1942;87(supp 76).

3. Kosiak M. Etiology and pathology of ischemic ulcers. Arch Phys Med Rehabil, 1959;40(2):62-69.

4. Reichel S. Shearing force as a factor in decubitus ulcers in paraplegics. Journal of the American Medical Association, 1958;166(7):762-763.

5. Nightingale F, *Notes on Nursing: What It Is, And What It Is Not*. 1859, London: Harrison and Son.

6. Kenedi JM, ed. *Bedsore Biomechanics*. 1976, University Park Press.

7. Gefen A. Time to challenge the continued use of the term 'pressure ulcers'? Br J Nurs, 2017;26:S20-S22.

8. Coleman S, Nixon J, Keen J, Wilson L, McGinnis E, Dealey C, Stubbs N, Farrin A, Dowding D, Schols JMGA, Cuddigan J, Berlowitz D, Jude E, Vowden P, Schoonhoven L, Bader DL, Gefen A, Oomens CWJ, Nelson EA. A new pressure ulcer conceptual framework. J Adv Nurs, 2014;70(10):2222-2234.

9. Oomens CWJ, A Mixture Approach to the Mechanics of Skin and Subcutis-a Contribution to Pressure Sore Research, in

Pesis 1985, University of Twente: Enschede, The Netherlands.

10. Shaked E, Gefen A. Modeling the effects of moisture-related skin-support friction on the risk for superficial pressure ulcers during patient repositioning in bed. Front Bioeng Biotechnol, 2013; 14(1): 9.

11. Schwartz D, Magen YK, Levy A, Gefen A. Effects of humidity on skin friction against medical textiles as related to prevention of pressure injuries. Int Wound J, 2018; 15(6): 866-874.

12. Gefen A. The sub-epidermal moisture scanner: The principles of pressure injury prevention using novel early detection technology. Wounds Int, 2018; 9(3): 10-15.

13. Gefen A, Gershon S. An Observational, Prospective Cohort Pilot Study to Compare the Use of Subepidermal Moisture Measurements Versus Ultrasound and Visual Skin Assessments for Early Detection of Pressure Injury. Ostomy Wound Manage, 2018; 64(9): 12-27.

14. Gefen A. Tissue changes in patients following spinal cord injury and implications for wheelchair cushions and tissue loading: a literature review. Ostomy Wound Manage, 2014; 60(2): 34-45.

15. Gefen A. Why is the heel particularly vulnerable to pressure ulcers? Br J Nurs, 2017; 26(Sup20): S62-S74.

16. Gefen A, Levine J. The false premise in measuring body-support interface pressures for preventing serious pressure ulcers. J Med Eng Technol, 2007; 31(5): 375-80.

17. Lustig M, Levy A, Kopplin K, Ovadia-Blechman Z, Gefen A. Beware of the toilet: The risk for a deep tissue injury during toilet sitting. J Tissue Viability, 2018; 27(1): 23-31.

18. Levy A, Kopplin K, Gefen A. Device-related pressure ulcers from a biomechanical perspective. J Tissue Viability, 2017; 26(1): 57-68.

19. Gefen A. The future of pressure ulcer prevention is here: Detecting and targeting inflammation early. EWMA Journal 2018 19(2).

20. Breuls RG, Bouten CV, Oomens CW, Bader DL, Baaijens FP. Compression induced cell damage in engineered muscle tissue: an in vitro model to study pressure ulcer aetiology. Annals of Biomedical Engineering, 2003a; 31(11): 1357-1364.

21. Breuls RG, Bouten CV, Oomens CW, Bader DL, Baaijens FP. A theoretical analysis of damage evolution in skeletal muscle tissue with reference to pressure ulcer development. Journal of Biomechanical Engineering, 2003b; 125(6): 902-909.

22. Daniel RK, Priest DL, Wheatley DC. Etiologic factors in pressure sores: an experimental model. Archives of Physical Medicine and Rehabilitation, 1981; 62(10): 492-498.

23. Dinsdale SM. Decubitus ulcers: role of pressure and friction in causation. Archives of Physical Medicine and Rehabilitation, 1974; 55(4): 147-152.

24. Gawlitta D, Li W, Oomens CW, Baaijens FP, Bader DL, Bouten CV. The relative contributions of compression and hypoxia to development of muscle tissue damage: an in vitro study. Annals of Biomedical Engineering, 2007; 35(2): 273-284.

25. Gawlitta D, Oomens CW, Bader DL, Baaijens FP, Bouten CV. Temporal differences in the influence of ischemic factors and deformation on the metabolism of engineered skeletal muscle. Journal of Applied Physiology, 2007; 103(2): 464-473.

26. Linder-Ganz E, Engelberg S, Scheinowitz M, Gefen A. Pressure-time cell death threshold for albino rat skeletal muscles as related to pressure sore biomechanics. Journal of Biomechanics, 2006; 39(14): 2725-2732.

27. Salcido R, Donofrio JC, Fisher SB, LeGrand EK, Dickey K, Carney JM, Schosser R, Liang R. Histopathology of pressure ulcers as a result of sequential computer-controlled pressure sessions in a fuzzy rat model. Advances in Wound Care, 1994; 7(5): 23-24, 26, 28.

28. Stekelenburg A, Oomens CW, Strijkers GJ, Nicolay K, Bader DL. Compression-induced deep tissue injury examined with magnetic resonance imaging and histology. J Appl Physiol, 2006; 100(6): 1946-1954.

29. Reswick JB, Rogers JE, *Experience at Rancho Los Amigos Hospital with devices and techniques that prevent pressure sores.*, in *Bedsore Biomechanics* R. M. Kenedi and J. M. Cowden, Editors. 1976, The Macmillan Press. p. 301-310.

30. Gefen A, van Nierop B, Bader DL, Oomens CW. Strain-time cell-death threshold for skeletal muscle in a tissue-engineered model system for deep tissue injury. J Biomech, 2008; 41(9): 2003-12.

31. Gefen A. How much time does it take to get a pressure ulcer? Integrated evidence from human, animal, and in vitro studies. Ostomy Wound Manage, 2008; 54(10): 26-35.

32. Friedman R, Haimy A, Epstein Y, Gefen A. Evaluation of helmet and goggle designs by modeling non-penetrating projectile impacts. Comput Methods Biomech Biomed Engin, 209; 22(3): 229-242.

33. Gefen A. Reswick and Rogers pressure-time curve for pressure ulcer risk. Part 1. Nurs Stand, 2009; 23(45): 64, 66, 68 passim.

34. Gefen A. Reswick and Rogers pressure-time curve for pressure ulcer risk. Part 2. Nurs Stand, 2009; 23(46): 40-4.

35. Stekelenburg A, Strijkers GJ, Parusel H, Bader DL, Nicolay K, Oomens CW. Role of ischemia and deformation in the onset of compression-induced deep tissue injury: MRI-based studies in a rat model. J Appl Physiol, 2007; 102 (5): 2002-2011.

36. Lachenbruch C, Tzen Y-T, Brienza DM, Karg PE, Lachenbruch PA. The relative contributions of Interface Pressure, shear, stress and temperature on tissue ischemia: a cross-sectional pilot study. Ostomy Wound Management, 2013; 59 (3): 25-34.

37. Zeevi T, Levy A, Brauner N, Gefen A. Effects of ambient conditions on the risk of pressure injuries in bedridden patients-multiphysics modelling of microclimate. Int Wound J, 2018; 15(3): 402-416.

38. Linder-Ganz E, Engelberg S, Scheinowitz M, Gefen A. Pressure-time cell death threshold for albino rat skeletal muscles as related to pressure sore biomechanics. J Biomech, 2006; 39(14): 2725-32.

39. Brienza DM, Karg PK, Geyer MJ, Kelsey S, Trefler E. The relationship between pressure ulcer incidence and buttock-seat cushion interface pressure in at-risk elderly wheelchair users. Archives of Physical Medicine and Rehabilitation 2001; 82(4): 529-533.

40. Gefen A. The Compression Intensity Index: a practical anatomical estimate of the biomechanical risk for a deep tissue injury. Technol Health Care, 2008; 16(2): 141-149.

41. Breuls RG, Sengers BG, Oomens CW, Bouten CV, Baaijens FP. Predicting local cell deformations in engineered tissue constructs: a multilevel finite element approach. Journal of Biomechanical Engineering, 2002; 124(2): 198-207.

42. Chow WW, Odell EI. Deformations and stresses in soft body tissues of a sitting person. Journal of Biomechanical Engineering, 1978; 100: 79-87.

43. Linder-Ganz E, Shabshin N, Itzchak Y, Gefen A. Assessment of mechanical conditions in sub-dermal tissues during sitting: a combined experimental-MRI and finite element approach. Journal of Biomechanics, 2007; 40 (7): 1443-1454.

44. Mak AF, Liu GH, Lee SY. Biomechanical assessment of below-knee residual limb tissue. Journal of Rehabilitation Research & Development, 1994; 31(3): 188-198.

45. Oomens CW, van Campen DH, Grootenboer HJ. A mixture approach to the mechanics of skin. Journal of Biomechanics, 1987; 20(9): 877-885.

46. Todd BA, Thacker JG. Three-dimensional computer model of the human buttocks, in vivo. Journal of Rehabilitation Research & Development, 1994; 31(2): 111-119.

47. Zhang JD, Mak AF, Huang LD. A large deformation biomechanical model for pressure ulcers. Journal of Biomechanical Engineering, 1997; 119(4): 406-408.

48. Dabnichki PA, Crocombe ZD, Hughes SC. Deformation and stress analysis of supported buttock contact. Proceedings of the Institution of Mechanical Engineers. Journal of Engineering in Medicine, 1994; 208: 9-17.

49. Linder-Ganz E, Gefen A. The effects of pressure and shear on capillary closure in the microstructure of skeletal muscles. Annals of Biomedical Engineering, 2007; 35 (12): 2095-2107.

50. Knight SL, Taylor RP, Polliack AA, Bader DL. Establishing predictive indicators for the status of loaded soft tissues. Journal of Applied Physiology 2001; 90(6): 2231-2237.

51. Akins JS, Vallely JJ, Karg PE, Kopplin K, Gefen A, Poojary-Mazzotta P, Brienza DM. Feasibility of freehand ultrasound to measure anatomical features associated with deep tissue injury risk. Med Eng Phys, 2016; 38(9): 839-844.

52. Brienza D, Vallely J, Karg P, Akins J, Gefen A. An MRI investigation of the effects of user anatomy and wheelchair cushion type on tissue deformation. J Tissue Viability, 2018; 27(1): 42-53.

53. Linder-Ganz E, Gefen A. Stress analyses coupled with damage laws to determine biomechanical risk factors for deep tissue injury during sitting. J Biomech Eng, 2009; 131(1): 011003.

54. Oomens CW, Bressers OF, Bosboom EM, Bouten CV, Blader DL. Can loaded interface characteristics influence strain distributions in muscle adjacent to bony prominences? Computer Methods in Biomechanics and Biomedical Engineering, 2003; 6(3): 171-180.

55. Linder-Ganz E, Gefen A. Mechanical compression-induced pressure sores in rat hindlimb: muscle stiffness, histology, and computational models. Journal of Applied Physiology 2004; 96(6): 2034-2049.

56. Gefen A, Gefen N, Linder-Ganz E, Margulies SS. In vivo muscle stiffening under bone compression promotes deep pressure sores. Journal of Biomechanical Engineering, 2005; 127(3): 512-524.

57. Dinsdale SM. Decubitus ulcers in swine: light and electron microscopy study of pathogenesis. Archives of Physical Medicine and Rehabilitation 1973; 54(2): 51-56.

58. Dobos G, Gefen A, Blume-Peytavi U, Kottner J. Weight-bearing-induced changes in the microtopography and structural stiffness of human skin in vivo following immobility periods. Wound Repair Regen, 2015; 23(1): 37-43.

59. Vilhena L, Ramalho A. Friction of human skin against different fabrics for medical use. Lubricants, 2016; 4(1): 6.

60. Sopher R, Gefen A. Effects of skin wrinkles, age and wet-

ness on mechanical loads in the stratum corneum as related to skin lesions. Med Biol Eng Comput, 2011; 49(1): 97-105.

61. Kottner J, Gefen A, Lahmann N. Weight and pressure ulcer occurrence: a secondary data analysis. Int J Nurs Stud, 2011; 48(11): 1339-48.

62. Agam L, Gefen A. Pressure ulcers and deep tissue injury: a bioengineering perspective. J Wound Care, 2007; 16(8): 336-42.

63. Gefen A. Risk factors for a pressure-related deep tissue injury: a theoretical model. Med Biol Eng Comput, 2007; 45(6): 563-73.

64. Gefen A. The biomechanics of sitting-acquired pressure ulcers in patients with spinal cord injury or lesions. Int Wound J, 2007; 4(3): 222-31.

65. Gefen A. Bioengineering models of deep tissue injury. Adv Skin Wound Care, 2008; 21(1): 30-6.

66. Gefen A. Deep tissue injury from a bioengineering point of view. Ostomy Wound Manage, 2009; 55(4): 26-36.

67. Gefen A, Farid KJ, Shaywitz I. A review of deep tissue injury development, detection, and prevention: shear savvy. Ostomy Wound Manage, 2013; 59(2): 26-35.

68. Linder-Ganz E, Yarnitzky G, Yizhar Z, Siev-Ner I, Gefen A. Real-time finite element monitoring of sub-dermal tissue stresses in individuals with spinal cord injury: toward prevention of pressure ulcers. Ann Biomed Eng, 2009; 37(2): 387-400.

69. Peko Cohen L, Levy A, Shabshin N, Neeman Z, Amit A. Sacral soft tissue deformations when using a prophylactic multilayer dressing and positioning system J Wound Ostomy Continence Nurs, 2018; 45(5): 432-437.

70. Shabshin N, Ougortsin V, Zoizner G, Gefen A. Evaluation of the effect of trunk tilt on compressive soft tissue deformations under the ischial tuberosities using weight-bearing MRI. Clin Biomech, 2010; 25(5): 402-8.

71. Shoham N, Gefen A. Deformations, mechanical strains and stresses across the different hierarchical scales in weight-bearing soft tissues. J Tissue Viability, 2012; 21(2): 39-46.

72. Sopher R, Nixon J, Gorecki C, Gefen A. Effects of intramuscular fat infiltration, scarring, and spasticity on the risk for sittingacquired deep tissue injury in spinal cord injury patients. J Biomech Eng, 2011; 133(2): 021011.

73. Ceelen KK, Stekelenburg A, Loerakker S, Strijkers GJ, Bader DL, Nicolay K, Baaijens FP, Oomens CW. Compression-induced damage and internal tissue strains are related. Journal of Biomechanics, 2008; 41(16): 3399-3404.

74. Gefen A, Cornelissen LH, Gawlitta D, Bader DL, Oomens CW. The free diffusion of macromolecules in tissue-engineered skeletal muscle subjected to large compression strains. Journal of Biomechanics, 2008; 41(4): 845-853.

75. Loerakker S, Manders E, Strijkers GJ, Nicolay K, Baaijens FPT, Bader DL, Oomens CWJ. The effects of deformation, ischemia, and reperfusion on the development of muscle damage during prolonged loading. Journal of Applied Physiology 2011; 111(4): 1168-1177.

76. Loerakker S, Oomens CWJ, Manders E, T. S, D. L. B, F. P. B, Nicolay K, Strijkers GJ. Ischemia-Reperfusion Injury in Rat Skeletal Muscle Assessed with T-2-Weighted and Dynamic Contrast-Enhanced MRI. Magnetic Resonance in Medicine, 2011; 66(2): 528-537.

77. Loerakker S, Stekelenburg A, Strijkers GJ, Rijpkema JJ, Baaijens FP, Bader DL, Nicolay K, Oomens CW. Temporal effects of mechanical loading on deformation-induced damage in skeletal muscle tissue. Annals of Biomedical Engineering, 2010; 38(8): 2577-2587.

78. Oomens CWJ. A multi-scale approach to study the aetiology of pressure ulcers. Wound Repair and Regeneration, 2010; 18(4): A74.

79. Kosiak M. Etiology of decubitus ulcers. Archives of Physical Medicine and Rehabilitation 1961; 42: 19-29.

80. Bader DL, Barnhill RL, Ryan TJ. Effect of externally applied skin surface forces on tissue vasculature. Archives of Physical Medicine and Rehabilitation 1986; 67(11): 807-811.

81. Gefen A, Gefen N, Linder-Ganz E, Margulies SS. In vivo muscle stiffening under bone compression promotes deep pressure sores. J Biomech Eng, 2005; 127: 512-524.

82. Gray RJ, Worsley PR, Voegeli D, Bader DL. Monitoring contractile dermal lymphatic activity following uniaxial mechanical loading. Med Eng Phys, 2016; 38(9): 895-903.

83. Topman G, Lin FH, Gefen A. The influence of ischemic factors on the migration rates of cell types involved in cutaneous and subcutaneous pressure ulcers. Ann Biomed Eng, 2012; 40: 1929-1939.

84. Nola GT, Vistnes LM. Differential response of skin and muscle in the experimental production of pressure sores. Plastic and Reconstructive Surgery, 1980; 66(5): 728-733.

85. Stekelenburg A, Gawlitta D, Bader DL, Oomens CW. Deep tissue injury: how deep is our understanding? Archives of Physical Medicine and Rehabilitation, 2008; 89(7): 1410-1413.

86. Gefen A, Weihs D. Cytoskeleton and plasma-membrane damage resulting from exposure to sustained deformations: A review of the mechanobiology of chronic wounds. Med Eng Phys, 2016; 38(9): 828-833.

87. Slomka N，Gefen A. Relationship between strain levels and permeability of the plasma membrane in statically stretched myoblasts. Ann Biomed Eng，2012；40（3）：606-618.

88. Leopold E，Gefen A. Changes in permeability of the plasma membrane of myoblasts to fluorescent dyes with different molecular masses under sustained uniaxial stretching. Med Eng Phys，2013；35（5）：601-7.

89. Toume S，Gefen A，Weihs D. Low-level stretching accelerates cell migration into a gap. Int Wound J，2017；14（4）：698-703.

90. Krouskop TA. A synthesis of the factors that contribute to pressure sore formation. Medical Hypotheses, 1983；11（2）：255-267.

91. Krouskop TA，Reddy NP，Spencer WA，Secor JW. Mechanisms of decubitus ulcer formation--an hypothesis. Medical Hypotheses，1978；4（1）：37-39.

92. Gefen A，Cornelissen LH，Gawlitta D，Bader DL，Oomens CW. The free diffusion of macromolecules in tissue-engineered skeletal muscle subjected to large compression strains. J Biomech，2008；41（4）：845-53.

93. Ruschkewitz Y，Gefen A. Cell-level temperature distributions in skeletal muscle post spinal cord injury as related to deep tissue injury. Med Biol Eng Comput，2010；48（2）：113-22.

94. Ruschkewitz Y，Gefen A. Cellular-scale transport in deformed skeletal muscle following spinal cord injury. Comput Methods Biomech Biomed Engin，2011；14（5）：411-24.

95. Leopold E，Gefen A. Stretching affects intracellular oxygen levels：three-dimensional multiphysics studies. J Biomech Eng，2012；134（6）：064501.

96. Leopold E，Gefen A. A simple stochastic model to explain the sigmoid nature of the strain-time cellular tolerance curve. J Tissue Viability，2012 21（1）：27-36.

97. Leopold E，Sopher R，Gefen A. The effect of compressive deformations on the rate of build-up of oxygen in isolated skeletal muscle cells. Med Eng Phys，2011；33（9）：1072-1078.

98. Slomka N，Gefen A. Confocal microscopy-based three-dimensional cell-specific modeling for large deformation analyses in cellular mechanics. J Biomech Eng，2010 43（9）：1806-16.

99. Slomka N，Or-Tzadikario S，Sassun D，Gefen A. Membrane-stretch-induced cell death in deep tissue injury：Computer model studies. Cell Mol Bioeng，2009；2：118-132.

100. Slomka N，Gefen A. Relationship between strain levels and permeability of the plasma membrane in statically stretched myoblasts. Annals of Biomedical Engineering，2012；40（3）：606-618.

101. Leopold E，Gefen A. Changes in permeability of the plasma membrane of myoblasts to fluorescent dyes with different molecular masses under sustained uniaxial stretching. Medical Engineering and Physics，2013；35（5）（5）：601-7.

102. Edsberg LE，Cutway R，Anain S，Natiella JR. Microstructural and mechanical characterization of human tissue at and adjacent to pressure ulcers. Journal of Rehabilitation Research & Development，2000；37（4）：463-471.

103. Houwing R，Overgoor M，Kon M，Jansen G，van Asbeck BS，Haalboom JR. Pressure-induced skin lesions in pigs：reperfusion injury and the effects of vitamin. Journal of Wound Care，2000；9（1）：36-40.

104. Ikebe K，Kato T，Yamaga M，Hirose J，Tsuchida T，Takagi K. Increased ischemia-reperfusion blood flow impairs the skeletal muscle contractile function. Journal of Surgical Research，2001；99（1）：1-6.

105. Peirce SM，Skalak TC，Rodeheaver GT. Ischemia-reperfusion injury in chronic pressure ulcer formation：a skin model in the rat. Wound Repair and Regeneration，2000；8（1）：68-76.

106. Reid RR，Sull AC，Mogford JE，Roy N，Mustoe TA. A novel murine model of cyclical cutaneous ischemia-reperfusion injury. Journal of Surgical Research，2004；116（1）：172-180.

107. Tsuji S，Ichioka S，Sekiya N，Nakatsuka T. Analysis of ischemia-reperfusion injury in a microcirculatory model of pressure ulcers. Wound Repair and Regeneration，2005；13（2）：209-215.

108. Unal S，Ozmen S，DemIr Y，Yavuzer R，LatIfoglu O，Atabay K，Oguz M. The effect of gradually increased blood flow on ischemiareperfusion injury. Annals of Plastic Surgery，2001；47（4）：412-416.

109. Kottner J，Black J，Call E，Gefen A，Santamaria N. Microclimate：A critical review in the context of pressure ulcer prevention. Clin Biomech，2018；59：62-70.

110. Klaassen M，de Vries EG，Masen MA. The static friction response of non-glabrous skin as a function of surface energy and environmental conditions. Biotribology，2017；11：124-131.

111. Gefen A. How do microclimate factors affect the risk for superficial pressure ulcers：a mathematical modeling study. J Tissue Viability，2011；20（3）：81-8.

第3章 压力性损伤相关特殊需求人群

尽管本指南中包含的大多数建议适用于有压力性损伤或有压力性损伤风险的患者,但一些患者由于其临床状况、年龄或护理环境的因素,有压力性损伤护理方面的特殊需求。本指南的前一版本包含针对一部分特殊人群的章节。然而,在大多数情况下,特殊人群的压力性损伤相关需求是对更普遍的循证护理实践的补充,而不是替代。从一个人群的研究中得到的证据,通常与其他高危人群或有压力性损伤的人群也相关,许多护理建议是从一系列特殊人群的证据中提炼出来的。在本版指南中,针对特殊人群的推荐意见已纳入相关指南章节。如果存在预防和治疗特殊人群压力性损伤的具体和独特证据,则相关章节将介绍针对该人群的推荐意见。本指南中的实施注意事项也列举了在照顾特殊人群时实施指南推荐意见的一些变化。特别考虑到的特殊人群包括:①危重症患者;②脊髓损伤患者;③姑息治疗的患者;④肥胖患者;⑤新生儿和儿童;⑥社区、老年护理和康复机构中的患者;⑦手术室中的患者;⑧转运中的患者。

本章将提供本指南制订过程中考虑的对特殊人群的重要问题的背景。

【危重症患者】

在重症监护病房(ICU)的危重症患者是住院患者中的一个特殊群体,代表着医疗系统中病情最重的人群。危重疾病会使者在生理上不稳定而需要使用侵入性治疗方式,如机械通气、血管升压药、体外膜肺氧合、主动脉内球囊反搏、左心室辅助装置或连续肾脏替代治疗[1]。生理指标和血流动力学不稳定,如低血压、呼吸急促、心动过速或心动过缓、低氧血症、低体温或高热、毛细血管充盈时间延长、少尿和精神状态改变[2],可能是急性失血、休克状态或脓毒症引起的全身血管阻力降低等情况的结果。压力性损伤的发生对于已经严重受损的机体来说可谓雪上加霜。

据报道,在住院患者中,危重症患者压力性损伤发生率最高[3-5]。一项针对压力性损伤患病率研究(截至2013)的综合性综述显示,压力性损伤患病率的范围在13.1%[6]到45.5%[7]之间。最近,对澳大利亚一级到三级ICU进行的一项全国范围的患病率调查(18个机构)报告Ⅱ期以上的压力性损伤的患病率为11%,是同一机构中非重症监护病房的3.8倍($RR=3.8,95\%CI:2.7\sim5.4$)[8]。最近的另一项研究,在澳大利亚一家医院进行了为期8.5年的调查,纳入患者5280人,该研究报告显示,与普通医院病房相比,ICU患者中医院获得性压力性损伤的发生率要高出10倍[9]。

重症监护病房,因为患者病情重,压力性损伤的发生率高。重症患者普遍存在血流动力学不稳定需要使用血管活性药物;组织灌注和氧合不良;凝血功能障碍等常常与多种潜在的压力性损伤危险因素联合作用[10,11]。此外,一些预防措施的实施可能受限甚至属于禁忌证。对于有多器官系统衰竭的危重症患者,受损的组织氧合和灌注可导致"皮肤灌注损伤",因此,即使无外部压力的情况下,也可能发生皮肤损伤。

对于有压力性损伤风险的危重症患者,应采取本指南中所述的预防措施。由于这一特殊人群所面临的多重(往往是不可改变的)风险因素,往往需针对风险因素实施个体化的干预措施。为此,第8章"体位变换和早期活动"概述了特别针对危重症患者的推荐意见。

围绕危重症患者开展多项预防措施的研究,为本指南推荐意见起重要支撑。值得注意的是,目前关于在危重症患者的骶尾部和足跟部预防性使用敷料的临床疗效和成本效益的研究在"预防性皮肤护理"一章。在器械相关压力性损伤一章讨论了预防危重病患者常见器械(如气管插管、气管切开导管)压力性损伤的最新研究。虽然这些推荐意见与所有有压力性损伤或有压力性损伤风险的患者都相关,但与危重症护理环境关系更大。

【脊髓损伤患者】

脊髓损伤(SCI)患者由于活动能力受损、感觉减弱以及病理生理改变易导致皮肤损伤,从而面临更高的压力性损伤风险[12]。患病时长也会影响压力性损伤风险,与长期患有 SCI 的人相比,在 SCI 发生后的 12 个月内发生压力性损伤的可能性更大[13]。生活方式因素包括吸烟、饮酒和使用药物[14]、体力活动水平、压力性损伤预防计划的依从性[15]、压力性损伤预防策略的认知[15,16]以及适宜支撑面的可及性[15]都与 SCI 患者压力性损伤发生率和治愈结局有关。

住院期间的压力性损伤患病率各不相同。在一项大样本美国数据库研究中,医院获得性 Ⅲ 或 Ⅳ 期压力性损伤的患病率为 1.48%(95%CI:1.14% ~ 1.92%)[17]。美国一项在 6 个创伤中心进行了 7 年的研究中(n=411),SCI 患者并发压力性损伤率达 2.6%[18]。在一项同样基于数据库的时点患病率研究中,美国 SCI 专业机构的压力性损伤患病率为 12%[19]。这些患病率都是特定地点的,而且人口选择、识别压力性损伤以及患病率计算的方法不同,使数据的解释变得复杂。出院后,社区内压力性损伤的患病率则更难确定。在泰国的一项队列研究中,42% 的长期局限在轮椅上的 SCI 患者(n=50)在从康复中心出院后的 6 个月内发生了压力性损伤[20]。泰国对 SCI 患者进行的另一项基于自我报告数据的研究(n=129),发现患病率达 26.4%[21]。然而,各种各样的护理模式和不同的资源可及性,使得这些患病率数据的可推广性降低。

压力性损伤的风险影响到 SCI 患者护理的各个阶段。Ploumis 等[19]发现,在脊髓损伤时接受 SCI 专门机构的护理可显著降低患者在康复阶段发生压力性损伤的风险(12%,而非 SCI 专门护理的患者发生率为 34%,P<0.001)。然而,Richard Denis 等[22]没有发现护理机构的类型对压力性损伤风险有影响。在他们针对接受康复护理的患者进行的为期 5 年研究中(n=123),与非专门机构相比,在专门机构中发生压力性损伤的比值比(OR=0.059,95%CI:0.01 ~ 0.27)[22]。

在急性期,对疑似脊髓损伤患者采取的治疗策略增加了许多不良后果的风险,其中之一是与压力和剪切力相关的皮肤破损。关于在急性护理阶段,用于减少脊柱活动的背板的使用建议在第 10 章“支撑面”有所描述。关于用于稳定脊柱的颈托的使用建议在第 11 章“器械相关压力性损伤”中阐述。

在康复阶段,缩短在急症护理机构的住院时间可降低发生压力性损伤的风险[13,19,23,24],如果患者确实发生了压力性损伤,那么在急症护理机构的住院时间将显著延长,从而延长康复期[18,23]。一项针对创伤后 SCI 一年以上的患者(n=1 871)的大样本观察性研究表明,病情较重的 SCI 患者比较轻的患者有发生更严重压力性损伤相关结局的趋势[14]。其他研究也表明,越严重的活动障碍和日常生活活动受限(ADL)与更高的压力性损伤发生率[16]和压力性损伤感染率相关[25]。

许多从医疗机构出院后的一般患者,出院后压力性损伤就不再构成风险,与之不同的是,脊髓损伤患者面临着影响其日常生活的终生危险。在一项纵向研究中,Jackson 等[26]对 30 名美国 SCI 患者进行了深入访谈后发现,压力性损伤的风险被视为一种永久性的危险,患者在充分享受生活和避免压力性损伤高危的情况之间往往难以兼顾。在 Jackson 等[26]和其他研究中发现,有动力、积极改变生活方式、确定目标和了解压力性损伤风险都与 SCI 患者发生压力性损伤低风险状态相关[27-29]。然而,SCI 患者经常报告在获得护理、服务、资源和支持方面存在障碍[26-28]。

Mathew[16]发现,在接受 SCI 康复治疗的一组患者(n=108)中,65% 的压力性损伤可归因于减压措施不到位。使用适当的设备,特别是轮椅和压力再分布垫,并定期和有效地实施体位改变是护理 SCI 患者的基本要求。本指南第 8 章和第 10 章提供了针对 SCI 患者的特别推荐意见,包括设备选择、坐位时的体位改变和减压操作方面。健康教育和生活方式方面的需求也是一项持续的要求,以提高患者压力性损伤预防的自我效能。第 26 章“生活质量、自我护理和教育”涵盖了与 SCI 患者相关的推荐意见。本指南其他章节中的推荐意见通常也适用于 SCI 患者。

高达 95% 的 SCI 患者在其一生中的某个阶段会发生压力性损伤[12]。在 Dunn 等[29]进行的一项质性研究中,19 位 SCI 患者描述了压力性损伤的经历体验,其描述低估了压力性损伤的危险和缺乏预防和管理知识。他们将疾病引起的社交恐惧描述为压力性损伤的一个诱发因素,此外还包括医疗援助不足以及应对合并症管理的持续需求[29]。一项加拿大的研究报道了有全层压力性损伤的社区 SCI 患者具有高额的经济费用[30]。据报告,每月费用约为 4 700 加元(23 970 元)(2010),其中 59% 用于专业护理和住院费用[30]。旨在促进愈合的护理决策的制订在第 8 章"体位变换和早期活动"进行了讨论,特别是在促进难愈合的坐骨和骶尾部压力性损伤的愈合方面。

【姑息治疗的患者】

姑息治疗和临终关怀都是从多学科的视角为患有严重或慢性疾病的患者提供舒适和支持。世界卫生组织(WHO)将姑息治疗定义为"通过早期识别和全面评估和治疗疼痛及其他身体、心理和精神等方面的问题,来预防和减轻痛苦,提高面临威胁生命疾病的患者及其家属生活质量的一种治疗方法"[31]。姑息治疗可以从诊断开始,同时也可以与严重疾病治疗同步进行。临终关怀为处于疾病终末期的患者提供支持性护理,关注舒适度和生活质量,而不是治愈。其目标是让患者感到舒适和无痛,让他们尽可能充分地享受生命的每一天。临终关怀始于疾病停止治疗,且明确患者无法存活下来时(通常患者预计活 6 个月或更少)。

临终关怀(机构)是发生压力性损伤的高风险环境,因为个人在生命结束时会经历器官系统衰竭。皮肤是人体最大的器官,会和任何器官一样出现衰竭。因此,对于许多人来说,在生命的最后阶段,皮肤破损是不可避免的[32-40],并且愈合通常也不是一个现实的目标[38,41-44]。不仅如此,这些易患人群还有可能出现新的压力性损伤[45]。

与姑息治疗机构内患者显著相关的压力性损伤防治的内容,包括确立个人和/或非正式照顾者的护理目标,在第 13 章"压力性损伤评估及愈合监测"中进行了讨论。第 14 章"疼痛评估和治疗"的内容也与接受姑息治疗密切相关。

【肥胖患者】

在过去几十年中,肥胖人数急剧增加[46]。目前,全球 65% 的人口生活在超重或肥胖的国家,与较低体重相比,死亡率更高[47]。世界卫生组织(WHO)将超重和肥胖定义为可能损害健康的不正常或过量的脂肪积累[47]。在临床环境中,肥胖是由体重指数(BMI)、身体成分测试或其他经过验证的方法定义的。WHO 在用 BMI 来定义肥胖时界定了超重严重程度的三个分级[47]:

Ⅰ级肥胖:BMI 30.0~34.9kg/m²

Ⅱ级肥胖:BMI 35.0~39.9kg/m²

Ⅲ级肥胖:BMI≥40.0kg/m²

肥胖对于患者自身来说是一种负担;对其主要照顾者来说,也是一种挑战。这些患者有不同于正常体重患者的特殊保健要求。这些挑战受到患者体表系统改变、活动状态、体形、体重和其他健康相关疾病的影响。

对于主要护理人员来说,设备(如肥胖专用床、支撑面和移动设备)的可及性有限或缺乏是额外的挑战。

可供肥胖患者使用的设备缺乏或受限,使得管理现存压力性损伤和防止皮肤进一步破溃变得更为困难。此外,在为这些患者选择设备时,应为初级照顾者提供职业健康风险方面的考虑。

了解肥胖患者的特殊需求可确保采用积极主动的方法来预防对皮肤的伤害,并提高这一特定患者群体的护理质量。

肥胖与多种皮肤和组织健康问题和疾病有关[48];然而,肥胖与压力性损伤发生之间的确切因果关系尚不清楚。根据有限元素模型[49]、流行病学资料[50]及临床经验,BMI 与压力性损伤的发生呈 U 型关系。与体重指数在正常范围内的人相比,非常瘦的人和超重到肥胖的人都有更高的压力性损伤风险。然而,虽然低体重和压力性损伤风险增加之间的联系已经被证实,但其与肥胖的关系的证据尚不太清楚。

流行病学研究结果不一致,肥胖与压力性损伤之间的关系有强、弱甚至无关系[51-53]。Compher 等[54]对一项针对压力性损伤的危险因素的队列研究(n=3 214)进行二次分析发现,肥胖患者发生压力性损伤的风险比(OR 值)较低(校正 OR=0.70,95%CI:0.40~1.0),表明肥胖可能是一个保护因素。对这些不同研究结果的可能解释是,皮肤面积不可比,压力性损伤分期不可比,以及使用了不同的 BMI 界值和分类。

由于肥胖者下床时往往会拖拽脚跟和骶骨,从而导致剪切力和摩擦力增加。腹部重量增加对肠道和膀胱的压力会增加压力性尿失禁和出汗的风险,从而增加皮肤浸渍的风险。由于膈肌运动受损和随后的组织灌注受损,肥胖也会影响呼吸。

肥胖患者的压力性损伤预防和治疗方面,有一些小样本但正在不断增加的研究,为本指南提供了一般性建议和实施注意事项。本指南第 10 章"支撑面"涵盖了为肥胖患者选择支撑面的良好实践声明和推荐意见。

【新生儿和儿童】

压力性损伤是儿科患者的一个重要关注问题。识别新生儿和儿童压力性损伤的风险很重要。缺乏对这种风险的认识或认为压力性损伤与这一特殊人群无关，可能导致健康专业人员和非正式照顾者忽视皮肤评估和预防护理的重要性[56]。

文献中报道的压力性损伤发病率为 0.29%~27%[57]。2000 年以来，国际文献中报道的儿童压力性损伤患病率为 0.47%[58] 高达 75%[59]，其中在新生儿和慢性病儿童中报告的发生率最高[57]。Habiballah 等（2016）[60] 报道，在两所儿科医院的一项患病率调查中发现，90.9% 的压力性损伤发生在重症监护病房的儿童身上。使用医疗器械的儿童也有较高的压力性损伤风险[61]。

足月新生儿的皮肤虽然仍在发育中，但表皮和角质层发育良好[62]。早产儿的皮肤发育不足，角质层较少，因此具有不成熟的屏障功能和较大的脆性[63]。未成熟皮肤的热学特性受损，渗透性增加，易致水和电解质失衡[62]。孕周在 32 周以下的早产儿，皮肤的保护性和吸收性尤其值得关注。皮肤可能更干燥和有鳞屑，这通常需要加强新生儿重症监护室的湿度管理来解决。未成熟的皮肤使新生儿更容易受到压力和剪切力对皮肤的损伤[62,63]。新生儿和儿童由于其相对较大的体表面积和较大的头围也会增加压力性损伤，特别是枕骨部位的压力性损伤的风险较高[56,60,64]。

针对新生儿和儿童，特别是重症监护环境中的新生儿和儿童的压力性损伤危险因素在第 4 章"风险因素和风险评估"中进行了讨论，还提出了适用于成人、新生儿和儿童的一般性原则，以及儿科专用的压力性损伤风险评估工具。医疗器械对新生儿和幼儿的特殊危险，在器械相关压力性损伤一章进行了讨论。

新生儿和儿童的营养缺乏风险更高，因为它们的单位体重营养需要增加以满足生长发育的需要，而且他们的胃容量和食物摄入量也较小。此外，大多数有压力性损伤或有压力性损伤危险的儿童还患有其他严重的急性或慢性合并症，这些因素既影响它们的营养需求（增加）和也影响它们满足这些需求的能力（降低）[65]。本指南第 7 章"营养与压力性损伤防治"阐述了在预防和治疗压力性损伤的情况下，在照顾新生儿和幼儿时应考虑的

营养问题。

早产儿不成熟的皮肤在揭除伤口敷料时和暴露于外用药物的毒性时，有更高的受损风险[62,63]。在进行皮肤护理和在新生儿和幼儿皮肤上应用任何产品时，应始终考虑到这些风险[63]，参照伤口敷料（参见第 18 章）、讨论到预防性使用敷料（参见第 6 章下"四、预防性敷料"）以及预防性皮肤护理（参见第 6 章）、器械相关压力性损伤（参见第 11 章）和足跟压力性损伤（参见第 9 章）等章节的推荐意见时，应考虑到这一背景条件。在应用感染和生物膜（参见第 17 章）中的推荐意见时，还应考虑产品应用在脆弱的未成熟皮肤的适用性。

在提供护理服务以预防和治疗压力性损伤方面，非正式照顾者（如父母和其他家庭成员）在制订护理目标、护理计划中发挥着重要作用，尤其是当儿童在社区接受照顾时，在各个方面让儿童的家庭或法定监护人参与护理是至关重要的。涉及患者和非正式照顾者的教育的指南内容，如生活质量、自我护理和教育，对这一群体具有特别重要的意义。

【社区、老年护理和康复机构中的患者】

社区环境（的患者）是指在社区内接受照顾的患者。"社区环境"一词涵盖了各种不同地理区域的环境。在不同的地理环境中，"社区环境"可以包括居家护理、支持性住宿、居家养老或残疾护理、全科诊所、姑息护理病房、康复护理和探访式医疗/护理服务[66]。对社区患者的大部分研究纳入的是生活在提供不同程度临床支持和个人康复的老年护理院的老年人。在许多这样的社区环境中，压力性损伤的预防、评估和治疗是复杂的，因为可能有风险或经历压力性损伤的患者之间有着迥异的影响因素和人口统计学特征。因此在本章的讨论中，提供了引用各文献中的研究环境的信息。

社区患者被认为有较高的压力性损伤风险的人群，包括老年人[67]、脊髓损伤患者（SCI）[15,29,30,68-72]、和智力或身体残疾者[73]。患病率和发病率调查报告的社区患者的统计数据差异很大。患病率和发病率的变化与所研究的社区患者类型、识别压力性损伤的方法（例如患者调查与临床检查）和调查时点（如在入院时筛查社区的患者，与单纯调查社区的家庭护理服务）及其他方法学方面的不同有关。

无法确定社区压力性损伤的准确患病率和发病率，因为并非所有病例都为卫生专业人员所知；但是，以下研究报告了最近的患病率和/或发病率调查，并提供了不同社区环境下压力性损伤发生情况的参考规模。

在英国进行的一项以社区为基础的压力性损伤患病率研究（$n=1\,680$）中，Stevenson 等[66]报告了在居家、姑息护理病房、疗养院和康复设施中，I 类/期以上的压力性损伤的患病率为 0.77‰。对于居住在自己家中的个人，压力性损伤患病率为 0.40‰[66]。另一项研究[74]报告了英国一个地区（$n=254\,000$）压力性损伤的点患病率，研究对象是那些已知的老年护理机构、全科诊所、简易诊所和社区护理服务机构，以及通过追踪在该地区定期使用伤口敷料锁定的这部分研究对象。所有类型伤口的患病率为 1.07‰，其中压力性损伤占比为 13%，在这项研究中所发现的压力性损伤中，有 38% 是 Ⅲ 或 Ⅳ 类/期压力性损伤[74]。在美国一家医院进行的研究中，对 12 个月内所有入院患者进行了压力性损伤检查（$n=44\,202$）[75]，共发现 1 435 例（3.04%）压力性损伤，其中 71% 来自社区居住的患者（与医疗机构居住的患者相比）。虽然这一定程度上提示了该社区压力性损伤的患病率，但该调查仅纳入了因各种原因需要急症医疗机构护理的患者[75]。在中国台湾地区，一项对居家接受治疗的患者进行的临床调查报告显示，在 4~6 周的随访期间，新的压力性损伤的发生率为 14.3%。这些新发压力性损伤中，20.8% 为 I 类/期压力性损伤，75% 为 Ⅱ 类/期压力性损伤，4.2% 为 Ⅲ 类/期压力性损伤[76]。在本研究中，各种原因再次入院的患者被排除在调查范围之外，这可能导致潜在的漏报。

在社区环境中的压力性损伤的预防和治疗所面临的挑战之一是需要了解压力性损伤发生时患者接受治疗的医疗环境[75,77]。有些患者是在社区环境中发生的压力性损伤也有许多人回到社区时就已经带有在另一个医疗环境中发生的压力性损伤。

当压力性损伤发生后，社区患者可以在很多的医疗机构接受持续的压力性损伤评估和治疗，包括伤口护理诊所、紧急护理/急诊部门、老年或康复病房、居家照护和康复照护机构[66,78]。无论压力性损伤在哪个环境获得的，在急症医疗结构、急诊或康复护理机构中很少能够达到完全治愈，这意味着患者通常需要在其家庭环境中接受持续的管理，再

入院并不少见，尤其是对于老年人。在一项横断面调查（$n=1\,038$）中[67]，出院后去社区的患者再入院的风险约是出院后未去社区的患者的 3 倍（$OR=2.9,95\%\,CI:1.5\sim5.7$），从出院后去疗养院的患者再入院的风险约是出院后未去疗养院的患者的 1.5 倍（$OR=1.6,95\%\,CI:1.2\sim2.1$）。在社区中，严重的压力性损伤可能需要几个月才能痊愈；对某些患者来说，可能永远无法完全愈合。在韩国进行 4 年多的队列研究（$n=184$）发现，I 或 Ⅱ 类/期压力性损伤一个月愈合的概率为 5.12%，只有 10% 的社区压力性损伤在 12 个月内完全愈合[79]。在英国进行的另一项社区队列研究报告，在 12 个月中的完全愈合率：Ⅱ 类/期压力性损伤为 69%、Ⅲ 类/期压力性损伤为 41%，Ⅳ 类/期压力性损伤为 21%，平均治愈时间为 5.4 个月[80]。一项质性研究（$n=12$）发现，有压力性损伤的患者在转院阶段，会感到更易受到伤害，缺乏控制，并且担心护理的连续性[77,81]。

社区中有压力性损伤危险或有压力性损伤的患者面临着特殊的挑战。在社区获得保健服务获得不容易，而且在不同的地理区域差异很大。在某些地区，有各种不同的社区护理服务可供选择，提供不同的护理类型，并加强了护理服务之间的过渡。在一项英国调查中，60% 压力性损伤患者的处理始于与全科医生联系，14% 始于咨询实践护士，8% 由其他类型的卫生专业人员管理[80]。另一项基于英国的研究报告称，压力性损伤在老年护理院、康复护理院、全科诊所、简易诊所、社区护理服务机构，或由个人及其非正式照料者进行管理，表明在某些地方可以提供各种各样的护理模式[74]。然而，如果当地有这样的护理或支持服务的话，个人对可及的护理选择、当地转诊要求、病例数量和适当的服务交通的了解都会影响服务的可获得性。

使用适当的设备（包括支撑面和后跟减压装置）是一项重大挑战。对许多人来说，由于经济成本或可用性的限制，获得设备的机会也有限。在英国进行的一项混合性研究中（$n=90$）[77,81]，只有 31% 的患者使用了推荐使用的设备。在访谈（$n=12$）中，研究对象表示，不适合家庭环境和不舒适是导致他们对设备采用不足的原因[77,81]。对于那些有压力性损伤的患者来说，（获得）卫生专业服务和伤口敷料是另一个重大挑战。在保持正常生活方式的同时，接受社区护士的探访或定期获得伤口处理服务成为一个大问题。医疗专业服务和伤口

敷料的财务成本都很高,这在许多地区都由患者承担。最近的一项成本分析报告显示,社区治疗压力性损伤的平均成本为 8 720 英镑(76 736 元)(英国,2018),其中护理服务(花费)占 80%[80]。在加拿大,SCI 和 Ⅱ、Ⅲ 或 Ⅳ 类/期压力性损伤患者的平均总花费为每月 4 748 加元(24 215 元)(加拿大,2013),其中 59% 为医疗专业服务和住院费用[30]。虽然在某些区域有社区资助计划,但这些计划往往仅限于有特定医疗诊断或护理需要的患者,而且绝大多数有压力性损伤风险的社区患者无法获得资助支持。

在本指南中,在适用的情况下,提供了针对社区环境患者的实施注意事项。在压力性损伤预防和治疗的营养干预一章涵盖了适合于评估社区老年人营养状况的工具。第 8 章"体位变换和早期活动"包括对社区患者的实施注意事项,特别是那些长时间处于坐位的患者,强调了重量转移和减压方法的重要性。这些干预措施应与选择合适的椅子/轮椅和压力再分布垫一起实施,如支撑面一章中所述。支撑面一章还包括在社区环境中如何选择床、床垫和靠垫的实施注意事项。指南中第 26 章"生活质量、自我护理和教育"对社区患者特别重要,因为本章概述了评估和促进自我护理技能的策略,这对于社区中与卫生专业人员接触程度较低的许多患者来说是必不可少的。该章讨论了患者的教育需求,涵盖了关于患者和非正式照顾者的知识需求的一项国际调查中收集到的数据。指南中的推荐意见整体上与生活在老年护理环境中的老年人特别相关。在本指南的大多数章节中,支持建议的研究都是在老年护理环境中进行的,特别是在高水平护理中。

【手术室中的患者】

压力性损伤常发生在手术室或相关病房的手术患者身上,直接归因于手术室的压力性损伤发生率在 4% 到 45% 之间[57,82,83]。一般认为术后早期可见的压力性损伤在手术中就开始发生了[83]。对压力性损伤发生率数据的理解应谨慎,因为与因果关系相关的归因可能是模糊的。从发生压力性损伤到皮肤可见压力性损伤的时间长短不一,短则几个小时,长可达 3~5 天[84]。然而,有些损伤与手术中的约束、器械或姿势有明显的关系,或在手术后很短时间内发生,其原因无疑是与手术有关的。研

究还表明,手术中造成的压力性损伤可能被误诊为烧伤[85],在所有发生压力性损伤的护理单元,都需要提高警惕。发现压力性损伤的护理单元不应单独承担预防责任或归因。在皮肤层面观察到压力性损伤之前,需要挖掘在之前的 48~72h 内发生的压力持续时间和强度。在所有层面上,都需要信息透明并理解,机构(医院)获得性压力性损伤是所有护理单元和学科共同面临的系统问题。

在手术过程中,患者不能移动,位于相对坚硬的支撑面上,不能感觉到压力和剪切力引起的疼痛或不适,也不能为了减轻压力而改变自己的体位。无法活动的持续时间往往不限于手术的持续时间,患者在术前已经不能活动,通常在到达恢复室之前也需要保持在同样的体位。患者在手术前、手术中和手术后经历的临床环境,会导致接受手术的患者有额外的压力性损伤风险因素,与其他提供护理服务的环境一样,人们正在专门为手术室(患者)开发风险评估工具和集束化护理措施。第 4 章"风险因素和风险评估"涵盖了针对手术室患者的循证建议。

鉴于患者在术中无法移动,对以下因素进行考虑至关重要:体位摆放、体位改变的机会、支撑面和额外体位辅助设备的使用(如面部专用枕)。第 8 章和第 10 章涵盖了针对手术室患者的建议。对于手术室患者来说,特别重要的是防止足跟压力性损伤,指南中第 9 章"足跟压力性损伤"详细说明了与手术室环境相关的推荐意见。

【转运中的患者】

在转往或往返于临床护理机构(如救护车或在急诊室等待入院)的患者,由于无法活动或处于多种并发症状态,往往有较高的压力性损伤风险。在运送和等待入院的过程中,患者可能会经历很长一段时间不活动,这段时间往往接续在高压力性损伤风险临床环境中接受的护理之后,例如手术室或重症监护室等。关于转运过程中压力性损伤风险的研究很少。在瑞典进行的一项研究[86]报告了对 183 名老年人(70 岁以上)在救护车、急诊室和病房接受的护理服务进行的核查,这些老年人是因神经症状或一般情况变差而需要紧急转送到医院救治的。使用该研究中正在开发的皮肤检查方案检查发现,在急诊室住院期间,60% 的患者被检出有压力性损伤的风险。尽管入院前在没有压力性损伤

发生,但8.2%的患者在急诊室出现足跟压力性损伤,其在救护车上的时间中位数为25min(未报告急诊室住院时间中位数)[86]。尽管所有这些患者都在救护车和急诊室使用了标准的医院平车,但在统计学上,这与足跟压力性损伤没有显著关系(只有1.6%的患者使用了床而不是平车)。在澳大利亚的一项研究中[87],以随机抽样方式纳入的乘救护车到达急诊室的成年人($n=212$)在分诊后一小时内接受了皮肤检查,到达急诊室时的压力性损伤发生率为5.2%(95% CI:2.6%~9.1%),Ⅰ类/期(42.8%)压力性损伤为主,多发于骶骨、臀部和耳朵。在统计学上,发生压力性损伤的患者在救护车上的时间显著延长,尽管效应值很小($r=0.14$,$P=0.046$)[87]。这些流行病学研究强调了在转运途中对易受损伤的患者进行早期风险识别和预防性护理的重要性。

有一些证据证明了在转运护理过程中尽早开展压力性损伤预防护理的益处[88-90];然而,研究很少关注这一人群。病情稳定后,立即开始压力性损伤风险评估和皮肤检查很重要。第4章"风险因素和风险评估"讨论了风险筛查,这对于迅速识别需要更快速全面评估和进行压力性损伤预防护理的患者非常重要,并应该与严重疾病的控制同时开展[86,88,89]。第10章"支撑面"涵盖了对转运中患者的推荐意见,包括因疑似脊柱损伤而需要固定的患者。第11章"器械相关压力性损伤"包括使用固定设备的推荐意见。第9章"足跟压力性损伤"和第6章"预防性皮肤护理"也与转运中患者特别相关,因为最近的研究支持早期实施预防性护理,特别是针对足跟部[86,88]。

【参考文献】

1. Nates JL,Nunnally M,Kleinpell R,Blosser S,Goldner J,Birriel B,Fowler CS,Byrum D,Miles WS,Bailey H,Sprung CL. ICU admission, discharge, and triage guidelines: A framework to enhance clinical operations, development of institutional policies, and further research. Crit Care Med, 2016;44(8):1553-602.

2. Sevransky J. Clinical assessment of hemodynamically unstable patients. Curr Opin Crit Care, 2009;15(3):234-8.

3. Shahin ESM,Dassen T,Halfens RJG. Incidence, prevention and treatment of pressure ulcers in intensive care patients: a longitudinal study. International Journal of Nursing Studies, 2009;46(4):413-421.

4. Shahin ESM,Dassen T,Halfens RJG. Pressure ulcer prevention in intensive care patients:guidelines and practice. Journal of Evaluation In Clinical Practice, 2009;15(2):370-374.

5. Vangilder C,Amlung S,Harrison P,Meyer S. Results of the 2008-2009 International Pressure Ulcer Prevalence Survey and a 3-year, acute care, unit-specific analysis. Ostomy Wound Management,2009;55:39-45.

6. Langemo DK,Anderson J,Volden C. Uncovering pressure ulcer incidence. Nurs Manage,2003;34(10):54-57.

7. Zhao G,Hiltabidel E,Liu Y,Chen L,Liao Y. A cross-sectional descriptive study of pressure ulcer prevalence in a teaching hospital in China. Ostomy Wound Management, 2010;56:38-42.

8. Coyer F,Miles S,Gosley S,Fulbrook P,Sketcher-Baker K, Cook JL,Whitmore J. Pressure injury prevalence in intensive care versus non-intensive care patients: A state-wide comparison. Aust Crit Care,2017.

9. Nowicki JL,Mullany D,Spooner A,Nowicki TA,McKay PM,Corley A,Fulbrook P,Fraser JF. Are pressure injuries related to skin failure in critically ill patients? Aust Crit Care,2017.

10. Catala Espinosa AI,Hidalgo Encinas Y,Cherednichenko T, Flores Lucas I,Gonzalez Tamayo R,Garcia-Martinez MA, Herrero-Gutierrez E. [Correlation between body mass index and development of pressure ulcers in intensive care medicine]. Enferm Intensiva,2014;25(3):107-13.

11. Cox J,Roche S,Murphy V. Pressure injury risk factors in critical care patients: A descriptive analysis. Adv Skin Wound Care,2018;31(7):328-334.

12. Houghton PE,Campbell KE,CPG Panel,Canadian Best Practice Guidelines for the Prevention and Management of Pressure Ulcers in People with Spinal Cord Injury. A resource handbook for clinicians. 2013,Ontario Neurotrauma Foundation:http://www.onf.org.

13. Van Der Wielen H,Post MWM,Lay V,Glasche K,Scheel-Sailer A. Hospital-acquired pressure ulcers in spinal cord injured patients:Time to occur, time until closure and risk factors. Spinal Cord,2016;54(9):726-731.

14. Li C,DiPiro ND,Krause J. A latent structural equation model of risk behaviors and pressure ulcer outcomes among people with spinal cord injury. Spinal Cord,2017;55(6):553-558.

15. Morita T,Yamada T,Watanabe T,Nagahori E. Lifestyle risk factors for pressure ulcers in community-based patients with spinal cord injuries in Japan. Spinal Cord,2015.

16. Mathew A,Samuelkamaleshkumar S,Radhika S,Elango A. Engagement in occupational activities and pressure ulcer

development in rehabilitated South Indian persons with spinal cord injury. Spinal Cord,2013;51(2):150-155.

17. Hoh DJ,Rahman M,Fargen KM,Neal D,Hoh BL. Establishing standard hospital performance measures for cervical spinal trauma:A nationwide in-patient sample study. Spinal Cord,2016;54(4):306-313.

18. Wilson J,Arnold P,Singh A,Kalsi-Ryan S,Fehlings M. Clinical prediction model for acute inpatient complications after traumatic cervical spinal cord injury:a subanalysis from the Surgical Timing in Acute Spinal Cord Injury Study. J Neurosurg Spine,2012;17(1):46-51.

19. Ploumis A,Kolli S,Patrick M,Owens M,Beris A,Marino RJ. Length of stay and medical stability for spinal cord-injured patients on admission to an inpatient rehabilitation hospital:a comparison between a model SCI trauma center and non-SCI trauma center. Spinal Cord,2011;49(3):411-415.

20. Wannapakhe J,Arrayawichanon P,Saengsuwan J,Amatachaya S. Medical complications and falls in patients with spinal cord injury during the immediate phase after completing a rehabilitation program. J Spinal Cord Med,2015;38(1):84-90.

21. Kovindha A,Kammuang-Lue P,Prakongsai P,Wongphan T. Prevalence of pressure ulcers in Thai wheelchair users with chronic spinal cord injuries. Spinal Cord,2015;53(10):767-771.

22. Richard-Denis A,Thompson C,Bourassa-Moreau E,Parent S,Mac-Thiong JM. Does the acute care spinal cord injury setting predict the occurrence of pressure ulcers at arrival to intensive rehabilitation centers? Am J Phys Med Rehabil,2016;95(4):300-308.

23. Wu Q,Ning GZ,Li YL,Feng HY,Feng SQ. Factors affecting the length of stay of patients with traumatic spinal cord injury in Tianjin,China. J Spinal Cord Med,2013;36(3):237-242.

24. Costa RC,Caliri MHL,Costa LS,Gamba MA. Associated factors to the occurrence of pressure ulcer in spinal cord injured patients. Revista Neurociencias,2013;21(1):60-68.

25. Chopra T,Marchaim D,Awali RA,Levine M,Sathyaprakash S,Chalana IK,Ahmed F,Martin ET,Sieggreen M,Sobel JD,Kaye KS. Risk factors and acute in-hospital costs for infected pressure ulcers among gunshot-spinal cord injury victims in southeastern Michigan. Am J Infect Control,2016;44(3):315-319.

26. Jackson J,Carlson M,Rubayi S,Scott MD,Atkins MS,Blanche EI,Saunders-Newton C,Mielke S,Wolfe MK,Clark FA. Qualitative study of principles pertaining to lifestyle and pressure ulcer risk in adults with spinal cord inju-

ry. Disabil Rehabil,2010;32(7):567-578.

27. Ghaisas S,Pyatak EA,Blanche E,Blanchard J,Clark F. Lifestyle changes and pressure ulcer prevention in adults with spinal cord injury in the pressure ulcer prevention study lifestyle intervention. Am J Occup Ther,2015;69(1):1-10.

28. Schubart JR,Hilgart M,Lyder C. Pressure ulcer prevention and management in spinal cord-injured adults:analysis of educational needs. Adv Skin Wound Care,2008;21(7):322-329.

29. Dunn CA,Carlson M,Jackson JM,Clark FA. Response factors surrounding progression of pressure ulcers in community-residing adults with spinal cord injury. Am J Occup Ther,2009;63(3):301-309.

30. Chan BC,Nanwa N,Mittmann N,Bryant D,Coyte PC,Houghton PE. The average cost of pressure ulcer management in a community dwelling spinal cord injury population. Int Wound J,2013;10(4).

31. World Health Organization. *WHO Definition of Palliative Care*. 2019; Available from:http://www. who. int/cancer/palliative/definition/en/

32. Bennett RG,O'Sullivan J,DeVito EM,Remsburg R. The increasing medical malpractice risk related to pressure ulcers in the United States. Journal of the American Geriatrics Society,2000;48(1):73-81.

33. Chaplin J. Pressure sore risk assessment in palliative care. J Tissue Viability,2000;10(1):27-31.

34. De Conno F,Ventafridda V,Saita L. Skin problems in advanced and terminal cancer patients. J Pain Symptom Manage,1991;6(4):247-256.

35. Gilchrist B,Corner,J. Pressure sores:Prevention and management-a nursing perspective. Palliative Medicine,1989;3:257-261.

36. Hanson DS,Langemo D,Olson B,Hunter S,Burd C. Evaluation of pressure ulcer prevalence rates for hospice patients postimplementation of pressure ulcer protocols. American Journal of Hospice & Palliative Care,1994;11(6):14-9.

37. Moss RJ,La Puma J. The ethics of pressure sore prevention and treatment in the elderly:a practical approach. Journal of the American Geriatrics Society,1991;39(9):905-8.

38. Walding M,Andrews C. Preventing and managing pressure sores in palliative care. Professsional Nurse,1995;11(1):33-4,37-8.

39. Waller A,Caroline NL,*Pressure Sores*,in *Handbook of Palliative Care in Cancer*. 2000,Butterworth Heinemann:Boston. p. 91-98.

40. Sibbald G,Krasner D,Lutz J. Tip the SCALE toward quality end-of-life skin care. Nursing Management,2011;42(3):24-32.

41. Chaplin J, McGill M. Pressure sore prevention. Palliative Care Today, 1999;8(3).

42. Dealey C, *The care of wounds: a guide for nurses*. 1999, Oxford: Blackwell.

43. McDonald A, Lesage P. Palliative management of pressure ulcers and malignant wounds in patients with advanced illness. J Palliat Med, 2006;9(2):285-295.

44. Tippett AW. Wounds at the end of life. Wounds: A Compendium of Clinical Research & Practice, 2005;17(4):91-98.

45. Alvarez OM, Meehan M, Ennis W, Thomas DR, Ferris FD, Kennedy KL, Rogers R, Bradley M, Baker JJ, Fernandez-Obregon A, Rodeheaver G. Chronic wounds: palliative management for the frail population. Wounds: A Compendium of Clinical Research & Practice, 2002;14(8):4S-27s.

46. Organization for Economic Co-operation and Development. *OECD: Obesity*. 2012 [cited August 6, 2013]; Available from: http://www.oecd.org/health/49716427.pdf.

47. World Health Organization. *10 facts on obesity*. 2013 [cited 2013]; Available from: http://www.who.int/features/factfiles/obesity/en/

48. Shipman A, Millington G. Obesity and the skin. Br J Dermatol, 2011;165(4):743-50.

49. Sopher R, Nixon J, Gorecki C, Gefen A. Exposure to internal muscle tissue loads under the ischial tuberosities during sitting is elevated at abnormally high or low body mass indices. J Biomech, 2010;43(2):280-286.

50. Kottner J, Gefen A, Lahmann N. Weight and pressure ulcer occurrence: a secondary data analysis. International Journal of Nursing Studies, 2011;48(11):1339-48.

51. Cai S, Rahman M, Intrator O. Obesity and pressure ulcers among nursing home residents. Med Care, 2013;51(6):478-86.

52. VanGilder C, MacFarlane G, Meyer S, Lachenbruch C. Body mass index, weight, and pressure ulcer prevalence: an analysis of the 2006-2007 international pressure ulcer prevalence surveys. J Nurs Care Qual, 2009;24(2):127-135.

53. Swanson MS, Rose MA, Baker G, Drake DJ, Engelke M, Pokorny M, Watkins F, Waters W. Braden subscales and their relationship to the prevalence of pressure ulcers in hospitalized obese patients. Bariatr Surg Pract Patient Care, 2011;6(1):21-23.

54. Compher C, Kinosian BP, Ratcliffe S, Baumgarten M. Obesity reduces the risk of pressure ulcers in elderly hospitalized patients. Journal of Gerontology: Medical Sciences, 2007;62(11):1310-1312.

55. Rose MA, Pokorny M, D. D. Braden subscales and their relationship to the prevalence of pressure ulcers in hospitalized obese patients. Bariatric Nursing and Surgical Patient Care 2009;4(3):221-226.

56. Baharestani MM, Ratliff CR. Pressure ulcers in neonates and children: an NPUAP white paper. Adv Skin Wound Care, 2007;20(4):208.

57. Pieper B, National Pressure Ulcer Advisory Panel, eds. *Pressure Ulcers: Prevalence, Incidence, and Implications for the Future*. 2012, NPUAP: Washington, DC.

58. Baldwin KM. Incidence and prevalence of pressure ulcers in children. Adv Skin Wound Care, 2002;15(3):121-4.

59. Samaniego IA. A sore spot in pediatrics: Risk factors for pressure ulcers. Pediatr Nurs, 2003;29(4):278-82.

60. Habiballah L, Tubaishat A. The prevalence of pressure ulcers in the paediatric population. J Tissue Viability, 2016; 25(2):127-134.

61. August D, Kandasamy Y. Significance of antenatal glucocorticoid exposure for pressure injury prevalence in neonates. J Neonatal Perinatal Med, 2016;9(1):23-29.

62. Visscher M, Narendran V. Neonatal infant skin: Development, structure and function. Newborn Infant Nurs Rev, 2014;14(4):135-141.

63. Oranges T, Dini D, Romanelli M. Skin physiology of the neonate and infant: Clinical implications. Adv Wound Care, 2015;4(10):587-595.

64. Razmus I, Lewis L, Wilson D. Pressure ulcer development in infants: State of the science. J Healthc Qual, 2008;30(5):36-42.

65. Mehta N, Compher C, ASPEN Board of Directors. A.S.P.E.N. Clinical guidelines: Nutrition support of the critically ill child. J Parenter Enteral Nutr, 2009;33(3):260-276.

66. Stevenson R, Collinson M, Henderson V, Wilson L, Dealey C, McGinnis E, Briggs M, Nelson EA, Stubbs N, Coleman S, Nixon J. The prevalence of pressure ulcers in community settings: An observational study. Int J Nurs Stud, 2013.

67. Bogaisky M, Dezieck L. Early hospital readmission of nursing home residents and community-dwelling elderly adults discharged from the geriatrics service of an Urban teaching hospital: Patterns and risk factors. J Am Geriatr Soc, 2015; 63(3):548-552.

68. Arora M, Harvey LA, Glinsky JV, Chhabra HS, Hossain S, Arumugam N, Bedi PK, Lavrencic L, Hayes AJ, Cameron ID. Telephonebased management of pressure ulcers in people with spinal cord injury in low-and middle-income countries: A randomised controlled trial. Spinal Cord, 2017; 55(2):141-147.

69. Clark F, Pyatak EA, Carlson M, Blanche EI, Vigen C, Hay J, Mallinson T, Blanchard J, Unger JB, Garber SL, Diaz J, Florindez LI, Atkins M, Rubayi S, Azen SP. Implementing

trials of complex interventions in community settings：The USC-Rancho Los Amigos Pressure Ulcer Prevention Study（PUPS）. Clinical trials 2014；11（2）：218-29.

70. Street JT, Noonan VK, Cheung A, Fisher CG, Dvorak MF. Incidence of acute care adverse events and long-term health-related quality of life in patients with TSCI. Spine Journal,2015；15（5）：923-932.

71. Gould LJ, Olney CM, Nichols JS, Block AR, Simon RM, Guihan M. Spinal cord injury survey to determine pressure ulcer vulnerability in the outpatient population. Med Hypotheses,2014；83（5）：552-558.

72. Brewer S, Desneves K, Pearce L, Mills K, Dunn L, Brown D, Crowe T. Effect of an arginine-containing nutritional supplement on pressure ulcer healing in community spinal patients. Journal of Wound Care,2010；19（7）：311-316.

73. Rimmer JH, Yamaki K, Lowry BMD, Wang E, Vogel LC. Obesity and obesity-related secondary conditions in adolescents with intellectual/developmental disabilities. J Intellect Disabil Res,2010；54（9）：787-794.

74. Hopkins A, Worboys F. Establishing community wound prevalence within an inner London borough：Exploring the complexities. J Tissue Viability,2015；24（1）：42-49.

75. Corbett LQ, Funk M, Fortunato G, O'Sullivan DM. Pressure injury in a community population：A descriptive study. J Wound Ostomy Continence Nurs,2017；44（3）：221-227.

76. Tsai Y-C, Lin S-Y, Liu Y, Wang R-H. Factors related to the development of pressure ulcers among new recipients of home care services in Taiwan：A questionnaire study. Int J Nurs Stud,2012；49（11）：1383-1390.

77. Jackson D, Durrant L, Bishop E, Walthall H, Betteridge R, Gardner S, Coulton W, Hutchinson M, Neville S, Davidson PM, Usher K. Health service provision and the use of pressure-redistributing devices：mixed methods study of community dwelling individuals with pressure injuries. Contemp Nurse,2017；53（3）：378-389.

78. Jones D. Pressure ulcer prevention in the community setting. Nurs Stand,2013；28（3）：18-24.

79. Lee E. Longitudinal outcomes of home care in Korea to manage pressure ulcers. Res Nurs Health,2017；40（3）：255-262.

80. Guest JF, Fuller GW, Vowden P, Vowden KR. Cohort study evaluating pressure ulcer management in clinical practice in the UK following initial presentation in the community：Costs and outcomes. BMJ Open,2018；8（7）（no pagination）（e021769）.

81. Jackson DE, Durrant LA, Hutchinson M, Ballard CA, Neville S, Usher K. Living with multiple losses：Insights from patients living with pressure injury. Collegian,2017.

82. Bulfone G, Marzolil I, Wuattrin R, Fabbro C, Palese A. A longitudinal study of the incidence of pressure sores and the associated risks and strategies adopted in Italian operating theatres. Journal of Perioperative Practice,2012；22（2）：50-56.

83. Schoonhoven L, Defloor T, Grypdonck MH. Incidence of pressure ulcers due to surgery. Journal of Clinical Nursing,2002；11（4）：479-487.

84. Reddy NP, *Effects of mechanical stresses on lymph and interstitial fluid flows.* , in *Pressure sores：clinical practice and scientific approach*, D. Bader, Editor. 1990, MacMillan：London. p. 203-220.

85. Schultz A, Bien M, Dumond K, Brown K, Myers A. Etiology and incidence of pressure ulcers in surgical patients. AORN Journal,1999；70（3）：434,437-434,439.

86. Muntlin Athlin Å, Engström M, Gunningberg L, Bååth C. Heel pressure ulcer, prevention and predictors during the care delivery chain-when and where to take action? A descriptive and explorative study. Scand J Trauma Resusc Emerg Med,2016；24（1）：134-134.

87. Fulbrook P, Miles S, Coyer F. Prevalence of pressure injury in adults presenting to the emergency department by ambulance. Aust Crit Care, 2018：https：//doi. org/10. 1016/j. aucc. 2018. 10. 002.

88. Santamaria N, Gerdtz M, Liu W, Rakis S, Sage S, Ng AW, Tudor H, McCann J, Vassiliou J, Morrow F, Smith K, Knott J, Liew D. Clinical effectiveness of a silicone foam dressing for the prevention of heel pressure ulcers in critically ill patients：Border II Trial. J Wound Care, 2015；24（8）：340-345.

89. Faulkner HR, Dowse C, Pope H, Kingdon-Wells C. The emergency department's response to pressure ulcer crisis. Wounds UK,2015；11（2）：20. 25.

90. Cubit K, McNally B, Lopez V. Taking the pressure off in the emergency departments：evaluation of the prophylactic application of a low shear, soft silicon sacral dressing on high risk medical patients. Int Wound J,2012；10（5）：579-584.

第二篇

压力性损伤的预防

第4章 风险因素和风险评估

【前言】

风险评估是压力性损伤临床实践的重要环节，识别压力性损伤的易感人群是关键的首要步骤。根据压力性损伤风险评估结果采取进一步措施——制订和实施个性化管理计划，对可改变的风险因素进行干预，减少压力性损伤的发生。全面评估压力性损伤风险因素，涵盖可改变风险因素和不可改变风险因素，但压力性损伤预防措施只针对可改变风险因素。

风险评估的目的是筛选压力性损伤的高危人群。高危人群往往受多重风险因素的影响（图2-1），这些风险因素主要影响以下两个方面：

- 暴露于具有损伤性的力学边界条件中（如力学负荷类型、大小、时间和持续时长）
- 机体的易感性和耐受性（皮肤和组织的力学属性、结构、生理功能和修复能力、物质传输和热学特点）

可能潜在合并多种风险因素的患者：①急症和/或危重症患者；②髋部骨折患者；③脊髓损伤患者；④慢性神经系统疾病患者；⑤糖尿病患者；⑥老年患者；⑦长期护理院或社区护理机构患者；⑧创伤患者和/或手术持续时间长的患者。

如何筛选压力性损伤的风险人群是临床实践的难点。流行病学研究显示多种因素可导致压力性损伤的发生。应从个人层面使用严谨的方法学来确定压力性损伤独立预测因素（如非组织因素）。但是"独立"是一种统计学判断，并不表示存在因果关系。将这些独立预测因素划分为不同类别，使用概念框架进行分析解释，并研究其与压力性损伤发生之间的联系。这些证据和研究为本指南提供了理论支持。根据证据等级提出的风险因素建议分为三级：

- **有风险**：该风险因素的存在极有可能影响个体对压力性损伤的易感性。
- **有影响**：该风险因素与个体压力性损伤易感性之间存在中等程度的联系。需要进行临床判断，以确定该因素对于患者的重要性。

- **有潜在影响**：该风险因素与个体压力性损伤易感性之间存在弱联系。需要进行临床判断，以确定该因素对于患者的重要性。

不同亚组风险因素之间存在中度的相关性，或者缺乏流行病学证据，但是这些风险因素的重要性得到了专家和概念框架的支持，那么该风险因素就作为良好实践声明提出。

【临床问题】

1. 压力性损伤的风险因素有哪些？
2. 特定人群特有的压力性损伤风险因素有哪些（如果有的话）？
3. 准确有效的压力性损伤风险评估方法有哪些？

一、压力性损伤风险因素

有关压力性损伤风险因素（表4-1）的研究采用多变量建模来确定压力性损伤独立风险因素。将个体因素整合到几个类别，分析各类别对概念框架中的两个组成部分——力学边界条件（MBC）或个体易感性和耐受性（ST）的影响。

表4-1 主要风险因素类别及其对概念框架组成部分的影响

风险因素类别	力学边界条件	个体易感性和耐受性
活动和移动受限	√	
皮肤状况		√
灌注、循环和氧合情况		√
营养指标		√
潮湿	√	√
体温	√	√
高龄	√	√
感知觉受损	√	
血液标记物		√
总体身体状况和精神健康状况	√	√

续表

特定人群的其他风险因素	力学边界条件	个体易感性和耐受性
手术患者	√	√
危重症患者	√	√
新生儿和儿童	√	√

（一）成人压力性损伤风险因素——活动和移动受限

> **1.1** 考虑移动受限、限制活动及有高摩擦力和剪切力隐患的患者均存在发生压力性损伤的风险。（证据等级=A；推荐强度=↑↑）

〖证据总结〗

50项预后研究将移动受限相关因素纳入了多变量风险因素分析中。大量证据表明，移动/活动受限在多变量分析中有统计学意义，包括一项[3]高质量和5项[4-8]中等质量的1级研究，一项[9]高质量、4项[10-13]中等质量和27项[14-40]低/极低质量的3级研究。总而言之，76%（38/50）的预后研究认为，移动和活动受限至少有一项是压力性损伤的风险因素。

有12项研究（占24%），包括两项[41,42]高质量、一项[43]中等质量1级研究和9项[44-52]低/极低质量3级研究，结果显示，尚无法确定移动和活动受限的任何一项是压力性损伤的风险因素。

研究涉及的临床环境、研究对象、风险因素建模方式及评估方法的不同，导致了研究结果存在差异。

总的来说，有大量证据支持当评估压力性损伤的风险时需考虑移动/活动/摩擦力和剪切力的影响。

〖实施注意事项〗

1. 考虑移动和活动受限是压力性损伤形成的必要条件（专家意见）。

2. 移动[3,11,19-25]、摩擦力和剪切力[3,7,11,35,36]以及活动[11,25]的风险评估分量表可作为移动和活动受限的临床指标（1、3级证据）。

3. 考虑强迫卧位/坐位[4,14,26-32]患者有发生压力性损伤的风险，尤其伴有移动受限和移动时存在潜在的摩擦力和剪切力[3,7,11,35,36]增加时（1、3级证据）。

4. 考虑特定人群的评估标准来充分评估患者的类型、移动和活动受限程度（如脊髓损伤患者）（专家意见）。

5. 考虑移动受限持续时间对压力性损伤发生风险的影响。移动受限可为暂时性（如镇静[4,53]、手术[39,54-58]、肢体骨折[5]、约束、因疼痛无法移动等）或长期性的（如脊髓损伤[38,40]，其他原因导致的瘫痪等）（1、3级证据）。

6. 如何使用压力再分布来评价皮肤接触面压力的相关内容参考本指南第8章"体位变换和早期活动"。

〖证据讨论〗

这些推荐意见得到了流行病学证据（表4-2）、生物工程学原理/研究和病因框架的支持。移动受限作为变量在多变量建模中不断出现，表明活动和移动受限与新发压力性损伤之间存在高度的统计学相关性。

表4-2　压力性损伤风险因素证据总结：移动与活动

风险因素变量	概念框架组成部分	多变量模型中有统计学意义的研究所占比例	多变量模型中风险因素有统计学意义和无统计学意义的情况
与日常生活能力（ADL）相关的移动/活动能力	MBC	70%（10项研究占7项）	7项研究有统计学意义[9,10,14-18] 3项研究没有统计学意义[12,20,48]
风险评估工具中的移动子量表	MBC	52.9%（17项研究占9项）	9项研究有统计学意义[3,11,19-25] 8项研究没有统计学意义[13,28,34-36,45,46,50]
关于活动的描述（如强迫卧位/坐位，不能移动）	MBC	56.2%（16项研究占9项）	9项研究有统计学意义[4,14,26-32] 7项研究没有统计学意义[6,7,18,20,44,48,49]
其他影响移动的因素	MBC	45.5%（11项研究占5项）	5项研究有统计学意义[5,12,20,33,34] 6项研究没有统计学意义[7,17,27,36,38,41]
ADL评分表	MBC	42.8%（7项研究占3项）	3项研究有统计学意义[6,18,20] 4项研究没有统计学意义[9,27,28,51]

风险因素变量	概念框架组成部分	多变量模型中有统计学意义的研究所占比例	多变量模型中风险因素有统计学意义和无统计学意义的情况
风险评估工具中的摩擦力和/或剪切力子量表	MBC	33.3%（15项研究占5项）	5项研究有统计学意义[3,7,11,35,36] 10项研究没有统计学意义[19-23,28,34,41,45,47]
风险评估工具中的活动子量表	MBC	11.8%（17项研究占两项）	两项研究有统计学意义[11,25] 15项研究没有统计学意义[3,13,19-24,34-36,41,42,45,50]
接触面压力	MBC	66.6%（3项研究占两项）	两项研究有统计学意义[8,37] 一项研究没有统计学意义[52]
与脊髓损伤相关的影响移动因素	MBC	66.6%（6项研究占4项）	4项研究有统计学意义[13,38-40] 两项研究没有统计学意义[43,49]

活动和移动能力是身体功能的一部分[59]。活动是指个人完成一项任务或行为的过程[59]。活动受限是指身体结构或功能异常导致个人活动的类型或频率减少，或与正常有差异[59]。移动是指改变和控制身体姿势的能力[60]。移动受限是指移动的类型和频率的减少或与正常有差异，包括床上和椅子上的移动，以及维持特定身体姿势（如30°侧卧位）的能力。如果没有移动和活动受限，其他风险因素不应导致压力性损伤的发生。文献报道的移动和活动受限临床指标包括但不限于：

- 日常生活活动能力（ADL）中的一般活动[6,18,20]（1、3级证据）。
- 与日常生活活动能力（ADL）相关的活动/移动能力[9,10,14-18]（3级证据）。
- 脊髓损伤分类[38,40]（3级证据）。
- 肢体骨折[5]（1级证据）。
- 手术持续时间[39,54-58]（参见推荐意见1.17）（3级证据）。

依据基本概念框架（图2-1），移动和活动受限直接影响MBC，增加个体暴露于压力、剪切力以及由此产生的摩擦力中的概率。

（二）压力性损伤性风险因素——皮肤状况

> **1.2** 考虑有Ⅰ类/期压力性损伤的患者存在发展为Ⅱ类/期及更严重压力性损伤的风险。（证据等级=A；推荐强度=↑↑）

> **1.3** 考虑现存压力性损伤（任何分类/期）对再发压力性损伤的潜在影响。（证据等级=C；推荐强度=↑）

> **1.4** 考虑既往压力性损伤对再发压力性损伤的潜在影响。（GPS）

> **1.5** 考虑受压部位皮肤状态变化对发生压力性损伤风险的潜在影响。（GPS）

> **1.6** 考虑受压部位疼痛对发生压力性损伤风险的潜在影响。（GPS）

【证据总结】

24项预后研究在多变量风险因素分析中纳入了与皮肤状况相关的变量。6项预后研究证实，Ⅰ类/期压力性损伤是Ⅱ类/期或更严重压力性损伤的预测因素。分别来自两项[42,61]高质量1级研究，一项[62]高质量和3项[26,47,63]低质量3级研究的证据支持了这一推荐意见。Ⅰ类/期压力性损伤发生后，再发生Ⅱ类/期或更严重压力性损伤的比值为1.95~7.02。

8项研究在多变量模型中纳入了压力性损伤发生史，只有3项研究报告该变量具有统计学意义，包括一项高质量和一项中等质量1级研究[6,41]，一项极低质量3级研究[18]。其余5项研究，包括一项高质量1级预后研究[42]和4项低/极低质量3级研究[36,44,64,65]，均未发现压力性损伤发生史作为新发压力性损伤预测因素具有统计学意义。与其他衡量皮肤状况的指标相比，该指标的一致性较差。临床上，有压力性损伤的患者往往容易再次发生压力性损伤。如果导致既往压力性损伤发生的风险因素依然存在，则应认为该患者存在再发压力性损伤的风险。

在14项预后研究中，有12项（85.7%）研究显示皮肤状况变化在压力性损伤风险多变量模型中具有统计学意义，包括3项高质量1级研究[41,42,61]、9项低/极低质量3级预后研究[16,26,30,39,46,50,66-68]。研究中皮肤完整性改变的描述各不相同，多数描述不明确(如"不健康皮肤""皮肤类型""既往有皮肤问题")。只有两项低质量研究[33,47]发现,皮肤状况改变作为风险因素没有统计学意义。

【实施注意事项】

1. 评估既往压力性损伤发生的风险因素和风险状况是否已得到充分干预。如果这些风险因素仍然存在,个体就有再发压力性损伤的风险[6,18,41](1、3级证据)。

2. 当再发压力性损伤时,要重新评估风险因素以及预防措施是否得当(专家意见)。

3. 基于临床判断来评估患者皮肤完整性改变(如受压点的局限性红斑)所具有的潜在临床意义(专家意见)。

4. 对于有压力性损伤史的患者,要考虑已愈合Ⅲ或Ⅳ类/期压力性损伤所形成的瘢痕组织是否存在破溃的风险[69,70](专家意见)。

5. 如果患者主诉疼痛,应重新评估受压点或其他受压部位(包括医疗器械压迫部位)[61]。在评估和管理受压点疼痛时,参考本指南第14章"疼痛评估和治疗"中的推荐意见(专家意见)。

【证据讨论】

文献显示,皮肤/压力性损伤常被纳入多变量模型中,并证实与Ⅰ期压力性损伤患者再发压力性损伤具有较强的统计学相关性(表4-3),而既往有压力性损伤发生史与新发压力性损伤之间存在较弱的统计学相关性。然而仅有一项研究[61]探讨了局部皮肤疼痛与压力性损伤之间的关系。以上两个风险因素,被认为具有临床意义需进行进一步研究,在本指南中作为良好实践声明。基于基本概念框架,皮肤状态与皮肤的易感性和耐受性相关,提示皮肤的生理功能和修复能力、物质传输能力已被破坏。皮肤状况是新生儿的特定风险因素(参见推荐意见1.19)。

表 4-3　压力性损伤风险因素证据总结:皮肤状况

风险因素变量	概念框架组成部分	多变量模型中有统计学意义的研究所占比例	多变量模型中风险因素有统计学意义和无统计学意义的情况
存在Ⅰ类/期压力性损伤	ST	100%(6项研究占6项)	6项研究有统计学意义[26,42,47,61-63]
存在任何类/期压力性损伤	ST	37.5%(8项研究占3项)	3项研究有统计学意义[6,8,41] 5项研究没有统计学意义[36,42,44,64,65]
皮肤状况改变	ST	85.7%(14项研究占12项)	12项研究有统计学意义[16,26,30,39,41,42,46,50,61,66-68] 两项研究没有统计学意义[33,47]
压力性损伤发生史	ST	33.3%(3项研究占1项)	一项研究有统计学意义[70] 两项研究没有统计学意义[26,35]
皮肤疼痛	ST	100%(1项研究占1项)	一项研究有统计学意义[61]

各种关于皮肤的描述(如皮肤花斑、皮肤干燥、皮肤完整性改变、皮肤质量、既往皮肤问题)与压力性损伤之间有较强的统计学相关性。但是,不同研究的结局指标种类繁多且定义不清。关于皮肤状态的指标包括皮肤完整性改变、皮肤状况变化、皮肤类型、皮肤质量、既往皮肤问题、皮肤发红、皮下潮湿、皮肤干燥和皮肤花斑等。因为皮肤状态改变导致压力性损伤风险增加的生理机制尚不清楚;因此皮肤状态变化对压力性损伤风险的影响在本指南中作为良好实践声明。

(三) 压力性损伤的风险因素——灌注、循环和氧合情况

> 1.7　考虑糖尿病对发生压力性损伤风险的影响。(证据等级=A;推荐强度=↑↑)

> 1.8　考虑灌注和循环不足对发生压力性损伤风险的影响。(证据等级=B1;推荐强度=↑)

> 1.9　考虑氧合不足对发生压力性损伤风险的影响。(证据等级=C;推荐强度=↑)

【证据总结】

49项预后研究在压力性损伤风险多变量模型中报告了与灌注、循环和氧合相关的风险因素。19项预后研究中,有8项(42%)研究发现糖尿病是压力性损伤的风险因素,包括两项高质量1级研究[42,71]、一项高质量3级研究[9]、3项中等质量3级研究[10,12,57]、两项[72,73]低/极低质量3级研究。11项研究报告糖尿病在多变量模型中无显著性意

义,包括一项高质量 1 级研究[61]和 10 项低/极低质量 3 级研究[15,27,34,35,48,65,67,74-76]。

在 34 项将灌注/循环变量纳入多变量模型的预后研究中,22 项(64.7%)报告了一个或多个灌注和循环变量具有统计学意义,包括 3 项中等质量 1 级研究[4,8,77]和 19 项低质量 3 级研究[27-29,32-34,37,50,51,58,63,64,67,72,73,76,78-80]。12 项预后研究显示灌注和循环变量在多变量分析中无统计学意义,包括一项高质量 1 级研究[41]、3 项中等质量 3 级研究[11,12,81]和 8 项低/极低质量 3 级研究[20,22,31,36,48,49,82,83]。

在 12 项将氧合变量纳入多变量模型的预后研究中,6 项[20,73,74,78,80,84]报告了氧合变量具有统计学意义,所有这 6 项研究均为 3 级低/极低质量的预后研究[20,73,74,78,80,84]。其他研究,包括一项[4]中等质量 1 级研究和 5 项中等质量和低/极低质量研究[20,31,38,40,67],显示氧合变量没有统计学意义。这些研究的测量指标不同,一些研究了较长时间的氧合不足,另一些研究了短期和中等时间长度的氧合不足,显示有统计学意义的研究往往具有更大的样本量。

〔实施注意事项〕

1. 考虑糖尿病患者有大血管或微血管病变风险,糖尿病相关感觉障碍(如外周神经病变)和灌注缺陷均可增加发生压力性损伤的风险(专家意见)。

2. 评估个体压力性损伤风险时,要考虑血管疾病(如脑血管意外、心脏疾病、血管疾病和/或外周血管疾病)[4,27,28,34,73,76,78]或呼吸系统疾病[80]的相关病史(1、3 级证据)。

3. 评估个体的压力性损伤风险时,要运用临床评估来确定循环状态(如皮肤循环、脉压、踝肱指数、趾臂指数及血压)[29,32-34,50,51,58,63,64,67,77-80](3 级证据)。

4. 评估足跟皮肤时,要考虑周围血管疾病的影响(参见第 9 章"足跟压力性损伤")。

5. 使用临床判断来评估吸烟引起的尼古丁血管收缩作用对个体发生压力性损伤风险的影响[8,37,72](1、3 级证据)。

6. 使用临床判断来评估水肿[67]导致的组织渗透压改变对个体发生压力性损伤风险的影响(3 级证据)。

7. 使用临床判断来评估机械通气[73,74,78,84]和吸氧[20]对压力性损伤发生风险的影响(3 级证据)。

〔证据讨论〕

文献显示,在有关压力性损伤风险的流行病学研究中,血流灌注和循环状态,尤其糖尿病是风险因素。高质量的研究表明,糖尿病和压力性损伤发生之间有很强的统计学相关性(1、3 级证据)。糖尿病可能是循环系统疾病的替代指标,而循环系统疾病影响灌注(影响皮肤的易感性和耐受性)。神经病变导致个体暴露于具有损伤性的机械力中。在风险评估中需考虑这两方面的因素。

中、低质量的研究表明,灌注和循环状态与压力性损伤发生之间存在中等程度的统计学相关性(表 4-4)。但是,由于研究人员所采用多种直接和间接结果测量指标,因此如何将研究应用于实践变得复杂(即,如何评估组织灌注和氧合情况)。考虑到测量灌注和循环状态的方法有很多种,在评估中心循环(如脑血管意外、心脏病、血压等)和外周循环(如外周血管疾病、外周动脉疾病)风险因素时需要使用临床判断。

表 4-4 压力性损伤风险因素证据总结:灌注、循环和氧合

风险因素变量	概念框架组成部分	多变量模型中有统计学意义的研究所占比例	多变量模型中风险因素有统计学意义和无统计学意义的情况
糖尿病	ST	42.0%(19 项研究占 8 项)	8 项研究有统计学意义[9,10,12,42,57,71-73] 11 项研究没有统计学意义[15,27,34,35,48,61,65,67,74-76]
血管疾病	ST	46.6%(15 项研究占 7 项)	7 项研究有统计学意义[4,27,28,34,73,76,78] 8 项研究没有统计学意义[11,12,31,36,48,49,64,81]
血压改变	ST	57.9%(19 项研究占 11 项)	11 项研究有统计学意义[33,34,50,51,58,63,64,77-80] 8 项研究没有统计学意义[22,32,37,48,49,51,73,83]
循环(如皮肤循环、脉压、踝肱指数等)	ST	37.5%(8 项研究占 3 项)	3 项研究有统计学意义[29,32,67] 5 项研究没有统计学意义[36,41,64,76,78]

风险因素变量	概念框架组成部分	多变量模型中有统计学意义的研究所占比例	多变量模型中风险因素有统计学意义和无统计学意义的情况
吸烟	ST	50%（6 项研究占 3 项）	3 项研究有统计学意义[8,37,72] 3 项研究没有统计学意义[48,76,82]
水肿	ST	25%（4 项研究占 1 项）	一项研究有统计学意义[67] 3 项研究没有统计学意义[4,20,48]
机械通气	ST	50%（8 项研究占 4 项）	4 项研究有统计学意义[73,74,78,84] 4 项研究没有统计学意义[4,31,40,67]
吸氧	ST	100%（1 项研究占 1 项）	一项研究有统计学意义[20]
呼吸系统疾病	ST	25%（4 项研究占 1 项）	一项研究有统计学意义[80] 3 项研究没有统计学意义[13,20,38]

中、低质量研究显示，氧合替代指标和压力性损伤发生之间存在弱统计学关联。替代指标不包括氧合状态的精确测量，可能与其他重要风险因素存在相互交叉作用，包括活动/移动受限和疾病严重程度。

在基本概念框架（图 2-1）中，灌注、循环和氧合因素与皮肤的易感性和耐受性相关，可能影响皮肤的生理功能、修复能力、物质传输和热学特点等方面。灌注不良（如外周血管疾病）时，组织可能因灌注不足已经受到损伤，因此对压力更加敏感。

灌注和氧合也是危重症患者（参见推荐意见1.18）以及新生儿和儿童（参见推荐意见 1.19）的特定风险因素。

（四）压力性损伤的风险因素——营养指标

> **1.10** 考虑营养状况受损对发生压力性损伤风险的影响。（证据等级＝C；推荐强度＝↑）

〖证据总结〗

共有 50 项预后研究探讨了一项或多项营养相关变量与压力性损伤发生之间的关系。只有 20 项（占 40%）研究显示营养变量作为多变量模型中预测因子有统计学意义，包括 3 项高质量研究[9,62,71]（1、3 级证据）、3 项中等质量研究[5,57,77]（1、3 级证据）和 14 项低/极低质量研究[22,25-27,46,49,50,53,63,79,83,85-87]（均为 3 级证据）。30 项研究发现营养指标不是风险因素，包括 3 项高质量[3,41,42]和一项中等质量[7]1 级研究，一项中等质量[11]和 25 项低/极低质量[19-21,23,24,28,32-36,39,44,45,47,48,51,54,58,67,76,82,84,88,89] 3 级研究。用于评估营养状况的测量指标以及研究质量存在局限性。

〖实施注意事项〗

第 7 章"营养与压力性损伤防治"对营养状况评估方法进行了全面讨论。

〖证据讨论〗

多变量模型使用了一系列的指标、量表和工具（表 4-5）作为营养不足指标。文献显示，营养状况和新发压力性损伤之间存在中等程度的统计学相关性。但是，由于研究使用的指标种类繁多，将其应用于实践变得很复杂，其中一些指标与压力性损伤的发生较其他指标有着更强的有机联系。研究对象中体重或体重指数（BMI）异常人数不足，以及证据质量不同也导致了研究结果的不一致。

表 4-5　压力性损伤风险因素证据总结:营养状况

风险因素变量	概念框架组成部分	多变量模型中有统计学意义的研究所占比例	多变量模型中风险因素有统计学意义和无统计学意义的情况
饮食摄入	ST	46.6%（15 项研究占 7 项）	7 项研究有统计学意义[5,9,25,27,77,83,85] 8 项研究没有统计学意义[7,20,23,28,41,53,67,86]
营养不良	ST	33.3%（3 项研究占一项）	一项研究有统计学意义[62] 两项研究没有统计学意义[48,54]

风险因素变量	概念框架组成部分	多变量模型中有统计学意义的研究所占比例	多变量模型中风险因素有统计学意义和无统计学意义的情况
上肢测量（皮肤皱褶厚度、上臂围）	ST	33.3%（3项研究占1项）	一项研究有统计学意义[50] 两项研究没有统计学意义[26,86]
体重	ST	20.7%（13项研究占4项）	4项研究有统计学意义[22,26,63,79] 9项研究没有统计学意义[21,23,32,33,67,77,84,88,89]
BMI	ST	23.5%（17项研究占4项）	4项研究有统计学意义[49,53,57,71] 13项研究没有统计学意义[9,11,22,34,35,41,44,58,67,76,82,83,86]
营养评估表	ST	6.3%（16项研究占1项）	一项研究有统计学意义[86] 15项研究没有统计学意义[3,11,19,21-24,34-36,41,42,45,47,50]
其他营养状况测量方法	ST	22.2%（9项研究占两项）	两项研究有统计学意义[46,87] 7项研究没有统计学意义[23,39,44,51,67,88,89]

在基本概念框架（图2-1）中，营养缺乏与皮肤易感性和耐受性的所有四个组成部分相关并可能对其产生影响，包括皮肤组织的力学特点、结构、生理功能和修复能力、物质传输和热学特点。在体重/BMI异常的患者中，营养缺乏也可导致患者暴露于不利的机械力。

（五）压力性损伤的风险因素——潮湿

> **1.11** 考虑皮肤潮湿对发生压力性损伤风险的潜在影响。（证据等级=C；推荐强度=↑）

〖证据总结〗

33项预后研究将一项或多项潮湿指标纳入多变量压力性损伤风险因素分析中，其中18项（占54.5%）研究显示潮湿指标在多变量分析中具有统计学意义，包括两项高质量[9,62]、4项中等质量[10,11,13,55]、12项低/极低质量[14,18-20,34-37,50,66,67,72]的3级研究。研究中使用了大小便失禁或导尿术有关的各种措施、潮湿以及风险评估工具中的潮湿子量表等多种测量指标。15项研究发现，潮湿指标没有统计学意义，包括两项高质量[3,41]和两项中等质量[6,7]

的1级研究、11项低/极低质量[21,23,24,26,27,32,33,45,47-49]的3级研究。

潮湿指标预测价值的相互矛盾结果可能与研究对象多样、研究方法不同以及模型中包含变量类型不同（即尿失禁、大便失禁、尿便失禁、其他失禁、导尿管、皮肤潮湿、潮湿子量表）有关。

〖实施注意事项〗

1. 评估移动和活动障碍的失禁患者（包括尿失禁、大便失禁、尿便失禁或不明原因尿失禁）[10,18,20,34,50,66,72]存在发生压力性损伤的风险（3级证据）。

2. 皮肤潮湿风险评估子量表可作为评估皮肤潮湿的临床指标[19,35,36]（3级证据）。

〖证据讨论〗

文献显示，皮肤过度潮湿和压力性损伤发生之间存在中等程度的统计学联系（表4-6），提示失禁可能是移动受限和皮肤状况差的患者发生压力性损伤的混杂因素，也可能是因为潮湿时存在多种刺激皮肤的因素引发。在基本概念框架（图2-1）中，潮湿既可能影响机械力（压力类型），也影响皮肤的易感性和耐受性（组织特性），皮肤潮湿时，摩擦系数会增大[90-92]。

表4-6 压力性损伤风险因素证据总结：皮肤潮湿

风险因素变量	概念框架组成部分	多变量模型中有统计学意义的研究所占比例	多变量模型中风险因素有统计学意义和无统计学意义的情况
尿便失禁	MBC ST	60.0%（5项研究占3项）	3项研究有统计学意义[10,20,34] 两项研究没有统计学意义[6,36]
皮肤潮湿	MBC ST	66.7%（6项研究占4项）	4项研究有统计学意义[20,37,55,67] 两项研究没有统计学意义[7,35]

风险因素变量	概念框架组成部分	多变量模型中有统计学意义的研究所占比例	多变量模型中风险因素有统计学意义和无统计学意义的情况
风险评估工具中的潮湿子量表	MBC ST	38.5%（13 项研究占 5 项）	5 项研究有统计学意义[11,13,19,35,36] 8 项研究没有统计学意义[3,20,21,23,24,34,41,45]
便失禁	MBC ST	30.7%（13 项研究占 4 项）	4 项研究有统计学意义[9,18,66,72] 9 项研究没有统计学意义[6,26,32,33,35,37,48,49,62]
留置尿管	MBC ST	40.0%（5 项研究占两项）	两项研究有统计学意义[14,62] 3 项研究没有统计学意义[27,47,67]
尿失禁	MBC ST	14.3%（7 项研究占 1 项）	一项研究有统计学意义[34] 6 项研究没有统计学意义[6,9,13,20,35,48]
失禁（类型不明）	MBC ST	100%（两项研究占两项）	两项研究有统计学意义[14,50]

（六）压力性损伤风险因素——体温

> 1.12　考虑体温升高对发生压力性损伤风险的影响。（证据等级 B1；推荐强度 = ↑）

【证据总结】

12 项研究中有 7 项（58.3%）显示，在多变量模型中体温升高是压力性损伤的预测因素。两项中等质量 1 级研究[8,77]、一项中等质量 3 级研究[55]和 4 项低/极低质量 3 级研究[16,37,47,52]的多变量模型中发现，体温是风险因素。体温升高的 $OR = 1.44$[52] ~ 8.45[55]。但一项中等质量 1 级研究[4]显示其多变量模型中体温升高（≥38.5℃）和压力性损

伤之间存在负相关，其余 4 项研究[24,34,76,85]显示体温不是预测因素，这些研究均为低质量的 3 级研究。

【实施注意事项】

1. 移动和活动障碍患者出现体温升高时，要评估压力性损伤风险[8,16,37,47,52,77]（1、3 级证据）。

2. 考虑体温升高对其他压力性损伤风险因素的影响，如出汗增多导致皮肤潮湿（专家意见）。

【证据讨论】

文献显示，体温与压力性损伤发生之间存在中等程度的统计学联系（表 4-7）。在基本概念框架中，体温可影响皮肤和组织的生理功能和修复能力、物质传输、热学特点，从而影响皮肤的易感性和耐受性。

表 4-7　压力性损伤风险因素证据总结：体温升高

风险因素变量	概念框架组成部分	多变量模型中有统计学意义的研究所占比例	多变量模型中风险因素有统计学意义和无统计学意义的情况
体温升高	ST	58.3%（12 项研究占 7 项）	7 项研究有统计学意义[8,16,18,37,44,47,77] 一项研究可降低发生压力性损伤的风险[4] 4 项研究没有统计学意义[24,34,76,85]

（七）压力性损伤风险因素——高龄

> 1.13　考虑高龄对发生压力性损伤风险的潜在影响。（证据等级 = C；推荐强度 = ↑）

【证据总结】

有 51 项预后研究将年龄纳入了多因素分析中。在这些研究中，有 19 项（37.3%）显示年龄增加是压力性损伤的预测因素。显示有统计学意义

结果的研究包括 4 项[3,42,71,93]高质量 1 级研究、一项[77]中等质量 1 级研究、两项[10,94]中等质量和 12 项[14,22,31,35,72,73,83,84,86,87,95,96]低/极低质量研究。

但是，一项[34]低质量 3 级研究报告显示在多变量模型中年龄增加与压力性损伤之间存在负相关。其余 31 项研究显示年龄无统计学意义，其中一项为高质量 1 级研究[41]，两项为中等质量 1 级研究[6,7]，还有一项高质量[9]、两项中等质量[11,57]、25 项低/极低质量 3 级研

究[6,15,20,21,23,26,27,32,36,40,49,58,63,64,67,74,76,79,82,85,88,89,97-99]。在这些研究中,年龄变量为分类变量或连续变量,并在不同人群中进行。

〖证据讨论〗

文献显示,高龄与压力性损伤发生之间存在微弱的统计学相关性(表4-8),提示年龄是一个混杂的因素,与主要风险因素包括移动/活动、皮肤状态、灌注、循环、氧合、营养及皮肤潮湿等有关。因此,在基本概念框架(图2-1)中,年龄可影响机械力以及皮肤易感性和耐受性的所有四个组成部分:组织的力学特点、结构、生理功能和修复能力、物质传输和热学特点。

表4-8　压力性损伤风险因素证据总结:高龄

风险因素变量	概念框架组成部分	多变量模型中有统计学意义研究所占比例	多变量模型中风险因素有统计学意义和无统计学意义的情况
高龄	MBC ST	39.2%(51项研究占20项)	20项研究有统计学意义[3,10,14,22,31,34,35,42,71-73,77,83,84,86,87,93-96] 31项研究没有统计学意义[6,7,9,11,15,20,21,23,26,27,32,36,40,41,44,49,57,58,63,64,67,74,76,79,82,85,88,89,97-99]

（八）压力性损伤风险因素——感知觉

1.14　考虑感知觉受损对发生压力性损伤风险的潜在影响。(证据等级=C;推荐强度=↑)

〖证据总结〗

在12项将感知觉作为多变量分析因素的预后研究中,只有4项(33.3%)报告该指标有统计学意义,包括一项[41]高质量1级研究,一项[11]中等质量和两项[35,46]低/极低质量3级研究。其余8项研究为一项[3]高质量1级研究和7项[19,21,23,28,34,36,45]低/极低质量3级研究。所有研究均采用Braden量表中的感知觉子量表测量感知觉。

〖实施注意事项〗

1. 考虑评估具有局部感觉障碍相关诊断的患者的感知觉,或其对压力相关不适的反应能力(如糖尿病、脊髓损伤、外周动脉疾病)[11,35,41,46](1、3级证据)。

2. 考虑评估有中枢感觉障碍相关诊断患者的感知觉能力,或其对压力相关不适的反应能力(如昏迷、镇静、麻醉、麻痹)(1、3级证据)。

3. 考虑使用感知觉风险评估工具子量表来评估感知觉障碍[11,35,41,46](1、3级证据)。

〖证据讨论〗

文献显示,感知觉缺陷和压力性损伤发生之间存在微弱的统计学关联(表4-9)。感知觉缺陷可能与其他重要风险因素存在相互交叉作用,包括活动/移动受限、糖尿病和疾病严重程度,这些因素在统计模型中占主导地位。在基本概念框架中,感知觉缺陷导致个体暴露于不利的机械力条件下。

表4-9　压力性损伤风险因素证据总结:感知觉

风险因素变量	概念框架组成部分	多变量模型中有统计学意义的研究所占比例	多变量模型中风险因素有统计学意义和无统计学意义的情况
Braden量表中的感知觉子量表	MBC	33.3%(12项研究占4项)	4项研究有统计学意义[11,35,41,46] 8项研究没有统计学意义[3,19,21,23,28,34,36,45]

（九）压力性损伤风险因素——血液学指标

1.15　考虑血液检验指标对发生压力性损伤风险的潜在影响。(证据等级=C;推荐强度=↔)

〖证据总结〗

28项预后研究将一项或多项血液检验指标纳入了多变量模型中。在这些研究中,有17项(占60.7%)研究在模型中报告了血液检验指标作为变量有统计学意义,包括一项高质量[42]和一项中等质量1级预后研究[5],一项高质量[62]、一项中等质量[5]和13项低/极低质量[20,25,26,32,50,51,63,65,66,72,85,86,95]3级预后研究。研究中使用最多的血液检验指标与白蛋白和血红蛋白有关。其余11项研究没有发现血液检验指标在多变量模型中有统计学意义,包括一项中等质量1级预后研究[77],一项中等质量[94]和9项低/极低质量[17,21,22,27,29,44,75,76,83]3级预后研究。

【证据讨论】

文献显示,血清白蛋白和血红蛋白水平与压力性损伤发生之间有中等程度的统计学联系(表4-10)。由于检测指标的可及性,以及导致检测指标异常原因的多样性(从严重营养不良到手术失血等),使得直接解释和将其应用于实践变得复杂。血液检验指标对组织耐受性的影响可能是多方面的。在基本概念框架(图2-1)中,血液检测指标可能通过以下

方式影响皮肤的生理功能和修复能力、物质传输和热学特点,从而影响皮肤的易感性和耐受性:

- 低血红蛋白[20,32,42,50,51,65,72,85,95](降低血液的携氧能力和组织的健康)(1、3级证据)。
- C 反应蛋白升高[95](可能影响组织健康的炎症指标)(3级证据)。
- 低血浆蛋白(造成组织间质水肿,降低渗透压和组织灌注)(1、3级证据)。

表 4-10　压力性损伤风险因素证据总结:血液学指标

风险因素变量	概念框架组成部分	多变量模型中有统计学意义的研究所占比例	多变量模型中风险因素有统计学意义和无统计学意义的情况
淋巴细胞减少	ST	100%(两项研究占两项)	两项研究有统计学意义[26,50]
白蛋白	ST	50%(14 研究占 9 项)	7 项研究有统计学意义[5,25,62,63,66,86,95] 7 项研究没有统计学意义[13,21,22,44,75,77,85]
血红蛋白	ST	56.3%(16 项研究占 9 项)	9 项研究有统计学意义[20,32,42,50,51,65,72,85,95] 7 项研究没有统计学意义[29,63,75,76,83,86,94]
尿酸和电解质	ST	50%(4 项研究中两项)	两项研究有统计学意义[13,86] 两项研究没有统计学意义[27,79]
炎症因子(C 反应蛋白)	ST	33.3%(3 项研究中一项)	一项研究有统计学意义[95] 两项研究没有统计学意义[17,66]

(十)　压力性损伤风险因素——总体身体状况和精神健康状况

> **1.16**　考虑总体健康状况和精神状况对发生压力性损伤风险的潜在影响。(GPS)

【实施注意事项】

1. 如果可能,在考虑总体健康状况和精神健康状况的影响时,建议使用人群特异性的一般健康评估工具和评分表(如美国麻醉医师协会的身体状况分类量表、死亡风险评分、简化急性生理评分、格拉斯哥昏迷指数评分、创伤严重程度评分、APACHE Ⅱ评分等)[12,15,57,83,84,89,98,100](3级证据)。

2. 对于移动和活动受限患者,要考虑精神健康状况对感知觉和独立变换体位能力的影响(专家意见)。

【讨论】

文献显示,总体健康状况与压力性损伤风险之间存在中等程度统计学相关性,而精神健康状况与压力性损伤风险之间存在非常弱的统计学相关性(表4-11)。衡量总体健康状况的指标很多,包括健康状况量表、有无泌尿道或呼吸道感染、有无慢性伤

口、护理干预措施数量、住院日、特定的医疗诊断(如心脏骤停、肺部疾病、恶性肿瘤)和服用药物情况(如类固醇、血管加压素、镇静剂等)。在探讨总体健康状况是否是压力性损伤预测指标的研究中,由于测量指标多种多样,导致研究结果相互矛盾。因为总体健康状况和精神健康状况是相互交叉的因素,总体健康状况可影响主要风险因素(包括移动/活动、皮肤状况和灌注、营养、皮肤潮湿和感知觉),因此在本指南中将其作为良好实践声明。在基本概念框架中,总体健康状况和精神健康状况可影响个体受到的机械力、皮肤易感性和耐受性的所有四个组成部分。

(十一)　压力性损伤风险因素——人口学因素

预后研究将人口学因素作为压力性损伤风险因素进行了研究(表4-12)。结果显示,种族、性别与压力性损伤风险之间不存在统计学相关性。因此没有相关推荐意见。尽管发病率显示深肤色人种压力性损伤发生率较高[101-106],7 项流行病学研究中只有一项显示肤色深个体的压力性损伤风险增加。报告显示的发生率增加可能是由于发现延迟而不是真正的风险增加(参见第 5 章"皮肤和组织评估")。没有证据表明性别是压力性损伤的风险因素。

表 4-11　压力性损伤风险因素证据总结:精神状况和总体健康状况

风险因素变量	概念框架组成部分	多变量模型中有统计学意义的研究所占比例	多变量模型中风险因素有统计学意义和无统计学意义的情况
慢性伤口	ST	50%（两项研究占1项）	一项研究有统计学意义[42] 一项研究没有统计学意义[63]
用药情况	MBC ST	35%（20项研究占7项）	7项研究有统计学意义[4,20,53,57,65,78,80] 13项研究没有统计学意义[9,32,34,40,47,48,54,67,73,74,81,89]
Norton量表指标（总体健康状况、社会活动）	MBC ST	0（3项研究占0项）	3项研究没有统计学意义[3,24,41]
感染	ST	44.4%（9项研究占4项）	4项研究有统计学意义[12,38,40,89] 5项研究没有统计学意义[28,67,73,74,84]
住院日	MBC ST	28.5%（14项研究占4项）	4项研究有统计学意义[22,44,50,64] 10项研究没有统计学意义[7,36,65,78,83,84,86,87,98]
其他总体健康指标	MBC ST	40%（40项研究占16项）	16项研究有统计学意义[4,7,14,15,42,47,62,64,66,71-73,78,80,96,98] 24项研究没有统计学意义[9,12,13,20,23,28,29,31,35,38,39,41,48,49,51,54,67,68,74,76,83-85,97]
其他健康量表	MBC ST	50%（10项研究占5项）	5项研究有统计学意义[15,57,83,84,98] 5项研究没有统计学意义[4,23,44,67,73]
精神状况研究,特定测量指标	MBC	18.2%（12项研究占两项）	两项研究有统计学意义[18,62] 10项研究没有统计学意义[6,9,17,20,28,35,44,48,50,51]
风险评估工具中的精神健康子量表	MBC	20%（5项研究占1项）	一项研究有统计学意义[3] 4项研究没有统计学意义[24,41,48,50]

表 4-12　压力性损伤风险因素证据总结:人口统计学特征

风险因素变量	多变量模型中有统计学意义的研究所占比例	多变量模型中风险因素有统计学意义和无统计学意义的情况
一项研究显示白种人风险增高,一项研究显示肤色较黑的个人风险增高(原文是否有误)	28.6%（7项研究占两项）	两项研究有统计学意义[6,93] 5项研究没有统计学意义[9,68,82,83,97]
5项研究显示男性风险增高,两项研究显示女性风险增高(原文是否有误)	26.9%（26项研究占7项）	7项研究有统计学意义[20,29,67,70,73,95,98] 19项研究没有统计学意义[6,9,15,22,33,40,44,48,49,64,82,83,85,86,88,93,96,97,99]

（十二）手术患者的其他风险因素

本章所提出的压力性损伤风险因素适用于所有成年人,包括正在接受手术的患者。除了前面提到的风险因素外,手术患者还有其他额外的风险因素,特别是术前时间、手术持续时间和根据美国麻醉医师学会（ASA）分类系统所评定的疾病严重程度。

> 1.17　考虑术前制动时间、手术持续时间及美国麻醉医师学会（ASA）身体状况分类对手术相关压力性损伤发生风险的影响。（证据等级=B2;推荐强度=↑）

〖证据总结〗

1. 入院至手术的持续时间

一项[44]中等质量1级研究和两项[11,12]中等质量 3 级预后研究报告,术前时间是术后发生压力性损伤的风险因素。术前无法移动且术前预期时间延迟超过 12h 的患者发生压力性损伤的可能性增加 1.6 ~ 1.7 倍[11,12]。另外两项低质量队列研究[107,108]显示,手术延迟的患者更容易发生压力性损伤。但是,一项小样本的中等质量 3 级研究[94]发现,从急诊入院到接受髋关节手术之间的时间不是风险因素。

2. 手术时长

6 项[39,54-58]低质量 3 级预后研究通过多变量分析发现,手术时长是成人发生 Ⅰ 期或更严重压力性损伤的预测因素。研究发现,手术持续时间更长的患者发生压力性损伤的风险高 8 倍[55]。将手术时长超过 5h 或 6h 作为分类变量的研究 OR 高[39,55],而将手术/麻醉时长作为连续变量的研究 OR 低[54,56-58]。另一项研究对象为成人和儿童的低质量 3 级预后研究[56]也发现手术时长是压力性损伤的风险因素。虽然一项低质量 2 级研究[76]和 5 项中等质量[57]和低/极低质量 3 级研究[44,52,58,75]发现手术时长没有显著性意义,但这些研究的规模通常小于那些有显著性发现的研究。

3. 美国麻醉医师学会(ASA)身体状况分类

一项[12]中等质量 3 级预后研究发现,美国麻醉医师学会(ASA)身体状况分类是发生术后压力性损伤的风险因素。ASA 分类为 Ⅲ 级(有严重全身疾病)或 Ⅳ 级(有严重全身疾病,存在生命危险)患者发生压力性损伤的可能性增加 4 倍以上。一项小样本、质量较差的 2 级研究[48]发现,ASA 分类Ⅱ、Ⅲ 或 Ⅳ 级与压力性损伤风险增高没有相关性。

『实施注意事项』

1. 考虑手术特异性风险因素时要同时考虑本章中讨论的所有其他风险因素(专家意见)。

2. 预估患者手术时间较长,应使用支撑面(参见第 10 章)、体位装置、体位改变策略(参见第 8 章)和预防性敷料(参见第 6 章)来降低发生压力性损伤的风险,请参阅本指南的相关章节。

3. 如果可能,尽量减少手术前后制动时间(专家意见)。

『证据讨论』

本章已提出的压力性损伤风险因素适用于所有成年人,包括正在接受手术的患者。除了前面提到的因素外,手术患者还有其他风险因素(表 4-13),尤其是术前时间、手术时长和 ASA 分类所确定的疾病严重程度。在基本概念框架(图 2-1)中,手术相关因素可同时影响机械力、皮肤易感性和耐受性的所有方面。

表 4-13 压力性损伤风险因素证据总结:手术室成年患者特殊因素

风险因素变量	概念框架组成部分	多变量模型中有统计学意义的研究所占比例	多变量模型中风险因素有统计学意义和无统计学意义的情况
术前时间	MBC	75%(4 项研究占 3 项)	3 项研究有统计学意义[11,12,44] 一项研究没有统计学意义[94]
手术/麻醉时长	MBC	60%(10 项研究占 6 项)	6 项研究有统计学意义[39,54,55,57,58,66] 4 项研究没有统计学意义[44,52,75,76]
美国麻醉医师学会疾病严重程度评分	ST	50%(两项研究占 1 项)	一项研究有统计学意义[12] 一项研究没有统计学意义[48]
其他手术相关因素(如麻醉类型、体位、手术次数)	MBC ST	25%(16 项研究占 4 项)	4 项研究有统计学意义[22,44,57,96] 12 项研究没有统计学意义[7,38,52,54,63,73,75,76,78,85,86,94]

手术前长时间制动是手术患者额外的风险因素。对髋部骨折老年患者[12]以及术后入住重症监护的各类手术患者[11,44]进行的研究探讨了手术延迟与压力性损伤风险之间的关系(3 级证据)。本质上来说,从入院到手术的时间反映了患者移动/活动受限的时间,这在本章已经作为一个单独的风险因素进行了讨论。术前时间可作为衡量手术患者移动/活动受限的指标。

手术持续时间越长,发生压力性损伤的风险越大。两项预后研究将手术持续时间作为连续变量进行了研究,发现压力性损伤与手术时长之间存在统计学关系。一项研究对象为成年脊柱手术患者($n = 209$)的研究发现,手术持续时间超过 5 个小时的患者发生 Ⅰ 期或更严重压力性损伤的风险高 8

倍以上($OR=8.12,P=0.005$)[39](3级证据)。Yo-shimura 等(2015)[55]在一项探讨神经外科手术患者($n=277$)风险因素的预后研究中报告了类似结果。手术时间为6个小时及以上的患者发生Ⅰ期或更严重压力性损伤的 $OR=8.45$($95\%CI:3.04\sim27.46,P<0.001$)(3级证据)。

6项预后研究(均为3级)报告显示,手术持续时间超过5或6h是压力性损伤的风险因素。在接受神经外科手术的患者($n=277$)中,手术时间超过360min/核心体温>38.1℃的患者发生压力性损伤的 OR 最大($OR=8.45,95\%CI:3.04\sim27.46,P<0.001$)[55]。Lin 等(2017)[39]报告了类似结果($OR=8.12,P=0.005$),该研究的对象为手术持续时间超过300min 的成年脊柱手术患者($n=209$)。Schoonhoven 等(2002)[54]对208名手术时间为4h及以上的患者进行了跟踪调查,发生Ⅱ类/期或更严重压力性损伤的 $OR=1.0006$($95\%CI=1.0037\sim1.0087$)。Chen 等(2013)[56]、Connor 等(2010)[58]的研究报告了类似结果,Chen 等的研究对象包括成人和儿童($n=286$)($OR=1.005,95\%CI:1.000\sim2.022,P=0.036$),Connor 等(2010)研究规模更大,对象为泌尿外科手术患者($n=538$)($OR=1.005,95\%CI:1.000\sim1.010,P=0.038$)。规模最大的一项研究对3 225名重症监护术后成人患者进行了调查,也报告了类似的 OR 值($1.07,95\%CI:1.03\sim1.11,P<0.001$)。

ASA 身体状况分类是一种评估病情严重程度的方法。Rademakers 等(2007)[12]对髋部骨折手术成年患者($n=722$)进行的研究发现,该分类评分是压力性损伤风险的预测因素,该结果与其他研究一致,提示总体身体状态是压力性损伤的风险因素(3级证据)。

(十三) 危重症患者的其他风险因素

> **1.18** 考虑下列额外的风险因素对危重症患者发生压力性损伤的影响:
> - 重症监护持续时间;
> - 机械通气;
> - 血管抑制剂的使用;
> - 急性生理与慢性健康状况评估(APACHEⅡ)分数。(GPS)

【证据总结】

1. 重症监护病房住院时间

13项多变量分析研究分析了 ICU 住院时间。

其中7项(占53.8%)低质量[17,31,89]和极低质量[72,88,98,100]3级预后研究发现 ICU 住院时间延长是发生压力性损伤的风险因素,这些研究报告的 OR 值介于1.1~1.831。但是,5项[49,54,65,67,81]低质量和一项[84]极低质量3级研究发现 ICU 住院时间与压力性损伤的发生无关。

2. 机械通气

8项预后研究将机械通气纳入了多变量分析中。在这些研究中,4项[73,74,78,84]低质量或极低质量3级预后研究发现,机械通气是压力性损伤的一个风险因素,OR 值介于1.042~23.604。但是,一项中等质量1级研究[4]和4项低/极低质量3级研究[31,40,67,84]发现,机械通气不是压力性损伤的风险因素。

3. 急性生理和慢性健康状况评分(APACHEⅡ)

5项预后研究[4,67,88,89,100]将 APACHEⅡ评分作为压力性损伤的潜在风险因素纳入多变量分析中。两项低质量[89]和极低质量[100]3级研究发现 APACHEⅡ评分是预测因素,OR 值分别为1.06和16.19。但是,一项中等质量1级研究[4]以及一项低质量[67]和一项极低质量[88]3级研究发现 APACHEⅡ评分不是危重症患者压力性损伤的预测因素。

4. 血管加压素的使用

8项研究将血管加压素的使用纳入了多变量分析中。其中4项中等质量[57]或低/极低质量[53,78,80]4级预后研究发现使用血管加压素是压力性损伤的一个风险因素,OR 值介于1.33~4.816。但是,一项中等质量3级研究[81]和3项低/极低质量3级研究[67,73,89]发现,血管加压素的使用不是风险因素。

【实施注意事项】

除本章中讨论的所有风险因素外,还要考虑危重症患者的特定风险因素(专家意见)。

【证据讨论】

本章中已提出的压力性损伤风险因素适用于所有成年人,包括危重症患者。除了前面提出的风险因素之外,重症监护患者还有额外的风险因素(表4-14),尤其是重症监护住院时间、机械通气、血管加压素的使用、表示疾病严重程度的急性生理和慢性健康状况评估分数(APACHEⅡ)。在基本概念框架(图2-1)中,危重症患者特有的风险因素既影响外界机械力,也影响皮肤的易感性和耐受性。

表 4-14　压力性损伤风险因素证据总结：危重症患者特殊因素

风险因素变量	概念框架组成部分	多变量模型中有统计学意义的研究所占比例	多变量模型中风险因素有统计学意义和无统计学意义的情况
ICU 住院时间	MBC ST	53.8%（13 项研究占 7 项）	7 项研究有统计学意义[17,31,72,88,89,98,100] 6 项研究没有统计学意义[49,54,65,67,81,84]
机械通气	ST	50%（8 项研究占 4 项）	4 项研究有统计学意义[73,74,78,84] 4 项研究没有统计学意义[4,31,40,67]
急性生理和慢性健康状况评估分数	MBC ST	40%（5 项研究占两项）	两项研究有统计学意义[89,100] 3 项研究没有统计学意义[4,67,88]
血管加压素	ST	50%（8 项研究占 4 项）	4 项研究有统计学意义[53,57,78,80] 4 项研究没有统计学意义[67,73,81,89]

（十四）新生儿及儿童的其他风险因素

本章报告的许多风险因素除与成年人有关外，可能也与新生儿、儿童相关。但是，目前缺乏新生儿和儿童压力性损伤风险的高质量预后研究。图 2-1 所示的压力性损伤风险概念框架适用于所有人群，也反映了新生儿和儿童压力性损伤的发生机理。一些预后研究报告了在年龄较小人群中进行的多变量分析，并建议在本章讨论的危险因素之外，还可以考虑针对新生儿和儿童的具体建议。

> 1.19　考虑皮肤成熟度、灌注、氧合作用以及医疗器械对新生儿和儿童发生压力性损伤风险的影响。（证据等级 = B1；推荐强度 = ↑↑）

> 1.20　考虑疾病严重程度和在重症监护室治疗时间对新生儿和儿童发生压力性损伤风险的影响。（证据等级 = B2；推荐强度 = ↑）

〖证据总结〗

一项高质量 1 级预后研究[109]显示，皮肤质地/成熟度是新生儿压力性损伤的风险因素。两项中等质量的研究提供了 1 级[109]和 3 级[110]证据，显示出生体重对新生儿[109]或儿童[110]都不是风险因素。一项中等质量 1 级预后研究[109]和一项中等质量 3 级预后研究[110]的多变量分析显示，灌注和氧合状况是儿童压力性损伤的风险因素。需监测氧合和灌注状况时，需要使用各种氧气输入设施，这些装置的使用也可能增加了医疗器械相关压力性损伤的风险[110]。一项中等质量

3 级预后研究[110]显示，在多变量分析中，疾病严重程度和住院时间是儿童和新生儿发生压力性损伤的风险因素。

〖实施注意事项〗

1. 除了本章中讨论的所有其他风险因素外，要考虑新生儿和儿童特异性风险因素（专家意见）。

2. 除了灌注和氧合状况外，考虑呼吸支持装置（如气管插管，持续正压通气等）是否会造成医疗器械相关性压力性损伤的风险[109]（1 级证据）。

3. 杜博维茨新生儿成熟度评估量表提供了新生儿皮肤质地/成熟度的测量方法[109]（1 级证据）。

〖证据讨论〗

对于新生儿来说，皮肤质地/成熟度被认为是压力性损伤风险因素[109]（1 级证据）（表 4-15）。皮肤成熟度与新生儿的年龄直接相关。妊娠 23～24 周时，角质层未发育，妊娠 30 周时仅有 2～3 层细胞，皮肤透明、特别脆弱[111]。因此，婴幼儿的皮肤只能提供部分的屏障，正如风险研究所示，很容易破溃（3 级证据）。在基本概念框架（图 2-1）中，皮肤质地和氧合都是皮肤易感性和耐受性的指标，反映了组织的力学特性、结构、生理功能和修复能力、物质传输和热学特点。

这些研究[109,110]许多将呼吸支持措施作为衡量新生儿和儿童灌注及氧合情况的指标。对新生儿和儿童来说，医疗器械的使用是一种特殊的风险因素，因为他们的大小、体重和皮肤不成熟，使用的风险可能会增加。关于医疗器械相关压力性损伤风险的更多内容见第 11 章"器械相关压力性损伤"。

表 4-15　压力性损伤风险因素证据总结：新生儿和儿童特殊因素

风险因素变量	概念框架组成部分	多变量模型中有统计学意义的研究所占比例	多变量模型中风险因素有统计学意义和无统计学意义的情况
皮肤质地/成熟度	ST	50%（两项研究中占一项）	一项研究有统计学意义[109] 一项研究没有统计学意义[110]
灌注和氧合情况	ST	100%（两项研究中占两项）	两项研究有统计学意义[109,110]
使用医疗器械	MBC	100%（两项研究中占两项）	两项研究有统计学意义[109,110]
疾病严重程度	MBC ST	100%（一项研究中占一项）	一项研究有统计学意义[110]
ICU 住院时间	MBC ST	100%（一项研究中占一项）	一项研究有统计学意义[110]

二、压力性损伤风险筛查与评估

1.21　患者入院后尽快进行压力性损伤风险筛查，并定期识别存在发生压力性损伤风险的人群。（GPS）

1.22　入院后及病情变化时，在筛查结果指导下进行全面的压力性损伤风险评估。（GPS）

1.23　对识别出的存在压力性损伤风险的患者制订和实施基于风险的预防计划。（GPS）

〖实施注意事项〗

1. 入院后，医护人员接待患者时应首先进行筛查，包括入住社区医疗机构的患者（专家意见）。

2. 在进行压力性损伤风险筛查时应采用结构化评估，结构化评估要考虑目标人群压力性损伤主要风险因素，而且能够在所有该人群患者中快速实施[112]（专家意见）。

3. 对于经筛选确定为（非常可能）有压力性损伤风险的患者，应进行全面压力性损伤风险评估。全面压力性损伤风险评估应深入评估压力性损伤主要风险因素和其他特定风险因素（专家意见）。

4. 如果压力性损伤风险评估确认为"有风险"，应根据确定的风险因素制订个性化的预防计划（专家意见）。

5. 与患者讨论风险因素和预防策略，根据患者的目标和偏好调整压力性损伤预防计划（专家意见）。

6. 根据患者的敏感性重复进行风险评估。如患者病情有显著改变，应进行再次评估（专家意见）。

7. 根据就诊患者的人群特点和医疗机构特点，制订适合本机构的标准和政策，内容应包括如何进行风险评估以及由谁进行风险评估（专家意见）。

8. 记录所有风险评估结果（专家意见）。

〖讨论〗

鉴于发生压力性损伤对患者和医疗机构的负担和影响，因此对所有患者进行风险评估是公认的做法，目的是识别有潜在风险的患者，以便制订和实施个性化的预防措施。建议在临床实践中将风险评估分为两个阶段：①筛查以识别有压力性损伤风险的患者；②筛选认为有压力性损伤风险的患者，进行全面的压力性损伤风险评估。

1. 压力性损伤风险筛查

第一步为压力性损伤风险筛查，目的是用最少的投入，迅速在入住医院或其他护理服务机构（如老年护理院、家庭护理机构、康复机构等）的患者中识别出很有可能发生压力性损伤的患者[113]。因此，筛查的主要目的是识别那些不能立即排除压力性损伤风险、需要进行全面风险评估的患者。风险筛查应有助于将资源应用于需要全面风险评估和采取预防措施的患者身上，但也应确保及早准确地发现所有具有风险的患者。

压力性损伤风险筛查应采用结构化、可复制的方法，要考虑目标人群相关压力性损伤风险因素、医疗机构的基础设施和规定以及医疗机构内医护人员的培训情况和执业范围。风险评估应纳入卫生专业教育的压力性损伤相关教育中（参见第 26 章）。

为了达到筛查目的，应选择少数但具有高度预测性的压力性损伤风险因素进行筛查。本章中推荐的主要风险因素为压力性损伤风险筛查提供了经过理论和实践验证的参考框架(图 2-1、推荐意见 1.1~1.20)。但是,并不是所有确定的风险因素对于所有目标人群都具有同等重要的预测性,特定人群(如护理院中的老年人)普遍具有的风险因素并不能帮助区分老年人是否有压力性损伤风险。筛查应只考虑那些能准确识别特定人群中高危患者的因素。但是,筛查指标通常包括移动或活动受限、皮肤状态受损相关指标(尤其是存在 I 类/期压力性损伤),这些指标直接提示风险增加和/或对机械压力耐受差[112,114],并得到了高水平证据的支持。

也有一些患者可能不需要任何正式的筛查,因为存在的主要压力性损伤风险因素与他们的入院原因相关。例如,老年人、危重症患者、早产儿/危重症新生儿或脊髓损伤患者,几个主要风险因素显而易见并普遍存在,以至于任何正式的筛查都是多余的,或可视为入院时即自动完成筛查,表明"处于危险"状态。

由于压力性损伤风险筛查必须快速完成,因此相关信息应易于从患者既往史和当前健康状况中获取,这些信息可以来自患者本人、其亲属或非正式照护者、其他医务人员或病历记录。例如,移动和活动受限可以在首次接诊患者时直接观察到,或者从患者的求助需求中推断出。患者皮肤状况和其他主要风险因素可以从病历或入院记录中获取。此外,筛查结果通常采用二分法(即风险因素存在或不存在)。如果筛查结果提示筛查中某种风险因素很可能存在,则认定该患者存在压力性损伤的风险[114]。移动或活动受限患者以及现有压力性损伤的患者应始终被认为"处于风险"状态[112,114]。

压力性损伤风险筛查应尽快进行(如第一次接触医务人员时),或第一次到社区医疗机构就诊时。筛选结果为低风险的患者,如出现病情变化或治疗方式变化(如手术)导致风险增加或可能增加时,应立即进行重新筛查。经筛查确定为有(很可能)风险的患者,应立即进行全面压力性损伤风险评估。

2. 全面风险评估、护理计划和再评估

全面风险评估的目的是根据筛查结果彻底检查患者的风险暴露情况,评估结果为有"处于风险"状态和潜在的风险因素,或者确定没有风险。进行全面评估时,要考虑本章中推荐的所有主要风险因素(表 4-1,推荐意见 1.1~1.19),以及其他特定风险因素,如足跟风险因素(参见第 9 章)、器械相关风险因素(参见第 11 章)。风险评估要确定全部个人风险状况,包括可改变和不可改变压力性损伤风险。对于每名患者来说,每个风险因素是否存在以及影响程度应采用下列建议中所介绍的审慎、全面的风险评估方法进行评估。

一旦确认患者存在发生压力性损伤的风险,应制订预防计划,将已确定的、可增加患者压力性损伤风险的可改变因素的影响最小化。应向患者解释护理的基本原理和措施,并与其达成一致,并将商定的护理计划记录在案。虽然风险评估确定了可改变和不可改变风险因素,但预防措施只针对可改变的风险因素。个体的压力性损伤风险程度会随着健康状况的改变而改变。压力性损伤风险会随着时间发生改变,因此应定期监测。患者病情的突然变化可导致压力性损伤风险增加,医务人员必须保持警惕,识别风险级别的变化、根据需要调整预防策略。对于全面评估筛查识别为无压力性损伤风险的患者,如果健康状况或治疗方法变化(如手术),导致风险增加或可能增加时,应重新进行评估。

3. 记录

准确记录风险评估和预防计划很重要。风险评估记录有助于多学科团队之间的沟通,为确定合适的护理计划提供证据,并作为监测患者皮肤进展情况的基线[115-117]。

1.24　在进行压力性损伤风险评估时,应当:
- 使用结构化风险评估工具;
- 包括全面的皮肤评估;
- 评估额外的风险因素对使用的风险评估工具进行补充;
- 使用临床判断解释评估结果。(GPS)

〖实施注意事项〗

1. 使用风险评估工具时,选择的工具应该适用于该人群,是有效且可靠的(专家意见)。

2. 进行以风险为基准的预防工作时,不可仅依赖风险评估工具的总得分,还应关注风险评估工具子量表得分和其他风险因素,加以检查,以指导制订基于风险的预防计划(专家意见)。

〖讨论〗

正如本指南第 5 章"皮肤和组织评估"所指出的,全面皮肤评估应该是风险评估的一部分。皮肤和风险评估是密不可分的。如本章前面所述,一些流行病学证据表明,皮肤状况的改变,特别是已有压力性损伤,与新发压力性损伤相关,因此皮肤评估是任何风险评估的重要组成部分。此外,有些压力性损伤风险因素(如皮肤潮湿情况和受压点的疼痛)可在皮肤评估时进行。全面皮肤评估结果对于制订个性化的预防计划至关重要。

1. 结构化方法

风险评估没有公认的最佳方法,但是专家共识[118]建议,评估办法应“结构化”,以便于考虑到所有相关风险因素。本指南汇总了结构化风险评估中需考虑的关键因素。第一部分为患者的人口学特征,这些特征是通过全面审查当前流行病学证据后确定的、有可能增加压力性损伤发生风险的因素。第二部分为风险评估工具,包含许多,但不是全部的风险因素。但是,无论怎样进行结构化风险评估,临床判断是必不可少的。

2. 临床判断

无论采用何种结构化方法,临床判断都是任何风险评估方法的必要组成部分。临床判断是一个综合性概念,包括医务人员为描述和评估所关切健康状况而实施的所有推理任务和行动[119]。对于压力性损伤风险评估来说,本指南所说的临床判断是指医务人员解释和综合患者健康状况,并得出压力性损伤风险和预防需求判断的认知行为。

这种推理过程通常在临床实践中有意或无意进行,组成了各种类型的健康信息,而不考虑其来源和资料收集方法。因此,可以是患者或其亲属报告的信息,以及医务人员和/或其他专业人员的评估结果。可利用的信息包括:

- 客观健康指标(如体质指数 BMI、体温或实验室检查结果)
- 用于定量或定性确定压力性损伤风险或单一风险因素的量表得分(如移动、疼痛、营养状况等)
- 不使用任何工具,医务人员自己观察或检查的结果

临床判断是医务人员的一项重要能力。临床判断应基于相关专业最新知识(如压力性损伤发生机理)、使用多种信息源和方法进行仔细反复诊断性询问和团队协作,以及对专业人员表现的经常性评估和批判性反思。

因此,本指南中所指的临床判断并不局限于压力性损伤风险评估。相反,它是指医务人员用于解释和整合患者现有压力性损伤风险信息而进行的

诊断推理全过程,对于任何风险评估来说都是不可分割的组成部分。

3. 风险评估工具

如上所述,风险评估工具提供了一种结构化的评估方法,但不能取代具有相关资质卫生专业人员的临床判断,使用结构化方法进行综合评估。风险评估工具是卫生专业人员在使用其临床判断时所依据的一种评估工具。

现有的大多数风险评估工具是根据文献回顾、专家意见和/或对现有量表修订而成的。少数工具以概念框架为基础[8,60,112,120]。三种最常用的预测压力性损伤风险的量表——Norton 量表(1962)[120]、Waterlow 量表(1985)[121]、Braden 量表(1987)[122]是在 30 多年前制订的,但没有从最近的流行病学研究中得到验证。另外,还有许多知名度不高的风险工具,其中一些是为特定的临床环境和/或特定患者群体设计的,包括但不限于 Ramstadius 风险筛查工具、Surlad 与 Sanada 量表[8]、压疮评估表[123]、改良 Norton 量表[124]、PURPOSE T 量表[112]、EVARUCI 量表[125,126]、COMHON 量表[126,127]、围术期皮肤风险评估量表(PRAMS)[128]、脊髓损伤压疮量表(SCIPUS)[129,130]、Braden Q 量表[131]、Cubbin-Jackson 量表[132,133]。

风险评估工具不一定包括所有可能增加压力性损伤发生风险的重要因素。尤其要注意的是,大多数风险评估工具不包括组织灌注或皮肤状态的评估。正如“压力性损伤风险因素”(见前)所提出的,流行病学研究将这两个因素确定为压力性损伤风险的强预测指标。因此,在使用现有风险评估工具进行评估时,要考虑组织灌注和皮肤状况。

此外,大多数风险评估工具使用简单的计分方法对风险进行评分。这种方法对于区分不同风险因素在导致压力性损伤上的作用大小或重要性以及评估两个或更多风险因素累积效应方面的作用是有限的。为了创建简单的便于临床使用的筛查工具,复杂的个人和环境因素被简化为简单的分数。因此,在解释这些评分时,必须运用临床判断能力,考虑其他风险因素的影响,将评分放入原本复杂的个人和临床因素背景下进行分析。

标准化风险评估工具(如 Braden 量表、Norton 量表、Waterlow 量表)的总分提供了关于风险状态和风险级别的一般信息[5,11,46,49,65,68,71,77,93,134]。标准化风险评估工具的总分不能为制订个性化的基于风险的预防计划提供足够的信息,也不能评估所

有相关的风险因素。因此,在基于风险制订预防计划时还应考虑子量表得分和其他风险因素,以便更有效地利用资源(见以下"风险评估量表的选择与使用")。

4. 风险评估工具与临床判断

大量已开发的风险评估工具为医务人员在临床工作中进行风险评估提供了结构化方法,一些研究将风险评估工具与临床判断进行了比较,结果不一致。

与单纯临床判断相比,风险评估工具具有下列优势:①提供了实践框架;②有风险因素操作性定义,便于临床使用、能可靠测量;③关注可改变风险因素;④子量表得分可作为基于风险制订干预计划的依据;⑤可作为临床工作提醒(尤其对于新护士);⑥最基本的评估标准。

一项由 García-Fernández 等(2014)[135]进行的荟萃分析报告显示仅使用临床判断进行评估的总体预测能力较差。临床判断的 RR 为 1.95(95% CI:0.94~4.04),而风险评估工具的 RR 为 2.66~8.63(表4-18)。当 CI 包含 1.0(无效值,即风险相同)时,结果不具有结论性(结合临床判断)。该综述未对临床判断进行定义和描述,也没有描述使用风险评估工具的流程。

Moore 和 Patton(2019)[136]的一项系统评价探讨了使用结构化全面压力性损伤风险评估工具是否能降低压力性损伤的发生率。然而只有两项研究符合纳入标准[87,137],这些纳入的研究所提供的证据可靠性低或极低,不能有效证实使用结构化和系统化的压力性损伤风险评估工具能降低压力性损伤的发生率或严重程度。如前所述,单独使用评估工具本身并不能降低压力性损伤的发生率,使用风险评估工具进行风险评估后,基于评估结果制订和实施的预防措施是降低压力性损伤发生率的关键。该综述中,临床判断被定义为卫生专业人员在没有风险评估工具下做出的判断,该定义不同于本指南中使用的临床判断的定义。

上述综述中包括的研究之一是 Webster 等(2011)[87]进行的一项大样本 RCT,该研究对比了使用 Waterlow 评分($n=410$)、Ramstadius 工具($n=411$)和基于护士临床判断的风险评估($n=410$)对于降低内科和肿瘤科患者压力性损伤发生率的临床效果。根据 Webster 等(2011)[87]研究数据,Moore 和 Patton(2019)[136]认为,与仅使用临床判断(所有分期的压力性损伤:$RR=1.10$,95% CI:0.68~1.81;

821 名患者)或 Ramstadius 工具(所有分期的压力性损伤:$RR=1.41$,95% CI:0.83~2.39;821 名患者)进行风险评估相比,使用 Waterlow 评分进行风险评估对压力性损伤发生率或严重程度几乎没有影响。同样,使用 Ramstadius 工具进行风险评估与使用临床判断进行风险评估相比,对压力性损伤的发生以及严重程度影响甚微或没有影响(所有分期的压力性损伤:$RR=0.79$,95% CI:0.46~1.35;820 名患者)。Moore 和 Patton(2019)[136]认为,由于方法学的局限,这一证据的可信度很低(1级证据)。

系统评价[136]报告的第二项研究是 Saleh 等(2009)[137]在一家军队医院进行的 RCT,该研究的研究对象为有压力性损伤风险的患者(Braden 评分≤18)。研究分三组,比较了使用 Braden 量表进行风险评估(A 组,$n=74$)、一位接受过 Braden 量表培训护士基于临床判断做出的风险评估(B 组,$n=76$),和未接受过相应培训护士的临床判断(C 组,$n=74$)。根据这项研究的结果,Moore 和 Patton(2019)[136]得出结论:与接受过培训护士的临床判断($RR=0.97$,95% CI:0.53~1.77;150 名患者)以及未接受过培训的护士的临床判断($RR=1.43$,95% CI:0.77~2.68;180 名患者)相比,使用 Braden 量表进行风险评估对压力性损伤发生率影响没有差异。但是,由于研究方法的局限性,这项研究的可信度很低[136](1级证据)。

另外一项有关体位变换方案的研究报告了不同的风险评估方法在压力性损伤风险评估应用中的临床效果。该临床试验分别使用 Norton 量表、Braden 量表和护士临床判断对患者($n=1772$)进行评估[41]。与使用风险评估工具相比,临床判断的敏感性低(25%~28%),但特异性高(20%~30%)。当使用临床判断时,较少的人被识别为有压力性损伤的风险,但是那些被认为有风险的患者,往往都发生了压力性损伤。这两种风险评估工具在预测压力性损伤发生的效果相似。该研究未报告参与研究护士的教育背景和临床经验(1级证据)。

目前的研究存在局限性,无法单独在风险评估工具和临床判断之间进行清晰的比较[136]。在大多数风险评估的研究中,预防措施是基于风险评估结果制订的。这些预防措施降低压力性损伤的发生率,从而干扰了风险评估的效果。Defloor 等(2005)[138]指出,被评估为有风险的患者发生压力性损伤主要是预防措施不充分,而不是风险评估方法可靠。在 Saleh 等（2009）[137] 和 Defloor 等（2005）[138] 进行的研究中，高危和非高危患者使用的压力性损伤预防策略不同（尤其是使用的支撑面类型不同），这使研究结果缺乏可信度。在 Webster 等（2011）[87] 进行的研究发现，风险评估后所采取的压力性损伤预防措施无显著性差异。

三、风险评估工具的选择和使用

大多数风险评估工具包含上述讨论的许多风险因素（如活动、移动、营养、潮湿、感觉、摩擦力和剪切力、一般健康状况）。但是，近年来开展了大量的流行病学调查，为进一步研究压力性损伤风险因素提供了依据。许多风险评估工具没有纳入这些

最新的研究成果。

在一些多变量模型（表 4-16）中，Braden 总评分[46,49,65,68,71,73,75,77,82,93]（1、3 级证据）、Norton 评分[5,100]（1、3 级证据）、Waterlow 评分[51]（3 级证据）和 Cubbin-Jackson 评分[74]（3 级证据）有统计学意义。在许多研究中[11,134]，压力性损伤的发生率随着 Braden 量表评分得出的风险水平增加而增加。但是，其他 1 级和 3 级研究中，常用风险评估工具在预测压力性损伤发生方面没有显著性意义。在多变量模型中，总分不一定有统计学意义，然而，正如本章前面所讨论的，特定风险因素的子量表评分（如移动、活动、潮湿等）为分析个性化的风险因素提供了依据。

表 4-16 风险评估工具证据总结

风险因素变量	多变量模型中有统计学意义的研究所占比例	多变量模型中风险因素有统计学意义和无统计学意义的情况
Braden 量表得分	39%（28 项研究占 11 项）	11 项研究有统计学意义[49,57,65,68,71,73,75,77,82,93,97] 17 项研究没有统计学意义[11,19-21,23,31,36,39,47,48,58,78,81,86,89,98,99]
Norton 量表得分	66.6%（3 项研究占两项）	两项研究有统计学意义[5,100] 一项研究没有统计学意义[65]
Waterlow 量表得分	33.3%（3 项研究占一项）	一项研究有统计学意义[51] 两项研究没有统计学意义[17,67]
Cubbin-Jackson 量表得分	100%（一项研究占一项）	一项研究有统计学意义[74]
其他风险量表得分	83.3%（6 项研究占 5 项）	4 项研究有统计学意义[5,50,53,88] 一项研究没有统计学意义[22]

如前所述，风险工具的适当应用需要研究结果来为风险预防计划的制订和实施提供信息，这可能会影响多变量建模的结果。其他因素，包括实施评估的卫生专业人员的知识和经验，也可能影响风险评估工具对压力性损伤预测性的研究结果，导致结果混淆。

使用风险评估工具时，要考虑该工具没有包含的风险因素，如 Braden 量表的子量表只包括与移动、活动、摩擦力和剪切力、营养、潮湿和感知觉相关的风险因素。许多医疗机构使用子量表得分来识别可改变的风险因素，并以此为依据制订风险预防计划。但是，全面风险评估应该包括风险评估工具中未包含的风险因素（包括可改变的和不可改变的）。如使用 Braden 量表，还应考虑皮肤状况、糖尿病、灌注和氧合、体温升高、高龄、相关实验室血液检查和一般健康状况[139]。将当前流行病学研究支持的风险因素（见前文"一、压力性损伤风险因素"）与常用风险评估工具中包含的风险因素、特定人群特殊风险因素进行了比较（表 4-17），清晰

列出了卫生专业人员在使用风险评估工具时应明确不同工具差异，并指出除风险评估工具所包含的因素外还应考虑的其他因素。

（一）风险评估工具的心理测量学特性

1. 信度

信度是指不同使用者评分结果的一致性和再现性。普遍认为信度是效度的必要条件。大量研究探讨了风险评估工具的内部一致性，风险评估工具开发早期的报告通常包含信度测量结果。报告的测量指标通常为 kappa 值或评分者间信度。改良 Norton 量表（组内相关系数 $ICC=0.821$,95% CI:$0.715\sim0.926$）[124] 和 Braden 量表（ICC 为 $0.72\sim0.95$）[140-144] 总分信度高。在一项研究[140]中，Waterlow 的评分者间信度为 0.36（95% CI:$0.09\sim0.63$）。子量表的评分者间信度随子量表和操作定义的清晰度而变化[124,140-144]。对使用风险评估工具的卫生专业人员进行持续教育和能力测试对于提升评估工具的信度很重要。

注:星号(*)表示风险评估工具的条目在一项或多项流行病学研究的多变量建模中具有显著性;缺少星号可能表示任何多变量建模研究中未输入该条目。
"未包含"表示风险评估工具中未包含此项风险因素。

表 4-17　流行病学研究中发现的风险因素与常用风险评估工具的比较

流行病学研究中的风险因素	Braden Scale[146]	Norton Scale[147]	Waterlow Scale[148]	Cubbin-Jackson Scale[149] (危重患者)	SCIPUS[150] (SCI 患者)	Braden QScale[151] (儿童)
活动和移动受限	• 移动* • 活动* • 摩擦力-剪切力*	• 移动* • 活动*	移动	• 移动 • 卫生	• 移动 • 活动水平 • 完全 SCI • 自主神经反射障碍/严重痉挛	• 移动* • 活动* • 摩擦力-剪切力*
皮肤状况	未包含	未包含	皮肤类型(可见区域的皮肤状况)	总体皮肤状况	未包含	未包含
糖尿病	未包含	未包含	未包含	未包含	血糖水平	未包含
灌注和氧合	未包含	未包含	特殊风险(灌注的部分测量)	• 氧气需求 • 呼吸 • 血流动力学	• 使用烟草 • 心脏病	• 组织灌注氧合
营养不良	营养	• 食物摄入 • 液体摄入(修订量表)	• 食欲 • 体形(体重与身高之比)	• 体重/组织活力 • 营养	未包含	营养
皮肤水分增加	潮湿*	失禁	失禁	失禁	尿失禁或持续潮湿	潮湿*
体温升高	未包含	未包含	未包含	未包含	未包含	未包含
高龄	未包含	未包含	性别/年龄	年龄	年龄	未包含
感知觉	感知觉*	未包含	神经功能缺损	未包含	未包含	感知觉
实验室血液结果异常	未包含	未包含	未包含	未包含	• 白蛋白 • 血细胞比容	未包含
总体健康状况	未包含	• 身体状况 • 精神状况*	• 大手术/创伤 • 药物	• 精神状况 • 既往史	• 呼吸系统疾病 • 肾脏疾病 • 认知功能受损	未包含

2. 效度

效度是指测量工具的准确程度。对于风险评估工具来说，在许多效度测量指标（如内容效度、结构和标准）中受关注最多的是"预测效度"。我们关注的重点不是这些工具能准确测量风险因素（如移动、活动和皮肤潮湿）的程度，而是它们对未来事件（如新发压力性损伤）的预测程度。

在有关风险评估工具预测有效性的文献[41]中发现的一个主要问题是：大多数研究都采取了预防措施，而这些会影响工具的预测准确性。预测效度的研究是预测预后的（推测未来事件发生的可能性）而不是诊断的（确定现存的问题）。尽管有这些限制，大多数预测效度的研究报告了每种预测方法的统计学指标，包括：①灵敏度；②特异性；③阳性似然比；④阴性似然比；⑤ROC 曲线下面积（作为鉴别指标，或提示灵敏度和特异性之间的最佳平衡状况）；⑥相对危险度。

虽然这些测量指标并不完善，但它们为风险评估工具的预测效度提供了一些参考，特别是考虑到干预措施时。表 4-18 总结了常用风险评估工具和针对特定人群评估工具使用情况的荟萃分析[118,135]结果，如无荟萃分析，可选择近期的大样本研究[130,145]。大多数风险评估工具均有心理测量学特性检测。

表 4-18　常见风险评估工具的心理测量学特性

量表（界值）	灵敏度中位数（范围）	特异性中位数（范围）	阳性似然比	阴性似然比	AUROC 中位数（范围）	相对风险（95%CI）
Braden（≤18）[118,135]	0.74[a] 0.33~1	0.68[a] 0.34~0.86	2.31[a]	0.38[a]	0.77[b] 0.55~0.88	4.26[f] 3.27~5.55
Norton（≤14）[118,135]	0.75[c] 0~0.88	0.68[c] 0.59~0.95	2.34[c]	0.37[c]	0.74[e] 0.56~0.75	3.69[g] 2.64~5.16
Waterlow（≥10）[118,135]	1.00,0.88[d]	0.13,0.29[d]	1.15,1.24[d]	0.0,0.41[d]	0.61[e] 0.54~0.66	2.66[h] 1.76~4.01
Cubbin-Jackson（≤24）[135,145]	0.72[j]	0.68[j]	—		0.763[j]	8.63[k] 3.02~24.66
SCIPUS（≥8）[130]	0.85[m]	0.38[m]	1.4[m]		0.64[m] 0.59~0.70	—
Braden Q（≤13）[152]	0.86[p] 0.76~0.96	0.59[p] 0.55~0.63	2.09[p] 0.95~4.58		0.72[p] 0.76~0.78	—
	[a]16 项研究,n=5 462 [d]两项研究,n=419 [g]15 项研究,n=4 935 [k]两项研究,n=151	[b]7 项研究,n=4 811 [e]4 项研究,n=2 559 [h]12 项研究,n=2 408 [m]一项研究,n=759			[c]5 项研究,n=2 809 [f]31 项研究,n=7 137 [j]一项研究,n=829 [p]一项研究,n=625	

（二）风险评估工具的比较

Chou 等系统评价（2013）[118]比较了不同风险评估工具预测压力性损伤发生率的能力。14 项研究在同一人群中直接比较了两种或两种以上风险评估工具。6 项研究[3,33,41,153-155]的 AUROC 具有可比性，一项研究[153]的 AUROC 范围为 0.55~0.61，略好于随机（0.50），其他研究的 AUROC 范围为0.66~0.90。高 AUROC 提示风险评估工具能够更好地区分压力性损伤易感人群。

7 项研究[33,41,153,154,156-158]在相同人群中对工具的敏感度和特异性进行了比较，结果非常相似。敏感度和特异性因工具使用的临界值不同而异。大多数临界值会按照敏感度和特异性最优的方式进行选择。但是，权衡敏感度和特异性时临床判断很重要。高敏感度（但低特异性）有助于识别更多的真阳性高危患者，但需要更多资源，因为真阳性和假阳性患者都需要接受预防性干预措施。高特异性（但低敏感度）有助于更有效地利用资源，因为风险评估能更明确地识别不会发生压力性损伤的患者，但是无法筛选出一部分可能会从预防措施中获益的患者。

Chou 等[159]的系统评价还研究了不同临床环

境或不同类型患者中风险评估预测有效性的差异性,但很少有研究涉及该问题,因此未得出确定的结论。

（三）基于决策支持系统的风险评估

过去十余年电子病历数据被用来确定压力性损伤的发生风险。最近,数据挖掘、机器学习和贝叶斯网络策略的进展促进了对成千上万患者多种风险因素的分析,从而开发出更复杂的模型来预测压力性损伤[160-165]。经过测试和验证,这些预测模型集成进电子病历中,提供了患者健康状况的实时数据分析,以筛选压力性损伤风险。这些决策支持系统的优点包括:①能够分析更多的风险因素;②能够使用 EHR 中现有的数据;③实时分析入院时的风险状况以及患者临床情况发生变化时的风险因素;④与一般风险评估表相比,可能会提升高危人群风险状况的识别能力。

无论使用何种风险评估方法,临床判断都是最重要的。在计算机生成的模型中具有统计意义的风险因素可能在临床上没有意义。就机器学习而言,这些系统的算法应该是明确的或定期进行验证的,模型确定的风险因素和已知的压力性损伤病因之间应该存在合理的有机联系。应考虑如何将分析报告提交给临床医务人员,以及如何将分析报告与临床工作流程相结合。风险评估总分的益处有限,应基于可改变的风险因素制订预防性干预措施。

【结论】

综上所述,风险评估不是最终目的。通过筛选风险人群,制订和实施基于风险评估结果的预防措施,才能有效地预防压力性损伤的发生。虽然尚无风险因素的最佳识别方法,但现有的影响因素可以为临床决策提供指导。

风险评估工具提供了压力性损伤风险评估的框架。目前还没有一个单独的风险评估工具能够反映所有风险因素,且评估工具的真实预测效能尚不明确。量表和子量表涵盖的风险因素相对有限,因此每个患者的压力性损伤风险等级必须结合患者病情和病史的临床判断。

充分掌握压力性损伤风险因素对于识别有风险的患者至关重要。风险评估必须利用各种信息源和评估方法,包括标准化测量(如果可用),以涵盖所有独立风险因素。卫生专业人员必须评估所有现有指标,对重要的风险因素做出最佳临床判断,然后针对可改变因素制订个性化的压力性损伤预防计划。必须强调的是,使用循证干预措施解决本指南中提到的这些风险因素是有效预防压力性损伤的关键。

【参考文献】

1. Oomens CWJ, A Mixture Approach to the Mechanics of Skin and Subcutis-a Contribution to Pressure Sore Research, in Pesis 1985, University of Twente: Enschede, The Netherlands.

2. Coleman S, Gorecki C, Nelson EA, Closs SJ, Defloor T, Halfens R, Farrin A, Brown J, Schoonhoven L, Nixon J. Patient risk factors for pressure ulcer development: Systematic review. Int J Nurs Stud, 2013.

3. Perneger T, Gaspoz J, Borst F, Vitek O. Screening for pressure ulcer risk in an acute care hospital: development of a brief bedside scale. J Clin Epidemiol, 2002; 55 (5): 498-504.

4. Nijs N, Toppets A, Defloor T, Bernaerts K, Milisen K. Incidence and risk factors for pressure ulcers in the intensive care unit. J Clin Nurs, 2009; 18 (9): 1258-66.

5. Bourdel-Marchasson I, Barateau M, Rondeau V, Dequae-Merchadou L, Salles-Montaudon N, Emeriau J-P, Manciet G, Dartigues J-F, Group ftG. A multi-center trial of the effects of oral nutritional supplementation in critically ill older inpatients. Nutrition, 2000; 16: 1-5.

6. Baumgarten M, Margolis D, van DC, Gruber-Baldini A, Hebel J, Zimmerman S, Magaziner J. Black/White differences in pressure ulcer incidence in nursing home residents. J Am Geriatr Soc, 2004; 52 (8): 1293-1298.

7. De Laat E, Pickkers P, Schoonhoven L, Verbeek A, Feuth T, Van Achterberg T. Guideline implementation results in a decrease of pressure ulcer incidence in critically ill patients. Crit Care Med, 2007; 35 (3): 815-820.

8. Suriadi, Sanada H, Sugama J, Thigpen B, Subuh M. Development of a new risk assessment scale for predicting pressure ulcers in an intensive care unit. Nurs Crit Care, 2008; 13 (1): 34.

9. Brandeis G, Ooi W, Hossain M, Morris J, Lipsitz L. A longitudinal study of risk factors associated with the formation of pressure ulcers in nursing homes. Journal of the American Geriatric Society, 1994; 42: 388-93.

10. Ooi W, Morris J, Brandeis G, Hossain M, Lipsitz L. Nursing home characteristics and the development of pressure sores and disruptive behaviour. Age Ageing, 1999; 28 (1): 45-52.

11. Tescher AN, Branda ME, Byrne TJ, Naessens JM. All at-risk patients are not created equal: Analysis of Braden

pressure ulcer risk scores to identify specific risks. J Wound Ostomy Continence Nurs,2012;39(3):282-291.

12. Rademakers L,Vainas T,van Zutphen S,Brink P,van Helden S. Pressure ulcers and prolonged hospital stay in hip fracture patients affected by time-to-surgery. Eur J Trauma Emerg Surg,2007;33(3):238-44.

13. Salzberg C,Byrne D,Kabir R,van Niewerburg P,Cayten C. Predicting pressure ulcers during initial hospitalization for acute spinal cord injury. Wounds,1999;11(2):45-57.

14. Chiari P,Forni C,Guberti M,Gazineo D,Ronzoni S,D'Alessandro F. Predictive factors for pressure ulcers in an older adult population hospitalized for hip fractures:A prognostic cohort study. PLoS ONE [Electronic Resource],2017;12(1):e0169909.

15. Gonzalez-Mendez MI,Lima-Serrano M,Martin-Castano C,Alonso-Araujo I,Lima-Rodriguez JS. Incidence and risk factors associated with the development of pressure ulcers in an intensive care unit. J Clin Nurs, 2018;27(5-6):1028-1037.

16. Rose P,Cohen R,Amsel R. Development of a scale to measure the risk of skin breakdown in critically ill patients. Am J Crit Care,2006;15(3):337-41.

17. Sayar S,Turgut S,Dogan H,Ekici A,Yurtsever S,Demirkan F,Doruk N,Tasdelen B. Incidence of pressure ulcers in intensive care unit patients at risk according to the Waterlow scale and factors influencing the development of pressure ulcers. J Clin Nurs,2009;18(5):765-774.

18. Bergquist-Beringer S,Gajewski BJ. Outcome and assessment information set data that predict pressure ulcer development in older adult home health patients. Adv Skin Wound Care,2011;24(9):404-414.

19. Baldwin K,Ziegler S. Pressure ulcer risk following critical traumatic injury. Adv Wound Care,1998;11(4):168-73.

20. Bergquist S,Frantz R. Pressure ulcers in community-based older adults receiving home health care. Prevalence,incidence,and associated risk factors. Adv Wound Care,1999;12(7):339.

21. Kemp M,Kopanke D,Tordecilla L,Fogg L,Shott S,Matthiesen V,Johnson B. The role of support surfaces and patient attributes in preventing pressure ulcers in elderly patients. Res Nurs Health,1993;16(2):89-96.

22. Lindgren M,Unosson M,Fredrikson M,Ek A. Immobility:A major risk factor for development of pressure ulcers among adult hospitalized patients:a prospective study. Scand J Caring Sci,2004;18(1):57-64.

23. Watts D,Abrahams E,MacMillan C,Sanat J,Silver R,VanGorder S,Waller M,York D. Insult after injury:Pressure ulcers in trauma patients Orthop Nurs,1998;17(4):84-91.

24. Ek A. Prediction of pressure sore development. Scandinavian Journal of Caring Sciences,1987;1(2):77-84.

25. Ek AC,Unosson M,Larsson J,von Schenck H,Bjurulf P. The development and healing of pressure sores related to the nutritional state. Clin Nutr,1991;10(5):245-250.

26. Allman R,Goode P,Patrick M,Burst N,Bartolucci A. Pressure ulcer risk factors among hospitalized patients with activity limitation. J Am Med Assoc,1995;273(11):865-70.

27. Berlowitz DR,Wilking SV. Risk factors for pressure sores. A comparison of cross-sectional and cohort-derived data. J Am Geriatr Soc,1989;37(11):1043-1050.

28. Kwong EW-y,Pang SM-c,Aboo GH,Law SS-m. Pressure ulcer development in older residents in nursing homes:Influencing factors. J Adv Nurs,2009;65(12):2608-2620.

29. Okuwa M,Sanada H,Sugama J,Inagaki M,Konya C,Kitagawa A,Tabata K. A prospective cohort study of lower-extremity pressure ulcer risk among bedfast older adults. Adv Skin Wound Care,2006;19(7):391-39.

30. Schnelle JF,Adamson GM,Cruise PA,Al-Samarrai N,Sarbaugh FC,Uman G,Ouslander JG. Skin disorders and moisture in incontinent nursing home residents:Intervention implications. J Am Geriatr Soc,1997;45(10):1182-1188.

31. Tayyib N,Coyer F,Lewis P. Saudi Arabian adult intensive care unit pressure ulcer incidence and risk factors:a prospective cohort study. Int Wound J,2015.

32. Olson B,Langemo D,Burd C,Hanson D,Hunter S,Cathcart-Silberberg T. Pressure ulcer incidence in an acute care setting. J Wound Ostomy Continence Nurs,1996;23(1):15-20.

33. Boyle M,Green M. Presure sores in intensive care:defining their incidence and associated factors and assessing the utility of two pressure sore risk assessment tools. Aust Crit Care,2001;14(1):24-30.

34. Vanderwee K,Grypdonck M,Bacquer D,Defloor T. The identification of older nursing home residents vulnerable for deterioration of grade 1 pressure ulcers. J Clin Nurs,2009;18(21):3050-58.

35. Halfens R,Van Achterberg T,Bal RM. Validity and reliability of the Braden scale and the influence of other risk factors:a multicentre prospective study. Int J Nurs Stud,2000;37(4):313-319.

36. Tourtual D,Riesenberg L,Korutz C,Semo A,Asef A,Talati K,Gill R. Predictors of hospital acquired heel pressure ulcers. Ostomy Wound Management,1997;43(9):24-34.

37. Suriadi,Sanada H,Sugama J,Kitagawa A,Thigpen B,

Kinosita S, Murayama S. Risk factors in the development of pressure ulcers in an intensive care unit in Pontianak, Indonesia. Int Wound J, 2007; 4(3): 208-15.

38. Joseph C, Nilsson Wikmar L. Prevalence of secondary medical complications and risk factors for pressure ulcers after traumatic spinal cord injury during acute care in South Africa. Spinal Cord, 2016; 54(7): 535-9.

39. Lin S, Hey HWD, Lau ETC, Tan KA, Thambiah JS, Lau LL, Kumar N, Liu KPG, Wong HK. Prevalence and predictors of pressure injuries from spine surgery in the prone position. Spine (Phila Pa 1976), 2017; 42(22): 1730-1736.

40. Brienza D, Krishnan S, Karg P, Sowa G, Allegretti AL. Predictors of pressure ulcer incidence following traumatic spinal cord injury: a secondary analysis of a prospective longitudinal study. Spinal Cord, 2017; 12: 12.

41. Defloor T, Grypdonck M. Pressure ulcers: Validation of two risk assessment scales. J Clin Nurs, 2005; 14(3): 373-82.

42. Nixon J, Nelson EA, Cranny G, Iglesias CP, Hawkins K, Cullum NA, Phillips A, Spilsbury K, Torgerson DJ, Mason S, PRESSURE Trial Group. Pressure relieving support surfaces: a randomised evaluation. Health Technol Assess, 2006; 10(22): iii-x, 1.

43. Van Der Wielen H, Post MWM, Lay V, Glasche K, Scheel-Sailer A. Hospital-acquired pressure ulcers in spinal cord injured patients: Time to occur, time until closure and risk factors. Spinal Cord, 2016; 54(9): 726-731.

44. Baumgarten M, Rich S, Shardell M, Hawkes W, Margolis D, Langenberg P, Orwig D, Palmer M, Jones P, Sterling R, Kinosian B, Magaziner J. Care-related risk factors for hospital-acquired pressure ulcers in elderly adults with hip fracture. J Am Geriatr Soc, 2012; 60(2): 277-283.

45. Bostrom J, Mechanic J, Lazar N, Michelson S, Grant L, Nomura L. Preventing skin breakdown: nursing practices, costs, and outcomes. Appl Nurs Res, 1996; 9(4): 184-188.

46. Chan WS, Pang SMC, Kwong EWY. Assessing predictive validity of the modified Braden Scale for prediction of pressure ulcer risk of orthopaedic patients in an acute care setting. J Clin Nurs, 2009; 18(11): 1565-1573.

47. Demarre L, Verhaeghe S, Van Hecke A, Clays E, Grypdonck M, Beeckman D. Factors predicting the development of pressure ulcers in an at-risk population who receive standardized preventive care: Secondary analyses of a multicentre randomised controlled trial. J Adv Nurs, 2015; 71(2): 391-403.

48. Donnelly J, A randomised controlled trial comparing the Heelift Suspension Boot with standard care in the prevention of pressure ulcers on the heels of older people with fractured hips. Thesis dissertation. 2006, University of Belfast.

49. Fife C, Otto G, Capsuto E, Brandt K, Lyssy K, Murphy K, Short C. Incidence of pressure ulcers in a neurologic intensive care unit. Crit Care Med, 2001; 29(2): 283-90.

50. Pancorbo Hidalgo P, Garcia Fernandez F. Risk factors for the development of pressure ulcers among hospitalized elderly patients. Gerokomos, 2001; 12(4): 175-84.

51. Sternal D, Wilczynski K, Szewieczek J. Pressure ulcers in palliative ward patients: Hyponatremia and low blood pressure as indicators of risk. Clin Interv Aging, 2017; 12: 37-44.

52. Yoshimura M, Nakagami G, Iizaka S, Yoshida M, Uehata Y, Kohno M, Kasuya Y, Mae T, Yamasaki T, Sanada H. Microclimate is an independent risk factor for the development of intraoperatively acquired pressure ulcers in the park-bench position: A prospective observational study. Wound Repair Regen, 2015; 23(6): 939-947.

53. Roca-Biosca A, Velasco-Guillen M, Rubio-Rico L, García-Grau N, Anguera-Saperas L. [Pressure ulcers in the critical patient: Detection of risk factors]. Enferm Intensiva, 2012 23(4): 155-163.

54. Schoonhoven L, Defloor T, van der Tweel I, Buskens E, Grypdonck MH. Risk indicators for pressure ulcers during surgery. Appl Nurs Res, 2002; 15(3): 163-173.

55. Yoshimura M, Iizaka S, Kohno M, Nagata O, Yamasaki T, Mae T, Haruyama N, Sanada H. Risk factors associated with intraoperatively acquired pressure ulcers in the park-bench position: A retrospective study. International Wound Journal. , 2015.

56. Chen HL, Shen WQ, Xu YH, Zhang Q, Wu J. Perioperative corticosteroids administration as a risk factor for pressure ulcers in cardiovascular surgical patients: A retrospective study. Int Wound J, 2013.

57. Tschannen D, Bates O, Talsma A, Guo Y. Patient-specific and surgical characteristics in the development of pressure ulcers. Am J Crit Care, 2012; 21(2): 116-126.

58. Connor T, Sledge JA, Bryant-Wiersema L, Stamm L, Potter P. Identification of pre-operative and intra-operative variables predictive of pressure ulcer development in patients undergoing urologic surgical procedures. Urol Nurs, 2010; 30(5): 289-305.

59. World Health Organization, Towards a common language for functioning, disability and health: The international classification of functioning, disability and health. 2002, WHO: Geneva.

60. Braden B, Bergstrom N. A conceptual schema for the study of the etiology of pressure sores. Rehabil Nurs, 1987; 12(1): 8-12.

61. Smith IL, Brown S, McGinnis E, Briggs M, Coleman S, Dealey C, Muir D, Nelson EA, Stevenson R, Stubbs N, Wilson L, Brown JM, Nixon J. Exploring the role of pain as an early predictor of category 2 pressure ulcers: A prospective cohort study. BMJ Open, 2017; 7 (1): e013623.

62. Reed R, Hepburn K, Adelson R, Center B, McKnight P. Low serum albumin levels, confusion, and fecal incontinence: Are these risk factors for pressure ulcers in mobility-impaired hospitalized adults? Gerontology, 2003; 49 (4): 255-59.

63. Nixon J, Cranny G, Bond S. Skin alterations of intact skin and risk factors associated with pressure ulcer development in surgical patients: A cohort study. Int J Nurs Stud, 2007; 44 (5): 655-63.

64. Man Sp, Au-Yeung Tw. Hypotension is a risk factor for new pressure ulcer occurrence in older patients after admission to an acute hospital. J Am Med Dir Assoc, 2013.

65. Stordeur S, Laurent S, W. DH. The importance of repeated risk assessment for pressure sores in cardiovascular surgery. J Cardiovasc Surg (Torino), 1998; 39 (3): 343-9.

66. Marchette L, Arnell I, Redick E. Skin ulcers of elderly surgical patients in critical care units. Dimens Crit Care Nurs, 1991; 10 (6): 321-29.

67. Compton F, Hoffmann F, Hortig T, Strauss M, Frey J, Zidek W, Schafer JH. Pressure ulcer predictors in ICU patients: Nursing skin assessment versus objective parameters. J Wound Care, 2008; 17 (10): 417.

68. Bates-Jensen B, McCreath H, Kono A, Apeles N, Alessi C. Subepidermal moisture predicts erythema and stage 1 pressure ulcers in nursing home residents: a pilot study. J Am Geriatr Soc, 2007; 55 (8): 1199-1205.

69. Tew C, Hettrick H, Holden-Mount S, Grigsby R, Rhodovi J, Moore L, Ghaznavi AM, Siddiqui A. Recurring pressure ulcers: Identifying the definitions. A National Pressure Ulcer Advisory Panel white paper. Wound Repair Regen, 2014; 22 (3): 301-304.

70. de Souza D, de Gouveia SV. Incidence of pressure ulcers in the institutionalized elderly. Journal of Wound, Ostomy, and Continence Nursing: Official Publication of the Wound, Ostomy and Continence Nurses Society/WOCN, 2010; 37 (3): 272-276.

71. Schultz AA, Bien M, Dumond K, Brown K, Myers A. Etiology and incidence of pressure ulcers in surgical patients. AORN J, 1999; 70 (3): 434 449.

72. Nassaji M, Askari Z, Ghorbani R. Cigarette smoking and risk of pressure ulcer in adult intensive care unit patients. Int J Nurs Pract, 2014; 20 (4): 418-23.

73. Ranzani OT, Simpson ES, Japiassu AM, Noritomi DT, Amil Critical Care G. The challenge of predicting pressure ulcers in critically ill patients. A multicenter cohort study. Annals of the American Thoracic Society, 2016; 13 (10): 1775-1783.

74. Apostolopoulou E, Tselebis A, Terzis K, Kamarinou E, Lambropoulos I, Kalliakmanis A. Pressure ulcer incidence and risk factors in ventilated intensive care patients. Health Science Journal, 2014; 8 (3): 333-342.

75. Chen HL, Zhu B, Wei R, Zhou ZY. A retrospective analysis to evaluate seasonal pressure injury incidence differences among hip fracture patients in a tertiary hospital in East China. Ostomy Wound Management, 2018; 64 (2): 40-44.

76. Feuchtinger J, de Bie R, Dassen T, Halfens R. A 4-cm thermoactive viscoelastic foam pad on the operating room table to prevent pressure ulcer during cardiac surgery. Journal of Clinical Nursing, 2006; 15 (2): 162-167.

77. Bergstrom N, Braden B. A prospective study of pressure sore risk among institutionalized elderly. J Am Geriatr Soc, 1992; 40 (8): 747-58.

78. Cox J, Roche S. Vasopressors and development of pressure ulcers in adult critical care patients. Am J Crit Care, 2015; 24 (6): 501-510.

79. Cobb G, Yoder L, Warren J, Pressure ulcers: Patient outcomes on a KinAir Bed or EHOB Waffle mattress. 1997, TriService Nursing Research Program (TSNRP).

80. Bly D, Schallom M, Sona C, Klinkenberg D. A model of pressure, oxygenation, and perfusion risk factors for pressure ulcers in the intensive care unit. Am J Crit Care, 2016; 25 (2): 156-164.

81. Borghardt AT, Prado TN, Bicudo SD, Castro DS, Bringuente ME. Pressure ulcers in critically ill patients: incidence and associated factors. Rev Bras Enferm, 2016; 69 (3): 460-467.

82. Matozinhos FP, Velasquez-Melendez G, Tiensoli SD, Moreira AD, Gomes FSL. Factors associated with the incidence of pressure ulcer during hospital stay. Rev Esc Enferm USP, 2017; 51: e03223.

83. Ham HW, Schoonhoven LL, Schuurmans MM, Leenen LL. Pressure ulcer development in trauma patients with suspected spinal injury: The influence of risk factors present in the emergency department. Int Emerg Nurs, 2017; 30: 13-19.

84. Manzano F, Navarro MJ, Roldán D, Moral MA, Leyva I, Guerrero C, Sanchez MA, Colmenero M, Fernández-Mondejar E. Pressure ulcer incidence and risk factors in ventilated intensive care patients. J Crit Care, 2010; 25 (3): 469-476.

85. Dhandapani M, Dhandapani S, Agarwal M, Mahapatra AK.

Pressure ulcer in patients with severe traumatic brain injury：Significant factors and association with neurological outcome. J Clin Nurs，2014；23（7-8）：1114-1119.

86. Serpa L，Santos V. Assessment of the nutritional risk for pressure ulcer development through Braden scale. Journal of Wound Ostomy and Continence Nursing，2007；34（3S）：S4-S6.

87. Webster J，Coleman K，Mudge A，Marquart L，Gardner G，Stankiewicz M，Kirby J，Vellacott C，Horton-Breshears M，McClymont A. Pressure ulcers：Effectiveness of risk-assessment tools. A randomised controlled trial（the ULCER trial）. British Medical Journal Quality & Safety，2011；20（4）：297-306.

88. Inman KJ，Dymock K，Fysh N，Robbins B，Rutledge FS，Sibbald WJ. Pressure ulcer prevention：a randomized controlled trial of 2 risk-directed strategies for patient surface assignment. Adv Wound Care，1999；12（2）：72-80.

89. Yepes D，Molina F，Leon W，Perez E. Incidence and risk factors associated with the presence of pressure ulcers in critically ill patients. Med Intensiva，2009；33（6）：276.

90. Vilhena L，Ramalho A. Friction of human skin against different fabrics for medical use. Lubricants，2016 4（1）：doi. org/10. 3390/lubricants4010006

91. Klaassen M，Schipper D，Masen M. Influence of the relative humidity and the temperature on the in-vivo friction behaviour of human skin. Biotribology，2016；6：21-28.

92. Bernatchez SF，Mengistu GE，Ekholm BP，Sanghi S，Theiss SD. Reducing Friction on Skin at Risk：The Use of 3MTM CavilonTM No Sting Barrier Film. Adv Wound Care，2015；4（12）：705-710.

93. Bergstrom N，Braden B，Kemp M，Champagne M，Ruby E. Multi-site study of incidence of pressure ulcers and the relationship between risk level，demographic characteristics，diagnoses，and prescription of preventive interventions. J Am Diet Assoc，1996；44（1）：22-30.

94. Gunningberg L，Lindholm C，Carlsson M，Sjoden P. Reduced incidence of pressure ulcers in patients with hip fractures：A 2-year follow-up of quality indicators. International Journal for Quality Health Care 2001；13（5）：399-407.

95. Hatanaka N，Yamamoto Y，Ichihara K，Mastuo S，Nakamura Y，Watanabe M，Iwatani Y. A new predictive indicator for development of pressure ulcers in bedridden patients based on common laboratory tests results. J Clin Pathol，2008；61（4）：514-518.

96. Shaw LF，Chang PC，Lee JF，Kung HY，Tung TH. Incidence and predicted risk factors of pressure ulcers in surgical patients：experience at a medical center in Taipei，Tai-

wan. BioMed Research International，2014；2014：416896.

97. Chan EY，Tan SL，Lee CK，Lee JY. Prevalence，incidence and predictors of pressure ulcers in a tertiary hospital in Singapore. J Wound Care，2005；14（8）：383-388.

98. Cremasco MF，Wenzel F，Zanei SS，Whitaker IY. Pressure ulcers in the intensive care unit：the relationship between nursing workload，illness severity and pressure ulcer risk. J Clin Nurs，2013；22（15-16）：2183-91.

99. Goodridge DM，Sloan JA，LeDoyen YM，McKenzie JA，Knight WE，Gayari M. Risk-assessment scores，prevention strategies，and the incidence of pressure ulcers among the elderly in four Canadian health-care facilities. Can J Nurs Res，1998 30（2）：23-44.

100. Almirall Solsona D，Leiva Rus A，Gabasa Puig I. Apache Ⅲ Score：A prognostic factor in pressure ulcer development in an Intensive Care Unit. Enferm Intensiva，2009；20（3）：95-103.

101. Lyder CH，Yu C，Emerling J，Mangat R，Stevenson D，Empleo Frazier O，McKay J. The Braden Scale for pressure ulcer risk：evaluating the predictive validity in Black and Latino/Hispanic elders. Applied Nursing Research，1999；12（2）：60-8.

102. Lyder CH，Yu C，Stevenson D，Mangat R，Empleo-Frazier O，Emerling J，McKay J. Validating the Braden Scale for the prediction of pressure ulcer risk in blacks and Latino/Hispanic elders：a pilot study. Ostomy Wound Management，1998；44（3A Suppl）：42S.

103. Meehan M. Multisite pressure ulcer prevalence survey. Decubitus，1990；3（4）：14-7.

104. Meehan M. National pressure ulcer prevalence survey. Advances in Wound Care，1994；7（3）：27-30，34，36-8.

105. Barczak CA，Barnett RI，Childs EJ，Bosley LM. Fourth national pressure ulcer prevalence survey. Advances in Wound Care，1997；10（4）：18-26.

106. VanGilder C，MacFarlane GD，Meyer S. Results of nine international pressure ulcer prevalence surveys：1989 to 2005. Ostomy Wound Manage，2008；54（2）：40-54.

107. Stahel PF，Vanderheiden T，Flierl MA，Matava B，Gerhardt D，Bolles G，Beauchamp K，Burlew CC，Johnson JL，Moore EE. The impact of a standardized "spine damage-control" protocol for unstable thoracic and lumbar spine fractures in severely injured patients：A prospective cohort study. The Journal of Trauma and Acute Care Surgery，2013；74（2）：590-6.

108. Sasabuchi Y，Matsui H，Lefor AK，Fushimi K，Yasunaga H. Timing of surgery for hip fractures in the elderly：A retrospective cohort study. Injury. ，2018.

109. Fujii K，Sugama J，Okuwa M，Sanada H，Mizokami Y. In-

cidence and risk factors of pressure ulcers in seven neo-natal intensive care units in Japan：a multisite prospective cohort study. Int Wound J,2010;7(5):323-328.

110. Schindler CA, Mikhailov TA, Kuhn EM, Christopher J, Conway P, Ridling D, Scott AM, Simpson VS. Protecting fragile skin：Nursing interventions to decrease develop-ment of pressure ulcers in pediatric intensive care. Am J Crit Care,2011;20(1):26-35.

111. Razmus I, Lewis L, Wilson D. Pressure ulcer development in infants:State of the Science. J Healthc Qual,2008;30 (5):36-42.

112. Coleman S, Smith IL, McGinnis E, Keen J, Muir D, Wilson L, Stubbs N, Dealey C, Brown S, Nelson EA, Nixon J. Clinical evaluation of a new pressure ulcer risk assess-ment instrument,the Pressure Ulcer Risk Primary or Sec-ondary Evaluation Tool (PURPOSE T). J Adv Nurs, 2017;23:23.

113. Speechley M, Kunnilathu A, Aluckal E, Balakrishna MS, Mathew B, George EK. Screening in public health and clinical care：Similarities and differences in definitions, types,and aims:A systematic review. J Clin Diagn Res, 2017;11(3):LE01-LE04.

114. National Institute for Health and Clinical Excellence (NICE), Pressure ulcers:Prevention and Management Clinical Guideline [CG179] Published date:April 2014, NICE:https://www.nice.org.uk/guidance/cg179.

115. Australian Wound Management Association (AWMA), *Pan Pacific Clinical Practice Guideline for the Prevention and Management of Pressure Injury*. 2012,Osborne Park, WA:Cambridge Media.

116. Panel for the Prediction and Prevention of Pressure Ulcers in Adults, Pressure ulcers in adults:prediction and pre-vention. Clinical practice guideline number 3. AHCPR Publication No. 92-0047. 1992, Agency for Health Care Policy and Research,Public Health Service,U. S. Depart-ment of Health and Human Services:Rockville.

117. Royal College of Nursing (RCN), National Institute for Health and Clinical Excellence(NICE), The management of pressure ulcers in primary and secondary care. 2005, RCN and NICE,:London.

118. Chou R, Dana T, Bougatsos C, Blazina I, Starmer A, Reitel K,Buckley D,Pressure ulcer risk assessment and preven-tion:Comparative effectiveness comparative effectiveness review no. 87. 2013, Agency for Healthcare Research and Quality,:Rockville MD.

119. Chin-Yee B, Upshur R. Clinical judgement in the era of big data and predictive analytics. J Eval Clin Pract., 2018;24(3):638-645.

120. Norton D, Exton-Smith AN, McLaren R, *An investigation of geriatric nursing problems in hospital*. 1962, London:Na-tional Corporation for the Care of Old People.

121. Waterlow J. A risk assessment card. Nurs Times, 1985; 81:24-27.

122. Bergstrom N, Braden BJ, Laguzza A, Holman V. The Bra-den Scale for predicting pressure sore risk. Nurs Res, 1987;36(4):205-10.

123. Fossum M, Olle Söderhamn O, Cliffordson C, Söderhamn U. Translation and testing of the Risk Assessment Pres-sure Ulcer Sore scale used among residents in Norwegian nursing homes. BMJ Open, 2012; 2: e001575 doi: 10. 1136/bmjopen-2012-001575.

124. Bååth C, Hall-Lord M-L, Idvall E, Wiberg-Hedman K, Wilde Larsson B. Interrater reliability using Modified Nor-ton Scale, Pressure Ulcer Card, Short Form-Mini Nutri-tional Assessment by registered and enrolled nurses in clinical practice. J Clin Nurs,2008;17(5):618-626.

125. Lospitao-Gómez S, Sebastián-Viana T, González-Ruíz JM, Álvarez-Rodríguez J. Validity of the current risk assess-ment scale for pressure ulcers in intensive care(EVARU-CI)and the Norton-MI scale in critically ill patients. Appl Nurs Res,2017;38:76-82.

126. Leal-Felipe MLA, Arroyo-Lopez MDC, Robayna-Delgado MDC, Gomez-Espejo A, Perera-Diaz P, Chinea-Rodriguez CD, Garcia-Correa N, Jimenez-Sosa A. Predictive ability of the EVARUCI scale and COMHON index for pressure injury risk in critically ill patients:A diagnostic accuracy study. Aust Crit Care,2017;06:06.

127. Fulbrook P, Anderson A. Pressure injury risk assessment in intensive care:comparison of inter-rater reliability of the COMHON (Conscious level, Mobility, Haemodynam-ics,Oxygenation,Nutrition)Index with three scales. J Adv Nurs,2016;72(3):680-92.

128. Meehan AJ, Beinlich NR, Hammonds TL. A nurse-initia-ted perioperative pressure injury risk assessment and pre-vention protocol. AORN J,2016;104(6):554-565.

129. Krishnan S, Brick RS, Karg PE, Tzen YT, Garber SL, Sowa GA, Brienza DM. Predictive validity of the Spinal Cord Injury Pressure Ulcer Scale(SCIPUS)in acute care and inpatient rehabilitation in individuals with traumatic spinal cord injury. Neuro Rehabilitation, 2016; 38 (4): 401-409.

130. Delparte JJ, Scovil CY, Flett HM, Higgins J, Laramée MT, Burns AS. Psychometric Properties of the Spinal Cord In-jury Pressure Ulcer Scale(SCIPUS)for pressure ulcer risk assessment during inpatient rehabilitation. Arch Phys Med Rehabil,2015;96(11):1980-5.

131. Vocci MC, Toso LAR, Fontes CMB. Application of the Braden Q scale at a pediatric intensive care unit. Journal of Nursing UFPE/Revista de Enfermagem UFPE, 2017; 11(1):165-172.

132. Cubbin B, Jackson C. Trial of a pressure area risk calculator for intesive therapy patients. Intensive Care Nurs, 1991;7:40-4.

133. Kosmidis D, Koutsouki S. Pressure ulcers risk assessment scales in ICU patients: validity comparison of Jackson/Cubbin(revised) and Braden scales. Nosileftiki, 2008;47 (1):86-95.

134. Bergquist-Beringer S, Gajewski B, Davidson DJ, *Pressure Ulcer Prevalence and Incidence: Report from the National Database of Nursing Quality Indicators® (NDNDQI®), in Pressure Ulcers: Prevalence, Incidence, and Implications for the Future.*, B. Pieper and National Pressure Ulcer Advisory Panel, Editors. 2012, NPUAP: Washington, DC.

135. García-Fernández F, Pancorbo-Hidalgo P, Soldevilla J. Predictive capacity of risk assessment scales and clinical judgment for pressure ulcers. J Wound Ostomy Continence Nurs, 2014;41(1):1-11.

136. Moore ZEH, Patton D. Risk assessment tools for the prevention of pressure ulcers. Cochrane Database Syst Rev, 2019;1: Art. No.: CD006471. DOI: 10. 1002/14651858. CD006471. pub4.

137. Saleh M, Anthony D, Parboteeah S. The impact of pressure ulcer risk assessment on patient outcomes among hospitalised patients. J Clin Nurs, 2009;18(13):1923-29.

138. Defloor T, De Bacquer D, Grypdonck MHF. The effect of various combinations of turning and pressure reducing devices on the incidence of pressure ulcers. Int J Nurs Stud, 2005;42(1):37-46.

139. Berlowitz D, VanDeusen Lukas C, Parker V, Niederhauser A, Silver J, Logan C, Ayello P, Zulkowski K, Preventing pressure ulcers in hospitals: A toolkit for improving quality of care. 2014, Agency for Healthcare Research and Quality: https://www. ahrq. gov/professionals/systems/hospital/pressureulcertoolkit/index. html.

140. Kottner J, Dassen T. Pressure ulcer risk assessment in critical care: interrater reliability and validity studies of the Braden and Waterlow scales and subjective ratings in two intensive care units. Int J Nurs Stud, 2010;47(6): 671-77.

141. Kottner J, Halfens R, Dassen T. An interrater reliability study of the assessment of pressure ulcer risk using the Braden scale and the classification of pressure ulcers in a home care setting. Int J Nurs Stud, 2009;46(10):1307-1312.

142. Rogenski NMB, Kurcgant P. Measuring interrater reliability in application of the Braden Scale. Acta Paulista de Enfermagem, 2012;25(1):24-28.

143. Kottner J, Dassen T. An interrater reliability study of the Braden Scale in two nursing homes. Int J Nurs Stud, 2008 45(10):1501-1511.

144. Simão C, M, Caliri M, H, L, Dos Santos C, B. Agreement between nurses regarding patients' risk for developing pressure ulcer. Acta Paulista de Enfermagem, 2013; 26 (1):30-5.

145. Kim E, Choi M, Lee J, Kim YA. Reusability of EMR data for applying Cubbin and Jackson pressure ulcer risk assessment scale in critical care patients. Healthcare Informatics Research, 2013;19(4):261-270.

146. Braden B, Bergstrom N. *Braden Scale For Predicting Pressure Sore Risk.* 1988 [cited August 2019]; Available from: https://ww2. health. wa. gov. au/~/media/Files/Corporate/general% 20documents/safety/PDF/Bradenscale. pdf.

147. *The Norton Pressure Sore Risk-Assessment Scale Scoring System.* [cited August 2019]; Available from: https://shrtn. on. ca/norton_pressure_sore_risk_assessment.

148. Waterlow J. *Waterlow Score Card.* Available from: http://www. judy-waterlow. co. uk/the-waterlow-score-card. htm.

149. Ahtiala MH, Soppi E, Kivimäki R. Critical evaluation of the Jackson/Cubbin Pressure Ulcer Risk Scale: A secondary analysis of a retrospective cohort study population of intensive care patients. Ostomy Wound Management 2016;62(2):24-33.

150. *Spinal Cord Injury Pressure Ulcer Scale.* 2019 [cited August 2019]; Available from: https://www. sralab. org/rehabilitationmeasures/spinal-cord-injury-pressure-ulcer-scale.

151. *Braden Q Scale.* [cited August 2019]; Available from: https://paws. gru. edu/pub/Nursing% 20Portal/Resources/Documents/bradenQscale. pdf.

152. Curley MAQ, Hasbani NR, Quigley SM, Stellar JJ, Pasek TA, Shelley SS, Kulik LA, Chamblee TB, Dilloway MA, Caillouette CN, McCabe MA, Wypij D. Predicting Pressure Injury Risk in Pediatric Patients: The Braden QD Scale. J Pediatr, 2018;192:189-195. e2.

153. Schoonhoven L, Defloor T, Grypdonck MH. Incidence of pressure ulcers due to surgery. Journal of Clinical Nursing, 2002;11(4):479-487.

154. Seongsook RNJ, Ihnsook RNJ, Younghee RNL. Validity of pressure ulcer risk assessment scales: Cubbin and Jackson, Braden, and Douglas scale. International Journal of Nursing Studies, 2004;41(2):199-204.

155. Kim E, Lee S, Eom M. Comparison of the predictive validity among pressure ulcer risk assessment scales for surgical ICU patients. Australian Journal of Advanced Nursing, 2009;26(4):87-94.

156. Pang SM, Wong TK. Predicting pressure sore risk with the Norton, Braden, and Waterlow scales in a Hong Kong rehabilitation hospital. Nurs Res, 1998;47(3):147-153.

157. Wai-Han C, Kit-Wai C, French P, Yim-Sheung L, Lai-Kwan T. Which pressure sore risk calculator? A study of the effectiveness of the Norton scale in Hong Kong. International Journal of Nursing Studies, 1997;34(2):165-169.

158. van Marum RJ, Ooms ME, Ribbe MW, van Eijk JT. The Dutch pressure sore assessment score or the Norton scale for identifying at risk nursing home patients?. Age & Ageing, 2000;29(1):63-68.

159. Chou R, Dana T, Bougatsos C, Blazina I, Starmer A, Reitel K, Buckley D, Pressure Ulcer Risk Assessment and Prevention: Comparative Effectiveness Comparative Effectiveness Review No. 87. (Prepared by Oregon Evidence-based Practice Center under Contract No. 290-2007-10057-I.) AHRQ Publication No. 12(13)-EHC148-EF. 2013, Agency for Healthcare Research and Quality, Rockville MD.

160. Raju D, Su X, Patrician PA, Loan LA, McCarthy MS. Exploring factors associated with pressure ulcers: A data mining approach. Int J Nurs Stud, 2014.

161. Li HL, Lin SW, Hwang YT. Using nursing information and data mining to explore the factors that predict pressure injuries for patients at the end of life. Comput Inform Nurs, 2019;37(3):133-141.

162. Kaewprag P, Newton C, Vermillion B, Hyun S, Huang K, Machiraju R. Predictive models for pressure ulcers from intensive care unit electronic health records using Bayesian networks. BMC Med Inform Decis Mak, 2017; 17 (Suppl 2):65.

163. Cramer EM, Seneviratne MG, Sharifi H, Ozturk A, Hernandez-Boussard T. Predicting the Incidence of pressure ulcers in the intensive care unit using machine learning. EGEMS(Wash DC), 2019;7(1):49.

164. Cho I, Park I, Kim E, Lee E, Bates DW. Using EHR data to predict hospital-acquired pressure ulcers: A prospective study of a Bayesian Network model. Int J Med Inform, 2013.

165. Alderden J, Pepper GA, Wilson A, Whitney JD, Richardson S, Butcher R, Jo Y, Cummins MR. Predicting pressure injury in critical care patients: A machine-learning model. Am J Crit Care, 2018;27(6):461-468.

第5章 皮肤和组织评估

【前言】

皮肤和软组织评估是压力性损伤分类、诊断、预防和治疗的关键组成部分。皮肤和皮下组织的状况可以作为压力性损伤早期迹象的指标[1]。常规皮肤和组织评估为早期识别和治疗皮肤改变特别是压力性损伤提供了机会。

正如指南中关于风险因素和风险评估一章所阐述的,各种皮肤改变(例如干燥、潮湿、皮肤变薄或炎症)均与压力性损伤的发展有关。皮肤状态的变化会削弱皮肤屏障,增加各种各样的皮肤问题的风险,包括压力性损伤。高龄、药物(例如类固醇)或合并慢性病(如糖尿病)均会影响皮肤力学边界条件、易感性和耐受性,增加损伤的风险。皮肤表面过度潮湿(如由于出汗增加或尿失禁),也会引起皮肤浸渍、压力和剪切力增加等,增加皮肤受损的风险[2]。

【临床问题】

指导本章的临床问题是:

1. 量表/工具是否是评估皮肤和软组织的有效方法?

2. 评估红斑的有效方法有哪些?

3. 超声是评估皮肤和软组织的有效方法吗?

4. 评估皮肤和组织水分是否是评估皮肤和软组织的有效方法?

5. 评估皮肤和组织温度是否是评估皮肤和软组织的有效方法?

6. 还有哪些评估皮肤和软组织的准确有效的方法?

7. 哪些方法能有效地评估深色皮肤患者的皮肤和软组织?

一、实施皮肤及组织评估

> **2.1** 对于所有存在发生压力性损伤风险的患者,进行全面的皮肤和组织评估:
> - 在入院/转到医疗服务机构后尽快进行;
> - 作为每次风险评估的一部分;
> - 根据患者发生压力性损伤的风险程度定期进行;
> - 患者出院前评估。(GPS)

〖实施注意事项〗

1. 应当高度重视皮肤检查,并且作为优先事件在接受医疗服务后尽快进行(专家意见)。

2. 在组织层面,确保完整的皮肤评估是护理服务中风险评估筛查流程的一部分(专家意见)。

3. 进行从头到脚的评估,特别关注骨隆突处,包括骶骨、足跟、臀部、耻骨、大腿和躯干[3-4]。将枕骨纳入新生儿和幼儿全面的皮肤评估(专家意见)。

4. 评估皮肤有无浸渍的迹象,注意皮肤褶皱处,特别是肥胖患者(专家意见)。

5. 变换体位时检查皮肤是否有红斑,摆放体位时要尽可能避免使红斑区域受压(专家意见)。

6. 评估医疗器械下方的皮肤和软组织作为常规皮肤评估的一部分(专家意见)。有关评估医疗器械下方和其周围皮肤的更多信息,请参见指南第11章"器械相关压力性损伤"。

7. 评估预防性敷料下的皮肤(专家意见)。有关更多的信息,请参见指南第6章"预防性皮肤护理"。

8. 当患者全身状况恶化时,增加皮肤评估的频率(专家意见)。

9. 在每次皮肤评估时评估局部疼痛情况。受压点局限性疼痛是压力性损伤的危险因素[5]。有关更多信息,请参见指南第4章"风险因素和风险评估"(1级证据)。

10. 记录所有全面皮肤评估的结果(专家意见)。

〖讨论〗

皮肤和软组织评估是压力性损伤预防和治疗的基础。皮肤和组织评估是任何压力性损伤风险评估的必要组成部分,作为全面风险评估的组成部分应在入院后尽快进行(参见第4章)。每当患者的临床情况发生变化时,都应进行全面的皮肤和组织评估,以识别皮肤特征或完整性的任何改变,及任何新发压力性损伤的危险因素。最后,应在出院时进行全面的皮肤和软组织评估,以确定适当的压力性损伤防治计划。

全面的皮肤和软组织评估包括从头到脚的整体评估,特别应关注骨隆突处,包括骶骨、坐骨结节、大转子和足跟[6-7]。将枕骨纳入新生儿和婴幼儿的皮肤评估,因为他们头围相对较大,使他们比年长的儿童和成年人发生枕骨部压力性损伤的风险更大[8-9]。整体皮肤评估策略将在本章中讨论。此外,一些研究表明局部疼痛是组织破溃的前兆[5,10-12]。疼痛评估策略在指南第 14 章"疼痛评估和治疗"进行了讨论。皮肤和软组织的评估工具或量表的有效性缺乏循证依据。

对肥胖患者进行皮肤和组织评估与标准体型的患者相似,然而,还有额外的考量和挑战[13]。肥胖患者的体重和皮肤皱褶增加,很难观察到骨隆突处和皮肤。赘肉(腹部脂肪和皮肤皱褶)的重量会导致如骶骨、足跟、臀部、耻骨、大腿和躯干等部位的压力性损伤[14]。在肥胖患者中,除了骨隆突处,压力性损伤也可能是由于臀部和其他脂肪组织含量较高的区域的组织压力造成的。压力性损伤可能发生在特殊的位置,如皮肤褶皱下方,以及管道和其他设备挤压导致的皮肤褶皱之间。严重肥胖的一个特殊特征是浸渍、炎症和组织/皮肤坏死,尤其是在大而深的皮肤褶皱处。组织重量的增加会加重组织的负荷,并导致血管闭塞和组织变形。再加上脆弱的血管和淋巴管结构,以及出汗增加,这都成为肥胖者出现更多皮肤和组织并发症的原因[14-15]。皮肤褶皱下方的潮湿、对下方皮肤的压力以及皮肤表面之间的摩擦力和剪切力都是导致皮肤褶皱下压力性损伤形成的因素。因此,在进行全面的皮肤和软组织评估时,应注意对全部皮肤表面进行检查。

除了全面的皮肤评估外,在变换体位时,要对皮肤的受压点进行简要的评估。检查患者所处体位的受压点,以识别情况的改变,并评估体位变换方案的有效性。持续红斑的存在表明需要增加体位变换的频率。检查重新变换体位后的压力点,确保皮肤和组织从之前的受压中完全减压。

应在组织层面实施一项策略,阐明与临床环境相关的结构化皮肤和组织评估方法,以促进定期评估的效果,包括将其作为风险评估的组成部分。该策略应包括评估和重新评估的时间,及目标解剖部位。准确的记录对于监测患者的进展和协助保健专业人员之间的沟通至关重要[3],机构政策和卫生专业教育应满足记录要求。

> 2.2 检查有发生压力性损伤风险患者的皮肤,确认有无红斑。(证据等级=A;推荐强度=↑↑)

> 2.3 使用指压法或透明压板法鉴别红斑是否压之变白,并评估红斑的范围。(证据强度=B1;推荐强度=↑↑)

【证据总结】

有必要进行持续性皮肤评估,以发现压力性损伤的早期迹象。来自 3 个 1 级研究、1 个 2 级研究和 1 个 3 级研究的证据表明,不褪色的红斑、存在Ⅰ期压力性损伤是 2 期或者更严重压力性损伤发展的预测因素[5,16-19]。3 项 3 级研究的证据[20-22]表明除斑疹性红斑外,皮肤发红与Ⅱ类/期压力性损伤的发展有关。辨别红斑的存在提醒卫生专业人员进一步评估和制订压力损伤预防和/或治疗计划的必要性。识别红斑是皮肤检查的组成部分。

一项高质量的 1 级研究证据表明,存在不褪色红斑可预测Ⅱ期压力性损伤的发展[5,16-19]。来自高质量的 2 级和 3 级研究的证据表明指压法在鉴别红斑和不可褪色红斑上具有很强的心理测量学特性[23-25]。一项低质量的 4 级研究表明,使用指压法可能比透明压板法更可靠[25]。

【实施注意事项】

1. 皮肤检查应包括视觉检查并与其他皮肤评估技术(如触诊)相结合,以了解温度和组织一致性的差异[26](2 级证据)。

2. 确保在皮肤视诊时光线充足[26](2 级证据)。

3. 使用指压法时,手指压在皮肤红斑处 3s,并在手指从完整皮肤上拿开后再评估发红情况[23,25](2 级和 4 级证据)。

4. 实施透明压板法时,将透明压板放在红斑区域,均匀施加压力,受压期间观察透明压板下的红斑是否褪色[23,25](2 级和 4 级证据)。

5. 如果难以区分Ⅰ类/期压力性损伤和反应性充血,减压 30min 后,重新检查皮肤(专家意见)。

6. 大面积的皮肤需要多个检查点(专家意见)。

7. 记录所有皮肤评估的结果(专家意见)。

8. 深色皮肤上的红斑不是总能够被识别(专家意见)。在本章中有进一步指导。

【证据讨论】

皮肤发红被称为红斑。这种发红分为可褪色或不可褪色。可褪色红斑是肉眼可见的皮肤发红,轻压时变为白色,压力缓解时变红。可褪色红斑可能是由于皮肤正常反应性充血,应在数小时后消失;也可能是有完整毛细血管床的炎性红斑[23,27]。不可褪色红斑是当施加压力时,皮肤肉眼红斑持续存在。它表明毛细血管床/微循环的结构存在损伤。

必须对皮肤进行初步和持续的评估,以发现压力性损伤的早期迹象。对红斑进行视觉检查是每一次皮肤评估的第一步。皮肤发红,加上毛细血管闭塞引起的组织水肿是对压力的一种反应,特别是在骨隆突处。

不可褪色的红斑是Ⅰ期压力性损伤的指征[27]。如指南中风险因素与风险评估一章中所述,Ⅰ类/期压力性损伤有可能发展成为Ⅱ期甚至更严重的压力性损伤。5项预后研究[5,16-19]显示一旦确定了Ⅰ类/期压力性损伤,则发生更严重压力性损伤的风险就增加了 3 ~ 5 倍。($OR = 3.1 \sim 7.98$)(1、2、3级证据)。

可褪色红斑的存在也被认为是压力性损伤发展的预测因子。在一个急危重症及非外科护理机构的大样本($n = 698$)预后研究中,红斑的存在与Ⅱ期及更严重压力性损伤风险增加两倍以上相关。然而,同一项研究证明充血性皮肤的存在与其没有明确的关系[20](3级证据)。在老年护理机构,可褪色的红斑与Ⅱ期及更严重压力性损伤发生率的增加有关[22],该结果与急危重症和外科护理机构下红斑鉴别结果相同[21](3级证据)。一项预后研究[5,16-22]报告了在急症护理、慢性病护理及老年护理环境中,可褪色或不可褪色红斑作为预测因子,提示皮肤状况影响患者对各种临床环境中可能导致压力性损伤的压力和压力的敏感性和耐受性。

因此,识别红斑是当务之急,这样才能制订和实施预防和治疗计划。

红斑评估

皮肤检查应在良好的光线条件下,进行包括视觉检查及其他皮肤评估技术的检查。当体位变换时,应对骨隆突处的红斑进行视觉检查,以避免将体位安置在红斑部位。有两种常用的方法来评估红斑[23,25]:

- 指压法:将1根手指压在红斑区域3s,移开手指后,评估红斑是否褪色。
- 透明压板法:使用一个透明压板,在红斑区域均匀施加压力,受压期间观察透明压板下面的红斑是否褪色。

Vanderwee 等(2006)[23]对一组来自急症老年病房的患者($n = 265$),对指压法与透明压板法评估红斑的可靠性进行了一项队列研究。评估由护士和研究人员共同完成,他们在研究开始时均接受了培训,一名研究人员和一名护士在 30min 内使用两种评估方法对患者分别进行独立评估。这两种评估方法在护士和研究者中具有很高的可靠性。敏感性与特异性随解剖位置的变化而变化,如表5-1所示。研究人员指出,透明压板法比指压法有一些优点,因为评估者施加在患者皮肤上的压力水平差异较小,而且在施加压力时可以立即观察到褪色,这使个体的毛细血管快速再灌注评估难度降低(2级证据)。

Kottner 等(2009)[25]使用两种不同的评估方法比较医院及养老机构Ⅰ类/期压力性损伤的患病率。参与调查的机构被随机分配使用指压法($n = 5\ 095$ 次评估)或使用透明压板法($n = 4\ 657$ 次评估)。手指法更有可能鉴别出Ⅰ期压力性损伤($OR = 1.80, 95\%CI: 1.49 \sim 2.18, P < 0.001$)(4级证据)。

表 5-1 红斑评估技术的心理测量学特性

	敏感度	特异性	阳性预测值	阴性预测值	评分者间信度
指压法	65.3% ~ 73.1%(取决于解剖位置[23,24])	93.9% ~ 95.5%(取决于解剖位置[23,24])	75%23	95.1%[23]	• k = 0.20 由具有未报告资格的独立评审员执行[27] • k = 0.62 到 k = 0.72 由护士执行,与其经验水平相关[23]
透明压板法	74.5%[23]	95.6%[23]	79.5%[23]	94.2%[23]	• k = 0.88 ~ 0.89 由研究人员和护士执行,并与他们的资质相关[24] • k = 0.68 到 k = 0.76 由护士执行,并与他们的经验水平相关[23]

对红斑的视觉检查和对红斑类型的物理评估是区分可褪色红斑与不可褪色红斑最有效的方法。Sterner 等(2011)[27]针对老年髋部骨折患者进行的研究中强调了对红斑进行物理评估的重要性($n = $ 78)。每天对骶骨皮肤进行视觉检查和手指按压试验,最长达到 5 天。第一天指压试验($k = 0.44, 95\%CI: 0.21 \sim 0.67$)的评分者间信度低于单独视觉检查($k = 0.67, 95\%CI: 0.5 \sim 0.82$)。第 5 天手指按

压试验的评分者间信度下降到 0.20（95% CI：-0.06～0.46），而视觉检查的评分者间信度略有提高（$k=0.76,95\% CI:0.61\sim0.91$）（3 级证据）。不过，红斑的类型不能单独通过视觉评估确定。

> **2.4　评估皮肤和软组织的温度。（证据等级 = B1,推荐强度 = ↑）**

【证据总结】

一项高质量的 1 级研究[28]证据表明，皮肤变色区域中心温度较低可预测压力性损伤的发展。一项中等质量的 3 级研究[29]支持这一发现。这项研究是在白人女性中进行的[28]。实施常规皮肤和软组织温度评估的可行性和可接受性的证据质量参差不齐，也缺乏关于不同临床环境下各种皮肤温度测量方法的资源需求的证据。

【实施注意事项】

1. 将皮肤和组织评估的结果与个体的整体状况和压力损伤风险概况结合起来考虑。炎症部位皮肤温度变化，相对可能比周围的皮肤和组织更高。局部缺血区域相对皮肤温度变化可能比周围皮肤和组织更低（专家意见）。

2. 为卫生专业人员提供有关皮肤温度评估的教育和培训，以提高他们用手触诊识别微小温差的技能[26]。

3. 考虑使用红外热像仪[28-29]（1 级和 3 级证据）或红外线热成像作为临床皮肤检查的辅助工具[30]（3 级证据）。

4. 在使用红外线热成像监测皮肤和软组织的温度之前，专业人员应接受适当的教育和培训（专家意见）。

【证据讨论】

与周围组织有关的局部温度增高、水肿和组织一致性的变化（如硬结/硬化）都被认为是压力性损伤发展的警示[23,31]。通过早期识别皮肤和组织颜色、温度和一致性的变化，可以实施适当的预防和治疗计划。

检查、触摸和触诊是最常用的评估皮肤和软组织温度和张力／一致性的技术。皮肤和软组织的触诊以检测温度的变化，需要熟练的检查技术。一项研究表明，使用触诊和触摸可以检测到 1℃～3℃之间的温度差异，训练有素的卫生专业人员评估准确性更高[32]。这表明，为卫生专业人员提供教育和技能强化对发展和维持其实践技能很重要。Rosen

等（2006）[26]研究表明，全面评估皮肤颜色、质地和温度，可显著改善养老机构压力性损伤发生率。此项研究中，卫生专业人员接受了关于进行皮肤评估和识别皮肤特征细微差异的教育。初始皮肤评估方案强调使用触摸来感知受力点的皮肤温度，并使用合适的照明（使用笔灯）来检测皮肤质地和颜色的变化。在 12 周内，与基线相比，压力性损伤发生明显减少（$P<0.05$）（2 级证据）。

最近，在一些地区和临床机构中，使用红外线热成像对皮肤温度进行客观测量，也逐渐被更多的卫生专业人员所接受。这些技术可以作为临床检查技能的辅助手段来评估皮肤温度。

Cox 等（2016）[28]的一项在专业护理机构进行的前瞻性研究，调查了红外热像仪的预测价值（$n=67$）。观察变色的皮肤 7～14 天。在 14 天的随访中，45% 的变色皮肤完全消褪，32% 转为坏死。在观察初期，如果变色皮肤区域中心皮温较低，在 7 天内更有可能发展成坏死组织（$OR=18.8\%,95\% CI:1.04\sim342.44$）。这表明，早期使用红外热成像能成功鉴别深部组织损伤[28]（1 级证据）。然而，在这项研究中置信区间较宽，研究对象主要是白人。这降低了调查结果的确定性和普遍性。

Farid 等（2012）[29]的研究（$n=85$），对评估皮肤情况时，完整的皮肤表面压力相关的皮肤颜色改变和皮温测量的记录进行回顾性分析。所有温度评估都是使用手持红外热成像装置进行的。在受压的变色区域和邻近的正常皮肤上测量皮肤温度。在最初的皮肤评估时，与邻近皮肤相比，约 65% 的研究对象受压变色皮肤区域的皮肤温度较低，与受压变色区域温度较高的相比，在 7 天内更易发展成坏死组织。（$OR=31.8,95\% CI:3.8\sim263.1,P=0.001$）[29]（3 级证据）。较宽的置信区间表明，这些发现存在一些不确定性；然而，这些发现与 Cox 等（2016）最近的研究结果一致，证实皮肤温度的变化与深部组织损伤有关[28]。

Judy 等（2011）[30]使用红外热成像装置评估皮肤温度，作为衡量压力性损伤风险的客观指标。在一项重复测量的研究中，每天对骶骨和足跟进行红外扫描（$n=100$），在研究期间，以 1.5℃ 的皮肤温度变化为预测因子，红外热成像结果能够预测研究期间 100%（$n=5$）的压力性损伤的发展趋势。相比之下，Braden 评分只能预测 60% 的压力性损伤[30]。在本研究信度（$k=0.40\sim0.42$）[30]不佳，即在使用红外设备方面的教育和持续的经验对于获得准确的结果是很重要的(3 级证据)。

> **2.5** 评估水肿及与周围组织的一致性改变。(GPS)

> **2.6** 考虑使用皮肤下水分或水肿测量设备作为常规临床皮肤评估的辅助方法。(证据等级 = B2;推荐强度 = ↔)

【证据总结】

一项高质量的 2 级研究[33]、一项中等和低质量 3 级研究[34-38]和一项中等质量的 4 级研究[39]表明皮下湿度扫描仪(SEM)测量可作为测量组织水肿的一种方法。在一项高质量的 2 级研究中[33],骶骨部位 SEM 测量与视觉皮肤评估具有很强相关性,足跟部 SEM 测量与视觉评估有中、低度的相关性。一些来自中等质量 3 级研究的证据[34-35]证明 SEM 测量可在一周内预测 I 期或更严重的压力性损伤的发生。研究表明,SEM 测量具有较高的灵敏度和特异性,具有较高的可靠性[39-40],但是,低质量和重复测量信度的间接证据是相互矛盾的[38,40]。没有证据表明 SEM 测量与触诊之间存在相关性。

【实施注意事项】

1. 向卫生专业人员提供关于手工评估水肿和皮肤一致性变化的教育与培训,以提高其识别临床显著变化的能力[26](2 级证据)。

2. 需对卫生专业人员进行 SEM/水肿测量装置使用的培训,以促进使用者评估之间的一致性(专家意见)。

【证据讨论】

如前所述,皮肤的检查和触诊最常用来监测水肿及皮肤质地和一致性的变化。持续的教育已被证明能够提高皮肤评估的临床技能,从而降低压力性损伤的发生率[26](2 级证据)。

Bates-Jensen 等[34-35]介绍了 SEM 作为组织参数这一概念。皮下湿度是衡量皮肤下软组织水肿的指标。皮下组织的水合作用是正常的。然而,与组织损伤相关的炎症过程会导致软组织湿度增加[41]。因此,SEM 的变化是炎症和组织损伤的标志[41]。

许多小样本研究,主要是在老年患者,已经探索了使用 SEM 来预测可褪色红斑和 I 类/期压力性损伤的发生率。在 Bates-Jensen 等(2008)最早期的研究中,在视觉评估已经有皮肤受损的老年人($n = 31$)中,SEM 测量值较高。在 SEM 预测提示后一周内发展为 I 类/期压力损伤的风险 $OR = 1.003$($95\%CI:1.000 \sim 1.006$)。同样,较高 SEM 值的患者,患 II 类/期压力性损伤的风险在统计学上也显著增加($OR = 1.32$)(3 级证据)。在一项随访研究中,SEM 预测了 I 类/期压力性损伤($OR = 2.11 \sim 5.31$,取决于肤色)和 II 类/期压力性损伤($OR = 4.30 \sim 8.51$,取决于肤色)在一周内的发生率[35](3 级证据)。最近对老年人[37]以及黄疸患者[38]进行的研究表明,随着皮肤损伤程度的增加,SEM 读数增加有统计学意义[37-38](3 级证据)。

许多研究[36,42-44]报告了护士或其他受过训练的操作人员在一系列解剖位置,包括骶骨、股骨大转子和足跟进行 SEM 测量,使用不同装置的心理测量学特性差异(表 5-2)。

表 5-2 不同扫描电镜/水肿测量装置的心理测量学特性

	灵敏度	特异度	评分者信度
SEM/水肿测量	100%($95\% CI$:83.89% ~ 100%)[44]	83%($95\% CI$:75.44% ~ 89.51%)[44]	$ICC = 0.80$(训练有素的操作员)[42] $r = 0.86 \sim 0.92$(未指明资格的观察员)[43]

使用 SEM 测量评估软组织,评价相关影响的资源并不充足。国家卫生研究所及国家卫生保健研究院(2019)[45]报告了一个设备的成本是 5 835 英镑(51 348 元,2019)。一项研究显示,根据 SEM 读数来制订适当的压力性损伤预防计划,估计可节省 1 420 个护理时数,以节省的再次入院费用为依据,估计收入增加了 53 000 英镑(466 400 元)[46]。然而,由于地区和临床情况不同,成本差别很大,而且关于使用 SEM 测量资源所涉及的数据不足。

二、深色皮肤及软组织的评估

有证据表明,I 类/期压力损伤在深色皮肤的个体中不易被检测出来[47]。这似乎与肤色越深越难观察到皮肤发红有关。

一项在 59 个疗养院($n = 1938$)进行的大样本研究中[48]表明,与肤色较浅的患者相比,肤色较深的患者 II ~ IV 类/期压力性损伤发生率明显更高[0.56/(人·年)比 0.35/(人·年),$P < 0.001$]。

这可以理解为,当排除其他因素时,肤色较深者发生压力性损伤的风险较高($HR = 1.31$, $95\% CI$:$1.02 \sim 1.66$, $P = 0.032$)。其他研究也表明压力性损伤的发生率存在种族差异。Rosen 等(2006)[26]报告了老年护理机构中压力性损伤发生率,在引入以皮肤评估为重点的预防性干预措施之前,基线调查显示深肤色患者的Ⅰ~Ⅳ类/期压力性损伤的基线患病率为 0.47/100 住院日,而浅肤色的患者为0.28/100 住院日($P = 0.098$)。然而,VanGilder 等(2008)[47]进行了一项国际压力性损伤发生率的调查,在研究压力性损伤与肤色之间的关系时注意到了更多的微妙之处。正如在其他研究中所指出的,深肤色的患者发生Ⅲ和Ⅳ类/期压力性损伤的率更高。然而,与中等肤色(32%)和浅肤色(38%)的患者相比,深肤色的患者(13%)患Ⅰ类/期压力性损伤的比例较低。

在肤色较深的患者中未能早期识别出肤色的差异,所以导致Ⅰ期压力性损伤未能识别上报。未能及时发现早期的皮肤损害而延迟了预防性护理的实施,从而解释了上述研究中报道的较严重的压力性损伤在深色皮肤患者中发生率较高[47-48]。对深肤色患者尽早而完整地进行皮肤评估是扭转这一趋势的关键。

> 2.7　当评估肤色较深的皮肤时,考虑评估皮温和表皮下水分作为重要的辅助评估策略。(证据等级=B2;推荐强度=↑)

> 2.8　进行皮肤评估时,使用色卡对肤色进行客观评估。(证据等级=B2;推荐强度=↔)

〖证据总结〗

在一项中等质量的小样本研究[29]发现,皮肤温度较低的压力损伤相关的区域更有可能在 7 天内发展为皮肤坏死;肤色较深的患者发生皮肤坏死的可能性是后者的 3.8 倍[29]。2 级中等质量研究[26]表明一项干预措施的重点是教育卫生专业人员进行全面的皮肤评估,包括使用触诊来识别皮肤温度的变化,这与深色皮肤患者压力性损伤的显著减少有关。

1 个小样本中等质量 3 级研究[35]表明,在压力性损伤发生前一周使用 SEM 测量能识别出深色肤色患者的组织水肿。但缺乏对所有深肤色个体实施 SEM 的研究。

一项中等质量的 3 级研究中,Logistic 回归的证据表明,孟塞尔色卡上的肤色分类是一个重要的Ⅰ期压力性损伤的预测指标(但不针对严重的压力性损伤)。种族不是压力性损伤的重要预测因素。特别是在深肤色的患者中,基于孟塞尔的肤色分类可靠性很高。

〖实施注意事项〗

1. 仔细检查深肤色者受压区域内的任何肤色改变。肤色改变及周围区域应更密切地评估温度变化、有无水肿、组织一致性以及疼痛的变化(专家意见)。

2. 切向照明和轻微滋润皮肤可能有助于发现深色肤色患者的早期压力性损伤(专家意见)。

3. 要对肤色进行可靠的视觉评估,皮肤应该干净、未使用护肤品[49](3 级证据)。

〖证据讨论〗

尽管在深肤色患者中全面评估皮肤和软组织的重要性得到承认[47],由于难以观察到皮肤颜色的细微变化,对深肤色患者的评估应该更加复杂。由于在深色皮肤上并不总是能够识别红斑,局部发热、水肿和组织一致性与周围组织的变化(如硬结/硬度)这都是深肤色患者早期预警压力性损伤的重要指标。综上所述,有证据支持将这些标准纳入全面的皮肤评估。

在 Rosen 等(2006)发起的皮肤评估干预计划中,在老年护理机构(见上文),向卫生专业人员提供教育,以提高他们用手辨别皮肤温度变化的临床检查技巧,有效地减少了 12 周后压力性损伤发生率。这项研究结果特别表明,增加对皮肤温度的评估与深肤色个体Ⅰ~Ⅳ类/期压力性损伤的显著减少相关($P < 0.004$)(2 级证据)。

同上所述,Farid 等(2012)[29]对病例记录进行回顾,发现使用手持红外热成像仪进行温度评估能够检测出超出标准的皮肤温度变化。这些区域更有可能在 7 天内发生皮肤坏死,这表明红外热像仪可以识别深部组织损伤。在用手持红外热成像仪识别皮肤温度较低区域后,发现深色皮肤患者比浅色皮肤患者发生皮肤坏死的可能性高 3.8 倍(3 级证据)。

由 Bates-Jensen 进行的上述研究指出,SEM 可以预测压力性损伤的发生率,表明 SEM 测量在识别炎症和组织损伤区域方面是有效的。这一发现与深色皮肤的患者($n = 11$)特别相关,发生Ⅰ类/期压力性损伤 $OR = 1.88$($P < 0.005$)和Ⅱ类/期或更

严重的压力性损伤 $OR = 1.02$（$95\% CI$：$1.001 \sim 1.02$）（3 级证据）。

一项研究报告了使用肤色图表，来帮助评估来自不同种族背景的老年人的皮肤（$n = 417$）。评估人员使用 5YR 孟塞尔色卡来评估基线和 16 周时研究对象的肤色。与使用种族作为预后因素相比，使用孟塞尔色表进行肤色分类在预测 Ⅰ 类/期压力损伤方面更为准确。然而，孟塞尔色卡分类并不能预测 Ⅱ 期及以上的压力性损伤。对所有种族的患者而言，臀部孟塞尔色卡评级的评分可靠性较高（$ICC = 0.97$，$k = 0.84$，$P < 0.001$），在非裔美国人中，可靠性最高（$r = 0.93$，$P < 0.001$）[49]（3 级证据）。使用色卡可能有助于对皮肤的视觉评估，特别是在评估较深的肤色时。

【其他皮肤评估技术】

关于其他辅助皮肤评估技术，包括超声、血管容积图（PPG）、激光多普勒血流仪（LDF）和经皮血氧测量和其他生物物理变量等证据较少。这些皮肤评估方法中的任何一种，都没有足够的证据来提出具体的建议；然而，由于设备容易获得，使其在临床实践中越来越受欢迎。

超声是一种声学疗法，在这种声学疗法中，机械振动以超过人类听觉上限的频率传播。超声波装置用于探测物体和测量距离。超声成像或超声通常用于诊断。在一些研究中，超声波已经被用作在肉眼可见损伤出现之前，检测深层组织损伤的一种非侵入性方法[50-51]。当超声波到达人体组织时，根据组织的不同特性，能量被反射或吸收。有人提出，早期检测深层组织可以帮助确定入院时是否存在组织损伤[50]。由于超声波比磁共振成像（MRI，测量组织变形的金标准）更便携，更容易获得，因此探索其在早期组织评估应用中的有效性、可靠性和可行性是重要的[51]。

关于使用超声波进行皮肤和软组织评估，只有少量证据，不足以提出推荐意见。低频和高频超声可检查不同深度的组织，低频超声能检测更深部的组织。在一项诊断研究中，低频超声的应用[50]显示了其对诊断深部组织损伤具有良好的敏感性、特异性和准确性。超声检查结束后 7 天内，一位临床医生通过视觉评估和压力性损伤分类验证了超声评估的结果[50]（1 级证据）。在另一项研究中，异常高频超声结果，与基于视觉评估和 Braden 量表摩擦/剪切力子量表评估认为存在压力性损伤风险，存在低到中等的相关性。然而，本研究没有足

够的压力性损伤事件来评估超声预测压力性损伤发展的能力[52]（3 级证据）。间接证据表明，与压力性损伤相关的组织变形是可识别的，据报道，在识别肌肉、肌腱/肌肉变形方面，测量者间信度较高，但在脂肪和皮肤层较低[51]（5 级证据）。其他研究[53-55]显示超声波还能检测到异常组织，包括完整皮肤下水肿组织的鉴定[55]（5 级证据）。然而，对照金标准评估技术（即 MRI）的验证，还是缺乏的。还需要开展进一步的工作，以确定超声检查结果如何与皮肤损伤的各个阶段相关[53-54]（如对照 MRI 评估的金标准进行验证）以及如何解释结果[52]。

血液流量的测量可以显示组织健康状况。激光多普勒血流测量和光电容积技术都提供了非侵入性的方法，以评估深部组织的循环状况。在对健康志愿者进行的研究中，激光多普勒血流测量和光电容积技术都能够测量有压力和无压力情况下血流的变化[56-57]（5 级证据）。然而，目前缺乏关于在有压力性损伤或有压力性损伤风险的患者中使用这种方法的证据。

经皮血氧监测使用穿透组织的皮下光束，提供了对组织氧饱和度的评价。这反映了组织的灌注，特别是对压力负荷的反应。然而，在健康志愿者中使用组织氧合评估皮肤和组织的研究中结果不尽相同。在一项研究中，具有压力再分布能力的支持面仰卧位 4h，经皮组织氧合无任何显著差异[58]。第二项研究[59]显示，15min 后骶骨组织（$P > 0.05$）和坐骨结节（$P < 0.01$）氧合明显增加。然而，经皮血氧饱和测量未能证明坐位 15min 后灌注的显著差异[59]（5 级证据）。不一致的结果表明，需要更多关于经皮氧合在评估皮肤和软组织中应用的研究。

一项研究报告了评估表皮脂质和黑色素的生物物理方法。黑色素决定了皮肤的颜色，表皮脂质决定了角质层的屏障功能，这都是皮肤水化的标志。一项针对老年人的研究（$n = 38$）中，使用视觉评估与其他诊断工具对骶骨、坐骨神经和股骨粗隆的皮肤湿度之间存在很强的正相关性（$P < 0.01$）。使用诊断工具评估为皮肤色素沉着（黑色素）（$P = 0.01$）和红斑（$P = 0.01$）与视觉评估之间也有很强的正相关性[60]（5 级证据）。然而，这是一项小样本的研究，皮肤评估标准与压力性损伤发展之间的关系需要进一步的研究，以确定诊断工具的可靠性、有效性和预测压力性损伤的作用。

【参考文献】

1. Dealey C, *The Care of Wounds : A Guide for Nurses*. 2005, Oxford : Blackwell Publishing Ltd.

2. Defloor T, Grypdonck MH. Sitting posture and prevention of pressure ulcers. Appl Nurs Res, 1999 ; 12 (3) : 136.

3. Australian Wound Management Association (AWMA) , *Pan Pacific Clinical Practice Guideline for the Prevention and Management of Pressure Injury*. 2012, Osborne Park, WA : Cambridge Media.

4. European Pressure Ulcer Advisory Panel, Pressure Ulcer Treatment Guidelines. 1998, EPUAP, : Oxford, England.

5. Smith IL, Brown S, McGinnis E, Briggs M, Coleman S, Dealey C, Muir D, Nelson EA, Stevenson R, Stubbs N, Wilson L, Brown JM, Nixon J. Exploring the role of pain as an early predictor of category 2 pressure ulcers : A prospective cohort study. BMJ Open, 2017 ; 7 (1) : e013623.

6. Australian Wound Management Association (AWMA) , *Pan Pacific Clinical Practice Guideline for the Prevention and Management of Pressure Injury*. 2012, Osborne Park, WA : Cambridge Media.

7. Wounds Australia, Standards for Wound Prevention and Management. 2016, Cambridge Media : Osborne Park, WA.

8. Baharestani MM, Ratliff CR. Pressure ulcers in neonates and children : an NPUAP white paper. Adv Skin Wound Care, 2007 ; 20 (4) : 208.

9. Razmus I, Lewis L, Wilson D. Pressure ulcer development in infants : State of the science. J Healthc Qual, 2008 ; 30 (5) : 36-42.

10. Hopkins A, Dealey C, Bale S, Defloor T, Worboys F. Patient stories of living with a pressure ulcer. J Adv Nurs, 2006 ; 56 (4) : 345-353.

11. Langemo DK, Melland H, Hanson D, Olson B, Hunter S. The lived experience of having a pressure ulcer : A qualitative analysis. Adv Skin Wound Care, 2000 ; 13 (5) : 225-235.

12. Spilsbury K, Nelson A, Cullum N, Iglesias C, Nixon J, Mason S. Pressure ulcers and their treatment and effects on quality of life : Hospital inpatient perspectives. J Adv Nurs, 2007 ; 57 (5) : 494-504.

13. Rose MA, Pokorny M, D. D. Braden subscales and their relationship to the prevalence of pressure ulcers in hospitalized obese patients. Bariat Nurs Surg Pat, 2009 ; 4 (3) : 221-226.

14. Rush A. Bariatric pressure ulcer prevention. Bariat Nurs Surg Pat, 2008 ; 3 (2) : 125-128.

15. Shipman A, Millington G. Obesity and the skin. Br J Dermatol, 2011 ; 165 (4) : 743-750.

16. Nixon J, Cranny G, Bond S. Skin alterations of intact skin and risk factors associated with pressure ulcer development in surgical patients : A cohort study. Int J Nurs Stud, 2007 ; 44 (5) : 655-663.

17. Reed R, Hepburn K, Adelson R, Center B, McKnight P. Low serum albumin levels, confusion, and fecal incontinence : Are these risk factors for pressure ulcers in mobility-impaired hospitalized adults? Gerontology, 2003 ; 49 (4) : 255-259.

18. Allman R, Goode P, Patrick M, Burst N, Bartolucci A. Pressure ulcer risk factors among hospitalized patients with activity limitation. J Am Med Assoc, 1995 ; 273 (11) : 865-870.

19. Demarre L, Verhaeghe S, Van Hecke A, Clays E, Grypdonck M, Beeckman D. Factors predicting the development of pressure ulcers in an at-risk population who receive standardized preventive care : Secondary analyses of a multicentre randomised controlled trial. J Adv Nurs, 2015 ; 71 (2) : 391-403.

20. Compton F, Hoffmann F, Hortig T, Strauss M, Frey J, Zidek W, Schafer JH. Pressure ulcer predictors in ICU patients : Nursing skin assessment versus objective parameters. J Wound Care, 2008 ; 17 (10) : 417.

21. Marchette L, Arnell I, Redick E. Skin ulcers of elderly surgical patients in critical care units. Dimens Crit Care Nurs, 1991 ; 10 (6) : 321-329.

22. Schnelle JF, Adamson GM, Cruise PA, Al-Samarrai N, Sarbaugh FC, Uman G, Ouslander JG. Skin disorders and moisture in incontinent nursing home residents : Intervention implications. J Am Geriatr Soc, 1997 ; 45 (10) : 1182-1188.

23. Vanderwee K, Grypdonck M, Bacquer D, Defloor T. The reliability of two observation methods of nonblanchable erythema, Grade 1 pressure ulcer. Appl Nurs Res, 2006 ; 19 : 156-162.

24. Vanderwee K, Grypdonck M, Bacquer D, Defloor T. The identification of older nursing home residents vulnerable for deterioration of grade 1 pressure ulcers. J Clin Nurs, 2009 ; 18 (21) : 3050-3058.

25. Kottner J, Dassen T, Lahmann N. Comparison of two skin examination methods for grade 1 pressure ulcers. J Clin Nurs, 2009 ; 18 (17) : 2464-2469.

26. Rosen J, Mittal V, Degenholtz H, Castle N, Mulsant B, Nace D, Rubin F. Pressure ulcer prevention in black and white nursing home residents : A QI initiative of enhanced ability, incentives, and management feedback. Adv Skin Wound Care, 2006 ; 19 (5) : 262-269.

27. Sterner E, Lindholm C, Berg E, Stark A, Fossum B. Catego-

ry I pressure ulcers：How reliable is clinical assessment？ Orthop Nurs，2011；30（3）：194-205.

28. Cox J，Kaes L，Martinez M，Moles D. A prospective，observational study to assess the use of thermography to predict progression of discolored intact skin to necrosis among patients in skilled nursing facilities. Ostomy Wound Manage，2016；62（10）：14-33.

29. Farid K，Winkelman C，Rizkala A，Jones K. Using temperature of pressure-related intact discolored areas of skin to detect deep tissue injury：An observational，retrospective，correlational study. Ostomy Wound Manage，2012；58（8）：20-31.

30. Judy D，Brooks B，Fennie K，Lyder C，Burton C. Improving the detection of pressure ulcers using the TMI ImageMed system. Adv Skin Wound Care，2011；24（1）：18-24.

31. Bennett M. Report of the task force on the implications for darkly pigmented intact skin in the prediction and prevention of pressure ulcers. Adv Wound Care，1995；8（6）：34-35.

32. Walker JR，Marcellin-Little DJ，Goulet R，Ru H. Detection of skin temperature differences using palpation by manual physical therapists and lay individuals. J Man Manip Ther，2018；26（2）：97-101.

33. O'Brien G，Moore Z，Patton D，O'Connor T. The relationship between nurses assessment of early pressure ulcer damage and sub epidermal moisture measurement：A prospective explorative study. Journal of Tissue Viability，2018.

34. Bates-Jensen BM，McCreath HE，Pongquan V，Apeles NCR. Subepidermal moisture differentiates erythema and stage I pressure ulcers in nursing home residents. Wound Repair Regen，2008；16（2）：189-197.

35. Bates-Jensen BM，McCreath HE，Pongquan V. Subepidermal moisture is associated with early pressure ulcer damage in nursing home residents with dark skin tones：Pilot findings. J Wound Ostomy Continence Nurs，2009；36（3）：277-284.

36. Harrow JJ，Mayrovitz HN. Subepidermal moisture surrounding pressure ulcers in persons with a spinal cord injury：A pilot study. J Spinal Cord Med，2014；37（6）：719-728.

37. Kim C，Park S，Ko J，Jo S. The relationship of subepidermal moisture and early stage pressure injury by visual skin assessment. J Tissue Viability，2018；27（3）：130-134.

38. Park S，Kim CG，Ko JW. The use of sub-epidermal moisture measurement in predicting blanching erythema in jaundice patients. J Wound Care，2018；27（5）：342-349.

39. Guihan M，Jenson B，Chun S，Parachuri R，A. S. C，McCreath HE. Assessing the feasibility of subepidermal moisture

to predict erythema and stage 1 pressure ulcers in persons with spinal cord injury：A pilot study. Journal of Spinal Cord Medicine，2012；35（1）：46-52.

40. Clendenin M，Jaradeh K，Shamirian A，Rhodes SL. Interoperator and inter-device agreement and reliability of the SEM Scanner. Journal of Tissue Viability，2015；24（1）：17-23.

41. Moore Z，Patton D，Rhodes SL，O'Connor T. Subepidermal moisture（SEM）and bioimpedance：A literature review of a novel method for early detection of pressure-induced tissue damage（pressure ulcers）. Int Wound J，2016；14（2）：331-337.

42. Clendenin M，Jaradeh K，Shamirian A，Rhodes SL. Interoperator and inter-device agreement and reliability of the SEM Scanner. J Tissue Viability，2015；24（1）：17-23.

43. Guihan M，Jenson B，Chun S，Parachuri R，A. S. C，McCreath HE. Assessing the feasibility of subepidermal moisture to predict erythema and stage 1 pressure ulcers in persons with spinal cord injury：A pilot study. J Spinal Cord Med，2012；35（1）：46-52.

44. O'Brien G，Moore Z，Patton D，O'Connor T. The relationship between nurses assessment of early pressure ulcer damage and sub epidermal moisture measurement：A prospective explorative study. J Tissue Viability，2018；27：4.

45. National Institute for Health and Care Excellence. *SEM Scanner for pressure ulcer prevention：Medtech innovation briefing［MIB182］*. 2019；Available from：https：//www. nice. org. uk/advice/mib182.

46. Fletcher J，Moore Z，Smit G. Early detection technology transforms care and releases productivity：An NHS case study. Wounds UK，2017；13（1）：74-78.

47. VanGilder C，MacFarlane GD，Meyer S. Results of nine international pressure ulcer prevalence surveys：1989 to 2005. Ostomy Wound Manage，2008；54（2）：40-54.

48. Baumgarten M，Margolis D，van DC，Gruber-Baldini A，Hebel J，Zimmerman S，Magaziner J. Black/White differences in pressure ulcer incidence in nursing home residents. J Am Geriatr Soc，2004；52（8）：1293-1298.

49. McCreath HE，Bates-Jensen BM，Nakagami G，Patlan A，Booth H，Connolly D，Truong C，Woldai A. Use of Munsell color charts to measure skin tone objectively in nursing home residents at risk for pressure ulcer development. J Adv Nurs，2016；72（9）：2077-2085.

50. Scheiner J，Farid K，Raden M，Demisse S. Ultrasound to detect pressure-related deep tissue injuries in adults admitted via the emergency department：A prospective，descriptive，pilot study. Ostomy Wound Manage，2017；63（3）：36-46.

51. Swaine JM, Moe A, Breidahl W, Bader DL, Oomens CWJ, Lester L, O'Loughlin E, Santamaria N, Stacey MC. Adaptation of a MR imaging protocol into a real-time clinical biometric ultrasound protocol for persons with spinal cord injury at risk for deep tissue injury: A reliability study. J Tissue Viability, 2018;27(1):32-41.

52. Helvig EI, Nichols I.W. Use of high-frequency ultrasound to detect heel pressure injury in elders. J Wound Ostomy Continence Nurs, 2012;39(5):500-508.

53. Porter-Armstrong AP, Adams C, Moorhead AS, Donnelly J, Nixon J, Bader DL, Lyder C, Stinson MD. Do High Frequency Ultrasound Images Support Clinical Skin Assessment? International Scholarly Research Network Nursing, 2013:1-5.

54. Grap MJ, Schubert CM, Burk RS, Lucas V, Wetzel PA, Pepperl A, Munro CL. High frequency ultrasound sacral images in the critically ill: Tissue characteristics versus visual evaluation. Intensive Crit Care Nurs, 2017;42:62-67.

55. Quintavalle PR, Lyder CH, Mertz PJ, et al. Use of high-resolution, high-frequency diagnostic ultrasound to investigate the pathogenesis of pressure ulcer development. Adv Skin Wound Care, 2006;19(9):498-505.

56. Hagblad J, Folke M, Linden M. Long term monitoring of blood flow at multiple depths-Observations of changes. Stud Health Technol Inform, 2012;177:107-112.

57. Hagblad J, Lindberg LG, Kaisdotter Andersson A, Bergstrand S, Lindgren M, Ek AC, Folke M, Linden M. A technique based on laser Doppler flowmetry and photoplethysmography for simultaneously monitoring blood flow at different tissue depths. Med Biol Eng Comput, 2010;48(5):415-422.

58. Ceylan B, Gunes UY, Uyar M. Examination of sacral tissue oxygen saturation among immobile patients. J Clin Nurs, 2017;08:08.

59. Kim JT, Wang X, Ho C, Bogie K. Physiological measurements of tissue health: Implications for clinical practice. Int Wound J, 2012;9(6):656-664.

60. Borzdynski CJ, McGuiness W, Miller C. Comparing visual and objective skin assessment with pressure injury risk. Int Wound J, 2016;13(4):512-518.

第6章 预防性皮肤护理

【前言】

保持皮肤完整性对于预防压力性损伤至关重要。保持皮肤健康需要全面的评估和护理计划。本指南第7章"营养与压力性损伤防治"已介绍补充营养和水分在皮肤健康管理中的重要性。对其他皮肤问题的正确处理(如湿疹、失禁相关性皮炎)也是维持皮肤完整性和保护皮下组织的必要条件。

本章指出,通过直接的皮肤护理可以降低压力性损伤的发生风险。预防性皮肤护理不仅可以保护皮肤、提高舒适度,同时为皮肤评估提供机会,识别风险部位,以便进一步采取预防性护理措施和/或调整患者压力性损伤预防计划。

【临床问题】

指导本章的临床问题是:

1. 按摩可以有效预防压力性损伤吗?

2. 局部产品能有效预防压力性损伤吗?

3. 预防性敷料能有效预防压力性损伤吗?

4. 失禁管理策略在预防和治疗压力性损伤方面是否有效?

5. 低摩擦力或控制微环境的织物对预防压力性损伤有效吗?

一、皮 肤 卫 生

> **3.1 实施皮肤护理方案,包括:**
> - 保持皮肤清洁和适度湿润;
> - 失禁后立即清洁皮肤;
> - 避免使用碱性肥皂和清洁剂;
> - 使用隔离产品保护皮肤免受潮湿。(证据等级=B2;推荐强度=↑↑)

【证据总结】

两项研究[1,2]提供了支持实施结构化皮肤护理方案的证据,包括定期清洁(特别是失禁后立即清洁)的建议。一项低质量的2级研究[1]发现,与常规护理相比,实施结构化的皮肤护理方案压力性损伤的发生率较低。一项低质量4级观察性研究[2]指出,实施结构化皮肤护理方案后,评估发现皮肤已愈合或正在愈合。一项中等质量的1级研究[3]显示,与普通的医院肥皂相比,使用pH值平衡(pH=5.5)的泡沫清洁剂可明显降低红斑和皮肤破损发生率。一项低质量的2级研究[1]报告了结构化皮肤护理方案,包括用pH值平衡(未报告pH值)泡沫清洁剂代替肥皂。

【实施注意事项】

1. 清洁的频率应个性化(专家意见)。

2. 清洁、擦干和应用隔离产品时,应避免剧烈按摩或揉搓皮肤,以免因摩擦[4,5]而损伤皮肤(1级和5级证据)。

3. 考虑使用免洗皮肤清洁剂(专家意见)。

【证据讨论】

清洁皮肤可以清除皮肤表面的污垢、皮脂和其他有害物质。清洗的频率应个性化;过度清洗会损害皮肤的自然保湿因子和屏障功能,从而导致皮肤干燥[6]。

确保清洁后擦干皮肤,要特别关注皮肤的褶皱处,并选择柔软纺织面料作为洗澡巾和毛巾,以防止在擦拭的过程中因摩擦而致皮肤损伤。需要强调的是,潮湿不会造成压力性损伤,但是潮湿造成的皮肤损害可能会增加发生压力性损伤的风险。持续的潮湿会改变角质层的机械屏障结构和保温功能。角质层的韧性很大程度上取决于角质层的水合程度。在100%湿度下,角质层破裂的风险大约比干燥皮肤高四倍。湿度还会增加皮肤与支撑面之间的摩擦系数,从而增加剪切力损伤的风险[7-14]。

1. 结构化皮肤护理方案

两项研究[1,2]探讨了结构化皮肤护理方案在预防压力性损伤中的有效性。在第一项研究[1]中,重症监护病房的大便失禁患者($n=76$)接受了结构化皮肤护理方案,包括使用低摩擦力的温和清洗方法,使用湿纸巾,选择泡沫清洁剂定期清洗会阴部,然后使用隔离霜和保湿产品或实施标准护理(具体方法未报道）。7天后,结构化皮肤护理方案组压力性损伤的发生率显著降低(13.2% vs 50%,P = 0.001)。该研究未使用盲法,效果评价由实施干预的护士完成[1](2级证据)。

另一项研究病例系列报告,对 Braden 量表评估中、高危压力性损伤风险的患者(n=20)进行研究。根据皮肤状况(红斑,湿疹,混合型)的评估结果,患者将会接受两种不同结构化皮肤护理方案中的一种。两种方案均包括清洗、使用泡沫清洁剂和隔离产品,以及根据布里斯托尔类型进行大便失禁管理。存在潮湿相关损伤的患者使用预防性敷料。在3~28天,80%的患者皮肤已治愈,20%患者即将愈合[2](4级证据)。

2. 皮肤清洁剂

除去清洗或使用清洁剂的影响,正常皮肤表面 pH 值为4.0~7.0(弱酸性至中性)[15]。避免使用碱性肥皂或清洁剂,高 pH 值肥皂产品与皮肤表面蛋白质和脂质之间的相互作用,会引起皮肤的潜在干燥、红斑和刺激[6]。

如上所述,Park 等(2014)研究证明实施皮肤卫生方案,包括 pH 值平衡(pH = 5.5)泡沫清洁剂,可显著降低压力性损伤的发生率,差异有统计学意义(2级证据)。Cooper 等(2001)[3]比较了标准的医用皂液(浓度1%,pH = 9.5~10.5;n=49)与泡沫免洗清洁剂(润肤剂、防水除臭剂和防水隔离产品的组合,pH = 5.5,n=44)在皮肤卫生方面的效果;这项研究进行了14天,研究对象都患有某种类型的失禁或留置导尿管。使用斯特灵压力严重程度量表对皮肤进行评估,并将结果分类为破损皮肤(Ⅱ类/期或更严重压力性损伤),红斑皮肤(Ⅰ类/期压力性损伤)或健康皮肤(皮肤完整)。总体而言,与使用皂液的患者相比,接受皮肤清洁剂的更多研究对象皮肤状况得以保持或改善(66% vs 37%,P = 0.05)。在试验开始时被分为健康皮肤的研究对象使用肥皂和水清洗皮肤后,出现了更多的红斑(30.3% vs 15.1%,p 未见报告)和更多皮肤破损(12.1% vs 0%,p 未见报告)。尽管两组之间在护理机构中的平均住院时间存在显著差异,但入组时皮肤状况没有显著差异[3](1级证据)。

3. 皮肤保湿

关于保湿和保护皮肤的产品的证据很少,主要是比较不同的产品。一项 RCT 发现,与安慰剂相比,高氧脂肪酸保湿剂在预防压力性损伤的方面效果无差异[6](1级证据)。另外3项 RCT[17-19]结果

表明,在压力性损伤中高危风险患者中,使用不同的保湿产品或润肤产品在预防压力性损伤方面差异无统计学意义(1级证据)。

然而有证据表明,是否将保持皮肤湿润作为预防压力性损伤的策略,仍存在争议。一项在内科病房进行的研究发现,使用含硅酮的皮肤营养保湿剂与没有使润肤剂或保湿产品相比可以更有效地降低压力性损伤的发生率(7% vs 31%,P = 0.008)[20](3级证据)。另一项研究是针对社区医院中压力性损伤高危患者(Braden 评分≤15),比较高氧脂肪酸保湿剂与安慰剂乳霜在预防压力性损伤的效果,结果显示,高氧脂肪酸保湿剂和安慰剂乳膏在预防压力性损伤的效果上没有统计学差异(6.1% vs 7.4%,P = 0.94)[16](1级证据)。但是,由于使用产品种类差异以及研究方法学的局限性,使得该研究结果很难解释。

尽管缺乏将皮肤保湿与减少压力损伤发病率直接联系起来的研究,但一项针对活动能力受限的住院患者(n = 286)的流行病学研究[21],多因素分析显示,皮肤干燥是发生压力性损伤一个显著和独立的风险因素(3级证据,预后研究)。为了促进皮肤水合,减少皮肤干燥和撕脱伤等其他皮肤问题的发生,建议将定期使用保湿剂列入皮肤护理方案。

> **3.2 对有发生压力性损伤风险的患者,避免用力摩擦皮肤。(GPS)**

[讨论]

局部按摩曾被作为预防压力性损伤的一项措施[4,22,23]。然而,剧烈按摩可能会引起组织损伤。不同类型的按摩结合使用不同的手法,包括[24]:

- 触摸法-使用持续的压力轻柔,缓慢地滑行。
- 揉捏法-在身体肌肉肥厚部位的皮肤上进行强力揉捏和滚压。
- 轻叩法-击、打。
- 摩擦法-按压、穿透性压力。
- 振动法-摇动或振动。

摩擦法使用穿透性压力,是较老的护理文献中所记录的剧烈摩擦类型[25]。尤其是在虚弱的老年人中,它不仅带来疼痛,还会引起轻度的组织损伤或炎症反应。Dyson 早期的一项尸体皮肤组织检查的研究结果(1978)[5]显示,与未被用力摩擦皮肤的人相比,被用力摩擦区域中皮肤的细胞损伤更为严重(5级证据)。但是,在急性炎症、血管受损或

皮肤脆弱的情况下，即使低强度的按摩也不建议使用[24,26]。

一项随机交叉试验[4,27]，将老年人（$n = 79$）分配到三组，一组接受安慰剂乳膏按摩，另一组接受5%二甲基亚砜乳膏（DMSO）按摩，对照组不接受按摩或乳膏涂抹。按摩时佩戴手套，以轻柔的环形运动按摩，部位包括尾骨、足跟和脚踝。结果显示，在压力性损伤的总发生率上，3 种方案没有显著差异。研究人员未发现按摩法带来的益处；认为在非按摩患者中可能会有一些益处[27]。在接受 5% DMSO 乳霜按摩组中，脚跟和踝部（不包括尾骨）压力性损伤的发生率增高，且结果有统计学意义（$OR = 8.80, 95\%CI: 2.61 \sim 29.6$）[4]（1 级证据）。

二、失　禁　管　理

> **3.3　对尿失禁伴有压力性损伤或发生风险的患者，使用高吸收性的失禁产品保护皮肤。（证据等级＝B1；推荐强度＝↑）**

【证据总结】

一项低质量 1 级研究[28]显示，与可重复使用缝合失禁垫相比，一次性使用高吸收性失禁产品可将水分从皮肤上吸走并锁住，可有效预防压力性损伤。另一项低质量 3 级研究[29]报告，使用高吸收性失禁垫 10 周，压力性损伤风险降低 67%。

【实施注意事项】

1. 与患者及照顾者一同制订失禁管理计划，制订个性化的如厕和/或定期皮肤护理方案，并及时更换失禁垫，保护皮肤，避免过度潮湿和化学物刺激的影响（专家意见）。

2. 使用过多的隔离产品（例如氧化锌和凡士林），吸湿排汗和失禁产品的吸收性能可能会受到抑制。应查看并遵循失禁产品生产商的使用说明书（专家意见）。

【证据讨论】

失禁会导致皮肤长时间暴露于尿液和大便的过度潮湿和化学刺激物中。不仅如此，失禁辅助产品会改变皮肤的微环境，可导致皮肤炎症，糜烂，剥脱，及对其他形式的皮肤损伤的耐受性降低（如与长期暴露于压力或剪切力相关的皮肤损伤）[30]。失禁引起的皮肤湿度变化（以及尿液和大便可能引起的皮肤 pH 值改变）与尿失禁之间的关系在指南第 4 章"风险因素和风险评估"中进行了讨论。失

禁管理方案旨在减少失禁的发生。失禁后及时清洁（请参阅推荐意见 3.1）和使用高吸收性失禁产品可减少皮肤暴露于刺激物的时间。两项研究[28,29]的证据表明以上措施也可降低压力性损伤的发生率。

在内科和外科病区（$n = 462$）进行的一项大样本试验，将大便和/或尿失禁的患者随机分成两组，一组使用一次性高吸收性防水失禁垫，另一组使用由中等吸收纤维和防水布制成的可重复使用的棉被衬垫[28]。研究对象均为老年人（平均年龄约 79岁），在研究开始时均患有失禁相关性皮炎，一次性使用高吸收性失禁垫组的压力性损伤发生率显著降低（4.8% vs 11.5%，$P = 0.02$）。但是，两组间由于使用其他失禁管理措施（如入厕计划、留置尿管和大便失禁装置）存在较大差异，一次性使用高吸收性失禁垫组的平均住院时间明显缩短（6 天 vs 8天，$P = 0.02$），以及一次性产品组在基线时压力损伤的发生率较低（33% vs 44%，$P = 0.03$）[28]（1 级证据），这一发现令人费解。

Teerawattananon 等（2015）[29]在康复科对成人失禁患者进行了一项小样本队列研究（$n = 71$），研究对象使用高吸收性一次性失禁产品持续了 10 周及以上。与基线相比，第 6 周（风险降低 58%，95% $CI: 8\% \sim 75\%$）、第 10 周（风险降低 67%，95% $CI: 16\% \sim 78\%$），压力性损伤的发生风险显著降低。第10 周，Braden 量表评分与基线时的平均差异为0.19（95% $CI: -0.42 \sim 0.79$）。置信区间跨度较大，并且跨越了零值[29]，研究人员指出，干预的高昂成本［2015 年在泰国约为 42.3 亿元（6.5 亿美元）］使得干预难以继续（3 级证据）。

针对严重尿失禁的患者，有时可留置尿管以保持皮肤清洁。但是，留置尿管（IDC）可增加医疗器械相关压力性损伤[31]和尿路感染风险[32]，因此，应根据患者临床情况谨慎考虑留置尿管的受益与风险。如果使用了 IDC，第 11 章"器械相关压力性损伤"中的建议提供了最大限度降低医疗器械相关压力性损伤风险的相关指导。

【大便失禁】

两项研究为大便失禁管理提供了证据，但都未提供足够的证据证明任何针对性的干预措施比常规清洁护理能更有效地预防压力性损伤。一项针对患有神经源性大便失禁的重症患者（$n = 100$）进行的一项 RCT[33]结果显示，肛周区域的悬吊固定装置减少了皮肤暴露于尿液和大便的风险，可以显

著减少Ⅰ类/期压力性损伤。然而，Ⅲ或Ⅳ类/期的压力性损伤的发生率在统计学上没有显著降低。尽管该措施有效，但并未探讨该干预措施的可行性和可接受性（1级证据）。

在第二项RCT中，Pittman等（2012）[34]探讨了两种大便失禁护理设备，包括肠道管理系统导管（BMS组，$n=21$）和直肠塞，用作人便失禁用品（RT组，$n=20$）与常规护理相比（$n=18$）的应用效果。研究的终点事件包括器械故障（24h内出现3次或更多大便失禁），器械并发症（包括直肠出血）或从重症病房转出。结果显示，三组间压力性损伤的发生率没有显著差异（BMS 42.9% vs RT 35% vs 常规护理 27.8%，$P=0.63$）。纳入患者的压力性损伤风险较高是造成压力性损伤发生率相对较高的原因（占研究对象的32%）。研究时间也存在较大差异（从2d到60d），这可能影响结果准确性（1级证据）。

三、床上用品

3.4　对有压力性损伤或发生风险的患者，考虑使用低摩擦系数的纺织品。（证据等级=B1；推荐强度=↑）

【实施注意事项】

介绍低摩擦系数的床上用品，并且对医疗专业人员、患者及其非正式照顾者进行相关教育[35]（1级证据）。

【证据总结】

建议考虑使用低摩擦系数纺织品的证据主要基于对仿丝织物有效性的研究，与棉或棉混纺织物相比，这种织物可降低剪切力，最大限度地减少皮肤刺激并快速干燥。一项中等质量的1级研究报告称，与棉混纺织物相比，与仿丝织物有关的Ⅱ期或更严重压力性损害的$HR=0.23$（具有较宽CI）[35]。一项中等质量的2级研究[36]发现，与标准棉床单相比，使用仿丝织物的患者压力性损伤的发生率更低。一项中等质量的3级研究报告称，与棉质床单相比，合成纤维在潮湿管理方面较好，压力性损伤风险较低[37]。另外四项3级队列研究（两项中等质量[38]和两项低质量[39,40]）中，对比使用仿丝织物床单和标准织物床单护理，使用仿丝织物床单各期压力性损伤的发生率更低。不同研究的影响范围各不相同，但均倾向于使用低摩擦系数仿丝产品。一项队列研究报告称，仿丝床单的成本是棉质床单的两倍多，但使用时间是棉质床单的三

倍多[40]。一项低质量成本分析表明，使用仿丝织物可以节省少量成本[39]。

【证据讨论】

6项研究[35-40]报告了低摩擦系数纺织品在急症护理[36-38]，重症护理[39,40]和老年护理[35]环境中与压力性损伤之间的关系。低摩擦系数纺织品是一种合成纤维织物，其制造的目的是为了形成一种光滑、快干的织物界面。无论是床上用品还是衣物（或者两者都用），使用低摩擦织物的人在床表面移动或滑动时，摩擦力和剪切力都会降低[38]。人造材料服装、纤维床单、内衣和衣服可以不止一层，能从皮肤上吸收汗液，减少隔热和影响微环境[37]。这一点很重要，因为已经证实其在湿润的皮肤上摩擦系数更大[41-43]。虽然有担心有从低摩擦系数织物上滑倒或跌倒的风险，但现有证据表明，滑倒或跌倒相关的不良事件并未增加[35,38]。

在一项预后研究的多变量分析中（$n=71$）[37]，使用床单的类型是发生压力性损伤的两个重要因素之一（另一个是Braden评分）。使用全棉床单的患者比使用合成纤维床单的患者更容易发生压力性损伤（$OR=0.11$，95% CI：$0.012\sim1.032$，$P=0.00$）[37]。然而，置信区间跨越无效线，建议谨慎考虑结果（3级证据）。

5项对比研究[35,36,38-40]为低摩擦系数床上用品和衣物的有效性提供了证据。一项在养老院老年人中进行的RCT研究（$n=46$）[35]，研究对象分为使用低摩擦系数仿丝织物（如床单、垫子和枕套）的干预组和使用常规平纹织物的对照组。两组失禁患者也采用了结构不同失禁护理产品，干预组使用的产品吸收性更高。在20周的随访中，干预组各期压力性损伤都显著减少（$HR=0.31$，95% CI：$0.12\sim0.78$，$P=0.0125$）。使用低摩擦系数织物组发生Ⅱ期或更严重的压力性损伤也减少（$HR=0.23$，95% CI：$0.078\sim0.69$，$P=0.0084$）[35]。这两个研究结果置信区间跨度较大。失禁产品会导致皮肤接触面的微环境改变，因此使用吸收能力较好的失禁产品可能提高织物的效果。选择合适的失禁产品很重要，会最大限度地发挥特殊织物的作用[35]。此外，干预措施还应包括针对卫生专业人员和患者进行补充教育计划，对于干预组有特殊要求的[35]，需要改变常规制订个性化的干预方案。总而言之，干预措施的推广，应考虑在其他医疗情景的有效性和可行性。

在第二项研究[36]中，一项为期8周的对照试

验显示,与棉混纺床上用品相比,使用仿丝床上用品在内科/外科病房中压力性损伤的发生率更低。在使用仿丝床上用品的内科病房,新发压力性损伤的发生率在统计学上显著降低(4.6% vs 12.3%,$P=0.01$),平均住院时间没有明显减少(5.31 vs 5.97 天,$P=0.07$)。外科重症监护单元显示出相似的结果,压力性损伤发生率显著降低(0% vs 7.5%,$P=0.01$),平均住院时间无明显减少($P=0.3$)(2级证据)。

一项队列研究[39]专门进行了低摩擦系数织物内衣或靴子($n=165$)与常规医院服装($n=204$)的比较。第二队列使用低摩擦系数织物,医院获得性压力性损伤发生率显著较低(25% vs 41%,$P=0.02$)。此外,在低摩擦织物队列中,已经发生压力性损伤的患者伤口恶化率也较低(6% vs 25%,$P=0.001$)[39](3级证据)。

两项队列研究比较了仿丝织物和棉混纺织物。第一项历史队列研究[38]($n=1\,427$)中,使用常规棉混纺床上用品的患者与使用仿丝床上用品的患者相比,医院获得性Ⅰ期压力性损伤的发生率更高(5.6% vs 2.3%,$P=0.001$)。使用仿丝床上用品也与Ⅱ期压力性损伤的发生率降低存在显著相关性(0.8% vs 5.95%,$P<0.001$)(3级证据)。第二组队列研究中($n=1\,647$)[40],重症监护病房使用低摩擦系数织物床单和看护垫的患者在20周内发生的压力性损伤比使用棉混纺床上用品的患者减少(5.26% vs 7.71%,$P=0.002$)。使用低摩擦系数织物组Ⅱ期或更严重的压力性损伤的发生率也低(2.82% vs 5.25%,$P<0.001$)(3级证据)。该队列研究报告称,使用以上干预措施预防压力性损伤,缩短了住院时间,节省了2 535万元(390万美元)(2015)[40]。但是此成本分析未考虑花费的详细信息。一项考虑到社区医院的支出[39],支撑面和伤口敷料的更详细的成本分析指出,使用低摩擦系数的床上用品可使每100名高危患者节省554 400元(63 000英镑)(2010)。因此,潜在节约成本因地区和临床情境不同而不同。

四、预防性敷料

3.5　对有发生压力性损伤风险的患者,使用多层软硅酮泡沫敷料保护皮肤。(证据等级＝B1;推荐强度＝↑)

【证据总结】

支持多层软硅酮泡沫敷料保护皮肤和预防压

力性损伤有效性的证据来自一项高质量的研究[44]和4项中等质量的1级研究[18,45-47],一项高质量的2级研究[48],一项高质量[49],和低质量的3级研究[50,51],所有这些研究显示,与没有使用预防性敷料相比,中到极高危风险的患者压力损伤发生率显著降低,有统计学意义。在一项中等质量1级的研究[18]中,结果只在Braden评分低于12分(压力性损伤高风险)的患者中显著降低。另一项低质量的3级研究报告[51],当使用多层硅酮泡沫敷料时,骶尾部压力性损伤的发生减少(特别是Ⅲ和Ⅳ类/期压力性损伤),尽管与未使用预防性敷料相比,两者的差异没有明显的统计学意义。最高质量的研究[44]表明在皮肤集束化干预策略中使用多层软硅酮类泡沫敷料后,压力性损伤发生率降低了88%。两项研究(2级[52]和3级证据[53])报告了使用多层硅酮类泡沫敷料与未使用预防性敷料相比,压力性损伤的发生率无明显统计学差异,但两项研究均为低质量研究。只有一项研究[54]比较了多层硅酮泡沫敷料和其他预防性敷料。这项高质量的2级研究[54]发现,与聚氨酯薄膜敷料相比,使用多层硅酮泡沫敷料后压力性损伤发生率显著降低,且结果有统计学意义。美国[50]和澳大利亚[55,56]进行的两项成本经济分析研究显示,将多层硅酮类泡沫敷料引入预防性护理方案可以节省大量成本。

【实施注意事项】

1. 在使用预防性敷料预防压力性损伤时,需要继续采取其他预防措施(如定期更换体位和支撑面)(专家意见)。

2. 定期评估预防性敷料下的皮肤,每天至少一次,以评价预防性护理方案的有效性。许多敷料的特性有助于定期皮肤评估的实施(如透明性[57],硅酮边缘[46,49],非黏性边缘[58,59])(1级和3级证据)。

3. 当选择预防性敷料时,考虑:①使用敷料的潜在益处;②合适的敷料尺寸和设计;③敷料管理微环境的能力;④易于粘贴和揭除;⑤固定的能力;⑥便于定期评估敷料下皮肤的能力;⑦个人的喜好,舒适度和致敏性;⑧和皮肤接触面的摩擦系数;⑨成本效益和可获得性(专家意见)。

4. 如果预防性敷料移位,松动或过度潮湿[46,49],敷料或敷料下的皮肤污染,需移除敷料,根据产品说明书更换(1级和3级证据)。

5. 对于有压力性损伤高风险的患者,在允许的情况下尽早使用预防性敷料(如在救护车或急诊室中即开始使用)[46](1级证据)。足跟使用预防性敷料,指南第9章"足跟压力性损伤"有进一步探讨;第11章"器械相关压力性损伤"更详细讨论了使用预防性敷料来预防器械相关性压力性损伤的问题。

〔证据讨论〕

Ohura等(2005)[60]使用体外猪模型测量皮肤和皮下组织的压力和剪切力。在皮肤上使用各种预防性敷料时,两层组织的剪切力都较低。这项研究[60]的结果在健康志愿者的试验中得到验证[61]。研究表明[61],与未使用预防性敷料相比,10种不同种类的预防性敷料,包括多层泡沫和水胶体敷料等,均有助于降低接触面压力。在实验室研究中进一步探讨了预防性敷料的特性,这些敷料能吸收剪切力和摩擦力[62,63]。Call等(2013,2015)在他们对预防性敷料的实验室研究报告中[62,63]指出预防性敷料的特性,如弹性黏胶(如硅酮),多层结构和敷料的大小等均有助于保护皮肤[62,63](均为5级证据)。研究还表明,应用预防性敷料会影响微环境。Call等(2013)[63]指出预防性敷料的结构会显著影响皮肤水分的吸收和湿度,皮肤表面水分的积聚会降低某些敷料的透气性。尽管使用预防性敷料会使皮肤表面温度升高,但温度升高的程度被认为不足以使皮肤面临额外的损伤风险[63](5级证据);预防性敷料的特性各不相同,因此选择适合患者需要和临床使用的敷料很重要。泡沫敷料比其他预防性敷料具有更强的吸收能力,并且大多数泡沫敷料的设计更易于揭开[31,46,49],以便评估皮肤而不引起二次损伤[45,64],这对于皮肤脆弱的老年人和皮肤未成熟的新生儿尤其重要。第3章"压力性损伤相关特殊需求人群"探讨了使用敷料产品导致表皮撕脱的风险。

在预防压力性损伤方案中(含合适的支撑面和体位变换)使用预防性敷料,探讨其有效性的临床证据在不断增加。大多数研究探讨预防性敷料的常规使用(如足跟、尾骨和骶骨),对比多层硅酮泡沫与未使用预防性敷料的应用效果。关于其他类型预防性敷料的证据,例如水胶体或透明薄膜敷料,特别涉及预防足跟压力性损伤或用于预防与医疗器械相关性压力性损伤(特别是透明薄膜敷料,更薄且更容易在医疗器械下使用),这些证据在指南第9章"足跟压力性损伤"和第11章"器械相关压力性损伤"中进行了讨论。但是近期一项比较研究中发现,手术患者(n=100)[54]应用多层硅酮泡沫敷料比透明薄膜敷料能更有效地降低Ⅰ期压力性损伤的发生率(3% vs 11%,P=0.027)(2级证据)。比较多层硅酮泡沫敷料与未用预防性敷料的证据会在下文进行讨论。

研究最多的是重症监护病房中移动受限的患者,其中有6项研究表明与未使用预防性敷料相比,使用预防性敷料压力性损伤发生率较低[44-46,48,49,52]。Kalowes等(2016)[44]报告,在重症监护病房将使用多层硅酮敷料加入压力性损伤预防的集束化干预措施中,使压力性损伤风险降低了88%(HR=0.12,95%CI:0.02~0.98,P=0.048)(1级证据)。一项研究中,患者进入急诊室时开始在足跟和骶尾部使用预防性敷料,并在重症监护单元继续使用(n=440)[46],与常规护理相比,整体压力性损伤发生率显著降低(4.3% vs 17.8%,P=0.002)。骶尾部压力性损伤(1.2% vs 5.2%,P=0.05)和足跟压力性损伤(3.1% vs 12,5%,P=0.002)都有显著降低。当需要治疗人数(NNT)为10(使用多层硅酮泡沫敷料)时,可预防任何压力性损伤(1级证据)。Park研究(2014)[48]发现使用多层泡沫敷料与未使用敷料相比,压力性损伤发生率降低(6% vs 46%,P<0.001)(2级证据);在一项队列研究(n=302)中,Santamaria等(2015)指出,多层硅酮泡沫敷料可以完全预防重症患者足跟压力性损伤(0% vs 9.2%,P<0.001)(3级证据)。

只有少数研究未能证明多层硅酮泡沫敷料的显著效果。根据Brindle和Wegelin(2012)[45]的研究,使用预防性敷料可减少骶尾部压力性损伤,但这一发现无统计学意义(2% vs 11.7%,P>0.05)。虽然结果证实多层硅酮泡沫在预防压力性损伤有积极的影响,但受样本量(n=85)限制,研究结果未体现统计学显著性(1级证据)。另一项研究未能证实在危重患者骶部,臀部和尾骨使用多层硅酮泡沫敷料能减少压力性损伤发生(IRR=0.41~0.54,P>0.05)。不过该研究的质量较低[52](2级证据)。

在内科或外科病房中的病患,也可使用多层硅酮泡沫敷料有效预防压力性损伤。Padula等(2017)[50]报道与未用敷料相比,使用多层硅酮泡沫敷料的患者Ⅲ、Ⅳ期或不可分期的压力性损伤发生率显著降低(1.2±0.045 vs 1.5±0.125,P=0.0063)[50](3级证据)。使用预防性敷料的创伤手术患者均未发生Ⅲ或Ⅳ期压力性损伤,相比之下,未使用敷料的患者

Ⅲ、Ⅳ期压力性损伤的发生率分别为 2.5% 和 5%（3 级）。然而,可能只有压力性损伤高风险的患者才能取得预防效果（3 级证据）[18]。Aloweni 等（2017）[18] 的研究,只有将分析纳入条件限制在 Braden 评分定义为压力性损伤高风险患者时（Braden 量表得分≤12）[18],使用多层泡沫预防性敷料和未用敷料之间的差异才具有统计学意义（0% vs 4.8%,$P=0.048$）（1 级证据）。Cubit 等（2013）[53] 的研究中,在住院患者中使用多层硅酮泡沫敷料预防骶尾部压力性损伤（$n=109$）,与未使用敷料相比,未能证实压力性损伤的发生减少,并且发生率没有明显的下降趋势（1.96% vs 10.3%,$P<0.08$）,受试者的压力性损伤风险水平未明确界定[53]（3 级证据）。

最后,在老年人中（$n=1\,888$）,也需要使用预防性敷料[47]。与不使用敷料相比,使用预防性敷料的老年人骶尾部或足跟 Ⅰ 期或更严重压力性损伤的发生率显著降低（2.1% vs 10.6%,$P=0.004$）。然而,将分析纳入条件限定于特定的解剖位置时,骶尾部压力性损伤有显著的减少（1.45% vs 8.67%,$P=80.007$）,但单纯的足跟部压力性损伤减少没有显著差异（$P>0.05$）（1 级证据）。这表明预防性敷料的使用,应用人群和解剖部位需要进一步研究,以获取利益最大化。

【参考文献】

1. Park KH,Kim KS. Effect of a structured skin care regimen on patients with fecal incontinence：A comparison cohort study. J Wound Ostomy Continence Nurs,2014;41(2):161-167.

2. Bateman SD,Roberts S. Moisture lesions and associated pressure ulcers：Getting the dressing regimen right. Wounds UK,2013;9(2):97-102.

3. Cooper P,Gray D. Comparison of two skin care regimes for incontinence. Br J Nurs,2001;10(6):S6-S20.

4. Duimel-Peeters I,Halfens R,Ambergen A,Houwing R,Berger P,Snoeckx L. The effectiveness of massage with and without dimethyl sulfoxide in preventing pressure ulcers：A randomized,double-blind cross-over trial in patients prone to pressure ulcers. Int J Nurs Stud,2007;44(8):1285-1295.

5. Dyson R. Bed sores-the injuries hospital staff inflict on patients. Nurs Mirror,1978;146(24):30-32.

6. Ananthapadmanabhan K,Moore D,Subramanyan M,Meyer F. Cleansing without compromise：The impact of cleansers on the skin barrier and the technology of mild cleansing. Dermatol Ther,2004;17:16-25.

7. Koutroupi KS,Barbenel JC. Mechanical and failure behaviour of the stratum corneum. J Biomech,1990;23(3):281-287.

8. Gardner TN,Briggs GA. Biomechanical measurements in microscopically thin stratum corneum using acoustics. Skin Res Technol,2001;7(4):254-261.

9. Yuan Y,Verma R. Measuring microelastic properties of stratum corneum. Colloids and Surfaces B：Biointerfaces,2006;48(1):6-12.

10. Nicolopoulos CS,Giannoudis PV,Glaros KD,Barbenel JC. In vitro study of the failure of skin surface after influence of hydration and preconditioning. Archives of Dermatological Research,1998;290(11):638-640.

11. Papir YS,Hsu KH,Wildnauer RH. The mechanical properties of stratum corneum. I. The effect of water and ambient temperature on the tensile properties of newborn rat stratum corneum. Biochim Biophys Acta,1975;399(1):170-180.

12. Park AC,Baddiel CB. Rheology of stratum corneum-I：A molecular interpretation of the stress-strain curve. Journal of the Society of Cosmetic Chemist,1972;23:3-12

13. Wildnauer RH,Bothwell JW,Douglass AB. Stratum corneum biomechanical properties. I. Influence of relative humidity on normal and extracted human stratum corneum. J Invest Dermatol,1971;56(1):72-78.

14. Wilkes GL,Brown IA,Wildnauer RH. The biomechanical properties of skin. CRC Crit Rev Bioeng,1973;1(4):453-495.

15. Schreml S,Szeimies R-M,Karrer S,Heinlin J,Landthaler M,Babilas P. The impact of the pH value on skin integrity and cutaneous wound healing. J Eur Acad Dermatol Venereol,2009;24(4):373-78.

16. Verdú J,Soldevilla J. IPARZINE-SKR study：Randomized,double-blind clinical trial of a new topical product versus placebo to prevent pressure ulcers. Int Wound J,2012;9(5):557-565.

17. Lupianez-Perez I,Uttumchandani SK,Morilla-Herrera JC,Martin-Santos FJ,Fernandez-Gallego MC,Navarro-Moya FJ,Lupianez-Perez Y,Contreras-Fernandez E,Morales-Asencio JM. Topical olive oil is not inferior to hyperoxygenated fatty aids to prevent pressure ulcers in high-risk immobilised patients in home care. Results of a multicentre randomised triple-blind controlled noninferiority trial. PLoS One,2015;10(4).

18. Aloweni F,Lim ML,Chua TL,Tan SB,Lian SB,Ang SY. A randomised controlled trial to evaluate the incremental effectiveness of a prophylactic dressing and fatty acids oil in

the prevention of pressure injuries. Wound Practice & Research, 2017; 25 (1) : 24-34.

19. Bou J, Segovia G, Verdu S, Nolasco B, Rueda L, Perejamo M. The effectiveness of a hyperoxygenated fatty acid compound in preventing pressure ulcers. J Wound Care, 2005; 14 (3) : 117-21.

20. Shannon RJ, Coombs M, Chakravarthy D. Reducing hospital-acquired pressure ulcers with a silicone-based dermal nourishing emollient-associated skincare regimen. Adv Skin Wound Care, 2009; 22 (10) : 461-467.

21. Allman R, Goode P, Patrick M, Burst N, Bartolucci A. Pressure ulcer risk factors among hospitalized patients with activity limitation. J Am Med Assoc, 1995; 273 (11) : 865-70.

22. Acaroglu R, Sendir M. Pressure ulcer prevention and management strategies in Turkey. Journal of Wound Ostomy and Continence Nursing, 2005; 32 (4) : 230-7.

23. Panagiotopoulou K, Kerr S. Pressure area care: An exploration of Greek nurses' knowledge and practice. J Adv Nurs, 2002; 40 (3) : 285-296.

24. Duimel-Peeters I, Halfens R, Berger P, Snoeckx L. The effects of massage as a method to prevent pressure ulcers. A review of the literature. Ostomy Wound Management, 2005; 51 (4) : 70-80.

25. Houghton M, *Aids to practical nursing*. 1940, London: Bailliere, Tindall & Cox.

26. Holey E, Cook E, *Evidence-based therapeutic massage: A practical guide for therapists*. 2nd ed. 2003, Edingburgh: Churchill Livingstone.

27. Houwing R, van der Zwet W, van Asbeck S, Halfens R, Arends JW. An unexpected detrimental effect on the incidence of heel pressure ulcers after local 5% DMSO cream application: A randomized, double-blind study in patients at risk for pressure ulcers. Wounds, 2008; 20 (4) : 84-88.

28. Francis K, ManPang S, Cohen B, Salter H, Homel P. Disposable versus reusable absorbent underpads for prevention of hospitalacquired incontinence associated dermatitis and pressure injuries. J Wound Ostomy Continence Nurs, 2017; 44 (4) : 374-379.

29. Teerawattananon Y, Anothaisintawee T, Tantivess S, Wattanadilokkul U, Krajaisri P, Yotphumee S, Wongviseskarn J, Tonmukayakul U, Khampang R. Effectiveness of diapers among people with chronic incontinence in Thailand. Int J Technol Assess Health Care, 2015; 31 (4) : 249-255.

30. Gray M, Beeckman D, Bliss DZ, Fader M, Logan S, Junkin J, Selekof J, Doughty D, Kurz P. Incontinence-associated dermatitis: A comprehensive review and update. J Wound Ostomy Continence Nurs, 2012; 39 (1) : 61-74.

31. Black J, Alves P, Brindle CT, Dealey C, Santamaria N, Call E, Clark M. Use of wound dressings to enhance prevention of pressure ulcers caused by medical devices. Int Wound J, 2015; 12 : 322-327.

32. Mody L, Greene MT, Meddings J, Krein SL, McNamara SE, Trautner BW, Ratz D, Stone ND, Min L, Schweon SJ, Rolle AJ, Olmsted RN, Burwen DR, Battles J, Edson B, Saint S. A national implementation project to prevent catheter-associated urinary tract infection in nursing home residents. JAMA Internal Medicine, 2017; 177 (8) : 1154-1162.

33. Su MY, Lin SQ, zhou YW, Liu SY, Lin A, Lin XR. A prospective, randomized, controlled study of a suspension positioning system used with elderly bedridden patients with neurogenic fecal incontinence. Ostomy Wound Management, 2015; 61 (1) : 30-39.

34. Pittman J, Beeson T, Terry C, Kessler W, Kirk L. Methods of bowel management in critical care. Journal of Wound Ostomy and Continence Nursing, 2012; 39 (6) : 633-639.

35. Twersky J, Montgomery T, Sloane R, Weiner M, Doyle S, Mathur K, Francis M, Schmader K. A randomized, controlled study to assess the effect of silk-like textiles and high-absorbency adult incontinence briefs on pressure ulcer prevention. Ostomy Wound Mange, 2012; 58 (12) : 18-24.

36. Coladonato J, Smith A, Watson N, Brown AT, McNichol L, Clegg A, Griffin T, McPhail L, Montgomery TG. Prospective, nonrandomized controlled trials to compare the effect of a silk-like fabric to standard hospital linens on the rate of hospitalacquired pressure ulcers. Ostomy Wound Manage, 2012; 58 (10) : 14-31.

37. Yusuf S, Okuwa M, Shigeta Y, Dai M, Iuchi T, Sulaiman R, Usman A, Sukmawati K, Sugama J, Nakatani T, Sanada H. Microclimate and development of pressure ulcers and superficial skin changes. Int Wound J, 2013.

38. Smith A, McNichol LL, Amos MA, Mueller G, Griffin T, Davis J, McPhail L, Montgomery TG. A retrospective, non-randomized, before and after study of the effect of linens constructed of synthetic silk-like fabric on pressure ulcer incidence. Ostomy Wound Management, 2013; 59 (4) : 28-34.

39. Smith G, Ingram A. Clinical and cost effectiveness evaluation of low friction and shear garments. J Wound Care, 2010; 19 (12) : 535-542.

40. Freeman R, Smith A, Dickinson S, Tschannen D, James S, Friedman C. Specialty linens and pressure injuries in high-risk patients in the intensive care unit. Am J Crit Care, 2017; 26 (6) : 474-481.

41. Vilhena L, Ramalho A. Friction of human skin against different fabrics for medical use. Lubricants, 2016 4 (1) : doi.

org/10. 3390/lubricants4010006

42. Klaassen M, Schipper D, Masen M. Influence of the relative humidity and the temperature on the in-vivo friction behaviour of human skin. Biotribology, 2016; 6:21-28.

43. Bernatchez SF, Mengistu GE, Ekholm BP, Sanghi S, Theiss SD. Reducing Friction on Skin at Risk: The Use of 3MTM CavilonTM No Sting Barrier Film. Adv Wound Care, 2015; 4(12):705-710.

44. Kalowes P, Messina V, Li M. Five-layered soft silicone foam dressing to prevent pressure ulcers in the intensive care unit. Am J Crit Care, 2016; 25(6):e108-e119.

45. Brindle CT, Wegelin JA. Prophylactic dressing application to reduce pressure ulcer formation in cardiac surgery patients. J Wound Ostomy Continence Nurs, 2012; 39(2): 133-142.

46. Santamaria N, Gerdtz M, Sage S, McCann J, Freeman A, Vassiliou T, De Vincentis S, Ng AW, Manias E, Liu W, Knott J. A randomised controlled trial of the effectiveness of soft silicone multi-layered foam dressings in the prevention of sacral and heel pressure ulcers in trauma and critically ill patients: The Border trial. Int Wound J, 2015; 12(3): 302-308.

47. Santamaria N, Gerdtz M, Kapp S, Wilson L, Gefen A. A randomised controlled trial of the clinical effectiveness of multi-layer silicone foam dressings for the prevention of pressure injuries in high-risk aged care residents: The Border III Trial. Int Wound J, 2018; 15(3):482-490.

48. Park KH. The effect of a silicone border foam dressing for prevention of pressure ulcers and incontinence-associated dermatitis in intensive care unit patients. J Wound Ostomy Continence Nurs, 2014; 41(5):424-429.

49. Santamaria N, Gerdtz M, Liu W, Rakis S, Sage S, Ng AW, Tudor H, McCann J, Vassiliou J, Morrow F, Smith K, Knott J, Liew D. Clinical effectiveness of a silicone foam dressing for the prevention of heel pressure ulcers in critically ill patients: Border II Trial. J Wound Care, 2015; 24(8):340-345.

50. Padula WV. Effectiveness and value of prophylactic 5-layer foam sacral dressings to prevent hospital-acquired pressure injuries in acute care hospitals: An observational cohort study. Journal of Wound, Ostomy, and Continence Nursing, 2017; 44(5):413-419.

51. Richard-Denis A, Thompson C, Mac-Thiong JM. Effectiveness of a multi-layer foam dressing in preventing sacral pressure ulcers for the early acute care of patients with a traumatic spinal cord injury: Comparison with the use of a gel mattress. Int Wound J, 2017.

52. Byrne J, Nichols P, Sroczynski M, Stelmaski L, Stetzer M,

Line C, Carlin K. Prophylactic sacral dressing for pressure ulcer prevention in high-risk patients. Am J Crit Care, 2016; 25(3):228-234.

53. Cubit K, McNally B, Lopez V. Taking the pressure off in the Emergency Department: Evaluation of the prophylactic application of a low shear, soft silicon sacral dressing on high risk medical patients. Int Wound J, 2013; 10(5):579-584.

54. Yoshimura M, Ohura N, Tanaka J, Ichimura S, Kasuya Y, Hotta O, Kagaya Y, Sekiyama T, Tannba M, Suzuki N. Soft silicone foam dressing is more effective than polyurethane film dressing for preventing intraoperatively acquired pressure ulcers in spinal surgery patients: The Border Operating room Spinal Surgery(BOSS) trial in Japan. Int Wound J, 2018; 15:2.

55. Santamaria N, Liu W, Gerdtz M, Sage S, McCann J, Freeman A, Vassiliou T, Devincentis S, Ng AW, Manias E, Knott J, Liew D. The cost-benefit of using soft silicone multilayered foam dressings to prevent sacral and heel pressure ulcers in trauma and critically ill patients: A within-trial analysis of the Border trial. Int Wound J, 2014; epub.

56. Santamaria N, Santamaria H. An estimate of the potential budget impact of using prophylactic dressings to prevent hospitalacquired PUs in Australia. J Wound Care, 2014; 23(11):583-589.

57. Souza TS, Reichembach Danski MT, Johann DA, Marques De Lazzari LS, Mingorance P. Prevention's pressure ulcers heel with transparent polyurethane film. Acta Paulista de Enfermagem, 2013; 26(4):345-352.

58. Forni C, Loro L, Tremosini M, Mini S, Pignotti E, Bigoni O, Guzzo G, Bellini L, Trofa C, Guzzi M. Use of polyurethane foam inside plaster casts to prevent the onset of heel sores in the population at risk. A controlled clinical study. J Clin Nurs, 2011; 20(5/6):675-680.

59. Torra I Bou JE, Rueda López J, Camañes G, Herrero Narváez E, Blanco Blanco J, Ballesté Torralba J, Martinez-Esparza EH, García LS, Soriano JV. Preventing pressure ulcers on the heel: a Canadian cost study. Dermatol Nurs, 2009; 21(5):268-272.

60. Ohura N, Ichioka S, Nakatsuka T, Shibata M. Evaluating dressing materials for the prevention of shear force in the treatment of pressure ulcers. J Wound Care, 2005; 14(9):401-404.

61. Matsuzaki K, Kishi K. Investigating the pressure-reducing effect of wound dressings. J Wound Care, 2015; 24(11):512-517.

62. Call E, Pedersen J, Bill B, Black J, Alves P, Brindle CT, Dealey C, Santamaria N, Clark M. Enhancing pressure ulcer

prevention using wound dressings：What are the modes of action? Int Wound J,2015;12(4):408-413.

63. Call E,Pedersen J,Bill B,Oberg C,Ferguson-Pell M. Microclimate impact of prophylactic dressings using in vitro body analog method. Wounds 2013;25(4):94-103.

64. Walsh NS,Blanck A,Smith L,Cross M,Andersson L,Polito C. Use of a sacral silicone border foam dressing as one component of a pressure ulcer prevention program in an intensive care unit setting. J Wound Ostomy Continence Nurs,2012;39(2):146-149.

第三篇

压力性损伤预防和治疗干预

第7章 营养与压力性损伤防治

【前言】

营养在压力性损伤的预防与治疗中起着至关重要的作用,因为所有的器官系统都需要常量元素和微量元素来满足身体组织生长、发育、维持及修复的营养需求。营养充足的患者比营养不良的患者出现压力性损伤的风险更低,然而在某些情况下,营养充足和营养不良的患者都可能出现皮肤完整性问题[1]。

营养不良是指营养不足或能量、蛋白质和其他营养素过剩或不平衡,对组织、身体结构、身体功能和临床结局造成明显的不良影响。成人营养不良通常出现在持续的营养摄入不足和/或需求增加、吸收不足、营养运输方式改变和营养利用率下降等情况。患者可能也有代谢亢进和/或分解代谢过度和炎性环境。美国肠外肠内营养学会[2]将成年人营养不良定义为存在以下两种或两种以上特征时:①能量摄入不足;②非计划性体重减轻;③肌肉减少;④皮下脂肪减少;⑤局部或全身水肿;⑥功能状态下降。

非计划性体重减轻是营养不良的标志,也是营养状况下降的标志之一,这与老年人死亡风险增加有关[4,5,7,8]。而且,老年厌食症,作为一种食欲和/或食物消耗减少,体重减轻,和新陈代谢异常的老年人综合征,会增加营养不良和不良健康结局的风险[3]。然而,尽管营养不良经常与体重不足相关,但值得注意的是肥胖的成年人也可能存在营养不良。

美国肠外肠内营养学会[4]将儿童营养不良定义为,仅获得一个数据时,具备以下一个或多个特点即为儿童营养不良:①身高体重评分;②BMI年龄评分;③身高年龄评分;④上臂臂围。

当可获得两个或两个以上数据时,儿童营养不良的主要指标如下:①体重增长速率(<2岁);②体重减轻(2~20岁);③体重身高评分降低;④营养摄入不足。

【营养不良与压力性损伤】

营养不良会影响压力性损伤的进展与愈合。

营养摄入不足和营养不良都与压力性损伤的进展、严重程度和延迟愈合有关[5-11]。

如在指南"风险因素和风险评估"中详细讨论的:营养状况差(营养不良)和潜在营养不良的表现(例如低体重和经口食物摄入不足)是发生压力性损伤的独立危险因素[12-14]。而且,很多有压力性损伤风险的患者或压力性损伤患者都有非计划性体重减轻[5,12,14-16]。国际研究确定了营养状况和压力性损伤之间的关系。美国一项评估住院老年人压力性损伤风险的研究(n=2 425)指出76%的老年人营养不良[17]。澳大利亚学者Banks等(2010)[18]的研究发现急症护理单元中营养不良的成人和老年护理单元中营养不良的成人发生压力性损伤的比值比(OR)分别为2.6(95%CI:1.8~3.5)和2.0(95%CI:1.5~2.7)。Iizaka等(2010)[6]报道在日本接受居家护理的老年人压力性损伤者营养不良的风险显著高于其他未发生压力性损伤的老年人(58.7% vs 32.6%,P<0.001)。比利时一项大样本研究(n=1 188)发现,有压力性损伤的老年人出现营养不良的比值比(OR)为5.02(95%CI:1.69~14.92,P<0.001)[11]。

【临床问题】

指导本章的临床问题是:

1. 评估已经患有压力性损伤或有压力性损伤风险患者的营养状态时准确有效的方法是什么?

2. 哪些营养干预措施能有效预防压力性损伤?

3. 有没有理想的营养方案来降低压力性损伤发生的风险,如果有,应该包括什么?

4. 有哪些营养补充剂(如配方奶粉、某些维生素/矿物质)能有效降低压力性损伤发生的风险?

5. 哪些营养干预措施能有效促进压力性损伤的愈合?

6. 是否有促进压力性损伤愈合的最佳营养方案,如果有,应该包括什么?

7. 有没有专门的口服营养补充剂或配方奶粉能有效促进压力性损伤的愈合?

一、营养筛查

> 4.1 对于有发生压力性损伤风险的患者进行营养筛查。(证据等级＝B1;推荐强度＝↑↑)

【证据总结】

来自一项中等质量 1 级预后研究[19]和两项 3 级预后研究[20,21]的直接证据表明:通过营养筛查被确定为营养不良或有营养不良的风险,与压力性损伤风险以及发展为压力性损伤相关。来自低质量的 3 级研究[22]的证据提示,通过营养筛查发现存在营养风险的患者实施营养干预起效更快,这可以降低高达 50%的压力性损伤发生率,缩短住院时间,从而降低医疗成本。

【实施注意事项】

1. 使用简单、有效、可靠的营养筛查工具[23](5 级证据)。

2. 患者在进入卫生保健机构时,建议根据注册营养师/营养师的实践标准对其进行营养筛查。建议对临床情况有明显改变的患者和/或压力性损伤愈合轨迹不符合预期的患者进行重新筛查[2,24](专家意见)。

3. 任何有资质的医疗团队成员都可以完成营养筛查[23](专家意见)。

4. 微型营养评定法(MNA)和营养不良通用筛查工具(MUST)在用于筛选有压力性损伤或有压力性损伤风险患者的营养状况时具有良好的测量特性[19,20](1 级和 4 级证据)。

5. 营养风险筛查 2002(NRS2002)、快速筛查和简短营养评估问卷(SNAQ)在筛查老年人营养状况时具有良好的测量特性[23,25-27](5 级证据)。

6. 社区老年人饮食和营养风险评估(SREEN-ⅡAB)在社区环境中筛查老年人营养状况时具有良好的测量特性[23,28](5 级证据)。

7. 加拿大营养筛查工具(CNST)用于急性医疗机构中成人营养状况的筛查具有良好的测量特性[29](5 级证据)。

8. 被确认存在营养不良的压力性损伤、压力性损伤风险、或临床情况有明显改变的患者应咨询注册营养师/营养学家进行深入的营养评估[2,24](专家意见)。

【证据讨论】

营养不良与发病率和死亡率增加等不良结局有关,因此在发现压力性损伤时,应迅速查明和治疗营养不良。营养筛查识别出具有潜在的营养风险需要进行全面营养评估的患者。

营养筛查工具应有效、可靠,并与被评估的患者群体相关。筛选工具必须适用于评估所有类型患者的营养风险,包括那些体液紊乱、体重和身高不易测量的患者[30,31]。任何有资质的医疗团队成员都可以完成营养筛查,并应在入院时进行,或在首次社区就诊时进行。评估成人营养不良风险的常用筛查工具包括 MNA®[19,26,32-25]、MUST[26]、NRS[30,31]、SNAQ[25]、SCREEN©[28,36]和 CNST[37],所有这些工具都在验证性研究中进行了探索(表 7-1),关于新生儿和儿童营养筛查的其他讨论,包括针对不同儿童群体的筛查工具,将在本章最后的新生儿和儿童营养管理中呈现。

表 7-1 营养筛查工具的验证研究总结

营养筛查工具	识别 PI 风险状态的证据	识别 PI 风险因素的证据	临床环境和证据水平
微型营养评定法(MNA®)[38]	是	是	社区中的老人[19](1 级证据) 长期护理的老人[33](4 级证据) 有压力性损伤和多种合并症的老人[32](4 级证据) 在社区、长期护理的有营养风险的老人[35](5 级证据) 在社区、长期护理和急诊护理的老人[26](5 级证据)
营养不良通用筛查工具(MUST)[39]	否	是	在社区、长期护理和急诊护理的老人[26](5 级证据)

营养筛查工具	识别 PI 风险状态的证据	识别 PI 风险因素的证据	临床环境和证据水平
营养风险筛查 2002（NRS）[40]	否	否	急诊护理的成年人[30]（5 级） 在社区、长期护理和急诊护理的老人[26]（5 级证据）
简短营养评估问卷（SNAQ）[41-42]	否	否	急诊护理的成年人[25]（5 级证据） 居家护理的老人[25]（5 级证据）
社区老年人：饮食和营养风险评估（SCREEN©）[28,36]	否	否	社区中的老人[28]（5 级证据）
加拿大营养筛查工具（CNST）[37]	否	否	急诊机构中的成年人[29]（5 级证据）

二、营养评估

4.2　对于有压力性损伤和发生压力性损伤风险的成人患者进行全面的营养评估，筛查营养不良的风险。（证据等级=B2；推荐强度=↑↑）

【证据总结】

一项低质量的 2 级证据[43]的研究表明：基于 Bates-Jensen 伤口评估工具的测量和评估，营养评估作为综合营养干预计划的组成部分，有助于促进压力性损伤的愈合。公认的实践标准建议：全面营养评估是包括收集、核实和解释与营养状况有关数据的系统过程[44]。

【实施注意事项】

1. 建议由注册营养师/营养学家与跨专业营养团队合作进行营养评估[43]（2 级证据）。

在综合营养评估中包括以下内容：①饮食史和营养摄入是否充足；②人体测量指标[身高、体重和体重指数（BMI）]；③体重史；④生化数据（根据患者的诊断/情况而定）；⑤实验室检查和体格检查；⑥以营养为重点的身体评估，包括肌肉萎缩、水肿、微量营养素缺乏和功能状态（如握力）；⑦独立进食能力[45]（3 级证据）。

2. 以下项目不建议作为识别营养状况的敏感指标/标志：①血清白蛋白、前白蛋白和其他化验值可能有助于确定总体预后，但与营养状况的临床观察不相关[2,24,46-50]（5 级证据和专家意见）。②血清蛋白水平可能受炎症、肾功能、水合作用和其他因素的影响，因此不是反映营养状况的良好指标[2,24,49-51]（间接证据和专家意见）。③不推荐使用

炎症生物标志物来诊断营养不良[2,52]（专家意见）。

【证据讨论】

被筛查出有营养不良风险的所有成年人以及有压力性损伤的成年人，都应该被推荐给注册营养师/营养专家或跨专业营养小组（包括但不限于医生、护士、语言心理学家、职业治疗师、物理治疗师和牙医）进行全面的营养评估[53]。全面营养评估是指收集、核实和解释与营养状况有关的数据的系统过程，是形成所有营养干预措施的基础。一项针对老年护理机构 2 级或 3 级压力性损伤的老年人（$n=100$）使用跨专业营养方案的研究表明，营养评估与促进压力性损伤愈合相关[43]（2 级证据）。

血清白蛋白和前白蛋白一般不认为是营养状况的可靠指标。研究表明，急性期蛋白不可预期的变化与体重减轻、热量降低或氮平衡不一致有关[44]。它们似乎反映了炎症反应的严重程度，而不是营养状况。明显的炎症反应通过增加或改变蛋白质的代谢和消耗，从而增加营养不良的风险。因此，实验室指标作为营养不良指标是局限的[2]。在本章最后的"九、新生儿和儿童的营养管理"中，还讨论了新生儿和儿童营养评估。

三、营养护理计划

4.3　对于有营养不良或营养不良风险且有压力性损伤或发生压力性损伤风险的患者，制订和实施个性化营养护理计划。（证据等级=B2；推荐强度=↑↑）

【证据总结】

一项低质量 2 级证据的研究[43]表明：基于 Bates-Jensen 伤口评估工具的测量和评估后所提供

的包括个性化护理计划在内的多学科营养干预有助于加快压力性损伤的愈合。营养护理过程中,注册营养师/营养专家以执业标准建议为营养状况不佳的患者制订个性化护理计划,以特定的干预措施解决营养诊断问题[2]。

【实施注意事项】

1. 在制订个性化营养护理计划时,对有营养风险、有压力性损伤风险或有压力性损伤的患者,应遵循以证据为基础的营养和补液指南[54-62](5 级证据)。

2. 营养状况的监测和评估是一个持续的过程[63]。每周称体重[37]或根据当地政策测量(专家意见)。

3. 患者管理计划应该随着临床情况的变化而进行调整[63](专家意见)。

【证据讨论】

注册营养师/营养师应与跨专业团队协作,根据营养评估和患者目标确定的患者营养需求、喂养途径和临床护理目标,制订并记录个性化营养干预计划。Allen(2013)[43]的研究表明,与标准化营养计划相比患 Ⅱ 或 Ⅲ 类/期压力性损伤($n=100$)的老年人的个体化营养评估和护理计划与促进伤口愈合有关(37% vs 23.4%,$P<0.05$)[43](2 级证据)。

四、压力性损伤风险患者的能量与蛋白质摄入

> 4.4 对于有营养不良或营养不良风险的有发生压力性损伤风险的患者,优化能量的摄入。(证据等级 = B2;推荐强度 = ↑)

> 4.5 对于有营养不良或营养不良风险的有发生压力性损伤风险的患者,调整蛋白质的摄入。(GPS)

【证据总结】

间接证据表明:有压力性损伤风险和营养不良的患者给予营养补充后能量摄入有所提高[64,65]。一项低质量的 3 级证据研究[66]中,患者使用 Harris-Benedict 方程计算所需能量并按需摄入后,压力性损伤的发生率降低。分析表明,这些干预在某些地区是有成本效益的[67-69]。

建议为急性和慢性病患者[70]以及老年人[71]

补充蛋白质,目前还没有研究证据表明高蛋白摄入是否能降低有风险患者的压力性损伤发生率。多个指南[56-60,70,71]建议,针对那些因疾病和/或年龄较大而有压力性损伤风险,同时有营养不良或有营养不良风险的患者,增加蛋白质的摄入量是最佳的临床实践。

【实施注意事项】

1. 能量摄入

(1)推荐的膳食摄入量,请参考营养指南[例如由医学研究所(现称为国家科学、工程和医学研究院,NASEM)[62]、营养与饮食学会(Academy of Nutrition and Dietetics)[72]、欧洲食品安全局(European Food Safety Authority)[55]、欧洲临床营养与代谢学会(European Society for Clinical Nutrition and Metabolism,ESPEN)[57,58]、美国肠外肠内营养学会(American Society for Parenteral and Enteral Nutrition,ASPEN)[59-60,73]、澳大利亚国家卫生与医学研究理事会(Australian National Health and Medical Research Council,NHMRC)以及新西兰卫生部(New Zealand Ministry of Health)[56]制订的]。这些指南的应用建议根据个人情况(如身体状况、生活方式、BMI 等)计算能量摄入量(5 级证据和专家意见)。

(2)提供并鼓励有压力性损伤风险的患者均衡饮食,包括营养丰富的食物,使用营养指南中所述的推荐饮食摄入量[55-60,62,72,73](5 级证据和专家意见)。

(3)当饮食摄入不足,可疑或证实有营养不足时,应补充维生素和矿物质[74](专家意见)。

(4)个性化的能量摄入应该基于基本的医疗条件(专家意见)。

(5)当饮食限制导致食物和水/液体摄入量减少时,应该修改或放宽饮食限制。这些调整应在咨询医疗专业人员,并尽可能是注册营养师的管理下进行[75](专家意见)。

(6)应根据体重变化或肥胖程度或患者的诊断/情况进行能量摄入调整(专家意见)。

(7)对于体重过轻或有明显非计划性体重下降的患者,可能需额外的能量摄入(专家意见)。

(8)在临终/临终关怀和安宁疗护机构中,结合患者状况与愿望努力维持充足营养和液体摄入。在某些疾病状态下,当患者无法或拒绝进食

时,通常无法获得足够的营养支持[54,76,77](专家意见)。

2. 蛋白质摄入

（1）有关推荐的膳食摄入量,请参考营养指南(例如由 PROT-AGE 研究小组[70],肌少症、恶病质和消耗性疾病协会[71],国家科学、工程和医学研究院[62],营养和饮食科学院[72],欧洲食品安全局[55],欧洲临床营养和代谢学会[57-58],美国临床营养和代谢学会[59-60,73],澳大利亚国家健康与医学研究委员会和新西兰卫生部[56]制订的相关指南)(表7-3)(5 级证据和专家意见)。

（2）老年人的蛋白质摄入量应为 1~1.5g/(kg·d)[71](专家意见)。

（3）对患有急性或慢性疾病的老年人,建议摄入 1.2~1.5g/(kg·d)的蛋白质[70](5 级证据)。

（4）为有压力性损伤风险的成年人提供充足的蛋白质,以实现正氮平衡[63](专家意见)。

（5）评估肾功能以确保高蛋白适合患者,并在患者的临床状况改变时重新评估[78](专家意见)。

【证据讨论】

众多研究表明,为营养不良/营养不良风险的压力性损伤风险的成年人提供更高的能量和蛋白质摄入量有助于预防压力性损伤的发生。这些研究,涵盖了对接受姑息治疗[66]、老年护理[64]和急症护理[65]的成年人的多种干预方式,包括鼓励进食[66]、加餐[66]、口服营养补充剂[65-66]、鼻饲[64]、肠外营养[66]和肠内营养[66]。然而,由于营养方案和干预措施特异性较低,无法得出确切的结论。

目前还没有高质量的研究证据能证明高蛋白和高能量摄入能降低有风险患者的压力性损伤发生率。然而,针对没有慢性伤口的成年人已经有循证临床指南。这些指南建议成人每天摄入至少 1g/kg 体重的蛋白质[56,57,71](5 级证据)。这些建议汇总在表 7-2 和表 7-3 中。

尽管伤口愈合需要足够的水/液体摄入和维持血清蛋白水平,但这在年老体弱或临终期的患者中有时难以实现[79-80]。成人和儿童经常需要在进餐时提供额外的帮助,以防止体重下降增加压力性损伤和愈合不良的风险[81]。

表 7-2　压力性损伤风险患者的能量需求建议(均为 5 级证据)

指南	目标人群	能量推荐
Trans-Trasman 压力性损伤指南(2011)[34]	有中~高风险延缓 PI 愈合的成人[34]	30~35kcal/(kg·d) 125~145kJ/(kg·d)
抗衰老(PRO-AGE)研究团队指南(2013)[70]	有蛋白质能量消耗风险的老年肾病患者[70]	30~35kJ/kg
	有严重损伤或疾病的老年人[70]	使用间接热量测定法来估计能量需求,如果不适用,请参考美国临床营养和代谢学会肥胖危重症成人标准,使用适当的预测公式来预测肥胖患者
美国肠内肠外营养学会指南(2016 和 2017)[59,60]	危重症成人[60]	使用间接热量测定估算能量需求,如果不可用,使用适当的预测方程或基于体重的公式进行测定,25~30kJ/(kg·d)
	肥胖危重症成人[60]	使用间接热量测定估算能量需求,如果不可用,使用基于体重的公式:30<BMI<50:11~14kJ/(kg·d),按实际体重计算;BMI>50:22~25kJ/(kg·d),按理想体重计算
	危重症儿童[59]	使用间接热量测定估算能量需求,如果不可用,使用 Schofield[82]重量-高度或重量方程或 WHO 方程[83]
欧洲肠内肠外营养学会指南(2018)[57,58]	危重症成人[58]	使用间接热量测定估算能量需求,如果不可用,使用基于体重的公式,按照 25kJ/(kg·d)增加到目标值
	老年人[57]	30kJ/(kg·d),根据营养评估单独调整

表 7-3　压力性损伤风险患者的蛋白质需求建议

指南	目标人群	蛋白质推荐
Trans-Trasman 压力性损伤指南（2011）[34]	有中度到高度延迟愈合风险的压力性损伤成人[34]	1.25~1.5g/（kg·d）
肌少症、恶病质和消耗性疾病学会（2010）[71]	老年人	1~1.5g/（kg·d）
抗衰老（PRO-AGE）研究团队指南（2013）[70]	患有急性或慢性疾病的老人[70]	1.2~1.5g/（kg·d）
	患有严重损伤或疾病的老人[70]	2.0g/（kg·d）
美国肠内肠外营养学会指南（2016 和 2017）[59,60]	危重症成人[60]	1.2g/（kg·d）
	肥胖危重症成人[60]	30<BMI<40：2g/（kg·d）理想体重 BMI>40：2.5g/（kg·d）理想体重
	危重症儿童[59]	1.5g/（kg·d）
欧洲肠内肠外营养学会指南（2018）[57,58]	危重症成人[58]	逐步实现 1.3g/（kg·d）
	老年人[57]	1.2g/（kg·d）

五、压力性损伤患者能量与蛋白质的摄入

> 4.6　对于有营养不良或营养不良风险的有压力性损伤的成人患者，每天按每公斤体重提供 30~35cal 的能量。（证据等级＝B1；推荐强度＝↑）

> 4.7　对于有营养不良或营养不良风险的有压力性损伤的成人患者，每天按每公斤体重提供 1.2~1.5g 蛋白质。（证据等级＝B1；推荐强度＝↑↑）

〖证据总结〗

一项低质量的 1 级研究[84]的直接证据表明，使用具有较高应力系数的 Harris-Benedict 方程增加热量和蛋白质摄入量，最终的完全愈合情况没有显著性差异。中等质量的 1 级研究[84]和低质量的 3 级研究报道了一些治疗措施有改善效果（例如 DESIGN-R 评分）[8,85]。一项中等质量的经济分析[86]表明虽然可能需要大量资源，但通过优化能量摄入能减少压力性损伤天数和提高生存质量，可能会最终节省总体成本（取决于地理和临床环境）。患者及其非正式照料者被认为应优先了解与健康皮肤相关的饮食要求[87,88]。

一项低质量的 1 级研究[89]报告显示：与安慰剂相比，补充蛋白质能使压力性损伤 PUSH 评分显著降低 12%。一项中等质量的 1 级研究[84]显示：与低蛋白相比，高蛋白摄入与压力性损伤的大小和深度改善显著相关。一项第三方的 1 级研究[90]显示：平均蛋白质摄入量从 1.2g/kg 增加到 1.4g/kg，与压力性损伤面积减少有关，尽管干预措施还包括精氨酸、锌和抗氧化剂的摄入。一项高质量的 2 级研究[91]报道：压力性损伤表面积与饮食中蛋白质摄入量之间有显著相关性。有些低质量的 3 级研究[8,85]显示：随着蛋白质摄入量的增加，在 DE-SIGN-R[85]和一般压力性损伤案例[8]中，组织类型评分显著改善。尽管在一项 1 级证据的研究中有一小部分研究对象出现轻微的胃肠不耐受，但是在这些研究中，蛋白质摄入量高达 1.5g/（kg·d）对肾功能没有影响[92]。一项高质量的经济分析[86]表明：增加 16 周的蛋白质摄入量的营养干预与减少压力性损伤天数、降低护理成本和提高生存质量有关。

〖实施注意事项〗

1. 能量摄入

（1）个体化的能量摄入应该基于基本的健康状况和活动水平（专家意见）。

（2）当饮食限制导致食物和水/液体摄入量减少时，应修改/放宽饮食限制，这些调整应咨询医疗专业人员并尽可能由注册营养师/营养专家管理（专家意见）。

（3）当营养需求不能通过正常饮食摄入时，应提供增强营养的食品（专家意见）。

（4）口服营养补充剂和人工营养应被视为达到个人热量摄入目标的策略[84]（1 级证据）。

（5）能量摄入应根据肥胖程度或患者的诊

断/情况进行调整(专家意见)。

(6)对体重不足或有明显非计划性体重减轻的成年人可能需要额外的能量摄入(专家意见)。

2. 蛋白质摄入

(1)为有压力性损伤的成年人提供足够的蛋白质来维持正氮平衡[63](专家意见)。

(2)评估患者的肾功能以确保高蛋白适合患者,并在临床情况改变时重新评估[78](专家意见)。

【证据讨论】

在过去的三十年,一些研究直接或间接指出了充足的蛋白质和能量摄入在治疗压力性损伤中的重要性。这些研究通常在体重正常的成年人中进行,缺乏严重体重不足的压力性损伤患者、肥胖、新生儿和儿童的营养证据。

研究结果证明了满足能量与蛋白质需求之间的相互关系。例如,Breslow等(1993)[91]证实:与基线水平相比,接受标准饮食的患者比接受高蛋白、高能量饮食的患者在压力性损伤面积上有显著降低($P < 0.02$)。此外,压力性损伤面积的变化与膳食蛋白($r = 0.50$, $P < 0.01$)和能量摄入($r = -0.41$, $P < 0.03$)均有关[91](2级证据)。Iizaka等(2014)[85]观察到不仅是能量满足和蛋白质需求与体重、臂围和血清白蛋白水平的变化有关,而且能量和蛋白质摄入与深部压力性损伤的伤口愈合有关(能量和蛋白质的 $P = 0.013$)[85](3级证据)。在这些研究中,蛋白质摄入量从 $0.95g/(kg \cdot d)$ 到 $(2.1 \pm 0.9)g/(kg \cdot d)$ 不等[85]。

能量和蛋白质需求的量化一直是众多研究的焦点。Lee(2006)[89]报道称,与安慰剂相比,每天三次提供浓缩强化的胶原蛋白水解物补充(每剂量1.5液体盎司剂量单位,每单位含有15g水解蛋白),治疗8周后PUSH分数降低了60%,比对照组的降低了48%($P < 0.05$)(1级证据)。Yamamoto等(2009)[8]证明成人每天摄入 30kJ/kg 以上的热量能促进压力性损伤的愈合,而那些每天摄入不超过 20kJ/kg 热量的患者在愈合方面出现恶化或没有改善。此外,观察到成年人每日蛋白质摄入量在伤口状况改善组和压力性损伤未改善组之间有显著差异(总是>45g/d,与20g/d相比,$P < 0.005$)(3级证据)。1个RCT[84]($n = 60$)研究显示,干预组以预测性基础能量方程(BEE)为基础,结合较高的蛋白质摄入量 $1.62g/(kg \cdot d)$,与每天摄入 $1.24g/kg$ 的对照组相比,证实了肠内营养的有效性。干预组7名受试者和对照组4名受试者的压力性损

伤在12周内痊愈。干预组压力性损伤深度持续下降($P < 0.05$)。尽管研究人员得出结论,使用BEE方程乘以活动系数1.1再乘以压力因子 $1.3 \sim 1.5$ 计算营养需求,可能与改善压力性损伤的愈合有关,但结果仅限于接受肠内营养、无法移动的老年人(1级证据)。Cereda等(2009)[90]在一个小样本RCT($n = 28$)中探讨了高能量、高蛋白质[30kJ/($kg \cdot d$),蛋白质 $1.5g/(kg \cdot d)$]的营养方法。与高热量、正常蛋白质饮食[30kJ/($kg \cdot d$),蛋白质 $1.2g/(kg \cdot d)$]相比,该方案可使压力性损伤更快愈合。尽管如此,高能量、高蛋白干预组的患者也接受了额外的微量营养素(精氨酸、锌和抗氧化剂),这些微量营养素可能在伤口愈合中发挥积极作用,因此不能排除残余的混杂因素[90](1级证据)。

上述研究报告的结果与本指南中提出的建议都得到了Meta分析[93]的支持,该分析及其他指南都重点关注了有压力性损伤的成年人的能量需求[34]。在这个Meta分析中,Cereda等(2011)[93]将测量的(间接量热法)静息能量消耗调整为1.3体力活动修正系数(对于卧床休息的个体)后,平均每日总能量需求约为30kJ/($kg \cdot d$)。

应注意的是,正常蛋白质饮食(占总能量的16%)即30kJ/($kg \cdot d$),每天至少提供 $1.2g/kg$ 的蛋白质。在每天摄入 $35kJ/kg$ 热量的饮食中,蛋白质摄入量增加到 $1.4g/kg$。在高蛋白质营养支持下(占总能量的20%),提供给个体的蛋白质量将达到 $1.5 \sim 1.75g/(kg \cdot d)$[90]。应根据肾功能调整蛋白质摄入量,避免长期摄入高蛋白,因为可能对肾和肝功能产生不利影响。在没有相关并发症的情况下,在压力性损伤完全愈合后,可以建议恢复到理想的蛋白质摄入量 $1.0 \sim 1.2g/(kg \cdot d)$。不过,重要的是还要考虑到能量摄入不足会增加患者对蛋白质的需求[57]。

六、营养补充

口服营养补充剂(ONS)、增加营养的食品和食品强化剂可用于对抗那些无法自主(正常)进食患者的非计划性体重减轻和营养不良。口服营养补充剂包括提供营养的产品,包括蛋白质、碳水化合物、脂肪、维生素、矿物质和/或氨基酸。建议卫生专业人员检查口服和肠内补充剂的营养标签,以确定微量营养素是否充足。

本章结尾的"九、新生儿和儿童的营养管理"部分讨论了新生儿和儿童的营养补充。

4.8 如果日常饮食摄入无法达到营养需求,对于有发生压力性损伤风险且有营养不良或营养不良风险的成人患者,除日常饮食外,提供高能量、高蛋白质强化食品和/或营养补充剂。(证据等级=C;推荐强度=↑)

4.9 如果日常饮食摄入无法达到营养需求,对于有压力性损伤且有营养不良或营养不良风险的成人患者,除日常饮食外,提供高能量、高蛋白质营养补充剂。(证据等级=B1;推荐强度=↑↑)

4.10 对于有Ⅱ类/期或以上压力性损伤且有营养不良或营养不良风险的成人患者,提供高能量、高蛋白、精氨酸、锌和抗氧化剂的经口营养补充剂或肠内营养配方。(证据等级=B1;推荐强度=↑)

〖证据总结〗

1. 有压力性损伤风险的成人患者的营养补充

一项低质量的 1 级研究[94]发现,高热量、高蛋白的营养补充剂可以显著降低压力性损伤风险患者的发生率。这一发现得到了一项大样本低质量 3 级研究[45]的支持,以及一项小样本低质量 1 级研究[95]的有利但不显著结果的支持。然而,其他高质量[96]和低质量[5,97]的 1 级研究表明,高热量、高蛋白营养补充剂在降低压力性损伤发生率上没有显著效果。证据体的不一致反映了实现预期收益可能性的不确定性。然而,没有已知的不良影响,中等质量的经济分析[67-69]报告了与干预相关的成本降低,包括缩短住院时间。患者及其非正式照顾者的护理重点是应了解更多与健康皮肤相关的饮食要求[87-88]。

2. 有压力性损伤的成人患者的营养补充

一项大样本低质量的 1 级证据的研究[5]报告称,当提供高热量、高蛋白补充剂时,平均约 42%的压力性损伤达到完全愈合,比标准饮食高出约10%。而一项高质量的 1 级研究[92]报告完全治愈率约为 10%。1 级证据的研究中报告的治愈率差异可能是由于干预时间在 3~26 周之间的巨大差异所致。与标准饮食或安慰剂补充剂相比,低质量的 1 级[92]和 2 级[91]研究表明,高热量、高蛋白补充剂的压力性损伤平均表面积显著减少,而 PUSH 评分显著提高。在研究中几乎没有发生过不良事件,经济分析[86]表明,营养补充能降低人均费用,提高无压力性损伤天数和生存质量。超过三分之二经

历过压力性损伤的患者表示,接受饮食指导以促进健康是首要的[87]。

一项高质量的研究[92]表明含精氨酸、锌和抗氧化剂的高热量、高蛋白口服营养补充剂与压力性损伤愈合的显著改善有关,并且比不含特定营养素的高热量、高蛋白口服营养补充剂更有效。高质量的 1 级研究表明:当提供含精氨酸、锌和抗氧化剂的高热量,高蛋白的口服营养补充剂超过四周时,压力性损伤愈合的可能性将增加三倍以上[92]。3项中等质量的 1 级研究[90,98,99]、一项低质量的 1级研究[100]和一项低质量的 4 级证据研究[101-103]提供了伤口愈合测量方法改进的证据,包括 PUSH 评分测量伤口表面积减小和改善,没有已知的不良事件。高质量的成本分析[104]表明:与没有疾病特异性营养补充剂相比,该疗法能有效降低治疗压力性损伤的成本。

〖实施注意事项〗

1. 当不能通过正常饮食摄入达到营养需求时,应提供补充剂[89,92](1 级证据)。

2. 两餐之间要提供营养补充剂[105](5 级证据)。

3. 补充剂量应为 2 瓶/天,提供 1.5~2.4kJ/ml的浓度(专家意见)。

4. 持续补充至少四周(专家意见)。

〖证据讨论〗

提供足够热量和蛋白质的营养干预措施,对降低营养状况差和/或营养不良的患者的压力性损伤风险起着至关重要的作用。尽管如此,压力性损伤本身也是导致营养状况恶化的原因,因为慢性伤口增加了能量和蛋白质消耗以及营养的流失。提供额外的能量是改善合成代谢的重要策略。然而,有压力性损伤的患者经常表现为正常的自主食物摄入障碍。营养补充是满足营养需要的一种策略。当经口进食仍然可行和安全时,口服营养剂是应对蛋白质和热量摄入不足的首选策略。这方面的证据集中在多营养素的补充上。有限的早期证据[106,107]表明使用单一维生素对有压力性损伤或压力性损伤高危患者没有益处。

Wilson 等(1986)[108]进行的一项研究表明,健康的老年人在两餐之间进食高能量、高蛋白的口服营养剂时,营养吸收得更好,对膳食摄入的干扰最小(5 级证据)。这表明,应在两餐之间进行营养补充。与此一致的是,一项系统综述[109]发现,在两餐之间坚持服用提供的口服营养剂通常是好的,尤其

是服用能量浓度更高的口服营养剂,从而改善患者总能量摄入,最终有临床受益[109]。

1. 有压力性损伤风险的成人患者的营养补充

由于压力性损伤风险降低有多种因素作用,因此将口服营养补充剂作为有独立贡献的营养干预措施,来降低高风险患者和老年人的压力性损伤风险是具有挑战性的。回顾性队列研究[45](3级证据)和随机对照试验[5,94,97](1级证据)结果各不相同,在预防压力性损伤的效果方面具有不确定性。大样本的研究(626名[45]和1 500多名研究对象[94])报告了重要发现(1级和3级证据),而小样本的研究(少于500名研究对象[5,94,97])(均1级证据)则没有显著性发现。在一个小样本的RCT[95]中,口服营养剂干预显著提高了整体临床医疗的良性结局,但压力性损伤的发生率没有显著降低。这些研究都是在老年人的急性或长期护理机构中进行的,研究时间从2周到6个月不等,研究时长和结果之间没有明显的关联[5,45,94-97]。

然而,对上述试验的定量综合表明,与常规护理相比,使用能提供250~500千焦热量长达26周的口服营养补充剂,有压力性损伤风险的患者压力性损伤发生率较低($OR = 0.75$, $95\% CI$: $0.62 \sim 0.89$)[110]。尽管如此,所有的研究都一致认为,这一干预措施增加了蛋白质及卡路里的摄入(特别是当使用能量密集型配方时),这与现有文献中关于使用口服营养补充剂的内容基本一致[109]。

值得注意的是,在澳大利亚进行的、基于RCT的经济建模发现,营养支持在住院高危患者预防压力性损伤方面具有成本效益。与标准饮食相比,口服营养补充剂的平均住院时间减少了0.52%,从而提高了成本效益[67-69](中等质量的经济分析)。

2. 有压力性损伤的成人患者的营养补充剂

有证据充分表明蛋白质和能量的额外供应在压力性损伤愈合中的作用。在医院、长期护理和社区护理环境中进行的几项RCT[5,89,92](1级证据)和一项非RCT[91](2级证据)表明:与对照组相比,在常规饮食的基础上接受高能量、高蛋白的口服营养剂的患者,在压力性损伤的愈合方面有显著改善。越来越多的证据表明,通过口服营养补充剂或鼻饲方式向高热量、高蛋白营养补充剂中添加精氨酸和微量营养素(锌和抗氧化剂)对压力性损伤愈合有积极作用[90,98,99,102,103,111](1级和3级证据)。

两项小样本RCT(28名[90]和43名[98]研究对象)针对医疗中心,医院和长期护理机构的研究表明:一种特定疾病的营养方法作为患有Ⅱ类/期或更严重的压力性损伤的患者的促进压力性损伤愈合的策略。两项试验的干预措施均是添加了精氨酸和其他微量营养素的高能量、高蛋白配方剂[90,98]。在这两项研究中,不仅治疗组和对照组之间的PUSH得分降低在统计学上有显著差异[90,98],而且van Anholt等(2010)[98]研究报告指出:与对照组相比,口服营养补充剂组每周需要更换的敷料明显减少($P = 0.045$),并且每周花费在更换敷料上的时间更少($P = 0.022$)。研究人员得出的结论是:口服添加了精氨酸和微量营养素的高蛋白营养补充剂至少八周后可能会改善没有营养不良的老年人的压力性损伤愈合情况[90,98](1级证据)。

为了阐明特定营养素在愈合过程中的独立作用,一项有200名研究对象的双盲RCT(OEST)[92]将富含精氨酸、锌和抗氧化剂的高能量高蛋白营养配方与具有活性的等热量等含氮量的对照配方(500kJ和40g蛋白质)进行了比较。干预8周后,营养不良的成人(主要是)3和4类/期压力性损伤的创面面积平均减少率高于无特定营养素的高能量、高蛋白口服营养补充剂(疾病特异性,60.9%,$95\%CI$:54.3~67.5;对照组,45.2%,$95\%CI$:38.4~52.0;$P = 0.026$)。这相当于调整后的治疗效果为18.7%($95\%CI$:5.7~31.8,$P = 0.017$)。治疗组完全愈合率比例更大(16.9%,$95\%CI$:8.2~25.6与9.7%,$95\%CI$:2.1~17.3,$P = 0.10$)。即调整后的治疗效果优势比为2.16($95\%CI$:0.88~5.39,$P = 0.097$)。对于在研究中至少停留四周的患者,调整后的优势比为3.71($95\%CI$:1.05~13.16,$P = 0.042$)[92](1级证据)。然而,一项仅持续两周的类似小样本研究($n = 50$)并没有导致PUSH总分的显著差异[100](1级证据)。总体而言,基于精氨酸、锌和抗氧化剂的研究,有中等至较高的证据支持使用高能量、高蛋白的精氨酸和微量营养素补充剂来促进压力性损伤愈合的积极作用。

来自试验的证据表明,干预的时间至少应为四周,并且在完全愈合之前给药是可取的。在社区脊髓损伤(SCI)患者中检查了补充剂的持续时间,结果不一。Brewer等(2010)[101]发现:与对照组相比,每天服用9g精氨酸的干预组的愈合效果更好[完全愈合:(10.5±1.3)周vs(21.1±3.7)周,$P = 0.006$](4级证据)。另一项观察性研究[102],研究了每天补充9g精氨酸的作用,发现早期停止治疗的患者和完成压力性损伤的类别/阶段治疗的患者之间,康复时间在统计学上没有显著差异。但是,结合对Ⅲ/(和)Ⅳ类/期压力性损伤的分析,与停止服用补充剂的患者相比,持续补充直至完全治愈的患者治愈率高出 2.5 倍[(8.5±1.1)周 vs(20.9±7.0)周,$P=0.04$](4 级证据)。

此外,可有可无的氨基酸(即精氨酸)在生理应激期间成为条件必需的氨基酸。通过比较不同剂量的精氨酸治疗急性住院患者压力性损伤的疗效,我们在 1 个小样本 RCT[112]中探讨了精氨酸的最佳水平。结果表明:每天补充 4.5g 精氨酸和每天补充 9g 精氨酸的治疗效果没有差异(1 级证据)。

与高热量、高蛋白的口服支持相比,富含精氨酸、锌和抗氧化剂的疾病特定口服营养补充剂配方的经济效益是巨大的[92]。尽管与不含特定营养素的高热量、高蛋白口服营养补充剂相比,特定疾病配方奶粉的成本更高($P<0.001$),但在包括直接护理成本(设备、检查和人员配备)的成本分析中,使用该口服营养补充剂可显著降低总体护理成本[74.30 欧元(565 元),$95\%\ CI$:$-126.1\sim22.5$,$P=0.013$],具有实质性的增量成本效益比(增量成本效益比;95%,上的分数处于"更有效/更便宜"象限)[104](高质量经济分析)。

七、人工营养:肠内和肠外营养

即使提供了口服营养补充剂,有些患者不能通过正常的口服摄入来满足他们的营养需求。

> 4.11 对于通过口服营养干预仍无法满足营养需求的有发生压力性损伤风险的患者,根据个人偏好和护理目标,讨论肠内或肠外营养对支持整体健康的利弊。(GPS)

> 4.12 对于通过口服营养干预仍无法满足营养需求的有压力性损伤的患者,根据个人偏好和护理目标,讨论肠内或肠外营养对支持压力性损伤治疗的利弊。(证据等级=B1;推荐强度=↑)

【证据总结】

由于明显的伦理原因,目前尚无 RCT 将提供人工营养(肠外或肠内)与不干预在无法通过自主(正常)口服营养满足要求的患者中进行比较。在这些临床环境下,可以与患者和非正式照顾者讨论通过其他途径(例如鼻肠管,经皮内镜下胃造瘘术

或胃肠外营养)进行营养管理。

一项低质量的 1 级研究[97]和 3 项低质量的 3 级证据研究[45,64,113]表明肠内或肠外喂养对有风险患者压力性损伤发生率的影响有限。虽然目前的证据并不支持使用肠内或肠外喂养来预防压力性损伤,但应考虑个人的护理目标、整体健康和临床需要,而不仅仅是压力性损伤的预防和治疗。

在有压力性损伤的成年人中,两项中等质量的 1 级证据研究表明,与标准配方相比,高热量、高蛋白的肠内或肠外补充剂可以改善某些压力性损伤愈合的程度[84,90]。一项中等质量的 3 级证据研究发现了矛盾的结果。但是,这些发现可能是因为在临床研究中接受肠内喂养患者的压力性损伤通常更为严重。例如,Breslow 等(1991)[114]发现接受肠内营养液量与压力性损伤表面积呈显著正相关($r=0.59$,$P<0.04$)。

【实施注意事项】

1. 肠外喂养和肠内喂养应由合格的专业人员使用监测程序进行管理[60](专家意见)。

2. 每日应通过体格检查、规律排便和排气、胃肠道体征和症状(如呕吐、腹胀、恶心、不适等)评估肠内营养的耐受性[60](专家意见)。

3. 常规评估应确认患者确实接受了规定的鼻饲量(专家意见)。

【证据讨论】

如果口服摄入不足,则可以根据个人意愿建议进行肠内或肠外营养。如果肠胃功能正常,则首选肠内(管)喂养途径。营养支持的风险和益处应尽早与患者和非正式照顾者进行讨论,并应反映出患者对护理的偏好和目标。

1. 姑息治疗中的特别注意事项

在姑息治疗和临终/临终关怀中最重要的是促进舒适和减轻临床症状。如果提供营养有助于促进患者舒适,并且得到患者、家庭护理人员和保健专业人员的一致同意,则补充营养(以任何形式)非常适合姑息性或临终关怀/临终关怀伤口护理。如果提供补充营养(以任何形式)会使患者增加不适感,并且预后很差,那么提供补充营养不应作为一个需要关注的问题,也不适用于姑息性或临终/临终关怀伤口的护理。接受姑息治疗的患者,如果没有将压力性损伤愈合作为目标,则可以按需选择食物和液体的类型和数量[79]。

2. 有压力性损伤风险患者的肠外/肠内营养

评估利用肠内和肠外营养预防压力性损伤的

益处的研究数量有限,表明这种方式对压力性损伤的发生率没有影响[45,64,113](1级和3级证据)。试验中急性护理和长期护理患者的高敏感性似乎既增加了压力性损伤的风险,又有助于决定是否进行肠内或肠外喂养[45,64,113]。例如,在一项研究[113]中,接受肠内喂养的患者比未接受肠内喂养的患者有更大的压力性损伤风险,并且 BMI 显著低于未接受肠内喂养的患者。因此,缺乏可比的患者混淆了肠内喂养对降低压力性损伤发病率的总体调研结果[113](3级证据)。

其他因素也有可能导致现有研究缺乏重要发现。其中一项实验,只进行了2周[97];然而,其他的实验是持续8周[113]、12周[45]和4年[64]。在其中一项研究中,营养干预之外的其他一些因素与长期护理中患者的压力性损伤发生率相关,包括提供的水/液体、药物和人员配置模式[45](3级证据),另一项研究中没有报告可能影响结果的并发症[64](3级证据)。

现有研究尚不清楚及时和充分的肠外或标准肠内营养是否会降低压力性损伤的患病率。

3. 有压力性损伤患者的肠外/肠内营养

目前有限数量的研究评价利用肠内和肠外营养治疗压力性损伤的益处,表明这种方式对压力性损伤的愈合有积极的影响[64,84,90](1级和3级证据)。虽然是小样本(60名研究对象[84]和28名研究对象[90]),但均为高质量的两项研究都强调以高蛋白形式提供的营养支持与特定疾病的肠内喂养之间的联系,以及使老年人压力性损伤发病率的降低[84,90](1级证据)。一项在干预开始时有更严重的压力性损伤患者的队列研究未能确定用经皮内镜胃造瘘补充营养与显著改善压力性损伤愈合(与经口进食相比)之间的联系[115](3级证据)。

使用积极的营养支持不一定对所有人都有益,也并非没有风险。在一项研究中,通过经皮内镜下胃造瘘或鼻胃管接受肠内营养的患者与接受经口进食的患者(61% vs 34%,$P<0.01$)相比,被认为有更多与干预相关的主要并发症(如体重减轻、肺炎和死亡)[113](3级证据)。Harvey 等(2016)[116]报道在危重症患者中使用肠外营养支持与肠内营养支持相比,死亡率没有显著变化(1级证据)。Teno 等(2012)[115]报道称通过经皮内镜下胃造瘘管进食可能与腹泻增加、体位受限或其他合并症有关,但未对此进行调查(3级证据)。

八、水 合 作 用

水是维生素、矿物质、葡萄糖和其他营养物质的溶剂。还需要水通过体内运输营养,并清除废物。在水分充足的健康个体中,食物和新陈代谢释放的水分占总摄水量的20%或更多[117]。总需水量包括食物的含水量[117]。请注意:并非所有液体都含水;要求是基于水的需要。

计算患者水/液体需求,目前已经有各种计算公式。循证指南建议,需水量按 1ml/(kg·d) 计算[34,118]。体温升高、呕吐、大量出汗、腹泻和/或严重渗出的伤口的患者通常需要额外的水/液体摄入来弥补损失[34]。摄入高蛋白的患者也可能需要额外的水摄入。

口服营养补充剂和肠内喂养通常总体积中含有75%的水。有关每种肠溶配方中特定游离水量,请参考每种产品的营养标签。

> **4.13** 对于有压力性损伤或发生压力性损伤风险的患者,在护理目标和临床状况相符时,提供和鼓励充分的液体摄入以进行水化。(GPS)

【实施注意事项】

1. 提供的水合作用必须符合患者的并发症和治疗目标(专家意见)。

2. 对于健康人来说,水/液体的摄入量应约为 30ml/(kg·d) 或 1ml/(kg·d)[34,118]。心衰或肾衰竭的患者通常限制液体摄入(专家意见)。

3. 为脱水、高热、呕吐、大汗、腹泻或严重伤口渗出的患者提供额外的水/液体。摄入高水平蛋白质的患者也可能需要额外的水/液体(专家意见)。

4. 检测患者脱水的体征和症状,包括体重变化、皮肤肿胀、尿量、血清钠升高和/或计算血液渗透压(专家意见)。

九、新生儿和儿童的营养管理

由于新生儿和儿童(18岁以下的个体)为满足正常生长需要单位体重的营养需求增加以及食欲和饮食摄入减少,营养缺乏的风险很高。此外,有压力性损伤风险或有压力性损伤的儿童大多有其他严重的急性或慢性并发症(包括营养不良),影响营养需求和吸收利用营养物质的能力[119,120]。

本章包括针对新生儿和儿童的建议,本章其余部分的信息也与儿童患者有关,"三、营养护理计划"适用于新生儿和儿童的护理,"四、压力性损伤风险患者的能量与蛋白质摄入"包括有关儿童摄入要求的指南。"七、人工营养:肠内和肠外营养"的讨论和建议也与新生儿和儿童密切相关。

营养评估、选择适当的喂养方式、密切监测、以诱人的方式促进充足营养摄入的策略,以及在需要时提供营养补充或营养支持,都是促进儿童伤口愈合的重要考虑因素[121,122]。

> **4.14** 对于有发生压力性损伤风险的新生儿和儿童进行恰当的营养筛查和评估。(GPS)

【实施注意事项】

1. 使用简单、有效和可靠的适合儿童群体的营养筛查工具[123](专家意见)。

2. 重症监护病房的危重患儿需要在入院 48h 内进行全面营养评估[59](5 级证据)。

3. 定期重新评估危重新生儿和有压力性损伤

或有压力性损伤风险的儿童的营养需求。每周至少对危重儿童进行一次营养评估[59,123](5 级证据)。

4. 对于新生儿和重症监护儿童,测量并记录体重、身高/身长和头围(3 岁以下儿童)。使用年龄 BMI z-评分筛查新生儿或处于极端的儿童[59](5 级证据)。

5. 对于早产儿,调整并正确测量胎龄[122](专家意见)。

【讨论】

儿科医生、营养师或其他合格的健康专业人员应进行适龄的营养筛查和评估,以确定有压力性损伤或有压力性损伤风险的新生儿和儿童的营养需求。及早发现有营养不良或有营养不良风险的新生儿和儿童,快速干预十分重要[122]。

本章前言介绍了科学院和美国肠外肠内营养学会[4]对儿童营养不良的定义。表 7-4 列出了常用的儿科营养筛查和评估工具。

表 7-4　儿科营养筛查和评估工具

营养筛查工具	鉴别 PI 风险状态的证据	筛查(S)或评估(A)工具	临床环境和证据水平
儿童主观全球营养评估(SG-NA)[124]	没有	S,A	1 个月~18 岁的住院儿童[125](5 级证据) 1~12 岁的脑瘫儿童[126](5 级证据)
儿童营养筛查工具(PNST)[127]	没有	S,A	住院新生儿及 16 岁以下儿童[128](5 级证据)
评估儿童营养不良的筛查工具(STAMP)[129]	没有	S,A	2~7 岁住院患儿[130](5 级证据) 脊髓损伤患儿[131](5 级证据)
儿科约克希尔营养不良评分(PYMS)[132]	没有	S	1~16 岁住院儿童[133](5 级证据)
营养状况和生长发育不良风险的筛查工具(强壮的儿童)[134]	没有	S	出生~17 岁的住院儿童[135](5 级证据) 年龄≥1 岁且非重症监护的住院儿童[136](5 级证据)

在对新生儿和儿童进行营养筛查和评估时,可以使用人体测量和生长曲线来确定儿童是否在预期的生长模式内发育[119,121]。然而,也要考虑水肿和脱水对危重儿童的评估影响[119,124]。

> **4.15** 对于有压力性损伤或发生压力性损伤风险且无充分口服摄入的新生儿和儿童,考虑强化食物、适龄营养补充剂或肠内/外营养支持。(GPS)

【实施注意事项】

1. 在可能的情况下,应优先选择肠内营养,而不是其他方法[59](5 级证据)。

2. 确保所有新生儿和儿童摄入足够的水分[122](专家意见)。

【讨论】

儿科医生,儿科营养师或其他合格的卫生专业人员应参与计划个性化营养计划,并为看护者提供促进营养摄入的策略[121]。能量需求因人而异,并在考虑能量消耗的情况下加以确定,以避免过度喂养或喂养不足。能量和蛋白质的摄入应考虑:①正常成长发育需求;②任何营养缺乏;③与危重病和并发症相关的需求;④与伤口愈合相关的需求[121]。

危重儿童应定期评估其能量消耗,以确定适当的能量需求。考虑到标准方程在估计儿童的能量消耗时通常是不可靠的[119,137]，因为它们适用于健康儿童或成人的测量[122,137]。由于这些原因，新生儿和慢性创伤儿童的能量需求往往被低估[138]。当无法进行直接测量时，确保用于估计需求的任何能量消耗方程式适合儿童的年龄和临床条件[137]。在对危重症儿童进行的队列研究中，强调了代谢状态的可变性以及就特定的摄入目标提供建议的不适当性[59,119]（5级证据）。然而，有人建议口服量应达到预防体重减轻和与氮消耗相关的并发症[139]。如果伤口愈合没有按照预期的轨迹进行，增加蛋白质和微量元素是恰当的[138]（专家意见）。没有足够的证据对有慢性伤口的新生儿和儿童常量-微量营养素需求提出具体建议[59,119]。对于口服摄入不足的患者，应在符合儿童及其非正式照顾者的护理目标时，开始肠内或肠外营养[139]。因为没有足够的证据支持其在儿童中的使用，补充免疫增强营养素（如精氨酸、谷氨酰胺、抗氧化剂）不推荐用于危重儿童[119]（专家意见）。

【参考文献】

1. Lagua RT, Claudio VS, *Nutrition and Diet Therapy Reference Dictionary*: *Malnutrition*. 1995, New York: Chapman & Hall.

2. White J. Consensus Statement: AND and ASPEN: Characteristics recommended for the identification and documentation of adult malnutrition (undernutrition). J Acad Nutr Diet, 2012; 112(5): 730-738.

3. Thomas DR. Loss of skeletal muscle mass in aging: Examining the relationship of starvation, sarcopenia and cachexia. Clin Nutr, 2007; 26(4): 389-399.

4. Becker P, Carney LN, Corkins MR, Monczka J, Smith E, Smith SE, Spear BA, White JV. Consensus statement of the Academy of Nutrition and Dietetics/American Society for Parenteral and Enteral Nutrition: Indicators recommended for the identification and documentation of pediatric malnutrition (undernutrition). Nutr Clin Pract, 2015; 30(1): 147-161.

5. Ek AC, Unosson M, Larsson J, von Schenck H, Bjurulf P. The development and healing of pressure sores related to the nutritional state. Clin Nutr, 1991; 10(5): 245-250.

6. Iizaka S, Okuwa M, Sugama J, Sanada H. The impact of malnutrition and nutrition-related factors on the development and severity of pressure ulcers in older patients receiving home care. Clin Nutr, 2010; 29(1): 47-53.

7. Green CJ. Existence, causes and consequences of disease-related malnutrition in the hospital and the community and clinical and financial benefits of nutritional intervention. Clin Nutr, 1999; 18(suppl. 2): 3-28.

8. Yamamoto T, Fujioka, Kitamura R, Yakabe A, Hironori K, K. Y, Nagatomo H. Evaluation of nutrition in the healing of pressure ulcers: Are the EPUAP nutritional guidelines sufficient to heal wounds? Wounds, 2009; 21(6): 153-157.

9. Fry DE, Pine M, Jones BL, Meimban RJ. Patient characteristics and the occurrence of never events. Arch Surg, 2010; 145(2): 148-151.

10. Wojcik A, Atkins M, Mager DR. Dietary intake in clients with chronic wounds. J Can Diet Assoc, 2011; 72(2): 77-82.

11. Verbrugghe M, Beeckman D, Van Hecke A, Vanderwee K, Van Herck K, Clays E, Bocquaert I, Derycke H, Geurden B, Verhaeghe S. Malnutrition and associated factors in nursing home residents: A cross-sectional, multi-centre study. Clin Nutr, 2013; 32(3): 438-443.

12. Mathus-Vliegen E. Nutritional status, nutrition and pressure ulcers. Nutr Clin Pract, 2001; 16: 286-291.

13. Guenter P, Malyszek R, Bliss DZ, Steffe T, O'Hara D, LaVan F, Monteiro D. Survey of nutritional status in newly hospitalized patients with stage III or stage IV pressure ulcers. Adv Skin Wound Care, 2000; 13(4 Pt 1): 164-168.

14. Thomas DR, Verdery RB, Gardner L, Kant A, Lindsay J. A prospective study of outcome from protein-energy malnutrition in nursing home residents. JPEN J Parenter Enteral Nutr, 1991; 15(4): 400-404.

15. Kerstetter JE, Holthausen BA, Fitz PA. Malnutrition in the institutionalized older adult. J Am Diet Assoc, 1992; 92(9): 1109-1116.

16. Schols J. Nutrition in nursing home patients with pressure ulcers: Knowing is not yet doing. Tijdschrift voor Verpleeghuisgeneeskunde, 2000; 24(1): 9-12.

17. Lyder CH, Preston J, Grady JN, Scinto J, Allman R, Bergstrom N, Rodeheaver G. Quality of care for hospitalized Medicare patients at risk for pressure ulcers. Arch Intern Med, 2001; 161(12): 1549-1554

18. Banks M, Bauer J, Graves N, Ash S. Malnutrition and pressure ulcer risk in adults in Australian health care facilities. Nutr Clin Pract, 2010; 26(9): 896-901.

19. Grattagliano I, Marasciulo L, Paci C, Montanaro N, Portincasa P, Mastronuzzi T. The assessment of the nutritional status predicts the long term risk of major events in older individuals. Eur Geriatr Med, 2017; 8(3): 273-274.

20. Tsaousi G, Stavrou G, Ioannidis A, Salonikidis S, Kotzampassi K. Pressure ulcers and malnutrition: Results from a snapshot sampling in a University Hospital. Med Princ Pract, 2015; 24(1): 11-16.

21. Yatabe MS, Taguchi F, Ishida I, Sato A, Kameda T, Ueno S, Takano K, Watanabe T, Sanada H, Yatabe J. Mini nutritional assessment as a useful method of predicting the development of pressure ulcers in elderly inpatients. J Am Geriatr Soc, 2013;61(10):1698-1704.

22. Meehan A, Loose C, Bell J, Partridge J, Nelson J, Goates S. Health system quality improvement: Impact of prompt nutrition care on patient outcomes and health care costs. J Nurs Care Qual, 2016;31(3):217-23.

23. Skipper A, Ferguson M, Thompson K, Castellanos VH, Porcari J. Nutrition screening tools: An analysis of the evidence. JPEN J Parenter Enteral Nutr, 2012;36(3):292-8.

24. Field LB, R. K. H. Differentiating malnutrition nutrition screening and assessment: A nutition care process perspective. J Acad Nutr Diet, 2015;15:824-828.

25. Neelemant F, Kruizenga HM, de Vet HC, Seidell JC, Butterman M, Van Bokhorst-de van der Schueren MA. Screening malnutrition in hospital outpatients. Can the SNAQ malnutrition-screening tool also be applied to this population? Clin Nutr, 2008;27(3):439-446.

26. Poulia KA, Yannakoulia M, Karageorgou D, Gamaletsou M, Panagiotakos DB, Sipsas NV, Zampelas A. Evaluation of the efficacy of six nutritional screening tools to predict malnutrition in the elderly. Clin Nutr, 2012;31(3):378-385.

27. Visvanathan R, Penhall R, Chapman I. Nutritional screening of older people in a sub-acute care facility in Australia and its relation to discharge outcomes. Age Ageing, 2004;33:260-265.

28. Keller HH, Goy R, Kane SL. Validity and reliability of SCREEN II (Seniors in the Community: Risk Evaluation for Eating and Nutrition, Version II). Eur J Clin Nutr, 2005;59(1149-1157).

29. Laporte M, Keller HH, Payette H, Allard P, Duerksen DR, Bernier P, Jeejeebhoy K, Gramlich L, Davidson B, Vesnaver E, Teterina A. Validity and reliability of the new Canadian Nutrition Screening Tool in the 'real-world' hospital setting. Eur J Clin Nutr, 2015;69(5):558-564.

30. Kondrup J, Rasmussen HH, Hamberg I, Stanga Z. Nutritional risk screening (NRS 2002): A new method based on an analysis of controlled clinical trials. Clin Nutr, 2003;3:321-336.

31. Elia M, Zellipour L, Stratton RJ. To screen or not to screen for adult malnutrition? Clin Nutr, 2005;24(6):867-884.

32. Hengstermann S, Fischer A, Steinhagen-Thiessen E, Schulz RJ. Nutrition status and pressure ulcer: what we need for nutrition screening. JPEN J Parenter Enteral Nutr, 2007;31(4):288.

33. Langkamp-Henken B, Hudgens J, Stechmiller JK, Herlinger-Garcia KA. Mini nutritional assessment and screening scores are associated with nutritional indicators in elderly people with pressure ulcers. J Am Diet Assoc, 2005;105(10):1590-1596.

34. Trans Tasman Dietetic Wound Care Group, Evidence based practice guidelines for the nutritional management of adults with pressure injuries. 2011, www.ttdwcg.org

35. Tsai AC, Chang TL, Wang YC, Liaso CY. Population-specific short-form mini nutritional assessment with body mass index or calf circumference can predict risk of malnutrition in community-living or institutionalized a people in Taiwan. J Am Diet Assoc, 2010;110(9):1328-1334.

36. Flintbox. *SCREEN©: Seniors in the Community Risk Evaluation for Eating and Nutrition*. 2016 [cited May 2019]; Available from: https://www.flintbox.com/public/project/2750.

37. Canadian Nutrition Task Force. *Canadian Nutrition Screening Tool*. 2014 [cited August 2019]; Available from: http://nutritioncareincanada.ca/sites/default/uploads/files/CNST.pdf.

38. Nestle Nutrition Institute. *Mini Nutritional Assessment MNA®*. 1994 [cited May 2019]; Available from: https://www.mnaelderly.com/forms/mini/mna_mini_english.pdf.

39. BAPEN. *Malnutrition Universal Screening Tool*. 2003 [cited May 2019]; Available from: https://www.bapen.org.uk/pdfs/must/must-full.pdf.

40. Kondrup J, Allison SP, Elia M, Velllas B, Plauth M. ESPEN guidelines for nutrition screening 2002. Clinical Nutrition (available online http://espen.info/documents/Screening.pdf), 2003;22(4):415-421.

41. Dutch Malnutrition Steering Group. *SNAQ English*. 2019 [cited May 2019]; Available from: https://www.fightmalnutrition.eu/? s=SNAQ+English.

42. Dutch Malnutrition Steering Group. *SNAQ (various languages)*. 2019 [cited May 2019]; Available from: https://www.fightmalnutrition.eu/? s=SNAQ.

43. Allen B. Effects of a comprehensive nutritional program on pressure ulcer healing, length of hospital stay, and charges to patients. Clin Nurs Res, 2013;22(2):186-205.

44. American Dietetic Association, *International Dietetics and Nutrition Terminology (IDNT) Reference Manual: Standardized Language for the Nutrition Care Process*. 2nd ed. 2009, Chicago, IL: American Dietetic Association.

45. Horn SD, Bender SA, Ferguson ML, Smout RJ, Bergstrom N, Taler G, Cook AS, Sharkey SS, Voss AC. The National Pressure Ulcer Long-Term Care Study: Pressure ulcer development in long-term care residents. J Am Geriatr Soc, 2004;52(3):359-367.

46. Covinsky KE, Covinsky MH, Palmer RM, Sehgal AR. Serum albumin concentration and clinical assessments of nutritional status in hospitalized older people: Different sides of different coins? J Am Geriat Soc, 2002;50(4):631-637.

47. Ferguson RP, O'Connor P, Crabtree B, Batchelor A, Mitchell J, Coppola D. Serum albumin and prealbumin as predictors of clinical outcomes of hospitalized elderly nursing home residents. J Am Geriatr Soc, 1993;41(5):545-549.

48. Shenkin A. Serum prealbumin: Is it a marker of nutritional status or of risk of malnutrition? Clin Chem, 2006; 52(12):2177-2179.

49. Tobert CM, Mott SL, Nepple KG. Malnutrition diagnosis during adult inpatient hospitalizations: Analysis of a multi-institutional collaborative database of academic medical centers. J Acad Nutr Diet, 2018;118(1):125-131.

50. Hand RK, Murphy WJ, Filed LB, Lee JA, Parrott JS, GFerguson M, Skipper A, Steiber AL. Validation fo the Academy/A. S. P. E. P. malnutrition clinical characteristics. J Acad Nutr Diet, 2016;116(5):856-863.

51. Fuhrman MP, Charney P, Mueller CM. Hepatic proteins and nutrition assessment. J Am Diet Assoc, 2004;104(8):1258-1264.

52. Cederholm T, Bosaeus I, Barazzoni R, Bauer J, Van Gossum A, Klek S, Muscaritoli M, Nyulasi I, Ockenga J, Schneider SM, de van der Schueren MAE, Singer P. ESPEN endorsed recommendation: Diagnostic criteria for malnutrition-An ESPEN Consensus Statement. Clin Nutr, 2015; 34: 335-340.

53. Posthauer ME. The role of nutrition in wound care. Adv Skin Wound Care, 2006;19(1):43-52.

54. American Nurses Association Center for Ethics and Human Rights, Position Statement: Nutrition and Hydration at the End of Life. 2017, American Nurses Association: https://www.nursingworld. org/~4af0ed/globalassets/docs/ana/ethics/ps_nutrition-andhydration-at-the-end-of-life_2017june7. pdf.

55. European Food Safety Authority (EFSA), Dietary Reference Values for nutrients: Summary report. 2017, EFSA: https: //efsa. onlinelibrary. wiley. com/doi/epdf/10. 2903/sp. efsa. 2017. e15121 (accessed 14 Jan 2019).

56. National Health and Medical Research Council, Australian Government Department of Health and Ageing, New Zealand Ministry of Health, Nutrient Reference Values for Australia and New Zealand. 2017, National Health and Medical Research Council: Canberra.

57. Volkert D, Beck AM, Cederholm T, Cruz-Jentoft A, Goisser S, Hooper L, Kiesswetter E, Maggio M, Raynaud-Simon A, Sieber CC, Sobotka L, van Asselt D, Wirth R, Bischoff SC. ESPEN guideline on clinical nutrition and hydration in ger-

58. Singer P, Blaser AR, Berger MM, Alhazzani W, Calder PC, Casaer MP, Hiesmayr M, Mayer K, Montejo JC, Pichard C, Preiser JC, van Zanten ARH, Oczkowski S, Szczeklik W, Bischoff SC. ESPEN guideline on clinical nutrition in the intensive care unit. Clin Nutr, 2018.

59. Mehta NM, Skillman HE, Irving SY, Coss-Bu JA, Vermilyea S, Farrington EA, McKeever L, Hall AM, Goday PS, Braunschweig C. Guidelines for the provision and assessment of nutrition support therapy in the pediatric critically ill patient: Society of Critical Care Medicine and American Society for Parenteral and Enteral Nutrition. J Parenter Enteral Nutr, 2017;41(5):706-742.

60. McClave SA, Taylor BE, Martindale RG, Warren MM, Johnson DR, Braunschweig C, McCarthy MS, Davanos E, Rice TW, Cresci GA, Gervasio JM, Sacks GS, Roberts PR, Compher C. Guidelines for the provision and assessment of nutrition support therapy in the adult critically ill patient: Society of Critical Care Medicine (SCCM) and American Society for Parenteral and Enteral Nutrition (A. S. P. E. N.). JPEN J Parenter Enteral Nutr, 2016; 40(2): 159-211.

61. Panel on Dietary Reference Intakes for Electrolytes and Water, Standing Committee on the Scientific Evaluation of Dietary Reference Intakes, Food and Nutrition Board, Institute of Medicine, Dietary Reference Intakes: Water, Potassium, Sodium, Chloride, and Sulfate. 2005, The National Acaemies Press: Washington, D. C.

62. Institute of Medicine, Dietary Reference Intakes: The Essential Guide to Nutrient Requirements. 2006, National Academy of Sciences, : Washington DC.

63. Mueller CM, *The ASPEN Adult Nutrion Support Core Curriculum.* Vol. USA 2017 American Society for Enteral and Parenteral Nutrition.

64. Bourdel-Marchasson I, Dumas F, Pinganaud G, Emeriau JP, Decamps A. Audit of percutaneous endoscopic gastrostomy in longterm enteral feeding in a nursing home. Int J Qual Health Care, 1997;9(4):297-302.

65. Roberts S, Chaboyer W, Leveritt M, Banks M, Desbrow B. Nutritional intakes of patients at risk of pressure ulcers in the clinical setting. Nutrition, 2014;30(7-8):841-846.

66. Amano K, Morita T, Baba M, Kawasaki M, Nakajima S, Uemura M, Kobayashi Y, Hori M, Wakayama H. Effect of nutritional support on terminally ill patients with cancer in a palliative care unit. Am J Hosp Palliat Care, 2013;30(7):730-733.

67. Banks MD, Graves N, Bauer JD, Ash S. Cost effectiveness of nutrition support in the prevention of pressure ulcer in

hospitals. Eur J Clin Nutr,2013;67(1):42-46.

68. Tuffaha HW,Roberts S,Chaboyer W,Gordon LG,Scuffham PA. Cost-effectiveness and value of information analysis of nutritional support for preventing pressure ulcers in high-risk patients:Implement now,research later. Appl Health Econ Health Policy,2015;13(2):167-179.

69. Tuffaha HW,Roberts S,Chaboyer W,Gordon LG,Scuffham PA. Cost-effectiveness analysis of nutritional support for the prevention of pressure ulcers in high-risk hospitalized patients. Adv Skin Wound Care,2016;29(6):261-267.

70. Bauer J,Biolo G,Cederholm T,Cesari M,Cruz-Jentoft AJ,Morley JE,Phillips S,Sieber C,Stehle P,Teta D,Visvanathan R,Volpi E,Boirie Y. Evidence-based recommendations for optimal protein intake for older people:a position paper from the PROT-AGE Study Group. J Am Med Dir Assoc,2013;14(8):542-559.

71. Morley JE,Argiles JM,Evans WJ,Bhasin S,Cella D,Deutz NEP,Doehner W,Fearon KCH,Ferrucci L,Hellerstein MK,Kalantar-Zadeh K,Lochs H,MacDonald N,Mulligan K,Muscaritoli M,Ponikowski P,Posthauer ME,Rossi Fanelli F,Schambelan M,Schols AMWJ,Schuster MW,Anker SD,Society for Sarcopenia C,Wasting D. Nutritional recommendations for the management of sarcopenia. J Am Med Dir Assoc,2010;11(6):391-396.

72. Academy of Nutrition and Dietetics. *Nutrition Care Manual*. 2019 [cited 2019];Available from:http://www. nutritioncaremanual. org.

73. Choban P,Dickerson R,Malone A,Worthington P,Compher C. A. S. P. E. N. Clinical guidelines:nutrition support of hospitalized adult patients with obesity. JPEN J Parenter Enteral Nutr,2013;37(6):714-44.

74. Marra MV,Bailey RL. Position of the Academy of Nutrition and Dietetics:Micronutrient supplementation. J Acad Nutr Diet,2018;118(11):2162-2173.

75. Dorner B,Friedrich EK. Position of the Academy of Nutrition and Dietetics:Individualized nutrition approaches for older adults:Long-term care,post-acute care,and other settings. J Acad Nutr Diet,2018;118(4):724-735.

76. Del Rio MI,Shand B,Bonati P,Palma A,Maldonado A,Taboada P,Nervi F. Hydration and nutrition at the end of life:a systematic review of emotional impact,perceptions,and decision-making among patients,family,and health care staff. Psychooncology,2012;21(9):913-21.

77. Posthauer ME. Ethical and legal issues in feeding and hydration. J Acad Nutr Diet,2013;113(6):828-33.

78. K/DOQI,National Kidney Foundation. Clinical practice guidelines for nutrition in chronic renal failure. Am J Kidney Dis,2000;35(6 Suppl 2):S1-140.

79. Alvarez OM,Meehan M,Ennis W,Thomas DR,Ferris FD,Kennedy KL,Rogers R,Bradley M,Baker JJ,Fernandez-Obregon A,Rodeheaver G. Chronic wounds:palliative management for the frail population. Wounds:A Compendium of Clinical Research & Practice,2002;14(8):4S-27s.

80. Bates-Jensen BM,MacLean CH. Quality indicators for the care of pressure ulcers in vulnerable elders. Journal of the American Geriatrics Society,2007;55 Suppl 2:S409-16.

81. Kayser-Jones J,Kris AE,Lim K,Walent RI,Halifax E,Paul SM. Pressure ulcers among terminally ill nursing home residents. Res Gerontol Nurs,2008;1(1):14-24.

82. Schofield WN. Predicting basal metabolic rate,new standards and review of previous work. Hum Nutr Clin Nutr,1985;39(suppl 1):5-41.

83. FAO/WHO/UNU Expert Group. Energy and protein requirements. Report of a joint FAO/WHO/UNU Expert Consultation. World Health Organ Tech Rep Ser,1985;724:1-206.

84. Ohura T,Nakajo T,Okada S,Omura K,Adachi K. Evaluation of effects of nutrition intervention on healing of pressure ulcers and nutritional states (randomized controlled trial). Wound Repair Regen,2011;19(3):330-336.

85. Iizaka S,Kaitani T,Nakagami G,Sugama J,Sanada H. Clinical validity of the estimated energy requirement and the average protein requirement for nutritional status change and wound healing in older patients with pressure ulcers:A multicenter prospective cohort study. Geriatr Gerontol Int,2014.

86. Hisashige A,Ohura T. Cost-effectiveness of nutritional intervention on healing of pressure ulcers. Clin Nutr,2012;31(6):868e74.

87. Haesler E,Cuddigan J,Kottner J,Carville K,Guideline Governance Group,International consumer engagement in guideline development:Surveying patients in 30 countries in 14th Guideline Intenational Network(G-I-N)Conference. 2018:Manchester.

88. Haesler E,Cuddigan J,Kottner J,Carville K,Guideline Governance Group,International consumer engagement in pressure injury/ulcer guideline development:Global survey of patient care goals and information needs,in National Pressure Ulcer Advisory Panel 2019 Annual Conference. 2019:St Louis

89. Lee SK,Posthauer ME,Dorner B,Redovian V,Maloney MJ. Pressure ulcer healing with a concentrated,fortified,collagen protein hydrolysate supplement:a randomized controlled trial. Adv Skin Wound Care,2006;19(2):92-96.

90. Cereda E,Gini A,Pedrolli C,Vanotti A. Disease-specific,versus standard,nutritional support for the treatment of

pressure ulcers in institutionalized older adults：A randomized controlled trial. J Am Geriatr Soc，2009；57（8）：1395-1402.

91. Breslow RA，Hallfrisch J，Guy DG，Crawley B，Goldberg AP. The importance of dietary protein in healing pressure ulcers. J Am Geriatr Soc，1993；41（4）：357-362.

92. Cereda E，Klersy C，Serioli M，Crespi A，D'Andrea F. A nutritional formula enriched with arginine，zinc，and antioxidants for the healing of pressure ulcers：A randomized trial. Ann Intern Med，2015；162（3）：167-174.

93. Cereda E，Klersy C，Rondanelli M，Caccialanza R. Energy balance in patients with pressure ulcers：A systematic review and metaanalysis of observational studies. J Am Diet Assoc，2011；111：1868-1876.

94. Bourdel-Marchasson I，Barateau M，Rondeau V，Dequae-Merchadou L，Salles-Montaudon N，Emeriau J-P，Manciet G，Dartigues J-F，Group ftG. A multi-center trial of the effects of oral nutritional supplementation in critically ill older inpatients. Nutrition，2000；16：1-5.

95. Delmi M，Rapin CH，Bengoa JM，Delmas PD，Vasey H，Bonjour JP. Dietary supplementation in elderly patients with fractured neck of the femur. Lancet，1990；335（8696）：1013-1016.

96. Houwing RH，Rozendaal M，Wouters-Wesseling W，Beulens JW，Buskens E，Haalboom JR. A randomised，double-blind assessment of the effect of nutritional supplementation on the prevention of pressure ulcers in hip-fracture patients. Clin Nutr，2003；22（4）：401-405.

97. Hartgrink HH，Wille J，Konig P，Hermans J，Breslau PJ. Pressure sores and tube feeding in patients with a fracture of the hip：A randomized clinical trial. Clin Nutr，1998；17（6）：287-292.

98. van Anholt R，Sobotka L，Meijer E，Heyman H，Groen H，Topinková E，van Leen M，Schols J. Specific nutritional support accelerates pressure ulcer healing and reduces wound care intensity in non-malnourished patients. Nutrition，2010；26（9）：867-872.

99. Desneves KJ，Todorovic BE，Cassar A，Crowe TC. Treatment with supplementary arginine，vitamin C and zinc in patients with pressure ulcers：A randomised controlled trial. Clin Nutr，2005；24（6）：979-987.

100. Banks MD，Ross LJ，Webster J，Mudge A，Stankiewicz M，Dwyer K，Coleman K，Campbell J. Pressure ulcer healing with an intensive nutrition intervention in an acute setting：A pilot randomised controlled trial. J Wound Care，2016；25（7）：384-392.

101. Brewer S，Desneves K，Pearce L，Mills K，Dunn L，Brown D，Crowe T. Effect of an arginine-containing nutritional supplement on pressure ulcer healing in community spinal patients. J Wound Care，2010；19（7）：311-316.

102. Chapman BR，Mills KJ，Pearce LM，Crowe TC. Use of an arginine-enriched oral nutrition supplement in the healing of pressure ulcers in patients with spinal cord injuries：An observational study. Nutr Diet，2011；68（3）：208-213.

103. Frias Soriano L，Lage Vazquez MA，Pérez-Portabella Maristany C，Xandri Graupers JM，Wouters-Wesseling W，Wagenaar L. The effectiveness of oral nutritional supplementation in the healing of pressure ulcers. J Wound Care，2004；13（8）：319-322.

104. Cereda E，Klersy C，Andreola M，Pisati R，Schols JM，Caccialanza R，D'Andrea F. Cost-effectiveness of a disease-specific oral nutritional support for pressure ulcer healing. Clin Nutr，2017；36（1）：246-252.

105. Wilson MG，Purushothaman R，Morley JE. Effect of liquid dietary supplements on energy intake in the elderly. Am J Clin Nutr，2002；75（5）：944-947.

106. ter Riet G，Kessels AG，Knipschild PG. Randomized clinical trial of ascorbic acid in the treatment of pressure ulcers. J Clin Epidemiol，1995；48（12）：1453-60.

107. Langer G，Fink A *Nutritional interventions for preventing and treating pressure ulcers*. Cochrane Database Syst Rev，2014. DOI：10. 1002/14651858. CD003216. pub2.

108. Wilson AP，Treasure T，Sturridge MF，Grüneberg RN. A scoring method（ASEPSIS）for postoperative wound infections for use in clinical trials of antibiotic prophylaxis. Lancet，1986；1（8476）：311-313.

109. Hubbard GP，Elia M，Holdoway A，Stratton RJ. A systematic review of compliance to oral nutritional supplements. Clin Nutr，2012；31（3）：293-312.

110. Stratton RJ，Ek AC，Engfer M，Moore Z，Rigby P，Wolfe R，Elia M. Enteral nutritional support in prevention and treatment of pressure ulcers：A systematic review and meta-analysis. Ageing Res Rev，2005；4（3）：422-450.

111. Heyman H，Van De Looverbosch DEJ，Meijer EP，Schols J. Benefits of an oral nutritional supplement on pressure ulcer healing in long-term care residents. J Wound Care，2008；17（11）：476-478.

112. Leigh B，Desneves K，Rafferty J，Pearce L，King S，Woodward MC，Brown D，Martin R，Crowe TC. The effect of different doses of an arginine-containing supplement on the healing of pressure ulcers. J Wound Care，2012；21（3）：150-156.

113. Arinzon Z，Peisakh A，Berner YN. Evaluation of the benefits of enteral nutrition in long-term care elderly patients. J Am Med Dir Assoc，2008；9（9）：657-662.

114. Breslow RA，Hallfrisch J，Goldberg AP. Malnutrition in

tubefed nursing home patients with pressure sores. J Parenter Enteral Nutr，1991；15（6）：663-668.

115. Teno J，Gozalo P，Mitchell S，Kuo S，Fulton A，Mor V. Feeding tubes and the prevention or healing of pressure ulcers. Natural history of feeding-tube use in nursing home residents with advanced dementia. Arch Intern Med，2012；172（9）：697-701.

116. Harvey SE，Parrott F，Harrison DA，Zia Sadique M，Grieve RD，Canter RR，McLennan BKP，Tan JCK，Bear DE，Segaran E，Beale R，Bellingan G，Leonard R，Mythen MG，Rowan KM. A multicentre，randomised controlled trial comparing the clinical effectiveness and cost-effectiveness of early nutritional support via the parenteral versus the enteral route in critically ill patients（CALORIES）. Health Technol Assess，2016；20（28）：1-143.

117. Institute of Medicine. *Dietary Reference Intakes for Water，Potassium，Sodium，Chloride，and Sulfate* 2004［cited 2013］；Available from：http：∥www. iom. edu∕Reports∕ 2004∕Dietary-Reference-Intakes-Water-Potassium-Sodium-Chloride-and-Sulfate. aspx.

118. Clark M，Schols JMGA，Benati G，Jackson P，Engfer M，Langer G，Kerry B，Colin D. Pressure ulcers and nutrition：A new European guideline. J Wound Care，2004；13（7）：267-272.

119. Mehta N，Compher C，ASPEN Board of Directors. A. S. P. E. N. Clinical guidelines：Nutrition support of the critically ill child. J Parenter Enteral Nutr，2009；33（3）：260-276.

120. Mehta N，Corkins M，Lyman B，Malone A，Goday P，et al. Defining pediatric malnutrition：A paradigm shift towards etiologyrelated definitions. J Parenter Enteral Nutr，2013；37（4）：460-481.

121. Ranade D，Collins N. Children with wounds：the importance of nutrition. Ostomy Wound Manage，2011；October：14-24.

122. Rodriguez-Key M，Alonzi A. Nutrition，skin integrity，and pressure ulcer healing in chronically ill children：An overview. Ostomy Wound Manage，2007；53（6）：56-62.

123. Joosten KF，Hulst JM. Nutritional screening tools for hospitalized children：Methodological considerations. Clin Nutr，2014；33（1）：1-5.

124. Secker DJ，Jeejeebhoy KN. How to perform Subjective Global Nutritional assessment in children. J Acad Nutr Diet，2012；112（3）：424-431. e6.

125. Secker DJ，Jeejeebhoy KN. Subjective Global Nutritional Assessment for children. Am J Clin Nutr，2007；85（4）：1083-9.

126. Minocha P，Sitaraman S，Choudhary A，Yadav R. Subjective Global Nutritional Assessment：A reliable screening tool for nutritional assessment in cerebral palsy children. Indian J Pediatr，2018；85（1）：15-19.

127. Dietetics and Food Services of Queensland Children's Hospital. *Paediatric Nutrition Screening Tool*. 2013［cited May 2019］；Available from：https：∥www. childrens. health. qld. gov. au∕wp-content∕uploads∕PDF∕pnst-form. pdf.

128. White M，Lawson K，Ramsey R，Dennis N，Hutchinson Z，Soh XY，Matsuyama M，Doolan A，Todd A，Elliott A，Bell K，Littlewood R. Simple nutrition screening tool for pediatric inpatients. J Parenter Enteral Nutr，2016；40（3）：392-398.

129. British Dietetic Association，Centra Manchester University Hospitals. *Screening Tool for the Assessment of Malnutrition in Pediatrics* 2010［cited May 2019］；Available from：http：∥www. stampscreeningtool. org∕data∕pdfs∕stamp_tool. pdf.

130. McCarthy H，Dixon M，Crabtree I，Eaton-Evans M，McNulty H. The development and evaluation of the Screening Tool for Assessment of Malnutrition in Paediatrics（STAMP）for use by healthcare staff. J Hum Nutr Diet，2012；25：311-318.

131. Wong S，Graham A，Hirani SP，Grimble G，Forbes A. Validation of the Screening Tool for the Assessment of Malnutrition in Paediatrics（STAMP）in patients with spinal cord injuries（SCIs）. Spinal Cord，2013；51（5）：424-9.

132. Nutrition Tool Steering Group Women and Children's Directorate NHS Greater Glasgow and Clyd. *Paediatric Yorkhill Malnutrition Score：Information and User's Guide* 2009［cited May 2019］；Available from：http：∥www. knowledge. scot. nhs. uk∕media∕2592959∕pyms% 20user% 20and%20info%20guide. pdf.

133. Lestari NE，Nurhaeni N，Wanda D. The Pediatric Yorkhill Malnutrition Score is a reliable malnutrition screening tool. Compr Child Adolesc Nurs，2017；40（sup1）：62-68.

134. Ling R，Hedges V，Sullivan P. Nutritional risk in hospitalised children：An assessment of two instruments. E Spen Eur E J Clin Nutr Metab（available from https：∥clinicalnutritionespen. com∕article∕S1751-4991（11）00008-4∕ pdf），2011（6）：e153-e157.

135. Huysentruyt K，Alliet P，Muyshont L，Rossignol R，Devreker T，Bontems P，Dejonckheere J，Vandenplas Y，De Schepper J. The STRONG（kids）nutritional screening tool in hospitalized children：A validation study. Nutrition，2013；29（11-12）：1356-61.

136. Hulst JM，Zwart H，Hop WC，Joosten KF. Dutch national survey to test the STRONGkids nutritional risk screening tool in hospitalized children. Clin Nutr，2010；29（1）：106-

11.

137. Skillman J, Wischmeyer P. Nutrition therapy in critically ill infants and children. J Parenter Enteral Nutr, 2008; 32 (5): 520-534.

138. Thompson KL, Leu MG, Drummond KL, Popalisky J, Spencer SM, Lenssen PM. Nutrition interventions to optimize pediatric wound healing: An evidence-based clinical pathway. Nutr Clin Pract, 2014; 29(4): 473-482.

139. Burd RS, Coats RD, Mitchell BS. Nutritional support of the pediatric trauma patient: A practical approach. Respir Care Clin N Am, 2001; 7(1): 79-96.

第8章 体位变换和早期活动

【前言】

体位变换和自主活动是预防压力性损伤的重要组成部分。压力性损伤的根本原因和发生是多方面的[1];但是根据定义,压力性损伤的发生离不开对组织造成的负荷和压力。长时间采取卧位或坐位将不利于重新分配身体表面压力从而导致软组织持续变形,最终发生组织损伤[2](参见第 2 章"压力性损伤的病因学")。

通常由于组织受压引起的疼痛刺激会促使患者改变体位。因此,两个主要关注点是个人感受疼痛的能力以及个人实际的身体移动能力或体位变换能力[2]。体位变换是指每隔一段时间对卧位或坐位的姿势进行调整,目的是缓解或重新分配压力并提高舒适度。活动包括协助或鼓励个人移动或转换到一个新体位。无法自主变换体位的人在活动中需要帮助。

本节指南中的推荐意见强调体位变换和早期活动在预防和治疗压力性损伤中的作用。除非另有说明,这些推荐意见适用于所有有压力性损伤或有压力性损伤风险的患者。体位变换与足跟压力性损伤的关系将在第 9 章"足跟压力性损伤"中进行探讨。

【临床问题】

指导本章的临床问题是:

1. 应该多久进行一次体位变换来降低压力性损伤的风险?

2. 应该使用什么标准来确定和监测变换体位的频率?

3. 哪种体位变换技术对于重新分配压力和避免剪切力最有效?

4. 早期活动计划对压力性损伤发生率的影响?

一、适用于所有患者的一般性体位变化

> 5.1   除非有禁忌证,否则所有有压力性损伤或发生压力性损伤风险的患者均应根据个性化时刻表进行体位变换。(证据等级=B1;推荐强度=↑↑)

【证据总结】

一项高质量 1 级研究[2]和一项中等质量 1 级研究[3]的证据表明,更规律地变换体位与较低的压力性损伤发生率相关。然而,关于不同体位变换频率之间潜在差异的证据是矛盾的。来自两项高质量[4,5]和一项中等质量[6] 1 级研究的证据表明,更频繁的体位变换压力性损伤发生率没有显著降低。然而,这些高质量 1 级研究中[5]的其中一项研究,表明所有体位变换方案均与压力性损伤发生率低于 3.1% 相关。一项中等质量 3 级研究[7]报告了不同体位变换频率之间的差异存在统计学意义,频繁与不频繁的体位变换的压力性损伤发生率之比为 1.12(95%CI:0.52~2.42)。

1 级研究[2-6]表明,不同的体位变换频率(例如每 2、3 或 4h) 均有效果。在不同的体位变换频率下,压力性损伤发生率的变化可以通过研究中患者的压力性损伤风险范围以及所使用的支撑面来解释。早期研究中使用的床垫可能不如现代化支撑面有效。与体位变换相关的不良事件很可能使个体在变换体位期间感到疼痛加剧[8,9]。高质量 1 级证据和中等质量 3 级证据表明,遵循体位变换方案的比例在 53%~82%[5-7]。两项高质量经济分析表明,在老年护理机构中实施频繁体位变换的成本并不高,且与改善生存质量有关[10,11]。5 级证据表明,患者和非正式照顾者高度重视了解体位变换在预防压力性损伤中的作用[12]。

最佳减压措施可最大限度地将骨突处压力重新分配。然而,个体解剖结构可能会有所不同。某些体位可以减少某个人压力受力点,但对其他人未必有效。

【实施注意事项】

1. 在制订体位变换计划时,应考虑患者的生

理、认知和心理状况以及所使用的支撑面的类型。评估体位变换需求和确定个性化体位变换计划表时所考虑的因素,请参考本章中的相关建议。

2. 鼓励和教育能够在床上和座位自主变换体位的患者加强体位变换。对于脊髓损伤的患者,应在康复初期以及后期规律治疗中提供有关体位变换的健康教育(专家意见)。

3. 建立并记录个性化的减压计划,该计划规定了体位变换的频率和持续时间(专家意见)。

4. 如果患者对体位变换方案的反应不如预期,应重新考虑体位变换的频率和方法(专家意见)。请参考第 5 章"皮肤和组织评估",以获取有关可用于评估皮肤反应的建议。

5. 记录患者体位变换的时间、频率和位置,以及减压结果的评估(专家意见)。

[证据讨论]

进行体位变换是为了减少身体脆弱部位的压力持续时间和强度,并有助于提高舒适度、保持卫生、维护尊严和维持功能。由于体位变换被认为是缓解压力的必要干预措施,因此大多数研究没有将体位变换与不体位变换进行比较。然而,在疗养院中进行了一项 RCT[2]($n = 838$),在该院中,标准体位变换并不是对照组接受的常规预防护理组成部分。在该研究中,对照组($n = 576$)接受了一系列高级别的支撑面,包括水床垫、交替床垫、羊皮或凝胶垫,但没有标准的体位变换。四个干预组接受了包括一系列体位变换间隔和不同支撑面的预防性方案。两组使用标准的泡沫床垫,每 2h($n = 65$)或 3h($n = 65$)进行一次翻身。两组使用黏弹性聚氨酯泡沫床垫,每 4h($n = 67$)或 6h($n = 65$)进行一次翻身。在接受每 4h 变换体位的组中,Ⅱ期或更严重压力性损伤的发生率显著降低($OR = 0.12$;$95\% CI$:$0.03 \sim 0.48$),并且与其他所有小组相比,4h 翻身一次的小组发生压力性损伤的时间显著增加,($P = 0.001$)。然而,有一些混杂因素,包括所使用的支撑面种类繁多以及在干预组中实施体位变换方案所花费的时间可能会影响对照组的个人护理(1 级证据)。

Moore 等人(2011)[3] 在 12 个老年护理机构中对老年人进行的研究中,将频繁(3h 一次)的体位变换方案与不频繁(6h 一次)的体位变换方案进行了比较。实验组在晚上 8 点至早上 8 点之间每 3h 使用 30°倾斜位置(左侧、背面、右侧、背面)换一次体位($n = 99$)。在对照组中,研究对象在晚上 8 点

至早上 8 点之间每六小时进行一次常规体位变换,每次旋转 90°($n = 114$)。所有研究对象仍保持常规日常护理。实验组中压力性损伤发生例数较少(3% vs 11%;$P = 0.03$,$ICC = 0.001$;$IRR = 0.27$($95\% CI$:$0.08 \sim 0.93$,$P = 0.038$,$ICC = 0.001$)。实验组压力性损伤的 OR 为 0.243($95\% CI$:$0.067 \sim 0.879$,$P = 0.034$)。对照组中每 6h 的体位变换频率在许多机构中可能不被认为是标准护理[3](1 级证据)。

大量研究[4-7]已经探索了不同的体位变换频率对老年护理、急性护理和重症监护环境中压力性损伤发生率的影响,但报告的结果相互矛盾。在重症监护环境中,Manzano 等(2014)[6] 比较了机械通气的患者每 2h 或每 4h 变换一次体位($n = 164$)。研究对象每 2h 或每 4h 在三个位置(左和右 30°倾斜位置,30°仰卧位)进行体位变换。在每 2h 变换体位组(10.3%)和每 4h 变换体位组(13.4%;未校正 $HR = 0.89$,$95\% CI$:$0.46 \sim 1.71$,$P = 0.73$)压力性损伤的发生率没有显著差异。尽管因血流动力学或呼吸系统不稳定而中断了体位变换,但两组之间对指定方案的依从性没有显著差异(均约 60%)。与 Vanderwee 等的研究结果一致(2007)[4],该 RCT 也缺乏测量临床显著效果的统计效能(1 级证据)。

Vanderwee 等(2007)[4] 对 235 位接受老年护理患者进行了随访,他们均接受了黏弹性泡沫床垫。在干预组中,每个人侧卧位 2h 和仰卧位 4h 交替。对照组每 4h 换一次体位,首先是侧卧位,然后再仰卧位。Ⅱ类/期或更严重压力性损伤的发生率无统计学差异(16.4% vs 21.2%,$P = 0.40$)。但是,该研究没有招募足够的研究对象来达到期望的水平[4](1 级证据)。Bergstrom 等(2013)[5] 的"减少溃疡"(TURN)研究也是在老年护理机构中进行的,旨在确定老年人的最佳体位变换频率($n = 942$)。根据 Braden 量表,将处于中度或高度压力性损伤风险的居民按风险分层法随机分配到每 2h、每 3h、每 4h 一次的体位变换时间表中。所有患者都被放置在高密度泡沫床垫上,尽管研究地点之间的床垫品牌差异很大,根据体位变换方案,压力性损伤的发生率无显著差异(2h,2.5%;3h,0.6%;4h,3.1%,$P = 0.68$),高风险组和中度风险组之间的压力性损伤发生率也无统计学差异($P = 0.79$)。该研究仅限于 3 周,并依靠记录和每月准确性检查来确定是否符合指定的方案(1 级证据)。

在一项队列研究[7]中,研究了在急诊护理机构

中经常变换体位与压力性损伤发生率之间的关系，基于 Braden Scale 评分的高风险患者如果经常翻身，其压力性损伤发生率则较低（$IRR = 0.39, 95\% CI: 0.08 \sim 1.84$）。在这项为期三周的研究中，如果每天至少进行 12 次体位变换，则被认为是经常翻身。研究人员将护理文件作为个人变换体位依据的唯一指标（3 级证据）。

在医疗条件有限的情况下，移动会使危重症患者的病情不稳定，因此，翻身对于危重患者并不安全[13]。本章中包含有关重症患者变换体位的具体建议。

许多人可能有一定的活动能力受限，但仍然能够主动重新分配压力。例如，大多数 SCI 患者可以通过体位变换来积极参与压力的重新分配，除非有干涉他们在床上或座椅上活动的合并症。应当在初始康复期间教授床上移动（如翻滚、侧卧、俯卧和平卧位）以及坐姿压力的重新分配（体位变换：骨盆和腿部重新放置），然后在持续住院和与卫生专业人员接触期间进行再培训和强化[14]。第 26 章"生活质量、自我护理和教育"包括了有关教育需要和策略的证据。

二、体位变换频率

> 5.2　当确定体位变换频率时，考虑到患者活动、移动水平及独立变换体位的能力。（证据等级 = B2；推荐强度 = ↑↑）

【证据总结】

一项中等质量 4 级研究[15]提供的证据表明，当患者可以独立进行体位变换时，他们不会有压力性损伤。研究表明，患者可以在 4 个小时内自行变换体位[15]。观察性研究[16-19]的间接证据表明，许多住院的成年人可以独立移动、活动。观察到的患者定期自己在床上变换体位（如果坐轮椅，也会调整自己在椅子上的位置）。一项研究将住院的成年人归类为久坐的人，尽管他们经常进行自主活动。了解患者的活动水平和独立体位变换的能力有助于确定他们所需体位变换的频率和帮助的程度。

【实施注意事项】

1. 对个人的活动水平和独立体位变换的能力进行评估，是每项风险评估的一部分[20-28]。关于移动和活动指标的内容在第 4 章"风险因素和风险评估"中进行了讨论。

2. 确保自我变换体位可以有效减轻骨隆突处的压力（专家意见）。关于可在坐位进行自我体位变换的患者更多的减压措施相关内容请参考推荐意见 5.14。

3. 认识到某些人可能由于过度活动而损坏组织。例如，躁动的患者或无法自行体位变换的患者由于长期被拖拉拽导致其皮肤和组织可能会受到剪切力的作用（专家意见）。

【证据讨论】

在制订个人体位变换计划表时，重要的是首先评估压力性损伤的风险，尤其要注意活动和移动的水平，因为活动和移动减少的患者更容易发生压力性损伤。

在急诊护理机构[15]中进行的为期 3 个月的前瞻性病例系列研究了（$n = 112$）自我体位变换是否足以预防压力性损伤。连续压力测绘系统用于检测在无帮助下有能力在床上移动的个体的压力分布。只有两名研究对象持续了 4h 或更长时间，没有任何活动，这表明自我体位变换是定期发生的，没有人发生过压力性损伤。然而，有 61% 的研究对象年龄在 65 岁以下，而 75% 的研究对象 Braden 量表评分在 18 分以上，这表明该研究人群发生压力性损伤的风险相对较低。此外，有 84% 的研究对象被随访了 24h 或更短时间（4 级证据）。

许多研究[16-19]提供了间接证据来分析自行体位变换的患者。尽管这些研究并未提供有关压力性损伤发生率与活动之间关系的证据，但它们提供了有关各种临床环境中患者体位变换模式的信息。

McInnes 等（2013）[18]组建了被评估为可能患有压力性损伤风险的住院患者（$n = 26$），每天定期进行自我体位变换。由训练有素的观察者收集移动数据，结果显示：白班时位置变动的中位数是 3.0（$IQR = 2.50$，范围 $1 \sim 9$），下午班时是 4.0（$IQR = 3.0$，范围 $0 \sim 7$），整夜 4.0（$IQR = 3.0$，范围 $1 \sim 8$）。研究对象主要是在一天中的早些时候采用仰卧位（$46° \sim 90°$）或坐在床上，在一天的后半部分时间[18]处于仰卧位更为常见（$1° \sim 45°$）（5 级证据）。在对 52 名医院和疗养院研究对象的分析中，Källman 等（2015）[29]探讨了护理人员协助的体位变换的相关因素以及个人自主活动频率。在白天（中位数 16，Q15 ~ Q352）和夜晚（中位数 10，Q14 ~ Q333）的自主运动频率有很大差异。镇痛药与自发运动频率呈正相关，而精神抑制药与自我体位变换呈负相关。工作人员协助体位变换与自主活动频率之间没有关系；然而，护士经常对被评估为具有高压力性损伤风险的患者进行体位变换（5级证据）。Chaboyer等（2015）[16]观察了有压力性损伤风险的住院患者（$n=84$）以描述身体活动模式（活动时间、体位变换频率）。行动不便的研究对象连续24h佩戴身体活动监测仪。数据显示，大部分时间都花在了久坐上（94%±3%），尽管姿势变化的中位数（姿势变化至少10°保持5min或更长时间）在24h内达到94次（范围11~154）[16]。这些发现表明，有一定活动受限的患者的体位变换是有规律的；但是，尚不清楚这是独立进行还是在协助下进行[29]（5级证据）。最后，Sonneblum等人（2016）[19]回顾了在轮椅上独立移动的脊髓损伤患者（SCI，$n=28$）自我体位变换的模式。患者平均每小时移动重心（2.4±2.2）次，并且平均每小时减压（0.4±0.5）次。这些体位变换模式的主要代表是平均年龄41岁的男性患者，他们每天坐在轮椅上活动4~10h[19]。目前尚不清楚体位变换的程度是否足以缓解组织疲劳。

> **5.3**　当确定体位变换频率时，考虑到患者的：
> - 皮肤和组织耐受度；
> - 总体医疗状况；
> - 总体治疗目标；
> - 舒适与疼痛。（GPS）

〖实施注意事项〗

1. 定期评估患者的皮肤状况和总体舒适度。如果患者减压效果未达到预期目标，请重新考虑体位变换的频率和方法（专家意见）。

2. 有关评估皮肤和组织耐受性的循证建议，参见第5章"皮肤和组织评估"。

3. 在计划体位变换之前评估是否需要镇痛。如果需要，在协助体位变换之前20~30min对患者进行药物治疗。有关评估和管理疼痛的循证建议，参见第14章"疼痛评估和治疗"。

〖讨论〗

没有一种支撑面可提供完全减压，压力总是施加在皮肤的某些区域。因此必须定期变换体位、进行压力重新分配。变换频率可根据支撑面压力重新分配能力而变化；但是，患者对压力的反应应始终指导变换的频率。组织耐受性差的高风险患者可能需更频繁的体位变换。

经常评估患者的皮肤状况有助于及时发现压力性损伤的早期征兆，以及他们对体位变换方案的耐受性。许多1级和2级预后研究[30-34]表明，皮肤变化与压力性损伤风险增加有关。当发现压之不褪色红斑时，发展为Ⅱ类/期或更大压力性损伤的比值比在3.25（95%CI:2.17~4.86）至7.98（95%CI:2.36~39.97）[32]。通过进行皮肤评估及早发现皮肤变化，使卫生专业人员能够调整患者体位（及其他干预措施）以防止压力性损伤。如果皮肤状况发生变化，则需要重新评估体位变换护理计划。

为了检测其他皮肤损伤，对皮肤进行持续的评估是有必要的。由于之前的负荷而变红的皮肤可能会受到损伤并发生炎症反应，或者仍处于组织再灌注过程中。已被证实有压力性损伤风险的患者中，包括老年人[35-37]、重症患者[38]、吸烟者[39]、糖尿病患者[40-42]和SCI患者[43-46]，反应性充血反应减慢和/或减弱。去除该部分的压力后，再灌注的速度较慢，再灌注可能最终也不足以抵消在受压期间产生的缺氧。这些人可能需要更长的恢复时间，才能具有更好的可供压力重新分布的体表和/或支撑面。

总体的医疗条件可能会影响患者体位变换的频率。重症患者需要保持特定的位置，否则可能会出现呼吸困难或血流动力学不稳定。考虑患者的整体治疗目标也很重要（如某些躯体疾病，如呼吸道或心脏疾病），可能意味着只能在特定体位进行护理，否则该患者会出现呼吸困难或血流动力学不稳定。

在确定体位变换的频率时，应考虑患者的疼痛经历，包括一个姿势的舒适度和疼痛感以及在体位变换过程中经历的任何疼痛[8,9]。来自综合医院患者（即无压力性损伤的患者）的研究证据表明在体位变换期间会感到疼痛。体位变换过程中，疼痛数字评分量表（11分）疼痛平均分为4.9±3.18（5级证据）。在多发性硬化症和压力性损伤患者中进行的定性研究中也报告了体位变换期间的疼痛体验。研究对象报告了移动时的疼痛和与体位变换设备有关的疼痛[9]（5级证据）。对于那些濒死阶段或某些因素导致他们只有一个舒适体位的人来说，舒适度是最重要的，并且可能会取代预防性体位变换。

> **5.4**　实施体位变换提醒策略，以促进其依从性。（证据等级=B1；推荐强度=↑）

【证据总结】

两项 1 级研究,一项为高质量[47],另一项为中等质量[48],表明基于设施的干预措施可以提高卫生专业人员对体位变换的依从性,从而降低压力性损伤发生率。听觉或视觉反馈系统(证据中是可佩戴的患者感应器[47]和音乐铃钟[48])可以提示卫生专业人员轮流进行所需的体位变换。在一项研究中实施干预措施后,卫生专业人员对体位变换的依从性显著提高了 20%[47]。对体位变换方案的依从性欠佳,在一项实施了全院范围提醒系统的研究中,报告的比例为 67%[47],有间接证据表明个体的性别体重指数(BMI)、年龄和 Braden 量表得分会影响依从率[49]。资源需求和可行性可能会因所选择的干预措施类型和设施的位置而有很大差异。

【实施注意事项】

1. 选择适合该护理机构的体位变换提醒系统(如音频或视觉反馈系统)(专家意见)。

2. 提醒系统已成为全方位质量改进的集束化管理措施的重要组成部分[50-53](参见第 24 章)。

【证据讨论】

大量研究[4,49]表明,卫生专业人员对体位变换方案的依从性可能不太理想。Pickham 等(2018)[49]对重症监护中进行的 RCT 获得的体位变换数据进行了二次描述性研究:通过为患者佩戴可穿戴传感器获得了患者的体位变换角度大小和减压时间的数据(n = 555)。当翻身角度达 20° 以上并保持至少 1min 即被归于已完成翻身。依从性记录为 54%,其中观察到的体位变换中有 39% 达到最小角度阈值,并且 38% 的患者保持了至少 15min(减压)。对于 BMI 指数较高,Braden 评分较低的患者,护士不太可能遵循体位变换方案。Pickham 等(2018)[49]的报告结果与 Vanderwee 等(2007)[4]的报告结果相似,在老年护理环境中,卫生专业人员坚持每 2 和 4h 的体位变换方案的比例约占 60%。

已经制订了干预措施以促进卫生专业人员对体位变换方案的依从性。Yap 等(2013)[48]在十个长期护理机构(n = 1 928)进行的为期 12 个月的 RCT 中,试验了一项干预措施,旨在促使护士和辅助人员每 2h 为患者进行一次体位变换或鼓励患者活动。在 4 个医疗机构进行为期 12 个月的干预措施,包括在白天每 2h 在公共广播系统中播放音乐提示。4 个对照机构提供 6 个月的标准护理,然后进行了 6 个月的干预。其他两个机构在 12 个月的研究期间提供标准护理。在最小数据集(MDS)2.0 评估中,干预机构中新的压力性损伤的比值比较低(P = 0.08),而在最小数据值 MDS 3.0 评估中,新压力性损伤比值比更低(P = 0.05)。平均比值比表明干预机构中的患者发生新的压力性损伤的可能性比对照机构低 45%(1 级证据)。

体位变换提示,包括在床头放置的可视时钟[53](2 级证据),在机构中播放的音乐提示[50,51](2 级证据),以及在有压力性损伤高风险的患者床上做视觉提示[52](2 级证据)已被纳为全面的质量改进计划的组成部分。然而,由于这些压力性损伤综合预防使用了大量预防措施,因此很难确定这些单独的干预措施对减少压力性损伤的作用。指南第 24 章对此进行了进一步的讨论。

两项试验[47][54]探索了使用传感器和反馈数据来帮助卫生专业人员遵循体位变换方案。在一项研究中[54],将压力测绘装置应用于有高压力性损伤风险的人(Braden 评分 ≤ 12),并将压力图像传送至监视器,护士站的警报器按所设定的时间间隔响起(在本研究中,每 2h 一次)。通过加强定期教育和强制性员工会议,该系统将体位变换的频率从平均 240min 减少到平均 164min。然而,该研究并未报告干预措施对压力性损伤发生率的影响(5 级证据)。Pickham 等(2018)[47]在两个重症监护病房(ICU)中进行了一项大样本 RCT(n = 1 312),以评估可穿戴式传感器是否可以通过提高卫生专业人员对体位变换方案的依从性来促进最佳的体位变换,从而防止压力性损伤。干预小组在胸骨上戴了一个传感器,该传感器可以传输有关患者位置的数据,从而可以分析体位变换的频率和程度。与接受常规护理的对照组相比,传感器组压力性损伤明显较少(0.7% vs 2.3%,OR = 0.33,95% CI:0.12 ～ 0.90,P = 0.031)。干预组体位变换依从性总时间在统计学上显著增加(67% vs 54%,95% CI:0.08 ～ 0.13,P < 0.001),且在高压力损伤风险患者中效果更为明显(67% vs 47%,P < 0.001)。然而,对组织有足够减压的转动的幅度和时间(在本研究中,至少 15min)在两组之间无统计学差异(均为 P > 0.05)(1 级证据)。

三、体位变换技术

> 5.5　变换体位时,尽可能减少骨隆突处受压,并最大限度使压力再分布。(GPS)

【实施注意事项】

1. 当为患者变换体位时,检查所有受压点以确保根据体位变换目标充分减轻压力(即检查受压点是否通过体位变换得到充分减压)(专家意见)。

2. 在将患者采取侧卧位时,在减轻骶尾部的压力时应注意不要增加大转子处的压力(专家意见)。

3. 指导能够自行部分或全部减压的患者正确地变换体位,并适当地做"减压抬起"或其他减压动作(专家意见)。

4. 要特别注意患者的足跟,即使经常变换体位,其足跟也可能会被忽略导致其持续受压。第9章"足跟压力性损伤"提供了有关变换足跟位置的循证建议。

5. 对于使用镇静剂和机械通气的患者,尤其是新生儿和婴儿,应经常变换头部位置(专家意见)。

6. 避免将患者直接放在医疗设备上,例如管子,引流系统或其他异物。指南第11章"器械相关压力性损伤"提供了与体位变换相关的循证建议。

压力性损伤患者的其他注意事项

避免已有压之不褪色红斑的骨隆突处再受压(专家意见)。

【讨论】

在为患者选择体位时,评估压力是否真正得到缓解或者重新分配是很重要的。例如,可能无意中将患者放置在这样一个位置上,即身体的较小区域(如足跟)持续暴露在压力下。对患者皮肤状况的评估将明确身体暴露在持续压力下的区域。压之不褪色红斑是压力性损伤的早期迹象。压之不褪色红斑持续受压会使损伤加重,并导致更严重的压力性损伤。

可能无意中将一个人直接放置在管路、引流系统或其他异物(如餐具、遥控器)上。如果导致局部压力未及早纠正,将会发展为压力性损伤。检查患者是否直接躺在医疗设备或异物上是很重要的(参见第11章)。

> 5.6　通过体位变换解除压力或使压力再分布,使用人工辅助技术和设备降低摩擦力和剪切力。(证据等级=B2;推荐强度=↑)

【证据总结】

一项低质量2级[55]的研究报告显示,与标准

体位变换技术相比,低摩擦床单相关压力性损伤发生率更低。一项中等质量4级研究[56]提供的证据表明,在提供更多手动设备的机构中,压力性损伤的发生率降低了5%~7%。在使用更少机械升降装置机构中的人员更容易被评估为卧床,增加了其压力性损伤的风险。然而,具有更多动力机械升降装置与跌倒事件的增加关系不大,但在统计上却显著相关,这意味着骨折的发生率增加[56]。没有关于个人或其照料者所需资源或可接受性的证据。

【实施注意事项】

1. 为患者进行体位变换时避免拖拽,因为这可能会导致摩擦力和剪切力(专家意见)。

2. 使用移动和搬运设备进行体位变换。适当的设备有助于抬起患者并减少额外的阻力(专家意见)。

3. 为患者变换体位时提高舒适度(专家意见)。参见第14章推荐意见11.3,以进一步讨论体位变换在管理压力性损伤疼痛,平衡舒适度和临终体位变换的作用。

4. 请使用移动和搬运设备后,勿将其放在患者身体下方,除非是专门为此目的设计的。(专家意见)。

5. 可以使用旨在减少压力性损伤风险的织物制成的移动和搬运设备[57]。指南第6章提供了有关低摩擦纺织品的证据。

6. 为个人提供促进床上或坐位活动的辅助设备[14](专家意见)。

【证据讨论】

压力性损伤的发生是由于持续的机械负荷和剪切力。应使用预防皮肤暴露在压力和剪切力下的安全手动操作原理,以确保患者和卫生专业人员的安全。切勿在转移或变换体位时拖拽患者。相反,应使用降低摩擦力和剪切力风险的设备和技术(如机械提升、转移单、两人至四人抬举以及床上翻身辅助装置)。与使用标准手动操作技术相比,使用低摩擦转移单在创伤单元中为患者变换体位($n=59$)与较低的压力性损伤发生率有关(20% vs 3.4%,$P=0.04$)。但是,研究结果可能受到各组之间使用不同体位变换辅助工具(即质量不同的楔形物和枕头)的影响[55](2级证据)。一项对271个长期护理机构进行的横断面调查显示,与使用四个或更少PML辅助装置的机构相比,使用八个以上动力机械提升(PML)辅助装置的机构中高风险患者的压力性损伤患病率显著降低(14.94% vs

9.74%，$P<0.001$）。该研究的方法局限性包括参与机构自我选择和对自我报告数据的依赖[56]（4 级证据）。

移动和搬运设备可能会造成局部压力，导致进一步组织损伤[1]。长时间坐在传送带上可能会产生更多热量、潮气和压力。吊带材料可能会干扰支撑面压力再分布的质量。因此，转移设备在使用后不应留在患者身下，除非设备是专门为此目的设计的（如指南第 6 章所述的低摩擦纺织品）。

许多行动不便的人，例如 SCI 患者，可能仍然能够积极参与体位变换。在体位变换和转移过程中，应鼓励个体抬起身体而不是拖拽身体。适当的辅助设备（如滑板、床栏或吊杆）有助于降低体位变换过程中的剪切力和摩擦力[14]。

> **5.7** 考虑使用持续床旁压力监测图作为指导体位变换的可视化工具。（证据等级＝C；推荐强度＝↔）

【证据总结】

关于持续床旁压力监测图在预防压力性损伤方面有效性的证据混杂。一项高质量 1 级研究[58]发现：在病房中实施压力图绘制时，压力性损伤的发生率或严重程度没有显著差异。然而，一项高质量 2 级研究[59]和一项低质量 3 级研究[60]均报告了在 ICU 应用压力图绘制时其压力性损伤发生率显著降低。患者提供的证据表明，在床上进行压力图绘制并没有令人不适[58]，卫生专业人员认为该干预措施有助于患者位变换并且易于使用[60-62]，但强调要进行压力测绘的教育和培训[63]。但没有发现所需资源的证据。

【实施注意事项】

1. 当在机构应用床旁持续压力测绘系统时，应对卫生专业人员进行教育、培训和指导[63]。一项包括 15min 口头指导和为期一周实践练习的教育干预措施显著提高了护理知识水平[64]（5 级证据）。

2. 持续床旁压力测绘系统可能会通过阻碍气流和/或湿气输送[59,60]从而抑制低气体流失床、悬浮床和其他特殊床的技术功能（专家意见）。过多的亚麻布或失禁垫可能会干扰持续床旁压力测绘系统[59]的数据准确性（专家意见）。

【证据讨论】

正如第 4 章"风险因素和风险评估"中详细讨论的那样（参见推荐意见 1.1），界面压力在大多数

研究中是一个重要因素，这些研究将此结果纳入探讨压力性损伤风险因素的多变量分析中。3 项研究[58-60]为压力图在预防压力性损伤方面的有效性提供了直接证据，两项研究[63,64]提供了有关压力图的可接受性和使用的额外间接证据。所有研究都使用相同的连续床旁压力测绘系统，该系统在实时彩色图像中显示压力点，在身体-床垫界面上压力分布可视化[58]。

Gunningberg 等（2017）[58]进行了一项实用的RCT（$n=190$），评估了压力测绘的影响，验证了使用实时反馈将提高员工对体位变换关注的假设。该系统立即向工作人员反馈个人的压力点以促进体位变换的实施。干预组和对照组均接受标准压力性损伤预防护理，此外干预组还接受了从入院到出院（最多 14d）的压力性损伤测绘系统。压力性损伤的患病率或发生率（在任何解剖部位）没有显著差异。各组之间的发病率比率为 1.13（95%CI：$0.34\sim3.79$）（1 级证据）。

然而，一些研究表明使用压力测绘的好处。Behrendt 等（2014）[59]在 ICU 中进行了一项前瞻性对照研究（$n=422$）。研究对象被分配到配备有连续床旁压力测绘系统的病床或仅接受标准护理，包括每 2 个小时变换体位一次。干预组的压力性损伤发生率为 0.9%，对照组为 4.8%（$P=0.02$）（2 级证据）。一份关于 ICU 的回顾性图表审查报告了类似的结果[60]。使用持续床旁压力测绘系统的（$n=307$）压力性损伤的发生率为 0.3%，而历史对照组为 5%（$n=320$；$P=0.001$）（3 级证据）。这些研究使用的设计不如 Gunningberg 等报道的研究稳健（2017），而且混杂因素（如受试者的临床状况报告不佳）和受教育时间可能对结果有影响。

研究[58,60,62,63]报告使用持续床旁压力测绘系统的卫生专业人员的看法表明：该技术提高了卫生专业人员对预防压力性损伤重要性的认识。因此，该干预可以作为定期体位变换的辅助手段。卫生专业人员在一些研究中报告说，连续的床旁压力测绘图很容易使用，实时反馈有助于选择减压的位置（5 级证据）。持续床旁压力测绘图被证实作为教育计划的组成部分，有助于提高卫生专业人员的知识水平。卫生专业人员的知识水平得分在统计学上有显著的提高（$P=0.002$）。对预防压力性损伤的态度没有改变，在研究开始时卫生专业人员在该方面得分很高。在进行了培训和引入了床旁压力测绘图后，界面压力峰值显著降低（$P=0.016$），卫

生专业人员实施了更多的预防性干预措施（$P=0.012$）（5级证据）。

四、卧床患者的体位变换

> **5.8**　在安置体位时，采取侧卧位30°优于90°。（证据等级＝C；推荐强度＝↑）

〖证据总结〗

比较侧卧姿势的证据混杂。一项中等质量1级研究[65]报告显示，使用包括侧卧位30°在内的体位变换方案可以显著降低压力性损伤的发生率。采用侧卧位90°的患者发生压力性损伤的可能性是采用侧卧位30°患者的3.7倍（$OR=0.27$）[65]。一项低质量1级研究发现两种体位之间的压力性损伤发生率没有显著差异。一项中等质量4级研究[66]表明：与侧卧位90°相比，30°侧卧位与大转子处更低的平均皮肤温度有关。一项低质量4级研究[17]表明，与90°侧卧位相比，30°侧卧位时的界面压力明显更低。中等质量的经济分析表明，与90°侧卧位并每6h进行一次体位变换的干预相比，采取30°侧卧位并每3h进行一次体位变换的干预的成本较低[65]。患者和其照护者认为床上体位变换是最优先考虑的教育主题[12]。

〖实施注意事项〗

1. 鼓励没有禁忌能够自己变换体位的患者以20°~30°侧卧位或平卧位姿势睡觉（专家意见）。

2. 避免使用会增加压力的卧姿，例如90°侧卧位[17,67]（5级证据）。

3. 指导患者自行床上移动时，遵循推荐的体位变换方案。当患者不能自行床上移动时，应鼓励卫生专业人员和非正式护理人员遵循该方案（专家意见）。

〖证据讨论〗

两项研究报告了侧倾水平与压力性损伤发生率之间的可能联系。在一项研究中，对长期护理的老年人（$n=213$）进行了不同体位在降低压力性损伤发生率的有效性的研究[65]。对照组中的患者按照标准护理（90°侧卧位，整晚每6h变换一次体位）进行体位变换。干预组在晚上交替使用30°侧卧位（图8-1）和仰卧位，每3h进行一次体位变换。每3h变换一次30°侧卧位，与Ⅰ和Ⅱ类/期的压力性损伤显著减少有关（3% vs 11%，$P=0.03$，$IRR=0.27$，$95\%CI：0.08~0.93$，$ICC=0.001$）[65]。干

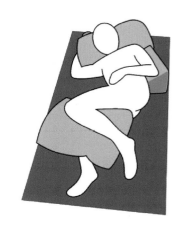

图8-1　30°侧卧位

组使用更频繁的体位变换可能会影响研究结果（1级证据）。在第二项研究中[68]，重症老年患者（$n=46$）随机接受晚上每3h进行一次30°侧卧或和90°侧卧位。在24h的随访中，Ⅰ类/期压力性损伤的发生率没有显著差异（90°侧卧位为9%，30°侧卧位为4%，$P>0.05$）。在90°侧卧位中有2例骶骨压力性损伤，在30°侧卧位中有1例骶骨压力性损伤。在30°侧卧中发生了2例大转子压力性损伤。但是，这项研究把握度不足，随访时间短。达到和保持30°侧卧姿势的难度更大，该组中许多人报告：由于关节僵硬，焦虑或疼痛而难以保持姿势[68]（1级证据）。一项 Cochrane 系统综述[69]汇总了这两个RCT的结果，并证实了在晚上每3h变换一次30°侧卧位或90°侧卧位之间在统计学上没有显著差异（$RR=0.62$，$95\%CI：0.10~3.97$，$P=0.62$）。

在对6种不同卧位的调查中（30°仰卧位，平卧位，床头抬高30°半卧位，头和腿抬高30°半卧位，30°侧卧位和90°侧卧位），Källman 等（2013）[66]发现：与仰卧位相比，30°侧卧位和90°侧卧位时骨隆突处组织血流量和皮肤温度均显著降低，这两个体位对结局均无显著影响（4级证据）。

在健康志愿者中测量间接结果的实验室研究（$n=83$）[67]显示：30°侧卧位比90°侧卧位导致的界面压力测量值低，后者的界面压力测量值最高（5级证据）。一项同样是针对健康受试者的小样本研究[70]显示，倾斜20°~30°最适合减少肌肉峰值和脂肪损伤，理想角度会根据包括 BMI[70]在内的各个因素而变化（5级证据）。

> **5.9**　尽可能保持床头是水平的。（证据等级＝B1；推荐强度＝↔）

【证据总结】

一项小样本,低质量 1 级研究[71]报告说:新发压力性损伤与床头第一天升高 30°,第二天升高 45°无关。一项小样本高质量 4 级研究[72]报告显示:当床头抬高被限制在 30°,持续平均 10d 时,新发压力性损伤发生率为 9.1%。结果不一致可能与研究持续时间有关。

间接证据表明界面压力作为结局指标也不一致。最大样本的研究表明,当床头抬高时,骶骨或大转子的界面压力没有增加,肩胛骨处的界面压力随床头升高而降低[73]。在其他研究中,随着床头角度的升高,骶骨和足跟处的界面压力增加且肩胛骨处的界面压力降低[76]。在另一项研究中,骶骨的界面压力随着床头抬高角度的增加而降低[77]。除床头抬高以外的其他因素,包括 BMI、警觉性和支撑面的类型可能影响界面压力并能解释文献中不一致的结果。

一项低质量 1 级研究报告[71]显示,有胃管插管的患者对床头抬高 30°的耐受性比床头抬高 45°的耐受性更好。然而,一项高质量 4 级研究显示,将床头限制在 30°的依从性仅为 53.6%[72]。

【实施注意事项】

1. 平躺姿势时应考患者的临床需求和舒适度。抬高床头时,应保持 30°或更低的角度,以最大限度地减少软组织变形(专家意见)。

2. 研究卧床休息的替代方法(如一段时间内或在进餐时坐在床上)(专家意见)。

3. 避免可能增加骶骨和尾骨压力和剪切力的懒散姿势[78](5 级证据)。

4. 确定体位时要考虑患者的偏好和医疗状况(专家意见)。

压力性损伤患者的其他注意事项

避免将坐骨有压力性损伤的患者以完全直立的姿势坐在床上(专家意见)。

【证据讨论】

在仰卧位时床头抬高,骶骨会受到剪切力和压力。当床头抬高角度在 30°以下时,压力和剪切力会减小(图 8-2)[67,74,79-81]。

大量研究[56-58,64,74,82]提供的间接证据表明:抬高床头时骶骨处的界面压力会增加。该证据表明:床头应尽可能保持水平或低于 30°。Grap 等(2016)[82]证实了处于高压力性损伤风险的重症患者中,随着床头高度的增加,大转子和骶骨处的界面压力也会增加。界面压力增加的程度也受膝关

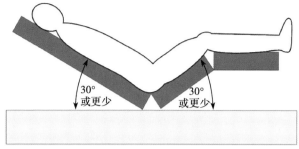

图 8-2　床头抬高最大角度

节角度、BMI 和个人活动的影响(5 级证据)。在不活动、有压力性损伤高风险的老年人中($n=42$),骶骨和粗隆处界面压力在床头抬高 30°、45°和 60°较平卧位(0°)时显著增高(均 $P<0.001$)。床头抬高 15°对于骶骨和粗隆处界面压力无明显增加[74](5 级证据)。

这些发现得到了对健康志愿者进行的基于实验室研究的支持[75-77,83],这些研究均证实:当患者处于仰卧位或 30°倾斜位置时,大转子[73]、骶骨[73,75-77]和足跟[73,76]处的界面压力随床头抬高至 30°或更高位置而显著增加($P<0.05$)(5 级证据)。

此外,在 ICU 中进行的两项研究[71,72]已证实了床头高度与压力性损伤之间存在直接关系。在一项研究中[71],对 11 位有压力性损伤高风险的患者进行了为期 2d 的随访,以探讨抬高床头对于通气期间预防临床并发症(例如肺炎)的可能性。将床头抬高 30°与抬高 40°进行比较。研究中未发生压力性损伤;然而,样本量小、试验时间短和清洗期不足的交叉试验设计是显著的局限性(1 级证据)。在大样本的($n=276$)观察性研究[72]中,每天测量 3 次床头高度,持续 3~28d(平均 20 天),在这项研究中进行的 6 894 个床头高度测量中,约有 45% 为 30°或更低。在整个研究过程中,压力性损伤的发生率为 9.1%。护士列举的不遵守将床头保持在 30°以下的主要原因是护理需要和患者的临床状况(4 级证据)。

在医疗上可能需要抬高床头以促进呼吸和/或预防吸入性肺炎和呼吸机相关性肺炎[71,72]。在这种情况下,建议使用半坐卧位[67]。应安置并支撑个人以防止在床上滑动和产生剪切力。应该避免斜躺或懒散的姿势,因为这会导致骶骨和/或尾骨的负重和剪切力。抬起床头时,弯曲膝盖并在腘窝下放置枕头可能会阻止一些滑动和晃动。对于骶骨和/或尾骨处有压力性损伤的人,进餐时直立坐

在床边可能是较好的选择。一些有集成系统的床可转变为椅子形状;如果使用此类床,请确保此姿势不会将压力直接施加在压力性损伤处,并在胳膊下方放置枕头以防止晃动和滑动。

一项研究[84]调查了一种定位操纵技术,旨在降低高半坐卧位患者的界面压力并提高其舒适度。低技术躯干释放技术应用于健康的社区居民($n=$117)。在这个动作中,个人的躯干被向前拉并使其离开支撑面,而臀部没有从支撑面抬起。使用躯干释放动作时的峰值压力指数显著降低(59.6mmHg vs 79.9mmHg,$P=0.002$),且研究对象的不适感没有差异。使用躯干释放动作可能会降低直立坐在床上的人的界面压力[84](5级证据)。但是,这种体位变换策略需要对有压力性损风险的患者进行进一步的探索。

俯卧位

> **5.10** 除非患者医疗状况管理需要,否则应避免长时间采取俯卧位。(证据等级=B1;推荐强度=↔)

〖证据总结〗

一项低质量1级研究报告了俯卧位增加了压力性损伤的发生率。在这项针对危重症患者进行的研究中[85],根据重症监护天数和使用机械通气的天数,俯卧位的压力性损伤发生率高于仰卧位;然而,在控制混杂因素时,这种差异并不显著。一项低质量的1级研究[86]和两项中等质量的4级研究[87,88]报告,在危重患者或接受手术的俯卧位患者中,俯卧位压力性损伤发生率为5%~15%。了解体位对压力性损伤的影响是个人和他们的非正式照顾者认为的一个重要课题。然而,其他因素,包括医疗条件或手术过程,会影响使用俯卧位的必要性。当无法避免俯卧位时,使用适当的支撑面和枕头,同时尽快更换体位是很重要的。

〖实施注意事项〗

1. 俯卧位时,使用压力再分布支撑面或安置体位装置来缓解面部和身体上的压力点[86](1级证据)。参见第10章"支撑面",以获得有关不同支撑面有效性的进一步建议。

2. 一旦安置体位,如果可能,检查压力是否均匀分布医疗设备的位置。要特别注意乳房、膝盖、脚趾、阴茎、锁骨、髂嵴和耻骨联合(专家意见)。

3. 考虑使用额外的压力性损伤预防策略,如在器械下方和骨隆突处(如髂嵴、肋骨和髌骨)使

用预防性敷料。第6章"预防性皮肤护理"就预防性敷料的使用提出了循证建议。

4. 在每次变换体位时,评估面部和其他身体区域(即乳房区域、膝盖、脚趾、阴茎、锁骨、髂嵴和耻骨联合),这些区域在患者处于俯卧位时可能存在风险。有关进行皮肤评估的更多信息,参见第5章"皮肤和组织评估"。

〖证据讨论〗

对于大多数人来说,限制俯卧位的时间是预防压力性损伤的可行干预措施。然而,有些人的医疗状况或手术需要使用俯卧位。俯卧位更常用于外科治疗和危重护理环境中,在这些环境中,患者可能有需要使用俯卧位的医疗状况。例如,对于患有严重急性呼吸窘迫综合征的患者,建议俯卧位超过12h/d[89]。

在健康志愿者($n=83$)中,Defloor(2000)[67]发现俯卧位的平均接触面压力低于30°侧卧位和90°侧卧位[67](5级证据)。然而,处于俯卧位的个体患面部压力性损伤的风险可能会增加。在重症监护环境下进行的1个小样本病例系列报告($n=15$)中,13%(2/15)的严重急性呼吸窘迫综合征患者在俯卧位通气[平均俯卧位时间(55±7)h]出现面部Ⅱ类/期压力性损伤[87](4级证据)。另一项[86]在手术室中使用不同的面部支撑面的研究显示:面部压力性损伤的发生率为15.1%。在手术结束时,75%的髂骨和胸部压力点发现了不可消退的红斑,其中5%~10%的压力性损伤在手术后30min持续存在[86](1级证据)。

一项RCT[85]比较了早期、长期(≥16h)俯卧位和仰卧位,探讨俯卧位延长是否与压力性损伤有关。这项研究[86]在患有严重急性呼吸窘迫综合征(ARDS;$n=466$)的患者中进行,发现以ICU天数计算,俯卧位新发压力性损伤率明显高于仰卧位(13.92 vs 7.72 每1000个ICU天数,$P=0.002$)。在控制混杂因素后,在第7天,两组压力性损伤发生率有显著统计学差异(俯卧位42.5%,仰卧位57.1%,$P=0.005$),但当测量从ICU出院时的发生率时,无统计学差异(俯卧位44.4%,仰卧位37.8%,$P=0.151$)[86](1级证据)。

使用适当的支撑面和枕头对降低患者俯卧位压力性损伤的风险很重要。相关研究探讨了不同面枕预防压力性损伤的效果[86,88]。Grisell 和 Place(2008)[86]进行了一项RCT,对需要俯卧位进行手术的个体($n=66$)进行了三种不同的面部支撑枕头

的比较。俯卧位的时间从 1~12h 不等。在使用一次性聚氨酯泡沫面枕的研究对象中,45%的研究对象出现了不可消退的红斑或 Ⅱ 类/期压力性损伤。相比之下,使用聚氨酯泡沫保护头盔系统或氯丁橡胶充气装置的个人没有发生面部压力性损伤(p 值未报告)(1 级证据)。一项观察性研究[88]测量了接受脊柱手术的个体(n=30)在俯卧位手术后立即和术后 30min 出现压力性损伤的情况。受试者要么接受 10cm 厚的高密度泡沫床垫,要么接受 2cm 厚的黏弹性垫子。无论使用何种类型的支撑面,75%的患者术后在髂骨和胸部压力点出现不可消退的红斑[88](4 级证据)。

五、坐位患者的体位变换和压力再分布

压力和剪切力是坐位时患者发生压力性损伤的重要考虑因素。虽然考虑最佳坐位位置对于所有有压力性损伤或有压力性损伤风险的人都很重要,但这些建议对那些长时间坐在床上并由于行动不便和/或感知觉下降而有高风险的人更为重要,如脊髓损伤患者和老年人。

> **5.11** 督促患者下床坐在合适的椅子或轮椅上,但要限制时间。(证据等级=B1;推荐强度=↑)

〖证据总结〗

一项低质量的 1 级研究[90]表明:与允许个人无限期地坐在床上相比,将压力性损伤高风险个人的坐位时间限制在最多 2h 可以减少压力性损伤的发生率。如果一个人有坐骨压力性损伤,应该慎重考虑坐在床上。

〖实施注意事项〗

1. 限制压力性损伤高风险患者坐在床上的时间[90](1 级证据)。

2. 平衡卧床休息和坐在椅子或轮椅上的时间时,要考虑心理社会需求(专家意见)。

3. 鼓励那些坐位的人实施重心转移和减压动作。见推荐意见 5.14。

4. 推荐长时间坐在椅子或轮椅上的有压力性损伤或有压力性损伤风险的人去看坐姿专家(专家意见)。

5. 选择符合以下条件的坐姿和座椅:①对个人来说是可以接受的;②将高风险区域皮肤和软组织的压力和剪切力降至最低;③提供足够的支持;④保持稳定;⑤维持个人的全方位活动(专家意见)。

见)。

6. 有关坐姿定位的更多信息,请参考本指南中关于坐位的建议(专家意见)。

7. 当一个人下床就座时,使用适当的座椅支撑垫。有关选择适当支撑垫的推荐意见,参见第 10 章"支撑面"。

8. 请勿使用环形或圆环的定位装置。这些设备的边缘会形成高压区域,可能会损坏组织。这些设备还可能损害血液循环并产生水肿[91,92](专家意见)。

9. 当个体下床坐时,应定期进行皮肤和风险评估,以确定最合适的坐姿时间。有关执行皮肤和风险评估的更多信息,参见第 4 章"风险因素和风险评估"、第 5 章"皮肤和组织评估"。

10. 尽可能避免坐在医疗设备上。有关预防器械相关压力性损伤的建议,参见第 11 章"器械相关压力性损伤"。

11. 避免让个人长时间坐在便盆、坐便器或马桶上(专家意见)。

压力性损伤患者的其他注意事项

1. 避免使个人直接坐在有压力性损伤处(专家意见)。考虑卧床休息以促进坐骨和骶骨压力损伤的愈合(有关进一步的讨论,参见推荐意见 5.16)。

2. 如果对于骶骨、尾骨或坐骨有压力性损伤的人必须坐在椅子上或轮椅上,那么将每天的坐姿训练限制在每天 3 次,持续时间不超过 60min(专家意见)。

3. 如果压力性损伤加重或无法改善,修改坐位时刻表并重新评估座椅表面和个人的姿势(专家意见)。

将个人转移到座位上

1. 当个人需要全力协助转移时,使用适当的设备,如分体式吊带升降机将其转移到椅子或轮椅上。转移后立即取下吊索(专家意见)。

2. 使用后不要将移动和搬运设备放在个人体下,除非该设备是专门为此目的而设计的(专家意见)。

3. 使用旨在降低压力性损伤风险的织物制成的传输设备[57](5 级证据)。

〖证据讨论〗

为个人进行体位变换使其保持稳定和进行全方位的活动可能很复杂。例如,在向后倾斜的扶手椅中,脚踏板的使用可能会有助于压力再分布,但

脚踏板的位置可能会妨碍上下椅子。

一个小样本的 RCT($n=57$)[90]研究了对于有骨折或最近做过大样本骨科手术研究对象每次只坐 2h 的坐姿方案的效果。所有研究对象都安排在大孔交替床垫上。每次坐 2h 或更短时间的骨折患者(7%)比不限制坐椅子时间的骨折患者(63%)发生压力性损伤的人明显较少($P<0.001$)(1 级证据)。

压力和剪切力会导致组织持续变形和组织灌注量减少。虽然坐姿对整体健康很重要,但应尽一切努力避免或最小化现有压力性损伤处的压力和静态剪切力。在现有的压力性损伤上持续施加压力会延迟愈合,并可能导致进一步的恶化。当摆放体位无法避免压力性损伤处受压的情况下(如当个人身体多处出现压力性损伤时),限制个人压力性损伤部位受压时间,改变支撑面以提供更好的压力再分配,以及使用尽可能多地重新分配压力性损伤处压力的定位技术(如使用专门设计的轮廓固定面或压力性损伤周围的"桥接"区域,以及可以减轻压力性损伤并向周围组织重新分配压力的定位设备)。由于任何强压力都会减少血液流动并延迟愈合,因此坐位时间必须限制为 3 次/天,1h/次。坐位时间应与进餐时间相对应。坐位时间可以根据压力性损伤的改善或恶化而增加或减少。坐位时定期移动,向前倾或抬起(压力释放动作)也可能有助于再灌注。

> 5.12 为患者选择后倾坐姿并抬高下肢。如果患者坐在椅子或轮椅上不合适或无法后倾时,应坐直并确保双足得到很好的支撑或使用搁脚物。(证据等级=B2;推荐强度=↑)

> 5.13 将椅子或轮椅调整到倾斜位置,防止患者向前滑落。(证据等级=B2;推荐强度=↑)

〖证据总结〗

一项低质量 4 级研究[93]的证据表明:当倾斜空间与倾斜的体位相结合时,皮肤灌注会显著增加。在 SCI[94,95]患者中进行的两项研究和在健康志愿者中进行的两项研究[78,96]的其他间接证据表明:当采用倾斜坐位时,骶骨的界面压力显著降低。支撑患者双足可防止在椅子上滑落和晃动,有间接证据表明这两个因素均与压力增加有关[78]。

间接证据[94,95]还表明:当座椅表面倾斜时,骶骨、坐骨结节和尾骨的界面压力会降低,至少倾斜 30°才能显著降低。当个人向后倾斜时,椅子或轮椅向前滑动产生的剪切力可能会减小。

〖实施注意事项〗

1. 避免让坐骨有压力性损伤的人在椅子/轮椅上坐直[78](5 级证据)。

2. 请勿将座椅倾斜或将座椅倾斜作为约束个人的方法(专家意见)。

3. 在大多数情况下,30°的座椅倾斜度足以防止滑动和确保压力再分布并减小剪切力,倾斜之前先倾斜轮椅(专家意见)。

4. 使用以下方面的动态重量转移来制订个性化体位变换计划:①压力测绘图;②评估皮肤对压力的反应;③个人的功能能力和生活方式[14](专家意见)。

5. 调整脚凳和扶手,以保持个人的姿势并最大限度地压力再分布(专家意见)。

6. 使用压力再分布垫。有关选择轮椅、座椅和坐垫的讨论,参见第 10 章"支撑面"。

〖证据讨论〗

当个人由于瘫痪而有效进行有意识重心转移的能力受限时,使用辅助技术动态重心转移来缓解压力。对于那些长时间坐在椅子/轮椅上行动不便的患者,例如脊髓损伤(SCI)的患者,动态重心转移的使用尤为重要。

一项研究比较了 SCI 患者与健康志愿者的压力位移中心。进行压力测绘时,研究对象以静态姿势坐在坚硬的无背椅子上,并有适当的脚支撑物。SCI 患者的压力位移中心明显低于健康志愿者($P<0.05$),表明 SCI 患者的动态坐姿稳定性受到了一定损害。对于有压力性损伤史[97]的 SCI 患者,在向前和向后倾斜期间的压力位移中心存在显著差异(5 级证据)。因此,动态重心转移的能力受损似乎有助于坐姿的压力再分布。

坐位时坐骨结节承受巨大的压力。在健康志愿者和 SCI 患者中进行的间接证据报告了界面压力作为结果指标,表明了坐骨、骶骨、后背与倾斜座椅[78,94,96,98]以及座椅倾斜和倾斜组合在一起时[93,94],峰值压力显著降低(均 5 级证据)。在其中一项针对 SCI($n=18$)[94]患者进行的研究中,系统地测量了坐骨结节和骶骨处通过手动轮椅倾斜 10°后界面压力相对降低。直到倾斜 30°[94](5 级证据),骶骨压力才降低。需要至少倾斜 30°才能在临床上降低坐骨结节处的压力[78,94,96](5 级证据）。

然而,临床研究表明:直接支持使用倾斜座椅并在可能的情况下使用向后倾斜座椅的情况是有限的。有证据表明:与没有倾斜的座椅相比,倾斜座椅对增加皮肤血液灌注具有积极作用。如本指南第 2 章中所述,由于血管阻塞导致血管流量减少,导致缺血性损伤[99]。因此,可测量的皮肤灌注增加似乎表明支持压力性损伤发展的条件有所减少。在一项观察性研究中,对使用电动轮椅的 SCI 患者($n=11$)的坐骨结节进行了皮肤灌注测量[93],在试验了六种不同的方案后,将不同的空间倾斜角度与轮椅倾斜角度进行组合,证据表明:当座椅倾斜度为 15°、25° 或 35° 加上 120° 空间倾斜时,或当座椅倾斜度为 35° 并结合 100° 空间倾斜时,皮肤灌注增加[93](5 级证据）。一项针对 SCI 患者($n=13$)的小样本研究表明:空间倾斜和座椅倾斜结合使用时,坐骨、骶骨和尾骨处的界面压力显著降低。界面压力在不同解剖位置的变化取决于空间倾斜和座椅倾斜的角度[95](5 级证据）。这表明应根据个人的需要调整坐位位置,并且可以通过调整空间倾斜角度和座椅倾斜角度在一定程度上重新分配压力。压力测绘图、功能能力评估、皮肤对减压的反应评估以及对个人生活方式的考虑都有助于制订个体化的体位变换计划[14]。

保持正确姿势和姿势控制都很重要。为避免剪切力和摩擦力,应为每个人选择座位到地面高度合适的座椅。当脚没有放在地板上时,身体就会从椅子上向前滑动。Defloor 等（1999）[78]证实:患者直立坐着并把脚放在地面上,与用脚支撑腿相比,接触面压力显著降低（$P<0.001$）(5 级证据）。Miler 等（2014）[96]也获得了类似的结果,证实当健康志愿者的腿在支撑下抬高并且座椅倾斜时,与直立就座相比,骶骨最大的平均接触面压力显著降低。脚不被支撑可能会导致膝盖后部过大的压力,从而阻碍血液循环。与无扶手椅相比,扶手椅有助于保持姿势并降低压力（图 8-3）[78]。

如果个人的脚不能直接放在地面上,应调整脚凳的高度,使大腿的位置略低于水平位置从而使骨盆稍微向前倾。该姿势可将上半身的重量（例如负荷）转移到大腿后部。当脚凳过高时,负荷被施加到骨盆后部区域,将压力重新施加到坐骨和尾骨上,这可能会增加脚部的压力。座椅高度应足以允许大腿最大限度的压力再分布[78]（图 8-3 和图 8-4）(5 级证据）。

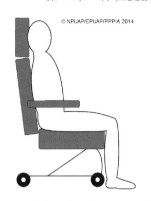

图 8-3　在扶手椅上坐直,双足着地

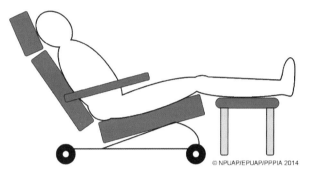

图 8-4　坐在扶手椅上,双腿搁在支撑物上

压力缓解策略

> 5.14　教会并鼓励长时间保持坐姿的患者进行缓解压力的动作。（证据等级＝C；推荐强度＝↑）

【证据总结】

中等质量 2 级[100]和 4 级研究[101]的证据表明:坐在轮椅上时进行中度倾斜或完全倾斜可显著增加坐骨血流量。然而,关于进行压力缓解动作与发生压力性损伤相关的证据[102,103]是混杂的,并且不包括任何比较干预的研究。在一项低质量 4 级研究[102]中,没有患过压力性损伤的脊髓损伤（SCI）的患者每小时的体重变化（影响大小为 0.39）明显高于患过压力性损伤的患者,但在同一研究中[102]座椅内运动的频率与发生压力性损伤之间无显著关系。此外,一项高质量 3 级研究[103]显示,压力缓解动作与压力性损伤之间无显著关系。

【实施注意事项】

1. 为了有效缓解压力,减压动作必须至少部分缓解臀部的压力[100]。这对于长时间坐在椅子或轮椅上的人（如居住在社区中行动不便的人）尤为重要（4 级证据）。

2. 指导长时间坐着的人（如坐轮椅的 SCI 患者和其他不能移动的成年人）,将重心转移纳入日常活动中,作为功能性活动(如伸手和倾斜)的一部分[102]并定期进行有意识的压力缓解的动作[14](专家意见)。第 26 章"生活质量、自我护理和教育"讨论了在为患者及其非正式护理人员开展和提供教育时要考虑的因素。

3. 根据个人的日常活动和能力[14,100]以及对皮肤反应的评估[14],制订个性化的减压计划,概述重心变化的频率和持续时间(专家意见)。

【证据讨论】

应鼓励长时间坐在椅子或轮椅上的人,特别 SCI 患者,定期减轻压力。减轻压力的动作包括有意识的锻炼以及在功能性活动期间(如在倾斜、伸出和推动轮椅期间)发生的重心转移。减压练习包括[14,100,101,104]:

- 有意识的重心转移(向前或向侧面倾斜至小、中度或完全的程度)。
- 使用辅助设备或在协助下间歇性站立。
- 手臂撑起/向上抬。

一项研究[100]比较了动态坐姿方案与俯卧撑方案对截瘫(n = 20)和四肢瘫痪(n = 20)患者的组织灌注和接触面压力的影响,另外还有健康对照组(n = 20)。动态坐姿方案包括每 10min 交替进行一次直立坐位和减压坐位。俯卧撑方案是正常坐位与标准的轮椅俯卧动作交替进行,每 20min 进行一次。对于所有患者,在俯卧撑期间用经皮血氧计测量的经皮血氧在臀部和坐骨结节处显著增加,在减压坐位下,坐骨结节上的经皮血氧显著增加。然而,研究人员指出,与健康对照组相比,SCI 患者的组织灌注恢复时间明显更长(P < 0.001),这表明其疗效与行为能力有关[100](2 级证据)。说明应根据强度和技巧来个性化选择减压活动。

两项观察性研究[102,103]提供了进行减压动作与压力性损伤发生率之间的可能关系的证据。在一项研究中,研究对象为 SCI 持续时间至少两年的患者,他们要么没有反复发作的压力性损伤(n = 12),要么至少有两次骨盆压力性损伤(n = 17)。根据压力测绘图,有压力性损伤史的人比无压力性损伤史的人发生重心转移的频率显著降低(2.5 次/h[95%CI:1.0 ~ 3.6] vs 1.0 次/h[95%CI:0.4 ~ 1.9],P = 0.037,ES = 0.39])。无压力性损伤组每小时的运动次数也更多,但差异无统计学意义(46.5 次/h[95%CI:28.7 ~ 76.7] vs 39.6 次/h[95%CI:24.3 ~ 49.7),P = 0.352,ES = 0.17])[102](4 级证据)。在第二项研究中,对在康复中心治疗

压力性损伤的 SCI 患者(n = 31)与居住在社区中的 SCI 患者(n = 30)进行了比较[103],结果表明压力性损伤组在轮椅上的时间更长(每天数小时)(P = 0.002),但每小时进行的减压操作次数没有显著差异(压力性损伤组 2.2±3.3 vs 无压力性损伤 1.8±1.6,P = 0.664)。数据收集源于研究对象的日记和回忆,这可能会影响结果。本研究还发现:没有压力性损伤的患者能够识别出到更多的缓解压力的方法(1.3±0.6 vs 2.4±1.4,P < 0.000 1)[103],这表明知识、依从性与压力性损伤发生率之间存在相关性(3 级证据)。

压力缓解策略的持续时间和频率应个性化。例如,主动运动的 SCI 患者会在一整天中频繁地进行无意识的重心转移,同时进行功能性活动,且可能不需要有意识的重心转移动作。在日常活动中不主动的个人应更频繁地进行有意识的减压。还应定期检查皮肤以指导有意识进行减压的频率和强度[14]。

六、早 期 活 动

5.15　实施早期活动计划,在可耐受的范围内增加活动和移动能力。(证据等级 = C;推荐强度 = ↑)

【证据总结】

两项低质量 2 级研究[105,106]报告了与早期运动计划相关的医疗单元获得性压力性损伤的显著减少。在这些研究中,采用运动训练计划后,医疗单元获得性压力性损伤率降低了 2% ~ 3%。然而,一项中等质量的 2 级研究[107]报告与早期活动计划相关的病房获得性压力性损伤率显著增加,而另一项低质量的 2 级研究[108]报告早期活动计划对压力性损伤的发生率没有影响。研究的三种运动方案包括个性化、基于耐受性、辅助运动和锻炼,并在敏感性高的患者[105-107]中进行。第四项干预(在普通医疗单元进行)侧重于鼓励患者活动[108]。对 18 个床位的高风险医疗单元中提供早期活动计划所需的资源进行评估,估计费用为 12 个护理人员时数/天(加上员工教育费用)[109]。早期活动计划与患者满意度高[105]、工作人员依从性高[107]和患者本人及其非正式照护者将接受体位安置的信息列为优先主题有关。

【实施注意事项】

1. 在开始和增加活动时评估个人的安全,并

为个人提供适当的监督。非正式护理人员和非临床工作人员可以协助提醒患者定期活动[110]（专家意见）。

2. 使用适当的移动技术以避免增加剪切力（专家意见）。

3. 帮助获得适当的移动辅助设备和鞋子，以促进安全移动（专家意见）。

〖证据讨论〗

卧床患者应在耐受范围内尽可能快地恢复坐位和活动。活动时刻表可能有助于减轻长期卧床患者的临床状况恶化。对于不能忍受坐位的坐骨和骶骨压力性损伤患者，周期性行走计划（当不能行走需支持性站立时）可能是卧床的可行替代方案。

研究小组[107,109,110]报告了一项旨在增加外科重症监护室患者活动的干预措施。此种干预措施增加了额外的卫生专业人员教育课程，同时提供了从被动全范围运动练习到床边四肢锻炼、床上坐位、站立和行走（3次/d）等增加活动的方案。采用干预措施3个月后，机构获得性压力性损伤显著改善（调整住院时间后，6.1% vs 5.45%，$P = 0.009$）。干预措施也与医疗单元（$P < 0.001$）和住院时间（$P = 0.002$）的增加相关（2级证据）。Wood 等（2014）[108]发现干预组患者参与主动或被动的活动练习（如从床上活动过渡到椅子或步行）（2级证据），该活动计划在重症监护室对压力性损伤的发生率并无影响。

然而，另外两项研究[105,106]也探究了重症监护病房的早期活动计划，证实干预措施与减少压力性损伤有关。Klein 等（2015）[106]的研究对象是神经科重症监护病房的住院患者，他们在临床技术人员的帮助下并通过活动时刻表取得进展。采用此种干预措施的小组压力性损伤显著减少（3.8% vs 1.1%，$P = 0.026$）（2级证据）。在 Azuh 等（2016）[105]的研究中，来自重症监护病房的研究对象根据他们的耐受水平，在护士和护理助理的帮助下，通过活动项目取得进展。干预组压力性损伤的发生率较低（9.2% vs 6.1%，$P = 0.040\ 5$）（2级证据）。

对证据中相互矛盾的研究结果应考虑混杂因素。Dickinson 等（2013）[107]的早期研究中发现：与对照组相比，早期活动干预的研究对象有更高的压力性损伤风险和潜在的高敏感性。虽然两组患者的急性生理与慢性健康评估（APACHE）评分的差

异无统计学意义，但根据 Braden 评分（15.66 vs 15.24，$P < 0.001$），干预组发生压力性损伤的风险明显更高。此项干预措施床头抬高30°至45°，这可能也是压力性损伤增加的原因之一。因此，这项研究的结果很难解释。在所有现有的研究中，研究对象的排除标准有限定条件，同时也很少提及患者的自理能力。他们都在危重症护理环境中，选择血流动力学稳定的患者参与活动项目。没有一项研究对基于项目参与程度的结果进行比较。由于本研究的设计，数据收集者未使用盲法，而临床医生在活动项目执行中经验水平不同。

七、压力性损伤患者的体位变换

5.16 对于坐骨或骶骨处有压力性损伤的患者，评估卧床休息对促进愈合的益处、可能导致新发或原有压力性损伤恶化的风险及对生活方式、生理和情绪健康的影响。（GPS）

〖实施注意事项〗

1. 避免让坐骨的压力性损伤患者以完全直立的姿势坐在椅子或床上。至少需要倾斜30°，以达到临床显著降低坐骨结节的压力[94]（5级证据）。

2. 对于坐骨或骶骨的压力性损伤患者，应根据压力性损伤和周围皮肤的反应以及患者的耐受性，制订一个渐进的坐位时刻表[14]（专家意见）。

3. 在可能的情况下，与体位管理专业人员一起制订管理计划（专家意见）。

4. 利用动态重心移动（倾斜和斜倚）使压力最小化和再分布，注意当一个人坐在非直立体位时（如身体无力），骶骨承受更大的压力，而当一个人直立坐位时坐骨承受更大的压力[94]（专家意见）。

5. 减压动作可用于缓解界面压力，促进组织灌注和氧供（参见推荐意见5.14）。

6. 评估每次坐位之后的皮肤状况，以评估治疗方案。坐位的时间可以根据压力性损伤的改善或恶化而增加或减少（专家意见）。

〖讨论〗

理想情况下，坐骨压力性损伤应在无压力和其他机械压力的环境中愈合。然而，长时间的卧床会对个人的身体、社会和心理健康产生有害的影响。平衡个人需要与全部压力释放的需要（例如卧床承受的总压力）对个人和专业人士来说，这都是一个具有挑战性的难题。与长时间卧床休息相关的潜在并发症包括，但不限于以下：①肌肉萎缩和关节

挛缩;②骨密度降低;③适应不良;④呼吸相关并发症;⑤营养不良;⑥心理伤害;⑦社会隔离;⑧个人和家庭的经济挑战[111]。

在一项RCT[112]发现患者存在Ⅲ或Ⅳ类/期压力性损伤(n=207)且活动受限时,当他们从床上坐到一个配有感应压力再分布垫的倾斜轮椅长达每日4h时,会比躺在泡沫床垫或低气囊床上愈合得更快。在第4周进行压疮状态评分时,坐位方案显著促进愈合($P<0.0001$),并且因压力性损伤恶化退出的患者较少(1级证据)。然而,这些结果是精心挑选的患者并使用舒适座位的条件下得到的。在没有经验丰富的体位专家和适当的压力再分布垫的情况下,不可能得到类似的结果。Chan等(2013)[113]在一项基于社区的小样本研究中报告了一种跨学科的压力管理方案,对治疗Ⅲ或Ⅳ类/期压力性损伤患者来说,与3个月严格卧床相比,两种管理方案在伤口愈合上没有差异。这项研究主要是对社区护理的经济分析,结果也表明所有的SCI研究对象(n=12)在床上的时间和活动水平上没有显著差异。

高规格压力再分布支撑面能够使用动态重心转移从而降低压力(参见推荐意见5.12和5.13),使用压力缓解动作(参见推荐意见5.14)是有效的辅助支持坐姿方案的重要因素。以下情况可能需要完全卧床休息:

- 患者无法获得高级别的支撑面或空间倾斜的座位。
- 皮瓣重建手术后的患者(参见第22章"压力性损伤的手术治疗")。
- 坐位会破坏伤口愈合的患者[114]。

一个渐进的坐位方案应该考虑到个人的耐受性和对压力性损伤的反应。患者的评估应有体位专家参与,选择合适的椅子/轮椅和压力再分布支撑垫,并制订一个个性化的支持坐位计划。

Houghton(2013)[14]提供了一个渐进式轮椅/椅子座位的示例计划(表8-1)。该方案适用于脊髓损伤进行皮瓣重建手术后的患者,术后3周左右开始,也适用于压力性损伤患者。

表8-1　渐进式坐姿计划示例

步骤#	活动	周期	坐位天数
1	坐在床边	2次/d,10min/次	1~3d
2	使用压力再分布垫坐在轮椅上	2次/d,5~10min/次,每天增加5min	4~7d
3	使用压力再分布垫坐在轮椅上	2次/d,30min/次,每天增加10min,最多2次/d,60min/次	8~10d
4	使用压力再分布垫坐在轮椅上	每天增加15min,最多4h,2次/d	11d之后

#只有在皮肤评估后确认没有新的皮肤损伤才能进行下一步

八、危重患者的体位变换

除了上述推荐意见、良好实践声明和实施注意事项外,危重症患者还有特定的护理需求。额外的预防性体位变换源于危重症患者的生理不稳定性(参见第3章"压力性损伤相关特殊需求人群"),这增加了压力性损伤的风险(参见第4章"风险因素和风险评估")。

> 5.17　对于病情不稳定的重症患者,变换体位时需缓慢、逐步进行,确保血流动力学和氧合状态的稳定时间。(GPS)

> 5.18　对于病情非常不稳定无法常规变换体位的重症患者,尝试频繁的小范围的体位变换,并以此作为常规体位变换的补充措施。(证据等级=C;推荐强度=↑)

〖实施注意事项〗

1. 当需要时,身体位置的小范围变化不能代替更合适的压力再分布支撑面,或定期的变换体位(即身体姿势的改变)(专家意见)。

2. 持续评估患者对频繁、小范围逐步体位变换的耐受力,允许患者至少10min来达到平衡稳态,然后再决定是否可以忍受这种姿势的改变[115](专家意见)。

3. 对于不能耐受缓慢逐步体位变换的重症患者,应实施的体位变换策略包括重心转移、被动全范围活动(ROM)、肢体位置变化、头部旋转、足跟漂浮和低角度转身。这些干预措施的使用应基于个人耐受性[115](专家意见)。

4. 根据对患者耐受力的评估,修改体位变换计划。至少每8h或更频繁地进行一次体位变换试验,以确定是否可以重新制订周期性体位变换计划[115](专家意见)。

5. 一旦患者的血流动力学和氧合状态稳定，应尽快恢复常规体位变换（专家意见）。

【证据总结】

目前有一些研究支持循证建议的证据，这些研究间接支持说明进行身体频繁、小范围体位变换的益处。研究表明：小范围的体重转移可以使健康患者和重症患者压力再分布[116,117]。在重症患者中，通过小范围的体重转移可以改善骶骨血流[117]。目前还不确定该结果是否足以预防压力性损伤，而且总体证据质量较低，无法确定这种干预是否会对压力性损伤的预防或减轻产生总体影响。

【证据讨论】

Oertwich 等（1995）[117]发现：仰卧位时，补充进行体重转移显著增加了激光多普勒血流所测量的骶骨和大转子的毛细血管灌注。无论仰卧位还是侧斜位，体重的小范围转移都能有效地显著降低大转子和骶骨的界面压力（5级证据）。一项针对健康患者的研究表明体位的小范围变化与界面压力的降低有关。在本研究中，28 个不同体位的小范围体重转移均可显著降低 1.3~1.5mmHg（$P<0.05$）的压力[116]。没有直接证据支持这种界面压力降低对临床压力性损伤风险有显著影响（5级证据）。

在重症患者中可发生移动导致的血流动力学不稳定。重症患者往往血管张力差、自主神经反馈回路功能失调和/或心血管储备能力低下[118]。自主神经功能紊乱在糖尿病患者中更为明显。如果患者移动和/或护理活动期间的氧气需求过度，个人的疾病和护理活动可能会导致氧气供需不平衡[119]。最后，心血管不稳定常发生在体位改变且长时间卧床的患者。

在可能的情况下，应考虑使患者缓慢或小量的增加移动，以便有足够的时间稳定生命体征[115,120]。护理活动应保证患者充分的生理休息，以满足移动患者时的氧气需求。在评估患者对体位变化的耐受之前，给危重症患者十分钟的时间来达到平衡[121,122]。如果不能耐受手动变换，如血压、氧饱和度持续下降，心率增加和/或心律失常，则患者应恢复仰卧位。此外，对于那些不能耐受渐进式变换体位的人，可以每 30min 进行小范围体重转移，同时每小时手动抬起四肢、枕部和臀部，除非有禁忌证。对频繁的、小范围体重转移的耐受度应该在持续评估的基础上进行，允许患者至少 10min 的时间来达到平衡，然后再决定是否可以耐受这种体位的变化[115]。患者长时间在一个固定的体位，当其变换体位时会增加血流动力学不稳定的可能性。

很少有人会因为病情不稳定而无法变换体位。但是，可能有一些情况会暂时阻止翻身和变换体位，这些情况应该在患者的临床记录中清楚地记录下来，并与跨专业团队进行讨论。根据患者特点情况评估每个临床情况，在患者的条件允许下重新翻身和变换体位。对于无法耐受完全变换体位的患者，Brindle 等（2013）[122]建议至少每 8h 或更频繁地进行一次变换体位计划，以确定是否可以重新建立周期性变换体位计划表。

九、手术患者的体位变换

除了以上所讨论的推荐意见、良好实践声明和实施注意事项外，手术患者在手术期间由于不能活动而产生了特定的护理需求（参见第 3 章"压力性损伤相关特殊需求人群"）。接受手术的患者发生压力性损伤的风险增加（参见第 4 章"风险因素和风险评估"），这表明需要对手术患者体位给予额外的关注。

> 5.19 给手术患者安置体位时，将压力分布在更大的身体表面区域并避免骨隆突处受压，以降低发生压力性损伤的风险。（GPS）

【实施注意事项】

1. 评估围手术期患者医疗器械的使用情况，以确定如何安置体位及医疗器械可能造成的器械相关压力性损伤的潜在风险（专家意见）。

2. 除非无法避免，否则不要使患者直接接触医疗器械（专家意见）。

3. 在可能的情况下，在手术中需为患者重新变换体位。并不需要完全移动身体。但并不是每个患者都可以做，由手术类型、手术体位、手术时间和个人的临床情况决定（专家意见）。

4. 在为手术患者安置体位时，遵循机构政策和标准的安全操作。根据手术类型和保护患者免受任何损伤（包括但不限于压力性损伤）的需要，选择合适的体位和体位策略[123]（专家意见）。

5. 记录患者在手术过程中的体位（专家意见）。

6. 应特别注意患者术中体位的特殊的受压点和术后皮肤的评估（如前额、鼻、下巴、乳房、髂骨、生殖器、处于俯卧位时的膝盖和脚趾）（专家意见）。

7. 使用压力再分布支撑设备和垫子来帮助个人摆放体位（如在俯卧位置使用面部枕头[86]和胸

部垫[124]）。参见第 8 章"体位变换和早期活动"，以获得关于医疗设备和支撑材料的基于证据的建议。

8. 考虑使用预防性敷料来保护骨隆突处。参见第 6 章和第 9 章有关预防性敷料使用的循证建议。

9. 使用足跟悬浮装置，为小腿提供支撑，不会对跟腱造成压力[125,126]。有关预防足跟压力性损伤的循证建议，参见第 9 章。

10. 在手术室中，压力图可以作为一种视觉提示来指导体位变换（专家意见）。

11. 在可能的情况下，术前和术后采用与手术中不同的体位（专家意见）。

【讨论】

通常，我们不可能减少皮肤和组织在手术期间的受压时间。因此，为患者变换体位将压力分配在一个更大的身体表面区域和保护骨隆突是降低手术室相关压力性损伤风险的关键策略。由于需要确保手术过程中有一个稳定的、可见的和可操作的术野，以这种方式安置患者体位以降低压力性损伤的风险是具有挑战性的。根据手术的需要，体位的选择可能是有限的。然而，从手术类型合适的体位开始，然后使用填充物和支撑用具来最大限度地重新分配压力和减少剪切力。

患者在手术台上的体位通常取决于手术的需要。在一项实验性研究中，Defloor（2000）[67]和Scott 等（1999）[127]均表明：与其他手术体位相比，仰卧体位的界面压力最低（Level 5）。当手术体位无法改变时，应采取相应的策略以降低压力性损伤风险，表 8-2 给出了与常见手术体位相关的压力点。

许多患者在手术中会有很长一段时间需要制动。这会导致压力点的组织灌注减少[128]。在可能的情况下，应考虑减少对骨隆突处的压力。表 8-2 列出了不同的常见手术体位需要特别关注的压力点。当可以使用时，压力系统图可以帮助在安置体位中确定压力点并实施干预措施（如调整患者的体位或使用支撑面、垫子或枕头）来减少压力。

在可能的情况下，术前和术后将患者置于不同于术中的体位可转换压力点。因此，组织受损的时间缩短，发生压力性损伤的风险降低[67]。为了在麻醉恢复室及病房的卫生专业人员能够监测患者的皮肤状况，并在手术后选择合适的体位，需提供手术期间的体位记录。

理想情况下，手术患者足跟应不受任何压力——这种状态有时被称为"悬浮足跟"。通过使用足跟悬吊装置将小腿从床垫上抬起以缓解压力。如果无法使用，也可以将枕头放在小腿下。因此，压力会转移到小腿，而足跟将不再受到压力。当抬起足跟时，应仔细考虑患者小腿的位置。膝关节过伸会导致腘静脉阻塞，这可能会使患者更容易形成深静脉血栓（DVT）。使患者双膝轻微屈曲，可防止腘静脉受压以降低围手术期 DVT 风险。指南第 9 章"足跟压力性损伤"提供了在所有临床环境中足跟摆放的循证建议，尤其与患者手术相关的体位。

使用医疗器械的患者发生压力性损伤的风险增加。手术室中使用的医疗技术和设备的沉重负担增加患者医疗器械相关压力性损伤的危险。此外，由于风险因素的增加，如感觉受损、医疗器械下方潮湿、组织灌注不良、组织耐受性改变和水肿，手术患者可能面临医疗器械相关压力性损伤的风险[129]。指南医疗器械相关压力性损伤部分包含各种临床环境（包括手术室）中减少与外部器械相关风险的附加建议。

表 8-2 不同手术体位关注的压力点

注意：背带和体位垫、枕头或由各种材料（如泡沫或凝胶）制成的楔形物常被用来保护患者，压力再分布和防止神经损伤。下图中描述了一些，但不是所有的设备。约束带可能是与医疗设备相关的所有体位的压力性损伤的来源。"隐藏的"压力点在患者的受力点上用点状标出。

体位及压力点的具体定位	压力点的位置描述
仰卧位 枕部、肩胛部、肘部、骶骨、尾骨、臀部、足跟	

体位及压力点的具体定位	压力点的位置描述
头低足高位 仰卧位受力点+肩部	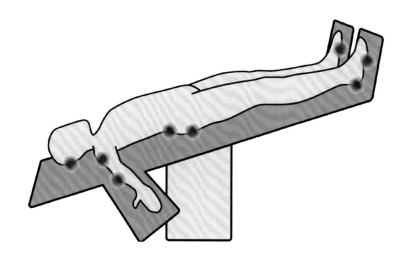
头高足低位 仰卧位受力点+脚底	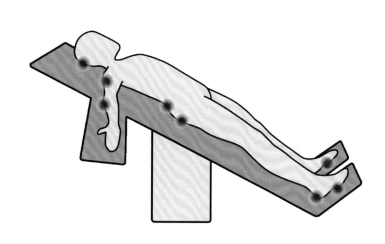
坐位/改良坐位 仰卧位的受力点,但特别是: 臀部、坐骨、尾骨、骶骨、腘窝、 足跟	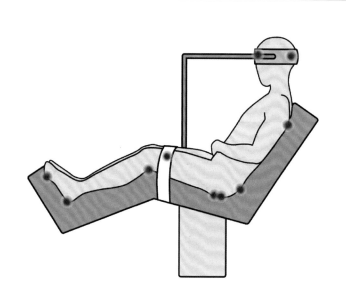

体位及压力点的具体定位	压力点的位置描述
截石位 仰卧位的受力点,但特别是: 骶骨、尾骨、腘窝	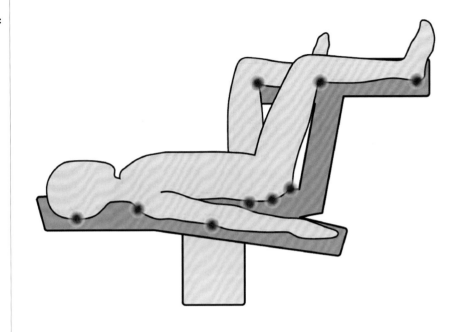
俯卧位 前额、下颌、面颊、肩部(前)、肘、胸部(乳房)、生殖器、骨盆前骨(髂骨和坐骨)、膝盖(髌骨)、足背和足趾、鼻部(如果位置不正确)	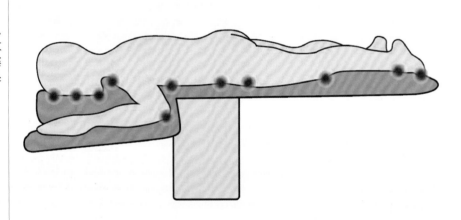
侧卧位 一侧脸和耳、肘部、肩部、腋下、上下的手臂、肋骨、臀部(大转子)、踝骨、弯曲的下肢、膝部、足踝	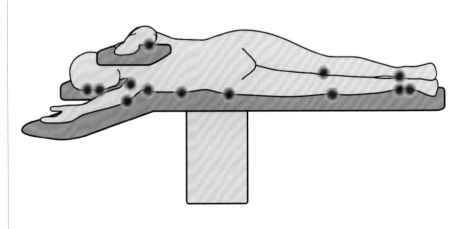

体位及压力点的具体定位	压力点的位置描述
膝胸卧位 **(膝盖/胸部位置)** 俯卧位受力点,但特别是:面部和耳、前胸部、肘部、骨盆前骨(髂嵴和坐骨)、膝部、胫骨前、踝关节前	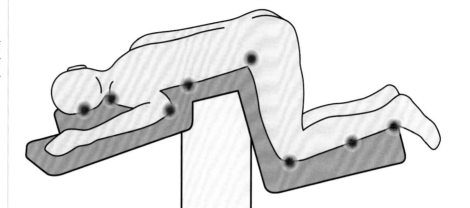
自由式/游泳式 俯卧位受力点,但特别是:侧脸和侧耳	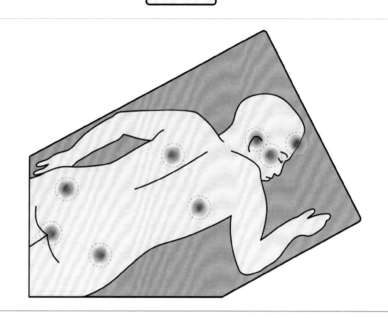

【参考文献】

1. Royal College of Nursing (RCN), National Institute for Health and Clinical Excellence(NICE),The management of pressure ulcers in primary and secondary care. 2005,RCN and NICE,:London.

2. Defloor T,De Bacquer D,Grypdonck MHF. The effect of various combinations of turning and pressure reducing devices on the incidence of pressure ulcers. Int J Nurs Stud,2005; 42(1):37-46.

3. Moore Z, Cowman S, Conroy RM. A randomised controlled clinical trial of repositioning,using the 30° tilt,for the prevention of pressure ulcers. J Clin Nurs,2011;20(17/18): 2633-2644.

4. Vanderwee K,Grypdonck MH,De BD,Defloor T. Effectiveness of turning with unequal time intervals on the incidence of pressure ulcer lesions. J Adv Nurs,2007;57(1):59-68.

5. Bergstrom N,Horn SD,Rapp MP,Stern A,Barrett R,Watkiss M. Turning for Ulcer ReductioN:a multisite randomized clinical trial in nursing homes. J Am Geriatr Soc,2013;61 (10):1705-1713.

6. Manzano F,Colmenero M,Pérez-Pérez AM,Roldán D,Jiménez-Quintana Mdel M,Mañas MR,Sánchez-Moya MA,Guerrero C, Moral-Marfil MÁ, Sánchez-Cantalejo E, Fernández-Mondéjar E. Comparison of two repositioning schedules for the prevention of pressure ulcers in patients on mechanical ventilation with alternating pressure air mattresses. Intensive Care Med,2014;40 (11):1679-87.

7. Rich SE, Margolis D, Shardell M, Hawkes WG, Miller RR, Amr S, Baumgarten M. Frequent manual repositioning and incidence of pressure ulcers among bed-bound elderly hip

fracture patients. Wound Repair Regen,2011;19(1):10-18.

8. Faigeles B,Howie-Esquivel J,Miaskowski C,Stanik-Hutt J,Thompson C,White C,Wild LR,Puntillo K. Predictors and Use of Nonpharmacologic Interventions for Procedural Pain Associated with Turning among Hospitalized Adults. Pain Manag Nurs,2013;14(2):85-93.

9. McGinnis E,Nelson A,Gorecki C,Nixon J. What is different for people with MS who have pressure ulcers:A reflective study of the impact upon people's quality of life? Journal of Tissue Viability,2015;24(3):83-90.

10. Paulden M,Bergstrom N,Horn SD,Rapp M,Stern A,Barrett R,Watkiss M,Krahn M. Turning for ulcer reduction (TURN)study:An economic analysis. Ont Health Technol Assess Ser,2014;14(12):1-24.

11. Pechlivanoglou P,Paulden M,Pham B,Wong J,Horn SD,Krahn M. Turning high-risk individuals:An economic evaluation of repositioning frequency in long-term care. J Am Geriatr Soc,2018;66(7):1409-1414.

12. Haesler E,Cuddigan J,Kottner J,Carville K,Guideline Governance Group,International consumer engagement in guideline development:Surveying patients in 30 countries in 14th Guideline Intenational Network(G-I-N)Conference. 2018:Manchester.

13. De Laat E,Pickkers P,Schoonhoven L,Verbeek A,Feuth T,Van Achterberg T. Guideline implementation results in a decrease of pressure ulcer incidence in critically ill patients. Crit Care Med,2007;35(3):815-820.

14. Houghton PE,Campbell KE,CPG Panel,Canadian Best Practice Guidelines for the Prevention and Management of Pressure Ulcers in People with Spinal Cord Injury. A resource handbook for clinicians. 2013,Ontario Neurotrauma Foundation:https://onf. org/wp-content/uploads/2019/04/Pressure_Ulcers_Best_Practice_Guideline_Final_web4. pdf.

15. Gammon HM,Shelton CB,Siegert C,Dawson C,Sexton E,Burmeister C,Gnam G,Siddiqui A. Self-turning for pressure injury prevention. Wound Medicine,2016;12:15-18.

16. Chaboyer W,Mills PM,Roberts S,Latimer S. Physical activity levels and torso orientations of hospitalized patients at risk of developing a pressure injury:An observational study. Int J Nurs Pract,2015;21(1):11-7.

17. Källman U,Engstrom M,Bergstrand S,Ek AC,Fredrikson M,Lindberg LG,Lindgren M. The effects of different lying positions on interface pressure,skin temperature,and tissue blood flow in nursing home residents. Biol Res Nurs,2015;17(2).

18. McInnes E,Chaboyer W,Allen T,Murray E,Webber L. Acute care patient mobility patterns and documented pressure injury prevention:An observational study and survey. Wound Practice Research,2013;21(3):116-125.

19. Sonenblum SE,Sprigle SH,Martin JS. Everyday sitting behavior of full-time wheelchair users. J Rehabil Res Dev,2016;53(5):585-598.

20. Tescher AN,Branda ME,Byrne TJ,Naessens JM. All at-risk patients are not created equal:Analysis of Braden pressure ulcer risk scores to identify specific risks. J Wound Ostomy Continence Nurs,2012;39(3):282-291.

21. Ek AC,Unosson M,Larsson J,von Schenck H,Bjurulf P. The development and healing of pressure sores related to the nutritional state. Clin Nutr,1991;10(5):245-250.

22. Chiari P,Forni C,Guberti M,Gazineo D,Ronzoni S,D'Alessandro F. Predictive factors for pressure ulcers in an older adult population hospitalized for hip fractures:A prognostic cohort study. PLoS ONE[Electronic Resource],2017;12(1):e0169909.

23. Gonzalez-Mendez MI,Lima-Serrano M,Martin-Castano C,Alonso-Araujo I,Lima-Rodriguez JS. Incidence and risk factors associated with the development of pressure ulcers in an intensive care unit. J Clin Nurs,2018;27(5-6):1028-1037.

24. Ooi W,Morris J,Brandeis G,Hossain M,Lipsitz L. Nursing home characteristics and the development of pressure sores and disruptive behaviour. Age Ageing,1999;28(1):45-52.

25. Rose P,Cohen R,Amsel R. Development of a scale to measure the risk of skin breakdown in critically ill patients. Am J Crit Care,2006;15(3):337-41.

26. Sayar S,Turgut S,Dogan H,Ekici A,Yurtsever S,Demirkan F,Doruk N,Tasdelen B. Incidence of pressure ulcers in intensive care unit patients at risk according to the Waterlow scale and factors influencing the development of pressure ulcers. J Clin Nurs,2009;18(5):765-774.

27. Brandeis G,Ooi W,Hossain M,Morris J,Lipsitz L. A longitudinal study of risk factors associated with the formation of pressure ulcers in nursing homes. . Journal of the American Geriatric Society,1994;42:388-93.

28. Bergquist-Beringer S,Gajewski BJ. Outcome and assessment information set data that predict pressure ulcer development in older adult home health patients. Adv Skin Wound Care,2011;24(9):404-414.

29. Källman U,Bergstrand S,Ek AC,Engström M,Lindgren M. Nursing staff induced repositionings and immobile patients' spontaneous movements in nursing care. Int Wound J,2016;13(6):1168-1175.

30. Smith IL,Brown S,McGinnis E,Briggs M,Coleman S,Dea-

ley C, Muir D, Nelson EA, Stevenson R, Stubbs N, Wilson L, Brown JM, Nixon J. Exploring the role of pain as an early predictor of category 2 pressure ulcers: A prospective cohort study. BMJ Open, 2017; 7 (1): e013623.

31. Reed R, Hepburn K, Adelson R, Center B, McKnight P. Low serum albumin levels, confusion, and fecal incontinence: Are these risk factors for pressure ulcers in mobility-impaired hospitalized adults? Gerontology, 2003; 49 (4): 255-59.

32. Nixon J, Cranny G, Bond S. Skin alterations of intact skin and risk factors associated with pressure ulcer development in surgical patients: A cohort study. Int J Nurs Stud, 2007; 44 (5): 655-63.

33. Demarre L, Verhaeghe S, Van Hecke A, Clays E, Grypdonck M, Beeckman D. Factors predicting the development of pressure ulcers in an at-risk population who receive standardized preventive care: Secondary analyses of a multicentre randomised controlled trial. J Adv Nurs, 2015; 71 (2): 391-403.

34. Allman R, Goode P, Patrick M, Burst N, Bartolucci A. Pressure ulcer risk factors among hospitalized patients with activity limitation. J Am Med Assoc, 1995; 273 (11): 865-70.

35. Hagisawa S, Barbenel JC, Kenedi RM. Influence of age on postischaemic reactive hyperaemia. Clin Phys Physiol Meas, 1991; 12 (3): 227-237.

36. Schubert V, Schubert PA, Breit G, Intaglietta M. Analysis of arterial flowmotion in spinal cord injured and elderly subjects in an area at risk for the development of pressure sores. Paraplegia, 1995; 33 (7): 387-97.

37. Schubert V, Fagrell B. Evaluation of the dynamic cutaneous post-ischaemic hyperaemia and thermal response in elderly subjects and in an area at risk for pressure sores. Clin Physiol, 1991; 11 (2): 169-182.

38. Haisjackl M, Hasibeder W, Klaunzer S, Altenberger H, Koller W. Diminished reactive hyperemia in the skin of critically ill patients. Crit Care Med, 1990; 18 (8): 813-818.

39. Noble M, Voegeli D, Clough GF. A comparison of cutaneous vascular responses to transient pressure loading in smokers and nonsmokers. J Rehabil Res Dev, 2003; 40 (3): 283-288.

40. Franzeck UK, Stengele B, Panradl U, Wahl P, Tillmanns H. Cutaneous reactive hyperemia in short-term and long-term type I diabetes- Continuous monitoring by a combined laser Doppler and transcutaneous oxygen probe. Vasa, 1990; 19 (1): 8-15.

41. Mayrovitz HN, Sims N. Effects of support surface relief pressures on heel skin blood flow in persons with and without diabetes mellitus. Adv Skin Wound Care, 2004; 17 (4 Pt 1): 197-201.

42. Sprigle S, Linden M, Riordan B. Characterizing reactive hyperemia via tissue reflectance spectroscopy in response to an ischemic load across gender, age, skin pigmentation and diabetes. Med Eng Phys, 2002; 24 (10): 651-661.

43. Hagisawa S, Ferguson Pell M, Cardi M, Miller SD. Assessment of skin blood content and oxygenation in spinal cord injured subjects during reactive hyperemia. J Rehabil Res Dev, 1994; 31 (1): 1-14.

44. Thorfinn J, Sjoberg F, Lidman D. Sitting pressure and perfusion of buttock skin in paraplegic and tetraplegic patients, and in healthy subjects: A comparative study. Scand J Plast Reconstr Surg Hand Surg, 2002; 36 (5): 279.

45. Mawson AR, Siddiqui FH, Connolly BJ, Sharp CJ, Summer WR, Biundo JJ, Jr. Sacral transcutaneous oxygen tension levels in the spinal cord injured: risk factors for pressure ulcers? Arch Phys Med Rehabil, 1993; 74 (7): 745-751.

46. Schubert V, Fagrell B. Postocclusive reactive hyperemia and thermal response in the skin microcirculation of subjects with spinal cord injury. Scand J Rehabil Med, 1991; 23 (1): 33-40.

47. Pickham D, Berte N, Pihulic M, Valdez A, Mayer B, Desai M. Effect of a wearable patient sensor on care delivery for preventing pressure injuries in acutely ill adults: A pragmatic randomized clinical trial (LS-HAPI study). Int J Nurs Stud, 2018; 80: 12-19.

48. Yap T, Kennerly S, Simmons M, Buncher R, Miller E, Kim J, Yap W. Multidimensional team-based intervention using musical cues to reduce odds of facility-acquired pressure ulcers in long-term care: A paired randomized intervention study. J Am Geriatr Soc, 2013; 61: 1552-1559.

49. Pickham D, M. P, Valdez A, Mayer B, Duhon P, Larson B. Pressure injury prevention practices in the intensive care unit: Realworld data captured by a wearable patient sensor. Wounds, 2018; 30 (8): 229-234.

50. Bales I, Padwojski A. Reaching for the moon: achieving zero pressure ulcer prevalence. J Wound Care, 2009; 18 (4): 137-144.

51. Bales I, Duvendack T. Reaching for the moon: achieving zero pressure ulcer prevalence, an update. J Wound Care, 2011; 20 (8): 374-377.

52. Shieh DC, Berringer CM, Pantoja R, Resureccion J, Rainbolt JM, Hokoki A. Dramatic Reduction in Hospital-Acquired Pressure Injuries Using a Pink Paper Reminder System. Adv Skin Wound Care, 2018; 31 (3): 118-122.

53. Baldelli P, Paciella M. Creation and implementation of a

pressure ulcer prevention bundle improves patient outcomes. Am J Med Qual,2008;23(2):136-142.

54. Pompeo M. Pressure map technology for pressure ulcer patients:Can we handle the truth? Wounds,2013;25(2):34-40.

55. Powers J. Two Methods for Turning and Positioning and the Effect on Pressure Ulcer Development:A Comparison Cohort Study. Journal of Wound,Ostomy,& Continence Nursing,2016;43(1):46-50.

56. Gucer PW,Gaitens J,Oliver M,McDiarmid MA. Sit-stand powered mechanical lifts in long-term care and resident quality indicators. J Occup Environ Med,2013;55(1):36-44.

57. Webb J,Twiste M,Walton LA,Hogg P. The impact of hoist sling fabrics on interface pressure whilst sitting in healthy volunteers and wheelchair users:A comparative study. J Tissue Viability,2017.

58. Gunningberg L,Sedin IM,Andersson S,Pingel R. Pressure mapping to prevent pressure ulcers in a hospital setting:A pragmatic randomised controlled trial. Int J Nurs Stud,2017;72:53-59.

59. Behrendt R,Ghaznavi AM,Mahan M,Craft S,Siddiqui A. Continuous bedside pressure mapping and rates of hospital-associated pressure ulcers in a medical intensive care unit. Am J Crit Care,2014;23(2):127-133.

60. Siddiqui A,Behrendt R,Lafluer M,Craft S. A continuous bedside pressure mapping system for prevention of pressure ulcer development in the medical ICU:A retrospective analysis. Wounds,2013;25(12):333-339.

61. Gunningberg L,Carli C. Reduced pressure for fewer pressure ulcers:can real-time feedback of interface pressure optimise repositioning in bed? Int Wound J,2014.

62. Scott RG,Thurman KM. Visual feedback of continuous bedside pressure mapping to optimize effective patient repositioning. Adv Wound Care,2014;3(5):376-382.

63. Gunningberg L,Baath C,Sving E. Staff's perceptions of a pressure mapping system to prevent pressure injuries in a hospital ward:A qualitative study. J Nurs Manag,2017;29:29.

64. Hultin L,Olsson E,Carli C,Gunningberg L. Pressure mapping in elderly care:A tool to increase pressure injury knowledge and awareness among staff. J Wound Ostomy Continence Nurs,2017;44(2):142-147.

65. Moore Z,Cowman S,Posnett J. An economic analysis of repositioning for the prevention of pressure ulcers. J Clin Nurs,2013;22(15-16):2354-2360.

66. Källman U,Bergstrand S,Ek AC,Engström M,Lindberg LG,Lindgren M. Different lying positions and their effects on tissue blood flow and skin temperature in older adult patients. J Adv Nurs,2013;69(1):133-144.

67. Defloor T. The effect of position and mattress on interface pressure. Appl Nurs Res,2000;13(1):2-11.

68. Young T. The 30 degree tilt position vs the 90 degree lateral and supine positions in reducing the incidence of nonblanching erythema in a hospital inpatient population:A randomised controlled trial. J Tissue Viability,2004;14(3):88,90,92-6.

69. Gillespie BM,Chaboyer WP,McInnes E,Kent B,Whitty JA,Thalib L. Repositioning for pressure ulcer prevention in adults. Cochrane Database Syst Rev,2014;4:CD009958.

70. Oomens CW,Broek M,Hemmes B,Bader DL. How does lateral tilting affect the internal strains in the sacral region of bed ridden patients? A contribution to pressure ulcer prevention. Clin Biomech,2016;35:7-13.

71. Schallom M,Dykeman B,Metheny N,Kirby J,Pierce J. Head-of-bed elevation and early outcomes of gastric reflux, aspiration and pressure ulcers:A feasibility study. Am J Crit Care,2015;24(1):57-66.

72. Llaurado-Serra M,Ulldemolins M,Fernandez-Ballart J, Guell-Baro R,Valentí-Trulls T,Calpe-Damians N,Piñol-Tena A,Pi-Guerrero M,Paños-Espinosa C,Sandiumenge A,Jimenez-Herrera MF,Coloma-Gómez B,Vallejo-Henao LM,Molina-Ramos S,Bordonado-Pérez L,Fortes-Del-Valle ML,Peralvo-Bernat M,Mariné-Vidal J,Alabart-Segura Y, Hidalgo-Margalef S,Portal-Porcel C,Alabart-Lorenzo X, López-Gil A,Cepero-Martí R,Martínez-Reyes L,Tapia-Vallejo C,Arévalo-Rodríguez A,Llasat-Ramón R,Sánchez-Borras E,Rodríguez-Coma E,López-Calvo J,Zahino-Ortega N,Castellano-Nofuentes S,Varo-Matito R,Valeiras-Valero A,Préstamo-Pereira B,Sanchís-López M,Hernández-López I,Martínez-Díaz T,Manzano-Montero S,López-González H,Sánchez-Sánchez MC,Esteban-López M,Treso-Geira MI,Mulet-Fumado A,Salbado-Regolf I,Sospedra-Beltran MC,Adell-Ginovart MT,Ventura-Moratalla MT,Rodríguez-Corbaton R,Sabate-Ortigues R,Curto-Castellà MC,Guardiola-Cid R,Ventura-Rosado A,Braga-Díaz FD,Carrascal-Alcaide F,Blanco-Sánchez I,Palomino-González L,Domenech-Aguilera M,González-Engroba R,Pérez-Martín RM, Alfonso-Arias C,Alvárez-Martínez C,Vargas-López C. Related factors to semi-recumbent position compliance and pressure ulcers in patients with invasive mechanical ventilation:An observational study(CAPCRI study). Int J Nurs Stud,2016;61:198-208.

73. Grap MJ,Munro CL,Wetzel PA,Schubert CM,Pepperl A, Burk RS,Lucas V. Backrest elevation and tissue interface pressure by anatomical location during mechanical ventila-

tion. Am J Crit Care,2016;25(3):e56-e63.

74. Chung CHK,Lau MCH,Leung TYC,Yui KYS,Chan SHS,Chan SLS,Chan PL. Effect of head elevation on sacral and ischial tuberosities pressure in infirmary patients. Asian Journal of Gerontology and Geriatrics, 2012; 7(2):101-106.

75. Lippoldt J,Pernicka E,Staudinger T. Interface pressure at different degrees of backrest elevation with various types of pressureredistribution surfaces. Am J Crit Care, 2014; 23(2):119-126.

76. Pepperl AA,Rooney MB,Parker A,Burk RS,Kabban CS,Wetzel PA,Grap MJ. Effect of alertness level and backrest elevation on skin interface pressure. Wounds, 2014; 26(12):334-341.

77. Crane BA,Wininger M,Kunsman M. Proxy study on minimizing risk of sacral pressure ulcers while complying with ventilatorassociated pneumonia risk reduction guidelines. Adv Skin Wound Care,2015;28(12):541-550.

78. Defloor T,Grypdonck MH. Sitting posture and prevention of pressure ulcers. Appl Nurs Res,1999;12(3):136.

79. Bergstrom N,Allman, R. ,Carlson,C. , et al. ,*Pressure ulcers in adults:prediction and prevention. Clinical practice guideline No. 3.* 1992,Rockville,MD:Agency for Healthcare Policy and Research,AHCPR Pub. No. 920047.

80. PVA. Pressure ulcer prevention and treatment following spinal cord injury:a clinical practice guideline for healthcare professionals. J Spinal Cord Med,2001;24 Suppl 1:S40.

81. Wound Ostomy and Continence Nurses Society(WOCNS), *Wound Ostomy and Continence Nurses Society. Guideline for the Prevention and Management of Pressure Ulcers.* WOCN Clinical Practice Guideline Series. 2010, Mount Laurel, NJ:Wound Ostomy and Continence Nurses Society.

82. Grap MJ,Munro CL,Wetzel PA,Schubert CM,Pepperl A,Burk RS,Lucas V. Tissue interface pressure and skin integrity in criticallyill, mechanically ventilated patients. Intensive Crit Care Nurs,2017;38:1-9.

83. Peterson M,Schwab W,McCutcheon K,van Oostrom JH,Gravenstein N,Caruso L. Effects of elevating the head of bed on interface pressure in volunteers. Crit Care Med,2008;36(11):3038-3042.

84. Best K, Desharnais G, Boily J, Miller W, Camp P. The effect of a trunk release maneuver on peak pressure index, trunk displacement and perceived discomfort in older adults seated in a high Fowler's position:A randomized controlled trial. BMC Geriatric,2012;12(1):72.

85. Girard R,Baboi L,Ayzac L,Richard JC,Guerin C. The impact of patient positioning on pressure ulcers in patients with severe ARDS:Results from a multicentre randomised controlled trial on prone positioning. Intensive Care Med, 2014;40(3):397-403.

86. Grisell M,Place HM. Face tissue pressure in prone positioning:a comparison of three face pillows while in the prone position for spinal surgery. Spine(Phila Pa 1976),2008;33(26):2938-2941.

87. Romero CM, Cornejo RA, Galvez LR, Llanos OP, Tobar EA, Berasain M, Arellano DH, Larrondo JF, Castro J. Extended prone position ventilation in severe acute respiratory distress syndrome:A pilot feasibility study. J Crit Care, 2009;24(1):81-88.

88. Wu T,Wang ST,Lin PC,Liu CL,Chao YF. Effects of using a high-density foam pad versus a viscoelastic polymer pad on the incidence of pressure ulcer development during spinal surgery. Biol Res Nurs,2011;13(4):419-424.

89. Fan E,Del Sorbo L,Goligher EC,Hodgson CL,Munshi L,Walkey AJ,Adhikari NKJ,Amato MBP,Branson R,Brower RG,Ferguson ND,Gajic O,Gattinoni L,Hess D,Mancebo J,Meade MO,McAuley DF,Pesenti A,Ranieri VM,Rubenfeld GD,Rubin E,Seckel M,Slutsky AS,Talmor D,Thompson BT,Wunsch H,Uleryk E,Brozek J,Brochard LJ. An Official American Thoracic Society/European Society of Intensive Care Medicine/Society of Critical Care Medicine Clinical Practice Guideline:Mechanical Ventilation in Adult Patients with Acute Respiratory Distress Syndrome. Am J Respir Crit Care Med,2017;195(9):1253-1263.

90. Gebhardt K,Bliss MR. Preventing pressure sores in orthopaedic patients. Is prolonged chair nursing detrimental? J Tissue Viability,1994;4:51-54.

91. Bergstrom N,Allman, R. ,Carlson,C. , et al. ,*Pressure ulcers in adults:prediction and prevention. Clinical practice guideline No. 3.. 1992*,Rockville,MD:Agency for Healthcare Policy and Research,AHCPR Pub. No. 920047.

92. Crewe RA. Problems of rubber ring nursing cushions and a clinical survey of alternative cushions for ill patients. Care:Science and Practice,1987;5(2):9-11.

93. Jan YK, Crane BA. Wheelchair tilt-in-space and recline does not reduce sacral skin perfusion as changing from the upright to the tilted and reclined position in people with spinal cord injury. Arch Phys Med Rehabil,2013;94(6):1207-1210.

94. Giesbrecht EM,Ethans KD,Staley D. Measuring the effect of incremental angles of wheelchair tilt on interface pressure among individuals with spinal cord injury. Spinal Cord,2011;49(7):827-831.

95. Chen Y,Wang J,Lung CW,Yang TD,Crane BA,Jan YK. Effect of tilt and recline on ischial and coccygeal interface

pressures in people with spinal cord injury. Am J Phys Med Rehabil,2014;93(12):1019-1026.

96.　Miller SK, Aberegg L, Blasiole K, Parker M, Fulton J. A prospective assessment of sacral pressures in healthy volunteers seated upright and reclined with legs elevated in a recliner. Ostomy Wound Manage,2014;60(9):52-59.

97.　Karatas GK, Tosun A, Kanatl U. Center-of-pressure displacement during postural changes in relation to pressure ulcers in spinal cord-injured patients. Am J Phys Med Rehabil,2008;87(3):177-182.

98.　Li CT, Huang KY, Kung CF, Chen YN, Tseng YT, Tsai KH. Evaluation of the effect of different sitting assistive devices in reclining wheelchair on interface pressure. Biomed Eng Online,2017;16(1)(no pagination)(108).

99.　Loerakker S, Oomens CWJ, Manders E,T.S,D.L.B,F.P.B, Nicolay K, Strijkers GJ. Ischemia-reperfusion injury in rat skeletal muscle assessed with T-2-weighted and dynamic contrast-enhanced MRI. Magn Reson Med, 2011; 66 (2):528-537.

100.　Makhsous M, Priebe M, Bankard J, Rowles D, Zeigler M, Chen D, Lin F. Measuring tissue perfusion during pressure relief maneuvers:insights into preventing pressure ulcers. J Spinal Cord Med,2007;30(5):497-507.

101.　Sonenblum SE, Vonk TE, Janssen TW, Sprigle SH. Effects of wheelchair cushions and pressure relief maneuvers on ischial interface pressure and blood flow in people with spinal cord injury. Arch Phys Med Rehabil,2014;95(7):1350-1357.

102.　Sonenblum SE, Sprigle SH. Some people move it, move it… for pressure injury prevention. J Spinal Cord Med,2016:1-5.

103.　Morita T, Yamada T, Watanabe T, Nagahori E. Lifestyle risk factors for pressure ulcers in community-based patients with spinal cord injuries in Japan. Spinal Cord,2015.

104.　Consortium for Spinal Cord Medicine,Pressure Ulcer Prevention and Treatment Following Spinal Cord Injury:A Clinical Practice Guideline for Health-Care Professionals. 2014,Consortium for Spinal Cord Medicine:https://pva-cdnendpoint. azureedge. net/prod/libraries/media/pva/library/publications/cpg_pressure-ulcer. pdf.

105.　Azuh O, Gammon H, Burmeister C, Frega D, Nerenz D, DiGiovine B, Siddiqui A. Benefits of Early active mobility in the medical intensive care unit:A pilot study. Am J Med,2016;129(8):866-871. e1.

106.　Klein K, Mulkey M, Bena JF, Albert NM. Clinical and psychologic effects of early mobilization in patients treated in a neurologic ICU:A comparative study. Crit Care Med,

2015;43:865-873.

107.　Dickinson S, Tschannen D, Shever LL. Can the use of an early mobility program reduce the incidence of pressure ulcers in a surgical critical care unit? Crit Care Nurs Q,2013;36(1):127-140.

108.　Wood W, Tschannen D, Trotsky A, Grunawalt J, Adams D, Chang R, Kendziora S, Diccion-MacDonald S. A mobility program for an inpatient acute care medical unit. Am J Nurs,2014;114(10):34-42.

109.　Knoblauch DJ, Bettis MA, Lundy F, Meldrum C. Financial implications of starting a mobility protocol in a surgical intensive care unit. Crit Care Nurs Q,2013;36(1):120-126.

110.　Dammeyer J, Dickinson S, Packard D, Baldwin N, Ricklemann C. Building a protocol to guide mobility in the ICU. Crit Care Nurs Q,2013;36(1):37-49.

111.　Norton L, Sibbald G. Is bed rest an effective treatment modality for pressure ulcers? Ostomy Wound Management,2004;September.

112.　Rosenthal MJ, Felton RM, Nastasi AE, Naliboff BD, Harker J, Navach JH. Healing of advanced pressure ulcers by a generic total contact seat:2 randomized comparisons with low air loss bed treatments. Arch Phys Med Rehabil,2003;84(12):1733-1742.

113.　Chan BC, Nanwa N, Mittmann N, Bryant D, Coyte PC, Houghton PE. The average cost of pressure ulcer management in a community dwelling spinal cord injury population. Int Wound J,2013;10(4).

114.　Houghton PE, Campbell KE, CPG Panel, Canadian Best Practice Guidelines for the Prevention and Management of Pressure Ulcers in People with Spinal Cord Injury. A resource handbook for clinicians. 2013, Ontario Neurotrauma Foundation:http://www. onf. org.

115.　Brindle CT, Malhotra R, O'Rourke S, Currie L, Chadwick D, Falls P, Adams C, Swenson J, Tuason D, Watson S, Creehan S. Turning and repositioning the critically ill patient with hemodynamic instability:A literature review and consensus recommendations. Journal of Wound, Ostomy and Continence Nursing,2013;40(3):254-67.

116.　Tsuchiya S, Sato A, Azuma E, Urushidani H, Osawa M, Kadoya K, Takamura M, Nunomi M, Mitsuoka A, Nishizawa Yokono T, Sugama J. The effectiveness of small changes for pressure redistribution:Using the air mattress for small changes. Journal of Tissue Viability,2016;25(2):135-142.

117.　Oertwich PA, Kindschuh AM. The effects of small shifts in body weight on blood flow and interface pressure. Res Nurs Health,1995;18(6):481-8.

118. Doering L. The effect of positioning on hemodynamics and gas exchange in the critically ill：a review. American Journal of Critical Care,1993;2(3):208-16.

119. Shacknell E,GIllespie M. The oxygen supply and demand framework：A tool to support integrative learning. Dynamics,2009;20(4):15-9.

120. Almirall S,Leiva R,Gabasa P. Apache III Score：A prognostic factor in pressure ulcer development in an intensive care unit. Enferm Intensiva,2009;20(3):95-103.

121. Vollman KM. Understanding critically ill patients hemodynamic response to mobilization：using the evidence to make it safe and feasible. Crit Care Nurs Q,2013;36(1):17-7.

122. Brindle CT,Malhotra R,O'Rourke S,Currie L,Chadwick D,Falls P,Adams C,Swenson J,Tuason D,Watson S,Creehan S. Turning and repositioning the critically ill patient with hemodynamic instability：A literature review and consensus recommendations. J Wound Ostomy Cont Nurs,2013;40(3):254-267.

123. MacDonald J,Washington S. Positioning the surgical patient. Anaesthesia and Intensive Care Medicine,2012;13(11):528-532.

124. Wu T,Wang ST,Lin PC,Liu CL,Chao YF. Effects of using a high-density foam pad versus a viscoelastic polymer pad on the incidence of pressure ulcer development during spinal surgery. Biological Research For Nursing,2011;13(4):419-424.

125. Malkoun M,Huber J,Huber D. A comparative assessment of interface pressures generated by four surgical theatre heel pressure ulcer prophylactics. Int Wound J,2012;9(3):259-263.

126. Donnelly J,A randomised controlled trial comparing the Heelift Suspension Boot with standard care in the prevention of pressure ulcers on the heels of older people with fractured hips. Thesis dissertation. 2006, University of Belfast.

127. Scott EM,Baker EA,Kelly PJ,Stoddard EJ,Leaper DJ. Measurement of interface pressures in the evaluation of operating theatre mattresses. J Wound Care,1999;8(9):437-441.

128. Schoonhoven L,Defloor T,van der Tweel I,Buskens E,Grypdonck MH. Risk indicators for pressure ulcers during surgery. Appl Nurs Res,2002;15(3):163-173.

129. Black J,Alves P,Brindle CT,Dealey C,Santamaria N,Call E,Clark M. Use of wound dressings to enhance prevention of pressure ulcers caused by medical devices. Int Wound J,2015;12(3):322-327.

第 9 章　足跟压力性损伤

【前言】

足跟是压力性损伤两个最常见的解剖部位之一。在欧洲一项关于压力性损伤患病率的调查中（$n = 5\,947$）[1]，几乎 80% 的 Ⅳ 期压力性损伤发生在骶尾和足跟（分别为 39.9% 和 38.5%）。最严重的压力性损伤多见于骶尾（44.8%）或足跟（24.2%）[1]。2014 年在法国进行的一项全国压力性损伤患病率研究（$n = 21\,538$）中显示[2]，在重症监护室中，足跟和骶尾是压力性损伤最常见的两个解剖部位。2012 年~2015 年在西班牙进行的一项研究报告称，足跟是儿童和新生儿压力性损伤最常见的解剖部位[3]。足跟不仅仅是最常见的压力性损伤的部位，有一些病例还可以发展为严重的压力性损伤。

老年人、重症患者、儿童和新生儿的足跟压力性损伤风险特别高。报告显示，在急诊，足跟压力性损伤的患病率在 21%~46%[4]。在法国不同临床环境中进行的一项全国多中心流行病学患病率研究中发现，足跟压力性损伤发生率最高的是康复中心[2]，在两所老年康复中心进行的前瞻性研究中显示，足跟压力性损伤的患病率为 12%[5]，而足就诊于初级保健中心的 7~12 岁儿童中，足跟压力性损伤的患病率高达 28.6%[3]。

降低足跟的压力和剪切力是临床实践中的重点。即使使用了减压贴，后足跟仍承受着潜在的压力。因为足跟处皮下组织较薄，压力直接作用于骨骼上。有限元建模表明，跟骨的形状会影响足跟的肌肉和组织的张力[6,7]。由于足跟的表面积很小，所以，重新分配足跟压力是一个挑战。

本章中良好实践声明提出了预防和治疗足跟压力性损伤的证据。这些推荐意见讨论了针对足跟的皮肤和组织评估、足跟的摆放以及预防性足跟敷料。但有关针对足跟皮肤护理实践的证据有限。但在第 6 章"预防性皮肤护理"提出的关于皮肤护理的建议和研究中，特别提到了足跟的预防性皮肤护理，在进行预防足跟压力性损伤的护理计划时应参考[8,9]。

【临床问题】

指导本章的临床问题是：

1. 导致足跟压力性损伤因素有哪些？
2. 评估足跟皮肤和组织的正确有效的方法有哪些？
3. 有效预防足跟压力性损伤局部护理措施有哪些（例如皮肤护理、使用预防性敷料）？
4. 有效预防足跟压力性损伤的体位摆放措施有哪些？
5. 能有效预防足跟压力性损伤的支撑面和支撑装置有哪些？
6. 治疗足跟压力性损伤的有效措施有哪些？
7. 影响足跟压力性损伤愈合的因素有哪些？

一、足跟评估

由于足跟的解剖结构、疾病负担、合并症和老龄化等因素，与身体的其他部位相比，足跟被认为是压力性损伤的易发部位[10]。因此，定期评估足跟压力性损伤是非常有必要的，尤其对于有复杂医学疾病的患者来说[11,12]。评估应包括对足跟的物理评估，并注意结合患者的既往病史、既往足部压力性损伤的发生情况以及目前身体健康状况。此外，还应注意减少可能导致足部压力性损伤进展或延缓其愈合（如周围血管疾病）的危险因素。第 4 章"风险因素和风险评估"确定了在风险评估中要考虑的关键风险因素。第 5 章"皮肤和组织评估"包含了对皮肤评估的全面讨论和建议。

> 6.1　进行皮肤和组织评估时，评估下肢、足跟和足部的血管/灌注状态，并作为风险评估的组成部分。（证据等级 = B2；推荐强度 = ↑↑）

【证据总结】

一项中等质量的 3 级研究证据表明[13]，外周血管疾病会增加足跟压力性损伤的风险，可能是由于足跟血流量减少导致。来自一项低质量的 3 级研究证据表明[14],当患者患有外周血管疾病时,足跟压力性损伤不易愈合。

【实施注意事项】

1. 即使在足跟处使用预防性敷料,也应定期检查足跟部位皮肤。(专家意见)。

2. 应培训从事全面血管评估的卫生专业人员正确使用评估技术和仪器(专家意见)。

3. 评估下肢/足跟/足部作为整体皮肤评估的一部分时,应包括以下参数来评估足跟的血供情况,并注意区分动脉和静脉疾病:①皮温;②足部灌注是否充足(特别是供应足跟的胫后动脉);③皮肤颜色(如苍白、黄染等);④皮肤质地和外观(例如有无光泽,毛发);⑤触诊或患者主诉的感觉减退(专家意见)。

4. 在使用仪器之前,可考虑进行以下评估:①踝肱压指数(ABPI)或足趾肱压指数(TPBI)作为测量足部灌注指标[15];②使用单丝触觉试验作为感觉的衡量标准(专家意见)。

5. 除了对足跟进行物理检查外,还需考虑患者的临床状况、病史和足跟压力性损伤发生的危险因素,包括血管疾病、糖尿病以及足跟压力性损伤史(专家意见)。

6. 考虑将怀疑或已知患有血管疾病的患者转诊给血管专家(专家意见)。

【证据讨论】

由于血管疾病和衰老导致的组织变薄,以及足跟脂肪萎缩,足跟处于压力性损伤的风险中。如第 4 章"风险因素和风险评估"所述,灌注和循环(包括糖尿病)的改变会增加压力性损伤的风险。血管情况对预防和治疗足跟压力性损伤尤为重要[10],在对足跟进行全面评估时,应将其包括在内。

一项研究表明[16],患有外周血管疾病会增加足跟压力性损伤发生的风险,这可能与足跟的血流量减少有关。在社区医院($n = 30$)的患者中,外周血管疾病是多因素分析中足跟压力性损伤的一个显著性因素($OR = 11, 95\% CI: 1.99 \sim 60.57$)[16](3级证据)。

有医院和社区获得性压力性损伤的急诊患者中($n = 337$)[10],糖尿病、血管疾病、不能自主活动,以及入院时 Braden 评分≤18 分的患者,均是单因素分析(3级证据)中足跟压力性损伤的重要危险因素。

此外,一项预后研究表明[14],当患者患有周围血管疾病时,足跟压力性损伤愈合的可能性较小。在有足跟压力性损伤患者中(140 名患者有 183 处压力性损伤),外周动脉疾病是多因素分析中的一个重要因素($HR = 0.40, 95\% CI: 0.20 \sim 0.81, P = 0.010$)[14](3 级证据)。

与其他合并症一样,研究也强调了足跟血流受损或疾病是造成足跟压力性损伤发生和/或延缓愈合的危险因素。因此,确定是否存在血管损害或疾病,正确的做法是将血管评估作为足跟评估的一部分。全面的足跟评估将提供更完善的适合患者的预防和/或治疗计划。

进行血管评估的卫生专业人员需要接受评估技能和使用仪器方面的教育和培训,或应转诊给有经验的卫生专业人员。血管评估常用的非侵入性检查包括(但不限于)ABPI、TBPI 和连续波彩色多普勒超声。使用这些检查来评估足跟血流与压力性损伤预防和愈合的关系的证据是有限的。然而,有大量的证据表明,这些研究可用于评估其他情况下的下肢血管问题。

ABPI 通常用于评估大血管的周围血管疾病,但它在评估足部小血管的疾病中被认为是有限的[15]。此外,在解释患有糖尿病等疾病的患者结果时也需谨慎[15,17]。关于评估 ABPI 和足跟压力性损伤之间的关系,一项对 83 名受试者的 92 个足跟压力性损伤进行了回顾性的图表审查发现[18]:ABPI 可能不是衡量足跟动脉血流的准确和可靠指标。近 47% 的受试者无血管狭窄,50% 的受试者存在血管狭窄,ABPI 没有测量直接反映足跟血流灌注的动脉(如胫后动脉)(4 级证据)。因此,TBPI 或彩色多普勒超声可以提供更准确的足部血管评估[15]。

二、预防和治疗足跟压力性损伤的体位安置

> 6.2 对于有足跟压力性损伤风险和/或有Ⅰ或Ⅱ类/期压力性损伤的患者,使用专门设计的足跟托起装置或枕头/泡沫垫抬高足跟,可使腿部重量沿小腿分布,完全解除足跟部压力,避免腘腱和腘静脉受压。(证据等级=B1;推荐强度=↑↑)

【证据总结】

中等[19,20]和低质量[21]的 1 级证据表明,抬高足跟可以降低压力性损伤的风险。使用了常规泡

沫垫[21]和泡沫足跟托起靴[19,20]的压力性损伤发生率比不抬高足跟时低。同时，在不抬高足跟的情况下[19,20]，一项高质量的1级证据表明[22]，泡沫足跟托起靴在减少压力性损伤方面更有效，而一项低质量的2级研究显示[23]，泡沫足跟托起靴更有效地改善了足跟发红的情况。一项低质量4级研究显示，总体足跟压力损伤减少了43.8%，Ⅲ或Ⅳ类/期足跟压力性损伤减少了67%[24]。两项低质量4级研究[25,26]，提供了支持充气足跟托起靴[25]和低摩擦纤维织物足跟托起靴[26]的证据。

【实施注意事项】

1. 确保足跟离开床面（专家意见）。

2. 选择足跟托起装置时，应考虑：①患者的临床状况，包括可能增加腿部运动的因素（如躁动和肌肉疼挛）；②皮肤完整性以及有无水肿；③髋部、足部和小腿的解剖形态/组织结构；④护理计划；⑤患者对装置的耐受性；⑥装置说明书（专家意见）。

3. 膝部应轻微（5°~10°）弯曲（5级证据）。

4. 避免高压区域，特别是跟腱下方。沿小腿全长分布压力（专家意见）。

5. 如果患者的足部没有处于中立位（如足部属于横向或向外旋转），考虑选择带有定位块的设备（专家意见）。

6. 依据说明书应用足跟托起装置（专家意见）。

7. 定期取下足跟托起装置（每天至少2次），以评估皮肤完整性和血流状态。如果出现水肿或有体液转移，应更频繁地取下体位摆放装置进行评估。（专家意见）

【证据讨论】

1. 抬高足跟

起小腿并离开床垫可以减轻压力。理想情况下，应完全解除足跟部压力，这种状态有时被称为"悬浮足跟"。Huber等（2008）[27]报告了当有和没有外周血管疾病的非住院志愿者的足跟升高时，彩色多普勒超声测量的足跟组织血流显著增加（5级证据）。3项研究[19-21]提供了临床证据，证明抬高足跟在预防压力性损伤方面比不抬高足跟的护理方案更有效。

Bååth等（2016）[19]进行了一项多中心RCT，比较了由救护车转送的老年人（干预组）和常规护理的老年人（对照组）中应用泡沫足跟托起靴抬高足跟对出院时足跟压力性损伤发生率的影响，共招募了405名通过救护车转送医院的老年人（≥70

岁），随后持续在病房进行足跟管理方案，直到出院。干预组平均住院时间为7.9天，对照组为10.4天。对183名受试者的分析表明，干预组的压力性损伤发生率明显低于对照组（14.6% vs 30%，$P=0.017$）。虽然所有的评估者都接受过统一培训，但没有明确评定者间信度[19]。这项研究把握度高，结果支持抬高足跟来预防压力性损伤（1级证据）。

Donnelly等（2011）[20]进行了一项RCT，比较了使用足跟悬吊装置与常规护理中未抬高足跟的情况，纳入了在过去48h内发生髋部骨折且无压力性损伤的老年患者（$n=239$）。主要结局为新发的Ⅰ类/期或更严重足跟压力性损伤（或其他部位）。接受足跟抬高治疗的干预组没有发现足踝、足部或足跟的压力性损伤。然而，无足跟抬高的对照组出现了29例足/足跟压力性损伤（$P<0.001$），Kaplan-Meier生存曲线显示，对照组中的患者在所有时间点都更容易导致压力性损伤（log rank，$P=0.001$）。敏感度分析表明，当将失访患者分配到组中时，干预组发生压力性损伤的可能性仍低于对照组（$P=0.0001$），危险因素分析表明，当考虑可能是多种临床和病理因素等特定危险因素的影响时，被随机分配到治疗组的受试者发生压力性损伤的可能性（$HR=0.21$，$95\%CI:0.008\sim0.54$）比对照组（$HR=1.00$）低5倍。由于护理人员经常提高支撑面规格，本研究存在一定的局限性。

在一项RCT中，Cadue等（2008）[21]评估了在腿下放置泡沫垫以使足跟从床面上"悬浮"的效果。招募了70名重症患者，一半进行足跟抬高，一半不接受足跟干预。接受足跟抬高组的患者足跟压力性损伤较少（实验组为8.5%，而对照组为54.2%），足跟抬高组足跟压力性损伤发展时间较长（足跟抬高组发展到足跟压力性损伤的时间为5.6d，对照组为2.8d），虽然样本量较少，但本研究表明完全解除足跟压力的重要性（1级证据），因缺乏正式的把握度测量和不明确的受试者入选标准使研究结果的解释存在局限性。

在英国医院中进行的两项低质量成本分析研究表明[24,26]，用专门设计的装置抬高足跟可以节省12个月[26]甚至更长时间[24]的成本。研究显示[24,26]，当足跟悬吊靴被列入足跟压力预防方案中时，可节约实际或预期的成本。然而，正如研究报告中[24,26]不同机构之间的可变成本节约所表明的那样，对成本的影响和潜在的节约可能与地理位置，临床环境和患者的压力性损伤风险水平有关。

2. 抬高足跟的方法

抬高足跟使其完全脱离支撑面可以通过在小腿下垫一个软枕/泡沫垫,或者使用足跟托起装置来悬浮足跟。压力会分布在小腿和足跟的大面积区域,足跟不再直接承受压力。

最便捷的"悬浮足跟"方法是用软枕/泡沫垫来抬高小腿,让足跟完全脱离床垫表面。在小腿下放置全腿长软枕/泡沫垫来抬高足跟,适合能够自觉将腿保持在适当体位的有风险意识且依从性好的患者短期内使用。用于足跟抬高的软枕/泡沫垫应延伸至小腿的全长,以避免出现高压区域,特别是在跟腱下方。在 Cadue 等(2008)的一项 RCT 中[21],使用泡沫垫抬高足跟的患者与未抬高足跟的患者相比,医疗机构获得性足跟压力性损伤明显减少(8.5% vs 54.2%)。然而,患者在重症监护病房镇静剂和机械通气的使用率更高。对于活动能力较强或有躁动或其他临床症状导致下肢活动增加及痴呆患者,使用枕头/泡沫垫可能不够。在这种情况下,对于有Ⅲ期或更严重足跟压力性损伤的患者(参见良好实践声明 6.3),足跟托起装置可能会提供更可靠的足跟高度支撑。

足跟悬吊装置是长期需要抬高足跟,或者那些无法将双腿放在软枕/泡沫垫上保持体位患者的首选。足跟悬吊装置在设计和材料上各不相同(如泡沫足跟悬吊靴、充气足跟悬吊靴等)。需要对患者进行评估,来选择最合适的足跟悬吊装置。应考虑患者皮肤完整性、有无水肿、足部和小腿的解剖形态/组织结构(例如畸形或挛缩)、活动度、舒适性、对该装置的耐受性和使用说明书。

大多数探讨足跟悬吊装置对于预防或治疗压力性损伤的有效性的研究中,报告了泡沫足跟悬吊靴的不同设计类型。Bååth 等(2016)[19]的一项 RCT 就以上研究报告了不同设计的泡沫足跟悬吊靴,与常规护理相比,使用泡沫足跟悬吊靴的压力性损伤率明显减少(14.6% vs 30%,P = 0.017)(1级证据)。Donnelly 等(2011)[20]的 RCT 也报道了上述比较泡沫足跟悬吊靴+压力再分布支撑面(干预组)与包括压力再分布支撑面(对照组)的常规护理的有效性。干预组与对照组相比,踝部、足部和足跟的压力性损伤明显减少(0% vs 24%,P < 0.01)[20](1级证据)。Meyers 等(2017)[22]的一项 RCT 也表明,在急危重症患者中,使用泡沫足跟悬吊靴与常规使用软枕相比,能显著减少压力性损伤(0% vs 41%,P<0.001)[22](1级证据)。

Cheneworth 等(1994)[23]进行了一项类实验研究,比较了由纱布垫及未命名的敷料缠绕足跟与使用多层泡沫足跟悬吊靴的Ⅰ期足跟压力性损伤的效果。在 14 名患者中,使用足跟悬吊装置的患者中有 13 名患者的足跟压力性损伤愈合和稳定,而在使用足部包裹组的患者中,压力性损伤继续恶化或保持不变[23](2级证据)。

Bales(2012)[28]研究表明,与使用输液袋抬高足跟相比,使用泡沫足跟悬吊靴能显著减少压力性损伤(0% vs 40%,P = 0.006)(2级证据)。

Meyers 等(2010)[29]报告称,泡沫足跟悬吊靴与无新发足跟压力性损伤有关,也与患者出入院足跟压力性损伤(在研究中称"异常足跟")减少 55% 有关(4级证据)。Rajpaul 等(2016)[24]对两所医院高危患者的压力性损伤发生率进行了回顾性研究。采用泡沫足跟悬吊靴抬高足跟使一家医院的足跟压力性损伤降低 43%,另一家医院的Ⅲ或Ⅳ期足跟压力性损伤降低 67%[24](4级证据)。

一些小样本观察性研究探讨了使用充气[25]和低摩擦纤维织物[26]的足跟悬吊靴。一项观察性研究(n = 17)[25]表明,在接受康复治疗的患者中,使用四憩室充气足跟悬吊靴可以预防足跟压力性损伤(4级证据)。然而,这项研究期限很短(两周),没有提供不抬高足跟和使用不同类型的足跟悬吊装置之间的比较,因此对于结论的推断是有限的。第二项针对住院患者的观察性研究表明[26],在采用低摩擦纤维织物悬吊靴后的四年中,医疗机构可避免的足跟压力性损伤的发生率从 32% 降至 27.3%[26](4级证据)。

手术室中使用了多种足跟托起装置,但证据仅来源于一项交叉类实验[30],该研究比较了使用原型装置与足跟果冻垫和各种支撑面。足跟减压装置(包括原型装置和果冻垫)显著降低了足跟接触面的压力[30](5级证据)。

一些支撑面采用了能够降低足跟压力的技术。例如,一些交替压力空气床垫具有能够降低足跟支撑面压力的功能[31]。需要进行研究来评估这些支撑面在预防足跟压力性损伤方面的有效性。

3. 足跟抬高体位安置

使患者轻微弯曲膝盖,避免压迫腘静脉,增加深静脉血栓形成(DVT)的风险。有间接证据表明,过度伸展膝盖可能导致腘静脉阻塞,加重患者发生下肢深静脉血栓的风险。Huber 等(2009)[32]使用足跟抬高装置研究了 50 名全麻患者的腘静脉,并通过彩色多普勒超声检查膝关节屈伸时腘静脉受压的发生率,结果发现当患者膝盖伸直时腘静脉的直径明显小于屈曲时的直径($P<0.001$)[32]。

应用足跟托起装置,避免患者局部受压。确保足跟悬吊装置不要太紧,避免造成额外的压力性损伤,特别是对于有畸形、挛缩或其他影响体位摆放的患者。

4. 评估足跟抬高

应常规检查足跟托起装置下的皮肤是否发生医疗器械相关压力性损伤。对存在或有可能发生下肢水肿、周围血管疾病、神经病变/感觉减退以及沟通能力下降无法描述压力点或疼痛点的患者,应增加检查受压部位皮肤的频次并及时调整装置的位置。

选择足跟托起装置时,保障患者的舒适是一个重要因素。Bååth 等(2016)[19]发现,与除外足跟抬高的常规护理相比,使用泡沫足跟悬吊靴的患者疼痛评分较低。然而,在同一试验中的患者使用泡沫足跟悬吊靴在侧卧时描述为太热、潮湿、瘙痒和不舒适[19]。其他研究的研究对象报告了类似的问题[23,25](1级和4级证据)。这强调了要注重评估患者对该装置的耐受性并在必要时更换不同类型的装置。

> **6.3** 对于有Ⅲ类/期或更严重的足跟压力性损伤的患者,使用专门设计的足跟托起装置抬高足跟,可使腿部重量沿小腿分布,完全解除足跟部压力,避免跟腱和腘静脉受压。(GPS)

〖实施注意事项〗

由于治疗深部压力性损伤需要时间,因此最好使用能够完全消除压力性损伤并防止足下垂的装置(专家意见)。

〖讨论〗

一旦压力性损伤形成,则需要减轻足跟的压力,来促进组织灌注和愈合。Ⅲ、Ⅳ类/期和不可分期的足跟压力性损伤以及足跟深部组织压力性损伤应尽可能完全减压。足跟托起装置更适用于长期使用或不宜将腿放在枕头上的患者,对于这类患者来说,用软枕抬高足跟通常是不够的。由于治疗足跟深部压力性损伤需要时间,因此最好使用能够完全消除足跟压力并防止足下垂的装置。

三、预防性敷料用于足跟

预防性敷料应用在完整皮肤的受压部位,目的是预防压力性损伤。使用预防性敷料应是辅助性措施,不可替代抬高足跟。可选择不同类型的预防性敷料,包括专为足跟设计的敷料。一项实验室研究发现预防性敷料可以通过多层结构减少压力、摩擦力和剪切力[33-35];用特制的黏合剂来保护脆弱的皮肤来减少剪切力、影响微环境[36]。指南第6章"预防性皮肤护理"全面讨论了预防性敷料的具体特性及其保护受压部位的方法。

> **6.4** 使用预防性敷料作为足跟减压和预防足跟压力性损伤策略的辅助措施。(证据等级=B1;推荐强度=↑)

〖证据总结〗

该建议由中[37]、低质量[38]1级研究和高[39]、中质量[40]3级研究为用于足跟的两种不同的泡沫敷料提供证据,而一项低质量2级研究[41]为透明聚氨酯薄膜敷料提供了证据。与不用预防性敷料[37,39,40]或纱布填充物和绷带[38]的常规护理相比,不同类型的预防性泡沫敷料,如多层软硅胶泡沫敷料[37,39]和聚氨酯泡沫敷料[38,40]足跟压力性损伤的降低具有统计学意义。在两个1级研究中,使用其中任何一种预防性泡沫敷料时,足跟压力性损伤发生率约为3%[37,38],而使用聚氨酯薄膜敷料时,足跟压力性损伤发生率约为6%[41]。

〖实施注意事项〗

1. 当使用预防性敷料时,应继续采取其他措施(如足跟减压和规律的更换体位)预防足跟压力性损伤(专家意见)。

2. 在选择预防性敷料时,需注意:①选择专为足跟设计的且大小合适的敷料;②有改善微环境的能力;③方便使用和去除;④能够固定于足跟;⑤能够定期评估敷料下的皮肤;⑥患者的偏好,舒适性和有无过敏;⑦敷料表面摩擦系数;⑧成本和装置可获得性(专家意见)。

3. 每天连续性评估预防性敷料下的皮肤,评价预防性护理方案的有效性。大多数敷料具有便于定期评估皮肤的功能(如透明度[41]、硅胶边框[37,39]、无黏性边[38,40]等)(1级和3级证据)。

4. 如果预防性敷料脱落、松弛或过度潮湿,敷料覆盖处皮肤污染,请按说明书更换敷料[37,39](1

级和 3 级证据)。

5. 弹力绷带有助于固定预防性敷料[37-39](1 级和 3 级证据)。

6. 对于压力性损伤高风险的患者,在可行时(如在救护车或急诊室),应尽早在护理路径中应用预防性敷料[37](1 级证据)。

7. 参考说明书(专家意见)。

【证据讨论】

预防性敷料的材质各不相同,因此,选择适合患者和临床使用的敷料很重要。证据支持对有足跟压力性损伤风险的患者应用足跟预防性敷料,包括多层软硅胶泡沫敷料[37,39,42]、聚氨酯泡沫水胶体敷料[38,40]、聚氨酯薄膜敷料[41]和足跟硅胶垫[43]。现有证据提供了关于不同足跟预防性敷料之间,或与明确包括抬高足跟的常规护理方案的比较。没有符合纳入标准的研究探讨当足跟抬高时应用足跟预防性敷料有效性的比较。预防性敷料应被视为足跟体位摆放和抬高足跟的补充措施。

有间接证据表明,应用预防性敷料可降低足跟的表面压力。在一项对健康志愿者($n=50$)进行的观察性研究证实[42],有边预防性硅胶泡沫敷料可以降低足跟的表面压力。该研究显示,与未使用敷料相比,在 4min 内显著降低了表面压力[42](5 级证据)。其他研究表明,表面压力的降低意味着压力性损伤风险降低。

1. 预防性泡沫敷料

在重症监护室,同样的预防性敷料在降低足跟压力性损伤发生率的有效性方面已得到证实[37,39]。Santamaria 等(2013)[37]进行了一项 RCT,在该研究中,在急诊随机选取了入住重症监护室(ICU)的患者,足跟(和骶尾椎骨)应用多层硅胶泡沫敷料,并用弹力绷带来固定和保护,对照组进行常规的压力性损伤预防(非医嘱)。转入 ICU 后,每 2~4h 进行一次皮肤评估。预防性足跟敷料每三天更换一次,如有脱落或弄脏,应及时更换。应用预防性敷料总体(如足跟和骶尾椎骨)压力性损伤发生率(4.3% vs 17.8%, $P=0.002$)和足部压力性损伤发生率(3.1% vs 12.5%, $P=0.002$)显著降低。该项研究和分析是非盲性的,没有报告压力性损伤的类别/分期(1 级证据)。此外,在对 302 名创伤和危重患者护理的回顾性队列研究中,Santamaria(2015)[39]等发现与仅接受常规标准预防干预措施(干预措施为非医嘱措施)的对照组(0% vs 9.2%; $P<0.0011$)[39]相比,接受同类型预防性足

跟敷料并使用弹力绷带固定的干预组($n=150$)患者压力性损伤发生率较低(3 级证据)。

在一项聚氨酯泡沫水胶体敷料的研究中[38],使用泡沫敷料组与使用覆盖脚踝关节的保护性足跟绷带组相比,其足跟压力性损伤的发生显著减少。研究对象($n=133$, $n=111$ 完成研究)是从西班牙的三个长期机构和三个家庭护理项目中招募的。泡沫敷料组约 3% 的人出现压力性损伤,而保护性足跟绷带组为 44%。与预防性敷料组相比,绷带组出现足跟压力性损伤的相对风险为 13.42(95%CI: $3.31\sim54.3$)。值得注意的是,在本研究中,"悬浮足跟"并没有作为预防管理策略,也认为保护性足跟绷带不是最佳措施(1 级证据)。

在意大利的一项回顾性队列研究中,Forni 等(2011)[40]研究了无菌聚氨酯泡沫垫的效果。研究对象是骨科病房的 156 名患者,他们要求使用石膏固定脚部,并且他们已经有了 I 期压力性损伤。研究发现,与未使用聚氨酯泡沫敷料的对照组相比,使用聚氨酯泡沫垫垫在足跟处,在去除石膏时,足跟压力性损伤较少(干预组 3.6%,对照组 42.9%)。使用泡沫敷料后,足跟压力性损伤的发生率降低了 92%(95%CI: $58\%\sim97\%$)[40](3 级证据)。

2. 预防性薄膜敷料

Souza 等(2013)[41]研究了聚氨酯薄膜敷料对 100 名 ICU 患者的疗效,这些患者进行了自身对照。在这项研究中,整体的足跟压力性损伤发生率为 32%。干预足跟(左足跟)除接受常规护理外,还接受预防性聚氨酯薄膜敷料,与仅接受常规护理(未定义常规护理)的右足跟相比,其压力性损伤发生率显著降低(6% vs 18%; $P<0.001$)[41](2 级证据)。

3. 预防性硅胶垫敷料

Knowles 等(2013)[43]在一项研究中探讨了如何预防被评估为有风险或高风险的 14 名长期照护患者的足跟压力性损伤,他们使用硅胶垫和弹力绷带作为预防性敷料(干预组)。对照组分别接受替代性聚合物足跟垫、未使用垫子或羊毛垫。并用摄影术和高分辨超声来评估皮肤含水量和水肿程度来作为组织炎症的指标,将研究结果与邻近的正常皮肤进行比较。进行了 6 周的常规护理(无敷料)后,超声结果显示,接受预防性敷料和对照组患者的足跟存在高度水肿。四周后,接受预防性敷料的患者足跟水肿缓解,表明皮下炎症已显著减轻。对

照组显示,超声测量值一直没有变化[43]（2 级证据）。

上述结果表明,与不使用预防性敷料相比,使用预防性敷料可能会降低高危患者的压力性损伤风险。选择用于足跟的预防性敷料时,需要考虑影响敷料使用的因素并且避免移位,可通过移开敷料来定期评估足跟情况及管理微环境、保证敷料的舒适性,并结合患者个人的决策。

四、足跟压力性损伤的治疗

在治疗足跟压力性损伤之前,伤口的愈合情况（可治愈、维持或不可治愈）应符合患者的护理目标[44]。应评估患者下肢的血管情况,在治疗足跟压力性损伤之前应先处理周围血管疾病（参见良好实践声明 6.1）。治疗足跟压力性损伤时应采用的伤口床准备措施[45]中包括清洁、清创（参见第 16 章）、感染和生物膜（参见第 17 章）。

对足跟压力性损伤的治疗尤为重要的是足跟焦痂的处理。正如在第 16 章“清洗和清创”中所讨论的,稳定的足跟焦痂或足跟焦痂在周围血管疾病未经治疗的情况下不应清创。但是,如果高度怀疑感染时,应清除足跟焦痂,并暴露创面,便于对足跟压力性损伤进行综合评估和治疗。不可分期、坏死或感染的组织应通过适当的清创方法清除。

选择合适的足跟减压措施对治疗足跟压力性损伤至关重要（参见推荐意见 6.2 和良好实践声明 6.3）。

选择合适的用于足跟的伤口敷料通常由于难以将伤口敷料应用于此解剖位置而变得复杂。一些研究已经探索了专为足跟设计的软垫伤口敷料。在一项探索足跟溃疡软垫敷料有效性的研究[46]中,接受软垫敷料（$n=20$）的队列与未接受软垫敷料的队列相比,在愈合方面存在显著差异（$n=20$; 100% vs 65%,$P<0.01$）。在这项研究中,软垫足跟敷料是由一个应用在两卷医用纱布下面的不黏附的网格敷料组成。使用软垫足跟敷料的护理成本也显著降低[114 080 加元（581 808 元）vs 245 055 美元（1 592 858 元）,$P<0.001$]（3 级证据）[46]。该研究没有明确说明足跟压力性损伤的病因,也没有报告研究对象的纳入标准。

Bateman（2014）[47]进行了一项观察性研究,评估泡沫垫在治疗足跟压力性损伤中的作用。研究对象（$n=50$）来自英国一家医院的老年内科中心、呼吸和骨科病房。在这项研究中,当使用泡沫垫来保护足跟时,100%的Ⅰ期压力性损伤,80%的Ⅱ期压力性损伤,100%的Ⅲ期压力性损伤,66%的Ⅳ期压力性损伤在愈合过程中得到改善[47]（4 级证据）。报告中关于如何使用泡沫垫的信息很少,也没有对结果进行统计分析。

最后,与任何伤口一样,治疗应以证据为基础,反映伤口床的特征,并符合患者的护理目标,治疗方案应定期重新评价,并相应地调整治疗计划[48]。

【参考文献】

1. Vanderwee K,Clark M,Dealy C,Gunningberg L,Defloor T. Pressure ulcer prevalence in Europe:A pilot study. J Eval Clin Pract,2007;13(2):227-232.

2. Barrois B,Colin D,Allaert FA. Prevalence,characteristics and risk factors of pressure ulcers in public and private hospitals care units and nursing homes in France. Hosp Pract,2018;15:15.

3. Sanchez-Lorente MM,Sanchis-Sanchez E,Garcia-Molina P,Balaguer-Lopez E,Blasco JM. Prevalence of pressure ulcers in the paediatric population and in primary health care:An epidemiological study conducted in Spain. J Tissue Viability,2018.

4. Tubaishat A,Papanikolaou P,Anthony D,Habiballah L. Pressure ulcers prevalence in the acute care setting:A systematic review,2000-2015. Clin Nurs Res,2018;27(6):643-659.

5. Gaubert-Dahan ML,Castro-Lionard K,Blanchon MA,Fromy B. Severe sensory neuropathy increases risk of heel pressure ulcer in older adults. J Am Geriatr Soc,2013;61:2050-2052.

6. Luboz V,Perrier A,Bucki M,Diot B,Cannard F,Vuillerme N,Payan Y. Influence of the calcaneus shape on the risk of posterior heel ulcer using 3D patient-specific biomechanical modeling. Ann Biomed Eng,2015;43(2):325-335.

7. Bucki M,Luboz V,Perrier A,Champion E,Diot B,Vuillerme N,Payan Y. Clinical workflow for personalized foot pressure ulcer prevention. Med Eng Phys,2016;38(9):845-853.

8. Lupianez-Perez I,Uttumchandani SK,Morilla-Herrera JC,Martin-Santos FJ,Fernandez-Gallego MC,Navarro-Moya FJ,Lupianez-Perez Y,Contreras-Fernandez E,Morales-Asencio JM. Topical olive oil is not inferior to hyperoxygenated fatty aids to prevent pressure ulcers in high-risk immobilised patients in home care. Results of a multicentre randomised triple-blind controlled noninferiority trial. PLoS One,2015;10(4).

9. Houwing R, van der Zwet W, van Asbeck S, Halfens R, Arends JW. An unexpected detrimental effect on the incidence of heel pressure ulcers after local 5% DMSO cream application: A randomized, double-blind study in patients at risk for pressure ulcers. Wounds, 2008; 20(4): 84-88.

10. Delmore B, Lebovits S, Suggs B, Rolnitzky L, Ayello EA. Risk factors associated with heel pressure ulcers in hospitalized patients. J Wound Ostomy Continence Nurs, 2015; 42(3): 242-248.

11. Delmore B, Ayello EA, Smith D, Chu AS, Rolnitzky L. Refining heel pressure injury risk factors in the hospitalized patient. Adv Skin Wound Care, in Press.

12. Cox J. Pressure injury risk factors in adult critical care patients: A review of the literature. Ostomy Wound Manage, 2017; 63(11): 30-43.

13. Twilley H, Jones S. Heel ulcers-Pressure ulcers or symptoms of peripheral arterial disease? An exploratory matched case control study. Journal of Tissue Viability, 2016; 25(2): 150-156.

14. McGinnis E, Greenwood DC, Nelson EA, Nixon J. A prospective cohort study of prognostic factors for the healing of heel pressure ulcers. Age Ageing, 2014; 43(2): 267-271.

15. Tehan PE, Santos D, Chuter VH. A systematic review of the sensitivity and specificity of the toe-brachial index for detecting peripheral artery disease. Vasc Med, 2016; 21(4): 382-389.

16. Twilley H, Jones S. Heel ulcers-Pressure ulcers or symptoms of peripheral arterial disease? An exploratory matched case control study. J Tissue Viability, 2016; 25(2): 150-156.

17. Norgren L, Hiatt WR, Dormandy JA, Nehler MR, Harris KA, Fowkes FGR. Inter-society consensus for the management of peripheral arterial disease (TASC Ⅱ). J Vasc Surg, 2007; 45(1): S5-S67.

18. Crowell A, Meyr AJ. Accuracy of the ankle-brachial index in the assessment of arterial perfusion of heel pressure injuries. Wounds, 2017; 29(2): 51-55.

19. Bååth C, Engstrom M, Gunningberg L, Muntlin Athlin A. Prevention of heel pressure ulcers among older patients-from ambulance care to hospital discharge: A multi-centre randomized controlled trial. Appl Nurs Res, 2016; 30: 170-175.

20. Donnelly J, Winder J, Kernohan WG, Stevenson M. An RCT to determine the effect of a heel elevation device in pressure ulcer prevention post-hip fracture. J Wound Care, 2011; 20(7): 309.

21. Cadue JF, Karolewicz S, Tardy C, Barrault C, Robert R, Pourrat O. [Prevention of heel pressure sores with a foam body-support device. A randomized controlled trial in a medical intensive care unit]. La Presse Médicale, 2008; 37(1 Pt 1): 30-36.

22. Meyers T. Prevention of heel pressure injuries and plantar flexion contractures with use of a heel protector in high-risk neurotrauma, medical, and surgical intensive care units: A randomized controlled trial. J Wound Ostomy Continence Nurs, 2017; 44(5): 429-433.

23. Cheneworth CC, Hagglund KH, Valmassoi B, Brannon C. Portrait of practice: healing heel ulcers. Adv Wound Care, 1994; 7(2): 44-48.

24. Rajpaul K, Acton C. Using heel protectors for the prevention of hospital-acquired pressure ulcers. Br J Nurs, 2016; 25(6 Suppl): S18-26.

25. Jones NJ, Ivins N, Ebdon V, Clark M. An evaluation of the use of the Maxxcare Pro Evolution Heel Boot in a rehabilitation care setting. Wounds UK, 2017; 13(4): 100-106.

26. Gleeson D. Heel pressure ulcer prevention: A 5-year initiative using low-friction bootees in a hospital setting. Wounds UK, 2016; 12(4): 80-87.

27. Huber J, Reddy R, Pitham T, Huber D. Increasing heel skin perfusion by elevation. Adv Skin Wound Care, 2008; 21(1): 37-41.

28. Bales I. A Comparison between the use of intravenous bags and the heelift suspension boot to prevent pressure ulcers in orthopedic patients. Adv Skin Wound Care, 2012; 25(3): 125-131.

29. Meyers TR. Preventing heel pressure ulcers and plantar flexion contractures in high-risk sedated patients. J Wound Ostomy Continence Nurs, 2010; 37(4): 372-378.

30. Malkoun M, Huber J, Huber D. A comparative assessment of interface pressures generated by four surgical theatre heel pressure ulcer prophylactics. Int Wound J, 2012; 9(3): 259-263.

31. Masterson S, Younger C. Using an alternating pressure mattress to offload heels in ICU. Br J Nurs, 2014; 23(15): S44-S49.

32. Huber DE, Huber JP. Popliteal vein compression under general anaesthesia. Eur J Vasc Endovasc Surg, 2009; 37(4): 464-469.

33. Call E, Pedersen J, Bill B, Black J, Alves P, Brindle CT, Dealey C, Santamaria N, Clark M. Enhancing pressure ulcer prevention using wound dressings: What are the modes of action? Int Wound J, 2015; 12(4): 408-413.

34. Levy A, Gefen A. Computer Modeling Studies to Assess Whether a Prophylactic Dressing Reduces the Risk for Deep Tissue Injury in the Heels of Supine Patients with Diabetes. Ostomy Wound Manage, 2016; 62(4): 42-52.

35. Levy A, Frank MBO, Gefen A. The biomechanical efficacy of dressings in preventing heel ulcers. J Tissue Viability, 2015;24(1):1-11.

36. Call E, Pedersen J, Bill B, Oberg C, Ferguson-Pell M. Microclimate impact of prophylactic dressings using in vitro body analog method. Wounds 2013;25(4):94-103.

37. Santamaria N, Gerdtz M, Sage S, McCann J, Freeman A, Vassiliou T, De Vincentis S, Ng AW, Manias E, Liu W, Knott J. A randomised controlled trial of the effectiveness of soft silicone multi-layered foam dressings in the prevention of sacral and heel pressure ulcers in trauma and critically ill patients: The Border trial. Int Wound J, 2015;12(3):302-308.

38. Torra I Bou JE, Rueda López J, Camañes G, Herrero Narváez E, Blanco Blanco J, Ballesté Torralba J, Martinez-Esparza EH, García LS, Soriano JV. Preventing pressure ulcers on the heel: a Canadian cost study. Dermatol Nurs, 2009;21(5):268-272.

39. Santamaria N, Gerdtz M, Liu W, Rakis S, Sage S, Ng AW, Tudor H, McCann J, Vassiliou J, Morrow F, Smith K, Knott J, Liew D. Clinical effectiveness of a silicone foam dressing for the prevention of heel pressure ulcers in critically ill patients: Border Ⅱ Trial. J Wound Care, 2015;24(8):340-345.

40. Forni C, Loro L, Tremosini M, Mini S, Pignotti E, Bigoni O, Guzzo G, Bellini L, Trofa C, Guzzi M. Use of polyurethane foam inside plaster casts to prevent the onset of heel sores in the population at risk. A controlled clinical study. J Clin Nurs, 2011;20(5/6):675-680.

41. Souza TS, Reichembach Danski MT, Johann DA, Marques De Lazzari LS, Mingorance P. Prevention's pressure ulcers heel with transparent polyurethane film. Acta Paulista de Enfermagem, 2013;26(4):345-352.

42. Miller SK, Sharma N, Aberegg LC, Blasiole KN, Fulton JA. Analysis of the pressure distribution qualities of a silicone border foam dressing. J Wound Ostomy Continence Nurs, 2015;42(4):346-351.

43. Knowles A, Young S, Collins F, Hampton S. Report on a clinical evaluation of the KerraPro Heel silicone heel pad. J Wound Care, 2013;22(11):599-607.

44. Sibbald RG, Ovington LG, Ayello EA, Goodman L, Elliott JA. Wound bed preparation 2014 update: Management of critical colonization with a gentian violet and methylene blue absorbent antibacterial dressing and elevated levels of matrix metalloproteases with an ovine collagen extracellular matrix dressing. Adv Skin Wound Care, 2014;27(3(Suppl 1)):1-6.

45. Schultz GS, Sibbald RG, Falanga V, Ayello EA, Dowsett C, Harding K, Romanelli M, Stacey MC, Teot L, Vanscheidt W. Wound bed preparation: a systematic approach to wound management. Wound Repair Regen, 2003;11 Suppl 1:S1-28.

46. Campbell NA, Campbell DL, Turner A. A Retrospective quality improvement study comparing use versus nonuse of a padded heel dressing to offload heel ulcers of different etiologies. Ostomy Wound Manage, 2015;61(11):44-52.

47. Bateman SD. Utilising a foam positioning device for preventing pressure ulcers on the feet. Wounds UK, 2014;10(1):78-83.

48. Sibbald RG, Goodman L, Woo KY, Krasner DL, Smart H, Tariq G, Ayello EA, Burrell RE, Keast DH, Mayer D, Norton L. Special considerations in wound bed preparation 2011: An update. Adv Skin Wound Care, 2011 24(9):415-436.

第 10 章 支 撑 面

【前言】

支撑面是指具有压力再分布功能的专用设备，用于管理组织负荷、微环境和/或其他治疗功能（即任何床垫、整合式床系统、床垫替代物、床罩、坐垫或坐垫罩）[1]。

在上下文中，压力是指患者表面与设备接触的压力分布。当患者浸入（陷入）到支撑面时，他们的重量可以在更大范围内重新分配。如果支撑面可以包裹患者（即顺应身体形状），身体的压力分布会更均匀，较少集中在压力性损伤典型部位：骨隆突处。如果支撑面可主动减少易感区域的组织负荷，则可以周期性的恢复形状。在实践中，当一个人躺或坐在支撑面上时，他的体重会导致支撑面和自身的软组织变形。压力集中在小范围的程度将决定皮肤和软组织潜在的破坏性变形的程度。摩擦力是指阻碍患者从支撑面顶部向下滑的抵抗力，并可引起组织变形。摩擦力在一定程度上取决于湿度，湿度可能由特定支撑面的特性决定。

已经形成了描述支撑面类型及其特征的术语[2]。感应支撑面是一种动力或非动力的支撑面，其仅能在施加外加负荷时具备改变负荷分布特性。主动支撑面是一种不管是否施加负荷都具备改变压力分布特性的动力支撑面[2]。交替压力支撑面是主动支撑面的一种，具有通过以一定频率、持续时间、振幅和参数变化率的特征负荷和卸荷的周期性改变（即充气单元的充气和放气）来提供压力再分布[2]。

支撑面通常由不同材料或复合材料构成，包括但不限于气体、泡沫、凝胶和液体，并合并特定的结构（如与解剖位置相对应区域的气囊和组件）。支撑面可以是电动的或非电动的。一些设备通过电动来改变浸入和包裹功能进而控制微环境或周期性的压力再分布。电动特性旨在影响微环境包括加热、冷却和控制蒸发。影响微环境的电动特性是低气囊压。低气囊压是指空气在水蒸气渗透罩下循环，以控制患者和支撑面界面湿度的特性。主动型和感应支撑面都可能具有低气囊压功能。动力装置用来改变承载特性，包括粒状材料（如颗粒）的空气流动。另一个动力支撑面的例子是根据患者的重量和/或体形来调整气囊内的空气量。在不同产品和不同类型（主动或感应）支撑面间，当它们是电动或非电动的，或有压力交替变化和低气囊压等特性，其浸入、包裹和微环境调整等特性有很大差异。为了帮助用户需求和支撑面功能相匹配，开发了量化性能特征的标准测试。北美康复工程与辅助技术协会（RESNA）与美国国家标准协会（American National Standards Institute）和国家压疮咨询小组（NPUAP）合作，发布了量化床垫大多数特性进行的标准测试方法[2]。RESNA 标准[2]包括测量浸入、包裹、热量和蒸发以及水平刚度的方法。重要的是，该标准旨在提供基准测试的方法，以确定用来比较支撑面的有临床意义的指标。一份来自组织生存协会的共识文件提供了关于主动治疗支撑面界面压力测量的指导[3]。已经发布了描述坐垫性能特征的国际标准[4]。这些标准都没有包含表示特定性能级别的阈值，因为这些需求通常因人而异。标准还为制造商提供产品开发指导，并提升产品质量。请参考与支撑面相关的选定术语和定义的术语表。

本章强调了压力性损伤高危患者或现存压力性损伤患者，包括一些有特定需求的患者（如新生儿和儿童、肥胖和重症患者）关于支撑面的推荐意见。第 22 章"压力性损伤的手术治疗"讨论了手术修复压力性损伤支撑面的使用。

【临床问题】

指导本章的临床问题是：

1. 什么样的被动支撑面能有效预防压力性损伤？

2. 什么样的主动型支撑面能有效预防压力性损伤？

3. 什么时候应该使用主动型支撑面来预防压力性损伤？

4. 什么样的坐位支撑面预防压力性损伤最有效？

5. 什么样的感应支撑面能有效促进压力性损伤愈合?

6. 什么样的主动型支撑面能有效促进压力性损伤愈合?

7. 什么时候应该使用主动型支撑面来促进压力性损伤愈合?

一、支撑面的选择和使用

支撑面是预防和治疗压力性损伤的一个重要因素,因为它可以防止受损组织变形,并提供增加危险或损伤组织灌注的环境。支撑面本身既不能预防也不能治疗压力性损伤,但支撑面在压力性损伤预防和治疗的个性化综合管理方案中发挥着重要作用。压力性损伤的危险因素因人而异。应根据患者特定需求选择支撑面。

> **7.1　根据以下因素选择符合患者压力再分布需求的支撑面:**
> - 移动和活动受限的程度;
> - 对控制微环境和降低剪切力的需求;
> - 患者的体型和体重;
> - 现有压力性损伤的数量、严重程度和位置;
> - 新发压力性损伤的风险。(GPS)

〖实施注意事项〗

1. 无论使用何种压力再分布支撑面,都要不断变换体位。当患者在某一个支撑面上的时间延长时,建议尽可能进行定期减压和变换体位(专家意见)。

2. 选择与护理条件相匹配的支撑面。对于社区中的患者,考虑支撑面可能对家庭环境、睡眠和安全性的影响。选择家庭中使用的支撑面时应与患者和他们的非正式照顾者协商(专家意见)。

3. 一些支撑面可以影响移动和下床。应在预防压力性损伤的需求与促进早期移动和活动间取得平衡(专家意见)。

4. 选择与支撑面相匹配的翻身设备、尿失禁垫、衣物和床单(专家意见)。床单在指南的预防皮肤护理一章有更详细的介绍。

5. 需控制支撑面上各类单子和垫子的数量。(专家意见)。

6. 定期检查支撑面是否"触底"。患者的重量及重量的分布和体型,可能会导致支撑面变形度超过浸入临界,从而失去有效的压力再分布(专家意见)。

7. 每次使用支撑面时,检查支撑面的功能,并识别潜在的并发症(专家意见)。

8. 每次风险评估或皮肤评估后评估支撑面的适应性(专家意见)。

9. 使用支撑面之前,应确认其在有效期内,并根据厂商推荐的检测方法(或其他行业公认的检测方法)确认支撑面的有效性(专家意见)。

所有护理环境中支撑面的选择

移动受限是增加压力性损伤风险的主要因素。当患者不能翻身或自行更换体位、活动时有疼痛和不适,或不知道在床上需要活动时风险会增加。在选择支撑面时要考虑的关键特性是对压力再分布、管理摩擦力和剪切力及微环境的影响。摩擦力和剪切力的管理对于使用床头抬高的支撑面或可能在支撑面上拖动而无法移动的患者来说尤为重要。使用低摩擦面料可以降低摩擦力和剪切力[5](参见第 6 章"预防性皮肤护理")。皮肤潮湿的患者(如出汗、水分积聚、发热和大小便失禁)可能受益于微环境特征。皮肤潮湿时摩擦系数越大,可能导致越严重的组织损伤[6,7]。

在选择支撑面时,需考虑支撑面和/或病床的放置位置。应考虑:①病床的重量;②病房的结构,包括门的宽度;③不间断的电力供应的可行性;④泵或电机(包括通风)装置的安全位置;⑤针对意外停电,应有应急预案。

电动支撑面会产生热量、噪声和运动。一项对卧床老年女性($n = 10$)的试验显示,自动升降床与心率加快的非显著变化有关;然而,这是很罕见的现象[8](5 级证据)。这些因素的可接受度不同。

皮肤界面产生空气流动的床(即,特别是气垫床)可以加速汗液的蒸发[9]。在某些情况下可能会导致脱水;然而,现代的床系统往往具有控制气流的功能。在日常的体液状态评估中,应该考虑非显性失水。产生漂浮感的床可能会导致定向力障碍和混淆;在这种情况下,重新定向和解释床的功能可能会有帮助。

患者压力性损伤部位不能受压。然而,在多个解剖部位存在压力性损伤的情况下,患者安置体位时无法避开压力性损伤的部位。对于存在全层压力性损伤的患者(即Ⅲ或Ⅳ类/期压力性损伤、不可分期和深部组织损伤),支撑面的额外功能可能对损伤组织的灌注有益(如压力改变或充气量改变)。其他支撑面可能适用于局部厚度压力性损伤(即Ⅰ及Ⅱ类/期压力性损伤)。参考以下关于已发生压力性损伤患者支撑面选择的推荐意见。

选择支撑面后,应与使用支撑面的患者一起验证其适宜性。任何支撑面都可能失效、不能满足患者的临床需求,或产生不适。

> **7.2　确保床面足够宽,患者翻身时不会接触床栏杆。（证据等级＝C;推荐强度＝↑）**

〖证据总结〗

间接证据[10]表明,肥胖患者需要更宽的病床以便充分地翻身或被翻身。虽然没有文献支持,但为超重或肥胖患者提供更宽的床可以减少床栏对皮肤和组织造成压力的风险是合乎逻辑的。尚无直接证据证明肥胖患者专用病床可以预防压力性损伤的发生。

〖实施注意事项〗

1. 如果患者与床边之间没有足够的空间,床沿或床栏杆、床旁家具和设备可能是器械相关压力性损伤的来源(专家意见)。

2. 当使用加宽的病床时,应注意照护者的手动操作风险(如为照顾患者时过度前倾/伸展)(专家意见)。

3. 使用足够宽和一定承重力的设备(如床、椅子、转运设备等),以适应患者的体形和体重(专家意见)。

4. 确保病床足够长,以保证患者能有正确的体位摆放(专家意见)。

〖证据讨论〗

标准病床宽度为32~36英寸(81~91cm)。当患者将床占满时在翻身或骶骨部减压时可能会受限。在选择支撑面时应考虑到患者的体型,确保有足够的空间变换体位。当为肥胖患者选择设备时,体重或体质指数(BMI)有时会产生误导。不同体型可能表明,基于体重设备是合适的;然而,宽度可能不够。在一项针对超重或肥胖志愿者的实验室研究中[10],腰围是预测一个人从一边翻转到另一边所需床面宽度的最佳指标。体质指数(BMI)与从仰卧位到侧卧位所需床面宽度相关。研究发现,对于BMI超过40kg/m²的人,充分更换体位所需床面的宽度为50英寸(127cm)。BMI低于35kg/m²的人需要36英寸(91cm)[10](5级证据)。在为患者选择最合适的设备时,也应该考虑到测量患者的臀宽。

大多数机构需要为肥胖患者提供适应不同体型和移动情况的设备。体型较大、移动能力较强的

患者对设备的需求与行动不便或无意识的肥胖患者不同。诊断设备(如磁共振成像)通常无法满足肥胖患者的身宽。在进行检查之前,应进行体形测量。

> **7.3　对于肥胖患者,选择增强压力再分布、降低剪切力、控制微环境的支撑面。(GPS)**

〖讨论〗

肥胖患者增加了发生压力性损伤的风险。肥胖患者会增加剪切力和摩擦力,增加了压力再分布的难度。还会增加压力性尿失禁和出汗,及身体和支撑面间的热量和水分积聚的风险。需要能够优化压力再分布和控制微环境的支撑面。

一项小样本的观察性研究(n=21),Pemberton等(2009)[11]使用先进的微环境技术为肥胖[BMI>35kg/m²,平均BMI为(51.4±10.3)kg/m²]和现存压力性损伤患者提供了低气囊压、连续侧旋的病床。患者使用专门支撑面的平均时间为(4.8±2.5)d(2~8d)。在研究期间无新发压力性损伤,现存压力性损伤从平均大小[(5.2±2.6)cm²]减少到(2.6±5.0)cm²(未报告p值)。研究对象对支撑面舒适度平均得分为3.9分(满分为4分)(4级证据)。

所有护理环境中支撑面的使用

在任何情况下,选择支撑面后都应该遵循制造商关于使用和维护的建议。人们公认支撑面寿命有限。确定支撑面的性能可以由制造商按合同进行支撑面性能检验,或由工作人员使用行业认可的测试方法来完成[12,13]。

正确选择和使用支撑面是预防并发症的关键。正确地将床垫安在床架上可降低被夹的风险。床垫上放上床罩可使床面和床沿持平。床沿的顶部应比未压缩床垫高8.66英寸(22cm)以上(国际电工委员会[IEC]60601-2-52)。过高可能使其难以从坐位转移到床上。高床可能给上下床带来困难,增加跌倒和受伤的风险。

照护者和使用者应遵循供应商关于维护和使用支撑面的说明。照护者和使用者必须监控电源故障和"触底"情况(即超过浸入的临界值),并在必要时实施应急预案。为了防止跌倒,电线应该远离转运/步行区域。枕头、被褥、毯子或衣物不能遮住支撑面泵和电机。电机不通风可能会因过热而不能运转。这些注意事项对家庭护理中的患者尤其重要,应该由患者或照护者进行检查。使用电动

支撑面的安全建议包括:①避免使用电热毯;②床垫附近不使用热电力设备(如电吹风机、加热器),同时不在其附近抽烟和使用蜡烛;③不超载使用电源插座;④安装烟雾探测系统[14,15]。

防火性能必须符合当地标准。然而,一些用于降低火灾风险的材料可能会影响组织负荷和微环境的管理。支撑面常规要求的国际标准包含了安全性的综合指导意见[16]。在轮椅和轮椅坐垫的国际标准中可以找到关于座椅支撑面可燃性的具体指导意见[4]。

在支撑面附近不应使用边缘锋利的设备。在一些空气床垫上,泡沫楔形垫可用来抬高床头。床单、泡沫装置和尿失禁垫对舒适度、体位和湿度的管理可能有必要。确定床单的种类和数量时应考虑患者的条件和支撑面的类型。一般的经验法则是"越少越好"。在一项实验室研究中,研究人员使用骨盆压痕器模型研究了在低气囊压和治疗性泡沫支撑面上放置各种尿失禁垫和床单的影响。结果表明,与一个只使用合适床单组相比,所有额外的床上用品和/或尿失禁垫组合在增加骶骨界面压力峰值上均有统计学意义($P<0.0001$)。与高规格泡沫床垫相比,低气囊压床的骶骨界面压力峰值增加的百分比更大[17](5级证据)。

当为低气囊压特征的支撑面选择床单和尿失禁垫时,应避免阻碍气流,干扰支撑面的热性能。如果必须使用背面是塑料材质的尿失禁垫时应谨慎使用,当患者活动时使用,卧床时移除,或将垫子松散地贴着皮肤,以促进尽可能多的空气流动[18]。

当使用支撑面时,为了减压和舒适仍需要更换体位。更换体位和早期活动一章提出了关于更换体位的推荐意见和讨论。

二、有压力性损伤风险患者的床垫和支撑面

支撑面通过压力再分布、控制摩擦力和剪切力及管理微环境降低压力性损伤的风险。压力再分布是通过浸入和包裹(减少压力在骨隆突处集中)增加身体与支撑面的接触面积,或连续改变承受负荷的部位,从而减少某个解剖部位的受压时长。常有报道指出,界面压力(身体和支撑面间的界面压力)的测量为支撑面压力再分布效能的替代指标。然而,考虑到患者对负载反应差异大及表面压力与深层组织中潜在的破坏性张力和压力间关系的不确定性,界面压力测量与患者的相关性是值得考虑的。最近发布的美国标准建议[2],应使用浸入和包裹来表征压力再分布特性,并提供这些参数的测试方法。除了浸入和包裹试验外,该标准[2]还提供了三种可供选择的评估微环境管理的方法:①测量蒸发量[以 g/(m^2*h)为单位]和热阻(以 W/m^2 为单位);②测量支撑面上从加热水囊渗出的水的容量;③通过模拟用户测量应用水蒸气源后的相对湿度和温度。

最后,美国国家支撑面标准[2]-第1卷:全身支撑面的要求和测试方法(ANSI/RESNA SS-1:2019),提出了评估水平位移阻力测试方法,即当床头抬高时,患者从支撑面有下滑趋势时可能产生的力。

(一) 单层高规格泡沫床垫

单层高规格泡沫床垫的特点见表10-1。

表 10-1　关于单层高规格泡沫床垫特性的共识

特性	解释	高规格泡沫床垫
泡沫类型	聚氨酯泡沫的单元结构和密度各不相同。高回弹(HR)泡沫具有相对均匀致密的结构单元,受压时能够提供良好的支撑,减压时也能保持形状[27]	HR 类型[35,36]-高回弹[26,27,37]
密度	泡沫密度的单位是 lb/ft³ 或 kg/m³。密度影响许多泡沫特性,包括耐热性、持久性、回弹性、硬度和强度等	>35kg/m³(2.18lb/ft³)[35]
硬度	泡沫硬度的特点是泡沫的"按压回弹"和承载重量的能力。泡沫硬度用牛顿(N)来表示,用一个小的平圆盘压头将泡沫样品压缩原始厚度的特定百分比所需要的力。这种方法被称为挠度缩进力(IFD)[38]。在澳大利亚和欧洲,硬度的特点是40%IFD[36]。在美国,刚度的特点是25%IFD。如果床罩和床单阻碍浸入和包裹会影响 IFD	40%IFD≥130N[35]
支撑系数	支撑系数(也称为压缩系数)是65%IFD-25%IFD的比值。支撑系数可用来表示泡沫床垫的硬度。支撑系数与舒适感有关,数值越大通常表示较软的感觉和良好的基础支撑[38]	支撑系数 1.75~2.4[35]

特性	解释	高规格泡沫床垫
厚度	床垫应足够厚，以控制上半身的重量并防止"触底"。足够的厚度取决于患者的体重[39]和泡沫的其他特性(如密度和硬度)	5.9 英寸(15cm)
水蒸气通透性	如果支撑面无法使水分从支撑面传导或蒸发，皮肤水分流失(TEWL)和出汗可能会导致患者和支撑面间的水分积聚。泡沫床垫罩和泡沫本身的结合产生对水分传导的阻力。水分积聚会增加患者与支撑面间的摩擦力 具有高水蒸气透过率的床垫罩(MVTR)可以使水分通过床垫罩散发出来[40]。较低的 MVTR 床垫套可以保护泡沫不被水降解 基于 MVTR 的基础上选择床罩，成为皮肤微环境管理和患者皮肤水分流失之间的折中方案	MVTR ≥300g/m²/24kg(等同于正常的皮肤水分流失)[41]

> **7.4** 对于有发生压力性损伤风险的患者，使用高规格特定感应单层泡沫床垫或床罩而不是非高规格特定泡沫床垫。(证据等级=B1;推荐强度=↑)

〖证据总结〗

六项中低等质量 1 级研究表明[19-24]，对有压力性损伤风险的患者来说，与标准医院床垫相比，高规格泡沫床垫或床罩显著减少压力性损伤。然而 3 项低质量 1 级研究指出[25-27]，高规格和标准泡沫床垫之间差异无统计学意义，但这些研究时间较短，一项研究在研究期间没有发生压力性损伤[25]。此外，一项研究表明[26]，使用高规格床垫患者出现压力性损伤前的时间显著延长。两项中低质量研究表明[28,29]，不同类型的高规格床垫或床罩之间没有显著差异。一项中等质量 2 级研究表明[30]，高规格泡沫垫和联合使用泡沫垫，这两种感应支撑面与交替压力床垫在预防压力性损伤上差异无统计学意义。两项低质量 1 级研究显示[23,29]，患者认为高规格床垫比标准医院床垫更舒适。没有近期的经济效益分析指出实施该推荐意见所需的资源需求；然而，当这些支撑面在一些机构中不是标准配置的，确保使用高规格的泡沫床垫会带来较大的成本影响。

〖实施注意事项〗

1. 使用压力再分布支撑面的患者应继续变换体位。参见第 8 章"体位变换和早期活动"，以获得关于变换体位的循证意见。

2. 为早产儿和幼儿选择高规格的支撑面，以预防枕部压力性损伤[31](5 级证据)。

3. 并非所有的泡沫床垫都符合高规格标准(表 10-1)(专家意见)。

4. 审核机构中所有用于预防压力性损伤的支撑面，并确保处于备用状态(专家意见)。第 24 章有关于审核机构设备的更多信息。

〖证据讨论〗

比较标准泡沫和交替压力泡沫床垫的感应支撑面的相关研究提供了不同质量等级的证据。总体来讲，这些研究没有将"医院标准床垫"作为对照组进行充分描述，而且许多研究实验组支撑面及其作用机制的信息有限。一些研究在报道发生率时排除了 Ⅰ 类/期压力性损伤。干预措施和结果测量、研究对象范围的差异和报告的局限性导致难以比较和解释证据。然而，证据表明，与医院标准泡沫床垫相比，高规格泡沫床垫可以显著减少高危患者压力性损伤的发生。医院标准泡沫床垫可能是由低弹的劣质泡沫制成，支撑系数较低或较高，或不能与床罩分离无法使足够的水蒸气透过。

关于高规格泡沫床垫有效性的研究表明，在中、高危压力性损伤风险患者中，高规格泡沫床垫显著降低了压力性损伤发生率。Park 等(2017)[19]研究显示，对中、高危压力性损伤风险的住院患者来说，与仅使用医院标准床垫(n=55)相比，在上面放置高规格黏弹性泡沫床罩(n=55)会显著减少 Ⅰ 类/期或更严重的压力性损伤的发生(3.6% vs 27.3%，P=0.001)(1 级证据)。在另一个对中、高危压力性损伤风险住院患者的研究中(n=170)，与标准医院床垫相比，高规格床垫可显著降低十天后 Ⅱ 类/期压力性损伤的发生率(7% vs 34%)[23](1 级证据)。在整形外科病房中，对高危压力性损伤风险的患者(n=36)来说，与医院标准泡沫床垫相比，使用高规格的立体切割泡沫床垫 Ⅱ 类/期或更严重压力性损伤的发生率明显较低[24](24% vs 68%)(1 级证据)。

尽管一些 RCT[20,26]未能证明高规格泡沫床垫能显著降低中、高风险患者压力性损伤发生率,但这些研究随访时间不够长或没有持续到压力性损伤的发生。Russell 等(2003)一项大样本 RCT($n=1\ 168$)[20],并进行了 7 天生存分析,结果显示,与医院标准泡沫床垫相比,高规格黏弹性聚合物泡沫床垫可显著降低Ⅰ类/期压力性损伤($P=0.042$)。然而,尽管高规格黏弹性聚合物泡沫床垫组Ⅰ类/期压力性损伤发生率有所下降,但并不显著(10.9% vs 8.5%,$P=0.17$)[20](1 级证据)。同样地,Berthe 等一项大样本 RCT($n=1\ 729$)(2007)[26]显示,与使用医院标准泡沫床垫相比,使用具有分区结构的高规格泡沫床垫压力性损伤形成时间更长(31d vs 18d,$P<0.001$)[26],但总发生率没有显著差异($P=0.154$)(1 级证据)。

一些方法学上存在局限性的小样本研究显示对压力性损伤总发生率没有影响。此外,研究对象可能不存在中、高压力性损伤风险。Gray 和 Smith(2000)[27]一项以外科、骨科和内科病房患者为研究对象的 RCT,比较了高规格泡沫床垫($n=50$)和标准 5 英寸(13cm)厚的医院泡沫床垫($n=50$),两组在Ⅱ类/期到Ⅳ类/期压力性损伤发生率无显著性差异(两组均为 2%)[27](1 级证据)。一项把握度较低的小样本 RCT($n=90$)显示,七种不同类型高规格床垫与医院标准泡沫床垫在Ⅰ类/期或严重压力性损伤发生率上无统计学差异。在该研究中无压力性损伤发生[25](1 级证据)。

McInnes 等[32](2015)一项合并了 1994 年至 2003 年比较替代性泡沫床垫与医院标准泡沫床垫 5 项 RCT 的系统综述显示,高规格泡沫床垫可降低高危患者压力性损伤的发生率(风险比 $RR=0.40$)。

一些 RCT 比较了不同类型高规格泡沫床垫和床罩[28,29,33]。以重症[28]、骨科[30]和老年患者[29,33]为研究对象,结果表明,没有一种高规格泡沫床垫优于另一类型。McInnes 等(2015)[32]一项系统综述表明,合并了比较不同高规格泡沫床垫的 RCT 发现,压力性损伤发生率没有明显差异。此外,研究显示,高规格泡沫床垫与感应空气床垫(4.8% vs 17.1%,$P=0.08$)[22]或交替压力气床垫(风险比=0.90,95%CI:0.51~1.58)间压力性损伤发生率无统计学差异[30](2 级证据)。

1. 单层高规格泡沫床垫的特性

表 10-1 列出了描述单层泡沫支撑面被认为是高规格泡沫床垫特性的共识意见[34]。不能假定上述研究中报告的支撑面符合这些规范。我们鼓励读者参考高规格泡沫床垫的研究,以及相关的制造商网站,以评价这些研究中使用的支撑面的特性。这些知识可以指导临床选择高规格泡沫床垫。

当前的泡沫支撑面很少由单一类型和单层泡沫构成。不同等级或类型的多层泡沫会改变床垫的设计特点,可能会影响床垫的效果。一项针对中、高危压力性损伤风险老年人的 RCT($n=206$)未能证明高规格多层泡沫床罩比标准医院床垫具有优越性。使用多层泡沫床罩的患者 12 周后Ⅱ类/期或更严重压力性损伤发生率更高,差异不具有统计学意义(8.7% vs 4.9%,$P>0.05$)[21](1 级证据)。然而,大多数可用的证据未能充分描述高规格泡沫床垫或床罩的结构和特点,尤其是结构复杂时。上述证据表明,同质化的高规格泡沫床垫优于标准泡沫床垫。通过充分描述泡沫特性和使用标准测试定义支撑面浸入、包裹和微环境管理特性,进而这一证据延伸到多层、多区域更复杂的泡沫床垫可能是合理的。

一些设计上的改变旨在优化床的移动性和安全性。例如,在床垫边缘(侧壁)增加边框或增强杆可以增加硬度,可能有助于床的移动和转移。凹面形状(安全侧)旨在减少跌倒风险;然而,这可能会降低床的可移动性,违背无约束的原则。

2. 新生儿和儿童的高规格泡沫床垫

枕部压力性损伤是新生儿和幼儿的一个特殊问题。头部占身体表面积的比例比成年人大,枕骨是儿童仰卧位的主要受力点[42,43]。Fujii(2010)[44]一项对 7 个新生儿重症监护病房(NICU)的调查显示,约 7% 的压力性损伤发生在枕部。Schindler 等(2011)[45]对 9 个儿童重症监护病房(PICU)的调查也支持该结果,6% 发生在枕部。

Turnage-Carrier 等(2008)[31]调查了无压力性损伤史并且将要出院的健康早产儿($n=11$)枕骨隆突处的界面压力。将新生儿置于 5 个不同的支撑面上,5min 后测量枕下界面压力。新生儿被连续放在凝胶床垫、凝胶枕头、水枕和有 2.75 英寸(7cm)厚泡沫床罩的标准婴儿床/床垫和标准(未定义)婴儿床/床垫上。尽管与标准婴儿床/床垫相比,所有高规格支撑面均显著降低了界面压力($P<0.001$),高规格泡沫床罩界面压力最低(31mmHg vs 86.8mmHg,$P<0.001$)(5 级证据)。

(二)感应空气床垫

感应空气床垫通过变形来重新分配患者所受

支撑面压力。感应空气床垫可能包括低气囊压特性或其他缓冲材料(如泡沫),但不包括交替承压特性。

7.5 对于有发生压力性损伤风险的患者,考虑使用感应空气床垫或床罩。(证据等级=C;推荐强度=↑)

〖证据总结〗

4 项中[46]、低质量[22,47,48]的 1 级研究发现,感应空气床垫与医院标准床垫[22,47]、其他感应支撑面[46,48]和交替承压空气床垫[48]间无显著差异。与主动(交替承压)空气床垫相比,感应空气床垫的风险比为 3.08[48]。然而,一项低质量 1 级研究显示[49],与标准泡沫床垫相比,恒定低压空气床垫可以显著减少Ⅰ类/期或更严重压力性损伤,相对风险为 0.06。一项针对儿童的低质量 3 级研究[50]显示,与标准泡沫床垫相比,感应空气床垫可显著降低约 17%Ⅰ类/期或以上压力性损伤发生率。一项中等质量的 3 级研究[51]报道使用感应空气床垫时,Ⅱ类/期或更严重压力性损伤发生率约为 5%,而一项低质量 4 级研究报道的发生率为 3%[52],但这两项研究并没有设立对照组[51]。一项中等质量 1 级研究显示,感应空气床罩比微流体床罩成本效益更高,然而,该分析是基于租赁产品,相对成本可能会根据机构和地理区域的不同有很大差异[46]。个人舒适度排序表明,感应空气床垫与其他支撑面相同[46]。

〖实施注意事项〗

1. 感应空气床垫可能需要电源。评估电源的可及性和电源线安全性,特别是在家庭护理环境中(专家意见)。

2. 感应空气床垫需要定期检查,以确保床垫完好,充气装置/电动泵功能正常(专家意见)。

3. 根据制造商推荐的(或其他行业认可的)测试方法检验感应空气床垫是否在有效期内(专家意见)。

4. 评估患者用感应空气床垫或床罩的舒适性。电动感应空气床垫和床罩可能会产生噪声、热量或移位,引起不适(专家意见)。

5. 评估感应空气床垫和床罩使用时的安全性。当使用感应空气床垫或床罩时,一些患者上床或下床时可能有困难(专家意见)。

〖证据讨论〗

在高规格泡沫床垫后,感应空气床垫是研究的第二大感应支撑面。这些试验使用了一系列实验组和对照组床垫和床罩,也纳入了广泛的研究对象,包括有压力性损伤风险的住院成年人[46,52]、危重患者[48,49]、老年人[22,47,51]、儿童[50]及新生儿[50]。然而,这些研究大多样本量较小(少于 100 名),随访时间从几天到 12 个月不等。

只有一项小样本以有中、高危压力性损伤风险患者为研究对象的 RCT[49],比较了感应空气床垫和医院标准泡沫床垫。在这项研究中,ICU 患者(n=40)使用 14 天感应空气床垫或医院标准泡沫床垫,前者可显著减少Ⅰ类/期及以上压力性损伤(0% vs 37%,P<0.005,相对风险比为 0.06,95%CI:0~0.99)[49](1 级证据)。一个小样本 3 级研究(n=30)[50],对由三个不同隔层的双憩室结构的感应空气床垫和未定义的标准护理支撑面进行历史对照,对照组可假定为医院标准泡沫床垫。研究对象为新生儿和 10 岁以下儿童,床垫有两种尺寸,一种适合体重 1.1~13.2 磅(500g~6kg)的儿童(n=4),另一种适合体重 13.2 磅(6kg)以上的儿童(n=26)。感应空气床垫组器械相关压力性损伤明显降低(3.3% vs 20%,95%CI:0.08%~17.2%,P=0.021)[50](3 级证据)。

然而,另一项 RCT 未显示感应空气床垫或床罩比医院标准泡沫床垫优越。在老年人(n=66)中,感应空气床垫与标准泡沫床垫在减少Ⅱ类/期及以上压力性损伤发生率上没有统计学差异(16% vs 15%,P>0.05)[47](1 级证据)。

未设置对照组的相关研究显示感应空气床垫压力性损伤发生率不同。在老年人中(n=176),使用空气床垫和坐垫Ⅰ类/期压力性损伤发生率为 23.3%,Ⅱ类/期及以上压力性损伤发生率为 5.1%[51](3 级证据)。在住院患者中(n=61),使用有憩室的高规格泡沫感应支撑面压力性损伤发生率为 3%[52](4 级证据)。

1. 感应空气床垫/床罩和高规格泡沫床垫的比较

两项研究显示感应空气床垫比医院标准泡沫床垫压力再分布效果更好。一个小样本(n=83)RCT 对在养老院中使用高规格聚酯纤维泡沫床垫和感应空气床罩进行比较。感应空气床罩组Ⅱ类/期及以上压力性损伤的例数较少,但差异无统计学意义(P=0.088)(1 级证据)。一项纳入外科 ICU 患者的研究显示,交替压力空气床垫与使用感应支撑面的合并结果(1 组使用反应型空气床垫,1 组使用水垫)在减少压力性损伤方面没有统计学差异。

（$RR=0.43,95\%CI:0.04\sim4.29$）（1级证据）。

2. 感应空气床垫/床罩和其他感应或主动型支撑面的比较

最后,两项研究[46,48]比较了感应空气床垫和其他感应支撑面。Vermette 等（2012）一项大样本 RCT（$n=110$）[46],比较了空气床垫和微流体床罩在急救病房（内科、外科、老年和重症监护病房）中、高风险压力性损伤患者中的预防效果。在压力性损伤发生率（空气充气床罩 4%,微流体床罩 11%,$P=0.2706$）及患者舒适度（$P=0.7129$）上,两种床罩没有显著的统计学差异,微流体床罩价格更昂贵（$P<0.001$）[46]（1级证据）。在外科 ICU 患者中,感应空气床垫和水垫在预防压力性损伤上没有显著差异（$RR=0.43,95\%CI:0.04\sim4.29$）[48]（1级证据）。

总的来说,这些关于感应空气床垫与标准泡沫床垫,或不同类型感应床垫在预防压力性损伤上的有效性研究结果相互矛盾。个别产品的设计可能会影响结果;然而,研究的样本量小和方法学质量较差可能导致报告结果的差异。

（三）医用级别羊皮垫

> **7.6**　对于有发生压力性损伤风险的患者,评估使用医用级别羊皮垫的相对益处。（证据等级=B1;推荐强度=↔）

〖证据总结〗

3 项高[53]、中[54]、低[55]质量的 1 级研究表明,医用级别羊皮垫可以有效降低风险患者压力性损伤的发生率。当使用医用级别羊皮垫时,发生Ⅰ或Ⅱ类/期骶骨压力性损伤的风险约可降低 40%,未报告发生不良事件[54]。然而,在一项试验中,一小部分人（4.58%）因为不舒服（主要是觉得太热）而要求移除羊皮垫[54]。在这项高质量 1 级研究中,少数人表示羊皮垫发痒,1/3（33%）的人表示羊皮垫太热,占退出试验的 69%[53]。医用级别羊皮垫可能不是在所有的地方都能买到,对羊皮的专业清洗和消毒要求可能会限制其使用（如失禁或伤口严重渗出者）[54]。

〖实施注意事项〗

1. 在使用医用级别羊皮垫来降低压力性损伤风险前,确保产品符合澳大利亚制造标准 AS4480.1[54]。不是所有的羊皮质量都一样。医用级别羊皮垫来自动物（不是合成的）。医用级别羊

皮垫具有均匀的绒毛、高密度的羊毛纤维和很强的抗水洗能力（1级证据）。

2. 考虑医用级别羊皮垫对支撑面功能的潜在影响。在患者和支撑面之间增加一层可以会产生表面张力（有时称为吊床效应）,影响支撑面压力再分布特性（专家意见）。

3. 评估皮肤界面的温度和湿度及患者的舒适度。医用级别羊皮垫会导致过热[53,54]（1级证据）。

4. 医用级别羊皮垫需要专业清洗才能实现热力消毒。这可能会降低一些临床机构和患者（例如失禁患者）的可行性[54]（1级证据）。

5. 天然医用级别羊皮垫是一种动物性产品,因此可能不是所有人都能接受（专家意见）。

〖证据讨论〗

三项 RCT[53-55]为医用级别羊皮垫预防压力性损伤提供了证据。Mistiaen 等（2010）[53]在 8 家养老院进行的一项比较医用级别羊皮垫与普通护理的大样本 RCT（$n=588$）。研究对象均使用了一系列基本床垫,尽管部分干预组和对照组使用压力再分布床垫（0.9% 和 15.1%,$P=0.06$）,在 30d 的随访期间,使用羊皮垫的干预组骶骨压力性损伤发生率明显降低（8.9% vs 14.7%,$P=0.035$）。调整了 Braden 评分、年龄和性别后,干预组发生压力性损伤的优势比（OR）为 0.53（$95\%CI:0.29\sim0.95$）。高规格床垫分配不均衡使研究结果更倾向干预组,并可能会影响结果。Jolley 等（2004）[54]纳入压力性损伤低、中风险患者（$n=441$）比较澳大利亚医用级别羊皮垫与标准护理（由护士决定的任何压力再分布策略）的 RCT。医用级别羊皮垫组压力性损伤发生率为 9.6%,而对照组发生率为 16.6%,相对风险比为 0.58（$95\%CI=0.35\sim0.96$）[54]。然而,因为存在许多方法上的缺陷,并且有偏倚风险,这些结果应该审慎对待（1 级证据）。McGowan 等（2000）[55]一项纳入 297 人骨科患者的 RCT,实验组（$n=155$）使用澳大利亚医用级别羊皮垫和标准的医院床垫,对照组（$n=142$）使用带有或不带其他低科技恒压支撑面的标准医院床垫。对照组压力性损伤发生率为 30.3%,实验组为 9%（$P<0.0001$）[55]。应考虑到方法上的局限性（1 级证据）。McInnes 等（2015）[32]一项系统综述推荐使用澳大利亚医用级别羊皮垫预防压力性损伤,Meta 分析显示风险比（RR）为 0.56。在一些探究医用级别羊皮垫主观评价的研究中,大部分研究对象表示羊皮太暖和,导致退出研究,并且表示他们不会将羊皮推荐给他

人[53,54]（1 级证据）。然而，该支撑面的有效性可能与其对微环境的影响有关。

（四）其他感应支撑面

少量研究对其他不太常用的感应支撑面提供了证据（如水垫、豆床垫和凝胶垫）。目前没有足够的证据表明，其他感应支撑面对降低压力性损伤发生率的良好效果；因此，无法提出使用这些支撑面的推荐意见。

（五）交替压力支撑面

> **7.7 对于有发生压力性损伤风险的患者，评估使用交替压力充气床垫或床罩的相对益处。（证据等级＝B1；推荐强度＝↑）**

【证据总结】

替压力空气床垫的证据是混合的，但可用空气床垫类别和同期实施的干预不同来解释。一项中等质量 1 级研究显示[56]，在任何给定时间，使用标准空气床垫发生压力性损伤的人数约是使用交替压力空气床垫的 7.5 倍（$RR = 7.57$）。一项大样本中等质量 1 级研究表明[57]，交替压力空气床垫和黏弹性聚氨酯泡沫床垫在预防压力性损伤上没有显著差异；然而在该研究中，研究对象没有定期更换体位。一项低质量 1 级研究发现[58]，聚酯床垫与独立憩室交替压力空气床垫之间无显著差异，但在同一研究中，双憩室交替压力空气床垫可显著降低压力性损伤的发生。一些低质量 4 级研究显示[59-61]，使用交替压力空气床垫长达 6 个月没有出现压力性损伤。一些高质量 1 级研究表明，交替压力空气床垫和床罩[62]及不同憩室循环周期[63]压力损伤发生率无差异。然而，一项中等质量 2 级研究发现[64]，交替压力空气床垫比床罩更有效。患者对使用交替压力空气床垫和床罩的评价一般为满意[56,61,62]。一项低质量成本分析表明[59]，使用混合交替压力气/泡沫床垫可以降低护理成本[65]，显示了交替充气空气床垫优于床罩的经济性[65]。不良事件（如跌倒）发生率较低，交替充气空气床垫比床罩高，但差异无统计学意义[66]。

【实施注意事项】

1. 许多有压力性损伤风险患者可能不适用交替压力支撑面，因为高规格泡沫床垫更能满足患者的临床和舒适需求（专家意见）。

2. 当将儿童置于交替压力支撑面时，确保患儿的身高、体重和年龄符合制造商的建议。使用成人专用的床存在安全隐患，且对较小体型的儿童可能无效（专家意见）。

3. 交替压力空气支撑面因憩室的大小（高度和宽度）和循环模式和持续时间而不同。没有足够的证据表明某个特定的设计对预防压力性损伤更有效（专家意见）。

4. 交替压力空气床垫和床罩对预防压力性损伤效果相似[62]（1 级证据）。

5. 交替压力空气床垫需要一个优质的基础床垫。不合格的床垫可能会影响其性能（专家意见）。

6. 在可能的情况下，根据患者需求实施定期翻身和更换体位计划[56]（1 级证据）。

7. 所有交替压力空气床垫都需要电源。评估电源和备用电源的可及性，以及电源线的安全性，特别是在照顾机构中（专家意见）。

8. 交替压力空气床垫需要定期检查，以确保空气床垫完好无损，充气装置/电动泵功能正常（专家意见）。

9. 根据制造商推荐的（或其他行业认可的）测试方法检验交替压力空气床垫是否在有效期内（专家意见）。

10. 评估患者使用交替压力空气床垫或床罩的舒适性。电动交替压力空气床垫和床罩可能会产生噪声、热量或移位，引起不适（专家意见）。

11. 使用交替压力空气床垫和床罩时，要评估安全性。当使用交替压力空气床垫或床罩时，一些患者上下床可能会有困难（专家意见）。

【证据讨论】

一些纳入老年人[56-58]、危重患者[59]、居家护理[67]和康复[60]及内科病房患者[61]的研究对交替压力空气床垫预防压力性损伤进行了调查。这些研究评估了不同憩室大小、循环周期和持续时间的交替压力空气床垫和床罩，不同研究的预防护理方案也不同。

两项 RCT[56]比较了交替压力空气床垫和高规格泡沫床垫。Sauvage 等（2017）[56,57]比较了 6min 循环周期交替压力空气床垫和高规格泡沫床垫在预防卧床老年人压力性损伤中的作用（$n = 76$）。黏弹性泡沫组（38.91%，95% CI：24.66～57.59）在 30d 内发生压力性损伤的累积风险显著高于交替压力空气床垫组（6.46%，95% CI：1.64～23.66，$P = 0.001$）。这相当于在使用高规格泡沫床垫时发生压力性损伤的风险增加了 7.5 倍（95% CI：1.79～

35.21,$P=0.006$)。然而,两组患者更换体位的次数都很少[空气床垫组 17h 内平均更换体位次数为(1.42±2.02)次,而泡沫床垫组为(1.68±2.17)次][56],差异不具有统计学意义,未能说明定期更换体位可能影响研究结果(1 级证据)。

Vanderwee 等(2005)[57]比较了在外科、内科和老年病房中,每 4h 翻身条件下,使用交替压力空气床垫与高规格泡沫空气床垫的差异($n=447$),结果显示,交替压力空气床垫组(15.6%)和高规格泡沫床垫(15.3%,$P=1.00$)患者 Ⅱ 类/期或更严重压力性损伤发生率无统计学差异。然而,泡沫床垫组患者足跟压力性损伤例数更多,交替压力空气床垫组患者压力性损伤更严重[57]。必须认识到两组患者压力性损伤发展和全层压力性损伤的高发生率(1 级证据)。

不同类型交替压力空气床垫和床罩的比较

交替压力空气床垫和床罩具有不同的设计、憩室类型和充/放气周期。然而,证据普遍表明,不同的主动支撑床垫和床罩在减少压力性损伤的发生率上效果相似[58,62,63,68]。只有一项研究[64]报告不同类型交替压力空气床垫之间具有显著差异,两种干预措施之间的试验间隔了 5 年,这可能意味着支撑面之间的差异可能是其他护理方案的不同造成的。在 ICU 中进行该研究($n=221$),报告称,与小憩室交替压力床罩相比,交替压力空气床垫更有效地减少 Ⅱ 类/期或以上压力性损伤($OR=0.44$,95% CI:0.21~0.92,$P=0.038$)(2 级证据)。

Nixon 等(2006)[62,66]在血管外科、骨科、内科和老年病房中进行了一项大样本多中心 RCT($n=1$ 971),比较了使用交替压力空气床垫和床罩的有效性。交替压力空气床垫组患者 Ⅱ 类/期或更严重压力性损伤的发生率为 10.3%,而床罩发生率为 10.7%($P=0.75$),应用两种产品压力性损伤发生率没有显著差异。床垫组压力性损伤平均发生时间延长了 10.64d($P>0.05$),结果无统计学差异,但是在成本节约上两组无显著差异,主要是因为住院时间较短。虽然患者对床垫和床罩均满意,但更多的患者要求将床罩更换为其他支撑面。与支撑面相关的不良事件(如跌倒和床栏相关意外)非常罕见,而床垫组这些事件发生的更频繁[62,66](1 级证据)。另一项 RCT 以压力性损伤高危风险的卒中、术后恢复期或有绝症的患者为研究对象($n=82$),使用单憩室交替压力空气床垫和双憩室交替压力床罩的患者在 Ⅱ 类/期或更严重的压力性损伤发生

率上(13.8% 和 3.8%,$P>0.05$)没有统计学差异[58](1 级证据)。

Demarre 等(2012)在比利时 25 个病房进行的一项 RCT[63],对不同充/放气周期交替压力空气床垫进行了比较。实验组($n=298$)使用多阶段 10~12min 充/放气交替压力空气床垫,对照组($n=312$)使用标准的 10min 充/放气交替压力空气床垫。两组在 Ⅱ 到 Ⅳ 类/期压力性损伤的累积发生率(5.7% 和 5.8%,$P=0.97$)和发生压力性损伤的时间(5d 和 8d,$P=0.182$)上没有显著差异[63]。与标准循环相比,多阶段充/放气循环无明显优势(1 级证据)。这项研究继续进行了一项 meta 分析[68],对两项比较不同交替压力空气床垫的 RCT 结果进行合并,结果表明,交替压力床罩和单阶段交替压力空气床垫之间没有统计学差异($OR=0.40$,95% CI:0.14~1.10)。虽然使用多阶段交替压力空气床垫比交替压力空气床罩发生的压力性损伤更少($OR=0.08$,95% CI:0.01~0.83)[68],但较低的 OR 值提示其临床意义有限。

用于成人的体重的交替压力支撑面,比用于儿童的支撑面有更多的憩室,会导致不适当的压力。儿童较小的四肢置于交替压力的憩室之间,坐位时骶骨部置于憩室之间[69]。因此需要更有规律地更换儿童体位以更适合在交替压力憩室上[69]。

虽然电动支撑面会有噪声,一些患者不喜欢移动的支撑面,但上述研究的研究对象均表示对交替压力空气床垫满意[56,61,67]。老年人对床垫和床罩在移动的便捷性、温度和睡眠干扰方面的评价均较积极[56](1 级证据)。

(六)低气囊压特点对预防压力性损伤的作用

具有低气囊压特征床的相关证据质量较低,并且研究结果有争议。一项低质量 1 级研究显示[70],具有低气囊压特征床与一系列标准的感应支撑面和交替压力床垫相比,Ⅱ 类/期到 Ⅳ 类/期压力性损伤的发生率没有差异;然而,Ⅰ 类/期压力性损伤显著减少。在这项研究中使用的床为原型设计,已不再使用[70]。

一项低质量 2 级研究[71]得出了类似结果,两项分析发现,低气囊压床和各种标准床垫之间压力性损伤发生率没有统计学差异。然而,在另一项低质量 1 级研究中[72],使用低气囊压床垫和标准重症监护床压力性损伤的发生率均约为 18%。另一项低质量 2 级研究显示[73],与综合的压力再分布空气床垫相比,低气囊压床垫显著降低了压力性损

伤的发生率。在一项 1 级研究中[70]，大多数患者完成了低气囊压床垫的等级评定，认为它不舒适，并且护士认为利益相关者的可接受性很低，不过值得注意的是，在这项研究中没有设对照组进行比较。所有的研究规模小、质量低，研究结果之间相互矛盾，至少有一项研究使用了不可用的原型床。

应遵循制造商关于低气囊压床的重量建议。低气囊压特征的床具有专为成人设计的压力再分布结构。当儿童被放在成人的床上时，他们的头部放置在一个为成人躯干设计的压力区域，要经常变换位置[74]。

（七）预防手术患者压力性损伤的支撑面

> 7.8 对于有压力性损伤或发生压力性损伤风险的患者进行手术时，在手术台上使用压力再分布支撑面。（证据等级=B1；推荐强度=↑）

【证据总结】

一项高质量 1 级研究表明[75]，与标准的手术床垫相比，使用高规格（反应性）支撑面（如黏弹性聚合物，VEP 垫）的患者手术相关压力性损伤发生率更低。然而，在一项中等质量 3 级研究中[76]，VEP 垫与高密度泡沫（HDF）垫相比并无优势。一项中等质量 1 级研究[77]发现两种不同的高规格反应性支撑面在预防压力性损伤上效果相似，然而两个低质量 1 级研究[78,79]在交替压力空气床垫是否在预防手术患者压力性损伤上优于高规格感应支撑面上结果不一致。

【实施注意事项】

1. 低厚度交替压力床罩可适用于手术室（专家意见）。

2. 参考制造商关于不同支撑面的使用指南。有些手术过程可能会根据持续时间、体位、手术区域的器械和稳定性有特定的要求（专家意见）。

3. 围手术期使用的支撑面需要定期维护和更换。应参考制造商指南（专家意见）。

4. 为了尽可能降低压力点压力和剪切力的大小和受压时间，有压力性损伤风险的患者术前、术后也应使用压力再分布支撑面（专家意见）。

【证据讨论】

在手术室，患者某体位的维持时间通常由手术过程决定（参见指南风险因素和风险评估中的推荐意见 1.17）。这增加了支撑面在降低压力性损伤风险中的重要性[80]。手术台的表面压力可能会很高，Defloor 等（2000）[80]在对健康志愿者的界面压力测量的实验室研究中发现，在四种不同的手术体位中，与泡沫床垫和凝胶床垫相比，黏弹性泡沫垫的最大界面压力最低（5 级证据）。在另一项实验室研究中[81]，测量了健康志愿者在四种不同密度、硬度和/或床罩的泡沫床垫上的骶骨部位界面压力。密度最低的泡沫床垫和氯丁橡胶罩的界面压力最低。然而，其他因素包括体位（仰卧相对于截石位）和患者体质指数（BMI）与支撑面类型相同，也会对界面压力造成影响（5 级证据）。

一些具有压力再分布特征的手术室支撑面的研究进展。Nixon 等（1998）[75]对预计手术时间至少为 1.5h 的择期手术患者（$n = 446$）进行了一项 RCT。所有研究对象均提供标准化的保温床垫，然后随机使用黏弹性聚合物垫或标准手术床垫。黏弹性聚合物垫组压力性损伤发生率明显低于标准床垫组（分别为 11% 和 20%，$OR = 0.46$，$95\% CI$：$0.26 \sim 0.82$，$P = 0.010$）[75]（1 级证据）。然而，一项俯卧位手术的非随机试验（$n = 30$）发现，与高密度泡沫垫相比，高规格黏弹性聚合物垫骶骨压力性损伤发生率较低（分别为 10% 和 5%，$OR = 0.47$，$95\% CI$：$0.11 \sim 1.99$，$P > 0.05$），但这一差异并无统计意义。虽然 75% 以上的手术患者术后立即出现压之不变白的红斑，但 30min 内减少到 10% 或更少[76]（2 级证据）。

许多 RCT 比较了不同的高规格泡沫支撑面对预防手术相关压力性损伤的效果。在这些研究中，压力性损伤的发生率为 0% 到 17.6%[77-79]。Feuchtinger 等（2006）[77]对手术时间至少为 1.5h 的心脏手术患者进行了一项 RCT（$n = 175$）。实验组给予变温黏弹性泡沫床罩和充水保温床垫，对照组给予充水保温床垫，两组压力性损伤无显著增加（17.6% 和 11.1%，$P = 0.22$）（1 级证据）。两项 RCT 评估了术中和术后至少 4h 使用交替压力空气床垫（一种具有超过封闭在防水罩中 2 500 个憩室的多节段垫层）。对照组术中使用凝胶垫，术后使用标准床垫[78,79]。Aronovitch 等（1999）[78]结果显示对照组压力性损伤发生率为 8.7%，干预组无压力性损伤（$P < 0.005$）（1 级证据）。Russell 和 Lichtenstein（2000）[79]研究对象为 198 例心胸外科手术患者，对照组压力性损伤发生率为 7%，干预组为 2%（$P = 0.17$）（1 级证据）。然而，这些研究无法得出压力性损伤的减少是与多节段交替压力空气床垫有关，还是与术后压力再分布，或与两者都相关。

三、有压力性损伤患者的
床垫和支撑面

有压力性损伤的患者形成新的压力性损伤的风险更高[65,82-86]。在许多情况下,小的Ⅰ或Ⅱ类/期压力性损伤通过更换体位很容易减轻,如从一边翻到另一边(对于骶骨压力性损伤来说)或使用足跟抬高装置。然而,临床判断可能会使健康专家对具有Ⅰ或Ⅱ类/期压力性损伤的高危患者或血流动力学不稳定的患者评估支撑面,特别是当多个部位有多处损伤或患者无法避免压力性损伤部位受压时。

7.9　对于有压力性损伤的患者,若存在以下情况时考虑更换成特定支撑面:

- 安置体位时无法避开现有压力性损伤;
- 已有2个或以上的受力面(如骶骨和股骨转子处)存在压力性损伤,限制了可选择的翻身体位;
- 尽管已进行合适的综合治疗,但压力性损伤不愈合或加重;
- 再发压力性损伤高风险;
- 已进行皮瓣或植皮手术;
- 不舒适;
- 现有支撑面受压后触底变形。(GPS)

〖实施注意事项〗

1. 在可能的情况下,勿使压力性损伤部位受压(专家意见)。

2. 在更换现有支撑面之前,评估之前和现在预防和治疗计划的有效性(专家意见)。

3. 在更换现有支撑面之前,应设定与个人目标、价值观和生活方式一致的治疗目标(专家意见)。

4. 压力性损伤患者需要考虑使用的特定支撑面包括交替压力空气床垫、具有低气囊压特性床垫和空气流动功能床垫(专家意见)。

〖讨论〗

除非患者的临床情况发生变化(如患者现在可以活动、清醒、灌注充足),否则,压力性损伤部位接触支撑面通常不能提供合适的愈合环境。通常需要不同的支撑面来提供更好的压力再分布、管理摩擦力和剪切力、改变微环境,从而减少进一步的缺血或变形引起压力性损伤。支撑面"触底"(即当支撑面变形超过浸入临界值,失去有效的压力再分布)时,则明确表明压力再分布不充分,必须改变当

前支撑面。当压力性损伤恶化或不能愈合时,健康专家应考虑更换现有支撑面,以提供适当的相匹配的支撑面环境,以减少相关的风险因素。然而,改变支撑面只是需要考虑的策略之一,患者可能需要更频繁的更换体位。也应根据需要加强预防措施和局部伤口护理。使用具有特定功能的支撑面(如交替压力、空气流动或低气囊压特性)来进一步重新分配压力、降低剪切力和对微环境的影响。

当患者躯干有两个或两个以上部位有压力性损伤时,会限制可选择的翻身体位。已有2个或以上受力面存在压力性损伤(如骶骨和股骨转子处),患者更换体位时压力性损伤处会受压,因为它们不能连续地躺在同一个受力面上[62,87]。患者未受损的部位受压时间相对增多,因此,在预防有新发压力性损伤危险的患者中更加重要。

1. 非电动感应支撑面对压力性损伤患者的影响

少有研究探讨感应支撑面对存在压力性损伤患者的有效性。一个低质量的1级研究[88]和一个低质量的3级研究[89]显示,使用感应支撑面会增加压力性损伤的愈合率。然而,一项低质量的3级研究表明[89],就愈合的压力性损伤的数量而言,感应支撑面不如交替压力空气支撑面。然而,在这项研究中,交替压力空气床垫组新发压力性损伤率较高,无统计学差异,因此作者得出结论[89],总的来说,感应支撑面更为优越。关于与主动支撑面,以及不同感应支撑面(如感应空空气床垫、高规格泡沫垫等)对压力性损伤愈合有效性的比较,缺乏高水平的证据。所回顾的证据受到其他压力性损伤危险因素的限制,如临终关怀、限制翻身和微环境的影响,这些因素可能会混杂结果并导致证据基础不一致。因此,没有专门推荐有压力性损伤的患者使用感应支撑面。

2. 压力性损伤患者的特定支撑面

许多研究比较了不同特定支撑面对Ⅲ和Ⅳ级/期压力性损伤愈合率的影响。由于所测试的支撑面不同,结果测量方法不同(即,完全愈合,愈合时间,伤口面积的减少,或伤口改善/恶化的评估),样本量小,及其他方法学不一致以致很难做出确切的推荐。这些研究大多发表于30多年前。从那时起,电动和非电动支撑面技术都有了提高,这些支撑面通常作为参照物。

对可疑深部组织损伤而皮肤完整的患者,使用特定支撑面并没有经过严格的审查。在深部组织损伤有清晰界限前,很难确定组织损伤的真实水平

和程度。在进展的早期阶段(当皮肤仍是完整的时候),减压和压力再分布可能使受伤的组织得以修复,从而限制梗死或坏死组织的范围。梗死组织不可恢复。从实践的角度看,发展中的深部组织损伤应给予与Ⅲ类/期或Ⅳ类/期压力性损伤同等水平的支撑面。一旦压力性损伤被界定,需重新评估支撑面。这些支撑面也适用于压力性损伤的手术修复(参见第 22 章"压力性损伤的手术治疗")。

3. 交替压力空气床垫和低气囊压床垫用于压力性损伤患者

健康专家建议为有压力性损伤的患者使用具有交替压力特性的床垫和床罩。然而,这些支撑面的现有证据支持有限且相互矛盾。

交替压力空气床垫的证据是相互矛盾的,并仅限于用不严谨的主观描述工具报告压力性损伤的变化情况,因此没有给出推荐意见。一项中等质量的 1 级研究显示[90],交替压力空气床垫与感应空气流动床罩没有显著差异。一项高质量的 1 级研究[62]比较了两种不同的交替压力空气床垫,结果显示两种空气床垫对Ⅰ和Ⅱ类/期压力性损伤完全愈合率均为 35%。两项比较不同交替压力空气床垫中等质量的 1 级研究[79,91]发现产品之间无差异,显示完全愈合率从 35.7%(4 周随访)到 91.5%(19 个月随访)。一项中等质量的 3 级研究显示[67],约 1/3 的Ⅲ类/期压力性损伤在使用交替压力空气床垫 90 天后得到改善。然而,3 项低质量的 4 级研究报告[92-94],经过 19 天到 7 个月的随访,只有 50%~69%的Ⅰ~Ⅲ类/期压力性损伤得到改善。一项 Cochrane 综述报告了比较交替压力空气床垫和标准医院空气床垫的 RCT 的 meta 分析,两种支撑面在 4 周时压力性损伤完全愈合率($RR = 0.57, 95\% CI: 0.26 \sim 1.27, P = 0.17$)或面积减小上($RR = 0.99, 95\% CI: 0.90 \sim 1.09, P = 0.31$)没有显著差异[95]。

健康专家通常为有压力性损伤的患者使用具有低气囊压特征的床;然而,证据也相互矛盾。一项中等质量的 1 级研究显示[96],与泡沫床罩相比,Ⅱ类/期压力性损伤 44d 完全愈合率无差异,而一项 4 级低质量的研究[11]显示,7d 后 1 类压力性损伤完全愈合率为 23.8%。一项中等质量[96]和低质量 1 级研究[97]报告了与基线相比,Ⅱ类/期压力性损伤的表面积和更严重压力性损伤显著减少,但未报告与对照组的比较。一项低质量的 1 级研究报告[98],低气囊压床与标准泡沫床垫相比在Ⅱ类/期

压力性损伤伤口面积减少上没有显著差异。

4. 空气流动床用于压力性损伤患者

与其他支撑面相比,空气流动床的特点是具有较高的包裹性和浸入性。由于这些压力再分布特性,当流动特性处于活动状态时,使用者在支撑面上移动的能力可能受到更大的限制。一些床的设计限制空气流动到高危区,如骶骨,以促进流动性。通过停用流化特性,有利于上、下床转移。空气流动床也倾向于有相对较高的 MVTR。需要根据患者皮肤和支撑面间的湿度来考虑速率。

> 7.10　对Ⅲ或Ⅳ类/期压力性损伤患者,评估使用空气流动床促进愈合,同时降低皮肤温度和过度水化的相对益处。(证据等级=B1;推荐强度=↑)

【证据总结】

中等[99]和低质量[100] 1 级研究都报告,与使用交替压力空气床垫 13 天[99]及未明确支撑面加上羊皮垫 15 天[100]相比,Ⅲ和Ⅳ类/期压力性损伤的表面积显著减少。一项低质量的 3 级研究[100]显示,与感应支撑面和主动支撑面相比,空气流动床显著促进了Ⅲ和Ⅳ类/期压力性损伤的愈合[101]。在中等[99]和低质量的 1 级研究中[102,103],使用空气流动床的患者的压力性损伤的情况得到了更多的改善。在中等质量 1 级研究中[99],在基线时创面较大压力性损伤(大于 $7.8cm^2$)的创面面积和创面状况的改善更大。与未明确的支撑面相比,中等质量的 1 级研究[99]表明,空气流动床显著降低了疼痛率。1991 年进行的一项低质量成本分析[102]发现,空气流动床显著降低了医院和医生的护理成本,这可能是由于住院率较低。另一项早期低质量 1 级研究[103]也报告了空气流动床与住院时间显著缩短有关。

【实施注意事项】

1. 对于无法通过改变体位来缓解压力的患者,建议使用具有压力再分布、减少剪切力、降低皮肤温度和水合作用特征的支撑面(专家意见)。

2. 与其他特殊支撑面相比,空气流动床可减少压力性损伤疼痛[99](1 级证据,中等质量)。

3. 空气流动床与皮肤干燥有关[102](1 级证据)。患者可能需要增加皮肤保湿(专家意见)。

4. 有些患者报告有漂浮和定位障碍感,有些患者在空气流动床中难以更换体位。新的空气流动床设计减轻了这些不利影响(专家意见)。

【证据讨论】

没有一项研究探讨使用空气流动床将完全愈合作为衡量指标;然而,四项小样本研究报告了表面积或伤口状况的变化[99-103]。对有手术史和压力性损伤史的成人来说(主要Ⅲ和Ⅳ类/期,$n=65$),平均使用13d,与交替压力空气床垫相比,空气流动床可显著缩小中等大小面积的伤口($-1.2cm^2$和$+0.5cm^2$,$95\%CI:-9.2\sim0.6cm^2$,$P=0.01$)。基线时大于7.8cm^2的压力性损伤的差异更大($-5.3cm^2$和$+4.0cm^2$,$95\%CI:-42.2\sim-3.2cm^2$,$P=0.01$)[99](1级证据)。另一项在住院成人($n=45$)中进行的RCT,使用空气流动床15d后,Ⅱ或Ⅲ类/期压力性损伤表面积平均减少量为43.5,未明确的标准床垫加羊皮垫平均增加量为40%($P=0.05$)[100](1级证据)。另外两个RCT报告[102,103],与标准的医院床垫相比,使用空气流动床的患者对伤口表面积和伤口床特征的总体效果更好,然而,在这些研究中很少有组间比较或统计分析(1级证据)。这些研究中参照的床垫定义不清,可能不能反映当前的支撑面。最后,一项在老年人($n=664$)中进行的回顾性研究显示,与感应支撑面(平均治愈0.6cm^2/周)和主动支撑面(平均治愈0.6cm^2/周,$P=0.0211$)在治疗Ⅲ和Ⅳ类/期压力性损伤上,使用空气流动床更有优越性(平均治愈3.1cm^2/周)。对照组所使用的支撑面不相同。例如,对照组使用低气囊压床、交替压力空气床垫、电动或非电动床罩。对照组床垫的不同使结果难以解释(3级证据)。

四、压力性损伤或压力性损伤风险患者坐位支撑面的选择

当患者处于坐位时,支撑体重的表面积相对较小(如臀部、大腿和足部),导致界面压力较高,且难以将压力重新分配到其他解剖部位。久坐易导致压力性损伤的发展,尤其是在坐骨区域。

7.11　选择符合患者压力再分布需求的坐姿和坐位支撑面时,要考虑到:
- 体型和体态;
- 姿势和畸形对压力再分布的影响;
- 活动和生活方式的需求。(GPS)

【实施注意事项】

1. 选择与护理环境相匹配的支撑面(专家意见)。

2. 一些支撑面或坐姿(如斜靠和斜倚)可降低移动力和从椅子上下滑。应在预防压力性损伤的需求与促进早期移动和活动间取得平衡(专家意见)。

3. 无论使用何种压力再分布支撑垫,都要继续更换体位(专家意见)。

4. 选择一个可拉伸/透气,能够宽松地盖在支撑面上,并能够贴合身体轮廓的坐垫罩(专家意见)。

5. 在使用前,应仔细检查和维护座椅和座椅支撑面的各个方面,以确保功能正常并满足个人需求。定期检查其他常用的座位表面(如旅行座椅、坐便器、浴凳等)(专家意见)。

6. 评估坐垫和坐垫罩的散热功能。选择一个允许空气交换的坐垫和坐垫罩,以使臀部的温湿度降到最低(专家意见)。

7. 向患者提供座椅支撑面(包括轮椅)和坐垫设备的使用和维护的培训(专家意见)。

【讨论】

1. 椅子和轮椅

一些患者必须使用轮椅,尤其是脊髓损伤的患者。椅子的选择应基于患者对其功能能力和需要的评估。座椅/轮椅的选择需要考虑体型大小、形态、姿势、畸形、活动和生活方式的需要,并应基于患者压力测绘的评估[104,105]。有压力性损伤风险的患者,如果长时间处于坐位(如脊髓损伤的患者),建议转诊到坐位管理专家。

在选择合适的轮椅/座位系统时,应评估和考虑个人在不同坐姿下的重心转移能力。正如第8章"体位变换和早期活动"所指出的,SCI患者的动态重心转移能力受损会影响压力再分布[106](5级证据)。在选择座椅/轮椅和坐垫时应考虑到这一点。

应审查其他常用的座位表面(如坐便器、浴凳、旅行座椅和休闲座椅)以确保它们满足患者的压力再分布需求(如合适的衬垫和坐垫)。确保对皮肤没有特定的风险(如支撑面破裂)。所有设备应定期重新评估,因为患者的姿势和畸形、活动功能,并发症,喜好和需求会随着时间变化[105]。

2. 坐垫

坐垫结构实现压力再分布两种方法之一:浸入/包裹或重定向/减压。包裹是指支撑面能够围绕并包围身体轮廓的变形能力。利用包裹的坐垫

必须可以弯曲和变形,使臀部浸入材料中。根据坐垫的形状,有些设计需要比其他更大的曲度才能达到同样的浸入效果(如平整的坐垫比波浪形的坐垫需要更大的曲度)。骨盆的人体测量学要求浸入和/或预先设计好外形,以便将负荷从坐骨结节下(假设骨盆对称)转移到其他承重的解剖表面(如臀部和大腿)。大多数患者浸入的深度和轮廓的范围在 1.6~1.7 英寸(40~45mm)[107]。有些坐垫设计可以像这样通过缓冲表面的减压区来改变负荷的方向。一些需要定制。减压坐垫一般要求患者以特定的方式坐在坐垫上。因此,临床评估必须包括对患者持续重复该体位的能力,并确认已权衡其功能性。

　　一个紧的、无弹性的床罩会对缓冲性能产生负面影响。合适宽松的放在支撑面上和那些可拉伸的材料制成的床罩可在身体浸入时更好地让垫子变形。有证据表明,组织温度的升高会增加压力性损伤的易感性[108,109]。评估散热功能,并选择一个促进空气流动的坐垫和床罩可以减少垫子和皮肤之间的湿度。

　　应该每天常规检查坐垫是否有磨损迹象。支撑面(椅子和轮椅)应根据制造商的建议进行检查。

> **7.12**　对于长期坐椅子或轮椅的高风险患者,尤其是无法进行减压的患者,使用压力再分布垫预防压力性损伤。(证据等级=B1;推荐强度=↑)

> **7.13**　对于长期坐椅子或轮椅的患者,尤其是无法进行减压的患者,评估使用交替压力充气垫对压力性损伤愈合的相对益处。(证据等级=B1;推荐强度=↑)

> **7.14**　为肥胖患者使用个性化设计的坐位压力再分布垫。(证据等级=C;推荐强度=↑)

【证据总结】

　　五项中、低质量的临床研究支持了坐位压力再分布垫对预防压力性损伤的理想效果。一项中等质量 1 级研究[110]建议高危患者使用充气垫、黏性流动泡沫垫或凝胶泡沫垫坐骨压力性损伤会减少,而不是标准的泡沫垫,但骶骨压力性损伤发生率没有显著差异[110]。一项比较压力再分布垫和标准泡沫垫的低质量 1 级研究也证实了该结果[111]。一项

低质量 2 级研究报告,与标准泡沫相比,采用压力再分布坐垫的整体压力性损伤发生率显著降低。一项比较单室和多室充气垫的 4 级研究显示压力性损伤发生率较低(低于 5%)[112]。然而,另一项低质量 4 级研究中,使用由记忆泡沫和凝胶组成的压力再分布垫的患者Ⅰ类/期压力性损伤发生率为33%[113]。研究结果的差异可能与放置坐垫的椅子的质量和被纳入研究的研究对象的衰弱程度有关[114]。

　　一项低质量 1 级研究中有直接证据表明[115],与标准坐垫加上减压措施相比,交替压力充气垫在压力性损伤愈合上有所改善。这些改善包括在平均 5d 内达到 30% 的压力性损伤闭合以及加快伤口闭合速度,但并没有显著改善总的压力性损伤完全闭合率。该干预需要一个完整的坐位系统,在研究中被描述为可能成本效益低和可及性有限。

　　间接证据表明,肥胖患者承受的重力和压力会增加组织负荷,特别是在较硬的座椅表面[116,117]。间接证据表明,柔软的座椅表面组织负荷较低[118],而以憩室为基础的坐垫可以减少肥胖患者所承受的脂肪/组织张力的增加。降低组织负荷的压力再分布坐垫表面可能会降低压力性损伤的风险;然而,没有直接的证据可以证明这一点。

【实施注意事项】

　　1. 将长期坐椅子或轮椅上的高风险患者推荐给专家(专家意见)。

　　2. 建议长时间坐在椅子或轮椅上的患者定期缓解压力(专家意见)。

　　3. 对长时间坐在椅子/轮椅上的患者进行定期皮肤和风险评估[119](专家意见)。

　　4. 定期检查充气垫及坐垫罩是否有磨损或撕裂的迹象(专家意见)。

　　5. 评估轮椅使用者坐在充气垫上的稳定性。根据缓冲垫的结构和使用方法,权衡减压的益处和潜在的不稳定性和剪切力(专家意见)。

　　6. 建议长时间坐在带有压力再分布坐垫轮椅上的患者,在其他座位上,例如在旅行时(如在机动车辆、飞机或火车上)使用压力再分布坐垫[120]。

　　7. 对有压力性损伤的患者,在平衡卧床休息和坐在椅子/轮椅上的时间时要考虑社会心理需求(专家意见)。

　　8. 对有压力性损伤的患者,评估与坐在椅子/轮椅上的时间相关压力性损伤恶化情况,并相应地调整在椅子上的时间(专家意见)。

【证据讨论】

两项研究发现[110,111],坐骨结节压力性损伤发生率的显著降低与压力再分布坐垫有关,尽管两项研究均未显示总体压力性损伤发生率的下降(即坐骨粗隆、骶部、尾骨、臀部)有统计学意义。Brienza等(2010)[110]对住在养老院的人(n=180)进行了为期6个月的随机对照研究。研究对象均配备了一个合适的轮椅,并随机分配到黏性空气流动泡沫垫、凝胶泡沫垫或高规格泡沫垫上的皮肤保护组(n=113)或使用标准泡沫垫的对照组(n=119)。实验组坐骨粗隆压力性损伤发生率明显降低(0.0% vs 6.7%,P=0.04)。然而,当分析坐骨粗隆和骶部压力性损伤时,组间发生率没有显著差异(对照组17.6%,试验组10.6%,P=0.14)。生存分析显示在两组间压力性损伤的累积发生率上没有显著差异[110]。没有对椅子以外的情况进行控制,也没有报告变换体位的时间和频率(1级证据)。Geyer等(2001)[111]进行了一项小规模的随机对照研究预实验,包括32名可以忍受每天坐在轮椅上6h的住在养老院的老年人,实验组(n=15)采用减压垫(未明确报告类型),对照组(n=17)采用泡沫垫。总的来看,50%的研究对象出现了压力性损伤,两组之间没有显著差异。然而,与Brienza等(2010)[110]的研究结果一致,压力再分布坐垫组坐骨结节压力性损伤的发生率显著降低(P<0.005)[111](1级证据)。

Collins(1999)进行了一项涉及急救护理老年人的对照研究(n=40)[121]。实验组使用压力再分布坐垫、软垫扶手及侧翼来支撑头部,而对照组使用座位上有泡沫的标准扶手椅。实验组压力性损伤明显减少(P<0.000 1)[121]。必须注意适当的姿势支撑预防尾骨、骶骨和臀部产生剪切力的重要性(2级证据)。

Defloor和Grypdonck(2000)[122]在一项以健康志愿者为对象的实验室研究分析了不同类型的垫子,包括空气、水、中空纤维、泡沫、凝胶泡沫复合垫及羊皮垫(n=28)。固定体位1h后测量界面压力。当充气垫按类型组合时,充气垫类界面压力最低(t=-6.40,95% CI:-9.17~-4.65,与无充气垫扶手椅相比P<0.01)。然而,水垫和泡沫垫与充气垫没有显著差异。在泡沫类垫(n=9)中,不同类型垫子间有显著差异,两种黏弹性泡沫垫的界面压力最大,比没有垫子的扶手椅大约高38%(P<0.01)。最大界面压力最低的充气垫被制造商描述为聚乙烯-聚氨酯(7cm/2.75英寸;85kg/m³),聚合物(无规格),乙烯(无规格)和减震聚酯泡沫(60kg/m³)。许多凝胶垫、组合垫和合成羊皮对界面压力的影响很小(与扶手椅相比P=ns)[122](5级证据)。

1. 交替压力空气垫

交替压力空气垫已用于许多临床机构中[123]。Burns和Betz(1999)[124]的一项研究得出结论,在低压阶段,动态坐垫与使用传统坐垫的空间倾斜轮椅相比,坐骨结节处压力缓解相似。然而,患者对高压阶段的反应可能不同(5级研究)。

轮椅配有一个个体化调节的自动座椅,通过10min的正常坐姿和10min的无负荷坐姿提供循环的压力缓解,可能会促进压力性损伤闭合和减少伤口表面积。Makhsous等(2009)[115]一项RCT(n=44)发现,与使用标准的轮椅,并每20或30min进行手臂俯卧撑减压,使用自动、循环减压座椅的患者在压力性损伤区域闭合和压力性损伤愈合量表得分上具有明显改善。采用循环减压座椅组平均压力性损伤表面积比对照组[(10.2±34.8)%]平均改善(45±21)%(P<0.001)[115]。因为研究没有提出当患者不是坐位时预防措施之间、伤口护理/敷料及基线压力性损伤大小之间的差异,难以推荐可自动调整座椅比手动减压方案的标准轮椅优越(1级证据)。

2. 为肥胖患者提供座椅

生物力学建模研究表明,肥胖患者处于坐位时可疑深部组织损伤的风险增加。在一项生物力学建模研究中,Elsner和Gefen(2008)[116]使用有限元模型来证明较高的BMI与坐骨结节下的肌肉组织负荷增加有关。Sopher等(2010)[117]使用有限元模型继续这项研究,代表了BMI从小于16.5kg/m²~40kg/m²的患者模型。研究结果显示,当BMI从19kg/m²增加到40kg/m²时,坐骨结节下肌肉组织体积百分比增加了5倍以上(5级证据)。

在实验室模型中,当坐在硬支撑面上时,内部肌肉负荷的增加比坐在软椅上时要大得多[116]。Levy等(2016)[118]证实,当使用憩室垫(ACB)的人体模型BMI从正常到肥胖时,脂肪和皮肤组织的平均应变和压力轻度下降。这种变化在相同BMI范围患有糖尿病的人身上更为明显。憩室垫有潜力保护BMI为30kg/m²的患者组织,防止脂肪和皮肤组织的应变和压力比正常BMI范围的患者增长20%(5级证据)。

五、转运过程中支撑面的使用

在任何情况下,当与支撑面接触并有一定程度的移动或活动受限时,患者都可能有压力性损伤的风险。包括车辆转运和在急诊科等待临床检查和/或入院。

> **7.15**　对于有压力性损伤或发生压力性损伤风险的患者,考虑在转运期间使用压力再分布支撑面。(GPS)

> **7.16**　收入急救护理单元后,咨询有资质的医疗专业人员,尽快将患者从硬脊板或背板上搬离。(证据等级=C;推荐强度=↑)

〖证据总结〗

一项高质量 4 级研究[125] 报告疑似颈椎损伤的患者在硬脊板上停留平均 4h 压力性损伤发生率为 28.3%。间接证据表明,在坚硬的长板上 30min 不活动后,骶骨组织氧合明显降低[126]。虽然间接证据表明[127,128],与使用硬脊板相比,使用真空脊椎板或凝胶床罩的界面压力较低,但一项小规模的高质量 3 级研究发现,在压力性损伤发生率上没有显著差异[129]。

〖实施注意事项〗

使用当地政策和流程认为合适的保护设备转运疑似脊椎损伤的患者[130,131]。在大多数情况下,救护车运输担架与背带结合使用,可提供充分的脊柱保护,并充分限制患者的脊柱移动,特别是当患者有意识并能够配合时[130](专家意见)。

〖证据讨论〗

在转运过程中进行全面的压力性损伤风险评估通常是不可能的,特别是在急救车中,护理团队有需要优先关注的事项(如呼吸和循环稳定)。建议对转运中的所有患者使用压力再分布支撑面,如果压力性损伤风险筛查可行,建议对有可能具有压力性损伤风险的患者进行风险筛查(参见风险筛查推荐建议 1.21)。在可行的情况下,尽早在护理路径上采取其他预防措施(如预防性敷料)有助于减少压力性损伤[132](参见第 9 章"足跟压力性损伤"的推荐意见 6.4)。

从病史上看,疑似脊髓损伤(SCI)的患者在住院前都曾接受过脱扣颈圈和长脊柱板或脊柱背板的治疗,以限制脊柱的移动。限制脊柱移动(特别是在长硬脊板上)与不良事件增加相关,包括压力

性损伤(参见第 11 章"器械相关压力性损伤"中 8.8 有关颈圈使用的推荐意见)。一项评估可疑 SCI 患者(n=254)压力性损伤发生率的调查显示,使用背板和脱扣颈圈的急诊科患者压力性损伤发生率为 28.3%(95% CI:22.8%~34.3%),其中 21.1% 为Ⅳ类/期压力性损伤。臀部(42.1%)和足跟(33.4%)是压力性损伤最常见的解剖位置[125](4 级证据)。另一项研究表明,使用背板限制脊柱运动与骶骨组织氧饱和度降低相关(5 级证据)。

虽然一些小样本研究已经比较了刚性脊柱背板和其他可供选择的支撑面,但没有足够的证据提出确切的推荐意见。目前还没有确定的研究比较长硬脊板和其他限制移动技术对减少压力性损伤的效果;然而,美国国家紧急医疗服务协会(EMS)[130] 医师最近的一份意见书建议,由于不良事件的高风险性,大多数可疑脊髓损伤患者在转运时应避免使用长硬脊板。美国急诊医师学会[131] 建议基于有效的指标明智地限制脊柱活动。健康志愿者(n=42)的间接证据表明,在固定头部方面,加垫的硬脊板与长硬脊板的有效性相同,而在固定骨盆和胸骨上效果较差,但没有显著临床意义[133](5 级证据)。

用于洲际航空转运疑似脊髓损伤患者的硬脊板和真空脊柱板比较显示,压力性损伤发生率无显著差异(硬板 13%,真空板 10%,P=0.70)[129](3 级证据)。假定转运时间延长可能会减少这些结果的推广性。来自健康志愿者试验的间接证据表明,与脊柱硬板相比,真空床垫[128] 和黏性凝胶床罩界面[127] 压力明显较低(5 级证据)。在有可用于指导运送因可疑脊髓损伤运动受限患者的深入研究之前,应确保硬脊板上的患者在合适的有资质的医疗专业人员认为安全的情况下尽快移除。

【参考文献】

1. NPUAP. *National Pressure Ulcer Advisory Panel Support Surface Standards Initiative-Terms and Definitions Related to Support Surfaces*. 2007; Available from: http://www.npuap.org/NPUAP_S3I_TD.pdf.

2. RESNA (2019). *American National Standard for Support Surfaces-Volume 1: Requirements and Test Methods for Full Body Support Surfaces (ANSI/RESNA SS-1: 2019)*. 2019; Available from: https://www.resna.org/standards/support-surfaces/supportsurfaces.

3. Tissue Viability Society. Laboratory measurement of the in-

terface pressures applied by active therapy support surfaces: A consensus document. Journal of Tissue Viability, 2010; 19 (1) :2-6.

4. British Standards, BS ISO 16840-10:2014 Wheelchairs. Resistance to ignition of non-integrated seat and back support cushions. Requirements and test methods. 2014: https://doi. org/10. 3403/30280575U.

5. Rithalia S, Kenny L. Review Hospital bed mattresses: an overview of technical aspects. J Med Eng Technol, 2003; 24 (1) :32-39.

6. Vilhena L, Ramalho A. Friction of human skin against different fabrics for medical use. Lubricants, 2016; 4 (1) : doi. org/10. 3390/lubricants4010006.

7. Klaassen M, Schipper D, Masen M. Influence of the relative humidity and the temperature on the in-vivo friction behaviour of human skin. Biotribology, 2016; 6:21-28.

8. Futamura M, Sugama J, Okuwa M, Sanada H, Tabata K. Evaluation of comfort in bedridden older adults using an air-cell mattress with an automated turning function: Measurement of parasympathetic activity during night sleep. J Gerontol Nurs, 2008; 34(12) :20-26.

9. McNabb LJ, Hyatt J. Effect of an air-fluidized bed on insensible water loss. Crit Care Med, 1987; 15(2) :161-162.

10. Wiggermann N, Smith K, Kumpar D. What bed size does a patient need? The relationship between body mass index and space required to turn in bed. Nurs Res, 2017; 66(6) : 483-489.

11. Pemberton V, Turner V, VanGilder C. The effect of using a low-air-loss surface on the skin integrity of obese patients: Results of a pilot study. Ostomy Wound Management, 2009; 55(2) :44-48.

12. Bain DS, Ferguson-Pell MW, Davies P. An instrument for in-service testing of mattresses. J Tissue Viability, 2001; 11 (4) :161-165.

13. Heule EJC, Goossens RHM, Mugge R, Dietz E, Heule F. Using an indentation measurement device to assess foam mattress quality. Ostomy Wound Management, 2007; 53 (11) :56-62.

14. Yim GH, Clark M, Gray D, Stephen-Haynes J, Jeffery SLA. The hazards of dynamic airflow mattresses and overlays. Burns, 2014; 40(4) :782-783.

15. Greater Manchester Fire and Rescue Service. *Dynamic Air Flow Pressure Relieving Mattresses Information and Fire Prevention Guidance for Partner Organisations.* Available from: https://www. rbsab. org/UserFiles/Docs/Dynamic%20Air%20Flow%20Pressure%20Relieving%20Mattresses%20Guidance%20for%20partners. pdf.

16. International Organization for Standardization, ISO 20342-1:2019. Assistive products for tissue integrity when lying down—Part 1: General requirements. 2019: https://www. iso. org/standard/67750. html.

17. Williamson R, Lachenbruch C, Vangilder C. The effect of multiple layers of linens on surface interface pressure: Results of a laboratory study. Ostomy Wound Management, 2013; 59(6) :38-48.

18. Fader M, Bain DS, Cottenden A. Effects of absorbent incontinence pads on pressure management mattresses. Journal Of Advanced Nursing, 2004; 48(6) :569-574.

19. Park KH, Park J. The efficacy of a viscoelastic foam overlay on prevention of pressure injury in acutely ill patients: A prospective randomized controlled trial. Journal of Wound, Ostomy, and Continence Nursing, 2017; 44(5) :440-444.

20. Russell LJ, Reynolds TM, Park C, Rithalia S, Gonsalkorale M, Birch J, Torgerson D, Iglesias C, Group. P-S. Randomized clinical trial comparing 2 support surfaces: Results of the Prevention of Pressure Ulcers Study. Adv Skin Wound Care, 2003; 16(6) :317-327.

21. van Leen M, Halfens R, Schols J. Preventive effect of a microclimate-regulating system on pressure ulcer development: A prospective, randomized controlled trial in Dutch nursing homes. Adv Skin Wound Care, 2018; 31(1) :1-5.

22. van Leen M, Hovius S, Neyens J, Halfens R, Schols J. Pressure relief, cold foam or static air? A single center, prospective, controlled randomized clinical trial in a Dutch nursing home. Journal of Tissue Viability, 2011; 20(1) :30-34.

23. Gray D, Campbell M. A randomised clinical trial of two types of foam mattresses. Journal of Tissue Viability, 1994; 4(4) :128-132.

24. Hofman A, Geelkerken RH, Wille J, Hamming JJ, Hermans J, Breslau PJ. Pressure sores and pressure-decreasing mattresses: Controlled clinical trial. Lancet, 1994; 343(8897) : 568-71.

25. Collier ME. Pressure-reducing mattresses. J Wound Care, 1996; 5(5) :207-211.

26. Berthe JV, Bustillo A, Melot C, de Fontaine S. Does a foamy-block mattress system prevent pressure sores? A prospective randomised clinical trial in 1729 patients. Acta Chir Belg, 2007; 107(2) :155-161.

27. Gray DG, Smith M. Comparison of a new foam mattress with the standard hospital mattress. J Wound Care, 2000; 9(1) : 29-31.

28. Ozyurek P, Yavuz M. Prevention of pressure ulcers in the intensive care unit: A randomized trial of 2 viscoelastic foam support surfaces. Clin Nurse Spec, 2015; 29(4) :210-217.

29. Ricci E, Roberto C, Ippolito A, Bianco A, Scalise MT *A randomized study on the effectiveness of a new pressure-relieving mattress overlay for the prevention of pressure ulcers in elderly patients at risk*. EWMA journal, 2013; 13, 27-32.

30. Stapleton M. Preventing pressure sores--An evaluation of three products... foam, ripple pads, and Spenco pads. Ger Nurs, 1986; 6(2): 23-5.

31. Turnage-Carrier C, McLane KM, Gregurich MA. Interface pressure comparison of healthy premature infants with various neonatal bed surfaces. Adv Neonatal Care, 2008; 8 (3): 176-184.

32. McInnes E, Jammali-Blasi A, Bell-Syer SEM, Dumville JC, Middleton V, Cullum N. Support surfaces for pressure ulcer prevention. Cochrane Database Syst Rev, 2015; 9 (CD001735).

33. Van Leen M, Hovius S, Halfens R, Neyens J, Schols J. Pressure relief with visco-elastic foam or with combined static air overlay? A prospective, crossover randomized clinical trial in a Dutch nursing home. Wounds, 2013; 25 (10): 287-292.

34. Australian Wound Management Association(AWMA), *Pan Pacific Clinical Practice Guideline for the Prevention and Management of Pressure Injury*. 2012, Osborne Park, WA: Cambridge Media.

35. Standards Australia, Committee PL/36 on Flexible Polyurethane, Australian Standard® AS2281-1993 Flexible cellular polyurethane for seat cushioning and bedding. 1993; Homebush, NSW.

36. Polyurethane Foam Association. *Joint Industry Foam Standards And Guidelines*, Section 1. 1994 [cited 2013]; Available from: http://www.pfa.org/jifsg/jifsgs1.html.

37. British Standard, Hospital bedding-Part 2: Combustion modified, flexible polyurethane, general purpose foam mattress cores-specification, BS 5223-2. 1999.

38. Polyurethane Foam Association. *Joint Industry Foam Standards And Guidelines*, Section 4. 1994 [cited 2013]; Available from: http://www.pfa.org/jifsg/jifsgs4.html.

39. Brienza D, Geyer M. Understanding support surface technologies. Advances in Skin & Wound Care, 2000; 13(5): 237-243.

40. Thomas S, *Surgical Dressings and Wound Management*. 2010, Great Britain: Medetec Publications.

41. Clubb M. Water vapour permeable materials for mattress coverings. Journal of Tissue Viability, 1998; 8(1): 12-14.

42. Quigley S, Curley M. Skin integrity in the pediatric population: Preventing and managing pressure ulcers. J Spec Pediatr Nurs, 1996; 1(1): 7-18.

43. Razmus I, Lewis L, Wilson D. Pressure ulcer development in infants: State of the Science. J Healthc Qual, 2008; 30 (5): 36-42.

44. Fujii K, Sugama J, Okuwa M, Sanada H, Mizokami Y. Incidence and risk factors of pressure ulcers in seven neonatal intensive care units in Japan: a multisite prospective cohort study. Int Wound J, 2010; 7(5): 323-328.

45. Schindler CA, Mikhailov TA, Kuhn EM, Christopher J, Conway P, Ridling D, Scott AM, Simpson VS. Protecting fragile skin: Nursing interventions to decrease development of pressure ulcers in pediatric intensive care. Am J Crit Care, 2011; 20(1): 26-35.

46. Vermette S, Reeves I, Lemaire J. Cost effectiveness of an air-inflated static overlay for pressure ulcer prevention: A randomized, controlled trial. Wounds: A Compendium of Clinical Research & Practice, 2012; 24(8): 207-214.

47. Lazzara DJ, Buschmann MBT. Prevention of pressure ulcers in elderly nursing home residents: Are special support surfaces the answer?. Decubitus, 1991; 4(4): 42-6.

48. Sideranko S, Quinn A, Burns K, Froman RD. Effects of position and mattress overlay on sacral and heel pressures in a clinical population. . Res Nurs Health, 1992; 15(4): 245-51.

49. Takala J, Varmavuo S, Soppi E. Prevention of pressure sores in acute respiratory failure: A randomised controlled trial. Clin Intensive Care, 1996; 7(5): 228-235.

50. García-Molina P, Balaguer-López E, Torra I Bou JE, Alvarez-Ordiales A, Quesada-Ramos C, Verdú-Soriano J. A prospective, longitudinal study to assess use of continuous and reactive low-pressure mattresses to reduce pressure ulcer incidence in a pediatric intensive care unit. Ostomy Wound Management, 2012; 58(7): 32-39.

51. Serraes B, Beeckman D. Static air support surfaces to prevent pressure injuries: A multicenter cohort study in Belgian nursing homes. Journal of Wound, Ostomy, & Continence Nursing, 2016; 43(4): 375-8.

52. Newton H. A 6 month evaluation of a non-powered hybrid mattress replacement system. Br J Nurs, 2015; 24 (Suppl 20): S32-S36.

53. Mistiaen P, Achterberg W, Ament A, Halfens R, Huizinga J, Montgomery K, Post H, Spreeuwenberg P, Francke AL. The effectiveness of the Australian Medical Sheepskin for the prevention of pressure ulcers in somatic nursing home patients: a prospective multicenter randomized-controlled trial (ISRCTN17553857). Wound Repair Regen, 2010; 18 (6): 572-579.

54. Jolley DJ, Wright R, McGowan S, Hickey MB, Campbell DA, Sinclair RD, Montgomery KC. Preventing pressure ulcers with the Australian Medical Sheepskin: An open-label

randomised controlled trial. Med J Aust, 2004; 180 (7): 324-327.

55. McGowan S, Montgomery K, Jolley D, Wright R. The role of sheepskins in preventing pressur ulcers in elderly orthopaedic patients. Primary Intention, 2000; 8: 127-134.

56. Sauvage P, Touflet M, Pradere C, Portalier F, JMichel J-M, Charru P, Passadori Y, Fevrier R, Hallet-Lezy A-M, Beauchêne F, Scherrer B. Pressure ulcers prevention efficacy of an alternating pressure air mattress in elderly patients: E² MAO a randomised study. J Wound Care, 2017; 26 (6): 304-312.

57. Vanderwee K, Grypdonck MH, Defloor T. Effectiveness of an alternating pressure air mattress for the prevention of pressure ulcers. Age Ageing, 2005; 34 (3): 261-267.

58. Sanada H, Sugama J, Matsui Y, Konya C, Kitagawa A, Okuwa M, Omote S. Randomised controlled trial to evaluate a new double-layer air-cell overlay for elderly patients requiring head-elevation. Journal of Tissue Viability, 2003; 13 (3): 112-118.

59. Fletcher J, Tite M, Clark M. Real-world evidence from a large-scale multisite evaluation of a hybrid mattress. Wounds UK, 2016; 12 (3): 54-61.

60. Gleeson D. Evaluating an alternating mattress on an elderly rehabilitation ward. Br J Nurs, 2015; 24 (12): S42, S44-7.

61. Gleeson D. Effectiveness of a pressure-relieving mattress in an acute stroke ward. Br J Nurs, 2016; 25 (20): S34-S38.

62. Nixon J, Cranny G, Iglesias C, Nelson EA, Hawkins K, Phillips A, Torgerson D, Mason S, Cullum N. Randomised, controlled trial of alternating pressure mattresses compared with alternating pressure overlays for the prevention of pressure ulcers: PRESSURE (pressure relieving support surfaces) trial. Br Med J, 2006; 332 (7555): 1413-1413.

63. Demarré L, Beeckman D, Vanderwee K, Defloor T, Grypdonck M, Verhaeghe S. Multi-stage versus single-stage inflation and deflation cycle for alternating low pressure air mattresses to prevent pressure ulcers in hospitalised patients: A randomisedcontrolled clinical trial. Int J Nurs Stud, 2012; 49 (4): 416-426.

64. Manzano F, Pérez AM, Colmenero M, Aguilar MM, Sánchez-Cantalejo E, Reche AM, Talavera J, López F, Barco SFD, Fernndez-Mondejar E. Comparison of alternating pressure mattresses and overlays for prevention of pressure ulcers in ventilated intensive care patients: A quasi-experimental study. J Adv Nurs, 2013; Epub 2013 Jan 24.

65. Nixon J, Nelson EA, Cranny G, Iglesias CP, Hawkins K, Cullum NA, Phillips A, Spilsbury K, Torgerson DJ, Mason S, PRESSURE Trial Group. Pressure relieving support surfaces: a randomised evaluation. Health Technol Assess, 2006; 10 (22): iii-x, 1.

66. Iglesias C, Nixon J, Cranny G, Nelson EA, Hawkins K, Phillips A, Torgerson D, Mason S, Cullum N. Pressure relieving support surfaces (PRESSURE) trial: Cost effectiveness analysis. BMJ, 2006; 332: 1416.

67. Meaume S, Marty M. Pressure ulcer prevention and healing using alternating pressure mattress at home: The PAREST-RY project. J Wound Care, 2015; 24 (8): 359-365.

68. Demarré L, Verhaeghe S, Van Hecke A, Grypdonck M, Clays E, Vanderwee K, Beeckman D. The effectiveness of three types of alternating pressure air mattresses in the prevention of pressure ulcers in Belgian hospitals. Res Nurs Health, 2013; 36 (5): 439-452.

69. Law J. Transair® paediatric mattress replacement system evaluation. Br J Nurs, 2002; 11 (5): 343-346.

70. Bennett R, Baran P, DeVone L, Bacetti H, Kristo B, Tayback M, Greenough Wr. Low airloss hydrotherapy versus standard care for incontinent hospitalized patients. J Am Geriatr Soc, 1998; 46 (5): 569-576.

71. Johnson J, Peterson D, Campbell B, Richardson R, Rutledge D. Hospital-acquired pressure ulcer prevalence--Evaluating low-airloss beds J Wound Ostomy Cont Nurs, 2011; 38 (1): 55-60.

72. Inman KJ, Sibbald WJ, Rutledge FS, Clark BJ. Clinical utility and cost-effectiveness of an air suspension bed in the prevention of pressure ulcers. JAMA, 1993; 269 (9): 1139-43.

73. Black J, Berke C, Urzendowski G. Pressure ulcer incidence and progression in critically ill subjects: Influence of low air loss mattress versus a powered air pressure redistribution mattress. J Wound Ostomy Cont Nurs, 2012; 39 (3): 267-273.

74. McLane K, Krouskop TA, McCord S, Fraley K. Comparison of interface pressures in the pediatric population among various support surfaces. J Wound Ostomy Continence Nurs, 2002; 28: 242-251.

75. Nixon J, McElvenny D, Mason S, Brown J, Bond S. A sequential randomised controlled trial comparing a dry viscoelastic polymer pad and standard operating table mattress in the prevention of post-operative pressure sores. Int J Nurs Stud, 1998; 35 (4): 193-203.

76. Wu T, Wang ST, Lin PC, Liu CL, Chao YF. Effects of using a high-density foam pad versus a viscoelastic polymer pad on the incidence of pressure ulcer development during spinal surgery. Biological Research For Nursing, 2011; 13 (4): 419-424.

77. Feuchtinger J, de Bie R, Dassen T, Halfens R. A 4-cm thermoactive viscoelastic foam pad on the operating room table

to prevent pressure ulcer during cardiac surgery. Journal of Clinical Nursing, 2006; 15(2): 162-167.

78. Aronovitch SA, Wilber M, Slezak S, Martin T, Utter D. A comparative study of an alternating air mattress for the prevention of pressure ulcers in surgical patients. Ostomy Wound Management, 1999; 45(3): 34-44.

79. Russell JA, Lichtenstein SL. Randomized controlled trial to determine the safety and efficacy of a multi-cell pulsating dynamic mattress system in the prevention of pressure ulcers in patients undergoing cardiovascular surgery. Ostomy Wound Management, 2000; 46(2): 46-45.

80. Defloor T, De Schuijmer JD. Preventing pressure ulcers: an evaluation of four operating-table mattresses. Appl Nurs Res, 2000; 13(3): 134-141.

81. Scott EM, Baker EA, Kelly PJ, Stoddard EJ, Leaper DJ. Measurement of interface pressures in the evaluation of operating theatre mattresses. J Wound Care, 1999; 8(9): 437-441.

82. Smith IL, Brown S, McGinnis E, Briggs M, Coleman S, Dealey C, Muir D, Nelson EA, Stevenson R, Stubbs N, Wilson L, Brown JM, Nixon J. Exploring the role of pain as an early predictor of category 2 pressure ulcers: A prospective cohort study. BMJ Open, 2017; 7(1): e013623.

83. Reed R, Hepburn K, Adelson R, Center B, McKnight P. Low serum albumin levels, confusion, and fecal incontinence: Are these risk factors for pressure ulcers in mobility-impaired hospitalized adults? Gerontology, 2003; 49(4): 255-59.

84. Nixon J, Cranny G, Bond S. Skin alterations of intact skin and risk factors associated with pressure ulcer development in surgical patients: A cohort study. Int J Nurs Stud, 2007; 44(5): 655-63.

85. Demarre L, Verhaeghe S, Van Hecke A, Clays E, Grypdonck M, Beeckman D. Factors predicting the development of pressure ulcers in an at-risk population who receive standardized preventive care: Secondary analyses of a multicentre randomised controlled trial. J Adv Nurs, 2015; 71(2): 391-403.

86. Allman R, Goode P, Patrick M, Burst N, Bartolucci A. Pressure ulcer risk factors among hospitalized patients with activity limitation. J Am Med Assoc, 1995; 273(11): 865-70.

87. Bergstrom N, Bennett, M. A., Carlson, C. E., et al, *Treatment of Pressure Ulcers. Clinical Practice Guideline, No. 15. AHCPR Pub. No. 95-0653.* 1994, Rockville, MD: U. S. Department of Health and Human Services. Public Health Service, Agency for Healthcare Policy and Research.

88. Cassino R, Ippolito AM, Cuffaro C, Corsi A, Ricci E. A controlled, randomised study on the efficacy of two overlays in the treatment of decubitus ulcers. Minerva Chir, 2013; 68(1): 105-16.

89. Valente SA, Greenough III WB, DeMarco SL, Andersen RE. More expensive surfaces are not always better. Kuwait Med J, 2012; 44(1): 40-45.

90. Russell L, Reynolds TM, Towns A, Worth W, Greenman A, Turner R. Randomized comparison trial of the RIK and the Nimbus 3 mattresses. Br J Nurs, 2003; 12(4): 254-259.

91. Devine B. Alternating pressure air mattresses in the management of established pressure sores. J Tissue Viability, 1995; 5: 94-8.

92. Ward L, Fenton K, Maher L. The high impact actions for nursing and midwifery 4: Your skin matters. Nurs Times, 2010; 106(30): 14-15.

93. Fletcher J, Harris C, Mahoney K, Crook H, Moore JO. A small-scale evaluation of the Dolphin Fluid Immersion Simulation® mattress. Wounds UK, 2014; 10(1): 97-100.

94. Stephen-Haynes J, Callaghan R. A 100 patient clinical evaluation of an alternating pressure replacement mattress in a homebased setting. Br J Nurs, 2017; 26: S54-S60.

95. McInnes E, Jammali-Blasi A, Bell-Syer SEM, Leung V. Support surfaces for treating pressure ulcers. Cochrane Database Syst Rev, 2018 (Issue 10. Art. No.: CD009490. DOI: 10. 1002/14651858. CD009490. pub2).

96. Ferrell BA, Osterweil D, Christenson P. A randomized trial of low-air-loss beds for treatment of pressure ulcers. J Am Med Assoc, 1993; 269(4): 494-7.

97. Mulder GD, Taro N, Seeley J, Andrews K. A study of pressure ulcer response to low air loss beds vs. conventional treatment. Journal of Geriatric Dermatology, 1994; 2(3): 87-91.

98. Day A, Leonards F. Seeking quality care for patients with pressure ulcers. Decubitus, 1993; 6(1): 32-43.

99. Allman RM, Walker JM, Hart MK, Laprade CA, Noel LB, Smith CR. Air-fluidized beds or conventional therapy for pressure sores. A randomized trial. Ann Intern Med, 1987; 107(5): 641-8.

100. Munro BH, Brown L, Heitman BB. Pressure ulcers: One bed or another? How does an air-fluidized bed compare with pads and other devices on a standard bed? Geriatric Nursing 1989; 10: 190-2.

101. Ochs RF, Horn SD, van Rijswijk L, Pietsch C, Smout RJ. Comparison of air-fluidized therapy with other support surfaces used to treat pressure ulcers in nursing home residents. Ostomy Wound Management, 2005; 51(2): 38-68.

102. Strauss MJ, Gong J, Gary BD, Kalsbeek WD, Spear S. The cost of home air-fluidized therapy for pressure sores. A

randomized controlled trial. The Journal of Family Practice, 1991;33(1):52-59.

103. Jackson BS, Chagares R, Nee N, Freeman K. The effects of a therapeutic bed on pressure ulcers: An experimental study. J Enterostomal Ther, 1988;15(6):220-226.

104. Regan M, Teasell R, Keast D, Aubut J, Foulon B, Mehta S, Pressure Ulcers Following Spinal Cord Injury. 2010, Spinal Cord Injury Rehabilitation Evidence (SCIRE): Vancouver, BC.

105. Houghton PE, Campbell KE, CPG Panel, Canadian Best Practice Guidelines for the Prevention and Management of Pressure Ulcers in People with Spinal Cord Injury. A resource handbook for clinicians. 2013, Ontario Neurotrauma Foundation: https://onf. org/wp-content/uploads/2019/04/Pressure_Ulcers_Best_Practice_Guideline_Final_web4. pdf.

106. Karatas GK, Tosun A, Kanatl U. Center-of-pressure displacement during postural changes in relation to pressure ulcers in spinal cord-injured patients. Am J Phys Med Rehabil, 2008;87(3):177-182.

107. Sprigle S, Press L. Reliability of the iso wheelchair cushion test for loaded contour depth. Assist Technol, 2003;15(2):145-150.

108. Patel S, Knapp CF, Donofrio JC, Salcido R. Temperature effects on surface pressure-induced changes in rat skin perfusion: Implications in pressure ulcer development. J Rehabil Res Dev, 1999;36(3):189-201.

109. Kokate JY, Leland KJ, Held AM, Hansen GL, Kveen GL, Johnson BA, Wilke MS, Sparrow EM, Iaizzo PA. Temperature-modulated pressure ulcers: a porcine model. Arch Phys Med Rehabil, 1995;76(7):666-673.

110. Brienza D, Kelsey S, Karg P, Allegretti A, Olson M, Schmeler M, Zanca J, Geyer MJ, Kusturiss M, Holm M. A randomized clinical trial on preventing pressure ulcers with wheelchair seat cushions. J Am Geriatr Soc, 2010;58(12):2308-2314.

111. Geyer M, Brienza D, Karg P, Trefler E, Kelsey S. A randomized control trial to evaluate pressure-reducing seat cushions for elderly wheelchair users. Adv Skin Wound Care, 2001;14:120-129.

112. Meaume S, Marty M, Colin D. Prospective observational study of single- or multi-compartment pressure ulcer prevention cushions: PRESCAROH project. J Wound Care, 2017;26(9):537-544.

113. Mossman B, Hampton S. Effectiveness of a pressure-redistributing cushion for low- to medium-risk patients in care homes. Br J Community Nurs, 2016:S29-30, S32-6.

114. Brealey G, James E, Hay K. Pressure cushions in a home environment: How effective are they at reducing interface pressure and does the chair surface count? A pilot study. Wound Practice & Research, 2017;25(4):180-187.

115. Makhsous M, Lin F, Knaus E, Zeigler M, Rowles DM, Gittler M, Bankard J, Chen D. Promote pressure ulcer healing in individuals with spinal cord injury using an individualized cyclic pressure-relief protocol. Adv Skin Wound Care, 2009;22(11):514-521.

116. Elsner JJ, Gefen A. Is obesity a risk factor for deep tissue injury in patients with spinal cord injury? J Biomech, 2008;41(16):3322-3331.

117. Sopher R, Nixon J, Gorecki C, Gefen A. Exposure to internal muscle tissue loads under the ischial tuberosities during sitting is elevated at abnormally high or low body mass indices. J Biomech, 2010;43(2):280-286.

118. Levy A, Kopplin K, Gefen A. A computer modeling study to evaluate the potential effect of air cell-based cushions on the tissues of bariatric and diabetic patients. Ostomy Wound Management, 2016;62(1):22-30.

119. Sprigle S. Visual inspections of wheelchair cushions after everyday use. Assist Technol, 2013;25(3):176-180.

120. McClure IA, McCarthy SK, Frisina P, Kirshblum SC. Comparison of cushions used by travelers with spinal cord injury. J Spinal Cord Med, 2013;ISSUE):559-560.

121. Collins F. The contribution made by an armchair with integral pressure-reducing cushion in the prevention of pressure sore incidence in the elderly, acutely ill patient. J Tissue Viability, 1999;9(4):133-137.

122. Defloor T, Grypdonck MH. Do pressure relief cushions really relieve pressure? West J Nurs Res, 2000;22(3):335-350.

123. Clark M, Donald I. *A randomised controlled trial comparing the healing of pressure sores upon two pressure-redistributing seat cushions. in In: Proceedings of the 7th European Conference on Advances in Wound Management.* 1999. London: Macmillan Magazines Ltd.

124. Burns SP, Betz KL. Seating pressures with conventional and dynamic wheelchair cushions in tetraplegia. Arch Phys Med Rehabil, 1999;80(5):566-571.

125. Ham WHW, Schoonhoven L, Schuurmans MJ, Leenen LP. Pressure ulcers in trauma patients with suspected spine injury: A prospective cohort study with emphasis on device-related pressure ulcers. International Wound Journal, 2016.

126. Berg G, Nyberg S, Harrison P, Baumchen J, Gurss E, Hennes E. Near-infrared spectroscopy measurement of sacral tissue oxygen saturation in healthy volunteers immobilized on rigid spine boards. Prehosp Emerg Care, 2010;

14(4):419-424.

127. Nemunaitis G, Roach MJ, Boulet M, Nagy JA, Kaufman B, Mejia M, Hefzy MS. The effect of a liner on the dispersion of sacral interface pressures during spinal immobilization. Assist Technol, 2015;27(1):9-17.

128. Pernik MN, Seidel HH, Blalock RE, Burgess AR, Horodyski MB, Rechtine GR, Prasarn ML. Comparison of tissue-interface pressure in healthy subjects lying on two trauma splinting devices:The vacuum mattress splint and long spine board. Injury, 2016;46(8):1801-1805.

129. Mok JM, Jackson KL, Fang R, Freedman BA. Effect of vacuum spine board immobilization on incidence of pressure ulcers during evacuation of military casualties from theater Spine Journal, 2013;13(12):1801-1808.

130. White CC, Domeier RM, Millin MG. EMS spinal precautions and the use of the long backboard-resource document to the position statement of the National Association of EMS Physicians and the American College of Surgeons Committee on Trauma. Prehosp Emerg Care, 2014;18(2):306-314.

131. American College of Emergency Physicians Board of Directors. EMS management of patients with potential spinal injury. Ann Emerg Med, 2015;66(4):445.

132. Santamaria N, Gerdtz M, Sage S, McCann J, Freeman A, Vassiliou T, De Vincentis S, Ng AW, Manias E, Liu W, Knott J. A randomised controlled trial of the effectiveness of soft silicone multi-layered foam dressings in the prevention of sacral and heel pressure ulcers in trauma and critically ill patients:The Border trial. Int Wound J, 2015;12(3):302-308.

133. Weber SR, Rauscher P, Winsett RP. Comparison of a Padded Patient Litter and Long Spine Board for Spinal Immobilization in Air Medical Transport. Air Med J, 2015;34(4):213-217.

第 11 章　器械相关压力性损伤

【前言】

器械相关压力性损伤是指由于使用以诊断或治疗为目的的器械所致,非医疗器械(如床上杂物、家具和设备)(通常在无意中)持续接触皮肤和组织也会造成压力性损伤,由此产生的压力性损伤通常完全符合器械的式样或形状[1]。器械相关性压力性损伤的潜在来源包括但不限于[2,3]:

1. 呼吸治疗相关器械,例如:①气管切开术固定板及固定装置;②用于无创正压通气(NIV)的面罩[如双相正压通气(Bi-PAP)、持续正压通气(CPAP)];③气管插管(ET)和经鼻气管插管;④血氧探头;⑤氧气管/鼻导管。

2. 骨科矫形器械,例如:①颈圈;②halo 式头环架;③矫形头盔;④外固定器;⑤制动装置;⑥支架;⑦石膏模型。

3. 尿液/粪便收集装置,例如:①留置导尿管;②粪便收集装置;③便盆和尿壶。

4. 体位变换装置,例如:①足跟垫;②悬吊带及转运板。

5. 器械固定装置。

6. 鼻胃管和营养管。

7. 体外膜肺氧合(ECMO)套管。

8. 外科引流管。

9. 胸腔置管。

10. 中心静脉和透析导管。

11. 静脉导管及组件。

12. 动脉管路。

13. 主动脉内球囊泵。

14. 减张缝线。

15. 血压袖带。

16. 间歇式气压仪袖套。

17. 压力梯度袜和绷带。

18. 约束装置。

19. 床/椅上的非医疗器械和物品(如手机、物品)。

长时间暴露于机械负荷会造成器械相关压力性损伤。许多附着于皮肤上的医疗器械都是基于使用传统刚性聚合物材料的通用设计,这些材料通过胶布和系带固定。较硬的器械与较软的皮肤和深层组织之间的不匹配,使器械接触部位附近的组织中产生局部变形和机械压力聚集[4,5]。此外,医疗器械可导致皮肤与器械接触面的微环境变化。一项大规模流行病学研究发现,入住到医疗机构后,医疗器械相关压力性损伤(MDRPI)的发生比非 MDRPI 更快(12d vs 15d,$P<0.05$)[3]。MDRPI 的风险可能因感觉受损、器械下方潮湿、灌注不良、组织耐受性改变、营养状况差和水肿而增加[1]。影响器械相关性损伤形成的其他因素包括体位不良和器械不匹配或使用不当。

诊断或治疗性器械通常用系带或胶布固定在皮肤表面,在器械接触面产生较高的压力和剪切力[1]。在某些情况下,医疗器械的通用设计也可能促进压力性损伤的发展[6-8]。在重症护理单元(如成人和儿童重症监护室),使用各种技术和设备所带来的沉重负担使患者极易发生器械相关压力性损伤。例如,在有严重病理变化的患者中,器械的功能对生命至关重要,必须长期使用。

黏膜压力性损伤见于黏膜。黏膜是与外部相通的身体体腔的湿润内壁,这些组织存在于舌、口腔、胃肠道、鼻腔、尿道、气管内壁和阴道。施加在这些黏膜组织上的压力会造成持续的变形进而导致缺血。黏膜组织尤其易受到医疗器械的压力损害,例如氧气管、气管插管和管托、牙垫、胃管和鼻胃管、导尿管以及粪便收集装置。

一旦医疗器械导致压力性损伤发生,在临床可行性的情况下应考虑移除或更换器械。如果设备必须保持原位,则应实施减压策略。器械相关压力性损伤的评估和治疗遵循当前的压力性损伤管理指南。

器械相关压力性损伤分类

"器械相关"是指压力性损伤由器械引起的,包括由于常见物品(如餐具、笔和电话)、家具或设备可能无意中对皮肤施加压力而产生的压力性损伤。除了发生在黏膜上的压力性损伤外,器械相关压力性损伤应被记录为源于器械,并使用压力性损伤分期系统进行分期。"器械相关压力性损伤"一词描述了压力性损伤的病因,不应取代类别/期名称[9,10]。

皮肤压力性损伤的分期系统不能用于黏膜压力性损伤的分期[11]。其中压力是黏膜损伤病因学中的一个重要因素,它仍然应该被认为是一种压力性损伤;但是,使用压力性损伤分期系统对黏膜损伤进行分类/分期是不合适的。黏膜上看不到压之不褪色的红斑,浅表开放性黏膜溃疡表现为非角化上皮的表皮组织丢失,损伤非常浅导致肉眼无法将其与较深的全皮层压力性损伤区分开。黏膜压力性损伤中出现的柔软凝结块看起来像是经常出现在 Ⅲ 类/期压力性损伤中的腐肉。然而,这实际上是一个柔软的血凝块。黏膜压力性损伤中很少可见暴露的肌肉。这些因素使得为皮肤压力性损伤设定的分类系统不适用于黏膜压力性损伤[11]。尽管黏膜压力性损伤不使用压力性损伤分类系统进行分类,但它们仍然应该被识别、监测,并在现患率以及发生率调查中报告和跟踪。有关的进一步讨论,请参见指南中的"压力性损伤分类"一章。

（一）器械相关压力性损伤的现患率和风险

在对美国和加拿大 115 家医疗机构近 10 万名拥有完整医疗记录的患者进行的调查[3]中,MDRPI 年现患率为 0.60%(601/99 876),入院时 MDRPI 发生率为 0.15%,经鼻给氧装置是发生 MDRPI 的最常见器械(32%),最常发生于氧气输送装置与耳朵接触的地方。与 MDRPI 相关的其他设备包括石膏和夹板(12%)、NⅣ 器械(9%)、间歇式加压治疗装置(7.7%)、NGT(5%)和 ET 管(7.5%)、气管切开固定板(5.5%)和颈圈(2.4%)。总的来说,51% 的 MDRPI 发生在面部/头部,其中耳朵(29%)是最常发生的解剖部位。但是,MDRPI 在解剖部位的分布无统计学差异($x^2 = 4\,800, P < 0.001$)[3]。尽管与急症救治、长期照护、临终关怀或康复相比,MDRPI 在长期急症救治机构中更常见($x^2 = 91, P < 0.001$),但研究人员警示,纳入分析的关于这些机构 MDRPI 的研究较少(4 级证据)。

另一项大规模流行调查[2]纳入了美国三家老年护理机构 106 722 个住院日进行 MDRPI 事件分析,在这些机构中观察到的 35%~50% 的压力性损伤与医疗器械相关,这与 Kayser(2018)[3]等的研究结果一致。MDRPI 最常发生在耳部(71%),且最常是由于石膏/夹板(20%)或氧气管(15%)所致[2]。

(4 级证据)。

其他调查强调了与特定医疗器械相关的风险因素。Hobson(2017)[12]等报告了重症监护室中 2.2% 的患者与压力梯度袜相关的压力性损伤(4 级证据)。Schallom(2018)[13]等指出在重症监护室中,前额血氧传感器相关的 MDRPI 发生率明显比经鼻血氧传感器高(50% vs 9.7%,$P = 0.006$)(4 级证据)。在一个 2 136 例外科入院患者调查中,Asti(2017)[14]等报告 4.8% 的鼻胃管患者出现鼻部压力性损伤。发生鼻胃管相关压力性损伤有关的主要因素是手术时间,手术时间超过 4h(12.6%,95%CI:9.2~17.1)患者的 MDRPI 发生率高于手术时间低于 2h(2.3%,95%CI:9.2~17.1)的患者。年龄、性别、鼻胃管类型及使用时间与 MDRPI 无明显相关(4 级证据)。

一项对来自美国一家医学中心($n = 2\,500$)8 个季度点现患率研究数据的二次分析[15],调查了机构获得性压力性损伤的风险因素。在入院时没有压力损伤的内科、外科和手术室暂留区的成人亚群体中($n = 2\,079$),有 1.4% 的患者发生 MDRPI。对于重症监护室中有机构获得性压力性损伤($n = 83$,113 处压力性损伤)的患者,其中 34.5% 的压力性损伤被认为与医疗器械有关。使用医疗器械的患者比没有使用医疗器械的患者发生压力性损伤的可能性更大($x^2 = 6.98, P = 0.008$)。医疗器械的存在提示患者将有 2.4 倍的可能性发生任何类型压力性损伤(95%CI:1.2~4.8,$P = 0.10$)[15](4 级证据)。

Turjanica(2011)[16]等采取便利抽样的方法进行研究发现,内科/外科通过鼻导管吸氧的患者($n = 100$)器械相关压力性损伤发生率较高。其中 37% 的患者发生皮肤破损,主要被归为 Ⅰ 类/期压力性损伤。在一项多因素分析中,入院前缺氧是唯一引起耳部压力性损伤风险增加的因素($x^2 = 6.113, P = 0.013$)(4 级证据)。

（二）新生儿和儿童的器械相关压力性损伤

器械相关压力性损伤是儿童中需重点考虑的问题。尽管 MDRPI 现患率和发生率因研究的方法学、临床患者和器械类型的不同而存在差异,但新生儿和儿童一直被认为是 MDRPI 的高危患者。一项在西班牙重症监护病房($n = 47$)进行的流行病学调查[17],22.7% 的新生儿存在与 NⅣ 面罩相关的压力性损伤(4 级证据)。在一项进行了 9 年的观察性研究中,所有接受无针 halo 外固定支架治疗的儿童($n=61$)中,4.9%的压力性损伤病例与器械相关[18](4级证据)。Su(2014)[19]等报告在一个机构中接受4年足部支撑固定治疗的32名先天性畸形足儿童中,MDRPI发生率为6.25%(4级证据)。一项对住院时间至少24h的儿童进行的前瞻性点现患率研究显示($n=412$;年龄24h~18岁)[20],412名使用外固定医疗器械的儿童中有40%被评估为发生器械相关压力性损伤(4级证据)。

一项对美国一家儿科医学中心行气管切开儿童的为期15个月的回顾性研究中[平均年龄(45 ± 8.7)个月]($n=65$),Jaryszak(2011)[21]等报告了气管切开相关压力性损伤发生率为29.2%。多因素分析发现气管切开套管的类型(设计)($P=0.003$)及低年龄组(<12个月 vs >12个月)是MDRPI的重要危险因素(4级证据)。

Fujii(2010)[22]等一项在7个新生儿重症监护病房进行的前瞻性队列研究($n=81$;平均年龄32.5周),结果显示86%的压力性损伤与CPAP或经鼻正压通气(DPAP)有关。多因素分析显示接受气管插管的儿童压力性损伤的比值比(OR)为4.0(95%CI:1.04~15.42,$P=0.047$)。在这项研究中,大多数新生儿体重极低,这也是与压力性损伤风险增加有关的因素(1级证据)。

Schindler(2011)[23]等对7个儿科重症监护室和创伤中心($n=5\,346$)收集的回顾性数据进行多因素分析,探讨压力性损伤的危险因素。许多与医疗器械相关的因素会增加压力性损伤的风险,包括机械通气($OR=1.334$,95%CI:1.031~1.726,$P=0.03$)、Bi-PAP或CPAP($OR=2.004$,95%CI:1.509~2.661,$P<0.001$)、高频振荡通气($OR=2.057$,95%CI:1.208~5.134,$P=0.01$)和体外膜氧合($OR=2.490$,95%CI:1.208~5.134,$P=0.01$)(3级证据)。

【临床问题】

指导本章的临床问题是:

1. 选择和佩戴医疗器械时应考虑哪些因素?

2. 哪些局部管理策略可以有效地预防MDRPI?

3. 预防性敷料对预防MDRPI有效吗?如果有效,在选择预防性敷料时应考虑哪些因素?

一、选择、佩戴和固定医疗器械建议

> 8.1　为降低医疗器械相关压力性损伤的风险,审查和选择医疗器械时,应考虑:
> - 器械使组织损伤降到最低的能力;
> - 为患者选择正确尺寸或形状的器械;
> - 能按照生产商说明正确使用器械的能力;
> - 能正确固定器械的能力。(证据等级=C;推荐强度=↑↑)

【证据总结】

有直接证据表明,医疗器械的设计、形状和大小与MDRPI相关。证据来自2~4级的中等和低质量研究,结果显示调整器械/固定的类型与MDRPI发生率降低相关[21,24-28]。来自3级和4级的中等和低质量研究证据表明,器械大小或形状不正确与成人和儿童MDRPI增加有关[29,30]。最近的研究显示,患者及其非正式照顾者认为MDRPI的防治相关信息是一个重要问题。

【实施注意事项】

1. 评估医疗机构中可用的医疗器械和固定方法的种类,并选择一系列通过减少摩擦力和剪切力而减少皮肤损伤的器械[27-29]。在第24章"最佳实践的临床应用"中将器械的审查作为组织层面质量改进的一部分展开深入讨论。

2. 应用和佩戴医疗器械的卫生专业人员应接受适当的培训(专家意见)。

3. 在安全和适当的时候,可以选择通过调整或移除产生不良效果的非必要组件来调整器械[7](专家意见)。

4. 向患者和照护者提供有关选择/更换医疗器械目的的相关信息,以提高患者及其照护者对外观可能与预期不同的医疗器械的接受度[25](专家意见)。

【证据讨论】

机构内提供的医疗器械应根据卫生专业人员的意见进行选择,并考虑将皮肤损伤风险最小化。这可能包括选择更柔软、更灵活的器械[28],不同设计的器械[25],具有低摩擦界面的器械,或者皮肤器械接触面较小的器械[26]。

在一项案例系列报告中[21],对行气管切开儿童的调查发现,气管切开套管的类型与MDRPI率相关,建议谨慎选择器械类型,可能会减少压力性损伤的发生率[21](4级证据)。Boesch(2012)[25]等在 834 例儿童患者中探讨多方位干预对降低气管切开术相关压力性损伤的效果,也调查了气管切开器械类型对压力性损伤的影响。干预措施除了保持一个湿润和零压力的器械接触面以及延长的气管切开套管外,还包括引入亲水性泡沫敷料。气管切开相关压力性损伤率($P=0.007$)和气管切开相关压力性损伤天数($P<0.0001$)的显著降低与气管切开套管延长管的引入和气管套管护理的变化相关(2 级证据)。在美国一家创伤中心进行的一项大样本($n=6103$)质量改进研究[28]中,通过改变器械或固定装置的类型,在降低 MDRPI 率方面也取得了类似的效果。在这项研究中,ET 管相关黏膜压力性损伤的数量减少与机构引进 ET 管固定装置品牌的变化有关(2 级证据)。一项在长期照护机构进行的为期 12 个月的类实验研究中也证明了选择适当的固定方法对预防 MDRPI 的影响($n=106722$ 住院日)。在该试验中,存在 ET 管的患者使用商用 NG 管固定装置($n=115$)或用普通胶带包住 NG 管固定在鼻梁上($n=83$),结果显示商用固定装置与较低的 MDRPI 率相关(4% vs 23%,$P<0.0001$)[31](2 级证据)。另一个研究报告了相反的结果,重症监护室引入商用的 ET 管固定装置后,口腔压力性损伤增加。引入固定装置之前,监护室采用的是布固定装置,且每 6h 更换一次位置。引入商用固定装置后,每 2h 更换一次位置,ET 管相关压力性损伤的发生率从 1.98/100 增加到 4.03/100[发生率比值(IRR)$=2.03$,95% CI:1.17~3.51,$P=0.02$]。这些发现可能与新装置、管理方案的改变或由于研究而加强监管有关[32](2 级证据)。目前几乎没有对于特定固定装置的证据,卫生专业人员需要与机构一起探索可能降低压力性损伤发生率的安全固定装置。

使用皮肤接触面最小的医疗器械以减少 MDRPI 的发生率。一项类实验研究[26],对婴儿(3~11 个月,$n=40$)使用面罩(带预防性敷料)与氧气头盔进行持续正压通气比较,使用氧气头盔的 MDRPI 发生率较低(0% vs 75%,$P=0.002$)。尽管戴头盔的平均持续时间比面罩长[(10.8±2)h vs(6.4±1.8)h,$P=0.001$],但较小的器械-皮肤接触面减少了皮肤损伤。这个结果在不影响气体交换的情况下达到镇静效果且显著减少了为耐受设备而使用的镇静剂。但是,在 97 名潜在研究对象中,只有 20 名儿童符合使用 CPAP 头盔的选择标准,意味着该设备的实际使用可能受到限制(2 级证据)。在一项 ICU 观察性研究($n=74$)中,接受氧气治疗的成人在治疗早期从一个标准的面罩更换为一个器械-皮肤接触面较小的全脸面罩,发生面部压力性损伤的可能性变小(24% vs 87%,$P=0.0002$)。但是,研究中不同面罩的佩戴时间并不相同[27](4 级证据)。

仔细选择适合患者的医疗器械尺寸是很重要的,因为已有研究证明器械佩戴固定不当会导致设备故障和器械-皮肤接触面的压力增加。用于输送 NIV 的呼吸面罩应充分贴合面部,以防止漏气且不造成压力性损伤。一项对 410 名儿童进行的回顾性观察性研究显示,戴头盔的儿童中,10.5% 的压力性损伤是由头盔不合适引起的[30](4 级证据)。一项为期 3 年多的前瞻性队列研究($n=50$)显示,由于戴在骨隆突上方的面罩不合适,导致颅面畸形的儿童面罩相关 MDRPI 发生率更高[29]。报告中研究对象的选择方法及分配方案不清楚(3 级证据)。

在某些情况下,若适当且安全的话,可能需要调整或改进医疗器械,以预防压力性损伤。在一项关于儿童使用头环支架相关并发症的研究($n=68$)中,研究人员发现,在大多数情况下,修剪头环支架外固定架不合适的部分可以减少不适和缓解压力[7](4 级证据)。但是,对器械或其固定装置的调整不改变器械功能是至关重要的。

8.2 定期监控医疗器械固定的张力,并尽可能让患者对舒适度进行自我评估。(证据等级=C;推荐强度=↑)

〖证据总结〗

目前没有证据表明减少医疗器械固定的张力可以减少压力性损伤。但是,有两项对健康志愿者的研究表明,增加医疗器械固定的张力与间接测量结果的不利变化有关,包括接触面压力增加[8,33]、某些炎症反应标志物增加[33]和不适感增加[8,33],最近的研究显示,患者及其非正式照顾者认为 MDRPI 的防治相关信息是一个重要问题[34,35]。

〖实施注意事项〗

1. 对于容易发生体液转移和/或出现局部或全身水肿迹象的患者,可能需要更频繁地(每天两次以上)监测和调整医疗器械固定的张力(专家意见)。

2. 调整器械固定装置时,不要损害器械的功能(专家意见)。

〖证据讨论〗

在健康志愿者中,氧气面罩带张力增加5mm及以上与接触面压力($P<0.01$)和更加不适的未报告主观评分呈显著正相关($P<0.05$)[33]。然而,降低氧气面罩固定带的张力对皮肤温度和湿度值均无显著影响($P>0.05$)[33]。氧气面罩固定带张力的增加也与白细胞介素1α(IL-1α)浓度的增加有关,该浓度由一个用于评估鼻梁处皮肤表面皮脂水平的装置测得(最高固定带张力的中位数为1.34,$P<0.05$)[33]。白细胞介素(IL-1β、IL-8、IL-2、IL-6和IL-10)和干扰素(IFN-γ)的变化趋势与氧气面罩带的张力变化趋势不一致[33](5级证据)。

在健康志愿者的第2个试验中,两种不同的颈圈模型中增加接触面压力与颈圈张力的增加相关($P<0.01$)[8]。舒适度评分也有显著性差异($P<0.01$),其中最大限度的不适感与颈圈固定中最高强度的张力相关。而两种不同设计的颈圈之间的舒适度得分无显著性差异($P>0.05$),使用颈圈后的细胞因子浓度比使用前高。但是被测颈圈的设计和张力之间没有显著差异($P>0.05$)[8](5级证据)。

没有证据表明降低医疗器械固定处张力可能发生的不良事件。重要的是,调整固定装置不会降低医疗器械的有效性,也不会使患者面临临床风险。

二、皮肤和医疗器械评估建议

> 8.3　将评估医疗器械下及周围皮肤是否有压力相关性损伤迹象作为常规皮肤评估的一部分。(GPS)

〖实施注意事项〗

1. 在不干扰治疗且可能的情况下,安全地移除医疗器械并进行皮肤评估。(专家意见)。

2. 医疗器械下使用预防性敷料时,需继续定期评估皮肤[1](专家意见)。

3. 对于容易发生体液转移和/或出现局部或全身水肿迹象的患者,需要更频繁地(每天两次以上)评估器械-皮肤接触面的皮肤情况[1](专家意见)。

4. 评估医疗器械下是否存在因发汗或分泌物过多导致的潮湿,这些水分会导致组织浸渍,并导致压力性损伤的出现[1](专家意见)。

5. 注意那些可能会被皮肤褶皱包绕而导致皮肤损伤的器械,特别是在超重或肥胖患者中[36](专家意见)。

〖讨论〗

尽管没有高质量的科学证据支持这一做法预防MDRPI,但是经常进行皮肤评估被认为是最佳实践。定期对皮肤进行评估可以及时发现压力性损伤。通过及早识别风险,可以实施压力再分布的策略。经常检查可调整的医疗器械下方皮肤,并尽可能持续抬高和/或调整或移除医疗器械以减压。指南第5章"皮肤和组织评估"就何时及如何进行皮肤评估提供了进一步的指导。

体液容量或低蛋白状态的变化可造成局部或全身水肿,使原本适合的医疗器械向皮肤施加外部压力,从而导致压力性损伤的形成[37]。在那些有组织体积变化风险的患者中,卫生专业人员应使用能够适应膨胀和水肿加重的接触面材料。根据器械的类型/用途和体积变化的程度,建议松开、更换或去除器械。

家庭中佩戴医疗器械的患者,在预约卫生专业人员的间期,应持续定期进行常规皮肤评估,检查设备下方或周围皮肤情况。

三、预防医疗器械相关压力性损伤的建议

> 8.4　通过以下方式降低和/或再分布皮肤-器械接触面的压力:
> * 定期转动或重置医疗器械和/或患者体位;
> * 为医疗器械提供物理支持,以使接触面压力和剪切力降到最低;
> * 医疗情况允许后,尽快移除医疗器械。(GPS)

〖实施注意事项〗

1. 患者体位和器械位置的简单改变可用来减少医疗器械产生的压力和剪切力(专家意见)。

2. 变换体位时,除非无法避免,否则不要将患者直接放置于医疗器械上(专家意见)。

3. 气管插管可以横向移动位置,以预防MDRPI发生。每次重新放置导管时,都需确认ET导管的插入深度不会改变(如在牙齿或嘴唇处使用厘米标记)(专家意见)。

〖讨论〗

为了减少与使用医疗器械相关的压力性损伤风险,应定期评估患者对该器械的持续需求,一旦无临床使用指征,应立即移除该器械。应尽快移除

坚硬/硬质颈圈,并用软性急救医疗颈圈替代[38,39](参见推荐意见 8.8)。

压力性损伤可能发生在医疗器械下,这些医疗器械被压在患者身下,造成局部压力区域。如果不可避免地在患者身下放置医疗器械,需定期变换体位,以重新分配来自器械的压力。体位变换策略可能因患者和医疗器械不同而不同。可以通过简单改变侧向旋转的角度、床头高度、膝盖高度以及器械的位置来减少器械-皮肤接触面压力和剪切力的大小以及持续时间。例如,确保器械在重置后不受影响,使其对皮肤和其他组织的重力牵引最小化。

在可能的情况下,医疗器械应定期更换位置或转动。血氧饱和度探头可以换到不同的手指/脚趾,或放置在手、耳垂或前额上,以进行持续或周期性的监测。气管导管可以横向移动,使压力再分布到口腔和嘴唇的不同部位。应谨慎记录管道插入深度以预防 ET 管移位。

8.5　在医疗器械下使用预防性敷料,以降低发生压力性损伤的风险。(证据等级=B1;推荐强度=↑)

〖证据总结〗

在一系列人群中的直接证据表明,器械-皮肤接触面使用预防性敷料可以降低 MDRPI 的发生率。预防性敷料与医疗器械一起使用的理想效果得到了若干中等质量的 1~3 级研究的支持。证据包括预防性敷料与气管切开[25,40]、ET 管[41]、通气管和面罩[42,43]以及石膏[44]一起使用时,其降低压力性损伤发生率的有效性。文献中评估了一系列不同类型的预防性敷料,包括水胶体敷料[40,42]、泡沫敷料[25,40,44,45]、硅酮敷料[43]和透明薄膜敷料[42]。预防性敷料与医疗器械联合使用的成本效益研究未见报道。最近的研究显示,患者及其非正式照顾者认为 MDRPI 的防治相关信息是一个重要问题。

〖实施注意事项〗

1. 评估患者皮肤的脆弱性和使用预防性敷料的潜在益处。注意新生儿和老年人皮肤更脆弱(专家意见)。

2. 避免在医疗器械下叠层放置过多预防性敷料,因为这会增加器械-皮肤接触面的压力[1](专家意见)。

3. 确保医疗器械的功能不受预防性敷料的影响(专家意见)。

4. 选择预防性敷料时应考虑以下因素:①预防性敷料应具备管理湿度和微环境的能力[1],尤其是与可能接触体液/引流的医疗器械(如经皮内镜胃造瘘管)一起使用时;②易于使用和去除[1];③便于定期评估皮肤状况的能力[1];④紧密固定装置下的敷料厚度[1];⑤医疗器械放置的解剖位置;⑥医疗器械的类型/用途;⑦个人偏好、舒适度和有无过敏;⑧皮肤-敷料接触面的摩擦系数(专家意见)。

5. 若预防性敷料移位、松动或过湿,敷料或下方皮肤脏污时,则应按照生产商的说明进行更换[46,47](1 级和 3 级证据)。

6. 遵循生产商的使用说明(专家意见)。

〖证据讨论〗

在一项 RCT 中[43]发现使用硅酮敷料可以有效减少早产儿鼻损伤的发生。该研究探讨了 1.8mm 厚的硅酮敷料用于预防经鼻持续气道正压通气(CPAP)期间早产儿鼻损伤(研究中描述为出血、结痂、脱皮和鼻小柱坏死)的效果。经过一个月的随访后,与无干预组($n=97$)相比,预防性硅酮敷料($n=92$)与较少的鼻部损伤(14.9% vs 4.3%,$OR=3.43$,$95\%CI:1.1\sim10.1$,$P<0.05$)和鼻小柱坏死(1.08% vs 6.8%,$OR=6.34$,$95\%CI:0.78\sim51.6$,$P<0.05$)显著相关。发生鼻损伤的婴儿平均通气时间更长[(19.6 ± 10.6)d vs(4 ± 3.3)d],但在没有使用预防性硅酮敷料的婴儿中,损伤发展得更快。研究中没有明确报道随机分组、分配隐藏和盲法等,组间治疗时间的差异使结果混杂(1 级证据)。

O'Toole(2017)[40]等采用类实验性研究将气管切开的常规管理(无标准方案,$n=183$)与包括连续使用两种预防性敷料的标准化方案进行了比较($n=155$)。手术后,立即在气管切开处粘贴水胶体敷料。一周后,拆除缝合线,用聚氨酯泡沫敷料代替水胶体敷料置于颈部中间位置。采用该方案后,气管切开相关压力性损伤发生率显著降低(1.29% vs 10.93%,$P=0.003$)。研究者认为干预阶段发生的压力性损伤与不遵守方案有关。虽然每天均进行皮肤评估,但每月进行一次压力性损伤的分类,这可能混淆了压力性损伤的报告[40](2 级证据)。

Forni(2011)[44]等的一项临床对照试验报告称,在石膏固定肢体的足跟垫下方使用聚氨酯泡沫敷料($n=71$)和未使用预防性敷料的对照组($n=85$)相比,其Ⅰ类/期足跟压力性损伤(在研究中被定义为"疮")的发生率存在显著差异。接受泡沫敷料的研究对象出现了Ⅰ类/期足跟压力性损伤者不到 4%,而对照组接近 43%($P<0.0005$)。这相

当于使用预防性聚氨酯泡沫敷料时发生足跟压力损伤的相对风险为0.08(95%CI:0.02~0.33)。但是,研究中未报告石膏持续使用时间,也不清楚两组时间是否一致(2级证据)。

Boesch(2012)[25]等在一家儿童医院实施了超过10 132天(n=834)的质量改进计划,以减少气管切开相关压力性损伤。干预措施包括在气管切开处使用亲水性聚氨酯泡沫敷料。与干预前相比,质量改进干预与气管切开相关压力性损伤的平均发生率降低有关(12个月内从8.1%降至2.6%)。其他干预措施还包括延长气管切开装置,对员工进行风险和皮肤评估教育,并将气管切开相关压力性损伤预防纳入护士的电子工作流程。因此,尚不清楚预防性敷料是否降低了压力性损伤发生率[25](2级证据)。另一个基于儿科的质量改进项目对需要无创通气或俯卧手术的儿童进行研究[48],在儿童使用的CPAP面罩下引入黏性泡沫敷料将面部压力性损伤的发生率降低到零。在这项研究中,护士和呼吸治疗师使用多学科的方法来形成集束化护理措施[48](3级证据)。

Whitley(2017)[41]等研究显示,与单独使用斜纹布固定(n=77)相比,使用硅胶减压条的斜纹固定(n=38)可降低ET管相关MDRPI发生率。研究对象是在烧伤中心招募的需要机械通气的儿童和成人(年龄范围0~92岁)。预防性硅胶条的使用减少了医疗器械相关压力性损伤(20.7% vs 5.2%,P=0.032)(3级证据)。

Kuo(2013)[45]等报告了在一家三级保健儿科医院接受气管切开术的134名儿童样本中开展了一项回顾性队列研究,调查了在气管切开及系带下方使用含银泡沫敷料预防皮肤破损的有效性,结果显示预防性敷料的使用与气管切开术部位压力性损伤的减少显著相关。预防性敷料组未发生皮肤破损,对照组的皮肤破损率为11.8%(P=0.02)。研究中未报告有关皮肤评估和压力性损伤的分类方法,在为期六年的研究期间,其他临床实践的变化也可能影响研究结果(3级证据)。

一项对18个头颈部手术的经鼻插管通气的研究对象开展的小样本类实验研究[49]显示,将水胶体敷料与一种用于托牙垫的复合适形材料做成的软衬垫能有效降低鼻插管相关压力性损伤发生率(60% vs 100%,P值未报告)(2级证据)。

Weng(2008)[42]等在中国台湾地区进行的对照研究中,需要NIV的患者分别接受水胶体敷料(n=30)、透明薄膜敷料(n=30)或没有预防性敷料(n=30)的处理。在使用呼吸面罩之前,将敷料放在鼻梁上,与未接受预防性水胶体敷料的对照组相比,使用预防性水胶体敷料的患者发生I类/期器械相关压力性损伤风险显著降低(40% vs 96.7%,P<0.01),绝对风险降低超过50%。与不使用预防性敷料相比,使用透明敷料组I类/期压力性损伤也显著减少(53.3% vs 96.7%,P<0.01)。研究显示对照组的压力性损伤率较高,这可能是由于受试者肤色较深延迟了压力性损伤的识别[50]。两种预防性敷料发生I类/期压力性损伤的时间均显著延长[无敷料组(1 111±2 169)min,透明敷料组(2 628±1 655)min,水胶体敷料组(3 272±2 566)min,P<0.01)。这种效果的潜在机制是,敷料减少了面罩在患者皮肤上的摩擦,并减少了由绷紧系带的压力引起的皮肤刺激(3级证据)。

然而,值得注意的是,预防性敷料的质量各不相同[51,52];因此选择适合患者和临床使用的敷料非常重要。透明薄膜敷料引流效果较差,并且可能不像水胶体敷料那样有效地黏附在皮肤上[42]。泡沫敷料比透明薄膜敷料或水胶体敷料具有更好的吸收水分能力[1]。一些敷料更能控制皮肤表面的湿度和水分。一项实验室研究发现,对于某些敷料,水分的积聚降低了敷料的蒸发能力[52]。对使用预防性敷料进行常规皮肤评估时,应考虑患者皮肤的脆弱性和敷料是否易于移除的特点。经常去除黏性敷料可能会产生表皮剥离等有害影响[51],尤其是对于老年人的较脆弱皮肤和新生儿的不成熟皮肤(参见第3章"压力性损伤相关特殊需求人群")。有些敷料设计成能很好地黏附在皮肤上。但是,如果这些敷料不易移除,脆弱皮肤受损的风险会增加[51,53,54]。带软硅胶边的敷料可能更容易被打开以进行定期皮肤评估,并且似乎更有效地去除剪切力[51]。

关于预防性敷料特性的进一步讨论见第6章"预防性皮肤护理"。

8.6 对于接受氧气治疗的新生儿,如果合适且安全,应交替使用正确佩戴面罩和鼻导管给氧,以降低鼻部和面部压力性损伤的严重程度。(证据等级=B1;推荐强度=↑)

8.7 对于接受氧气治疗的年长儿童和成人,如果合适且安全,应交替使用正确佩戴面罩和鼻导管给氧,以降低鼻部和面部压力性损伤的严重程度。(GPS)

【证据总结】

一项高质量的 1 级研究[55]的直接证据表明，每 4h 转换一次面罩和鼻导管，可减少鼻部和面部的压力性损伤（研究中称为皮肤擦伤和红斑）。在重症监护病房极低出生体重儿中进行的研究为交替给氧降低 MDRPI 提供了有效性的证据。无不良事件的报道，也未进行成本分析。

虽然没有直接证据表明转换给氧方式对年长儿童和成人 MDRPI 发生率的影响，但可以从新生儿的研究中推断出来，包括比较婴儿不同给氧方式的 2 级研究[26]和一项比较成年人不同给氧方式的 4 级研究[27]。交替使用给氧方式可以轮换与医疗器械接触的解剖区域，为皮肤和软组织间歇性减压。

【实施注意事项】

1. 确保可获得一系列不同尺寸的面罩和鼻导管，以达到最佳的匹配（专家意见）。

2. 确保给氧方式与患者匹配良好并正确固定（专家意见）。

3. 在频繁的时间间隔和每次更换给氧方式，持续进行皮肤评估（专家意见）。

4. 监测血氧饱和度水平，以确保患者在更换给氧方式时持续获得足够的氧气（专家意见）。

【证据讨论】

一项对低出生体重儿进行的 RCT[55]，交替给氧方式（在面罩和鼻导管之间变化）与使用同一方式进行氧疗相比，"皮肤擦伤"评分［如新生儿皮肤状况量表（NSCS）所述，量表 1-3］显著降低（交替使用组 1.10 vs 单鼻导管组 1.18 vs 单面罩组 1.19，$P=0.007$）。使用面罩和鼻导管交替给氧，其 NSCS 的红斑评分显著低于使用相同的给氧方式（交替使用组 1.18 vs 单鼻导管组 1.12 vs 单面罩组 1.31，$P=0.007$），没有发生任何不良事件[55]（1 级证据）。

虽然没有直接证据表明，在年龄较大的儿童和成年人中转换给氧方式可以减少鼻部和面部的压力性损伤。在这些患者中进行的两项研究表明，选择具有较低器械-皮肤接触面的给氧方式与较少的 MDRPI 相关。第一项研究（如上所述）[26]表明，对 3~11 个月婴儿来说，与面罩或鼻罩相比，头盔式给氧方式 MDRPI 发生率更低，同时达到足够的血氧饱和度水平（2 级证据）。在第二项研究中[27]，重症监护的成年患者在治疗早期，从使用常规氧气面罩改为全面罩的患者，面部压力性损伤发生率更低（24% vs 87%，$P=0.0002$）（4 级证据）。虽然这两项研究都没有明确探讨不同给氧方式之间的转换，但对于需要长期氧疗且有高危压力性损伤风险的较大儿童和成人，应将其视为一种治疗选择。

8.8 咨询有资质的医疗专业人员，尽可能用急救硬质颈圈取代可脱卸颈圈，并根据临床状况尽早取下颈圈。（证据等级＝C；推荐强度＝↑）

【证据总结】

来自高等[56,57]和中等[39]质量的 4 级研究证据表明，可脱卸颈圈相关压力性损伤的发生率很高，其中一项研究报告的发生率超过 75%[56]。在一项观察性研究中，在 8h 内用急性护理刚性颈圈取代可脱卸颈圈，压力性损伤的发生率约为 7%[39]。没有与移除可脱卸颈圈效果相关的对比研究。间接证据表明，不同急性护理刚性颈圈之间接触面压力无临床显著性差异[58]。

【实施注意事项】

1. 咨询有资质的医疗专业人员后，对于意识清醒，无神经系统疾病、中毒迹象及颈部疼痛/压痛，并显示颈椎可全范围活动的成人，应移除颈圈。当怀疑可能有不稳定脊髓损伤时进行颈椎筛查（如计算机断层扫描）[59-61]（专家意见）。

2. 按照生产商的说明调整颈圈大小和使用颈圈[58]（专家意见）。

3. 定期评估颈圈下的皮肤（如至少两次/天）[39]，并根据生产商的说明更换颈圈垫（专家意见）。

【证据讨论】

可脱卸颈圈适用于疑似脊髓损伤（SCI）的患者，用于在入院前减少急性损伤期的脊髓活动范围[56,57]。与脊柱背板（参见第 10 章"支撑面"中推荐意见 7.16）和头枕一起使用，可脱卸颈圈通过防止颈部旋转使脊柱保持轴线对齐[56]。为保护脊柱免受（进一步）损伤，可脱卸颈圈通常与颈部紧密贴合，因此增加因压力和摩擦力造成组织和皮肤损伤的风险[39,56]。

有源于观察性研究关于（可疑）脊髓损伤（SCI）急性期使用颈圈与压力性损伤之间关系的证据，这些研究通常报告了较高的压力性损伤发生率。一项针对创伤单元的患者（$n=342$）的研究，移除可脱卸颈圈后，压力性损伤的发生率为 78.4%（95% CI：73.6%~82.6%）。评估皮肤状况时也进行了疼痛评估，38.5% 的患者报告了严重疼痛（10 分制，≥7 分），认为与佩戴可脱卸颈圈有关。此外,64.6%(95%CI:59.3%~69.7%)的患者存在与可脱卸颈圈位置一致的压痕印记。本研究报告的压力性损伤主要为Ⅰ和Ⅱ类/期的压力性损伤[56](4级证据)。第二项研究[57]是针对创伤中心同时使用了背板、可脱卸颈圈和头枕的患者($n=254$),该研究显示压力性损伤发生率为28.3%(95%CI:22.8%~34.3%)。研究认为其中大约90%的压力性损伤是与医疗器械相关的,其中55.7%(95%CI:44.7%~66.3%)与制动装置有关,主要是颈圈。研究中报告的约40%的压力性损伤是全皮层压力性损伤[57](4级证据)。第三项观察研究显示[39],创伤患者($n=484$)在整个住院期间的颈圈相关压力性损伤的发生率为6.8%。在这项研究中,所有入院时佩戴可脱卸颈圈治疗的患者在入院后8h内被更换为急性护理刚性颈圈[39](4级证据)。颈圈相关压力性损伤通常发生在背部、肩部胸部[56]、下巴和枕骨处[57](4级证据)。

尽管人们越来越认识到可脱卸颈圈与包括压力性损伤在内的不良事件之间的关系,也重新评估了使用可脱卸颈圈的益处,但在排除颈椎损伤或颈椎状况稳定之前,许多护理方案都推荐使用可脱卸颈圈[62]。可行的情况下,应尽快移除可脱卸颈圈,并评估使用颈圈的需求。如果有必要继续使用颈圈,则选择使用急性护理刚性颈圈或软颈圈[62]。一项对健康志愿者($n=48$)进行的研究[58]发现,四种不同的急性护理刚性颈圈在限制活动方面没有显著的统计学差异($P<0.001$)。尽管其中一种颈圈模型在下颌骨和枕骨接触面压力较低,具有统计学意义,但这一小的差异被认为没有临床意义[58]。这项研究还指出,体重指数(BMI)越高的患者接触面压力越大,这强调了选择适宜尺寸颈圈的重要性[58](5级证据)。

【参考文献】

1. Black J,Alves P,Brindle CT,Dealey C,Santamaria N,Call E,Clark M. Use of wound dressings to enhance prevention of pressure ulcers caused by medical devices. Int Wound J, 2015;12:322-327.

2. Arnold-Long M,Ayer M,Borchert K. Medical device-related pressure injuries in long-term acute care hospital setting. J Wound Ostomy Continence Nurs,2017;44(4):325-330.

3. Kayser S,VanGilder C,Ayello E,Lachenbruch C. Prevalence and analysis of medical device-related pressure injuries:Results from the International Pressure Ulcer Prevalence Sur-

vey. Adv Skin Wound Care,2018;31(6):276-285.

4. Lustig M,Levy A,Kopplin K,Ovadia-Blechman Z,Gefen A. Beware of the toilet:The risk for a deep tissue injury during toilet sitting. J Tissue Viability,2018;27(1):23-31.

5. Levy A,Kopplin K,Gefen A. Device-related pressure ulcers from a biomechanical perspective. J Tissue Viability,2017; 26(1):57-68.

6. Skillman J,Thomas S. An audit of pressure sores caused by intermittent compression devices used to prevent venous thromboembolism. J Perioper Pract,2011;21(12):418-20.

7. Limpaphayom N,Skaggs DL,McComb G,Krieger M,Tolo VT. Complications of halo use in children. Spine(Phila Pa 1976),2009;34(8):779-784.

8. Worsley PR,Stanger ND,Horrell AK,Bader DL. Investigating the effects of cervical collar design and fit on the biomechanical and biomarker reaction at the skin. Med Devices (Auckl),2018;11:87-94.

9. Edsberg LE,Black JM,Goldberg M,McNichol L,Moore L, Sieggreen M. Revised National Pressure Ulcer Advisory Panel Pressure Injury Staging System. J Wound Ostomy Continence Nurs,2016;43(6):585-597.

10. National Pressure Ulcer Advisory Panel. *NPUAP Pressure Injury Stages*. 2016; Available from:http://www. npuap. org/resources/educational-and-clinical-resources/npuap-pressure-injury-stages/.

11. National Pressure Ulcer Advisory Panel. *Mucosal Pressure Ulcers:An NPUAP Position Statement*. 2008; Available from:http://www. npuap. org/wp-content/uploads/2012/01/Mucosal_Pressure_Ulcer_Position_Statement_final. pdf.

12. Hobson DB,Chang TY,Aboagye JK,Lau BD,Shihab HM, Fisher B,Young S,Sujeta N,Shaffer DL,Popoola VO, Kraus PS,Knorr G,Farrow NE,Streiff MB,Haut ER. Prevalence of graduated compression stocking-associated pressure injuries in surgical intensive care units. J Crit Care, 2017;40:1-6.

13. Schallom M,Prentice D,Sona C,Arroyo C,Mazuski J. Comparison of nasal and forehead oximetry accuracy and pressure injury in critically ill patients. Heart Lung,2018; 47(2):93-99.

14. Asti E,Sironi A,Milito P,Bonavina G,Bonitta G,Bonavina L. Prevalence and risk factors of nasal pressure ulcers related to nasogastric intubation:an observational study. Eur Surg,2017:1-4.

15. Black JM,Cuddigan JE,Walko MA,Didier LA,Lander MJ, Kelpe MR. Medical device related pressure ulcers in hospitalized patients. Int Wound J,2010;7(5):358-365.

16. Turjanica MA,Clark L,Martini C,Miller P,Turner BL,

Jones S. Incidence, correlates, and interventions used for pressure ulcers of the ear. Medsurg Nurs, 2011; 20（5）: 241-247.

17. Bonell-Pons L, García-Molina P, Balaguer-López E, Montal MÁ, Rodríguez MC. Neonatal facial pressure ulcers related to noninvasive ventilation: Incidence and risk factors. EWMA Journal, 2014; 14（2）: 33-33.

18. Bakhshi H, Kushare I, Banskota B, Nelson C, Dormans JP. Pinless halo in the pediatric population: Indications and complications. J Pediatr Orthop, 2015; 35（4）: 374-8.

19. Su Y, Nan G. Manipulation and brace fixing for the treatment of congenital clubfoot in newborns and infants. BMC Musculoskelet Disord, 2014; 15: 363.

20. Schluer AB, Halfens RJ, Schols JGA. Pediatric pressure ulcer prevalence: A multicenter, cross-sectional, point prevalence study in Switzerland. Ostomy Wound Manage, 2012; 58（7）: 18-31.

21. Jaryszak EM, Shah RK, Amling J, Peña MT. Pediatric tracheotomy wound complications: Incidence and significance. Arch Otolaryngol, 2011; 137（4）: 363-366.

22. Fujii K, Sugama J, Okuwa M, Sanada H, Mizokami Y. Incidence and risk factors of pressure ulcers in seven neonatal intensive care units in Japan: a multisite prospective cohort study. International Wound Journal, 2010; 7（5）: 323-328.

23. Schindler CA, Mikhailov TA, Kuhn EM, Christopher J, Conway P, Ridling D, Scott AM, Simpson VS. Protecting fragile skin: Nursing interventions to decrease development of pressure ulcers in pediatric intensive care. Am J Crit Care, 2011; 20（1）: 26-35.

24. Ambutas S, Staffileno BA, Fogg L. Reducing nasal pressure ulcers with an alternative taping device. Medsurg Nurs, 2014; 23（2）: 96-100.

25. Boesch RP, Myers C, Garrett T, Nie A, Thomas N, Chima A, McPhail GL, Ednick M, Rutter MJ, Dressman K. Prevention of tracheostomy-related pressure ulcers in children. Pediatrics, 2012; 129（3）: e792-e797.

26. Chidini G, Calderini E, Pelosi P. Treatment of acute hypoxemic respiratory failure with continuous positive airway pressure delivered by a new pediatric helmet in comparison with a standard full face mask: A prospective pilot study. Pediatr Crit Care Med, 2010; 11（4）: 502-508.

27. Lemyze M, Mallat J, Nigeon O, Barrailler S, Pepy F, Gasan G, Vangrunderbeeck N, Grosset P, Tronchon L, Thevenin D. Rescue therapy by switching to total face mask after failure of face mask-delivered noninvasive ventilation in do-not-intubate patients in acute respiratory failure. Crit Care Med, 2013; 41（2）: 481-488.

28. Zaratkiewicz S, Whitney JD, Lowe JR, Taylor S, O'Donnell F, Minton-Foltz P. Development and implementation of a hospitalacquired pressure ulcer incidence tracking system and algorithm. J Healthc Qual Res, 2010; 32（6）: 44-51.

29. Visscher MO, White CC, Jones JM, Cahill T, Jones DC, Pan BS. Face masks for noninvasive ventilation: Fit, excess skin hydration, and pressure ulcers. Respir Care, 2015; 60（11）: 1536-1547.

30. Wilbrand JF, Wilbrand M, Malik CY, Howaldt HP, Streckbein P, Schaaf H, Kerkmann H. Complications in helmet therapy. Journal of Cranio-Maxillofacial Surgery, 2012; 40（4）: 341-346.

31. Ambutas S, Staffileno BA, Fogg L. Reducing nasal pressure ulcers with an alternative taping device. Medsurg Nursing, 2014; 23（2）: 96-100.

32. Hampson J, Green C, Stewart J, Armitstead L, Degan G, Aubrey A, Paul E, Tiruvoipati R. Impact of the introduction of an endotracheal tube attachment device on the incidence and severity of oral pressure injuries in the intensive care unit: a retrospective observational study. BMC Nurs, 2018; 17: 4.

33. Worsley PR, Prudden G, Gover G, Bader D. Investigating the effects of strap tension during non-invasive ventilation mask application: A combined biomechanical and biomarker approach. Med Devices（Auckl）, 2016; 9: 409-16.

34. Haesler E, Cuddigan J, Kottner J, Carville K, Guideline Governance Group, International consumer engagement in pressure injury/ulcer guideline development: Global survey of patient care goals and information needs, in National Pressure Ulcer Advisory Panel 2019 Annual Conference. 2019: St Louis

35. Haesler E, Cuddigan J, Kottner J, Carville K, Guideline Governance Group, International consumer engagement in guideline development: Surveying patients in 30 countries in 14th Guideline Intenational Network（G-I-N）Conference. 2018: Manchester.

36. Mathison CJ. Skin and wound care challenges in the hospitalized morbidly obese patient. J Wound Ostomy Continence Nurs, 2003; 30（2）: 78-83.

37. Murray J, Noonan C, Quigley S, Curley M. Medical device-relared hospital-acquired pressure ulcers in children: An intergrative review. J Pediatr Nurs, 2013; 28（6）: 585-595.

38. Webber-Jones JE, Thomas CA, Bordeaux Jr RE. The management and prevention of rigid cervical collar complications. Orthopaedic Nursing, 2002; 21（4）: 19-27.

39. Powers J, Daniels D, McGuire C, Hilbish C. The incidence of skin breakdown associated with use of cervical collars. J Trauma Nurs, 2006; 13（4）: 198-200.

40. O'Toole TR, Jacobs N, Hondorp B, Crawford L, Boudreau

LR, Jeffe J, Stein B, LoSavio P. Prevention of tracheostomy-related hospital-acquired pressure ulcers. OTO Open, 2017;156(4):642-651.

41. Whitley AB, Nygaard RM, Endorf FW. Reduction of pressure-related complications with an improved method of securing endotracheal tubes in burn patients with facial burns. J Burn Care Res, 2017;31.

42. Weng M. The effect of protective treatment in reducing pressure ulcers for non-invasive ventilation patients. Intensive Crit Care Nurs, 2008;24(5):295-299.

43. Günlemez A, Isken T, Gökalp A, Türker G, Arisoy E. Effect of silicon gel sheeting in nasal injury associated with nasal CPAP in preterm infants. Indian Pediatr, 2010;47:265-267.

44. Forni C, Loro L, Tremosini M, Mini S, Pignotti E, Bigoni O, Guzzo G, Bellini L, Trofa C, Guzzi M. Use of polyurethane foam inside plaster casts to prevent the onset of heel sores in the population at risk. A controlled clinical study. J Clin Nurs, 2011;20(5/6):675-680.

45. Kuo C, Wootten CT, Tylor D, Werkhaven J, Huffman K, Goudy S. Prevention of pressure ulcers after pediatric tracheostomy using a Mepilex Ag dressing. Laryngoscope, 2013;doi:10.1002/lary.24094.

46. Santamaria N, Gerdtz M, Liu W, Rakis S, Sage S, Ng AW, Tudor H, McCann J, Vassiliou J, Morrow F, Smith K, Knott J, Liew D. Clinical effectiveness of a silicone foam dressing for the prevention of heel pressure ulcers in critically ill patients: Border II Trial. J Wound Care, 2015;24(8):340-345.

47. Santamaria N, Gerdtz M, Sage S, McCann J, Freeman A, Vassiliou T, De Vincentis S, Ng AW, Manias E, Liu W, Knott J. A randomised controlled trial of the effectiveness of soft silicone multi-layered foam dressings in the prevention of sacral and heel pressure ulcers in trauma and critically ill patients: The Border trial. Int Wound J, 2015;12(3):302-308.

48. Clay P, Cruz C, Ayotte K, Jones J, Fowler SB. Device related pressure ulcers Pre and post identification and intervention. J Pediatr Nurs, 2018;31:31.

49. Huang TT, Tseng CE, Lee TM, Yeh JY, Lai YY. Preventing pressure sores of the nasal ala after nasotracheal tube intubation: From animal model to clinical application. J Oral Maxillofac Surg, 2009;67(3):543-551.

50. Bliss DZ, Gurvich O, Savik K, Eberly LE, Harms S, Mueller C, Wyman JF, Garrard J, Virnig B. Are There Racial-Ethnic Disparities in Time to Pressure Ulcer Development and Pressure Ulcer Treatment in Older Adults After Nursing Home Admission? J Aging Health, 2014.

51. Call E, Pedersen J, Bill B, Black J, Alves P, Brindle CT, Dealey C, Santamaria N, Clark M. Enhancing pressure ulcer prevention using wound dressings: what are the modes of action? Int Wound J, 2013;epub.

52. Call E, Pedersen J, Bill B, Oberg C, Ferguson-Pell M. Microclimate impact of prophylactic dressings using in vitro body analog method. Wounds 2013;25(4):94-103.

53. McNichol L, Lund C, Rosen T, M. G. Medical adhesives and patient safety: state of the science: consensus statements for the assessment, prevention, and treatment of adhesive-related skin injuries. Orthopaedic Nursing 2013;32(5):267-81

54. Cutting K. Impact of adhesive surgical tape and wound dressings on the skin, with reference to skin stripping. Journal of Wound Care, 2008;17(4):157-62.

55. Newnam KM, McGrath JM, Salyer J, Estes T, Jallo N, Bass WT. A comparative effectiveness study of continuous positive airway pressure-related skin breakdown when using different nasal interfaces in the extremely low birth weight neonate. Appl Nurs Res, 2015;28(1):36-41.

56. Ham WHW, Schoonhoven L, Schuurmans MJ, Leenen LPH. Pressure ulcers, indentation marks and pain from cervical spine immobilization with extrication collars and headblocks: An observational study. Injury, 2016;47:1924-1931.

57. Ham WHW, Schoonhoven L, Schuurmans MJ, Leenen LP. Pressure ulcers in trauma patients with suspected spine injury: A prospective cohort study with emphasis on device-related pressure ulcers. Int Wound J, 2016.

58. Tescher AN, Rindflesch AB, Youdas JW, Terman RW, Jacobson TM, Douglas LL, Miers AG, Austin CM, Delgado AM, Zins SM, Lahr BD, Pichelmann MA, Heller SF, Huddleston PM. Comparison of cervical range-of-motion restriction and craniofacial tissueinterface pressure with 2 adjustable and 2 standard cervical collars. Spine (Phila Pa 1976), 2016;41(6):E304-E312.

59. Panczykowski DM, Stone JG, Okonkwo DO, *The Management of Traumatic Spinal Cord Injury, in Neurocrit Care*, L. Shutter and B. Molyneaux, Editors. 2018, Oxford University Press.

60. Yorkgitis B, McCauley D. Cervical spine clearance in adult trauma patients. Journal of the American Academy of PAs; 32(2).

61. Patel M, Como J, Haut E. The Devil Is in the Details When Removing Cervical Collars After Blunt Trauma. JAMA Surg, 2018;153(7):632-633.

62. Rogers L. Rigid cervical collar in pre-hospital care. Journal of Paramedic Practice, 2017;9(6):1-5.

第四篇

压力性损伤的治疗

第 12 章　压力性损伤的分类

【前言】

压力性损伤是由于压力或压力联合剪切力导致的皮肤和/或皮下组织的局限性损伤,通常发生在骨隆突处,但也可能与医疗器械或其他物品有关。各种病因造成的开放性伤口(如静脉溃疡、动脉溃疡、神经性溃疡、失禁相关性皮炎、皮肤撕脱伤和擦伤)可能与压力性损伤相似,任何伤口的治疗都应首先全面了解病因。因此,区分压力性损伤和其他类型伤口是处理伤口和制订治疗计划的第一步。

和其他类型的伤口一样,用专业术语来描述压力性损伤的严重程度,压力性损伤分类系统描述了皮肤和组织损伤的程度。多年来,随着对压力性损伤病因的不断深入了解,许多分类系统已经被开发和使用。皮肤、皮下脂肪、筋膜和肌肉层(以及肌腱、韧带和骨骼等支撑结构)等解剖学知识对准确分类至关重要,组织的类型(组织学)和组织深度因解剖位置而异,目前的分类系统是基于视诊组织的类型和触诊组织一致性变化及温度差异来完成的。然而,组织损伤的严重程度并不总是可以通过视觉和触觉来判断,这是当前所有分类系统的局限性。有几种评估技术可以在未来提高诊断的准确性,这些在皮肤和组织评估一章中有所描述。

本章将讨论压力性损伤的鉴别诊断和分类,并概述世界上常用的分类系统,以确定压力性损伤的组织损伤程度和类型。随着越来越多的研究揭示了关于压力性损伤的病因,专业术语和分类系统也在不断发展。在本指南中,采用国际 NPUAP/EPUAP 压力性损伤分类系统(2014)[1]中的术语用于描述压力性损伤的类别/分期。不过,"损伤"一词替代了"溃疡"[2,3],并得到国际上越来越多的认可。本章中,表 12-5 和 12~6 提供了不同地区和不同临床背景下使用术语的对照。

【临床问题】

指导本章制订的临床问题是:

1. 最常用的压力性损伤分类系统是什么? 它们是如何相互联系的?
2. 每类压力性损伤(即 Ⅰ 至 Ⅳ 期/类、不可分期压力性损伤和深部组织压力性损伤或可疑深部组织压力性损伤)公认的特征是什么?

一、鉴别诊断

> **9.1　鉴别压力性损伤和其他类型的伤口。(GPS)**

【实施注意事项】

1. 明确伤口最可能的病因。至于压力性损伤,损伤部位通常位于有运动障碍病史者的受压区域或医疗器械下(专家意见)。

2. 提供鉴别易与压力性损伤混淆的伤口病因及临床表现相关的健康教育,以提高诊断准确性(专家意见)。有关健康教育在压力性损伤评估中的作用的更多信息,请参阅第 25 章"医疗专业人员教育"。

3. 对患者进行全面评估,为鉴别诊断提供信息(专家意见)。第 13 章"压力性损伤评估及愈合监测"提供了在评估创面时应考虑的因素的建议。

4. 有条件的情况下(如尤其是对下肢伤口),进行血管评估,以提供鉴别诊断(专家意见)。指南第 9 章"足跟压力性损伤"有对血管评估的建议。

【讨论】

针对潜在压力性损伤的危险因素而制订一套适合且全面的治疗计划,准确评估伤口的病因是关键。准确评估伤口并识别其病因对于制订和评估压力性损伤改进方案、跟踪压力性损伤发生率和现患率尤为重要,同时,这些评估质量指标在一些地区计算报销费用和/或罚款也很重要[4]。

伤口病因的评估通过伤口表现进行,包括其解剖位置和外观。例如,出现在骨隆突的伤口更可能与压力和剪切力有关,这表明可能存在压力性损伤[4]。对个体的全面评估,有助于鉴别与伤口发展和伤口愈合相关的并发症(如糖尿病、血管疾病或营养不良),并评估压力性损伤的危险因素(如运动能力及持续性)。环境因素,特别是医疗设备的应用,也是确定伤口病因的一个考虑因素。一个与器械有关的压力性损伤,通常可以对皮肤、组织产生压力的设备、装置、家具的形状而判断出来[5]。

Hart 等(2006)[6] 报道了一项关于护士评估压力性损伤和其他开放性伤口病因准确性的研究。研究对象(n=256)评估了 7 张伤口照片,包括压力性损伤、动脉性溃疡和糖尿病足溃疡。研究对象的相关经验各不相同,其中 16% 是伤口护理/皮肤护理专科护士,17% 的人取得伤口、造口失禁护理证书。研究对象对伤口类型的识别有中等程度的一致性(k=0.56,SD=0.22)。压力性损伤的识别比其他病因的伤口鉴别更准确,并且将分析研究仅限于专门从事伤口护理的护士时,一致性增加(k=0.92,SD=0.15)。这项研究强调了确保获得受过适当培训的医疗专业人员和从事伤口护理的临床带头人的重要性(参见第 24 章"最佳实践的临床应用")。这项用于鉴别伤口诊断和压力性损伤分期的研究在 2006 年实施,是利用网络数字摄影技术的最早的研究之一。尽管研究人员试图通过在叙述中提供相关信息(如伤口大小和深度)来降低可能的影响,图像的质量和呈现形式(如护士在他们机构使用的监视器)还是有可能影响研究结果。(4 级证据)

然而,Mahoney 等[4](2011)报道了护士鉴别伤口的一致性较低。在一项网络调查中,通过 WOCN 协会招募研究对象,护士(n=100)将 9 张臀裂和臀部伤口的彩色数码照片进行分类。向护士提供的伤口照片包括压力性损伤、潮湿性皮炎、失禁相关性皮炎和皮肤撕脱伤。总体上,研究对象对伤口病因的识别缺乏一致(k=0.170 8,99% CI:0.163~0.178 6)。只有三分之一的照片在病因上达成了 75% 以上的一致。虽然招募是通过 WOCN 协会进行的,但是研究对象的信息没有被报道,所以伤口分类的经验和教育程度还不清楚。(4 级证据)

有两项研究进一步阐述了基于 EPUAP 分类系统的评分者的可信度,并同时纳入潮湿相关性皮炎照片[7,8]。在第一项研究中,将压力性损伤和潮湿相关性皮炎的照片提供给研究人员、护士和压力损伤护士,并为较大范围的内部和内部研究者提供一

组清晰的照片。在第二项研究中,将前期研究中选择的 56 张照片提供给 473 名护士,以建立评估者间信度,并由 86 名护士实施重复评估以得出该值。在这两项研究中,护士试图区分潮湿相关性皮炎与Ⅱ类/期压力性损伤的信效度都很低。有 44.3% 评估将潮湿相关性皮炎错误地识别为压力性损伤(均为 4 级证据)[7,8]。有证据表明,通过教育和培训可以提高压力性损伤分类的准确性(见下面的讨论)[9-14]。

二、使用压力性损伤分类系统

> 9.2　使用压力性损伤分类系统对组织缺失程度进行分类并记录。(GPS)

〖实施注意事项〗

1. 始终使用相同的压力性损伤分类系统来评估压力性损伤(专家意见)。

2. 使用压力性损伤分类系统对器械相关压力性损伤的组织缺失程度进行分类并记录(专家意见)。

3. 不要使用压力性损伤分类系统来描述黏膜压力性损伤中的组织缺失(专家意见)。

4. 不要使用压力性损伤分类系统来描述其他类型伤口的组织缺失(专家意见)。

5. 识别深色皮肤患者的Ⅰ类/期压力性损伤及可疑深部组织损伤时,应根据皮肤温度、表皮下水分、组织一致性变化和是否存在疼痛进行评估,而不是红斑的识别。在评估深色皮肤患者Ⅱ到Ⅳ类/期压力性损伤的严重程度时,也应包括这些因素的评估[15,16]。(3 级证据)

〖讨论〗

1. 根据可见的组织缺失程度使用一种压力性损伤分类系统对其进行分类。压力性损伤分类系统的应用:①有助于制订压力性损伤预防计划;②为压力性损伤治疗提供选择;③改善医疗专业人员之间的沟通;④可进行机构间数据的比较;⑤提高压力性损伤研究的方法学质量。

2. 压力性损伤分类系统描述了压力性损伤的组织受累程度。表 12-1 给出了健康的皮肤和更深层的组织结构,分为五层:①表皮;②真皮;③脂肪组织;④肌肉;⑤骨骼。

3. 表 12-2 给出了压力性损伤各类/期的照片和插图,显示了每类/期的组织缺失程度。

压力性损伤的分类是基于对皮肤、皮下脂肪、

表 12-1 健康的皮肤

健康浅色皮肤

健康深色皮肤

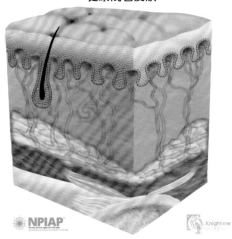
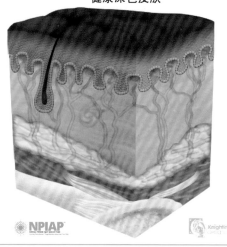

表 12-2 压力性损伤分类/期照片和图示

Ⅰ类/期压力性损伤

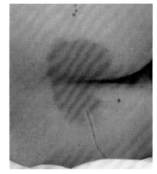
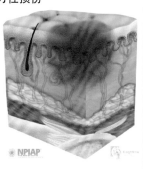

Ⅱ类/期压力性损伤

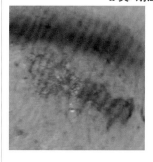
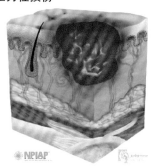

Ⅲ类/期压力性损伤

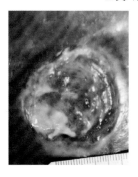
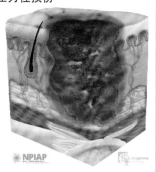

Ⅳ类/期压力性损伤

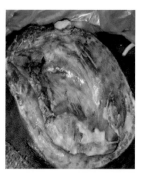
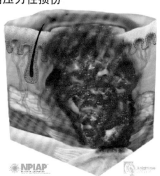

不可分期压力性损伤
（焦痂或腐肉覆盖）

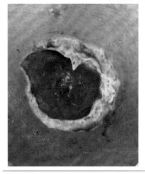
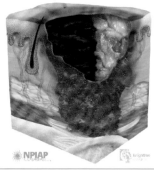

可疑深部组织压力性损伤

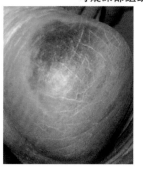
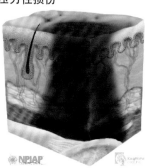

骨骼、肌肉、肌腱和韧带组织的视觉和触觉识别。坏死组织(腐肉和焦痂)出现在全层皮肤缺失的压力性损伤中。全层皮肤缺失的压力性损伤在愈合时出现肉芽组织。与此相反,Ⅱ类/期压力性损伤没有坏死组织,且是上皮化愈合而非肉芽组织。愈合组织包括疤痕、肉芽组织和上皮。

压力性损伤的深度因解剖部位而异,仅凭深度来判断压力性损伤是属于Ⅲ或是Ⅳ类/期是会产生误导。在脂肪组织少的解剖部位(如鼻梁、后枕骨、耳后、骶骨和足踝),浅表溃疡的压力性损伤可能是Ⅳ类/期。相反,在脂肪组织丰富的解剖部位(如臀部和坐骨),压力性损伤可能较深,但不触及肌肉和骨骼,因此可能归类为Ⅲ类/期压力性损伤。

压力性损伤的描述应补充其他证据。指出确切的压力性损伤的解剖部位很重要,尽可能包括清晰地识别骨突处的位置。在评估治疗计划的有效性时,应记录和考虑压力性损伤发生的条件、接受的治疗等历史信息,以及压力性损伤愈合或未愈的轨迹(如果已知)。之前全层皮肤缺失而又逐渐修复的压力性损伤可能很难分类。美国国家压疮咨询小组(NPIAP)建议根据上一次压力性损伤闭合时间的长短和瘢痕组织的成熟程度,将这些损伤分类为"重新破损、复发或新发"[17]。

1. 深色皮肤压力性损伤的分类

在深肤色人群的皮肤和开放性伤口的视诊中,可以通过对皮肤温度和表皮下水分的评估来加强。正如第 5 章"皮肤和组织评估"所讨论的,深色皮肤的人,红斑区域更难识别和区分[18-25],导致无法以此在深色皮肤人中发现Ⅰ类/期压力性损伤[18,19,26]。此外,蜂窝织炎的鉴别也可能被延迟或错过。因此,局部发热、水肿/表皮下水分、与周围组织一致性的变化(如硬化/硬度)和局部皮肤疼痛都是深色皮肤

压力性损伤的重要指标。第 5 章提供了评估技术的循证建议(如皮肤温度[15]、表皮下水分测量[16]和肤色颜色图表[27]),这些技术应该用于评估皮肤和组织,尤其是深色皮肤的压力性损伤分类。第 14 章"疼痛评估和治疗"有疼痛评估的建议。

2. 器械相关压力性损伤

器械相关压力性损伤是指医疗器械、设备、家具和日常用品对皮肤施加压力造成的损伤,这种损伤可能是治疗使用的意外后果,也可能是皮肤无意接触器械造成的。当压力性损伤是由以诊断或治疗目的而应用的设备所导致的结果时,它被称为医疗器械相关压力性损伤(medical device related pressure injury,MDRPI)。由此产生的压力性损伤通常符合器械的样式或形状[5]。"器械相关"一词描述的是压力性损伤的病因,而不是其组织损伤的严重程度[28]。医疗器械相关压力性损伤与其他压力性损伤一样,采用公认的分类系统进行分类[28]。

3. 黏膜压力性损伤

黏膜压力性损伤是指位于呼吸道、胃肠道和泌尿生殖道的湿性黏膜处的压力性损伤[29](表 12-3)。黏膜压力性损伤主要是由于医疗器械(通常是管路及其固定装置)对黏膜施加持续的压力和剪切力造成的。在呼吸道黏膜(如嘴唇、口腔、鼻腔等)压力性损伤通常是由用于通气或喂养的管路和/或其固定装置引起的[29]。胃肠道[30]和泌尿生殖道(如阴茎、输尿管等)的压力性损伤[31]主要是由喂养管或造口用具和导尿管引起的。

皮肤和皮下组织压力性损伤的分类系统不能用于黏膜压力性损伤的分类[28,32]。如果压力是黏膜损伤病因学中的一个重要因素,它仍然应该被认为是压力性损伤,然而,使用压力性损伤分类系统来分类/期是不合适的。黏膜上不会出现不变白的

表 12-3 黏膜压力性损伤

黏膜压力性损伤

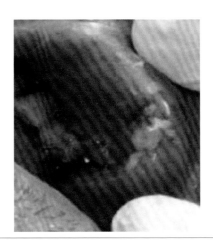

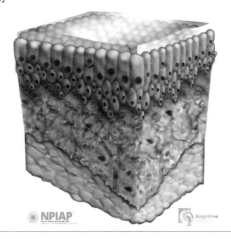

红斑。浅表开放的黏膜溃疡,表明非角化上皮的浅表组织缺失,过于浅表以至于肉眼无法将其与较深的全层压力性损伤区分开。在黏膜压力性损伤中看到的软凝块看起来通常像在Ⅲ类/期压力性损伤中出现的腐肉。然而,这实际上是一个软血凝块。暴露的肌肉在黏膜压力性损伤中很少见。这些因素使设计用于皮肤压力性损伤分类系统不适合于黏膜压力性损伤[33]。最近,第一个黏膜压力性损伤分类系统研发已经进行,并在重症监护病房(ICU)进行可信度测试[34]。描述黏膜压力性损伤三个阶段的口腔黏膜压力性损伤量表(ROMPIS)在52名ICU护士测试中显示评分者间信度为中等(系数为0.307,95% CI:0.200 0~0.409)。在经验更丰富的ICU护士中信度略高(系数=0.494)。这个分类系统仍在进一步验证中[34]。

9.3　确认负责压力性损伤分类的医疗专业人员对压力性损伤的分类一致。(GPS)

〖实施注意事项〗

1. 将压力性损伤分类系统应用于压力性损伤

相关的教育中(4级证据)。参见第25章"医疗专业人员教育"以获得更多关于教育在压力性损伤分类中的作用的信息。

2. 建立压力损伤分类测定的评判者间信度,以利于压力性损伤的患病率和发生率研究。(专家意见)。参见第23章"测量压力性损伤的患病率和发生率"。

3. 在患病率和发生率研究以及日常临床实践中,根据需要考虑由两名医务人员对压力性损伤的鉴别诊断和分类进行验证(专家意见)。

〖讨论〗

已发表的大量研究对各种压力性损伤分类/分期的临床一致性进行了检验,并报告了各种压力性损伤分类系统的评分者间信度的可靠性(表12-4)。这些研究比较了床边伤口评估和基于照片的压力性损伤评估。在不同的研究中,评分者间信度各不相同,但总体来说,在所有的分类量表中,一致性从好到极好。如表12-4所示,虽然在大多数报道的研究中,观察人员为注册/认证护士或是在伤口护理和/或压力性损伤领域有特定专业知识的医疗专业人员,但是基于观察员/评测员的经验水平,在评估的可靠性方面差异似乎有限[8,35]。

表 12-4　使用各种压力性损伤分类系统进行分类/期的可靠性

分类系统	观察类型	观察员/评价者	内部可靠性除非另有说明
NPUAP 分类系统	临床评估	护士($n=180,n=591$ 观察)	$k=0.60$ Ⅰ~Ⅳ类/期[36] $k=0.61$ Ⅱ~Ⅳ类/期[36]
		一家医院的伤口造口失禁专科护士($n=3$)	$k=0.78,P<0.39~0.58,P<0.001$,一致性 $55\%~62\%$[37]
	照片评估	护士($n=180,n=591$ 观察)	$k=0.69$ Ⅰ~Ⅳ类/期[36]
1999 年 EPUAP 分类系统	照片评估	伤口研究员($n=7;n=56$ 照片)	$k=0.80,P<0.01$[7]
	照片评估	注册护士($n=20;n=56$ 照片)	$k=0.80,P<0.01$[7]
	照片评估	压力性损伤护士($n=17;n=56$ 照片)	$k=0.78,P<0.01$[7]
	照片评估	护士($n=473;n=56$ 照片)	$k=0.41~0.50$[8],平均一致性 55.6%
	照片评估	护士和急诊内科医生($n=54;n=20$)	$k=0.58$[12]
	照片评估	脊髓损伤病房的护士($n=414;n=50$ 照片)	在分类/分期中一致性从 $67\%~100\%$[18]
压疮卡片 (PUC) 分类系统	照片评估	注册护士配对($n=114$ 评估)	$k=0.364~0.637$[35] 通过解剖定位
	照片评估	在职护士配对($n=114$ 评估)	$k=0.332~0.607$[35] 通过解剖定位
	照片评估	注册护士和在职护士配对($n=228$ 评估)	$k=0.394~0.755$ 通过解剖定位
压力试验 分类工具	临床评估	研究型护士和病房护士($n=378$ 对)	21% 的不一致,彼此间 82% 的不一致落于一个类/期[39]
分类系统	观察类型	观察员/评价者	内部可靠性除非另有说明

分类系统	观察类型	观察员/评价者	内部可靠性除非另有说明
未命名的分类系统	临床评估	护理之家的护士（$n=344$ 对）	$k=0.97$[40]
	临床评估	医院的护士（$n=674$ 对）	$k=0.81$[40]
	临床评估	居家护理的护士（$n=1\,348$ 对）	$k=0.49$[40]
N.E One Can Stage 数字系统	照片评估	医疗专业人员和学生（$n=101$）	$ICC=0.794,95\%CI:0.697\sim0.862$[10]
N.E.1 伤口评估工具	照片评估	注册护士（$n=94;n=30$ 张照片）	$ICC=0.892,95\%CI:0.840\sim0.927$[41]

提高医疗专业人员的压力性损伤分类技能

大量研究表明，健康专业教育有助于提高压力性损伤分类的准确性。例如，Briggs（2006）[9] 让注册护士参与一项包含理论背景信息和对压力性损伤照片进行分类的教育项目后，建立起了改进后的分类/分期。Young 等（2011）[10] 还发现，参加教育项目对医疗专业人员（正确率分别为 63.5% 与 70.7%）和护理专业学生（正确率分别为 52.3% 与 67%）的分类/分期有显著提高。Ham 等（2015）[12] 发现，参与过包含压力性损伤视觉插图讲座的急诊科护士，使用 EPUAP 分类系统去识别和分类/分期压力性损伤（在图像上），获得了显著的提升。类似的结果也在 Lee 等（2016）[13] 的研究中体现：临床护士（$n=407$）在利用压力损伤图像进行鉴别诊断的能力（$P<0.001$）和分类水平（$P<0.001$）均展现了明显的进步。该研究中提及的教育内容包含理论讲座和案例研究[13]（5 级证据）。

Beeckman 等（2010）[14] 报告了专为提升鉴别、诊断压力性损伤分类能力、名为压疮分类（PU-CLAS）教育工具的教育课程的有效性。将临床护士随机分为两组：对照组（$n=559$）和干预组（$n=658$），对照组（$n=559$）接受 15min 的 EPUAP 分类系统教育；干预组（$n=658$）接受 PUCLAS 教育计划。这项计划包括 60min 的展示压力性损伤分类定义的讲座、图像、视频，两组测试人员都接受了关于压力性损伤与潮湿性皮炎的 40 例分类测试，包括预先测试和培训后测试。两组间在基线值上的诊断和分类技能差异无显著性（$P=0.82$）；然而，干预组在干预后显示出优于对照组的技能（62.8% vs 53%，$P<0.000\,1$，$OR=1.50,95\%CI:1.40\sim1.61$）[14]（5 级证据）。通过这个研究，该项教育项目已经进一步发展成为一个电子学习包（PuClas4）[42]。

Tschannen 等（2016）[11] 提出，增加一个标准的教学法讲座，通过参与机构的每月压力性损伤风险、患病率和发生率监测项目，可以显著提高护生正确识别压力性损伤的类别/分期的能力。在一项比较研究中，同时接受讲座和实践技能教育的护生比仅接受讲座的护生更能正确识别压力性损伤（所有类别/分期），$P<0.000\,1$，前者正确率为 69.47%，后者正确率为 60.29%。在鉴别 Ⅱ 类/期压力性损伤（$P=0.001$）和可疑深部组织损伤（$P=0.006$）方面也有显著改善[11]（5 级证据）。

三、常用的压力性损伤分类系统

不同压力性损伤分类系统的准确性比较资料较少。Russell 等（2001）[43] 检查了压力性损伤专家、组织活力专家和临床护理专家（$n=200$）对 30 张压力性损伤照片进行分类的准确性进行了检验。研究了两种分类系统：EPUAP 分类系统和完整的四位数斯特林分类工具[43]。研究表明，使用这两种分类系统的分类缺乏一致性，使用 EPUAP 系统时的一致水平更高（61.9% vs 30.2%）。然而，研究探索了不常用的分类系统，21 世纪以来的研究，压力性损伤的分类有了很大的进步。最值得注意的是，该研究指出，受过压力性损伤或组织活力方面专业训练的人对进一步发展分类系统知识有更高的兴趣（4 级证据）。

一般情况下，一个特定的医疗系统倾向于采用单一的压力性损伤分类系统。表 12-5 和表 12-6 介绍了欧洲、泛太平洋和美国常用的分类系统。这些系统包括由美国国家压疮咨询小组（NPUAP 现在是 NPIAP）在 1989 年、2007 年和 2016 年开发的分类系统[28,44,45]。还有 NPUAP-EPUAP 国际分类系统，该系统改编自 2007 年 NPUAP 系统，并在 2009 年和 2014 年国际指南中发布，以及世界卫生组织（WHO）制订的疾病报告国际标准。在临床环境中，最常用的分类系统来源于 NPIAP 系统，而行政管理人员通常采用 WHO-ICD 分类系统。如表 12-5 和表 12-6 所示，

表 12-5　欧洲和泛太平洋地区常用压力性损伤分类系统中的定义比较

国际 NPUAP/EPUAP 压力性损伤分类系统 (2009,2014) [1]	WHOICD-10 (2016) [46]	WHOICD-11 (2018) [47] 同义词:压疮、压力性损伤、褥疮	ICD-11-澳大利亚修正 (AM) (2019) [48]
I 类/期 压力性损伤:不变白的红斑 皮肤完整,局部区域有不变白的红斑,通常在骨隆突处。深色皮肤可能没有明显的变白,其颜色可能与周围区域不同。与邻近组织相比,该区域可能有疼痛、坚硬、柔软、更热或更凉。可在深色皮肤的人身上可能不易察觉此期。可预示"处于危险中"的个体(危险的预兆)	**L89.0 I 期褥疮和受压区域** 在浅色皮肤上表现为局部区域持续发红(红斑);而在深色皮肤上,可表现为持续的红色、蓝色或紫色改变。此期皮肤没有受损,更热或更凉。仅限于红斑	**EH90. 0 压力性损伤 I 级** 压力性损伤 I 级是皮肤溃疡的前兆。皮肤完整,局部区域有不变白的红斑,通常在骨隆突处。与邻近组织相比,该区域可能有疼痛。在深色皮肤上可能不易察觉,但受影响区域的颜色可能与周围皮肤不同。I 级压力性损伤可能提示患者有进展为开放性溃疡的风险	**L89. 0 压力性损伤 I 期** 皮肤完整,局部区域有不变白的红斑,通常在骨隆突处。深色皮肤可能没有明显的变白,其颜色可能与周围区域不同。与邻近组织相比,该区域可能有疼痛、坚硬、柔软、更热或更凉。
II 类/期 压力性损伤:部分皮层缺失 真皮层部分缺失,表现为表浅的开放性溃疡,伤口床呈粉红色,无腐肉,也可表现为完整或破损的浆液性水疱。此类/期表现为有光泽或干燥的浅表性溃疡,无腐肉或淤伤*,不用于描述皮肤撕脱伤、烧伤、会阴部皮炎、浸渍或表皮剥脱 *瘀伤提示可疑深部组织损伤	**L89. 1 II 期褥疮** 褥疮(压力性损伤)伴有擦伤、水疱,表皮和/或真皮部分皮层缺失,皮肤失去 NOS 活性	**EH90. 1 压力性损伤 2 级** 真皮层部分缺失,表现为表浅的开放性溃疡,伤口床呈粉红色或红色,无腐肉,也可表现为完整的充满血清或浆液的水疱。此类别不用于描述皮肤撕脱伤、烧伤、失禁相关性皮炎、浸渍或表皮脱落	**L89. 1 压力性损伤, II 期** 真皮层部分缺失,表现为表浅的开放性溃疡,伤口床呈粉红色,无腐肉,也可表现为完整或开放/破损的浆液性水疱
III 类/期:全层皮肤缺失 全层组织缺失,可见皮下脂肪,但未见骨骼、肌腱或肌肉。可有腐肉,但并不影响观察组织缺失的深度。也可有潜行和窦道。此类/期溃疡的深度因解剖部位而异;在皮下脂肪少或没有皮下组织、溃疡可能较浅;相反,脂肪丰富的区域的溃疡可发展为极深的溃疡。骨骼/肌腱不可见或不能直接触及	**L89. 2 III 期褥疮** 褥疮(压力性损伤)伴有全层皮肤缺失,包括皮下组织损伤或坏死,延伸至筋膜	**EH90. 2 压力性损伤 3 级** 全层皮肤缺失,可见皮下脂肪,肌腱或肌肉。可有腐肉,但并不影响观察组织缺失的深度;也可有潜行和窦道。此期溃疡的深度因解剖位置而异;在皮下脂肪少或没有皮下组织、溃疡可能较浅;相反,脂肪丰富的区域的溃疡可发展为极深的溃疡	**L89. 2 压力性损伤 III 期** 全层组织缺失,可见皮下脂肪,但未见骨骼、肌腱或肌肉。可有腐肉,但并不影响观察组织缺失的深度

续表

国际 NPUAP/EPUAP 压力性损伤分类系统（2009,2014）[1]	WHOICD-10(2016)[46]	WHOICD-11 (2018)[47]　同义词：压疮,压力性损伤,褥疮	ICD-11-澳大利亚修正（AM）(2019)[48]
IV类/期：全层组织缺失 全层组织缺失，暴露骨骼，肌腱或肌肉。伤口的某些部位可能会有腐肉或焦痂，通常存在潜行和窦道。此类/期损伤的深度因解剖位置而异。鼻梁、耳、枕部和足踝处没有皮下组织，溃疡可能较浅。可发展至肌肉和/或支撑结构（如筋膜、肌腱或关节囊）而可能导致骨髓炎的发生。可见或可直接触及外露的天然（生物）覆盖物"，不应去除	L89.3 IV期褥疮 褥疮（压力性损伤）伴有肌肉，骨骼或支撑结构（即肌腱或关节囊）的坏死	EH90.3 压力性损伤 4 级 皮肤和皮下组织全层缺失，可见或可直接触及肌肉，肌腱或骨骼。可有腐肉或焦痂。此期损伤的深度因解剖位置而异：在皮下脂肪很少或没有的区域（如鼻梁、耳、枕部和足踝）可能较浅，但在脂肪丰富的区域可发展成较深的溃疡，且经常破坏邻近组织	L89.3 压力性损伤 IV 期 全层组织缺失，暴露骨骼，肌腱或肌肉，焦痂口床的某些部位可能会有腐肉或焦痂，通常存在潜行和窦道。此期压力性损伤的深度因解剖位置而异
不可分期：深度未知 全层组织缺失，溃疡基底部被腐肉（黄色，褐色，灰色，绿色或棕色）和/或焦痂（褐色，棕色或黑色）覆盖。只有彻底去除腐肉和/或焦痂，才能确定真正的深度，因此无法确定分类/期。足跟部稳定的焦痂（干燥，黏附，完整，无红斑或波动）可作为"身体的天然（生物）覆盖物"，不应去除	没有类似的分类 —	EH90.5 压力性损伤不可分级 压力性损伤伴全层皮肤缺失，溃疡的实际深度完全被腐肉（黄色，褐色，灰色，绿色或棕色）和/或焦痂（褐色，棕色或黑色）所掩盖。只有彻底去除腐肉和/或焦痂，才能确定是 3 级还是 4 级压力性损伤	L89.4 压力性损伤不可分期 全层皮肤和组织缺失，溃疡基底部被腐肉（黄色，褐色，灰色，绿色或棕色）和/或焦痂（褐色，棕色或黑色）所覆盖。只有彻底去除腐肉和/或焦痂，才能进行分期。不包括暴露/清除后重新分为 III 期或 IV 期的压力性损伤
可疑深部组织损伤：深度未知 由于压力和/或剪切力造成的皮下组织损伤，局部皮肤完整的皮肤出现紫色或栗色改变，或充血性水疱。与邻近组织相比，该区域可有疼痛，坚硬，松软，更热或更凉。深部组织损伤可能很难在肤色较深的个体中发现。深色皮肤的口床可发展成一个薄薄的水疱，进一步被薄痂覆盖。即使采取很好的治疗，也可能迅速发展至多组织暴露	没有类似的分类 —	EH90.4 可疑深部组织压力性损伤，深度未知 由于压力或剪切力造成的软组织损伤，预计会发展为深部压力性损伤，但尚未发生。受影响的皮肤通常会变为紫色或栗色，并可能出现充血性水疱。可能会有疼痛和水肿。与邻近组织相比，可能更热或更凉。即使采取很好的治疗，也会迅速发展成深度溃疡	L89.5 可疑深部组织损伤，深度未知 由于压力和/或剪切力造成的皮下组织损伤，局部完整的皮肤出现紫色或褐色改变，或充血性水疱。与局部近组织相比，该区域可有疼痛，坚硬，松软，潮湿，更热或更凉。深部组织损伤可能很难在肤色较深的个体中发现。深色的口床可发展形成一个薄薄的水疱，进一步被薄痂覆盖。即使采取很好的治疗，也可能迅速发展至多层组织暴露。不包括压力性损伤暴露，也可能迅速清创后重新分为 I - IV 期的压力性损伤

表12-6　美国常用压力性损伤分类系统中的定义比较

NPUAP 分类系统(2016.4)[28,49]	美国 CMS 长期护理(2019.10.1)[50]	美国 ICD-10-CM(2020 年发布)[51] 2019.10.1—2020.9.30
压力性损伤:是指由于强烈和/或长时间的压力或压力联合剪切力所致的皮肤和皮下软组织的局限性损伤,通常发生在骨隆突处或与医疗或其他器械有关。可以表现为完整的皮肤或开放性溃疡,可能会有疼痛。软组织对压力和剪切力的耐受力也可能受微环境、营养、灌注,并发症和组织状态的影响	压力性损伤:是指由于强烈和/或长时间的压力或压力联合剪切力所致皮肤和/或皮下组织的局限性损伤,通常发生在骨隆突处,可能会合并疼痛(M-4 页)	根据严重程度将压力性损伤进行分期,分为 1~4 期,深部组织损伤压力性损伤,未明确的分期,不可分期(55 页)
1 期压力性损伤:皮肤完整,不变白的红斑 皮肤完整,局部出现不变白的红斑,在深色皮肤上的表现可能不同。在出现可见的变化之前,可能出现变白的红斑或有皮肤感觉、温度或硬度的改变。颜色变化不包括紫色或栗色改变	**1 期压力性损伤(M0300A)** 完整皮肤,出现可见的,与压力有关的皮肤改变,与身体的相近或相对区域相比,可能包括以下一个或多个参数的变化:皮肤温度(发热或发凉);组织一致性(坚硬或柔软);感觉(疼痛,瘙痒);和/或在浅色皮肤上的损伤可能会表现为持续发红的区域,而在颜色较深的皮肤上,蓝色或紫色(M-11 页)	**1 期压力性损伤(L89.XX1)** 定义与之前的 ICD-10 版本相同 XX=解剖位置代码
2 期压力性损伤:部分皮层缺失,伴有真皮层暴露 部分皮层缺失,伴有真皮层暴露。伤口床为有活力的,呈粉红色或红色,湿润;也可表现为完整或破损的浆液性水疱。脂肪和深层组织不可见,无肉芽组织、腐肉和焦痂不可见。损伤通常由骨盆处皮肤的不良微环境和剪切力及足跟处的剪切力所致。此期不应用于描述潮湿相关性皮炎(MASD),包括失禁相关性皮炎(IAD)、摩擦性皮炎(ITD)、医用黏胶相关性皮肤损伤(MARSI)或创伤性伤口(皮肤撕裂,烧伤,擦伤)	**2 期压力性损伤(M0300B)** 部分真皮层缺失,表现为浅表的开放性溃疡,伤口床为粉红色,无腐肉或焦痂;也可表现为完整或开放/破损的水疱(M-12 页)	**2 期压力性损伤(L89.XX2)** 定义与之前的 ICD-10 版本相同 XX=解剖位置代码
3 期压力性损伤:全层皮肤缺失 全层皮肤缺失,溃疡处可见脂肪,常见肉芽组织和表皮组织卷边,可有腐肉和/或焦痂存在。组织损伤的深度因解剖位置而异;脂肪丰富的区域会发展成深的伤口。可能存在潜行和窦道。可见肌腱、韧带、肌肉、软骨和/或骨骼未暴露。如果腐肉或焦痂掩盖了组织缺失的深度,属于不可分期压力性损伤	**3 期压力性损伤(M0300C)** 全层组织缺失。可有腐肉。可见皮下脂肪,但骨骼、肌腱、肌肉未暴露。可能不会掩盖组织缺失的深度。存在潜行和窦道(M-14 页)	**3 期压力性损伤(L89.XX3)** 定义与之前的 ICD-10 版本相同 XX=解剖位置代码

续表

NPUAP 分类系统 (2016.4) [28,49]	美国 CMS 长期护理 (2019.10.1) [50]	美国 ICD-10-CM (2020 年发布) [51] 2019.10.1—2020.9.30
4 期压力性损伤：全层皮肤和组织缺失 全层皮肤和组织缺失，溃疡处可见或可直接触及筋膜、肌肉、肌腱、韧带、软骨或骨骼。可见腐肉和/或焦痂，常出现卷边、潜行和/或窦道。组织损伤的深度因解剖位置而异。如果腐肉或焦痂掩盖了组织缺失的深度，属于不可分期压力性损伤	**4 期压力性损伤 (M0300D)** 全层组织缺失，骨骼、肌腱、肌肉外露。伤口床的某些部位可能有腐肉或焦痂，常存在潜行和窦道 (M-18 页)	**4 期压力性损伤 (L89.XX4)** 定义与之前的 ICD-10 版本相同 XX = 解剖位置代码
不可分期压力性损伤：被覆盖的全层皮肤和组织缺失 全层皮肤和组织缺失，由于被腐肉或焦痂覆盖，无法确定组织损伤的程度。如果清除腐肉或焦痂，就会显示 3 期或 4 期的压力性损伤。位于足跟或缺血肢体上稳定的焦痂（即干燥、黏附、无红斑或波动）不应软化或去除	**不可分期压力性损伤与腐肉和/或焦痂有关 (M0300F)** 由于伤口床被腐肉或焦痂覆盖，已知溃疡但不可分期。腐肉组织：无活性的黄色、褐色、灰色、绿色或棕色组织，通常是潮湿的，质地柔软，有黏性；可附着于伤口的基底部或在伤口床上呈块状分布。焦痂组织：坏死或失活的组织，质地硬或软，通常是黑色、棕色或褐色，可能成痂状；常牢牢固地附着在伤口底部/边缘 (M-21 页)	**不可分期压力性损伤 (L89.XX0)** 不可分期压力性损伤代码 (L89.XX0) 的判定以临床医疗文件为依据，用于临床不能直接确定分期的压力性损伤（例如溃疡被焦痂覆盖或已用皮肤或肌肉移植治疗）。此代码不应与未明确分期 (L89.XX9) 相混淆。当没有关于压力性损伤分期的记录时，判定为未明确的分期相应的代码 (L89.XX9)(55 页)
深部组织压力性损伤：持续不变白的深红色、栗色或紫色改变 皮肤完整或部分缺失，局部区域有持续发红的深红色、栗色、紫色改变，或表皮分离后显暗色的伤口床或充血性水疱。在皮肤颜色变化之前，通常有疼痛和皮温改变。深色皮肤上的颜色改变可能不同。这种损伤是由于骨-肌肉界面受到强烈和/或长时间的压力和剪切力造成的。伤口可能迅速发展并暴露有组织损伤的实际程度，也可能在不伴有组织损伤的情况下愈合。如果可见坏死组织、皮下组织、肉芽组织、筋膜、肌肉或其他底层结构，则表明是全层压力性损伤（不可分期，3 期或 4 期）。不要用深部组织压力性损伤描述血管性、创伤性、神经性病变或皮肤病	**不可分期压力性损伤与深部组织损伤有关** 深部组织损伤：由于皮下软组织损伤而使完整的皮肤变色而形成紫色或栗色的伤口床或血疱。与邻近组织区域相比，该区域可能形成栗色或紫色改变，潮湿、松软、更热或更凉 (M-24 页)	**压力引起的深部组织损伤 (L89.XX6)** 对于压力引起的深部组织损伤或深部组织压力性损伤，判定为压力引起的深部组织损伤相应的代码 (L89.XX6)(56 页)
没有类似的分类	**与不可移除的敷料/设备相关的不可分期的压力性损伤/损伤 (M0300E)** 已知存在压力性损伤/损伤，但由于敷料/设备不能移动而未作分期。不可移除的敷料/设备包括不能被移除的重要外科敷料、矫形设备或石膏 (M-20 页)	**没有类似的分类**

虽已提供长期照护的定义，CMS 为所有急性期后照护机构统一了压力性损伤/损伤的定义。

不同的分类系统在术语方面有国别和特定环境差异。随着我们对压力性损伤病因学和临床评估的知识不断提高，压力性损伤分类系统也在不断完善。当前的系统是相似的，只是术语和定义上略有不同。下面将对这些系统进行比较和对比。鼓励临床医生使用他们医疗体系中采用的系统，以确保体系内的一致性和报告的可比性。

【参考文献】

1. National Pressure Ulcer Advisory Panel (NPUAP), European Pressure Ulcer Advisory Panel (EPUAP), Pan Pacific Pressure Injury Alliance (PPPIA), Prevention and Treatment of Pressure Ulcers: Clinical Practice Guideline. 2014: Emily Haesler (Ed.) Cambridge Media: Osborne Park, WA.

2. Ayello EA, Cordero GM, Sibbald RG. Survey Results from Canada and Some Latin America Countries: 2016 National Pressure Ulcer Advisory Panel Changes in Terminology and Definitions. Adv Skin Wound Care, 2017; 30(2): 71-76.

3. Ayello EA, Delmore B, Smart H, Sibbald RG. Survey results from the Philippines: NPUAP changes in pressure injury terminology and definitions. Adv Skin Wound Care, 2018; 31(1): 601-606.

4. Mahoney M, Rozenboom B, Doughty D, Smith H. Issues related to accurate classification of buttocks wounds. J Wound Ostomy Continence Nurs, 2011; 38(6): 635-642.

5. Black J, Alves P, Brindle CT, Dealey C, Santamaria N, Call E, Clark M. Use of wound dressings to enhance prevention of pressure ulcers caused by medical devices. Int Wound J, 2015; 12: 322-327.

6. Hart S, Bergquist S, Gajewski B, Dunton N. Reliability testing of the National Database of Nursing Quality Indicators pressure ulcer indicator. J Nurs Care Qual, 2006; 21(3): 256.

7. Defloor T, Schoonhoven L. Inter-rater reliability of the EPUAP pressure ulcer classification system using photographs. J Clin Nurs, 2004; 13(8): 952-959.

8. Defloor T, Schoonhoven L, Katrien V, Weststrate J, Myny D. Reliability of the European Pressure Ulcer Advisory Panel classification system. J Adv Nurs, 2006; 54(2): 189-198.

9. Briggs S-L. How accurate are RGNs in grading pressure ulcers? Br J Nurs, 2006; 15(22): 1230-1234.

10. Young DL, Estocado N, Landers MR, Black J. A pilot study providing evidence for the validity of a new tool to improve assignment of national pressure ulcer advisory panel stage to pressure ulcers. Adv Skin Wound Care, 2011; 24(4): 168-175.

11. Tschannen D, McKay M, Steven M. Improving pressure ulcer staging accuracy through a nursing student experiential interventiom. J Nurs Educ, 2016; 55(5): 266-70.

12. Ham WHW, Schoonhoven L, Schuurmans MJ, Veugelers R, Leenen LPH. Pressure ulcer education improves interrater reliability, identification, and classification skills by emergency nurses and physicians. J Emerg Nurs, 2015; 41(1): 43-51.

13. Lee YJ, Kim JY. Effects of pressure ulcer classification system education programme on knowledge and visual differential diagnostic ability of pressure ulcer classification and incontinence-associated dermatitis for clinical nurses in Korea. Int Wound J, 2016; 13(1): 26-32.

14. Beeckman D, Schoonhoven L, Fletcher J, Furtado K, Heyman H, Paquay L, De Bacquer D, Defloor T. Pressure ulcers and incontinence-associated dermatitis: effectiveness of the Pressure Ulcer Classification education tool on classification by nurses. Qual Saf Health Care, 2010; 19(5): e3.

15. Farid K, Winkelman C, Rizkala A, Jones K. Using temperature of pressure-related intact discolored areas of skin to detect deep tissue injury: An observational, retrospective, correlational study. Ostomy Wound Manage, 2012; 58(8): 20-31.

16. Bates-Jensen BM, McCreath HE, Pongquan V. Subepidermal moisture is associated with early pressure ulcer damage in nursing home residents with dark skin tones: Pilot findings. J Wound Ostomy Continence Nurs, 2009; 36(3): 277-284.

17. Tew C, Hettrick H, Holden-Mount S, Grigsby R, Rhodovi J, Moore L, Ghaznavi AM, Siddiqui A. Recurring pressure ulcers: Identifying the definitions. A National Pressure Ulcer Advisory Panel white paper. Wound Repair Regen, 2014; 22(3): 301-304.

18. Baumgarten M, Margolis D, van DC, Gruber-Baldini A, Hebel J, Zimmerman S, Magaziner J. Black/White differences in pressure ulcer incidence in nursing home residents. J Am Geriatr Soc, 2004; 52(8): 1293-1298.

19. VanGilder C, MacFarlane GD, Meyer S. Results of nine international pressure ulcer prevalence surveys: 1989 to 2005. Ostomy Wound Manage, 2008; 54(2): 40-54.

20. Meehan M. Multisite pressure ulcer prevalence survey. Decubitus, 1990; 3(4): 14-7.

21. Meehan M. National pressure ulcer prevalence survey. Adv Wound Care, 1994; 7(3): 27-30, 34, 36-8.

22. Lyder CH, Yu C, Stevenson D, Mangat R, Empleo-Frazier O, Emerling J, McKay J. Validating the Braden Scale for the prediction of pressure ulcer risk in blacks and Latino/Hispanic elders: a pilot study. Ostomy Wound Manage, 1998; 44(3A Suppl): 42S.

23. Lyder CH, Yu C, Emerling J, Mangat R, Stevenson D, Empleo Frazier O, McKay J. The Braden Scale for pressure ulcer risk: evaluating the predictive validity in Black and La-

tino/Hispanic elders. Appl Nurs Res,1999;12(2):60-8.

24. Barczak CA,Barnett RI,Childs EJ,Bosley LM. Fourth national pressure ulcer prevalence survey. Adv Wound Care,1997;10(4):18-26.

25. Baumgarten M,Margolis DJ,Selekof JL,Moye N,Jones PS,Shardell M. Validity of pressure ulcer diagnosis using digital photography. Wound Repair Regen,2009;17(2):287-290.

26. Rosen J,Mittal V,Degenholtz H,Castle N,Mulsant B,Nace D,Rubin F. Pressure ulcer prevention in black and white nursing home residents:A QI initiative of enhanced ability,incentives,and management feedback. Adv Skin Wound Care,2006;19(5):262-269.

27. McCreath HE,Bates-Jensen BM,Nakagami G,Patlan A,Booth H,Connolly D,Truong C,Woldai A. Use of Munsell color charts to measure skin tone objectively in nursing home residents at risk for pressure ulcer development. J Adv Nurs,2016;72(9):2077-2085.

28. National Pressure Ulcer Advisory Panel. *NPUAP Pressure Injury Stages*. 2016 [cited September 2019];Available from:https://cdn. ymaws. com/npuap. site-ym. com/resource/resmgr/npuap_pressure_injury_stages. pdf.

29. Coyer FM,Stotts NA,Blackman VS. A prospective window into medical device-related pressure ulcers in intensive care. Int Wound J,2014;11(6):656-64.

30. Teno JM,Gozalo P,Mitchell SL,Kuo S,Fulton AT,Mor V. Feeding tubes and the prevention or healing of pressure ulcers. Arch Intern Med,2012;172(9):697-701.

31. Bell MA. Severe indwelling urinary catheter-associated urethral erosion in four elderly men. Ostomy Wound Manage,2010;56(12):36-39.

32. National Pressure Ulcer Advisory Panel. *Mucosal Pressure Ulcers:An NPUAP Position Statement*. 2008;Available from:http://www. npuap. org/wp-content/uploads/2012/01/Mucosal_Pressure_Ulcer_Position_Statement_final. pdf.

33. Mucous Membrane Task Force of the NPUAP. *Mucosal Pressure Ulcers:An NPUAP Position Statement*. 2008 [cited October 2019];Available from:https://cdn. ymaws. com/npuap. site-ym. com/resource/resmgr/position_statements/mucosal_pressure_ulcer_posit. pdf.

34. Reaper S,Green C,Gupta S,Tiruvoipati R. Inter-rater reliability of the Reaper Oral Mucosa Pressure Injury Scale(ROMPIS):A novel scale for the assessment of the severity of pressure injuries to the mouth and oral mucosa. Aust Crit Care,2017;30(3):167-171.

35. Bååth C,Hall-Lord M-L,Idvall E,Wiberg-Hedman K,Wilde Larsson B. Interrater reliability using Modified Norton Scale,Pressure Ulcer Card,Short Form-Mini Nutritional Assessment by registered and enrolled nurses in clinical practice. J Clin Nurs,2008;17(5):618-626.

36. Bergquist-Beringer S,Gajewski B,Dunton N,Klaus S. The reliability of the National Database of Nursing Quality Indicators pressure ulcer indicator:A triangulation approach. J Nurs Care Qual,2011;26(4):292-301.

37. Jesada EC,Warren JI,Goodman D,Iliuta RW,Thurkauf G,McLaughlin MK,Johnson JE,Strassner L. Staging and defining characteristics of pressure ulcers using photographs by staff nurses in acute care settings. J Wound Ostomy Continence Nurs,2013;40(2):150-156.

38. Sarhan F. Use of digital images in the assessment and treatment of pressure ulcers in patients with spinal injuries in community settings. J Telemed Telecare,2010;16(4):207-210.

39. Nixon J,Thorpe H,Barrow H,Phillips A,Andrea Nelson E,Mason SA,Cullum N. Reliability of pressure ulcer classification and diagnosis. J Adv Nurs,2005;50(6):613-623.

40. Bours GJ,Halfens RJ,Lubbers M,Haalboom JR. The development of a national registration form to measure the prevalence of pressure ulcers in The Netherlands. Ostomy Wound Manage,1999;45(11):28.

41. Lilly D,Estocado N,Spencer-Smith JB,Englebright J. Validation of the NE1 wound assessment tool to improve staging of pressure ulcers on admission by registered nurses. J Nurs Meas,2014;22(3):438-50.

42. Beeckman D. ,European Pressure Ulcer Advisory Panel. *PuClas4 eLearning Module*. 2017 [cited October 2019];Available from:https://puclas4. ucvvgent. be/.

43. Russell LJ,Reynolds TM. How accurate are pressure ulcer grades? An image-based survey of nurse performance. J Tissue Viability,2001;11(2):67.

44. No author listed. Pressure ulcers prevalence,cost and risk assessment:consensus development conference statement-The National Pressure Ulcer Advisory Panel. Decubitus,1989;2(2):24-28.

45. Black J,Baharestani MM,Cuddigan J,Dorner B,Edsberg L,Langemo D,Posthauer ME,Ratliff,C. ,Taler G,National Pressure Ulcer Advisory Panel. National Pressure Ulcer Advisory Panel's updated pressure ulcer staging system. Adv Skin Wound Care,2007;20(5):269-274.

46. World Health Organization. *ICD-10(Version:2016)*. 2016 [cited January 2019];Available from:https://icd. who. int/browse10/2016/en.

47. World Health Organization. *ICD-11 for Mortality and Morbidity Statistics(Version:04/2019)*. 2018 [cited January 2019];Available from:https://icd. who. int/browse11/l-m/en.

48. National Centre for Classification in Health,*International Statistical Classification of Diseases and Related Health Problems,Tenth Revision,Australian Modification*. 11th

ed. 2019.

49. Edsberg LE, Black JM, Goldberg M, McNichol L, Moore L, Sieggreen M. Revised National Pressure Ulcer Advisory Panel Pressure Injury Staging System: Revised Pressure Injury Staging System. J Wound Ostomy Continence Nurs, 2016;43(6):585-597.

50. Centers for Medicare & Medicaid Services, Long-Term Care Facility Resident Assessment Instrument 3. 0 User's Manual. 2019. Version 1. 17:129. 2019: https://downloads. cms. gov/files/mds-3. 0-rai-manual-v1. 17. 1_october_ 2019. pdf.

51. Centers for Disease Control and Prevention, ICD-10-CM Official Guidelines for Coding and Reporting-FY 2020. 2019: https://www. cdc. gov/nchs/data/icd/10cmguidelines-FY2020_ final. pdf.

第 13 章　压力性损伤评估和愈合监测

【前言】

对患者及其压力性损伤进行综合评估有助于制订最适当、最全面的管理计划。对伤口愈合的持续监测为压力性损伤治疗计划以及整体管理计划提供了评估依据。如指南中本章所述,伤口愈合的有效评估和监测以科学原则为基础的。

【临床问题】

指导本章制订的临床问题是:

1. 评估压力性损伤准确而有效的策略是什么?

2. 随着时间的变化,监测压力性损伤愈合准确而有效的策略是什么?

3. 最常见的识别和使用的压力性损伤评估/监测工具/量表是什么? 它们之间是什么关系?

4. 哪些压力性损伤监测工具对时间的变化最敏感,最能准确地描述伤口的愈合轨迹(即愈合、恶化和停滞)?

一、压力性损伤患者的评估

除了对患者的压力性损伤进行评估外,还应对患者及其自身的愈合能力和有无发生其他压力性损伤的风险进行评估(参见推荐意见 10.4~10.8)。

> **10.1　对于有压力性损伤的患者,进行全面的初始评估。(GPS)**

〖实施注意事项〗

1. 全面评估应包括以下内容:①完整的健康/医疗、心理和社会史;②重点体检;③营养状况;④与压力性损伤相关的疼痛;⑤发生其他压力性损伤的风险;⑥健康相关生活质量(HRQoL)、自我护理技能和知识;⑦功能状态;⑧患者和康复环境可用的资源和支持;⑨患者及其非正式照顾者的护理价值观和目标;⑩遵守预防和管理计划的能力(专家意见)。

2. 全面评估包括患者主诉、重点体检和实验室检查(如病理学检查)和放射影像学检查。

〖讨论〗

对患者的评估包括识别和评估并发症和其他可能有助于患者康复的内在因素,应包括药物、营养状况、血管状况、移动和活动能力、体位、失禁情况和心理社会状况。本指南的其他章节概述了对患者具体部位评估的全面指导,包括:

1. 血管评估,包括组织灌注和感觉(参见第 9 章"足跟压力性损伤")。

2. 疼痛评估(参见第 14 章"疼痛评估和治疗")。

3. 营养状况评估(参见第 7 章"营养与压力性损伤防治")。

4. 压力性损伤风险评估(参见第 4 章"风险因素和风险评估")。

5. 移动和活动(参见第 8 章"体位变换和早期活动")。

6. 健康相关的生活质量、心理社会状况和知识(参见第 26 章"生活质量、自我护理和教育")。

对患者的评估还包括对影响其恢复能力的环境和资源的评估,也要考虑到可促进愈合的资源对于那些居住在社区的可能无法轻易获取资源的人群来说尤为重要。压力再分布支撑面、移动辅助设备和合适的座椅都是有利于患者的愈合的环境。在某些医疗机构,伤口护理用品的获取可能受到限制。对于环境的注意事项在第 10 章"支撑面"中进行讨论。

心理社会因素、压力性损伤的知识和信念会影响患者遵守治疗计划和进行自我护理的能力。对于生活在社区的患者,应该评估社会网络提供的支持。这些因素在第 26 章"生活质量、自我护理和教育"中进行了详细讨论。

确定患者及其非正式照顾者的愿望、目标和关注点是患者评估的重要部分[1-9]。

> **10.2　制订的治疗目标需与患者的价值观和目标一致,可通过患者的非正式照顾者收集信息,并制订支持其价值观和目标的治疗计划。(GPS)**

【实施注意事项】

1. 压力性损伤治疗方案应根据压力性损伤的临床情况和护理目标制订。压力性损伤的局部治疗方案在第 16 章、第 18~20 章中进行了讨论。

2. 对于临终关怀或姑息治疗的患者,考虑使用经过信效度测试的人群专用工具(如多伦多伤口症状评估系统)来确定患者需要解决的问题,包括疼痛、渗液、气味、瘙痒和外观[10](专家意见)。

3. 如果压力性损伤无法治愈或治疗不能使其完全愈合,考虑其他护理目标,包括减少压力性损伤的大小[11,12],提高生活质量[13]和/或减少伤口带来的相关问题(如渗液和气味)[11,12](5 级证据)。

【讨论】

作为本指南制订的一部分,编委会开展了一项关于患者和非正式照护者的国际调查,以确定护理目标[11,12],共有 1 233 名受访者(383 名有压力性损伤或有危险因素患者;850 照顾者)接受调查,要求每个人最多选择三个护理目标(图 13-1)。很少有受访者认为他们没有护理目标,强调医疗专业人员与患者及其非正式照护者一起确定需求和价值观并调整护理目标的重要性。调查结果表明,在治疗压力性损伤方面,患者更倾向于以减少压力性损伤的大小为目标,而不是以实现压力性损伤的完全愈合为目标;与非正式照护者相比,管理疼痛也像减少压力性损伤的大小一样有更多的患者将其作为护理目标($P < 0.000\ 1$),这表明照护者可能忽视了与压力性损伤相关的疼痛体验[11,12](5 级证据)。

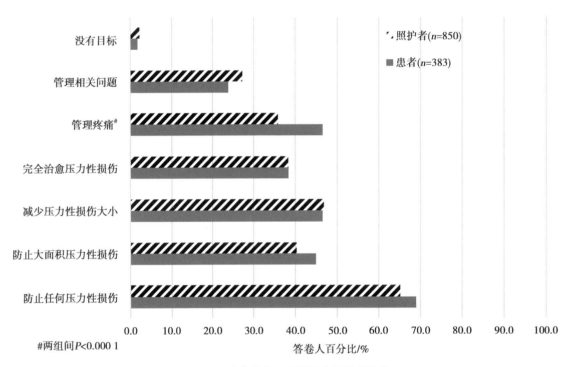

图 13-1　患者及非正式照护者的护理目标

在姑息治疗/临终关怀过程中设定的治疗目标

如果遵循患者的意愿,即使在姑息治疗阶段,治愈压力性损伤也可作为一个护理目标。如果压力性损伤无法治愈或治疗不能使其闭合/愈合,则应专注于提高生活质量为目标。有关患者在姑息性治疗和临终关怀中的各种需求的讨论,请参见第 3 章。

包括医学症状学、营养学和伤口管理的多学科方法可以提高在姑息治疗环境中压力性损伤治愈的可能性。Ruggeri 等(2016)[14]追踪接受家庭姑息治疗伴有压力性损伤的晚期癌症患者。在这项研究中,使用了多学科管理方法的压力性损伤患者中,有 42.3% 的完全愈合,另有 46% 的压力性损伤大小减少(4 级证据)。Sankaran 等(2015)[15]发现对接受家庭护理的癌症患者($n = 108$)提供卫生学,营养和变换体位方面教育,42.9% 的压力性损伤愈合和 23.8% 压力性损伤大小减少了(4 级证据)。

在接受临终关怀或姑息治疗的患者中,有些患者的压力性损伤会愈合,但并非全部患者[16,17]。未愈合的慢性压力性损伤仍然处于炎症状态,进一步降低了治愈的可能性[18]。然而,Masaki 等(2007)[19]发现压力性损伤愈合时间在癌症患者和非癌症患者之间没有统计学差异(3 级证据)。Mc-Nees 和 Meneses(2007)[20]分析了 36 000 个伤口评估,一半研究对象有癌症,一半没有癌症,将这两组患者平均分为压力性损伤组和非压力性损伤组。他们发现,与癌症患者相比(78% vs 44%,$P=0.018$),未患癌症患者治愈压力性损伤的比例要高得多(78% vs 44%,$P=0.018$)。患有癌症及未愈合伤口的患者比愈合伤口的患者有更多的危险因素(平均值 6.46 对 2.78)。然而,值得注意的是,有 44% 的癌症患者压力性损伤愈合[20](3 级证据)。

一个接受临终关怀的患者,如果他的身体各个系统正在衰退,那么他往往缺乏完全治愈压力性损伤所必需的生理资源。因此,护理的目的可能是维持或改善压力性损伤的状态,而不是治愈它[19]。当一个人濒临死亡时,皮肤可能是最先受到损害的器官之一,并可能最终和其他器官一起衰竭[13]。

Maida 等(2012)[21],在一项对晚期疾病患者的前瞻性研究($n=282$)中发现,18.9% 的 Ⅰ 类/期压力性损伤患者和 10.4% Ⅱ 类/期压力性损伤患者在死亡前做到了完全愈合。然而,只有 4%(1 名研究对象)Ⅲ 类/期压力性损伤表现出完全愈合,而Ⅳ类/期压力性损伤或不可分期压力性损伤的患者均未愈合(3 级证据)。在一个类似的研究中,患有绝症的疗养院患者接受临终关怀($n=11$ 764,其中 64 人有压力性损伤)被随访以评估愈合和导致压力性损伤发展的因素[22]。本研究发现部分 Ⅰ、Ⅱ 或 Ⅲ 类/期压力性损伤在死亡前愈合(分别是 46%,29.8% 和 20%);然而,没有Ⅳ 类/期压力性损伤或不可分期压力性损伤在死亡前愈合(4 级证据)。

因此,虽然对一些接受姑息治疗的人来说,治愈的可能性仍然不大,但不应假定所有接受临终治疗的人的压力性损伤都不会治愈。对于接受临终关怀的患者来说,监控压力性损伤是重要的一步为了提供舒适,减少伤口疼痛,缓解恶臭和渗液等症状。在许多情况下,随着死亡的临近和患者病情的恶化,压力性损伤可能会加重。当个体的身体状况恶化时,减少频繁的压力性损伤评估可有助于最小化患者的疼痛。

10.3　对于有压力性损伤的患者,尽管给予合适的局部伤口护理、压力再分布和营养支持,但 2 周内仍未表现出愈合迹象的,应再次进行综合性评估。(证据等级 = B2,推荐强度 = ↑↑)

【证据总结】

来源于 2 个 3 级证据的研究证据表明[23,24],接受适当护理的压力性损伤将在两周内显示愈合的迹象。一项研究[23]表明,在治疗的前两周内,Ⅲ 和 Ⅳ 类/期压力性损伤的大小减少 45%。

【实施注意事项】

1. 预期两周内出现压疮愈合的迹象[23,24](3 级证据)

2. 存在多种影响伤口愈合因素的情况下,调整愈合的预期[23,25-34](4 级证据)

【证据讨论】

如果在两周内看不到愈合的进展,应重新评估患者情况、压力性损伤和治疗计划。一般愈合迹象包括压力性损伤的长度、宽度和深度的减小,渗出液逐渐减少;和皮肤组织类型的变化,从缺少活力的组织(如焦痂和腐肉)到健康的再生组织(如肉芽组织和上皮化)。医疗专业人员在临床判定压力性损伤的愈合过程时,应特别警惕这些迹象。

关于压力性损伤愈合所需的时间没有明确的答案,因影响愈合的环境因素研究而异,就像它们因个体而异一样[33]。有证据表明,将两周作为预期痊愈的基准。在纵向研究($n=119$ 人,153 例压力性损伤),van Rijswijk 等(1993)[23]在 15 个月的研究持续时间内,指出压力性损伤在两周内没有显示至少大小减少 45% 或在四周减少 77%,则是不太可能治愈的。在这项研究中,压力性损伤使用 3% 过氧化氢处理,生理盐水冲洗,水胶体敷料减压和通过提供压力重新分布支持表面进行治疗,并在研究入选之前对接受过这些干预措施的患者重新评估(3 级证据)。虽然描述的压力性损伤的治疗并不能反映当前的最佳实践,但是该研究提供的证据表明,未能在两周内显示愈合迹象是一个指标,表明压力性损伤更有可能在没有治疗检查的情况下需要大量愈合时间。在第二项研究中[24],包括Ⅲ 或 Ⅳ 类/期压力性损伤($n=48$ 人,56 例压力性损伤),两周治疗后压力性损伤表面积减少的百分比与有可能完全愈合在统计学上显著相关($HR=7.67$,95% CI:2.271~25.96,$P=0.01$)[24](3 级证据)。

研究指出,压力性损伤愈合幅度最大的是在前 3 个月,这表明改善的迹象应在治疗的前几周明显[24,35]。这一结论得到了一项关于Ⅳ 类/期压力性损伤愈合($n=10$)小型分析的支持,该分析报告了达到 50% 大小减少的愈合时间的比例在 26.75% ~ 42.2%(根据初始伤口大小变化)[25]。

影响压力性损伤愈合的时间变量

多种因素影响愈合率和结果。可能影响愈合率的因素包括：①压力性损伤的分类/分期[32,33]；②压力性损伤的初始大小[23,25,31,36]；③营养状况[24,30,34]；④并发症[31]；⑤伤口感染和生物膜的存在（参见第 17 章"感染和生物膜"）；⑥治疗计划的充分性[26,30,33]。

Ⅱ类/期压力性损伤愈合时间比Ⅲ和Ⅳ类/期压力性损伤的愈合时间短。表 13-1 总结了文献中报道的愈合时间，指出了不同类别、不同阶段愈合时间的差异。Lynn 等（2007）[32]分析报告了疗养院居民的压力性损伤愈合时间，其中仅包括持续至少 30 天的压力性损伤（不包括 30 天内愈合的压力性损伤）。研究人员指出Ⅱ类/期压力性损伤在这项研究中几乎普遍在几周内愈合，导致他们被排除在分析之外以免混淆结果（4 级证据）。Bolton 等（2004）[33]的研究发现，平均愈合时间源自于那些在持续 12 周内完全愈合的压力性损伤，其中，61%为Ⅱ类/期压力性损伤和 36%的Ⅲ和Ⅳ类/期压力性损伤（$P<0.001$ 在类/期中）[33]（4 级证据）。

表 13-1　文献报道的压力性损伤愈合时间（天数的中位数，除非另有说明）

临床机构	Ⅱ类/期	Ⅲ和Ⅳ类/期
老年护理[32]（4 级证据）	51~52	140~150
老年护理、急救护理和社区护理[33]（4 级证据）	31±41	62±54
老年护理[31]（3 级证据）	46（95%CI:27~36)	
老年护理、急救护理和社区护理[27]（3 级证据）	18（平均 22.9,95%CI:20.47~25.37)	
急症护理、老年护理和康复护理[24]（4 级证据）	69	

压力性损伤的初始大小也会影响愈合所需的时间。在一项回顾性研究中，774 名患有Ⅱ类/期压力性损伤的老年人（$n=774$）[31]，Ⅱ类/期压力性损伤的平均愈合时间是 46 天（95%CI:42~50）。双变量生存分析表明，压力性损伤初始大小与达到完全愈合的时间显著相关，面积小的（$\leqslant 1cm^2$）压力性损伤需要 33 天（95%CI:27~6d)，面积中等的（$>1~4cm^2$）压力性损伤需要 53 天（95%CI:41~66d)，面积大的（$>4cm^2$）压力性损伤需要 73 天（95% CI 未建立）[31]（3 级证据）。Palese 等（2015）[27]也注意到愈合与压力性损伤大小有关，Ⅱ类/期压力性损伤表面积小于 3.1cm^2 平均愈合时间明显短于表面积大的患者（19.2d,95%CI:1.6~21.8d vs 31d,95% CI:26.4~35.6d,$P<0.001$)[27]（3 级证据）。在 Edsberg 等（2011）的纵向研究中[36]，调查预测伤口愈合时间的策略，每日评估Ⅲ或Ⅳ类/期压力性损伤持续 10d,之后每周评估一次至研究结束（42d）。基线的压力性损伤大小是愈合时间的显著预测因子（$P=0.023$），压力损伤越小，愈合时间越短。平均日愈合与初始压力性损伤大小显著相关（$P=0.3537$）[36]（4 级证据）。Brown 等（2000）[25]注意到，基线压力性损伤大小与Ⅳ类/期压力性损伤的愈合率之间有很强的相关性（相关系数$=0.806$），但仅包括 10 例压力性损

伤，不能从这个分析得出结论（4 级证据）。

大量研究发现并发症和营养状况对愈合时间有影响[24,27,28,30]。在 Bergstrom 等（2008）[31]进行的双变量生存分析中，并发症和营养状况与Ⅱ类/期压力性损伤完全愈合时间呈显著相关，包括周围水肿（$P=0.006$），温度高于 100°F（37.7℃;$P<0.001$），躁动（$P<0.001$），进食问题（$P<0.001$）和肥胖（$P=0.03$）。其他并发症包括认知障碍，日常生活活动能力（ADL）受损，肌酐和白蛋白水平，糖尿病或心力衰竭与愈合时间无统计学意义（均 $P>0.05$)[31]（3 级证据）。Van Rijswijk 等（1994）[24]提出的建模包括 56 例Ⅲ或Ⅳ类/期压力性损伤指出不良的营养状况基线与达到完全愈合的可能性存在较低显著相关（$HR=0.21,95\%CI$:0.052~0.85,$P=0.02$）。意识清晰[平均（54±9.1）d]比意识混乱或定向障碍[平均（139±28.7）d,$P=0.047$]相比愈合更快[24]（3 级证据）。在老年护理中心，Bliss 等（2017）[28]通过分析Ⅱ~Ⅳ类/期压力性损伤（$n=10861$）发现 ADL 缺陷与较低的愈合可能性显著相关。此外，患者的种族/民族被认定为与愈合显著相关。与肤色较浅的人相比，深色皮肤的患者的愈合率低于预期[28]（3 级证据）。Palese 等（2015）[27]发现一个双变量分析包括 270 例Ⅱ类/期压力性损伤发现愈合时间和糖尿病、类固醇治疗

和两个或更多并发症没有统计学的显著相关性[27]（3 级证据）。因此，不同的研究认为并发症影响愈合时间不同，可能与临床护理、压力性损伤的严重程度和每个分析中包含的协变量的选择有关。

二、压力性损伤的评估和监测

> 10.4 对压力性损伤进行初始评估后，至少每周再评估一次，以监测愈合进度。（GPS）

〖实施注意事项〗

1. 每次更换伤口敷料时，观察压力性损伤是否有迹象表明需要调整治疗方法（如伤口改善伤口恶化渗出液改变感染迹象或其他并发症）（专家意见）。

2. 有伤口恶化的迹象，立即处理（专家意见）。

3. 根据压力性损伤评估的结果制订最能促进愈合的干预措施，并评估这些干预措施随时间推移的有效性（专家意见）。

4. 当伤口没有按预期愈合时，考虑对伤口床组织进行进一步的诊断性检查（如组织活检）（专家意见）。

5. 记录压力性损伤评估的结果，以便进行持续的比较和确定伤口愈合的进展情况（见下文"五、压力性损伤愈合监测工具"）。

6. 教导患者及其非正式照护者监测其压力性损伤情况，并识别应向医疗专业人员报告的症状和体征（如局部和全身感染的迹象）（专家意见）。

〖讨论〗

建议用两周时间来评估愈合的进展。然而，如果临床需要，可以每周或更频繁评估，为医疗专业人员提供一个定期评估压力性损伤的机会，以尽早发现并发症，并相应地调整治疗计划。从事压力性损伤评估的医疗专业人员应接受适当的培训，进行伤口评估，熟悉受影响区域的解剖结构和组织类型，并能够评估伤口愈合的进展。

压力性损伤的评估包括压力性损伤大小和物理特征，这两方面在本章中都有更详细的讨论。经常在极少数情况下（例如在那些更复杂的压力性损伤或长时间未能愈合），可能需要额外的诊断性检查。组织活检可以帮助鉴别诊断（例如怀疑为恶性肿瘤），并可提高对愈合过程和愈合可能性的认识。不同表达水平的特异性伤口蛋白测定质谱和多重微量分析被用来预测伤口的愈合。Edsbeg 等

（2012）[37] 在一项纵向研究中发现，在伤口组织的不同部位（周围 vs 内部），21 种创伤蛋白的水平在愈合和未愈合的压力性损伤中存在显著性差异。以丙酮酸激酶同工酶 M1/M2，抑制蛋白-1，Ig lambda-1 链 C 区，Ig gamma-1 链 C 区在压力性损伤伤口床周围较伤口床内部处于较低水平。角蛋白、Ⅱ型细胞支架 6A（KRT6A），角蛋白Ⅰ型细胞支架 14，S100 钙结合蛋白 A7，α1-抗胰蛋白酶前体，血红蛋白 α 亚基，和血红蛋白亚基在伤口床周围比伤口床内部处于高水平（5 级证据）。同样，Taverna 等（2015）[38] 展示了在Ⅳ类/期压力性损伤愈合和不愈合伤口之间不同的钙调节蛋白解剖面。例如，钙粒蛋白 A 在不愈合伤口中更明显，而在愈合伤口中不明显（5 级证据）。

压力性损伤状态可以迅速改变。压力性损伤的大小、组织质量或伤口渗出液水平、感染迹象（参见第 17 章"感染和生物膜"）或其他并发症的变化所显示的改善或恶化均可提供当前治疗计划有效性的指标。应立即处理恶化的迹象。有压力性损伤的患者和/或他们的非正式照护者，特别是那些在社区中很少与医疗专业人员接触的人，应该获得关于他们希望的愈合轨迹的信息。患者应该意识到如何识别压力性损伤的愈合和恶化的迹象，并对应该引起健康专家注意的迹象和症状保持警惕[39,40]。

三、压力性损伤大小的评估和监测

> 10.5 始终选择统一的方法测量压力性损伤的大小和面积，有利于比较不同时期的伤口情况。（证据等级 = B2，推荐强度 = ↑↑）

〖证据总结〗

来源于中等质量[41]和低质量[42] 4 级证据的两项研究证据表明，伤口描绘法在计算压力性损伤大小方面的结果与直尺法相似。一项低质量 4 级证据的研究[43]证据表明，两种不同的伤口周长描绘法和伤口表面积计算方法在伤口表面积方面表现出显著不同的结果；然而，两种方法在监测伤口大小随时间的变化方面同样有效。这些研究表明，不同的伤口测量方法都是可以接受的，但在重复测量时使用相同的技术是重要的。

〖实施注意事项〗

1. 在测量或探测伤口深度、窦道或潜行前清

洗伤口(专家意见)。

2. 使用标准无菌技术/清洁技术(而不是外科无菌技术)来测量大多数压力性损伤。接触创面的尺子应清洁,一次性使用,避免微生物交叉污染。用于探测深度、窦道或潜行的仪器或拭子应无菌(专家意见)。查阅第 29 章"术语",了解无菌的定义。

3. 如果压力性损伤的形状是不规则的,应优先使用伤口描绘法,而不是直尺法[42,44,45](3 级和 4 级证据)。

4. 在伤口测量时,将患者置于固定的居中体位(专家意见)。

5. 记录患者在压力性损伤测量过程中的位置,以便在重复测量时可实现一致性可重复性(专家意见)。

6. 在探查伤口床深度或确定窦道或潜行的程度时,应注意避免造成组织损伤(专家意见)。

7. 为评估和监测愈合情况而进行数字伤口测量和摄影的医疗专业人员应接受设备正确使用的培训(专家意见)。

8. 记录伤口测量的结果,以便进行持续比较并确定伤口愈合的进展。应使用有效和可靠的工具来监测压力性损伤大小的变化(见下文"五、压力性损伤愈合监测工具")。

〖证据讨论〗

压力性损伤的定量测量是评估伤口大小,包括表面积和体积最准确的方法。定期使用相同的测量方法进行重新评估,可以对愈合进展进行客观评估。在临床实践中,应该选择一种平衡有效性、可靠性和临床实用性的伤口测量方法,并坚持使用。为了研究的目的以及获得更高的精度,可能需要一种工作更密集型的方法来测量伤口。

比较不同的伤口测量技术的证据表明,测量伤口大小和深度的不同方法之间有很好的相关性。在使用不同方法进行的单次测量之间存在差异的研究中,对伤口大小随时间变化的评估在两种方法之间是一致的。因此,使用统一和一致的方法来测量压力性损伤比在不同的测量技术之间进行选择更有必要。

由于位置的变化,可能会使软组织变形,从而根据个人的位置产生较大或较小的测量值。根据压力性损伤的解剖位置选择一个居中的位置可以提高测量的准确性。对重复测量使用相同的位置可以增加一致性。例如,可以注意到骶骨压力性损

伤的测量方法是,患者臀部呈 90°角,双腿伸直。腿的弯曲和旋转角度的变化会使组织变形,导致测量结果差异很大。

〖测量压力性损伤大小和/或表面积的技术〗

1. 常用的压力性损伤测量技术

(1) 使用一致的方法手动测量伤口的长度和宽度(直尺法)(如头至脚趾轴线表示长度,垂直 90°表示宽度)。

(2) 在透明薄膜上描绘伤口的周长。

(3) 拍摄伤口的数码照片,并描绘伤口的周长。

(4) 使用伤口的数码照片和计算机软件进行计算机辅助的平面测量,以描绘或测量伤口的周长。

使用直尺法,通过伤口的长度乘宽度来估计伤口的表面积。无论使用哪种描绘方法,伤口表面积都是使用手工或数字化平面测量计算的。

直尺法假定伤口是标准形状,通常高估表面积 $10\% \sim 44\%$[46],随着伤口大小的增加,其精确度增加。对于各种形状的伤口产生最少高估的直尺法是从头到脚测量压力性损伤的最长长度,从侧面到侧面测量最长的宽度,即垂直长度(90°)[41]。测量压力性损伤的最长长度(不考虑方向)和垂直宽度对监测形状和外形改变的伤口更为敏感;然而,这种方法增加了高估的风险,并可能在选择最长长度时引入可变性[41](4 级证据)。

Cutler 等(1993)[42]比较了直尺法、计算机辅助薄膜示踪的平面测量法和数字化伤口照片的计算机辅助平面测量法。每周对 Ⅲ 或 Ⅳ 类/期压力性损伤($n=17$)进行为期四周的测量。测定伤口面积的方法之间有很强的相关性(相关系数>0.94,$P=0.01$)。表面积的平均差异只有 $1.5cm^2$,使用直尺法的面积略有高估[42](4 级证据)。另一项研究发现,所有伤口测量技术都有一定的精确度范围,尤其是在测量不规则形状伤口时,建议不同的伤口形状更适合使用不同的测量方法[44]。Bilgin 等(2013)[45]证实了这些发现。在他们的研究中[45],80 例压力性损伤被归类为较大和形状不规则或更小和圆形/椭圆形。所有压力性损伤均采用直尺法、薄膜伤口描绘法手工计算伤口面积、薄膜伤口描绘采用数字化平面测量。三种方法在测量规则形状伤口($ICC=0.95$)时的相关性比测量不规则形状伤口($ICC=0.75$)的相关性强[45](3 级证据)。伤口描绘和平面测量法提供了更多测量形状不规则的压力性损伤表面积的精确估计[42,44,45]。

一项观察性研究[43]将薄膜上的伤口描绘与数

字化的伤口描绘(即描绘压力性损伤的照片)进行了比较,以确定Ⅱ类/期压力性损伤或更大的压力性损伤(n=20)表面积。使用这两种方法,使用相同的软件计算伤口面积。两种测量方法计算伤口面积有显著差异(P<0.000 1)。然而,结果也表明两种方法在测量随时间的进展情况是具有相同的准确性,在计算一周内伤口进展情况时没有显著差异(P=0.942 9)。这两种方法均未在计算伤口面积时考虑到潜行[43](4级证据)。Cutler 等(1993)的研究中,伤口描绘法比其他测量方法从照片产生更多可变的结果[42](4级证据)。应该指出的是,本研究是在 20 世纪 90 年代进行的,自那时以来,摄影技术有了显著的进步。研究表明,当医疗专业人员接受适当的培训时,伤口描绘、数码摄影和平面测量会有高的评判者间信度和内部可信度[47-49](均为4级证据)。

2. 测量压力性损伤深度、窦道和潜行的技术

压力性损伤深度的测量以及窦道和潜行区域的测量,通常是通过非常温和地插入一个预先湿润(用生理盐水或无菌水)的棉签到有阻力的点来进行的。然后在与皮肤水平的位置标记棉签,取出并与直尺保持平行以确定深度值。其他测量深度和潜行方法包括填充伤口腔(如用可延展的印模材料或无菌液体)来确定体积。

Culter 等(1993)比较了使用水状胶质材料和标准手工测量技术建立压力性损伤深度伤口印模的两种不同方法。每周测量Ⅲ或Ⅳ类/期压力性损伤(n=17)测四周。两种方法的结果之间有很强的正相关(r=0.892)。在较大的压力性损伤(≥10cm^2)中,印模技术对伤口体积的影响一般较小[42](4级证据)。

一项对 30 名压力性损伤患者进行的研究,报告了一种测量伤口潜行的方法。潜行测量是使用探针在一个伤口的 3、6、9 和 12 点钟位置进行测量,其中 12 点钟方向位于患者的头部。报道其具有良好的评判者间信度(ICC=0.996,95% CI:0.992~0.999)和内部信度(ICC=0.998,95% CI:0.996~0.999),两者的测量误差范围都在 0.3cm之内,可信度约为80%[50](4级证据)。

技术的进步使激光或红外热像仪辅助伤口测量装置的发展为二维或三维伤口的测量。信度和效度的数据已经公布了一些,但不是所有这些系统[43,47,51-54]。临床医生在采用任何这样的系统之前应该检查可用的信度和效度数据。

四、评估和监测压力性损伤的特征

> **10.6** 每次进行压力性损伤的评估时,均评估伤口床及周围皮肤和软组织的物理特征。(GPS)

〖实施注意事项〗

1. 评估和记录压力性损伤的物理特征,包括:①解剖学位置;②分类/分期;③尺寸和表面积(参见推荐意见 10.2);④组织类型;⑤颜色;⑥伤口周围皮肤情况;⑦伤口边缘;⑧窦道、潜行和瘘管;⑨渗出物;⑩气味(专家意见)。

2. 对于深色皮肤患者的Ⅱ~Ⅳ类/期压力性损伤和不可分期压力性损伤,应优先评估皮肤的温度、压痛、与周围组织一致性的变化和疼痛。皮肤和组织评估的策略在指南第 5 章"皮肤和组织评估"中有详细地讨论。

3. 考虑使用有效和可靠的伤口评估工具/量表,指导和记录伤口特征的评估和结果,并监测愈合进展(专家意见)。

4. 考虑使用连续的数码摄影来记录伤口的情况,并监测愈合进展(专家意见)。

5. 在每次压力性损伤评估中都包括对伤口疼痛的评估。这方面更多的指导参阅指南第 14 章"疼痛评估和治疗"。

〖讨论〗

临床判断用于评估压力性损伤的物理特征。这些特征为压力性损伤状态及其愈合进展提供了指标。愈合的迹象包括渗出量减少,伤口大小缩小,伤口床组织改善。评估压力性损伤的物理特征也可以识别伤口恶化(如由于感染)的迹象,需要重新评估治疗计划。感染的评估和治疗在指南第 17 章"感染和生物膜"中讨论。

蜂窝组织炎引起的炎症性红肿和深部组织损伤在肤色较深的患者中可能难以被发现。正如在完整皮肤上的Ⅰ类/期压力性损伤和深部组织损伤在肤色较深的患者上可能未被发现一样[55-62],如果不对周围皮肤进行全面评估的话(或无法或不清楚,则可能忽略身体另一侧的皮肤),Ⅱ~Ⅳ类/期压力性损伤的完整程度和严重程度和不可分期压力性损伤可能被忽视。蜂窝组织炎和/或潜行的诊断和治疗可能会延迟或错过对周围皮肤的评估。温暖、较紧致的皮肤如出现脆弱或疼痛可能提示感染蜂窝组织炎或邻近压力性损伤有潜行/窦道。

经验丰富的医疗专业人员通常能够敏锐地监测伤口愈合的进展情况，然而，当医疗专业人员（或经验较少的人员）对压力性损伤进行长期评估时，仍存在差异。使用压力性损伤评估工具/量表可以更准确的评估压力性损伤，如下所述。当依靠临床判断来评估愈合进展时，应该有清晰的文档记录，并为给患者提供护理的医疗专业人员进行持续的交流。

五、压力性损伤愈合监测工具

> 10.7　监测压力性损伤的愈合进度。(GPS)

> 10.8　考虑使用有效的工具来监测压力性损伤的愈合。(证据等级=B2，推荐强度=↑)

〖证据总结〗

来源于中等质量4级证据的研究证据显示[63]，压力性损伤评估使用监测工具与临床判断的相关性很低。然而，另一项研究[64]提供了间接证据，表明在评估急性和慢性创伤时，同一工具与临床判断之间存在高度相关性。一项中等质量[65]和两项低质量[66,67]3级证据的研究表明，压力性损伤监测工具的得分与压力性损伤最终愈合或其他情况有关，在0~5周内得分似乎更能说明最终的愈合。4级证据的研究[68-71]为各种压力性损伤监控工具的评判者间信度和内部信度提供了证据。

〖实施注意事项〗

1. 将压力性损伤的评估结果与之前的评估结果进行比较，以监测愈合进展情况。(专家意见)

2. 利用压力性损伤评估的结果和在长期监测中确定的趋势来指导治疗(专家意见)。

3. 当出现恶化或愈合停滞的迹象时，对患者、压力性损伤和愈合环境进行全面的重新评估，并相应调整压力性损伤治疗计划。对于持续无法愈合的情况，考虑先进的诊断技术(如组织活检)和适当转诊(如转诊进行外科检查)(专家意见)。

〖证据讨论〗

压力性损伤评估工具/量表被设计用来帮助评估压力性损伤愈合的过程。George-Saintilus等(2009)[63]使用PUSH评分评估48例患者(共370例)Ⅱ~Ⅳ类/期压力性损伤患者的研究发现，医疗专业人员的临床判断与PUSH评分(k=0.11~0.32)之间相关性较差。考虑到在PUSH评分和客观结果(如伤口追踪)[67,72]之间已经建立了很强的相关性，该研究建议，当仅依赖临床判断评估伤口进展时，应谨慎行事。然而，最近的一项研究由经验丰富的伤口护士评估混合病因的急性和慢性伤口(541名研究对象中只有2%有压力性损伤)，其结果显示PUSH评分与临床判断呈高度相关性(k=0.97)[64](5级证据)。因此，单靠临床判断的准确性很难得出结论。

经过有效性和/或可靠性测试的常用压力性损伤评估和监测工具/量表见表13-2。这些工具/量表[73-76]为包括一系列创伤特征的结构化评估提供了基础。下面所有的工具包括一个整体评估分数的计算，可以用来检测愈合的整体过程。

表 13-2　压力性损伤的评估和监测工具

	PI专用	工具描述	心理测量特性
DESIGN-R[73]	是	7个条目，在数字/描述量表上评分，形成整体严重性得分	与BWAT强相关(相关系数=0.91)[70] 评估伤口时评估者间信度，r=0.91[70] 评估拍摄伤口时评估者间信度，r=0.94[70]
Bates-Jensen 伤口评估工具(BWAT)[74]	是	15个条目(13个伤口特征评分使用Likert评分和2个未评分项)	评估伤口时评估者间信度，ICC=0.78[68]~0.92[69] 评估伤口时评估者内部可靠性，ICC=0.89[68]~0.99[69] 压力性损伤类/期中等相关(r=0.55，P=0.001)[77] 与PUSH ©强相关，重复测量的相关性随时间递增(r=0.72~0.95)[66]
压力性损伤愈合量表(PUSH ©)[75]	是	3个条目，在数字/描述量表上评分，形成整体愈合得分	PUSH ©总分解释了压力性损伤的31%随时间变化[67] 与伤口描绘呈良好相关性(r=0.63，P=0.01)[72] 与BWAT强相关，重复测量的相关性随时间递增(r=0.72~0.95)[66]
脊髓损伤压力性损伤监测工具(SCI-PUMT)[76]	是	7个条目，在数字/描述量表上评分，形成整体严重性得分	评估伤口时评估者间信度，r=0.79[78] 评估伤口时评估者内部可靠性，r=0.81~0.99[78]

DESIGN-R 工具是由日本压力性损伤协会开发的,是一种精确区分压力性损伤愈合率的方法。该工具是原设计工具的修订版,用于对压力性损伤的严重程度进行评分并监测其愈合过程。DE-SIGN-R 包括 7 个等级来评估深度、渗出物、大小、炎症/感染、肉芽组织、坏死组织和潜行。最初的 DE-SIGN-R 工具是使用共识过程开发的。DESIGN-R 工具修订版是在一项前瞻性预后研究中制订的,该研究对 12 个月愈合的概率进行了评估,从而为 DESIGN-R 中的每个项目确定权重,以确定该工具的严重程度评级[79]。当由受过培训的医疗专业人员使用时,DESIGN-R 的各子类量表[70,71] 和 DE-SIGN-R 的总体严重度评分[70,71] 的评估者间信度都很高。DESIGN-R 分数与 30d 内完全伤口愈合显著相关[65](3 级和 4 级证据)。

PUSH©是由美国国家压力性损伤咨询委员会(NPUAP,现在 NPIAP)开发的一种监测压力性损伤愈合的方法。利用现有的研究数据库,进行了主成分分析,以确定最能预测压力性损伤愈合或恶化的因素。三个因素(长度比宽度,渗出量和组织类型)解释了一个研究样本在 0~6 周的 39% 的差异,而在第二个研究样本中解释了第 0~12 周愈合差异的 57%,在时间点之间有很好的区分[67]。由于工具上的项目有限,因此,PUSH 没有提供充分的资料作为综合治疗计划的基础。然而,它确实提供了一种有效的机制来监测随时间的变化并评估压力性损伤是否恶化或改善[32,66,80,81](3 级和 4 级证据)。

BWAT(以前是压疮状态工具)有 15 个条目,使用 Likert 量表对 13 个伤口特征进行评分,另外还有两个未评分的项目。工具上的条目包括尺寸、深度、边缘、潜行、坏死组织类型和数量、渗出液类型和量、压力性损伤周围皮肤颜色、周围组织水肿和硬化、肉芽组织和上皮化;附加的未评分项描述了压力性损伤的解剖位置和形状[74]。BWAT 评分与压力性损伤的严重程度相关,根据不同的类/期,BWAT 评分越高,说明压力性损伤越严重[77]。BWAT 在医疗专业人员中进行了广泛的验证[68,69,77] 和可信性测试[68,69](4 级证据)。

SCI-PUMT 专门用于评估脊髓损伤(SCI)患者的压力性损伤,并发现在这一人群中,压力性损伤需要更长的时间才能愈合。该工具评估 7 个条目:伤口表面积、深度、边缘、窦道、潜行、渗出液类型和坏死组织数量。SCI-PUMT 是由一个共识小组根据 PUSH 和 BWAT 的内容提出的。SCI-PUMT 的信效度通过评估患有脊髓损伤和 Ⅱ~Ⅳ 类压力性损伤

的退伍军人来测试的(4 级证据)。评估 SCI 工具的可接受性,医疗专业人员认为它是有实用性的,方便,简单易用,高效,客观的,而且医疗专业人员很有可能使用该工具根据评估结果做出临床决策[82](5 级证据)。

〖**系列数码摄影**〗

随着数码摄影技术的普及,系列数码摄影越来越多的用于临床评估和压力性损伤监测[82]。数码摄影可以为愈合过程提供支持性的证据,但应考虑到伤口摄影的准确性[78]。例如,在一项小型研究($n=19$ 例压力性损伤)中[83],伤口数码摄影的准确性受到角度倾斜的影响,尤其是在评估伤口尺寸时。在 10° 倾斜的情况下,约有 4% 的误差;但没有倾斜的情况下,低于 2% 的误差[83](4 级证据)。在一项研究中[84],比较了 Ⅲ 和 Ⅳ 类/期压力性损伤的数码摄影与床边评估,可靠性在一系列评估标准中存在很大差异。例如,长度测量的内部信度很低($k=0.075,P=0.003$),但是潜行的内部信度很好($k=0.85,P<0.001$)。在不同的评估标准中,只有 55% 的内部信度达到统计上的显著性水平[84](4 级证据)。需要指出的是,数码摄影技术正在迅速变化,这些研究的结果可能无法反映当前可用的摄影技术。然而,使用适当设备、标准化技术和确保医疗专业人员得到充分培训的基本原则是可以普遍接受的。

〖**新兴的压力性损伤评估策略**〗

一个小证据体探讨了使用热像仪、超声和伤口床颜色评估作为评估压力性损伤和监测愈合进展的策略。关于这些评估方法的证据不足以提出具体建议。使用这些需要获得适当的设备和培训,而目前在大多数临床和地理环境中,这是有限的。此外,还需要对调查结果的解释进行进一步的探索。

Nakagami 等(2010)[85] 利用热成像预测压力性损伤愈合。在这个小型的预后研究中($n=33$),伤口温度高于周围皮肤温度的压力性损伤延迟愈合的相对风险为 2.25(95% CI:1.13~4.47,$P=0.021$)。这项研究持续时间仅为三周,热成像在延迟愈合的压力性损伤时的敏感性为 0.56(4 级证据)。在第二个试验[86]中,热成像与超声相结合以预测 Ⅰ($n=10$)和 Ⅱ($n=27$)类/期压力性损伤的愈合。结果表明,与周围皮肤相比,出现温度升高的压力性损伤,以及超声评估中的分层结构不清晰的压力性损伤,其愈合延迟的可能性是正常情况下的 6.85 倍[86]。虽然没有明确的用于评估肤色较深患者,但该人群具有亚洲背景,进一步发展这种热成

像技术可能有助于评估肤色较深患者的压力性损伤。热成像用于评估压力性损伤的完整皮肤（即Ⅰ类/期压力性损伤和深部组织损伤）将在第5章"皮肤和组织评估"中进一步讨论。

评估伤口床颜色作为一个预测压力性损伤愈合的因素已在许多小的预后试验中被报告[87,88]，研究探索了利用伤口床的数字图像中的红色来表明肉芽组织的百分比。在最新的和更大规模的试验中，使用 DESIGN-R、伤口深度6分制分级、伤口成像、营养状况和贫血评估对68例Ⅲ和Ⅳ类/期压力性损伤进行评估。一名有经验的研究人员使用数字编辑软件数字图像对红色颗粒指数进行计算。本研究[88]确定了肉芽组织发红指数与营养状况、糖尿病状况和血红蛋白水平之间的关系（3级证据）。然而，在这些评估方法在临床环境中可行之前，还需要进一步研究这些评估的实际应用。

超声作为一种监测压力性损伤愈合的策略也被进行了研究。Aoi 等[89]利用中频（10MHz）超声对20例Ⅰ和Ⅱ类/期压力性损伤（$n=12$）和可疑深部组织损伤（$n=8$）进行了探索，以确定真皮-表皮界面的缺失和皮下脂肪和/或深部肌肉低回声病变是否存在。所有的压力性损伤均表现出至少一种超声改变，表明压力性损伤已超出表皮。100%Ⅱ类/期压力性损伤和深部组织损伤和63%Ⅰ类/期压力性损伤表现为真皮-表皮界面的破坏[90]。这项研究表明，组织损伤超出了临床医生所能看到的范围可用于评估愈合进展（3级证据）。之前的研究也表明，超声检测到的筋膜和深部组织的特征可能预示着压力性损伤相对于愈合的恶化[89,91]。然而超声评估在临床实践中的可及性和可行性有待探索，在超声评估被应用于标准的压力性损伤评估之前，可能需要在设备和培训方面进行大量的投资。

【参考文献】

1. Bergstrom N, Braden BJ, Laguzza A, Holman V. The Braden Scale for predicting pressure sore risk. Nurs Res, 1987; 36 (4): 205-10.

2. Brown G. Long-term outcomes of full-thickness pressure ulcers: Healing and mortality. Ostomy Wound Management, 2003; 49(10): 42-50.

3. Pang SM, Wong TK. Predicting pressure sore risk with the Norton, Braden, and Waterlow scales in a Hong Kong rehabilitation hospital. Nurs Res, 1998; 47(3): 147-153.

4. Chaplin J. Pressure sore risk assessment in palliative care.

J Tissue Viability, 2000; 10(1): 27-31.

5. De Conno F, Ventafridda V, Saita L. Skin problems in advanced and terminal cancer patients. J Pain Symptom Manage, 1991; 6(4): 247-256.

6. Ferrell BA, Josephson K, Norvid P, Alcorn H. Pressure ulcers among patients admitted to home care. J Am Geriatr Soc, 2000; 48(9): 1042-1047.

7. Hanson D, Langemo DK, Olson B, Hunter S, Sauvage TR, Burd C, Cathcart Silberberg T. The prevalence and incidence of pressure ulcers in the hospice setting: analysis of two methodologies. Am J Hosp Palliat Care, 1991; 8(5): 18-22.

8. Henoch I, Gustafsson M. Pressure ulcers in palliative care: Development of a hospice pressure ulcer risk assessment scale. Int J Palliat Nurs, 2003; 9(11): 474-484.

9. Perneger TV, Gaspoz JM, Rae AC, Borst F, Heliot C. Contribution of individual items to the performance of the Norton pressure ulcer prediction scale. J Am Geriatr Soc, 1998; 46 (10): 1282.

10. Maida V, Ennis M, Kuziemsky C, Corban J. Wounds and survival in cancer patients. Eur J Cancer, 2009; 45(18): 3237-3244.

11. Haesler E, Cuddigan J, Kottner J, Carville K, Guideline Governance Group, International consumer engagement in guideline development: Surveying patients in 30 countries in 14th Guideline Intenational Network (G-I-N) Conference. 2018: Manchester.

12. Haesler E, Cuddigan J, Kottner J, Carville K, Guideline Governance Group, International consumer engagement in pressure injury/ulcer guideline development: Global survey of patient care goals and information needs, in National Pressure Ulcer Advisory Panel 2019 Annual Conference. 2019: St Louis.

13. Bates-Jensen B, Early, L, Seeman, S., *Skin Disorders*, in *Textbook of Palliative Nursing*, B. R. Ferrell and N. Coyle, Editors. 2004, Oxford University Press, Inc: New York, NY.

14. Ruggeri E, Martotoni AA, Malavasi I, Agostini F, Piccinelli E, Mazzetti M, Tenace A, Campullu L, Boin B, Pannuti F. The treatment of pressure ulcers in advanced cancer patient: The importance of a dedicated team. Acta Vulnologica, 2016; 14(2): 65-77.

15. Sankaran BM, Chakraborty S, Patil VM, Raghavan SN, Thomas S, Sen S. Burden and outcomes of pressure ulcers in cancer patients receiving the kerala model of home based palliative care in India: Results from a prospective observational study. Indian J Palliat Care, 2015; 21(2): 152-7.

16. McDonald A, Lesage P. Palliative management of pressure ulcers and malignant wounds in patients with advanced illness. J Palliat Med, 2006; 9(2): 285-295.

17. Tippett AW. Wounds at the end of life. Wounds: A Compendium of Clinical Research & Practice, 2005; 17(4): 91-

98.

18. Mast BA, Schultz GS. Interactions of cytokines, growth factors, and proteases in acute and chronic wounds. Wound Repair Regen, 1996; 4(4): 411-20.

19. Masaki F, Riko K, Seiji H, Shuhei Y, Aya Y. Evaluation of pressure ulcers in 202 patients with cancer--do patients with cancer tend to develop pressure ulcers? Once developed, are they difficult to heal? Wounds: A Compendium of Clinical Research & Practice, 2007; 19(1): 13-19.

20. McNees P, Meneses KD. Pressure ulcers and other chronic wounds in patients with and patients without cancer: a retrospective, comparative analysis of healing patterns. Ostomy Wound Management, 2007; 53(2): 70-78.

21. Maida V, Ennis M, Corban J. Wound outcomes in patients with advanced illness. Int Wound J, 2012; 9(6): 683-92.

22. Kayser-Jones J, Kris AE, Lim K, Walent RI, Halifax E, Paul SM. Pressure ulcers among terminally ill nursing home residents. Res Gerontol Nurs, 2008; 1(1): 14-24.

23. van Rijswijk L. Full-thickness pressure ulcers: Patient and wound healing characteristics. Decubitus, 1993; 6(1): 16-21.

24. van Rijswijk L, Polansky M. Predictors of time to healing deep pressure ulcers. Ostomy Wound Manage, 1994; 40(8): 40-2, 44, 46-8 passim.

25. Brown G. Reporting outcomes for stage IV pressure ulcer healing: A proposal. Adv Skin Wound Care, 2000; 13(6): 277-83.

26. Jones KR, Fennie K. Factors influencing pressure ulcer healing in adults over 50: An exploratory study. J Am Med Dir Assoc, 2007; 8(6): 378-87.

27. Palese A, Luisa S, Ilenia P, Laquintana D, Stinco G, Di Giulio P. What Is the healing time of Stage II pressure ulcers? Findings from a secondary analysis. Adv Skin Wound Care, 2015; 28(2): 69-75.

28. Bliss DZ, Gurvich O, Savik K, Eberly LE, Harms S, Mueller C, Garrard J, Cunanan K, Wiltzen K. Racial and ethnic disparities in the healing of pressure ulcers present at nursing home admission. Arch Gerontol Geriatr, 2017; 72: 187-194.

29. Banks MD, Ross LJ, Webster J, Mudge A, Stankiewicz M, Dwyer K, Coleman K, Campbell J. Pressure ulcer healing with an intensive nutrition intervention in an acute setting: A pilot randomised controlled trial. J Wound Care, 2016; 25(7): 384-392.

30. Bergstrom N, Horn SD, Smout RJ, Bender SA, Ferguson ML, Taler G, Sauer AC, Sharkey SS, Voss AC. The National Pressure Ulcer Long-Term Care Study: Outcomes of pressure ulcer treatments in long-term care. J Am Geriatr Soc, 2005; 53(10): 1721-1729.

31. Bergstrom N, Smout R, Horn S, Spector W, Hartz A, Limcangco MR. Stage 2 pressure ulcer healing in nursing homes. J Am Geriatr Soc, 2008; 56(7): 1252-1258.

32. Lynn J, West S, Hausmann D, Gifford R, Nelson P, McGann P, Bergstrom N, Ryan JA. Collaborative clinical quality improvement for pressure ulcers in nursing homes. J Am Geriatr Soc, 2007; 55(10): 1663-9.

33. Bolton L, McNees P, van Rijswijk L, de Leon J, Lyder C, Kobza L, Edman K, Scheurich A, Shannon R, Toth M, Wound Outcomes Study Group. Wound healing outcomes using standardized assessment and care in clinical practice. J Wound Ostomy Continence Nurs, 2004; 31(2): 65-71.

34. Iizaka S, Kaitani T, Nakagami G, Sugama J, Sanada H. Clinical validity of the estimated energy requirement and the average protein requirement for nutritional status change and wound healing in older patients with pressure ulcers: A multicenter prospective cohort study. Geriatr Gerontol Int, 2015; 15(11): 1201-1209.

35. Brandeis G, Morris J, Nash D, Lipsitz L. The epidemiology and natural history of pressure ulcers in elderly nursing home residents J Am Med Assoc, 1990; 264(22): 2905-2909.

36. Edsberg LE, Wyffels JT, Ha DS. Longitudinal study of Stage III and Stage IV pressure ulcer area and perimeter as healing parameters to predict wound closure. Ostomy Wound Management, 2011; 57(10): 50-62.

37. Edsberg LE, Wyffels JT, Brogan MS, Fries KM. Analysis of the proteomic profile of chronic pressure ulcers. Wound Repair Regen, 2012; 20(3): 378-401.

38. Taverna D, Pollins AC, Sindona G, Caprioli RM, Nanney LB. Imaging mass spectrometry for assessing cutaneous wound healing: Analysis of pressure ulcers. J Proteome Res, 2015; 14(2): 986-996.

39. Hartigan I, Murphy S, Hickey M. Older adults' knowledge of pressure ulcer prevention: a prospective quasi-experimental study. Int J Older People Nurs, 2012; 7(3): 208-218.

40. Brace JA, Schubart JR. A prospective evaluation of a pressure ulcer prevention and management e-learning program for adults with spinal cord injury. Ostomy Wound Management, 2010; 56(8): 40-50.

41. Langemo D, Anderson J, Hanson D, Hunter S, Thompson P. Measuring wound length, width, and area: which technique? Adv Skin Wound Care, 2008; 21(1): 42-5.

42. Cutler NR, George R, Seifert RD, Brunelle R, Sramek JJ, McNeill K, Boyd WM. Comparison of quantitative methodologies to define chronic pressure ulcer measurements. Decubitus, 1993; 6(6): 22-30.

43. Gabison S, McGillivray C, Hitzig SL, Nussbaum E. A study of the utility and equivalency of 2 methods of wound measurement: Digitized tracing versus digital photography. Adv

Skin Wound Care,2015;28(6):252-258.

44. Bryant J, Brooks T, Schmidt B, Mostow E. Reliability of wound measuring techniques in an outpatient wound center. Ostomy Wound Manage,2001;47(4):44-51.

45. Bilgin M, Güneş Ü. A comparison of 3 wound measurement techniques. J Wound Ostomy Continence Nurs, 2013; 40(6):590-593.

46. Chang AC, Dearman B, Greenwood JE. A comparison of wound area measurement techniques: Visitrak versus photography. Eplasty,2011;11:e18.

47. Langemo D, Spahn J, Spahn T, Pinnamaneni VC. Comparison of standardized clinical evaluation of wounds using ruler length by width and Scout length by width measure and Scout perimeter trace. Adv Skin and Wound Care,2015;28(3):116-121.

48. Sugama J, Matsui Y, Sanada H, Konya C, Okuwa M, Kitagawa A. A study of the efficiency and convenience of an advanced portable Wound Measurement System(VISITRAK). J Clin Nurs,2007;16(7):1265-1269.

49. Haghpanah S, Bogie K, Wang X, Banks PG, Ho CH. Reliability of electronic versus manual wound measurement techniques. Arch Phys Med Rehabil,2006;87(10):1396-1402.

50. Arora M, Harvey LA, Chhabra HS, Sharawat R, Glinsky JV, Cameron ID. The reliability of measuring wound undermining in people with spinal cord injury. Spinal Cord,2017;55:304-306.

51. Langemo DK, Spahn JG. A Reliability Study Using a Long-Wave Infrared Thermography Device to Identify Relative Tissue Temperature Variations of the Body Surface and Underlying Tissue. Adv Skin Wound Care, 2017; 30(3):109-119.

52. Langemo D, Spahn J, Snodgrass L. Accuracy and Reproducibility of the Wound Shape Measuring and Monitoring System. Adv Skin Wound Care,2015;28(7):317-323.

53. Bhedi A, Saxena A, Gadani R, Patel R. Digital photography and transparency-based methods for measuring wound surface area. Indian J Surg,2013;75(2):111-114.

54. Anghel EL, Kumar A, Bigham TE, Maselli KM, Steinberg JS, Evans KK, Kim PJ, Attinger CE. The reliability of a novel mobile 3-dimensional wound measurement device. Wounds,2016;28(11):379-386.

55. VanGilder C, MacFarlane GD, Meyer S. Results of nine international pressure ulcer prevalence surveys:1989 to 2005. Ostomy Wound Manage,2008;54(2):40-54.

56. Baumgarten M, Margolis D, van DC, Gruber-Baldini A, Hebel J, Zimmerman S, Magaziner J. Black/White differences in pressure ulcer incidence in nursing home residents. J Am Geriatr Soc,2004;52(8):1293-1298.

57. Rosen J, Mittal V, Degenholtz H, Castle N, Mulsant B, Nace D, Rubin F. Pressure ulcer prevention in black and white

nursing home residents:A QI initiative of enhanced ability, incentives, and management feedback. Adv Skin Wound Care,2006;19(5):262-269.

58. Barczak CA, Barnett RI, Childs EJ, Bosley LM. Fourth national pressure ulcer prevalence survey. Adv Wound Care,1997;10(4):18-26.

59. Lyder CH, Yu C, Emerling J, Mangat R, Stevenson D, Empleo Frazier O, McKay J. The Braden Scale for pressure ulcer risk:evaluating the predictive validity in Black and Latino/Hispanic elders. App Nurs Res,1999;12(2):60-8.

60. Lyder CH, Yu C, Stevenson D, Mangat R, Empleo-Frazier O, Emerling J, McKay J. Validating the Braden Scale for the prediction of pressure ulcer risk in blacks and Latino/Hispanic elders: a pilot study. Ostomy Wound Manag,1998;44(3A Suppl):42S.

61. Meehan M. Multisite pressure ulcer prevalence survey. Decubitus,1990;3(4):14-7.

62. Meehan M. National pressure ulcer prevalence survey. Adv Wound Care,1994;7(3):27-30,34,36-8.

63. George-Saintilus E, Tommasulo B, Cal CE, Hussain R, Mathew N, Dlugacz Y, Pekmezaris R, Wolf-Klein G. Pressure ulcer PUSH score and traditional nursing assessment in nursing home residents:do they correlate? J Am Med Dir Assoc,2009;10(2):141-144.

64. Choi EP, Chin WY, Wan EY, Lam CL. Evaluation of the internal and external responsiveness of the Pressure Ulcer Scale for Healing(PUSH)tool for assessing acute and chronic wounds. J Adv Nurs,2016;72(5):1134-43.

65. Iizaka S, Sanada H, Matsui Y, Furue M, Tachibana T, Nakayama T, Sugama J, Furuta K, Tachi M, Tokunaga K, Miyachi Y, Scientific Education Committee of the Japanese Society of Pressure Ulcers. Predictive validity of weekly monitoring of wound status using DESIGN-R score change for pressure ulcer healing: a multicenter prospective cohort study. Wound Repair Regen,2012;20(4):473-81.

66. Gardner SE, Frantz RA, Bergquist S, Shin CD. A prospective study of the Pressure Ulcer Scale for Healing(PUSH). J Gerontol A Biol Sci Med Sci,2005;60(1):93-97.

67. Stotts NA, Rodeheaver GT, Thomas DR, Frantz RA, Bartolucci AA, Sussman C, Ferrell BA, Cuddigan J, Maklebust J. An instrument to measure healing in pressure ulcers:development and validation of the pressure ulcer scale for healing(PUSH). J Gerontol A Biol Sci Med Sci s,2001;56(12):M795-9.

68. Bates Jensen BM, McNees P. Toward an intelligent wound assessment system. Ostomy Wound Manage, 1995;41(7A Suppl):80s-86s.

69. Bates-Jensen BM, Vredevoe DL, Brecht ML. Validity and reliability of the Pressure Sore Status Tool. Decubitus,

1992;5(6):20-8.

70. Sanada H, Moriguchi T, Miyachi Y, Ohura T, Nakajo T, Tokunaga K, Fukui M, Sugama J, Kitagawa A. Reliability and validity of DESIGN, a tool that classifies pressure ulcer severity and monitors healing. J Wound Care, 2004;13(1): 13-18.

71. Zhong X, Nagase T, Huang L, Kaitani T, Iizaka S, Yamamoto Y, Kanazawa T, Sanada H. Reliability and validity of the Chinese version of DESIGN-R, an assessment instrument for pressure ulcers. Ostomy Wound Manage, 2013;59(2):36-43.

72. Hon J, Lagden K, McLaren A, O'Sullivan D, Orr L, Houghton PE, Woodbury MG. A prospective, multicenter study to validate use of the Pressure Ulcer Scale for Healing (PUSH©) in patients with diabetic, venous, and pressure ulcers. Ostomy Wound Manage, 2010;56(2):26.

73. Japanese Society of Pressure Ulcers. *DESIGN-R Scoring Manual*. 2014 [cited September 2019]; Available from: http://www.jspu.org/pdf/DESIGN-R_manual_eng.pdf.

74. Bates-Jensen B. *Bates-Jensen Wound Assessment Tool*. 2001 [cited September 2019]; Available from: http://wwwoundcare.ca/Uploads/ContentDocuments/BWAT.pdf.

75. National Pressure Ulcer Advisory Panel. *Pressure Ulcer Scale for Healing (PUSH)* 2019 [cited September 2019]; Available from: https://npuap.org/page/PUSHTool.

76. US Department of Veterans Affairs. *Quality Enhancement Research Initiative: Spinal Cord Impairment Pressure Ulcer Monitoring Tool*. 2012 [cited September 2019]; Available from: https://www.queri.research.va.gov/tools/sci-pumt/.

77. Bates Jensen BM. The Pressure Sore Status Tool a few thousand assessments later. Adv Wound Care, 1997; 10 (5):65-73.

78. Thomason SS, Luther SL, Powell-Cope GM, Harrow JJ, Palacios P. Validity and reliability of a pressure ulcer monitoring tool for persons with spinal cord impairment. J Spinal Cord Med, 2014;37(3):317-327.

79. Matsui Y, Furue M, Sanada H, Tachibana T, Nakayama T, Sugama J, Furuta K, Tachi M, Tokunaga K, Miyachi Y. Development of the DESIGN-R with an observational study: an absolute evaluation tool for monitoring pressure ulcer wound healing. Wound Repair Regen, 2011; 19 (3): 309-315.

80. Ratliff CR, Rodeheaver GT. Use of the PUSH tool to measure venous ulcer healing. Ostomy Wound Manage, 2005;51 (5):58-60,62-53.

81. Günes UY. A prospective study evaluating the Pressure Ulcer Scale for Healing(PUSH Tool) to assess Stage Ⅱ, Stage Ⅲ, and Stage Ⅳ pressure ulcers. Ostomy Wound Manage, 2009;55(5):48-52.

82. Thomason SS, Graves BA, Madaris L. A pilot study to evaluate the role of the Spinal Cord Impairment Pressure Ulcer Monitoring Tool(SCI-PUMT) in clinical decisions for pressure ulcer treatment. Ostomy Wound Manage, 2014; 60 (12):28-36.

83. Sprigle S, Nemeth M, Gajjala A. Iterative design and testing of a hand-held, non-contact wound measurement device. J Tissue Viability, 2011.

84. Terris DD, Woo C, Jarczok MN, Ho CH. Comparison of in-person and digital photograph assessment of stage Ⅲ and Ⅳ pressure ulcers among veterans with spinal cord injuries. J Rehabil Res Dev, 2011;48(3):215-224.

85. Nakagami G, Sanada H, Iizaka S, Kadono T, Higashino T, Koyanagi H, Haga N. Predicting delayed pressure ulcer healing using thermography: a prospective cohort study. J Wound Care, 2010;19(11):465-472.

86. Nakagami G, Sanada H, Higashino T, Kadono T, Uchida G, Fujita H, Ogawa Y, Yamamoto Y, Iizaka S, Koyanagi H, Sasaki S, Haga N. Combination of ultrasonographic and thermographic assessments for predicting partial-thickness pressure ulcer healing. Wounds, 2011;23(9):285-292.

87. Iizaka S, Kaitani T, Sugama J, Nakagami G, Naito A, Koyanagi H, Konya C, Sanada H. Predictive validity of granulation tissue color measured by digital image analysis for deep pressure ulcer healing: A multicenter prospective cohort study. Wound Repair Regen, 2013;21(1):25-34.

88. Iizaka S, Koyanagi H, Sasaki S, Sekine R, Konya C, Sugama J, Sanada H. Nutrition-related status and granulation tissue colour of pressure ulcers evaluated by digital image analysis in older patients. J Wound Care, 2014; 23 (4): 198-206.

89. Aoi N, Yoshimura K, Kadono T, Nakagami G, Iizuka S, Higashino T, Araki J, Koshima I, Sanada H. Ultrasound assessment of deep tissue injury in pressure ulcers: possible prediction of pressure ulcer progression. Plast Reconstr Surg, 2009;124(2):540-550.

90. Aliano KA, Stavrides S, Davenport T. The use of hemoglobin saturation ratio as a means of measuring tissue perfusion in the development of heel pressure sores. Surg Technol Int, 2013;23:69-71.

91. Yabunaka K, Iizaka S, Nakagami G, Aoi N, Kadono T, Koyanagi H, Uno M, Ohue M, Sanada S, Sanada H. Can ultrasonographic evaluation of subcutaneous fat predict pressure ulceration? J Wound Care, 2009;18(5):192-196.

第 14 章　疼痛评估和治疗

【前言】

压力性损伤是痛苦的。一项在 7 个欧洲国家的长期老年人护理机构进行流行病学研究($n=4\,156$)发现严重的压力性损伤[优势比(OR)=2.03,95%CI:1.51~2.72,$P<0.01$]与疼痛的经历存在显著的相关性[1]。

有压力性损伤的患者会经历与伤口相关的疼痛,这种疼痛可以量化并可与其他疼痛区分开,这种疼痛既可发生在手术过程中,也可发生在静息时[2-6]。Dallam 等(1995)[7]使用两种以前验证过的工具,视觉模拟评分(VAS)和 Wong-Baker FAC-ES 评分量表(FRS),评估了患有 I 或 II 类/期压力性损伤($n=132$)的住院成人压力性损伤疼痛。研究中的研究对象($n=44$)能够被量化他们的压力性损伤疼痛。在 10 分的 VAS 中,I 和 II 类/期压力性损伤患者的平均疼痛水平分别为 4 和 3.5,IV 类/期压力性损伤患者的疼痛程度更高。总共有 68%的研究对象报告了不同程度的压力性损伤疼痛,然而,只有 2%的压力性损伤患者报告疼痛后及时得到止痛剂治疗(1 级证据)。Gorecki 等(2011)[8]的系统回顾研究也支持了这些发现,其中包括 4 个定量研究和 6 个定性研究涉及研究对象的压力性损伤疼痛($n=107$)。研究对象有 II 类/期压力性损伤的疼痛严重程度低于有 III 和 IV 类/期压力性损伤的。

压力性损伤引起的疼痛可能是持续的和严重的,而且可能患者报告的是最痛苦的压力性损伤症状[2-7,9-21]。与压力性损伤有关的疼痛可由以下原因引起:①压力、摩擦力和/或剪切力;②神经末梢受损;③炎症和/或感染;④手术/治疗;⑤失禁引起的表皮脱落;⑥肌肉痉挛[22-24]。

最近,Kim 等(2016)[25]提出了一个生物-心理-社会框架描述疼痛体验之间的关系。该框架指出,许多因素影响患者的压力性损伤疼痛体验,包括:①压力性损伤的严重程度(即类/期);②社会文化因素(如种族和社会支持);③心理因素(如焦虑、抑郁、疲劳和应对策略);④生物因素(如发炎、感

染和并发症);⑤环境因素(如护患比及伤口换药频率)。

尽管如此,慢性伤口患者,特别是老年人和痴呆患者,仍没有得到充分的评估和治疗[26,27]。Gorecki 等(2011)[8]指出,当患者表达问题和疼痛的能力有限时,识别和治疗疼痛更困难。此外,在指南第 26 章"生活质量、自我护理和教育"中讨论了影响压力性损伤患者疼痛体验的因素,这些因素应在患者及其疼痛的整体管理中进行评估和处理。

【临床问题】

指导本章制订的临床问题是:

1. 评估压力性损伤相关疼痛的准确而有效的方法是什么?

2. 有什么有效的非药物干预措施可以减轻压力性损伤相关疼痛?

3. 有什么有效的药物干预措施可以减轻压力性损伤相关疼痛?

一、压力性损伤疼痛评估

在疼痛评估过程中收集数据测量压力性损伤疼痛的存在、性质和程度。应解释这些数据,以确定压力性损伤疼痛的严重程度,并制订恰当的疼痛管理计划。压力性损伤相关疼痛可能是急性的(包括痛觉过敏)、慢性的、伤害性的或神经性的。有关定义和进一步解释,请参阅术语表。

> **11.1 对于有压力性损伤的患者,进行全面的疼痛评估。(证据等级=B1;推荐强度=↑↑)**

【证据总结】

管理疼痛是压力性损伤疼痛患者的当务之急[28]。在美国,医院强制要求患者接受定期的、持续的疼痛评估。没有证据表明进行疼痛评估有助于压力性损伤的愈合或压力性损伤疼痛的处理。然而,一个高质量[7,14]的 1 级诊断研究证实,压力性损伤疼痛可以通过使用两种行之有效的疼痛评估工具,VAS 和 FRS 来评估。一个低质量的 3 级

诊断研究[19]和两个 5 级诊断研究[6-21]建议压力性损伤疼痛可以使用公认的疼痛评估工具,McGill 疼痛问卷(MPQ)。许多疼痛评估工具很容易获得,在大多数临床设施机构中都是可行的。

[实施注意事项]

1. 单一的疼痛评估工具可能无法提供足够的信息来指导对疼痛管理干预措施的选择(专家意见)。

2. 如果使用疼痛评估工具,请选择在相关人群中设计并验证的工具(专家意见)。

3. 应在伤口处理之前和过程中进行疼痛评估,如伤口换药或清创,以及在没有进行任何处理的情况下(专家意见)。

4. 在全面的疼痛评估中包括以下内容:①压力性损伤疼痛的特征、强度和持续时间[21](5级证据);②压力性损伤疼痛的严重程度或性质随时间的变化[29-31](专家意见);③神经系统的体格检查(专家意见);④适宜的诊断方法来确定疼痛的类型和原因[32](专家意见);⑤压力性损伤严重程度及持续时间[21,33,34](3级证据);⑥社会心理评估(专家意见);⑦与压力性损伤疼痛相关的活动[6,21,35,36](5级证据);⑧与减轻压力性损伤疼痛相关的活动[6,21,35,36](5级证据)。

5. 注意非言语的语言和身体暗示,尤其是不能用语言表达的患者(例如新生儿、儿童、认知和抽象思维能力受损的人,如痴呆或心理/精神疾病患者)(专家意见)。

6. 压力区域的疼痛可能是早期压力性损伤的指标,应更全面的评估[37](1级证据)。疼痛作为压力性损伤的危险因素的评估在第 4 章"风险因素和风险评估"中讨论。

7. 压力性损伤疼痛随着时间递增的报告应促使重新评估压力性损伤(专家意见)。

[证据讨论]

疼痛最可靠的指标是患者对疼痛的反馈。对疼痛的系统持续评估为疼痛治疗方案提供方向,基于患者的反应进行修改[22,38,39]。美国医院组织认证联合委员会要求对所有住院的患者,包括新生儿和儿童的疼痛进行定期和持续的评估[28]。

使用有效、可靠且适合患者的量表或工具评估与压力性损伤相关的疼痛。然而,单一的疼痛评估工具可能不能提供足够的信息来指导干预措施,重要的是调查疼痛的其他方面,以便提供更有效的、个性化的干预措施。

三种疼痛评估工具已经在压力性损伤患者身上进行了测试。FRS 评分与有 Ⅱ ~ Ⅳ 类/期压力性损伤的患者(n = 47)疼痛强度呈高度相关(Pearson r = 0.90)[39](5级证据)。VAS 与压力性损伤的类/期之间也建立了中度相关性(r = 0.37),并且在同一研究中,用 VAS 评估的压力性损伤疼痛与 FACES 的疼痛评估呈高度相关(r = 0.92)[7](1级证据)。此外,VAS 和 FACES 也被证明对语言和抽象思维能力下降的患者疼痛评估高度可靠[14]。用 McGill 疼痛问卷(MPQ)评估疼痛也证明可有效的识别压力性损伤患者的疼痛强度,对于更严重和持续时间长的压力性损伤,疼痛强度显著增加(P < 0.05)[39](5级证据)。然而,其他疼痛评估工具可能也适用有压力性损伤疼痛的患者。评估工具应根据患者的发展阶段、理解和沟通水平来选择。表 14-1 列出了适用于识别和评估压力性损伤相关疼痛的评估工具,然而,并未列出所有可用的工具。

表 14-1　选择适合评估压力性损伤相关疼痛的工具

疼痛评估工具	识别压力性损伤疼痛的证据	识别其他类型疼痛的证据	临床环境和证据水平
视觉模拟量表(VAS)	是	是	成年人[7,14](1级证据,高质量) 住院成年人[40](5级证据,低质量)
McGill 疼痛问卷(MPQ)	是	是	长期护理机构中的老年人[19](3级证据,低质量) 成年人[21](5级证据,中等质量) 成年人[6](5级证据,中等质量)
Wong-Baker 面部疼痛评定量表(FRS)	是	是	压力性损伤成年人[7,14](1级证据,高质量) 有其他类型疼痛的认知障碍成年人[41-46](5级证据)
Abbey 疼痛量表[47]	不是	是	有其他类型疼痛的认知障碍成年人(5级证据)
FLACC(脸、腿、活动、哭和安慰)	不是	是	2 个月~7 岁的儿童术后疼痛[48](5级证据)
CRIES(哭泣,氧饱和度>95%时需要氧气,生命体征加快,面部表情,失眠)量表	不是	是	新生儿~6 个月婴儿[49,50](5级证据)

在进行疼痛评估时,应考虑影响疼痛频率、持续时间或强度的活动(如伤口换药、清创或运动/触摸)。Gunes(2008)[21]发现与休息相比,有压力损伤疼痛的患者报告称,创面换药时疼痛强度增加,而有更严重压力性损伤的患者则持续性疼痛。预测疼痛的影响程度在有压力性损伤的患者中尚未被研究。

评估患者表达压力性损伤疼痛特征的用词。急性疼痛方面例如"快""急"和"短"与疼痛有关,慢性疼痛通常与持续性疼痛相关[7,39]。神经性疼痛方面例如"针刺样疼痛""刺""跳痛""烧灼样疼痛"和"电击样疼痛"[39]。相反,伤害性疼痛通常被描述为"持续而剧烈""跳痛"或"压榨样疼痛"[51]。

评估压力性损伤疼痛对患者生活质量的影响。压力性损伤对健康相关生活质量(HRQoL)的影响是可测量和持续的。在一项研究中,发现有压力性损伤的研究对象在简式健康调查(SF-36)和EQ-5D上的总分明显低于没有压力性损伤的研究对象($P<0.01$)。压力性损伤也会影响身体功能($P=0.001$)[40](5级证据)。第26章"生活质量、自我护理和教育"包括了对生活质量及其评估的更广泛的讨论。

如果患者报告疼痛强度随着时间的推移而增加,则评估压力、损伤或可能的感染是否恶化。疼痛的存在感或强度增加表明慢性伤口可能受到感染,应进行压力性损伤的综合评估[29-31]。对于感染的评估和管理的建议见第17章"感染和生物膜"。

评估无法语言交流和/或认知障碍患者的疼痛

对于那些无法语言交流的患者,包括婴儿和认知障碍的成年人,观察他们在伤口手术过程和活动中的具体行为(如活动变化、食欲减退、警惕、扮鬼脸、退缩、哭喊和呻吟)。观察面部表情、言语或声音、身体动作、人际互动的变化以及活动模式或日常活动的变化[52]。

疼痛评估工具应适合个人的发展阶段和认知水平。有压力性损伤的患者通常年龄较大,可能有认知障碍。研究调查了认知受损的成年人使用FACES的研究报告指出,与其他自我报告疼痛评估工具相比,该人群有时难以使用这个量表。同样的,当由有认知障碍并伴有一系列相关疼痛的成年人使用时,VAS已被证明在使用时可靠性有限[41,42,53](5级证据)。MPQ被视为可为有认知障碍患者提供可靠的疼痛评估[54,55]。然而,对于认知功能障碍的老年人,最适当的疼痛评估工具尚未

确认[56]。考虑使用现有的基于证据的疼痛评估指南,对认知障碍和/或语言表达障碍患者进行疼痛评估[57,58]。

一些研究人员报告了轻度到中度认知障碍的老年人对简单的直接的是/否问题的反应能力,例如[59-61]:

1. 你疼吗?
2. 你哪里疼?
3. 你能指出或触摸疼痛的地方吗?
4. 你每天都有伤口疼痛吗?
5. 伤口疼痛使你无法入睡吗?
6. 伤口疼痛是否妨碍你从事你喜欢的活动?

二、预防和管理疼痛的非药物干预

> **11.2　使用非药物疼痛管理策略作为一线策略和辅助治疗,以降低与压力性损伤有关的疼痛。(GPS)**

〖实施注意事项〗

1. 非药物治疗可以与药物干预联合使用,特别是在伤口护理过程中(专家意见)。

2. 在选择减轻压力性损伤疼痛的非药物治疗时,应考虑患者的发展阶段、认知能力和整体健康状况(专家意见)。

3. 向患者及其非正式照护者提供有关非药物治疗管理疼痛的健康教育[62](5级证据)。

4. 协调提供镇痛护理(专家意见)。

5. 鼓励患者在任何会引起疼痛的操作时要求"暂停"(专家意见)。

6. 在评估使用非药物治疗的有效性时,注意非言语的语言和身体暗示(专家意见)。

使用非药物性疼痛管理策略来减轻与压力性损伤相关的疼痛有着良好的实践[63]。没有检索到直接证据说明非药物性疼痛管理策略对治疗压力性损伤相关疼痛的有效性,然而,非药物性疼痛管理策略在疼痛管理中被公认为是有用的。

患者及其非正式照护者对适当处理压力性损伤疼痛而言,是不可或缺的。对患者和家庭进行有关疼痛原因和预期疼痛持续时间的教育,以及如何将疼痛减到最小,可以增强对疼痛的理解和依从性,从而减少疼痛[2-6,18,20,63-67]。与患者讨论不同的非药物治疗方案,并探讨对患者和护理环境可行和可接受的策略,以促进共同决策和患者对计划的坚持。共享决策可以通过咨询决策辅助来实现[68]。

经历伤口相关疼痛的患者也可能经历与伤口护理相关的焦虑。焦虑受生理和心理因素的双重影响。至少在某种程度上,焦虑可以通过以下方式得到缓解:①与患者谈论他们与伤口相关的疼痛可以减轻焦虑;②提供每一个程序的详细说明;③回答问题;④允许积极参与;⑤根据患者的喜好来调整步骤;⑥根据需要允许暂停[7,69-71]。

大量的非药物性疼痛管理策略被用于疼痛管理,包括:①体位变化;②分散注意力和交谈;③触摸疗法;④音乐疗法;⑤热敷;⑥渐进式放松;⑦冥想和自我催眠;⑧引导意象;⑨电疗法[如经皮神经电刺激(TENS)];⑩虚拟现实/计算机仿真沉浸。

目前,关于这些非药物治疗压力性损伤疼痛有效性的研究很少;然而,在治疗急性创伤性疼痛[72,73]和慢性神经性疼痛[23,69,70,74,75]方面,成人和儿童的疗效均已被报道。

伤口护理程序包括伤口处理、伤口清洁、清创和换药,过程都是痛苦的。围绕止痛方案制订结构化伤口护理程序,尽量减少对舒适性的干扰。例如,在局部镇痛后至少等待 20～30min(最多60min),然后再开始治疗[76]。

> **11.3**　考虑使用体位变换技术和设备预防和管理压力性损伤的疼痛。(GPS)

【实施注意事项】

1. 体位变换时,尽可能使患者避免压力性损伤。持续压迫压力性损伤部位会导致压力增加,疼痛加重和该区域的损伤[64,77](5 级证据)。

2. 对有压力性损伤患者进行体位变换前,考虑是否需要镇痛(专家意见)。

3. 在变换体位时,使用吊带、转移板或滑板将摩擦和/或剪切力减到最小(专家意见)。

4. 考虑患者的发展阶段、意识状态和认知能力,选择适当的体位变换技术。进行体位变换(翻身过程)时,至少应有 2 名医疗专业人员;为失去知觉的患者翻至俯卧位时,应至少有 4 名医疗专业人员(专家意见)。

5. 在接受姑息治疗的患者中,不要低估疼痛(专家意见)。

【讨论】

压力性损伤至少部分是由未缓解的压力和由此导致的组织缺血引起的,缺血发生在外部表面和底层骨骼之间。持续位置不变的压力性损伤会导致压力增加,疼痛和区域的损伤。使患者远离压力性损伤可减轻疼痛和局部缺血,增强软组织活力,促进压力性损伤的愈合[64,77]。“体位变换和早期活动”一章提供了变换体位在预防和治疗压力性损伤中的作用提出了详细的建议。然而,有间接证据表明,变换体位和翻身会引起全身疼痛和压力性损伤疼痛[36,78],尤其是患有慢性疼痛,认知能力有限或接受临终关怀的患者。

一项在普通住院患者中进行的观察性研究(n=1 395)的证据表明,在变换体位时会经历疼痛。平均疼痛得分在总分为 11 分评分量表上为(4.9±3.1)分,提示变换体位伴有中度疼痛[78](5 级证据)。在多发性硬化症患者伴压力性损伤的定性研究中,研究对象描述了他们在移动和使用变换体位设备时经历的疼痛[36](5 级证据)。经历疼痛的患者经常不希望被移动,但变换体位是帮助减轻疼痛优先考虑的[27]。甚至小的位置变化也有助于降低压力。

尽管体位和压力性损伤疼痛之间存在关系,但文献中没有足够的证据表明最合适的变换体位技术可以避免引起疼痛。意识到护理干预会增加疼痛,计划通过预先用药和谨慎使用设备来预防疼痛,是一个很好的做法。患者自诉在变换体位[8]和翻身过程中会发生疼痛,应在开始活动之前加以解决。使用吊床或转移板可以最大限度地减少剪切力。保持床单平整无皱可以提高舒适度和降低压力。避免增加压力的姿势,例如 Fowler 的姿势大于30°或 90°侧卧位,或半卧位[79-83]。在可能的情况下,进行小幅度的位置调整,并为受影响的压力性损伤区域提供支撑。轻柔地移动,并听患者来指导移动[27,79,80,82,83]。

在生命末期通过变换体位来平衡舒适度

缓解疼痛对于姑息治疗或生命末期护理的压力性损伤患者特别重要,因为其主要目标是提供舒适并提高患者的生活质量。当一个患者正在经历死亡时舒适是最重要的。预防和/或治疗压力性损伤的干预措施往往被促进舒适的需要所取代,这种需要通过尽量减少翻身和变换体位,并允许患者决定翻身的频率和位置的选择。许多接受姑息治疗的患者更喜欢单一的舒适体位,翻身和体位改变可能只会增加他们的疼痛和不适。

与患者和他们的非正式照护者合作,开发灵活的、个性化的、以患者为中心的方法。变换体位的时间表应该基于个人的目标、愿望、舒适和忍耐度;

他们的临床状况;以及支撑面的压力再分布特性。考虑患者在翻身时的选择,包括他们是否有一个舒适的位置。记录患者翻身和变换体位,以及影响这些决定的因素(如个人愿望或医疗需求)。

使用阿片类药物和/或镇定剂来控制疼痛,患者在接受临终护理时可能会更频繁的改变体位。权衡给药的利弊是很重要的,因为它会导致自发运动的减少,而这反过来又常常与适当的减轻疼痛和提高舒适度背道而驰[84]。

11.4 使用湿性伤口愈合原则减轻压力性损伤的疼痛。(GPS)

〖实施注意事项〗

1. 覆盖伤口床并保持湿润[85](专家意见)。

2. 选择一种不黏附的、不需要频繁更换的伤口敷料,并控制伤口的渗出液[85](专家意见)。

3. 将外用产品加热至室温,然后再将其敷在伤口床上(专家意见)。

〖讨论〗

在潮湿的环境中,伤口上皮化更快[86]。通过保持伤口床的湿润和覆盖可以使压力性损伤疼痛最小化[87]。

尽量减少敷料的更换因为去除敷料是与伤口疼痛相关的活动[71]。考虑使用高吸收能力而较少频率更换的敷料,包括但不限于藻酸盐敷料、凝胶纤维敷料、高分子泡沫敷料、软硅酮边缘创面敷料。非黏附性和/或湿性敷料在去除时造成的疼痛和创伤较小[71,88-90]。普通纱布敷料更容易引起疼痛,需要频繁地更换以保持湿润的伤口床[71]。关于选择敷料的进一步建议,请参阅第18章"伤口敷料"。

三、压力性损伤疼痛的药物治疗

11.5 如患者需要且无禁忌证时,考虑局部应用阿片类药物管理压力性损伤处的急性疼痛。(证据等级 = B1;推荐强度 = ↔)

〖证据总结〗

来自小样本1级证据的研究[12,20]和低级别的证据[9,91]表明,局部应用阿片类药物可以使压力性损伤疼痛5d的VAS评分至少减少4个点[9],这对大多数人来说可能是临床上显著的减轻疼痛。没有足够的证据来推荐其他用于处理压力性损伤疼痛的外用产品(如消炎剂和麻醉药)。

〖实施注意事项〗

1. 有持续严重疼痛的患者可能需要疼痛专家的检查(专家意见)。

2. 局部应用阿片类药物,一般对全身影响最小;然而,服用全身阿片类药物(如口服)的患者可能会增加全身副作用。有局部瘙痒和发炎的报告,但并不比使用安慰剂凝胶更频繁[12](1级证据)。

3. 局部应用阿片类药物和其他局部镇痛药在伤口护理前20~30min和60min内更有效[76](专家意见)。

4. 在进行伤口护理(特别是压力性损伤需要清创时)或其他与压力性损伤疼痛相关的活动(如变换体位)之前,可局部应用阿片类药物和其他镇痛方法(专家意见)。

〖证据讨论〗

在周围神经和炎症组织上发现了阿片类受体,这表明局部应用阿片类药物可缓解压力性损伤疼痛,但对全身没有影响[92]。这些制剂的可获得性因地理位置的不同而不同,可能需要获得执业医疗专业人员的处方和/或疼痛专家的审查。

Flock(2003)[12]进行了一项随机、盲法、安慰剂对照的交叉试验,试验对象是7名患有Ⅱ或Ⅲ类/期压力性损伤的临终关怀患者,目的是比较海洛因凝胶和安慰剂凝胶治疗前后的疼痛效果。应用1h后,与安慰剂凝胶相比,应用海洛因凝胶治疗的压力性损伤疼痛评分明显改善,与安慰剂凝胶及基线分数相比($P = 0.003$)。在使用后12h后有效的作用仍然显著($P = 0.005$)[12](1级证据)。Zeppetella等(2003)[20]比较了对骶骨压力性损伤每日局部应用硫酸吗啡(10mg)及安慰剂凝胶。经过两天的治疗,所有研究对象($n = 5$)反应说,与安慰剂相比,局部使用阿片类药物的VAS评分较低,没有研究对象发生阿片类药物引起的不良事件[20](1级证据)。这两项研究都非常小,并且都使用交叉设计,即使使用了洗脱期,也可能不适合评估疼痛。一项对年龄较大的Ⅱ类/期压力性损伤($n = 15$)的回顾观察性研究也证实了每12~24h使用海洛因凝胶(5~10mg)的有效性。随着时间的推移,研究对象的VAS评分平均提高了4分(9.4~4.6,$P < 0.02$)(4级证据)。

〖其他局部镇痛〗

其他局部药物有时用于管理伤口相关的疼痛,包括局部消炎制剂和局部麻醉。然而,这些干预措施治疗压力性损伤疼痛的证据非常有限,没有任何建议。这些产品并非在所有地方都容易获得。

有一项研究(*n*=30)是在姑息治疗环境中进行的,研究对象是有痛苦压力性损伤(类/期未报告)的患者,比较局部使用 3% 盐酸苯海拉明乳膏与安慰剂凝胶。局部制剂应用于创面周围完整皮肤。在 24h 内,抗炎霜组和安慰剂组在 10cm VAS 上疼痛的平均改善和最大疼痛减轻均无显著差异(平均 VAS 减轻 23.5mm±22.5 与(15.8±22.5)mm 相比,*P*=0.41)[15]。(1 级证据)局部消炎药也可以通过浸渍的伤口敷料传递,尽管没有证据表明对压力性损伤疼痛的处理有效。一项已发表的针对下肢静脉溃疡患者的系统性综述[93],但只报道了两项 RCT。在第一项研究中,基线疼痛减少 40% 与布洛芬敷料相关[94],在第二项研究中,与泡沫敷料相比 19% 以上的研究对象经历疼痛水平至少减少 50%[95](5 级证据)。

11.6　定期给予镇痛药物控制压力性损伤的疼痛。(GPS)

【实施注意事项】

1. 需要定期以适当的剂量进行镇痛来控制疼痛。为了保持镇痛效果,根据患者的需要每隔 3~6h 按时给药一次(专家意见)。

2. 系统化护理的实施,以确保与疼痛药物管理相协调,并尽量减少中断。确定治疗的优先顺序[96](专家意见)。

3. 世界卫生组织(WHO)阶梯止痛法是一种有效的缓解癌症疼痛、临终疼痛和急性疼痛方法[32]。然而,世界卫生组织阶梯止痛法[97-100] 可能不适用于慢性(即超过 12 周)压力性损伤疼痛患者[101]。将与压力性损伤慢性疼痛患者转介和/或伤口专家和/或诊所(专家意见)。

4. 考虑让疼痛专家参与为持续压力性损伤疼痛患者制订疼痛管理计划(专家意见)。

【讨论】

世界卫生组织(WHO)阶梯止痛法[97-100] 是一种有效的缓解癌症疼痛,临终疼痛和急性疼痛的方法[32]。世界卫生组织(WHO)阶梯止痛法[99,100] 以尽量减少副作用和最大限度减轻疼痛为目标。在进行疼痛评估并确定患者疼痛的严重程度之后,世界卫生组织(WHO)阶梯止痛法建议从非阿片类止痛药开始,如果疼痛没有得到控制,则添加弱阿片类镇痛药。如果疼痛仍然没有缓解,可以考虑使用更强的阿片类药物[97-100]。

非阿片类镇痛药包括简单镇痛药(如扑热息痛或阿司匹林)和非甾体抗炎药(非甾体抗炎药,如布洛芬、萘普生和双氯芬酸)。非阿片类药物作用于周围神经以阻断疼痛的冲动。

阿片类药物通过作用于中枢神经系统改变疼痛感知觉[99,100,102]。当非阿片类药物无效时,可添加(而不是替代)弱阿片类药物到疼痛管理方案中[103]。对于剧烈的疼痛,可能需要更强的阿片类药物。然而,长期使用阿片类药物会导致生理、心理和社会不良的后果,多种药物治疗也可能加重这些后果。此外,有证据表明长期使用阿片类药物(即超过 12 周)对管理慢性疼痛无效[100,101]。对于慢性压力性损伤疼痛,建议采用包括心理干预在内的多模式管理计划,可能需要疼痛专家的参与[101,104]。

佐剂协同增强镇痛药的药效,然而,佐剂应根据患者的并发诊断和疼痛类型进行个性化使用。例如佐剂包括控制扩散或全身感染的抗生素(间接解决与炎症相关的疼痛),用于控制神经性疼痛的三环类抗抑郁药或抗癫痫药,或选择五羟色胺再摄取抑制剂(SSRI)来控制并发抑郁症[104,105]。

一项研究(*n*=34)调查一个创新的压力性损伤疼痛管理策略,发现与伤口护理前 30min 使用吗啡(1mg/10kg)相比,在伤口护理前 5min 及在整个伤口护理过程中应用 N_2O/O_2 混合实施治疗,使用验证性评估工具评估疼痛显著减少 N_2O/O_2 混合管理[106](1 级证据),在安全性和耐久性方面没有显著差异。进一步研究这种疼痛管理策略是必要的。

【参考文献】

1. Lukas A, Mayer B, Fialova D, Topinkova E, Gindin J, Onder G, Bernabei R, Nikolaus T, Denkinger MD. Pain characteristics and pain control in european nursing homes: Cross-sectional and longitudinal results from the services and health for elderly in long term care (SHELTER) study. J Am Med Assoc, 2013;14(6):421-428.

2. Langemo DK, Melland H, Hanson D, Olson B, Hunter S. The lived experience of having a pressure ulcer: A qualitative analysis. Adv Skin Wound Care, 2000;13(5):225-235.

3. Bale S, Dealey C, Defloor T, Hopkins A, Worboys F. The experience of living with a pressure ulcer. Nurs Times, 2007; 103(15):42-43.

4. Fox C. Living with a pressure ulcer: A descriptive study of patients' experiences. Br J Community Nurs, 2002; 7 (6 Suppl): 10.

5. Spilsbury K, Nelson A, Cullum N, Iglesias C, Nixon J, Mason S. Pressure ulcers and their treatment and effects on quality of life: Hospital inpatient perspectives. J Adv Nurs, 2007; 57 (5): 494-504.

6. Szor JK, Bourguignon C. Description of pressure ulcer pain at rest and at dressing change. Journal of Wound, Ostomy, and Continence Nursing, 1999; 26(3): 115-120.

7. Dallam L, Smyth C, Jackson BS, Krinsky R, O'Dell C, Rooney J, Badillo C, Amella E, Ferrara L, Freeman K. Pressure ulcer pain: Assessment and quantification. J Wound Ostomy Continence Nurs, 1995; 22(5): 211-218.

8. Gorecki C, Closs SJ, Nixon J, Briggs M. Patient-reported pressure ulcer pain: a mixed-methods systematic review. J Pain Symptom Manage, 2011; 42(3): 443-459.

9. Abbas SQ. Diamorphine-Intrasite dressings for painful pressure ulcers. J Pain Symptom Manage, 2004; 28 (6): 532-534.

10. European Pressure Ulcer Advisory Panel, Pressure Ulcer Treatment Guidelines. 1998, EPUAP, : Oxford, England.

11. de Laat E, Scholte op Reimer W, van Achterberg T. Pressure ulcers: diagnostics and interventions aimed at wound-related complaints: a review of the literature. Journal of Clinical Nursing, 2005; 14(4): 464-472.

12. Flock P. Pilot study to determine the effectiveness of diamorphine gel to control pressure ulcer pain. J Pain Symptom Manage, 2003; 25(6): 547-554.

13. Freedman G, Cean C, Duron V, Tarnovskaya A, Brem H. Pathogenesis and treatment of pain in patients with chronic wounds. Surgical Technology International, 2003; 11: 168-179.

14. Freeman K, Smyth C, Dallam L, Jackson B. Pain measurement scales: a comparison of the visual analogue and faces rating scales in measuring pressure ulcer pain. J Wound Ostomy Continence Nurs, 2001; 28(6): 290-296.

15. Prentice WM, Roth LJ, Kelly P. Topical benzydamine cream and the relief of pressure pain. Palliat Med, 2004; 18 (6): 520-524.

16. Price P. An holistic approach to wound pain in patients with chronic wounds. Wounds: A Compendium of Clinical Research & Practice, 2005; 17(3): 55-57.

17. Quirino J, Santos VLC, Quednau TJP, Martins APF, Lima P, Almeida MRM. Pain in pressure ulcers. Wounds: A Compendium of Clinical Research & Practice, 2003; 15 (12): 381-389.

18. Rastinehad D. Pressure ulcer pain. Journal of Wound, Ostomy, and Continence Nursing, 2006; 33(3): 252-256.

19. Roth RS, Lowery JC, Hamill JB. Assessing persistent pain and its relation to affective distress, depressive symptoms, and pain catastrophizing in patients with chronic wounds: a pilot study. Am J Phys Med Rehabil, 2004; 83(11): 827-834.

20. Zeppetella G, Paul J, Ribeiro MD. Analgesic efficacy of morphine applied topically to painful ulcers. J Pain Symptom Manage, 2003; 25(6): 555-558.

21. Günes UY. A descriptive study of pressure ulcer pain. Ostomy Wound Management, 2008; 54(2): 56-61.

22. American Society of Pain Management Nurses, *Core Curriculum for Pain Management Nursing*. 2002, Philadelphia, PA: Saunders.

23. Reddy M, Keast D, Fowler E, Sibbald RG. Pain in pressure ulcers. Ostomy Wound Management, 2003; 49 (4 Suppl): 30-35.

24. Thomas S. Pain and wound management. Community Outlook, 1989; 12: 11-5.

25. Kim J, Ahn H, Lyon DE, Stechmiller J. Building a biopsychosocial conceptual framework to explore pressure ulcer pain for hospitalized patients. Healthcare (Basel), 2016; 4(1).

26. Alvarez OM, Kalinski C, Nusbaum J, Hernandez L, Pappous E, Kyriannis C, Parker R, Chrzanowski G, Comfort CP. Incorporating wound healing strategies to improve palliation (symptom management) in patients with chronic wounds. J Palliat Med, 2007; 10(5): 1161-89.

27. Alvarez OM, Meehan M, Ennis W, Thomas DR, Ferris FD, Kennedy KL, Rogers R, Bradley M, Baker JJ, Fernandez-Obregon A, Rodeheaver G. Chronic wounds: Palliative management for the frail population. Wounds: A Compendium of Clinical Research & Practice, 2002; 14(8): 4s-27s.

28. Joint Commission, *Pain assessment and management: an organizational approach*. 2000, Oakbrook Terrace, IL: The Joint Commission.

29. Cutting KF, Harding KG. Criteria for identifying wound infection. J Wound Care, 1994; 3(4): 198-201.

30. Cutting KF, White RJ, Mahoney P, Harding KG, *Clinical identification of wound infection: a Delphi approach.*, in *European Wound Management Identifying criteria for wound infection. EWMA Position Document*. 2005, London: MEP Ltd. p. 6-9.

31. Gardner TN, Briggs GA. Biomechanical measurements in microscopically thin stratum comeum using acoustics. Skin Res Technol, 2001; 7(4): 254-261.

32. Jacox A, Carr D. B., Payne, R., et al., *Management of cancer pain*. 1994, Rockville, MD: The Agency for Health

Care Policy and Research（AHCPR）, now Agency for Healthcare Research and Quality（AHRQ）.

33. Ahn H, Stechmiller J, Horgas A. Pressure ulcer-related pain in nursing home residents with cognitive impairment. Advances in Skin and Wound Care, 2013; 26(8): 375-380.

34. Ahn H, Stechmiller J, Fillingim R, Lyon D, Garvan C. Bodily pain intensity in nursing home residents with pressure ulcers: analysis of national minimum data set 3. 0. Res Nurs Health, 2015; 38(3): 207-12.

35. Jackson D, Durrant L, Bishop E, Walthall H, Betteridge R, Gardner S, Coulton W, Hutchinson M, Neville S, Davidson PM, Usher K. Pain associated with pressure injury: A qualitative study of community based, home-dwelling individuals. J Adv Nurs, 2017.

36. McGinnis E, Nelson A, Gorecki C, Nixon J. What is different for people with MS who have pressure ulcers: A reflective study of the impact upon people's quality of life? Journal of Tissue Viability, 2015; 24(3): 83-90.

37. Smith IL, Brown S, McGinnis E, Briggs M, Coleman S, Dealey C, Muir D, Nelson EA, Stevenson R, Stubbs N, Wilson L, Brown JM, Nixon J. Exploring the role of pain as an early predictor of category 2 pressure ulcers: A prospective cohort study. BMJ Open, 2017; 7(1): e013623.

38. Berry PH, Covington ED, Dahl J, Pain: Current understanding of assessment, management, and treatment. 2006, National Pharmaceutical Council, Inc. 2006: Reston, VA.

39. Gunes UY. A descriptive study of pressure ulcer pain. Ostomy Wound Management, 2008; 54(2): 56-61.

40. Essex HN, Clark M, Sims J, Warriner A, Cullum N. Health-related quality of life in hospital inpatients with pressure ulceration: Assessment using generic health-related quality of life measures. Wound Repair Regen, 2009; 17(6): 797-805.

41. Closs SJ, Barr B, Briggs M, Cash K, Seers K. A comparison of five pain assessment scales for nursing home residents with varying degrees of cognitive impairment. J Pain Symptom Manage, 2004; 27: 196-205.

42. Closs SJ, Cash K, Barr B, Briggs M. Cues for identification of pain in nursing home residents. Int J Nurs Stud, 2005; 42: 3-12.

43. Pautex S, Herrmann F, Le Lous P, Fabjan M, Michel JP, Gold G. Feasibility and reliability of four pain self-assessment scales and correlation with an observational rating scale in hospitalized elderly demented patients. Journals of Gerontology Series A: Biological Sciences and Medical Sciences, 2005; 60A: 524-529.

44. Pautex S, Michon A, Guedira M, Emond H, Lous PL, Samaras D, Michel JP, Herrmann F, Giannakopoulos P, Gold G.

Pain in severe dementia: Self-assessment or observational scales? Journal of the American Geriatric Society, 2006; 54: 1040-1045.

45. Scherder E, Bouma A. Visual analogue scales for pain assessment in Alzheimer's disease. Gerontology, 2000; 46: 47-53.

46. Scherder E, van Manen F. Pain in Alzheimer's disease: nursing assistants' and patients' evaluations. J Adv Nurs, 2005; 52: 151-158.

47. Abbey J, De Bellis A, Piller N, Esterman A, Giles L, Parker D, Lowcay B. *Abbey Pain Scale*. 2002 [cited May 2019]; Available from: https://apsoc. org. au/PDF/Publications/Abbey_Pain_Scale. pdf.

48. Merkel SI, Voepel-Lewis T, Shayevitz JR, Malviya S. The FLACC: A behavioral scale for scoring postoperative pain in young children. Pediatr Nurs, 1997; 23(3): 293-297.

49. Bildner J, CRIES Instrument Assessment Tool of Pain in Neonates. 1997, City of Hope Pain/Palliative Care Resource Center: Missouri.

50. Krechel SW, Bildner J. CRIES: A new neonatal postoperative pain measurement score. Initial testing of validity and reliability. Paediatr Anaesth, 1995; 5(1): 53-61.

51. White R, Harding K, Trauma and Pain in Wound Care. 2006, Wounds UK: Aberdeen.

52. AGS Panel on Pharmacological Management of Persistent Pain in Older Adults. Pharamacological management of persistent pain in older adults. J Am Geriatr Soc, 2009; 57: 1331-1346.

53. Closs SJ, Barr B, Briggs M, Cash K, Seers K. Evaluating pain in care home residents with dementia. Nursing and Residential Care, 2003; 5: 32-35.

54. Ferrell BA, Ferrell, B. R., Rivera L. Pain in cognitively impaired nursing home patients. J Pain Symptom Manage, 1995; 10: 591-598.

55. Wynne CF, Ling SM, Remsburg R. Comparison of pain assessment instruments in cognitively intact and cognitively impaired nursing home residents. Geriatric Nursing, 2000; 21: 20-23.

56. Husebo BS, Achterberg W, Flo E. Identifying and managing pain in people with alzheimer's disease and other types of dementia: A systematic review. CNS Drugs, 2016; 30(6): 481-497.

57. National Institute for Health and Clinical Excellence (NICE), Dementia: Assessment, Management And Support For People Living With Dementia And Their Carers (NG97). 2018, NICE: https://www. nice. org. uk/guidance/ng97/chapter/Recommendations.

58. Hadjistavropoulos T, Herr K, Prkachin KM, Craig KD, Gib-

son SJ, Lukas A, Smith JH. Pain assessment in elderly adults with dementia. Lancet Neurol, 2014; 13 (12): 1216-1227.

59. Chu L, Schnelle JF, Cadogan MP, Simmons SF. Using the minimum data set to select nursing home residents for interview about pain. J Am Geriatr Soc, 2004; 52 (12): 2057-2061.

60. Herr K. Pain assessment in cognitively impaired older adults. Am J Nurs, 2002; 102 (12): 65-67.

61. Jensen MP. The validity and reliability of pain measures in adults with cancer. J Pain, 2003; 4 (1): 2-21.

62. Haesler E, Cuddigan J, Kottner J, Carville K, Guideline Governance Group, International consumer engagement in pressure injury/ulcer guideline development: Global survey of patient care goals and information needs, in National Pressure Ulcer Advisory Panel 2019 Annual Conference. 2019: St Louis.

63. Barnes SH. Patient/family education for the patient with a pressure necrosis. Nurs Clin North Am, 1987; 22 (2): 463-74.

64. Bergstrom N, Bennett, M. A. , Carlson, C. E. , et al, *Treatment of Pressure Ulcers. Clinical Practice Guideline*, No. 15. AHCPR Pub. No. 95-0653. 1994, Rockville, MD: U. S. Department of Health and Human Services. Public Health Service, Agency for Healthcare Policy and Research.

65. Hopkins A, Worboys F. Establishing community wound prevalence within an inner London borough: Exploring the complexities. Journal of Tissue Viability, 2015; 24 (1): 42-49.

66. Moffatt CJ, Pain at Wound Dressing Changes: Understanding Wound Pain and Trauma: An International Perspective. EWMA Position Document. 2002, Medical Education Partnership, : London UK.

67. Montague A, *Touching the human significance of the skin*. 1971, Columbia, NY: Columbia University Press.

68. Agoritsas T, Heen AF, Brandt L, Alonso-Coello P, Kristiansen A, Akl EA, Neumann I, Tikkinen KA, Weijden TV, Elwyn G, Montori VM, Guyatt GH, Vandvik PO. Decision aids that really promote shared decision making: The pace quickens. BMJ (Clinical research ed) 2015; 350: g7624.

69. Krasner D. The chronic wound pain experience: a conceptual model. Ostomy Wound Management, 1995; 41 (3): 20.

70. Krasner D, *Caring for the person experiencing chronic wound pain.* , in *Chronic Wound Care: A Clinical Source Book for Healthcare Professionals*, D. Krasner, D. Rodeheaver, and G. Sibbald, Editors. 2001, HMP Communications: Wayne, PA. p. 79-89.

71. Brown A. Strategies to reduce or eliminate wound pain. Nursing Times; 2014; 110 (15): 12-15.

72. McSherry T, Atterbury M, Gartner S, Helmold E, Searles D, Schulman C. Randomized, crossover study of immersive virtual reality to decrease opioid use during painful wound care procedures in adults. J Burn Care Res, 2018; 39 (2): 278-285.

73. Hoffman H, Chambers G, Meyer 3rd W, et al. Virtual reality as an adjunctive non-pharmacologic analgesic for acute burn pain during medical procedures. Ann Behav Med, 2011; 41 (2): 183-191.

74. Tan G, Alvarez JA, Jensen MP. Complementary and alternative medicine approaches to pain management. J Clin Psychol, 2006; 62 (11): 1419-1431.

75. Tick H, Nielsen A, Pelletier K, Bonakdar R, Simmons S, Glick R, Ratner E, Lenmmon R, Wayne P, Zador V, The Pain Task Force of the Academic Consortium for Integrative Medicine and Health. Evidence-based nonpharmacologic strategies for comprehensive pain care: The consortium pain task force white paper. Explore, 2018; 14: 177-211.

76. Evans E, Gray M. Do topical analgesics reduce pain associated with wound dressing changes or debridement of chronic wounds? Journal of Wound, Ostomy, and Continence Nursing, 2005; 32 (5): 287-290.

77. Wound Ostomy and Continence Nurses Society (WOCNS), *Wound Ostomy and Continence Nurses Society. Guideline for the Prevention and Management of Pressure Ulcers*. WOCN Clinical Practice Guideline Series. 2010, Mount Laurel, NJ: Wound Ostomy and Continence Nurses Society.

78. Faigeles B, Howie-Esquivel J, Miaskowski C, Stanik-Hutt J, Thompson C, White C, Wild LR, Puntillo K. Predictors and Use of Nonpharmacologic Interventions for Procedural Pain Associated with Turning among Hospitalized Adults. Pain Manag Nurs, 2013; 14 (2): 85-93.

79. Brink P, Smith TF, Linkewich B. Factors associated with pressure ulcers in palliative home care. Journal of Palliative Medicine, 2006; 9 (6): 1369-1375.

80. Eisenberger A, Zeleznik J. Pressure ulcer prevention and treatment in hospices: A qualitative analysis. J Palliat Care, 2003; 19 (1): 9-14.

81. Henoch I, Gustafsson M. Pressure ulcers in palliative care: development of a hospice pressure ulcer risk assessment scale. Int J Palliat Nurs, 2003; 9 (11): 474-484.

82. Langemo D, Anderson J, Hanson D, Thompson P, Hunter S. Understanding palliative wound care. Nursing, 2007; 37 (1): 65-66.

83. Langemo DK. When the goal is palliative care. Adv Skin Wound Care, 2006; 19 (3): 148-154.

84. Masaki F, Riko K, Seiji H, Shuhei Y, Aya Y. Evaluation of pressure ulcers in 202 patients with cancer —do patients with cancer tend to develop pressure ulcers? Once developed, are they difficult to heal? Wounds: A Compendium of Clinical Research & Practice, 2007; 19(1): 13-19.

85. Keast DH, Parslow N, Houghton PE, Norton L, Fraser C. Best practice recommendations for the prevention and treatment of pressure ulcers: Update 2006. Adv Skin Wound Care, 2007; 20(8): 447-60.

86. Hinman CD, Maibach H. Effect of air exposure and occlusion on experimental human skin wounds. Nature, 1963; 200: 377-378.

87. Queen D, Woo K, Schulz VN, Sibbald RG. Chronic wound pain and palliative cancer care. Ostomy Wound Management, 2005; 51(11A): 9-11.

88. Bale S, Squires D, Varnon T, Walker A, Benbow M, Harding KG. A comparison of two dressings in pressure sore management. J Wound Care, 1997; 6(10): 463-466.

89. Matzen S, Peschardt A, Alsbjorn B. A new amorphous hydrocolloid for the treatment of pressure sores: A randomised controlled study. Scand J Plast Reconstr Surg Hand Surg, 1999; 33(1): 13-5.

90. Meaume S, Van De Looverbosch D, Heyman H, Romanelli M, Ciangherotti A, Charpin S. A study to compare a new self-adherent soft silicone dressing with a self-adherent polymer dressing in stage II pressure ulcers. Ostomy Wound Management, 2003; 49(9): 44-51.

91. Twillman RK, Long TD, Cathers TA, Mueller DW. Treatment of painful skin ulcers with topical opioids. J Pain Symptom Manage, 1999; 17(4): 288-292.

92. Australian Wound Management Association (AWMA), *Pan Pacific Clinical Practice Guideline for the Prevention and Management of Pressure Injury*. 2012, Osborne Park, WA: Cambridge Media.

93. Briggs M, Nelson EA, Martyn-St James M. Topical agents or dressings for pain in venous leg ulcers. Cochrane Database Syst Rev, 2012; 11.

94. Gottrup F, Jørgensen B, Karlsmark T, Sibbald G, Rimdeika R, Harding K, Price P, Venning V, Vowden P, Jünger M, Wortmann S, Sulcaite R, Vilkevicius G, Ahokas TL, Ettler K, M. A. Reducing wound pain in venous leg ulcers with Biatain Ibu: A randomised controlled double blind clinical investigation on performance and safety. Wound Repair Regen, 2008; 16: 615-25.

95. Arapoglou V, Katsenis D, Syrigos KN, Dimakakos EP, Zakopoulou N, Gjødsbøl K, Glynn C, Schäfer E, Petersen B, Tsoutos D. Analgesic effcacy of an ibuprofen-releasing foam dressing compared with local best practice for painful exuding wounds. J Wound Care, 2011; 20(7): 319-25.

96. Reddy M, Kohr R, Queen D, Keast D, Sibbald RG. Practical treatment of wound pain and trauma: A patient-centered approach. An overview [corrected] [published erratum appears in Ostomy Wound Management 2003 May; 49(5): 8]. Ostomy Wound Management, 2003; 49(4A): 2.

97. Best Practice Advocacy Centre New Zealand. WHO Analgesic Ladder: Which weak opioid to use at step two? Best Practice Journal, 2008; 18.

98. Vargas-Schaffer G. Is the WHO analgesic ladder still valid? Twenty-four years of experience. Can Fam Physician, 2010; 56(6): 514-517.

99. World Health Organization, *Cancer pain relief and palliative care*. 1990, Geneva, Switzerland: World Health Organization.

100. World Health Organization, *Cancer pain relief*. 2nd ed. 1996, Geneva, Switzerland: WHO.

101. British Medical Association, Chronic pain: Supporting safer prescribing of analgesics. 2017, British Medical Association; London, UK.

102. Busse JW, Craigie S, Juurlink D, Buckley N, Wang L, Couban RJ, Agoritsas T, Akl EA, Carrasco-Labra A, Cooper L, Cull C, da Costa BR, Frank JW, Gus Grant G, Iorio A, Persaud N, Stern S, Tugwell P, P. O. V, Guyatt GH. The 2017 Canadian Guideline for Opioids for Chronic Non-Cancer Pain. CMAJ, 2017; 189(18): E659-E666.

103. Best Practice Advocacy Centre New Zealand. Pharmacological management of chronic pain. Best Practice Journal, 2008; 16.

104. Best Practice Advocacy Centre New Zealand. Understanding the role of opioids in chronic non-malignant pain. 2018.

105. Best Practice Advocacy Centre New Zealand. Strong opioids for pain management in adults in palliative care. Best Practice Journal, 2012; 49.

106. Paris A, Horvath R, Basset P, Thiery S, Couturier P, Franco A, Bosson JL. Nitrous oxide-oxygen mixture during care of bedsores and painful ulcers in the elderly: A randomized, crossover, open-label pilot study. Journal of Pain & Symptom Management, 2008; 35(2): 171-176.

第15章　促　进　愈　合

伤口床准备是一个临床概念，包括系统的整体伤口评估方法和治疗，创造一个能够促进伤口正常愈合的环境。伤口床准备的总体目标是促进伤口床有良好的血运，去除失活组织和过多渗液，减少细菌负荷和水肿，这对健康肉芽组织的生长是最佳的[1,2]。本节重点介绍的是伤口床准备和促进愈合的讨论背景、证据及建议。

伤口床准备包含了伤口护理的四个主要方面，用首字母缩略词表示 TIME[1-4]：①组织管理；②感染和炎症的控制；③水分平衡；④上皮边缘发展。

最近 TIME 的首字母缩略词已经被更新为 TIMERS，包括[5]：①修复和再生；②社会和个人因素。

评估和优化伤口护理的每一个组成部分，解决已知的影响慢性伤口正常愈合的障碍。

〖组织管理〗

去除坏死组织及其相关的细菌和细胞负荷可提供刺激伤口促进健康组织生长的环境[1,2]。指南第 16 章"清洗和清创"对清洁技术、清创的适当使用、清创技术的选择和注意事项提供了全面的讨论和建议。

〖感染和炎症控制〗

细菌负荷的治疗是慢性伤口的一个重要考虑因素，这些伤口往往被细菌严重定植。生物膜在延迟愈合中的作用也是一个值得关注的问题。感染治疗可减少细菌计数、炎症细胞因子和蛋白酶活性；并增加伤口床中的生长因子活性，促进愈合[1,3]。指南第 17 章"感染和生物膜"为临床实践提供了进一步的讨论和建议。

〖水分平衡〗

促进伤口床温暖、湿润，可防止干燥，并刺激生长因子的活动，促进再上皮化加速，但不会增加感染[2,4]。控制水分过多可防止周围组织浸渍。对于严重渗出的伤口，选择合适的保湿敷料和吸收性敷料，对促进干湿平衡，促进愈合起到关键作用[2]。第 18 章"伤口敷料"提供了指导实践的建议。

〖上皮边缘发展〗

上皮细胞没有进展，表明愈合的障碍尚未充分清除，需要进一步准备伤口床。不进展的伤口边缘或潜行，可能是由于细胞基质异常，伤口床缺氧或蛋白酶异常活动所致[4]。控制感染和炎症、通过清创去除细胞负荷、控制创面水分是促进上皮化的重要因素[2]。连续监测伤口边缘上皮细胞的进展情况，使医疗专业人员能够评估伤口床的准备是否充分。

〖修复和再生〗

修复和再生通过促进和刺激伤口愈合过程的治疗方法来促进伤口愈合。在没有感染/生物膜或未处理的并发症（如血管疾病）的情况下，促进细胞外基质的发育和刺激参与愈合过程的细胞活性疗法对部分患者来说是一种选择[5]。例如，第 19 章和第 20 章中提供了伤口治疗的建议，旨在支持组织和皮肤的修复和再生，如胶原蛋白治疗，局部生长因子和生物工程真皮替代物。对于全层压力性损伤的患者，可能需要外科手术修复。第 22 章"压力性损伤的手术治疗"讨论了在手术促进患者愈合的建议。

〖社会和个人因素〗

社会因素和个人因素被认为对伤口愈合能力有重要作用[5]。许多与个体相关的因素被认为是造成压力性损伤风险的因素，其中许多因素也会影响愈合能力（如皮肤状况、营养状况、移动能力、血液学状态等）。第 4 章"风险因素和风险评估"概述了影响压力性损伤风险的内在因素，这些内在因素也必须加以处理，以使现有的压力性损伤得以愈合并防止复发。除压力性损伤因素外的并发症也可能在个体坚持治疗计划和/或伤口愈合的能力中起作用[5]。

个体所处的环境、心理状态、睡眠、知识和教育及社会支持等复杂因素也会影响压力性损伤的预防和治疗。第 26 章"生活质量、自我护理和教育"讨论了社会和个体因素影响压力性损伤预防和治疗策略的有限证据。

新兴科学正在不断发现更多使个体面临延迟愈合的风险因素，从而探索其他可以促进更快愈合的因素，如社会因素、免疫疗法[6]和遗传因素[7]。

【参考文献】

1. Falanga V, *Wound bed preparation: science applied to practice*, in *European* Wound Association Position Document: Wound Bed Preparation in Practice. 2004, Medic: London.

2. Halim AS, Khoo TL, Mat Saad AZ. Wound bed preparation from a clinical perspective. Indian J Plast Surg, 2012; 45 (2): 193-202.

3. Leaper DJ, Schultz GS, Carville K, Fletcher J, Swanson T, Drake R. Extending the TIME concept: what have we learned in the past 10 years? Int Wound J, 2012; 9 (Suppl 2): 1-19.

4. Dowsett C. Using the TIME framework in wound bed preparation. Br J Community Nurs, 2008; 13 (6): S15-S20.

5. Atkin L, Bucko Z, Conde Montero E, Moffatt CJ, Probst A, Romanelli M, Schultz GS, Tettlebach W. Implementing TIMERS: the race against hard-to-heal wounds. J Wound Care, 2019; 28 (3 Suppl 3): S1-S49.

6. Larouche J, Sheoran S, Maruyama K, Martino MM. Immune regulation of skin wound healing: Mechanisms and novel therapeutic targets. Adv Wound Care., 2018; 7 (7): 209-231.

7. Li H, Duann P, Lin PH, Zhao L, Fan Z, Tan T, Zhou X, Sun M, Fu M, Orange M, Sermersheim M, Ma H, He D, Steinberg SM, Higgins R, Zhu H, John E, Zeng C, Guan J, Ma J. Modulation of wound healing and scar formation by MG53 protein-mediated cell membrane repair. J Biol Chem, 2015; 290 (40): 24592-245603.

第 16 章　伤口清洗和清创

【前言】

清洁和清创是伤口床准备创造促进伤口愈合环境的重要方面。现已有大量关于不同病因的慢性伤口清洁和清创的证据。本章特别关注在处理压力性损伤的情况下,关于伤口护理方面可用的研究。

【临床问题】

指导本章的临床问题是:

哪些压力性损伤的局部治疗方法可有效促进伤口的愈合(例如清洁、清创、局部用药、伤口敷料等)?

一、伤　口　清　洗

伤口清洗是指使用液体清除伤口及周围表面的污染物(碎屑)、敷料残留物和微生物的过程[1]。清洗不是"消毒"伤口,而是"清洗"伤口。如果不能用液体轻易地去除纤维蛋白材料和碎屑/碎片,则需要重新评估清创术(即清除失活的组织)的必要性。

关于压力性损伤清洁的研究较少,大多数关于伤口清洁的临床文章都提到了任何类型伤口床准备总的清洁原则。通过清除伤口表面碎屑和敷料残留物清洁伤口,是伤口床准备以促进压力性损伤愈合很重要的第一步,有助于更好地暴露伤口进行评估。

> **12.1　清洗压力性损伤伤口。(证据等级=B1;推荐强度=↑)**

【证据总结】

关于压力性损伤清洗只有一个小证据体。两项小样本中等质量[2]和低质量[3]的 1 级研究提供的证据表明,与不清洗相比,清洗伤口与减少伤口大小和改善压力性损伤严重程度的相关性具有统计学意义。一项研究表明,低压脉冲清洗比不冲洗

更有效[2];第二项研究表明,清洗比使伤口床干燥更有效[3]。

【实施注意事项】

1. 根据伤口大小、类别/分期和伤口床特征(如渗出液)选择合适的清洗方式及频率(专家意见)。

2. 在清洗压力性损伤前管理疼痛。有关疼痛管理的信息,请参阅指南第 14 章"疼痛评估和治疗"(专家意见)。

3. 清洗压力性损伤和周围皮肤时,大多可使用饮用水(即适合饮用的水)或生理盐水[4-7](5 级证据)。

4. 在部分国家和组织,如果有非共享的、适合清洁的洗浴设施,慢性伤口患者可以通过洗澡或淋浴来清洗伤口[8]。在其他国家和组织,则必须使用无菌水或清洗溶液。根据当地的标准[4]和政策、设施清洁程度、压力性损伤的解剖学位置及患者个人偏好制订清洗方案[8](专家意见)。

5. 当患者、伤口或伤口愈合环境情况不佳时,考虑用无菌技术[4,5,8](专家意见)。

6. 清洗有窦道/潜行/瘘管的压力性损伤时务必小心[4](专家意见)。

7. 使用清洗溶液时,应用足够大的压力以清洗伤口床,但避免损伤组织或将细菌冲入伤口,一般压力值在 4~15PSI(27.6~103.4kPa)之间(专家意见)。

【证据讨论】

Ho(2012)等[2]证明了使用低压(最高 11PSI≈75.8kPa)脉冲清洗Ⅲ和Ⅳ类/期的压力性损伤(n=28)的有效性。与非冲洗相比,低压生理盐水冲洗10~20min 可明显减少压力性损伤的深度、宽度、长度和体积(均为 $P<0.01$)。然而,这项研究仅进行了三周,每周进行一次压力性损伤的测量,并没有随访至压力性损伤完全愈合[2]。尽管在统计学上有显著性差异,但组间平均差异很小,CI 跨越了空值(1 级证据)。另一项研究[3](n=50)比较了包括伤口清洗的方案和不包括伤口清洗的方案,两组压力性损伤的大小和伤口床状况以及压力性损伤愈

合评分(PUSH)均有显著改善。与自然干燥促进结痂相比,定期清洗的Ⅱ和Ⅲ类/期压力性损伤伤口,28d 后表面积缩小幅度更大($P<0.05$)。清洗组的压力性损伤总体 PUSH 得分提高了 92%,而自然干燥组总体 PUSH 得分提高了 60%($P<0.01$)(1级证据)。

对于清洁的压力性损伤(没有碎屑或没有确诊细菌感染),尽管有些组织强制要求使用无菌溶液和无菌技术,但还是建议使用饮用水(可饮用的)或生理盐水进行清洗。如果没有饮用水或生理盐水,煮沸后冷却的水是一种有效的伤口清洗液[4-7]。在成人或儿童的慢性伤口清洗中,饮用水和生理盐水的感染率和治愈率没有差异[6,9,10](5级证据)。当患者免疫功能低下或者伤口进入无菌体腔或伤口愈合环境受损时,考虑使用无菌产品和无菌技术;除此之外,应采用清洁伤口处理技术[4,5]。当由于窦道/瘘管/潜行而无法看到伤口时,有可能无法回收清洗液[4]。

可使用液体冲洗伤口床来完成压力性损伤的清洗。在压力性损伤上皮化期,清洗动作必须非常温和,以防止新生上皮组织被破坏。然而,为了去除伤口床中的碎屑,冲洗力度必须大于碎屑在伤口表明的黏附力[11]。一般来说,4～15PSI(27.6～103.4kPa)之间的冲洗压力足以冲洗压力性损伤,并且不会对伤口床造成损伤[4,11,12]。适当的冲洗可以通过选择不同尺寸的注射器和针头来实现(表16-1),或者其他市售的冲洗设备。只有存在临床指征时才应该冲洗伤口,冲洗的频率应根据清除渗出液、碎屑、伤口敷料残留物或松散黏附的坏死组织的需要[11,13],和/或更好的观察伤口床的需要来决定。

表 16-1　清洗伤口的冲洗压力示例[1,14,15]

注射器	针头口径	冲洗压力
35cc(ml)	19-gauge	8PSI(55.2kPa)
20cc(ml)	28-gauge angio catheter	12PSI(82.7kPa)
12cc(ml)	22-gauge	13PSI(89.6kPa)

收集和妥善处理用过的冲洗溶液,减少交叉感染。冲洗设备和液体可能造成环境污染,应常规采取感染控制预防措施[16]。

12.2　对于疑似或确认感染的压力性损伤伤口,使用含有抗菌剂的清洗液清洗。(GPS)

[实施注意事项]

1. 用于清洗伤口的含有表面活性剂的溶液包括聚六亚甲基双胍(PHMB)和盐酸辛烯啶(OCT)[5](专家意见)。

2. 用于清洗伤口的消毒溶液包括含有次氯酸(HOCl)的过氧化物溶液[17]和次氯酸钠(NaOCl)及聚维酮碘[5](专家意见)。

3. 清洗溶液的细胞毒性可能和浓度相关。选择一种浓度足够低、能够持续释放抗菌剂的产品,以尽量减少毒性,并能在最短的时间内使用,以减少生物负荷[5](专家意见)。

4. 使用抗菌剂时,请参考当地抗生素耐药性政策(专家意见)。

5. 有关使用抗菌溶液的更多信息,请参见第17 章"感染和生物膜"。

[证据讨论]

压力性损伤伴有失活的组织或可疑的生物膜时,通常需要更积极地清洁或清创。全面的系统综述没有发现支持使用任何特定的伤口清洁溶液或伤口清洁技术的直接证据[18,19]。

具有抗菌特性的清洁剂有助于管理生物负荷。一些清洁剂将抗菌剂与表面活性剂结合使用,以降低表面张力并促进液体在伤口床上的扩散,从而促进疏松的、失活的组织的分离,降低生物负荷。对于污染的压力性损伤(有碎屑和/或已确定的严重细菌定植的伤口),应考虑使用适合伤口的表面活性剂和/或抗菌剂的清洁溶液,并且考虑使用与当前的毒性/功效相一致的清洁溶液,直至伤口床清洗干净[4,5]。

一项比较芦荟汁、氯化银和癸基葡萄糖苷与等渗盐水治疗压力性损伤的研究($n=82$)报道,芦荟喷雾剂在 14d 后压力性损伤状态工具(PSST)评估,改善效果更好($P=0.02$)[20](1级证据)。另一项研究比较了使用 HOCl 和生理盐水冲洗慢性伤口的效果($n=17$ 患者, $n=12$ 有压力性损伤)[17]。两组均在超声清创的同时进行冲洗,然后使用银离子敷料,疗程均为 7d。HOCl 组伤口并发症较少(35% vs 80%),但是这项研究有很多方法学上的限制(1级证据)。

部分伤口清洁剂如果高浓度使用会对成纤维细胞有细胞毒性[1](表16-2)。为清除渗出液而配制的清洁剂(皮肤清洁剂)具有细胞毒性,不应用于伤口[1]。避免使用仅适用于完整皮肤的产品。据报道,与室温相同的清洁剂应用在伤口上引起的疼痛较少。

表 16-2　局部抗菌疗法(经国际伤口感染机构许可复制[5])

溶液	类型	细胞毒性	对生物膜的影响	备注
无菌生理盐水	等渗[23]	无	无	• 无菌、非抗菌溶液[24]
灭菌用水	低渗	无	无	• 无菌、非抗菌溶液[24]
饮用水	成分不同	未知/可变	无	• 非无菌[24]
聚六亚甲基双胍(PHMB)	表面活性抗菌剂	低-无[22]	• 表面活性成分破坏生物膜附着[22]	• 降低液体表面张力,加大扩散和促进坏死组织的分离[22] • 不产生耐药性[22]
盐酸辛烯啶(OCT)	表面活性抗菌剂	• 体外试验显示毒性高[25] • 无法吸收表明无全身效应[25] • 未显示影响愈合	• 防止新生物膜的形成至少 3h[26] • 抑制浮游生物和细菌生物膜生长长达 72h[26]	• 有凝胶和冲洗制剂,可联合使用或单独使用[25] • 降低液体表面张力,加大扩散和促进坏死组织的分离[26]
次氯酸(HOCl)的过氧化物溶液和次氯酸钠(NaOCl)	抗菌剂	可因浓度而异	• 快速穿透生物膜,从内部破坏结构[24] • 不产生耐药性[24]	• 旨在去腐和提供抗菌活性 • 有凝胶和冲洗制剂,可联合使用或单独使用
聚维酮碘	抗菌剂	因浓度而异[27]	• 抑制新生物的膜形成[28] • 清除新生物膜[28] • 显著减少成熟生物膜[28]	• 调整氧化还原电位,增强血管生成,从而促进愈合[29] • 可抑制慢性伤口中过多的蛋白酶水平[29]

> **12.3　清洁压力性损伤周围的皮肤。(证据等级=B2;推荐强度=↑)**

对于疑似生物膜的压力性损伤,清创是最有效的处理策略[21,22],具体参考本章的"清创"部分。

【证据总结】

一项低质量的 2 级研究支持清洗压力性损伤周围的皮肤[30],该研究发现 Ⅱ 期压力性损伤伤口周围皮肤的清洁与愈合速度加快有关。此外,一项低质量的 4 级研究表明[31],伤口周围皮肤清洁与长达 24h 的皮肤微生物减少有关。

【实施注意事项】

1. 评估压力性损伤周围的皮肤,并确定损伤周围皮肤的风险(专家意见)。

2. 如果伤口周围皮肤脆弱,可考虑使用隔离产品来保护皮肤,以避免医用黏胶相关性皮肤损伤(专家意见)。

【证据讨论】

在一项针对老年的非随机临床试验中(n=189),Konya 等(2005)[32] 比较了使用生理盐水与 pH 值平衡(未指明 pH 值)的皮肤清洁剂分别清洁伤口周围皮肤的效果,发现对于所有类别/分期的压力性损伤,用 pH 值平衡的洁肤剂和水清洁伤口周围皮肤时,伤口的愈合时间都缩短。然而,仅在 Ⅱ 类/期压力性损伤中有统计学意义(中位愈合时间为 15d vs 20d,$P=0.02$)。骶尾、坐骨结节和尾骨处压力性损伤的渗出液增加得不到控制可能影响了研究的结果(2 级证据)。在一项针对老年人的观察性研究中(n=5)[31],清洁后伤口周围皮肤微生物数量立即显著减少($P<0.05$),但是微生物水平在 24h 内恢复到基线水平(4 级证据)。这表明每天或更频繁地清洁伤口周围皮肤对于减少可能定植在伤口床上的微生物是合适的。

二、清　创

失活的组织是指无活性或坏死的组织,通常是潮湿的、黄色、绿色、棕褐色或灰色的,可能会变厚而坚韧,并伴有干燥的黑色或棕色焦痂。对失活组织的清创是伤口床准备的一个重要组成部分[22,33-37]。在伤口床血运充足的情况下,清创被认为是伤口床准备中的关键步骤,不仅解决了慢性伤口愈合的障碍,而且提供了潜在的促进作用[22,35,36]。

很少有压力性损伤清创治疗的临床研究证据，这类试验的伦理学是受质疑的。在 Steed 等[38]于 1996 年对参与重组生长因子研究的伤口愈合中心的清创率进行非随机比较的关键事后分析前，没有临床试验数据支持清创有利于伤口愈合这一普遍接受的观点和临床实践[34,38]。Steed 发现糖尿病足部溃疡的积极清创与伤口愈合加快有关，为调查初步的和持续的清创带来益处的系列研究奠定了基础[34,38]。

尽管缺乏研究的证据，但是有强而广泛的临床共识支持清创术在伤口床准备中的作用，有大量的临床实践指南、护理标准和其他类型伤口的研究支持清创作为有效的伤口床准备的必要组成部分[4,34-36,38-51]。

> **12.4**　除非疑似感染，否则应避免破坏缺血的四肢和足跟部稳固、坚硬、干燥的焦痂。（证据等级 = B2；推荐强度 = ↑↑↑）

【证据总结】

一项低质量的 3 级研究支持避免破坏稳定的焦痂，当足跟处焦痂保持完好时，99.3% 的足跟压力性损伤平均会在 11 周内愈合[52]。

【实施注意事项】

1. 每次更换敷料时及有临床指征时，对稳定、坚硬、干燥的焦痂进行评估[4]（专家意见）。

2. 当伤口敷料周围区域出现发红、压痛、水肿、脓液、波动感、捻发音和/或恶臭（即感染迹象）时，应立即咨询医生/血管外科医生（专家意见）。

3. 在出现发红、压痛、水肿、脓液、波动感、捻发音和/或恶臭时，立即清创。应采用外科锐器清创术或保守锐器清创，因为这是最快的伤口清创方法[4,39-42,53]（专家意见）。

【证据讨论】

应在每次换药时对覆盖有干燥、稳定的焦痂的压力性损伤进行评估，并根据临床征兆检查任何感染的最初迹象。干燥、稳定的焦痂需要评估和干预的临床症状包括敷料周围有红斑、压痛、水肿、脓液、波动、白斑和/或恶臭（感染迹象）[4,39-42,53]。

Shannon 等（2013）在针对疗养院（ n = 179）患者足跟处压力性损伤的一项回顾性研究显示[52]，67.8% 的研究对象伤口为焦痂，31.8% 研究对象伤口为水疱。155 名没有失访的研究对象中，154

名（99.3%）的压力性损伤痊愈；被焦痂覆盖的足跟压力性损伤中，100% 的伤口在平均 11 周内（2～50 周）内愈合；并发症包括 1 例骨髓炎（最终愈合）和 2 例蜂窝织炎，1 例导致截肢（3 级证据）。

> **12.5**　清除压力性损伤的失活组织及疑似或确认的生物膜，并持续清创，直到创面无失活组织并被肉芽组织覆盖。（证据等级 = B2；推荐强度 = ↑↑）

【证据总结】

尽管由于伦理学的原因，缺乏直接比较清创与不清创的人类受试者的随机对照试验，但在临床有强而广泛的共识支持清创在伤口床准备中的作用[34,36,38,39,41,43-50,53-56]。清创的直接证据主要是不同类型清创方式的比较，而不是证明清创比不清创更有效。一项研究提供了间接证据表明，锐性清创在短期（72h）内有效增加慢性伤口的细菌对抗生素治疗的敏感性[57]。一项高质量的 3 级研究显示[57]，与不清创和锐性清创相比，酶清创能较好的改善伤口情况，Bates-Jensen 创伤评估工具（BWAT）评分有改善（研究中没有报道不清创的对照组的患者例数）。

不同清创方法之间的比较通常显示不同方法间在统计学上没有显著性差异。一项 1 级的低质量研究[58]和一项 3 级的低质量研究[59]表明，在改善伤口面积方面，酶清创与自溶清创和锐性清创一样有效；2 个高质量的 3 级研究[57,60]也表明，酶清创与伤口状况的改善有关（肉芽组织的增加和 BWAT 评分的改善）；3 个低质量的 1 级研究[61-63]提供证据表明，不同敷料自溶清创和其他形式的清创在改善压力性损伤情况方面同样有效。高质量[64]、中等质量[65]和低质量[66]的小样本研究经济分析表明，酶清创可能是一种更具成本效益的清创方法，但这一发现受到地理位置、临床环境和使用时间的影响。

一项针对不同病因伤口的研究提供间接证据表明，每周或更频繁地清创与少于每周的清创相比，愈合的风险比例增加（ $HR = 4.26$, 95% CI: $4.20\sim4.31$ ）[67]。更多的间接证据表明，伤口细菌对抗生素的敏感性在 48h 内降至无显著差异水平，并在 72h 内恢复到清创前水平[21]，表明需要持续清创来治疗生物膜（间接证据）。

【实施注意事项】

1. 清创只能在伤口血运充足的情况下进行。

在下肢压力性损伤清创前进行血管评估,以判断动脉状态/供血是否充足,保证清创伤口的愈合。有关足部和足跟血管评估的更多信息,请参阅指南第9章"足跟压力性损伤"(专家意见)。

2. 保守锐器清创、外科/锐器清创和超声波清创必须由经过专门培训、有胜任力、有资格且有执照、符合当地法律法规的医疗专业人员进行[37](专家意见)。

3. 在开始清创前管理疼痛[4,39-46,53,68]。有关疼痛管理的信息,请参阅指南第14章"疼痛评估和治疗"。

4. 使用无菌器械进行保守锐器清创、外科/锐器清创和超声清创[37](专家意见)。

〖清创方法的选择〗

1. 选择最适合患者、伤口床和临床环境的清创方法(专家意见)。

2. 在出现大面积坏死、进展性蜂窝织炎、捻发音、波动感和/或继发于压力性损伤相关感染的败血症时,进行外科/锐器清创[4,39,41-46,53,68](专家意见)。

3. 如果患者免疫功能不全、血供受损或全身性败血症未进行抗生素治疗,则应谨慎进行保守锐器清创或锐器清创。相对禁忌证包括抗凝治疗和出血性疾病[4,39-46,53,68](专家意见)。

4. 当临床上没有迫切需要进行引流或去除失活组织时,应使用机械清创、自溶清创、酶清创和/或生物清创方法[4,39-42,44-46,53,68](专家意见)。

5. 根据患者的情况和护理目标,将有潜行、瘘管、窦道和/或无法轻易通过其他清创方法清除有大面积坏死组织的Ⅲ或Ⅳ期压力性损伤患者转诊进行外科评估[39-45,53,68](专家意见)。

〖证据总结〗

坏死组织是感染的病灶,延长炎症反应,机械性的阻碍收缩,并阻碍再上皮化[69],其可能掩盖潜在的积液或脓肿,并妨碍确定伤口深度的全面评估。如果适合患者的情况并符合整体护理目标,应对压力性损伤进行彻底的初步清创[39-45,68],并对过度增生的上皮边缘进行清创以引起急性伤口愈合反应。持续性清创应根据伤口床的状况进行[33,35,36]。此外,当伤口延迟愈合(即超过4周),且对常规伤口护理和/或抗菌治疗无效时,高度怀疑存在生物膜,并考虑压力性损伤的清创。更多信息请参阅指南第17章"感染和生物膜"。

在患者接受姑息治疗的情况下,决定是否清创和最适合的清创类型时,应考虑其整体生活质量[41,53]。

〖清创方法〗

压力性损伤最常见的清创方法包括:①锐性清创(如外科/锐器清创或保守锐器清创);②自溶清创;③酶清创;④生物清创;⑤机械清创。

1. 锐性清创

锐性清创包括外科/锐器清创和保守锐器清创。外科/锐器清创是一种快速的伤口清创方法,指在全身或局部麻醉下,用手术刀和剪刀将坏死组织从伤口上去除[37]。外科清创直至活性的组织,出血刺激血源性内源性生长因子的产生,这些生长因子可作为炎性细胞的趋化因子,并促进成纤维细胞和上皮细胞的有丝分裂[33,50]。通常于有限于具有麻醉能力、严格无菌技术和控制出血能力的专科住院诊所,并由外科医生、其他有资质的医生、足病医生或高年资的执业医生执行[37]。

当迫切需要清除大面积的失活组织时,外科清创是最适合。压力性损伤应进行外科清创的情况包括:大面积清创、无法确定潜行和窦道/瘘管的深度、进展性蜂窝织炎、有必须去除的受感染的骨和组织和/或继发于压力伤性损伤的败血症[37,70]。相对禁忌证包括抗凝治疗和出血性疾病。

保守锐器清创是使用手术刀、刮匙、剪刀、镊子/止血钳和咬骨钳来去除坏死组织,疼痛或出血有限[71]。这种清创方法减少伤口表面的细菌负荷,清除衰老细胞,将慢性伤口转化为急性伤口[33]。

外科/锐器清创和保守锐器清创只能在有足够血运促进愈合的解剖位置进行[4,40,46,50]。第9章有关于"下肢血管评估"的相关信息。当存在血运不足且无法进行血管重建时,应考虑风险和益处,在患者及其家属、血管或伤口专家共同商讨下决定是否清创。

解剖学知识和培训对使用锐性清创的医疗专业人员至关重要。对免疫功能低下的患者必须谨慎,避免形成大的开放性空腔成为机会型感染的入口[33]。此外,对于有出血性疾病和服用抗凝药的患者,必须谨慎。在有些护理机构,保守锐器清创的使用可能受到限制[33,45,72]。在某些地区,可能要求具有保守锐器清创能力和/或有资格证书的专业人员[4,40,46]。

Anvar 和 Okonkwo(2017)[73]研究($n = 190$)表明,由外科医生及其助理对骶骨、骶尾、尾骨、坐骨和股骨粗隆处压力性损伤在床边进行保守锐器清创,清创的表面积平均为 3.2 英寸^2(20.8cm^2)[2]。在 12 周的随访中,73% 的压力性损伤表面积有所改善,平均缩小 40%(3 级证据)。然而,压力性损伤的严重程度未报道,生物膜的目测识别被用于确定清创的必要性,但这未被认为是一种合理或有效的生物膜识别方法[5]。Golinko 等(2009)[74]研究认为,应进行外科清创直至所有的失活组织都被清除,通过对压力性损伤的回顾性研究表明,在外科清创过程中切除的组织的病理学分析可以用来确定清创的充分性,因为单纯的组织检查是不全面的。研究表明仅用目测评估,即使在有经验的外科医生进行手术清创后,过度角化和纤维化的组织及骨髓炎依然存在(4 级证据)。

Williams 等(2005)[49]在一项对慢性下肢静脉溃疡患者进行的非随机对照试验研究表明,与未接受保守锐器清创的伤口相比,接受锐利环形刮匙清创的伤口在接受清创四周后明显愈合,这是以溃疡平均表面积的减少为衡量标准;在 20 周时,两组的感染率和平均表面积无显著差异。考虑到实验设计不太严格,这些组的同质性较低,可能解释了一些差异。没有接受锐器清创的对照组,基线检查时没有脱落或失活组织,表现为 15%~20% 的肉芽组织,而那些接受清创的患者在基线时有脱落的组织,没有肉芽组织。

进行保守锐器清创或外科/锐器清创的医疗专业人员必须具备解剖学知识及充分的培训和经验[4,37,41,44,45]。虽然清洁的伤口敷料可适用于压力性损伤的治疗[39],而用于保守锐器清创或外科/锐器清创的器械应该是无菌的[4,37,40]。

2. 自溶清创

自溶是一种在所有类型伤口中自然发生的高度选择性的缓慢清创形式[33,37]。巨噬细胞吞噬细菌,内源性蛋白水解酶(如胶原酶、弹性蛋白酶、髓过氧化物酶、酸性水解酶和溶菌酶)选择性地液化并将坏死组织和焦痂与健康组织分离[33],以调节伤口环境,达到最佳的水分、pH 值和湿度,从而发生自溶。

湿性伤口敷料(如水胶体、透明薄膜和水凝胶),可使干燥的坏死组织重新水化,为人体自身的蛋白水解酶和吞噬细胞提供一个湿润的环境[69]。对于严重渗出的伤口来说,吸收性敷料(如藻酸钙、亲水性纤维)更为适合。

在两个比较无定形水凝胶的小样本随机对照试验中,清创或愈合率无差异[61,63](1 级证据),这表明没有一种特殊类型的无定形水凝胶比另一种更能实现自溶。

在两个小样本的随机对照试验中,比较了使用水胶体自溶清创和局部使用酶清创(胶原酶)的不同结果。在 Ⅲ 期/类压力性损伤的患者中,Burgos 等[62]报道使用胶原酶和水胶体愈合率无差异(1 级证据),而 Müller 等[62]发现胶原酶在去除跟骨 Ⅳ 期压力损伤的硬焦痂后,更快实现清除软性坏死组织和伤口愈合(1 级证据)。在有 Ⅲ 期/类压力损伤的患者中,Burgos 等(2000)[62]报告,胶原酶治疗组的愈合率(83.3%)与水胶体治疗组(73.7%)相比呈现出积极的愈合趋势,但差异无统计学意义($P=0.754$)。值得注意的是,在 Müller(2001)[66]的研究中,外科清创手术是在受试者随机分组之前进行的,这两项研究都是使用伤口大小的主观评估的小样本非盲法研究,并且都是在 Burgos 等(2000)[62]的研究中进行的,超过 30% 的研究对象退出了研究。

存在未经治疗的感染或广泛的坏死组织、有潜行和窦道的大的压力性损伤、免疫功能受损的个体禁止使用自溶清创[39,41-43,45,53,68]。老年人伤口自然愈合可能延迟[75]。

3. 酶清创

酶清创是通过将外源性蛋白水解酶或纤维蛋白溶解酶应用于溃疡表面来完成的,这些酶将与机体自身的内源性酶协同工作[37,69]。酶清创剂的可用性因国家而异,其清创的性质和功效也各不相同。纤维蛋白溶解酶/脱氧核糖核酸酶(DNAse)分解血凝块中的纤维蛋白成分,使纤维蛋白原和其他凝血因子失活,扩张血管,使巨噬细胞清除坏死组织[33];细菌胶原酶降解天然胶原蛋白具有很高的特异性,但对角蛋白、脂肪或纤维蛋白不起作用[33];木瓜蛋白酶是一种蛋白水解酶,对胶原蛋白不起作用,通过溶解纤维蛋白碎片来清除坏死组织。木瓜蛋白酶需要激活才能发挥作用,用作激活剂的尿素有助于使失活的蛋白质变性,使其易于蛋白水解[33]。重金属可能会使某些酶失活。使用酶促清创剂时,请遵循厂家的说明书进行使用。

有很多随机对照试验和队列研究提供了胶原酶用于压力损伤的酶清创的证据。一篇回顾性综述[59]探讨了胶原酶作为选择性清创的辅助方法治疗 Ⅳ 类/期压力性损伤。研究者认为,所用的选择性清创方法是锐性清创,与仅接受选择性清创的压力性损伤相比,同时接受酶清创的患者愈合时间明显更短(胶原酶组平均456d,非胶原酶组平均589d,$P<0.0001$),其危险比为1.85($95\%CI$:$1.28\sim2.68$,$P=0.001$)。在本研究中,总的治愈率很低,11%的非胶原酶组和22%的胶原酶组在12个月内完全愈合[59](3级证据)。另一项回顾性研究探讨了使用胶原酶作为负压伤口治疗(NPWT)的辅助手段($n=67$)治疗Ⅲ期和Ⅳ期压力性损伤,与仅接受NPWT($n=47$)相比的不同效果。所有压力性损伤都按需要接受了锐利清创。不同的队列之间,伤口表面积改变没有显著差异($P=0.322$);然而,接受胶原酶辅助治疗的压力性损伤在包括伤口床特征评估在内的BWAT得分明显更高($P=0.022$)(3级证据)[57]。因此,在锐性清创的方案中加入胶原酶的酶促清创术的益处的证据是混合的。

胶原酶与其他酶清创剂(如木瓜蛋白酶-尿素[76]和纤溶酶/脱氧核糖核酸酶)[77]在Ⅱ~Ⅳ期分类/阶段压力性损伤中的应用比较也提供了一些混合的证据。而一项与胶原酶木瓜蛋白酶尿素相比的RCT($n=28$),报告的木瓜蛋白酶尿素产品在清除失活组织($P<0.0167$)和增加肉芽组织($P<0.0167$),总体愈合率无差异(1级证据)。第二次RCT(纳入$n=135$例,分析结果$n=78$例)显示,两组失活组织[77]的减少无显著性差异($P=0.164$)(1级证据)。这两项研究的样本量都很小,而且都有方法学上的局限性(如结局指标观察非盲法)。

研究者也对胶原酶清创与自溶清创进行了比较。一项小型RCT($n=27$)显示,与水凝胶敷料相比,胶原酶+半闭塞敷料对Ⅲ和Ⅳ期分类/阶段压力性损伤的创面清创效果更好。使用胶原酶处理的压力性损伤中,大约85%的患者在42d内获得完全清创,而使用水凝胶敷料处理的压力性损伤在42d内获得完全清创的比例为29%($P<0.03$)。用胶原酶清创的压力性损伤在84d内完全愈合的可能性也更大(69% vs 21%,$P=0.02$)[58](1级证据)。一项更大的研究[60]在门诊对使用胶原酶($n=446$)和医用蜂蜜($n=341$)进行压力性损伤(首诊Ⅲ期)清创的效果进行了回顾性比较研究。胶原酶清创治疗需要的次数明显减少(9.1 ± 9.9 vs 12.6 ± 16.6,$P<0.001$)。使用胶原酶治疗的压力性损伤在12个月后完全肉芽形成的可能性增加了38%[优势比(OR)=1.384,$95\%CI$:$1.057\sim1.812$,$P=0.018$]。尽管胶原酶治疗的压力性损伤在12个月时完全愈合率(完全上皮化)有统计学差异,但是两组的完全愈合率都很低,临床差异可能没有显著性意义

(28.2% vs 21.3%,$P=0.009$;$OR=1.467$,$95\%CI$:$1.051\sim2.047$,$P=0.024$)[60](3级证据)。

在美国进行的许多经济分析都报告了使用胶原酶进行压力性损伤清创可以节省成本。在一项关于557例压力性损伤护理的研究中,Mearns等(2017)[64]报告说,在一年的时间内,与蜂蜜相比,胶原酶清创的成本更低。Carter等(2017)[65]的研究成果发现,与锐性清创相比,使用胶原酶清创可以节省美国卫生系统的成本。Waycaster等(2013)[58]发现胶原酶是一种比水凝胶敷料更具成本效益的清创方法,是水凝胶敷料的3.2倍。在荷兰,Muller等(2001)[66]发现使用胶原酶进行清创的相关成本比使用水胶体敷料自溶清创低5%。来自美国和荷兰的这些发现可能不会推广到其他国家和地区。关于最合适的清创方法的决定首先应该基于伤口的临床情况和个人的喜好,以及医疗专业人员的经验和对不同治疗方案的可获得性。

4. 机械清创

机械清创通常是一种非选择性的清创方式,可以清除失活组织和有活性的组织[4,69]。机械清创包括:①敷料湿到干;②单丝/超细纤维清创垫;③低频超声(接触式和非接触式);④水刀。

1. 敷料湿到干。使用湿到干纱布敷料会造成疼痛,也会损伤健康组织[4],这种方法不常用。研究表明,其与伤口愈合缓慢有关,而且由于需要频繁更换伤口敷料,成本高昂[78,79]。

2. 单丝/超细纤维清创垫。单丝/超细纤维清创垫能去除脱落和坏死组织,并可能破坏伤口床的生物膜[80,81]。对使用单丝/超细纤维清创垫的研究仅限于对伤口床清创($n=13$),以便更好地观察伤口并对压力性损伤进行分期[81](4级证据)。在研究中,清创时间不超过4min,但是,没有报道临床结局及患者的耐受性。其促进伤口愈合的有效性还需开展更多的研究。

3. 低频超声(接触式和非接触式)。低频超声(LFUS)清创越来越多地用于去除失活组织。由于空化作用,低频超声清创能直接在伤口床上产生机械和流体动力效应[22]。超声波使冲洗流体中的小气泡产生、消失,膨胀后迅速破裂(内爆间隙),造成紊乱的震波和水流,冲蚀掉坏死组织和纤维蛋白。不同地区有各种各样的超声清创设备,只要被授权,无论接触式LFUS[82,83]和非接触式LFUS[84-86]设备都能用于创伤清创。证据主要在其他类型的伤口,主要包括下肢静脉溃疡和糖尿病足溃疡。有随机对照

试验研究证实,无论接触式和非接触式 LFUS 清创,都能显著改善伤口床情况。第 21 章"生物物理方法"有更多关于超声波治疗促进愈合的信息。

4. 水刀。水刀是实现外科清创的一种替代工具。通过压力设定校准,可以精确控制清创深度[87,88]。不同病因伤口的临床证据表明,水刀可以比其他方法更快地实现清创。例如,一项关于慢性下肢静脉溃疡的非随机对照研究比较了水刀和水凝胶自溶清创,结果显示治愈率没有差异,但水刀组达到完全清创的时间为(1.3±0.6)d,而水凝胶组为(4.3±3.9)d[89](5 级证据)。此外,一项回顾性研究报告了各种急、慢性伤口接受水刀清创和保守锐性清创相比,水刀组所需的清创次数较少[90](5 级证据)。最近的一项研究,Ferrer-Sola 等(2017)[88]使用水刀清创了 29 个慢性伤口(其中 23% 为压力性损伤),这些伤口愈合缓慢,需要快速清创。大约 73% 的慢性伤口只需要一次清创治疗就能促进愈合,研究人员注意到伤口的基线表面积与所需的水刀清创治疗次数之间存在相关性($r =$ 3.07)[88]。值得注意的是,这项研究报告称,当使用局部或阻滞麻醉剂或全身止痛药时,水刀与研究对象的低疼痛评分(10 分制,<5 分)有关(5 级证据)。

5. 生物清创

生物清创(蛆虫治疗)包括在坏死的创面使用无菌蛆虫。无菌蛆虫能产生蛋白水解酶的混合物,包括胶原酶、尿囊素和其他具有广谱抗菌活性的物质[33,69]。生物清创不能用于有裸露血管处、急性感染(威胁肢体或生命)、需要经常检查的溃疡、坏死的骨或肌腱、或血液循环缺陷无法愈合处[69,91]。

在一组压力性损伤患者(103 名研究对象有 145 例压力性损伤)中,与传统清创术相比,使用蛆虫治疗的患者清创和肉芽组织形成速度更快(每周 0.8cm² vs 1.2cm²,$P = 0.003$)[91](3 级证据)。

6. 持续清创

持续清创是不断清创,保持创面处于愈合状态。除了明显地去除了坏死组织,对其他慢性伤口的研究已经表明,保守锐器清创或外科锐器清创尤其能去除创面的过多分泌物、分解或瓦解定植的菌落(生物膜)与衰老的成纤维细胞,形成刺激伤口愈合的环境[33,35,36,50,72]。是否清创取决于临床指标和是否需要最佳创面准备。看上去很健康但又未愈合的压力性损伤,则需要持续清创[92]。

急性伤口可能只需要首次的清创(必要时),而慢性伤口通常需要对基底和非迁移性过度增生的上皮边缘进行持续清创[33,35,36,50,72,92]。在一项对各种原因的慢性伤口($n = 312\,744$,其中 16% 是压力性损伤)的大样本观察性研究中发现,更频繁的清创与更好的愈合相关。与少于每周 1 次的清创相比,每周 1 次或更频繁的清创,创面愈合的可能性在四倍以上[危险比(HR)= 4.26,95%CI:4.20~4.31][67](5 级证据)。Wolcott 等(2010)[21]在体外模型和小规模临床研究($n = 3$)中证明,未成熟的生物膜对局部抗菌治疗更敏感。体外模型表明,生物膜在 24~96h 内对抗菌治疗产生耐受性。经保守锐性清创的下肢静脉溃疡的生物膜样本显示,清创后 24~48h 对抗生素治疗的敏感性达到高峰。到 72h 时,敏感度已恢复到成熟生物膜样本的敏感度(5 级证据)。这表明,当压力性损伤中怀疑或确认生物膜时,应至少每隔 72h 进行一次维持性清创,通过去除生物膜表面的活性细胞并暴露休眠细菌来提高对消毒液或抗菌治疗的敏感性(5 级证据)。

持续清创需要一直进行,直到到伤口床没有坏死组织、伤口床被肉芽组织覆盖并逐渐愈合。在伤口恢复延迟的情况下,一般有生物膜[5,21,22]、坏死组织复发或恶化的肉芽组织,这时持续清创应该继续进行。

〖压力性损伤愈合的局部用药〗

一个小证据体表明,一些外用制剂可以用于伤口床局部,以促进愈合(如通过改善伤口床血流,降低炎症反应等)。压力性损伤研究中探索的局部用药,包括西地那非[93]、阿托伐他汀[94]、胰岛素[95]、苯妥英钠[96]、一氧化氮[97]、血红蛋白[98]、透明质酸盐[99]和多种不同的草药/中药制剂[100-104]。这些研究样本量都较小,而且几乎没有研究与现行的伤口护理措施进行比较。由于没有哪一种用药被用于多个实验,且多数实验质量较低,因此不能评估局部外用制剂的临床疗效,也无法提出建议。

【参考文献】

1. Rodeheaver GT, Ratliff CR, *Wound Cleansing, Wound Irrigation, Wound Disinfection in Chronic Wound Care: A Clinical Source Book for Healthcare Professionals*, D. l. Krasner, G. T. Rodeheaver, and R. G. Sibbald, Editors. 2007, HMP Communications: Malvern, PA.

2. Ho CH, Bensitel T, Wang X, Bogie KM. Pulsatile lavage for the enhancement of pressure ulcer healing: A randomized controlled trial. Phys Ther, 2012;92(1):38-48.

3. Luan XR, Li WH, Lou FL. Applied analysis of humanized

nursing combined with wet healing therapy to prevent bedsore. Eur Rev Med Pharmacol Sci, 2016; 20 (19): 4162-4166.

4. Wounds Australia, Standards for Wound Prevention and Management. 2016, Cambridge Media: Osborne Park, WA.

5. International Wound Infection Institute (IWII), Wound Infection in Clinical Practice. 2016, Wounds International.

6. Fernandez R, Griffiths R. Water for wound cleansing Cochrane Database Syst Rev, 2012; 2(Art. No. : CD003861).

7. Joanna Briggs Institute. Solutions, techniques and pressure for wound cleansing. Best Practice, 2006; 10(2): 1-4.

8. Haesler E, Thomas L, Morey P, Barker J. A systematic review of the literature addressing asepsis in wound management. Wound Pract Res, 2016; 24(4): 208-246.

9. Beam JW. Wound cleansing: water or saline? J Athl Train, 2006; 41(2): 196-197.

10. Valente JH, Forti RJ, Freundlich LF, Zandieh SO, Crain EF. Wound irrigation in children: Saline solution or tap water? Ann Emerg Med, 2003; 41(5): 609-616.

11. Weir D. Clean it like you mean it! Wound Management & Prevention 2019; 65(2).

12. Fernandez R, Griffiths R, Ussia C. Effectiveness of solutions, techniques and pressure in wound cleansing. JBI Reports, 2004; 2(7): 231-270.

13. Flanagan M, *Principles of wound management*, *in Wound Healing and Skin Integrity: Principles and Practice*, M. Flanagan, Editor. 2013, Wiley-Blackwell: Chichester.

14. Rahul S, Paul MK, Barreto E, Sreekar H, Dawre S. Syringe-based wound irrigating device. Indian J Plast Surg, 2012; 45(3): 590-591.

15. Wound Wise Editor. A fount of wound irrigation tips. Nursing Made Incredibly Easy!, 2007; 5(1): 14-15.

16. Maragakis LL, Cosgrove SE, Song X, Kim D, Rosenbaum P, Ciesla N, Srinivasan A, Ross T, Carroll K, Perl TM. An outbreak of multidrug-resistant Acinetobacter baumannii associated with pulsatile lavage wound treatment. JAMA, 2004; 292(24): 3006-3011.

17. Hiebert JM, Robson MC. The immediate and delayed post-debridement effects on tissue bacterial wound counts of hypochlorous acid versus saline irrigation in chronic wounds. Eplasty, 2016; 16: e32.

18. Moore Z, Cowman S. Wound cleansing for pressure ulcers. Cochrane Database of Systematic Reviews, 2013; 3.

19. Moore Z, Cowman S. A systematic review of wound cleansing for pressure ulcers. Journal of Clinical Nursing, 2008; 17(15): 1963-1972.

20. Bellingeri R, Attolini C, Fioretti O, Forma P, Traspedini M, Costa M, et al. Evaluation of the efficacy of a preparation

21. Wolcott RD, Rumbaugh KP, James G, Schultz GS, Phillips P, Yang Q, Watters C, Stewart PS, Dowd SE. Biofilm maturity studies indicate sharp debridement opens a time-dependent therapeutic window. J Wound Care, 2010; 19(8): 320-328.

22. Leaper DJ, Schultz GS, Carville K, Fletcher J, Swanson T, Drake R. Extending the TIME concept: What have we learned in the past 10 years? Int Wound J, 2012; 9(Suppl 2): 1-19.

23. Reddi BAJ. Why Is saline so acidic(and does it really matter?). Int J Med Sci, 2013; 10(6): 747-750.

24. Edwards-Jones V, Flanagan M, Wolcott R. Technological advancements in the fight against antimicrobial resistance. Wounds Int, 2015; 6(2): 47-51.

25. Braun M, McGrath A, Downie F. Octenilin ® range made easy. Wounds UK, 2013; 9(4).

26. Cutting K, Westgate S. The use of cleansing solutions in chronic wounds. Wounds UK 2012; 8(4): 130-133.

27. Drosou A, Falabella A, Kirsner RS. Antiseptics on wounds: An area of controversy. Wounds 2003; 15(5): 149-166.

28. Wound Healing and Management Group. Evidence summary: Wound infection: Iodophors and biofilms. Wound Practice and Research, 2013; 21(2): 86-87.

29. Leaper DJ, Durani P. Topical antimicrobial therapy of chronic wounds healing by secondary intention using iodine products. Int Wound J, 2008; 5(2): 361-368.

30. Konya C, Sanada H, Sugama J, Okuwa M, Kitagawa A. Does the use of a cleanser on skin surrounding pressure ulcers in older people promote healing? J Wound Care, 2005; 14 (4): 169-171.

31. Konya C, Sanada H, Sugama J, Kitayama Y, Ishikawa S, Togashi H, Tamura S. Skin debris and micro-organisms on the periwound skin of pressure ulcers and the influence of periwound cleansing on microbial flora. Ostomy Wound Management, 2005; 51(1): 50-59.

32. Konya C, Sanada H, Sugama J, Okuwa M, Kitagawa A. Does the use of a cleanser on skin surrounding pressure ulcers in older people promote healing? J Wound Care, 2005; 14 (4): 169-171.

33. Schultz GS, Sibbald RG, Falanga V, Ayello EA, Dowsett C, Harding K, Romanelli M, Stacey MC, Teot L, Vanscheidt W. Wound bed preparation: A systematic approach to wound management. Wound Repair Regen, 2003; 11(2): S1-28.

34. Saap LJ, Falanga V. Debridement performance index and its correlation with complete closure of diabetic foot ulcers.

Wound Repair Regen, 2002;10(6):354-359.

35. Falanga V, *Wound bed preparation: science applied to practice*, in *European Wound Association Position Document: Wound Bed Preparation in Practice*. 2004, Medic: London.

36. Falanga V. Classifications for wound bed preparation and stimulation of chronic wounds. Wound Repair Regen, 2000;8(5):347-352.

37. Brown A. The role of debridement in the healing process. Nurs Times, 2013;109(40):16-19.

38. Steed D, Donohoe D, Webster M, Lindsley L. Effect of extensive debridement and treatment on the healing of diabetic foot ulcers. J Am Coll Surg, 1996;183:61-64.

39. Bergstrom N, Bennett, M. A. , Carlson, C. E. , et al, *Treatment of Pressure Ulcers. Clinical Practice Guideline, No. 15. AHCPR Pub. No. 95-0653*. 1994, Rockville, MD: U. S. Department of Health and Human Services. Public Health Service, Agency for Healthcare Policy and Research.

40. Keast DH, Parslow N, Houghton PE, Norton L, Fraser C. Best practice recommendations for the prevention and treatment of pressure ulcers: Update 2006. Adv Skin Wound Care, 2007;20(8):447-60.

41. European Pressure Ulcer Advisory Panel, Pressure Ulcer Treatment Guidelines. 1998, EPUAP: Oxford, England.

42. Wound Ostomy and Continence Nurses Society(WOCNS), *Guideline for the Prevention and Management of Pressure Ulcers*. WOCN Clinical Practice Guideline Series. 2010, Mount Laurel, NJ: WOCNS.

43. Royal College of Nursing (RCN), National Institute for Health and Clinical Excellence (NICE), The management of pressure ulcers in primary and secondary care. 2005, RCN and NICE: London.

44. University of Iowa College of Nursing(UICN), *Gerontological Nursing Interventions Research Center. Evidence-Based Practice Guideline Treatment of Pressure Ulcers*. 2000, UICN: University of Iowa.

45. Whitney J, Phillips L, Aslam R, Barbul A, Gottrup F, Gould L, Robson MC, Rodeheaver G, Thomas D, Stotts N. Guidelines for the treatment of pressure ulcers. Wound Repair Regen, 2006;14(6):663-679.

46. Australian Wound Management Association(AWMA), *Pan Pacific Clinical Practice Guideline for the Prevention and Management of Pressure Injury*. 2012, Osborne Park, WA: Cambridge Media.

47. Bradley M, Cullum N, Sheldon T. The debridement of chronic wounds: A systematic review. Health Technology Assessment(Winchester, England), 1999;3(17 Pt 1):iii.

48. Hebda PA, Lo C. Biochemistry of wound healing: The effects of active ingredients of standard debriding agents

papain and collagenase on digestion of native and denatured collagenous substrates, fibrin and elastin. Wounds, 2001;13(5):190-194.

49. Williams D, Enoch S, Miller D, Harris K, Price P, Harding KG. Effect of sharp debridement using curette on recalcitrant nonhealing venous leg ulcers: A concurrently controlled, prospective cohort study. Wound Repair Regen, 2005;13(2):131-137.

50. Zacur H, Kirsner RS. Debridement: Rationale and therapeutic options. Wounds, 2002;14(7):2E.

51. Gray D, Acton C, Chadwick P, Fumorala S, Leaper D, Morris C, Stang D, Vowden KR, Vowden P, Young T. Consensus guidance for the use of debridement techniques in the UK. Wounds UK, 2011;7(1):77-84.

52. Shannon MM. A retrospective descriptive study of nursing home residents with heel eschar or blisters. Ostomy Wound Manage, 2013;59(1):20-27.

53. AMDA, *American Medical Directors Association. Pressure Ulcers in the Long-Term Care Setting Clinical Practice Guideline*. 2008, Columbia, MD: AMDA.

54. Keast DH, Parslow N, Houghton PE, Norton L, Fraser C. Best practice recommendations for the prevention and treatment of pressure ulcers: Update 2006. Adv Skin Wound Care, 2007;20(8):447-60.

55. Falanga V, *Wound bed preparation: science applied to practice. , in European Wound Association Position Document: Wound bed preparation in practice*. 2004, Medic: London.

56. Wound Ostomy and Continence Nurses Society(WOCNS), *Wound Ostomy and Continence Nurses Society. Guideline for the Prevention and Management of Pressure Ulcers*. WOCN Clinical Practice Guideline Series. 2010, Mount Laurel, NJ: Wound Ostomy and Continence Nurses Society.

57. McCallon SK, Frilot C. A retrospective study of the effects of clostridial collagenase ointment and negative pressure wound therapy for the treatment of chronic pressure ulcers. Wounds, 2015;27(3):44-53.

58. Waycaster C, Milne CT. Clinical and economic benefit of enzymatic debridement of pressure ulcers compared to autolytic debridement with a hydrogel dressing. J Med Econ, 2013;16(7):976-986.

59. Carter MJ, Gilligan AM, Waycaster CR, Fife CE. Treating pressure ulcers with clostridial collagenase ointment: Results from the US Wound Registry. Wound Repair Regen, 2016;24(5):904-912.

60. Gilligan AM, Waycaster CR, Bizier R, Chu BC, Carter MJ, Fife CE. Comparative effectiveness of clostridial collagenase ointment to medicinal honey for treatment of pressure ulcers. Adv Wound Care, 2017;6(4):125-134.

61. Bale S, Banks V, Haglestein S, Harding KG. A comparison of two amorphous hydrogels in the debridement of pressure sores. J Wound Care, 1998; 7(2): 65-68.

62. Burgos A, Gimenez J, Moreno E, Lanberto E, Utrera M, Urraca EM, Vélez FJ, López E, Martínez MA, Gómez MJ, García L. Cost, efficacy, efficiency and tolerability of collagenase ointment versus hydrocolloid occlusive dressing in the treatment of pressure ulcers: A comparative, randomized, multicentre study. Clin Drug Investig, 2000; 19(5): 357-365.

63. Colin D, Kurring PA, Quinlan D, Yvon C. Managing sloughy pressure sores. J Wound Care, 1996; 5(10): 444-446.

64. Mearns ES, Liang M, Limone BL, Gilligan AM, Miller JD, Schaum KD, Waycaster CR. Economic analysis and budget impact of clostridial collagenase ointment compared with medicinal honey for treatment of pressure ulcers in the US. Clinicoecon Outcomes Res, 2017; 9: 485-494.

65. Carter MJ, Gilligan AM, Waycaster CR, Schaum K, Fife CE. Cost effectiveness of adding clostridial collagenase ointment to selective debridement in individuals with stage IV pressure ulcers. J Spinal Cord Med, 2017; 20(3): 253-265.

66. Muller E, van Leen MW, Bergemann R. Economic evaluation of collagenase-containing ointment and hydrocolloid dressing in the treatment of pressure ulcers. Pharmacoeconomics, 2001; 19(12): 1209-1216.

67. Wilcox JR, Carter MJ, Covington S. Frequency of debridements and time to heal: A retrospective cohort study of 312 744 wounds. JAMA Dermatol, 2013; 149(9): 1050-1058.

68. Consortium for Spinal Cord Medicine Clinical Practice Guidelines. Pressure ulcer prevention and treatment following spinal cord injury: A clinical practice guideline for health-care professionals. J Spinal Cord Med, 2001; 24(Suppl 1): S40.

69. Baharestani M, *The clinical relevance of debridement, in The Clinical Relevance of Debridement*, M. Baharestani, P. Holstein, and W. Vanscheidt, Editors. 1999, Springer-Verlag: Heidelberg, Germany. p. 1-15.

70. Sieggreen MY, Maklebust J. Debridement: Choices and challenges. Adv Wound Care, 1997; 10(2): 32-37.

71. Tomaselli N. WOCN position statement. Conservative sharp wound debridement for registered nurses. J Wound Ostomy Continence Nurs, 1995; 22(1): 32A-34A.

72. Whitney JD, Salvadalena G, Higa L, Mich M. Treatment of pressure ulcers with noncontact normothermic wound therapy: Healing and warming effects. J Wound Ostomy Continence Nurs, 2001; 28(5): 244-252.

73. Anvar B, Okonkwo H. Serial surgical debridement of common pressure injuries in the nursing home setting: Outcomes and findings. Wounds, 2017; 29(7): 215-221.

74. Golinko MS, Clark S, Rennert R, A. F, Boulton AJ. Wound emergencies: The importance of assessment, documentation, and early treatment using a wound electronic medical record. Ostomy Wound Manage, 2009; 55(5): 54-61.

75. Gould L, Abadir P, Brem H, Carter M, Conner-Kerr T, Davidson J, DiPietro L, Falanga V, Fife C, Gardner S, Grice E, Harmon J, Hazzard WR, High KP, Houghton P, Jacobson N, Kirsner RS, Kovacs EJ, Margolis D, McFarland Horne F, Reed MJ, Sullivan DH, Thom S, Tomic-Canic M, Walston J, Whitney JA, Williams J, Zieman S, Schmader K. Chronic wound repair and healing in older adults: Current status and future research. J Am Geriatr Soc, 2015; 63(3): 427-38.

76. Alvarez OM, Fernandez-Obregon A, Rogers RS, Bergamo L, Masso J, Black M. A prospective, randomized, comparative study of collagenase and papain-urea for pressure ulcer debridement. Wounds, 2002; 14(8): 293-301.

77. Pullen R, Popp R, Volkers P, Füsgen I. Prospective randomized double-blind study of the wound-debriding effects of collagenase and fibrinolysin/deoxyribonuclease in pressure ulcers. Age Ageing, 2002; 31(2): 126-130.

78. Matzen S, Peschardt A, Alsbjorn B. A new amorphous hydrocolloid for the treatment of pressure sores: A randomised controlled study. Scand J Plast Reconstr Surg Hand Surg 1999; 33(1): 13-15.

79. Singh A, Halder S, Menon GR, Chumber S, Misra MC, Sharma LK, Srivastava A. Meta-analysis of randomized controlled trials on hydrocolloid occlusive dressing versus conventional gauze dressing in the healing of chronic wounds. Asian J Surg, 2004; 27(4): 326-332.

80. Strohal R, Apelqvist J, Dissemond J. EWMA document: Debridement. J Wound Care, 2013; 22(Supp 1): S1-S52.

81. Dowsett C, Swan J, Orig R. The changing NHS and the role of new treatments: Using a monofilament fibre pad to aid accurate categorisation of pressure ulcers. Wounds UK, 2013; 9(4): 122-127.

82. Murphy C, Houghton P, Brandys T, Rose G, Bryant D. The effect of 22.5 kHz low-frequency contact ultrasound debridement (LFCUD) on lower extremity wound healing for a vascular surgery population: A randomised controlled trial. Int Wound J, 2018; 15: 460-472.

83. Herberger K, Franzke N, Blome C, Kirsten N, Augustin M. Efficacy, tolerability and patient benefit of ultrasound-assisted wound treatment versus surgical debridement: A randomized clinical study. Dermatology, 2011; 222(3): 244-249.

84. Ramundo J, Gray M. Is ultrasonic mist therapy effective for debriding chronic wounds? J Wound Ostomy Cont Nurs, 2008;35(6):579-583.

85. Ennis WJ, Formann P, Mozen N, Massey J, Conner-Kerr T, Meneses P. Ultrasound therapy for recalcitrant diabetic foot ulcers: Results of a randomized, double-blind, controlled, multicenter study [correction published erratum appears in Ostomy Wound Manage 2005;51(9):14]. Ostomy Wound Management, 2005;51(8):24-39.

86. Kavros SJ, Schenck EC. Use of noncontact low-frequency ultrasound in the treatment of chronic foot and leg ulcerations: A 51-patient analysis. J Am Podiatr Med Assoc, 2007;97(2):95-101.

87. Attinger CE, Janis JE, Steinberg J, Schwartz J, Al-Attar A, Couch K. Clinical approach to wounds: Debridement and wound bed preparation including the use of dressings and wound-healing adjuvants. Plast Reconstr Surg, 2006;117(7 Suppl):72S-109s.

88. Ferrer-Sola M. Hydrosurgery as a safe and efficient debridement method in a clinical wound unit. J Wound Care, 2017;26(10):593-599.

89. Mosti G, Mattaliano Vl. The debridement of chronic leg ulcers by means of a new, fluidjet-based device. Wounds, 2006;18(8):227-337.

90. Granick MS, Posnett J, Jacoby M, Noruthun S, Ganchi PA, Datiashvili RO. Efficacy and cost-effectiveness of a high-powered parallel waterjet for wound debridement. Wound Repair Regen, 2006;14(4):394-397.

91. Sherman R, A. Maggot versus conservative debridement therapy for the treatment of pressure ulcers. Wound Repair Regen, 2002;10(4):208-214.

92. Falanga V, Brem H, Ennis WJ, Wolcott RD, Gould LJ, Ayello E. Maintenance debridement in the treatment of difficult-to-heal chronic wounds. Ostomy Wound Manage, 2008;June(Suppl):2-15.

93. Farsaei S, Khalili H, Farboud ES, Khazaeipour Z. Sildenafil in the treatment of pressure ulcer: A randomised clinical trial. Int Wound J, 2015;12(1):111-117.

94. Farsaei S, Khalili H, Farboud ES, Karimzadeh I, Beigmohammadi MT. Efficacy of topical atorvastatin for the treatment of pressure ulcers: A randomized clinical trial. Pharmacotherapy, 2014;34(1):19-27.

95. Stephen S, Agnihotri M, Kaur S. A randomized, controlled trial to assess the effect of topical insulin versus normal saline in pressure ulcer healing. Ostomy Wound Manage, 2016;62(6):16-23.

96. Inchingolo F, Vermesan D, Inchingolo AD, Malcangi G, Santacroce L, Scacco S, Benagiano V, Girolamo F, Cagiano R, Caprio M, Longo L, Abbianante A, Inchingolo AM, Dipalma G, Tarullo A, Tattoli M. Bedsores successfully treated with topical phenytoin. Acta Biomedica, 2017;88(1):45-48.

97. Saidkhani V, Asadizaker M, Khodayar MJ, Latifi SM. The effect of nitric oxide releasing cream on healing pressure ulcers. Iran J Nurs Midwifery Res, 2016;21(3):322-330.

98. Tickle J. A topical haemoglobin spray for oxygenating pressure ulcers: A pilot study. Br J Community Nurs, 2015; Suppl Wound Care:S1-S18.

99. Felzani G, Spoletini I, Convento A, Di Lorenzo B, Rossi P, Miceli M, Rosano G. Effect of lysine hyaluronate on the healing of decubitus ulcers in rehabilitation patients. Adv Ther, 2011;28(5):439-445.

100. Buzzi M, Freitas F, Winter Me. Pressure ulcer healing with Plenusdermax ® Calendula officinalis L. extract. Rev Bras Enferm, 2016;69(2):250-257.

101. Li W, Ma Y, Yang Q, Pan Y, Meng Q. Moist exposed burn ointment for treating pressure ulcers. Medicine (United States), 2017;96(29)(no pagination)(e7582).

102. Liu X, Meng Q, Song H, Zhao T. A traditional Chinese herbal formula improves pressure ulcers in paraplegic patients: A randomized, parallel-group, retrospective trial. Exp Ther Med, 2013;5(6):1693-1696.

103. Niu J, Han L, Gong F. Therapeutic effect of external application of ligustrazine combined with holistic nursing on pressure sores. Med Sci Monit, 2016;22:2871-2877.

104. Sipponen A, Jokinen JJ, Sipponen P, Papp A, Sarna S, Lohi J. Beneficial effect of resin salve in treatment of severe pressure ulcers: a prospective, randomized and controlled multicentre trial. Br J Dermatol, 2008;158(5):1055-1062.

第 17 章　感染和生物膜

【前言】

所有皮肤表面都有微生物。当皮肤完整性受损导致造成伤口时,则其提供的第一层防御功能丧失,微生物将污染并定植在伤口上。当微生物(与宿主抵抗力有关的数量或毒性)对身体造成损害时,就出现感染。当压力性损伤具有严重的微生物负担或宿主的免疫系统受损时,伤口愈合延迟和/或可能不正常。

由于缺血的存在,压力性损伤很容易感染[1]。缺血组织得不到足够的营养、氧气、免疫细胞和抗体,从而限制了对微生物污染的反应能力。此外,压力性损伤发展的危险因素(例如蛋白质-能量营养不良)会损害宿主的防御能力,因此,感染并不少见,尤其是在Ⅲ、Ⅳ类/期压力性损伤和不可分期压力性损伤中[2]。在西班牙的 9 个长期护理机构进行的横断面患病率研究报告了耐甲氧西林的金黄色葡萄球菌(MRSA)在压力性损伤(n = 1 377)中的定植率为59%,突显了压力性损伤感染的程度[3]。

坏死组织可增加感染的风险,因为其厌氧和需氧菌含量高,密度高于无坏死组织的压力性损

伤[4,5]。Tarnuzzer 和 Schultz(1996)[6]提出,慢性伤口中细菌定植会提高促炎性细胞因子(如白介素-1和肿瘤坏死因子)的含量,进而增加基质金属蛋白酶(MMP)的水平,降低 MMP 组织抑制剂水平,并降低生长因子的产生及成纤维细胞活性。

一般认为,伤口感染微生物的数量和毒性会随着时间逐渐增加。从概念上讲,伤口感染可以是从污染状态到宿主全身扩散的连续统一体。该连续体的概念化和用于描述临床特征的术语在持续推进。最近,国际伤口感染研究所(IW Ⅱ)进行了一项共识研究[7-9],其中伤口感染专家就图 17-1 所示的连续体达成一致。如连续体所述,微生物的数量及其对宿主的影响可分为以下几个阶段:①污染;②定植;③局部感染;④播散性感染;⑤全身感染。

有时,微生物繁殖、侵袭和破坏组织,都会延迟伤口愈合并常引起全身反应。当有足够数量或毒性的微生物影响伤口愈合并引起患者临床症状和体征时,就会出现感染[10]。在感染的压力性损伤中见到的微生物类型多种多样。例如,一项从感染的压力性损伤中获取的外科手术样本的回顾性研究显示,主要细菌是大肠杆菌(29%)、葡萄球菌

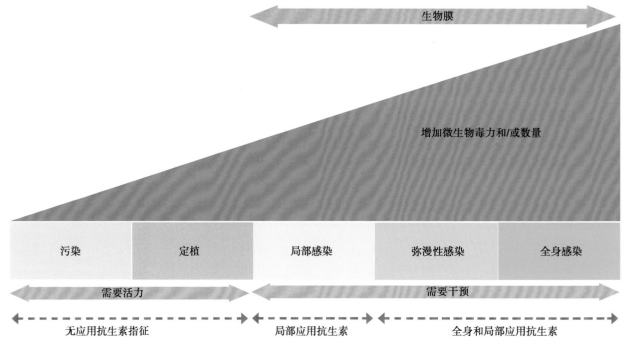

图 17-1　国际伤口感染研究所共识的伤口感染连续体(经许可转载)[9,14-16]

（28%）和粪肠球菌（16%）[11]。巴西一家医院进行的Ⅱ类/期压力性损伤评估[12]显示,74%有混合菌群、49%有大肠杆菌定植、49%有大肠杆菌,少于10%有金黄色葡萄球菌。在意大利的一家医院中,Teseschi 等（2017）[13]报告了金黄色葡萄球菌、变形杆菌和铜绿假单胞菌是外科修复的Ⅲ和Ⅳ类/期压力性损伤（$n=116$）中最常见的病原体。细菌分布受个体的地理和临床环境影响,例如,金黄色葡萄球菌更常见于医院环境中。

生物膜也可能存在于感染的压力性损伤中。细菌生物膜在自然环境中极为常见[9,17-21]。已知生物膜可引起慢性炎症,导致多种疾病的分子病理学基础,包括牙周疾病、手术器械引起感染、导尿管相关感染、囊性纤维化、慢性中耳炎及与隐形眼镜相关的角膜感染[22]。与浮游（自由漂浮）细菌相比,生物膜中的细菌对内源性抗体和巨噬细胞及外源性抗生素和某些抗菌剂抵抗性增强。大约60%的体表慢性伤口含有细菌生物膜[23,24],这表明生物膜在慢性炎症中起重要作用,最终导致体表伤口无法愈合。

【临床问题】

指导本章的临床问题是:

1. 评估压力性损伤中是否存在感染的准确而有效方法是什么?

2. 评估压力性损伤中是否存在生物膜的准确而有效方法是什么?

3. 外用制剂在预防和治疗感染方面的作用是什么?

4. 哪些伤口敷料能有效减少感染和/或生物膜?

5. 生物膜应如何处理?

一、感染或生物膜评估

> **13.1　高度怀疑压力性损伤局部感染的情况有:**
> - 延迟愈合;
> - 尽管给予恰当的治疗,在前2周无愈合迹象;
> - 伤口更大和/或更深;
> - 伤口破裂/裂开;
> - 出现坏死组织;
> - 出现脆弱的肉芽组织;
> - 伤口床出现口袋状或桥接状;
> - 渗液量增多或渗液性状改变;
> - 周围组织温度升高;
> - 疼痛加重;
> - 恶臭。（证据等级=B1;推荐强度=↔）

> **13.2　高度疑似压力性损伤存在生物膜的情况有:**
> - 给予恰当的抗生素治疗后仍未愈合;
> - 对恰当的抗生素治疗有耐药性;
> - 尽管采用最佳治疗手段,愈合仍延迟;
> - 渗液量增多;
> - 不良的肉芽组织或脆弱的肉芽组织过长增多;
> - 低程度红肿和/或低级证据的慢性炎症;
> - 继发感染迹象。
> （GPS）

> **13.3　考虑压力性损伤患者诊断为急性播散性感染,根据但不限于以下局部和/或全身的急性感染的征象:**
> - 延迟愈合;
> - 从溃疡边缘扩展的红肿;
> - 伤口破裂或裂开;
> - 硬化;
> - 周围皮肤有捻发音、波动感或变色;
> - 淋巴管炎;
> - 倦怠或无精打采;
> - 意识模糊/谵妄和厌食（特别是老年人）。
> （GPS）

【证据总结】

一项高质量1级研究[25]表明,当通过经皮穿刺抽吸获得的渗出液培养确诊感染时,典型的感染症状和体征的敏感性和特异性都很低。早期的一项高质量1级研究发现,与典型的感染体征相比,继发感染迹象在确定是否存在感染方面具有更高的敏感性和特异性[26]。这些研究表明,推荐意见13.1中列出的典型和继发感染迹象表明可能存在局部伤口感染,应进一步调查确认。

【实施注意事项】

1. 如果患者合并组织灌注不良和/或免疫抑制,则认为其有发生压力性损伤感染的高风险[9]（专家意见）。

2. 警惕老年人感染的间接指标（如精神错乱/谵妄和厌食）,其可能没有典型的播散性感染迹象[27]（专家意见）。

3. 如果压力性损伤位于增加重复污染风险的解剖位置（如骶骨）,则认为其具有较高的感染风险[9,28]（专家意见）。

4. 评估环境并减少增加伤口感染风险的因素,包括但不限于:表面和洗浴设施不洁、存在灰尘或霉菌、手卫生差和失禁处理延迟（专家意见）。

5. 在健康专业教育中,包括识别特别怀疑压力性损伤存在感染或生物膜的典型和次要的症状和体征（参见第25章）（专家意见）。

6. 教育有压力性损伤患者及其照顾者识别局部感染和播散性感染的症状和体征,并确保其有计划告知医疗专业人员并调整治疗方法(参见第26章)(专家意见)。

〖证据讨论〗

Blanco-Blanco 等(2017)[25]进行了一项前瞻性研究,探讨典型感染体征(热、红斑、水肿和脓性分泌物)与伤口感染之间的一致性,该感染确诊通过经皮穿刺抽吸获得的伤口渗出液培养证实。在117处慢性伤口中,78%为压力性损伤,其中58%表现出至少一种典型的感染迹象。在第Ⅳ类/期压力性损伤中感染体征发生频率更高,并且在Ⅲ和Ⅳ类/期压力性损伤中红斑($P=0.018$)和脓性渗出液($P=0.024$)的发生率明显更高。其中,通过培养阳性证实感染的有50.4%。典型感染症状对培养阳性的敏感性为0.36,特异性为0.55,阳性似然比为0.79,阴性似然比为1.17。典型感染症状阳性预测值为0.45,阴性预测值为0.45[25]。这些发现表明感染典型症状和体征对伤口感染的真阳性或真阴性诊断能力差。应将这些症状和体征与继发性症状和体征一起考虑,并用伤口培养结果进行确认(1级证据)。

Gardner 等(2001)[26]在报告慢性伤口感染临床症状和体征的敏感性时得到了相似的结果,其中53%为压力性损伤($n=19$)。对典型感染体征的敏感性为中度到良好:水肿(0.64)、红斑(0.55)和疼痛(0.36)。对热(0.18)和脓性渗出液(0.18)的敏感性较低。慢性伤口特有的伤口感染的继发体征具有更强的敏感性,包括延迟愈合(0.81),存在脆性肉芽(0.82)、变色(0.64)、炎性浆液样渗出(0.55)、伤口破裂(0.46)和恶臭(0.36)。特异性介于0.56～1.00。所有表现出疼痛加剧或破裂/裂开的伤口(100%)均被临床诊断为感染[26](1级证据)。

"桥接"是指在伤口床上形成桥梁状的上皮组织链[29]。当肉芽组织沉积不均匀且开放组织的波状袋可能藏匿细菌时,就会出现囊袋[30]。桥接和囊袋已确认是其他类型慢性伤口潜在伤口感染的迹象[31](5级证据),伤口感染专家在共识研究中就这些特征与伤口感染的关系达成了一致[9,32]。

在最近的共识研究中[7-9],伤口感染专家就13.2中列出的指示可能存在生物膜的标准应进一步研究达成共识。

慢性压力性损伤可进展为急性播散性感染导致蜂窝织炎和个体炎症指标升高[9,33]。需注意,感

染的老年患者可能会出现意识混乱或谵妄,失去一般功能及厌食[27]。

有些人患者可能压力性损伤感染和生物膜的风险会增加。在宿主防御能力受损的个体中抵抗感染所需的免疫反应不够强健,在评估压力损伤感染的可能性时应考虑自身免疫性疾病和免疫抑制的人群[9]。Ⅲ和Ⅳ类/期压力性损伤通常发生在并发并发症的患者身上。这些既增加压力损伤发展风险,同时又影响愈合的并发症,包括糖尿病,蛋白质-能量营养不良和缺氧[26],均导致伤口床营养和氧气供应不足。此外,环境污染物或粪便、尿液污染也会增加感染风险[9]。

二、压力性损伤的感染和生物膜诊断

> **13.4** 通过组织活检或半定量拭子技术和显微镜测定压力性损伤的微生物负荷。(GPS)

> **13.5** 通过组织活检和高分辨率显微镜测定压力性损伤生物膜的存在。(GPS)

〖实施注意事项〗

1. 考虑通过收集伤口标本和微生物学研究来补充对患者和压力性损伤的临床评估:①当免疫功能低下个体高度怀疑存在局部感染时;②当存在播散性感染或全身感染迹象时;③当压力性损伤存在感染或生物膜迹象,对抗菌治疗或生物膜的伤口护理无效果时;④遵守当地耐药微生物监测规程;⑤在进行一些外科手术之前[9](专家意见)。

2. 使用 Levine 技术(表 17-1)采集伤口拭子[34,35](5级证据)。

3. 鉴定生物膜需要高分辨率显微镜(如荧光显微镜、共焦扫描显微镜、扫描电子显微镜或透射电子显微镜)[17,20,36-39](5级证据和专家意见)。

4. 微生物学结果应由经验丰富的医疗专业人员根据个人情况及其临床症状和体征解释,考虑咨询微生物学家或传染病专家帮助解释结果和指导制订治疗计划[9](专家意见)。

〖讨论〗

生物体的数量(微生物负荷)被认为是伤口感染的最佳指标。检查微生物负荷方法的金标准是伤口活检组织的定量培养。伤口组织被认为是定量组织培养的最有效标本,因为组织活检反映了侵入伤口的微生物,而不是伤口表面污染的微生物。

表面伤口拭子只会显示定植的微生物,可能无法反映更深层的组织感染。Rudensky 等(1992)[40]的一项研究使用一系列诊断技术评估了 72 例压力性损伤是否存在感染,证明了这一点。伤口拭子在所测试的 96%的压力性损伤中呈阳性,而深部组织抽吸物仅在 43%的压力性损伤中呈阳性,而深部组织活检在 63%的相同伤口中呈阳性。使用这三种方法评估的 43 例压力性损伤的患者中,通过拭子培养筛选有 98%为阳性,深部组织抽吸物法 53%为阳性,组织活检筛选法[40]63%为阳性(2 级证据)。

定量活检组织法可接受的替代方法是半定量伤口拭子法。Sapico 等(1986)[41]在一项小型研究(n=25)中,比较了定量培养的结果,该结果来自使用未指定技术的伤口拭子和伤口清创期间进行的组织活检。定量培养结果的平均一致性为 74.5%。从伤口床中央和周围所采集样本之间的一致性为 63%,表明样本在伤口床中的采集位置间存在一些差异(级证据 2)。在其他类型的慢性伤口中进行的研究也证实了这一发现[42]。

在急性和慢性伤口上进行的研究比较了不同的拭子采集技术[34,35]。尽管对拭子采集技术进行比较的研究尚不确定,但建议使用 Levine 技术采集伤口拭子(表 17-1)。该技术可在伤口表面及其深部组织获得微生物样本,从而增强区分伤口定植和局部感染能力[9,34,35,43]。

表 17-1　使用 Levine 技术采集伤口拭子流程[9,34]

1. 告知患者操作步骤并根据需要解决疼痛。
2. 用温生理盐水清洗压力性损伤伤口。
3. 去除/清除失活的组织。
4. 再次清洗伤口。
5. 等待 2~5min。
6. 如果伤口床干燥,用无菌生理盐水润湿伤口拭子尖端。
7. 在伤口床上最健康的组织处取培养。
8. 不要采集渗出液、脓液、焦痂或高度纤维化的组织做培养。
9. 将伤口拭子放入伤口中,在 1cm² 范围内用力按压并旋转拭子。
10. 对伤口拭子施加足够的压力,使组织液得以析出。
11. 使用无菌技术将拭子的尖端折断,放入专为定量培养设计的收集装置内。
12. 标记标本,包括尽可能多的相关历史记录。
13. 贴上伤口敷料。
14. 在 4h 内将样本送到实验室进行处理。

尽管在文献中已经讨论了伤口床中提示生物膜存在的特征(如黏液膜)的有效性[44],目前一致认为尚无经证实的非侵入性的宏观方法可以清楚地识别出生物膜的存在[9,17-21]。目前用于确认生物膜存在的金标准是使用荧光显微镜、共焦扫描显微镜、扫描电子显微镜或透射电子显微镜进行显微镜检查[17,20,36-39]。

在慢性伤口研究中已证明伤口拭子不足以评估生物膜的存在。在一项诊断学研究中,使用标准培养,基因测序和落射荧光显微镜分析了慢性伤口的楔形组织活检样本(n=15,n=5 为压力性损伤),以明确微生物生物膜分类。标准培养法从每个样本中平均鉴定出三种细菌,而使用基因测序鉴定出的细菌平均有 17 种。落射荧光显微镜在 60%的样品中鉴定出生物膜[45]。同样地,在一项培养分析研究中,光学显微镜和扫描电子显微镜评估了 37 例混合病因的慢性伤口(n=21 例压力性损伤),培养物中鉴定出 8 个经常观察到的细菌种类,相比而言,使用显微镜鉴定出 15 种经常出现的种类。60%的样本中含有生物膜[46](均为 5 级证据)。

尽管有这些研究,在压力性损伤的常规临床评估中使用组织活检和高分辨率显微镜检查的价值和成本效益尚未得到证实。大多数地区和临床机构对这些诊断技术的获得受限或无法获得。尽管没有确定的微生物学结果,在压力损伤中存在指示生物膜的体征和症状的情况下实施基于生物膜的伤口护理代表了最佳临床实践。

继续在非侵入性和床旁技术上进行研究以鉴定伤口中的生物膜[21,47,48]。例如在 23 例压力性损伤的患者中,探索了利用印迹硝酸纤维素膜的伤口印迹技术探测生物膜。研究人员将伤口印迹实验室的分析与临床上伤口床腐烂组织超过 10%的伤口持续生长至第 7d(被认为是生物膜的临床指标)进行了比较。增加腐烂组织的伤口印迹显示为生物膜阳性的压力性损伤的比值比为 9.37(95%CI:2.47~35.5,P=0.001)[47]。最近的研究还探讨了床旁细菌荧光检测的敏感性和准确性以帮助医疗专业人员识别伤口床中的生物负荷[48]。这两种诊断技术仍在进一步研究中。

三、诊断骨髓炎

13.6　对于压力性损伤有外露的骨骼和/或感觉骨骼粗糙或柔软,或压力性损伤经过恰当治疗后未愈合,评估是否发生骨髓炎。(证据等级=B2;推荐强度=↑)

【证据总结】

两项中等质量4级研究[49,50]报告,对计划进行手术修复的所有压力性损伤进行术前评估,包括使用组织培养和X线照片评估骨髓炎和深部感染。7项中、低质量研究报告,对怀疑骨髓炎[51]、骨暴露[52]、骨粗糙或发软或所有压力性损伤取骨样本进行培养和测敏感性[49,53-56]。

一项高质量2级研究[57]将磁共振成像(MRI)与骨培养进行了比较,发现在计划进行手术修复的压力性损伤中是否存在骨髓炎的一致性达86%。3项低质量4级研究[58-60]报告,在使用MRI扫描诊断骨髓炎方面取得了良好到极好的一致性。

【实施注意事项】

1. 使用X线平片、白细胞计数、血沉(ESR)、C反应蛋白(CRP)、骨扫描、磁共振成像(MRI)、计算机断层扫描(CT)扫描和/或骨和组织活检判断是否存在骨髓炎,根据临床情况进行[59-61],X线平片、MRI和骨扫描被认为是最有效的[57-60,62,63](2级、3级和4级证据)。

2. 对于进行压力性损伤手术的个体,可在术前[49,50,64]或在手术过程中[49,51-56,64]进行骨髓炎的检查(3级和4级证据)。

【证据讨论】

据报道,高达32%的压力性损伤患者患有骨髓炎[65-67]。诊断评估可能包括X线平片、白细胞计数升高、血沉(ESR)升高、骨扫描[68]、磁共振检查成像(MRI)[57]和活检,具体取决于临床情况。

与压力性损伤有关的骨髓炎的诊断评估包括临床体征,实验室评估和影像学检查,具体选择取决于临床情况。临床体征包括骨头外露,持续的窦道,组织坏死以及局部和全身感染的体征。实验室评估包括血液培养阳性和血沉(ESR)和/或C反应蛋白(CRP)升高[62,63]。应注意的是,用骨活检培养是确定性的诊断工具[62],并且压力性损伤修复术的大多数手术方案包括对怀疑有骨髓炎的压力性损伤,在手术过程中收集骨样本[49,51-56,64](3级和4级证据)。预先术前影响检查还可用于识别有或没有骨累及的软组织感染。X线平片、磁共振成像(MRI)和骨扫描被认为是最有效的[62,63]。

越来越多的研究表明使用MRI诊断骨髓炎的有效性是有效的。Brunel布鲁内尔等(2016)[57]将MRI扫描与44例压力性损伤的骨样本的微生物学和病理学检查的准确性进行了比较。组织学阳性的压力性损伤为86.4%(n=38),而骨培养的阳性

率为93.2%,MRI扫描显示90.9%为阳性。阳性微生物学和组织学之间的一致性良好(88.6%,k=0.55);然而,MRI和综合标准之间的一致性较低(79.5%,k=0.20)。MRI的敏感性为94.3%,特异性为22.2%,阴性预测值为50%。57对有37例压力性损伤患者进行的41次MRI扫描的回顾性调查显示,中至高度可能性的骨髓炎中有显著相关性,MRI扫描显示都有骨皮质侵蚀(Pearson's r=0.84)和异常骨髓水肿(Pearson's r=0.82)。放射线技师间关于骨髓炎的可能性[58-60]有较高的一致性(k=0.92,95% CI:0.84~1.01,P<0.000 1)(4级证据)。但是,一项对进行皮瓣重建的骨髓炎患者(n=65)的病例回顾性对照研究说明,与术中通过骨培养进行诊断相比,术前MRI诊断性扫描不会显著改变患者的临床或手术管理,也不会对患者的预后产生影响[64](4级证据)。

除非控制了骨髓炎,否则压力性损伤的永久性愈合是不可能的。骨髓炎的治疗超出了本指南的范围。

四、压力性损伤感染和生物膜的治疗

> 13.7 优化愈合潜力措施如下:
> - 评估患者的营养状况和解决营养缺陷;
> - 评估患者的并发症并促进疾病控制;
> - 尽可能减少患者的免疫抑制剂治疗;
> - 防止压力性损伤的污染;
> - 通过清洗和清创准备创面。(GPS)

【实施注意事项】

1. 对个体、压力性损伤和愈合环境进行全面评估,以确定可能对伤口愈合产生负面影响并增加感染风险的并发症[69](参见第13章)。

2. 通过定期清洗和清创,保持压力性损伤无坏死组织和腐肉(参见第16章)。

3. 遵循当地的感染控制政策,以防止压力性损伤患者发生自我污染和交叉感染[69](专家意见)。

【讨论】

许多系统性因素导致压力性损伤的发生。如果可以减轻或改善这些相同的因素,则个人抵抗感染的内在能力通常可以提高。检查患者的营养摄入量,如有需要,进行修改并稳定糖尿病血糖控制(参见第7章)。评估压力性损伤的血管的血液供应(参见第9章),并鼓励对周围动脉疾病进行适当

管理(如控制血压和胆固醇,鼓励个人酌情停止吸烟以及进行医学或外科治疗)。如果可能,减少免疫抑制剂。

坏死组织和腐肉促进细菌生长。清洁可清除散落的碎屑和浮游(自由漂浮)细菌。通常需要进行清创术以清除黏附的腐肉,焦痂和生物膜。有关伤口床清洁和清创的建议,请参阅指南第 16 章"清洗和清创"和第 22 章"压力性损伤的手术治疗"。

肛门附近的压力性损伤容易受到污染,尤其是来自结肠细菌的污染。受感染的压力性损伤中的主要生物包括肠杆菌属,变形杆菌属,大肠杆菌和粪肠球菌[11,13]。细致的皮肤清洁并使用伤口敷料或局部用药以防止接触粪便可降低污染的风险。有时,可以考虑采用肠道管理系统和造口转流术以减少压力性损伤(或外科修复术后的手术部位)持续暴露于粪便[70,71]。指南中的"预防性皮肤护理"部分提供了有关结构性皮肤卫生程序的进一步建议[72,73],以减少污染伤口床的风险。

> **13.8** 使用适用于组织强度的局部抗菌剂控制微生物负荷,并促进延迟愈合的压力性损伤愈合。(证据等级=B1;推荐强度=↑)

【证据总结】

一项中等质量[74]和一项低质量[75] 1 级研究和 3 项低质量 4 级研究[76-78]的证据表明,一系列不同局部抗菌剂在减少压力性损伤微生物负荷方面的作用。由于研究的样本量小且研究开始时未能诊断伤口感染,因此难以估计效果大小[75,77]。在小样本中进行的其他早期低质量的研究为本建议提供了支持[2,77,79-83]。许多局部抗菌剂对组织有毒性,应尽可能低的浓度和最短的时间使用,以降低不良反应的风险。缺乏有关所需资源的证据。并非所有当代和新兴的抗菌剂都可以在所有地区或临床环境中普遍使用。

【实施注意事项】

1. 参考国际伤口感染管理指南,为患者的压力性损伤选择最合适的局部抗菌剂[9](专家意见)。

2. 考虑使用局部抗菌剂治疗预计无法愈合且严重定植/局部感染的压力性损伤(专家意见)。

3. 以最低有效浓度使用抗菌剂,以降低对伤口床造成伤害的风险。某些抗菌剂在较高浓度时对皮肤和组织细胞有毒性[9,84-86]。

4. 在评估其减少感染的效果之前,使用局部抗菌剂 2 周[9,87,88]。建议进行 2 周尝试;但是,如果压力性损伤恶化,则应尽早重新评估治疗计划(专家意见)。

5. 部分抗菌剂在使用时可能会造成疼痛。在进行伤口护理之前要先治疗疼痛。疼痛管理建议在指南第 14 章"疼痛评估和治疗"中进行了讨论(专家意见)。

6. 选择局部抗菌剂时,考虑患者的过敏史、敏感度、临床病史和偏好。一些局部抗菌剂有禁忌证[9,89-95](见下文概述,并在使用局部抗菌剂前仔细阅读制造商的说明)(专家意见)。

【证据讨论】

抗菌剂是破坏或抑制活组织内或活组织上的微生物发育和生长的试剂。与选择性作用于特定靶标的抗生素不同,抗菌剂具有多个靶标和更广泛的抗菌谱,包括细菌、真菌、病毒、原生动物和朊病毒。伤口中常用的抗菌剂[9,84,86,97](用于清洁或感染治疗或两者兼有)包括:①碘(如聚维酮碘和缓释卡地姆碘);②银(如盐、金属、离子银与抗生物膜剂结合);③藻糖原酶;④聚六亚甲基双胍(PHMB);⑤医用级蜂蜜;⑥次氯酸(HOCl)超氧化溶液;⑦表面活性剂。

在某些地区和临床环境中常用的较旧的抗菌剂包括氯己定、次氯酸钠和乙酸。表 17-2 总结了用于治疗感染的抗菌剂的特性。此外,指南第 16 章"清洗和清创"中的表 16-2 包含有关主要用作清洗剂(例如 PHMB 和 HOCL)的抗菌剂的信息。

当将局部用药施用于开放性伤口时,细胞毒性是主要关注的问题。已发现主要在体外模型中使用抗菌剂对伤口愈合过程必不可少的细胞(包括成纤维细胞,角质形成细胞和白细胞)具有细胞毒性[9,84,96,97]。然而,细胞毒性似乎是浓度依赖性的,因为几种低浓度的抗菌剂是尽管它们在体外仍具有抗菌活性,但无细胞毒性。较新的抗菌剂没有相同的细胞毒性问题。应注意保护伤口周围区域免受局部抗菌剂的污染,并控制与应用有关的疼痛。当感染得到控制,伤口开始愈合或患者对该药物产生任何不良反应时,应停止使用局部抗菌剂[98]。

大多数抗菌产品的证据基础是其他病因伤口(尤其是下肢静脉溃疡和糖尿病足溃疡),因此不符合本指南的纳入标准。最近的 Cochrane 的一篇综述也指出,在使用抗菌剂于治疗压力性伤口感染方面尚缺乏研究,并指出在比较不同的治疗方案时

表 17-2 局部伤口感染的治疗(经 IWⅡ许可转载)[9]

抗菌剂	类型	生物膜效能	使用指南
藻糖原酶	含两种酶的海藻酸凝胶: • 乳过氧化物酶 • 葡萄糖氧化酶	• 浓度≤0.5%(w/v)可防止生物膜形成[99,100] • 较高浓度下可抑制已形成的生物膜生长 • 不破坏生物膜生物量[99,100]	根据渗液量选择浓度为3%和5%的海藻酸钠盐[99,100]
碘(聚维酮和卡地姆)	• 液状 • 含碘伤口敷料 • 粉末和糊状	• 抑制新生物膜的形成[101,102] • 根除初期生物膜菌落[101,103] • 显著减少成熟生物膜菌落[101,102]	• 碘过敏、甲状腺或肾功能紊乱的患者禁用[101] • 大面积烧伤患者禁用[101]
蜂蜜	• 医用 • 含蜂蜜敷料	• 抑制生物膜生长[100,104,105] • 减少生物膜菌落形成[106] • 抑制生物膜的群体感应,从而降低增殖能力[107]	• 选择经过γ射线照射的产品[106] • 钩端螺旋体比其他类型更有效[106]
银	• 盐(如磺胺嘧啶银、硝酸银、硫酸银、CMC 银) • 金属(如纳米晶体、镀银尼龙纤维) • 含银伤口敷料	• 浓度≥5μg/ml 使现有细菌生物膜变性	• 大量渗液伤口更换更频繁 • 避免用于银敏感人群[108]
离子银结合乙二胺四乙酸盐 EDTA 和苄索氯铵 BEC(抗生物膜剂)	• EDTA 和 BEC 增强的含有银离子的羧甲基纤维素凝胶敷料	• 结合抗生物膜和抗菌成分,协同作用破坏生物膜并使相关微生物暴露于离子银广谱抗菌作用下[109] • 5 天内消除成熟的生物膜[110] • 防止生物膜形成[110] • 治愈率提高[111]	• 大量渗液伤口更换更频繁 • 避免用于对银,EDTA 或 BEC[112] 敏感的个体
表面活性剂	含抗菌防腐剂的浓缩表面活性凝胶	• 防止生物膜形成[113] • 提高抗生素功效 • 清除成熟生物膜	• 可在清创之间和之后使用,防止生物膜重建 • 可能需要开始时每天使用

证据不一致,大多数研究规模较小且方法学上有局限性[114]。鼓励指南使用者查阅本地、国家和国际[9]伤口感染指南和产品信息,以评估抗菌剂的有效性及其是否适合特定个人使用。有关用于压力性损伤人群的证据和多个产品概述如下。

1. 藻糖原酶

藻糖原酶是将水凝胶、藻酸盐和抗菌酶(如乳过氧化物酶和葡萄糖氧化酶)结合在一起的新型抗菌剂。这些酶通过破坏细菌细胞壁起作用,因此这些产物能够阻止新生物膜的形成并抑制现有生物膜菌落的生长[99,100]。

2. 碘

聚维酮碘和卡地姆碘是低成本的局部抗菌剂,类型可为液状、含碘伤口敷料、粉末和糊状。体外研究发现浓度超过 0.05%的聚维酮碘对粒细胞有毒性[84,115];然而,在混合病因伤口中进行的动物和临床研究发现,与生理盐水相比,聚维酮碘浓度高达10%时的治愈率没有降低[89,115,116]。碘可有效抑制新生物膜的形成并减少伤口中初期和成熟生物膜,从而增加其在含生物膜的伤口护理中的作用[101-103](均为 5 级证据)。肾功能衰竭、甲状腺疾病史或已知碘过敏的人应避免使用碘产品[93-94]。

Cochrane 的一篇综述[114]报告了 4 项小型试验的总结,这些试验[80-83]符合纳入本指南的要求,探索使用碘产品治疗压力性损伤。综述[114]报告了与用于消除感染的其他抗菌剂相比,风险比率为 0.64(95%CI:0.43~0.97)至 0.81(95%CI:0.48~1.37),而与不使用抗菌剂相比,风险比率为 6.0

（95% CI：0.80~45.20）[82,114]。该研究规模较小，被认为具有较高的偏差风险。

3. 蜂蜜

外用的医用蜂蜜具有广泛的抗菌作用。越来越多的文献表明，对各种病因感染的伤口使用医用蜂蜜是有益的[77,117-119]。对于局部敷料产品，麦卢卡蜂蜜应被评定为 UMF（独特麦卢卡因子）+12 或以上。使用医用级伽马射线辐照的蜂蜜，因为其他消毒过程会破坏蜂蜜中的 UMF[69]。因为蜂蜜会产生细菌代谢的替代产品，产生乳酸而不是氨、胺和硫黄（有臭味），使用蜂蜜可以减少伤口异味。医用蜂蜜还可以用于严重污染或感染的压力性损伤，直到完成清创。

YapucaGunés 和 Eser[120] 进行了一项包括 26 名研究对象有 68 个 Ⅱ 类/期和 Ⅲ 类/期的压力性损伤的 RCT 研究，比较了未经抑制的蜂蜜[其最低抑菌浓度（MIC）为 3.8%对压力性损伤的治愈率，与经乙氧基-二氨基啶和呋喃唑酮敷料治疗压力性损伤的治愈率，压力性损伤愈合评估工具（PUSH®）的得分显示，蜂蜜组的愈合速度是对照组的 4 倍（$P<0.001$）（1 级证据）。一项 Cochrane 综述[121] 回顾了一个小型随机对照试验（$n=40$）[122]，比较医用蜂蜜与浸有盐水的纱布治疗 Ⅰ/Ⅱ 类/期压力性损伤进行比较，尽管平均愈合时间有利于蜂蜜治疗组（P=未报告），但没有结果指标专门调查蜂蜜对控制感染的影响，并且该研究中的压力性损伤在基线时被描述为未感染（1 级证据）。Biglari 等（2012）[77] 报告了 20 例经医用蜂蜜治疗的脊髓损伤（SCI）和 Ⅲ 或 Ⅳ 类/期压力性损伤患者，每天用林格液清洗并涂上 3mm 厚的蜂蜜，一周后 90%的压力性损伤无细菌生长。但是，未报告基线临床感染状况（4 级证据）。

4. 银

银有各种不同的类型（如盐，金属和离子制剂）和配方（如含银敷料和糊剂）。银可能具有毒性，特别是对角化细胞和成纤维细胞。毒性的程度尚未完全描述。不应将局部用银产品用于对银过敏的人，对硫黄过敏的人不建议使用磺胺嘧啶银[123]。还应考虑对其他成分的敏感性（如银可与抗生物膜剂、乙二胺四乙酸和苯乙溴铵联合使用）。

银离子与抗生物膜的联合应用具有抗生物膜和抗菌成分，可破坏生物膜并使微生物暴露于银的广谱抗菌作用下[109]。据报道，可迅速消灭成熟的生物膜并防止新的生物膜菌落形成[110]。据报道，

银盐、含金属盐和银敷料对抗生物膜也有活性。然而，在压力性损伤中使用银的临床研究是有限的。Norman 等（2016）[114] 的 Cochrane 综述报告了一个小样本（$n=26$）的研究[81]，比较磺胺嘧啶银和聚维酮碘的风险比为 0.65（95% CI：0.41~1.01）[114]。来自一个小样本（$n=20$）研究[78]的证据表明，在用含银敷料治疗 7d 后，根据组织活检评估，银纤维敷料可使伤口床中的生物负荷降低 80%（4 级证据）。

五、基于生物膜的伤口护理

基于生物膜的伤口护理是指通过清创破坏生物膜的生长的治疗方法，在去除较成熟的生物膜后的机会期，使用抗菌剂治疗来防止生物膜的再形成。

> 13.9　使用适用于组织强度的对生物膜具有活性的局部抗菌剂，并定期进行清创，以控制和清除延迟愈合的压力性损伤中疑似或确认的生物膜。（证据等级＝C；推荐强度＝↑）

【证据总结】

对有生物膜的慢性伤口的一项低质量的 5 级研究[124]显示，清创和 0.3% PHMB 处理后伤口床的肉芽明显增加，其中 75%的伤口达到完全愈合。来自 5 级研究的间接证据表明，生物膜对 1%~10%的聚维酮碘[103,125,126]、卡地姆碘糊[127]及较小浓度的磺胺嘧啶银[103,128,129]敏感。一项对碘附和银之间对比的实验室研究表明，碘附在减少生物膜方面更有效[130]。这些发现得到国际共识文件的支持[9,10,98]。

【实施注意事项】

1. 参考推荐意见 12.5，了解清创对清除压力性损伤生物膜的有效性及清创时的注意事项。

2. 参考推荐意见 13.8，了解局部抗菌剂对减轻生物膜引起的压力性损伤中微生物负担的有效性及使用抗菌剂时的注意事项。

3. 在疑似有生物膜（或经高分辨率显微镜检查诊断为生物膜）的慢性压力性损伤中，进行基于生物膜的伤口护理至少 72h 或直至压力性损伤逐渐愈合[131]（5 级证据）。

4. 如果愈合延迟，表明生物膜再形成，需恢复基于生物膜的伤口护理[9,131,132]（5 级证据）。

【证据讨论】

基于生物膜的伤口护理是打破压力性损伤的

慢性炎症阶段,并促进向愈合修复阶段的过渡的当前最佳治疗方法。然而,生物膜往往会重建,并且必须持续进行清创术结合局部抗菌剂治疗,直到清除了压力性损伤的生物膜为止[18,19,88,99,133,134]。实验室研究的间接证据表明,生物膜对多种抗菌剂具有敏感性,详见表5-10所示。然而,体外研究支持这样的见解,即生物膜随着成熟而对局部抗菌剂产生抗药性(5级证据)。因此,从伤口床上去除成熟的生物膜可优化抗菌剂对发育中的和未成熟的生物膜菌落的影响。指南中第16章"清洗和清创"包括有关持续清创在实施生物膜治疗中作用的扩展讨论,包括这个阶段治疗压力性损伤的最佳时限。

尽管就基于生物膜的伤口护理在治疗生物膜中的作用达成共识,但仍缺乏有关其有效性的临床证据。大量证据主要集中在实验室探索生物膜对不同抗菌剂的反应。然而,Eberlein等(2012)[124]展示了使用含0.3% PHMB的伤口敷料和持续清创对16例具有生物膜临床症状的慢性伤口进行基于生物膜的伤口护理的有效性。在这项研究中,治疗24周后伤口床的肉芽显著增加($P<0.04$),其中75%的慢性伤口在此时间范围内完全愈合[124](5级证据)。

Wolcott等[19]在体外模型和小样本临床研究中证明,较不成熟的生物膜对局部抗菌治疗更敏感。体外模型表明,生物膜在24~96h内发展展现出对抗生素治疗的耐受性,并表明从生物膜表面去除活性细胞会暴露对治疗敏感的休眠细菌。静脉曲张溃疡的生物膜样本经过保守锐器清创显示清创后24h至48h内对局部抗生素的敏感性最高。到72h,敏感性已降低至成熟生物膜样本的敏感性(间接证据)。

六、压力性损伤感染的抗生素治疗

由于抗生素耐药性上升,应仅在需要时使用抗生素治疗。通常,不建议使用局部抗生素治疗压力性损伤。短期应用局部抗生素溶液或局部甲硝唑在一些非常的情况下有用,例如,对于已清洗和清创但仍具有高细菌生物负荷和/或存在β溶血性链球菌的压力性损伤[9,133,135]。然而,当个体出现扩散播散或全身感染迹象时,明智地使用全身性抗生素仍是重要的考虑因素。

13.10 对于有压力性损伤和全身感染的临床证据的患者,全身应用抗生素以控制和清除感染。(GPS)

【实施注意事项】

1. 考虑在血液培养阳性、蜂窝织炎、筋膜炎、骨髓炎、全身炎性反应综合征(SIRS)或败血症的情况下,使用全身性抗生素(专家意见)。

2. 应切开局部脓肿(脓液收集)并引流,以防止感染局部或全身扩散(专家意见)。

3. 限制局部使用抗生素治疗感染的压力性损伤,除非在特殊情况下其获益大于发生抗生素副作用和耐药风险(专家意见)。

4. 遵循当地方案选择和实施抗生素治疗(专家意见)。

【证据讨论】

压力性损伤是败血症和死亡的已知因素[136-139]。脓肿或严重感染的压力性损伤,应进行清创引流以治疗与压力性损伤有关的脓毒症或进展性蜂窝织炎。

全身性抗生素可以到达压力性损伤基底部受感染的组织,而局部应用的药物则不能穿透坏死组织到达下方的伤口床。应根据病原体对抗生素的敏感性来选择全身性抗生素。对于威胁生命的感染,经验性抗生素应用应基于当地的药敏模型,一旦确定培养结果时需予以重新评估[9,10,140,141]。在某些情况下,抗生素的使用可能会受到个人偏好或临终护理中预设医疗指示的影响。

在一项回顾性研究[142]中,主要包括Ⅳ类/期压力性损伤(56例患者,115处压力性损伤)被转介到外科手术,尽管有96%的患者前两周接受了一个抗生素疗程,但仍有4%的研究对象有感染的临床体征,13%的研究对象显示MRSA定植是阳性。这项研究突出了过度使用抗生素和对抗生素耐药菌株进化的问题[142]。Cataldo等(2011)[143]报道,在意大利家庭护理中,Ⅲ类/期及更严重的压力性损伤($n=32$)的老年人的便利样本中,MRSA的患病率为15%。在过去90天内,几乎38%的研究对象接受了全身性抗生素治疗。在一项对患有Ⅱ类/期以及上压力性损伤的巴西医院的研究对象($n=145$)中进行的一项回顾性研究中,有43.5%的研究对象患有MRSA定植的压力性损伤,而8.3%的研究对象患有MRSA菌血症。在过去30天内,约有57%的研究对象接受了至少两级抗生素[144]。

【参考文献】

1. Chao R, Greer DM, McCorvey DL, Wright JK, Garza JR,

Management of Pressure Sores in Wound Care Practice, S. Sheffield, Fife, Editor. 2004, Best Publishing Co: Flagstaff, AZ. p. 335.

2. Konya C, Sanada H, Sugama J, Okuwa M, Kitagawa A. Does the use of a cleanser on skin surrounding pressure ulcers in older people promote healing? J Wound Care, 2005; 14 (4): 169-171.

3. Manzur A, Gavalda L, Ruiz de Gopegui E, Mariscal D, Dominguez MA, Perez JL, Segura F, Pujol M. Prevalence of methicillinresistant Staphylococcus aureus and factors associated with colonization among residents in community long-term-carefacilities in Spain. Clin Microbiol Infect, 2008; 14 (9): 867-872.

4. Stotts NA, Hunt TK. Pressure ulcers. Managing bacterial colonization and infection. Clinics in Geriatric Medicine, 1997; 13(3): 565-573.

5. Sapico FL, Ginunas VJ, Thornhill Joynes M, Canawati HN, Capen DA, Klein NE, Khawam S, Montgomerie JZ. Quantitative microbiology of pressure sores in different stages of healing. Diagnostic Microbiology and Infectious Disease 1986; 5(1): 31-8.

6. Tarnuzzer RW, Schultz GS. Biochemical analysis of acute and chronic wound environments. Wound Repair Regen, 1996; 4(3): 321-325.

7. Haesler E, Ousey K. Evolution of the wound infection continuum. Int Wound J, 2018; 9(4): 6-10.

8. Haesler E, Swanson T, Ousey K, Carville K. Clinical indicators of wound infection and biofilm: Reaching international consensus. J Wound Care, 2019; 28(Supp3b): s4-s12.

9. International Wound Infection Institute (IWII), Wound Infection in Clinical Practice. 2016, Wounds International.

10. Keast DH, Parslow N, Houghton PE, Norton L, Fraser C. Best practice recommendations for the prevention and treatment of pressure ulcers: update 2006. Advances in Skin & Wound Care, 2007; 20(8): 447-60.

11. Heym B, Rimareix F, Lortat-Jacob A, Nicolas-Chanoine M. Bacteriological investigation of infected pressure ulcers in spinal cordinjured patients and impact on antibiotic therapy. Spinal Cord, 2004; 42(4): 230-234.

12. Braga IA, Brito CS, Filho AD, Filho PP, Ribas RM. Pressure ulcer as a reservoir of multiresistant Gram-negative bacilli: risk factors for colonization and development of bacteremia. Braz J Infect Dis, 2017; 21(2): 171-175.

13. Tedeschi S, Negosanti L, Sgarzani R, Trapani F, Pignanelli S, Battilana M, Capirossi R, Brillanti Ventura D, Giannella M, Bartoletti M, Tumietto F, Cristini F, Viale P. Superficial swab versus deep-tissue biopsy for the microbiological diagnosis of local infection in advanced-stage pressure ulcers of spinal-cord-injured patients: A prospective study. Clin Microbiol Infect, 2017; 08.

14. Edwards R, Harding KG. Bacteria and wound healing. Curr Opin Infect Dis, 2004; 17(2): 91-6.

15. Lipsky BA, Hoey C. Topical antimicrobial therapy for treating chronic wounds. Clin Infect Dis, 2009; 49 (10): 1541-9.

16. World Union of Wound Healing Societies(WUWHS), Principles of best practice: Wound infection in clinical practice. An international consensus. 2008, MEP Ltd: London. Available from www. mepltd. co. uk.

17. Metcalf D, Bowler P. Biofilm delays wound healing: A review of the evidence. Burns & Trauma, 2013; 1(1): 5-12.

18. Wolcott RD, Kennedy J, Dowd SE. Regular debridement is the main tool for maintaining a healthy wound bed in most chronic. J Wound Care, 2009; 18(2): 54-56.

19. Wolcott RD, Rumbaugh KP, James G, Schultz GS, Phillips P, Yang Q, Watters C, Stewart PS, Dowd SE. Biofilm maturity studies indicate sharp debridement opens a time-dependent therapeutic window. J Wound Care, 2010; 19(8): 320-328.

20. Percival SL, Hill KE, Williams DW, Hooper SJ, Thomas DW, Costerton JW. A review of the scientific evidence for biofilms in wounds. Wound Repair Regen, 2012; 20: 647-657.

21. Wu YK, Cheng NC, Cheng CM. Biofilms in chronic wounds: Pathogenesis and diagnosis. Cell Press Reviews, 2019; 37(5): 505-517.

22. Donlan RM, Costerton JW. Biofilms: survival mechanisms of clinically relevant microorganisms. Clinical Microbiology Reviews, 2002; 15(2): 167-193.

23. James GA, Swogger E, Wolcott R, Pulcini Ed, Secor P, Sestrich J, Costerton JW, Stewart PS. Biofilms in chronic wounds. Wound Repair and Regeneration, 2008; 16(1): 37-44.

24. Han A, Zenilman J, Melendez J, Shirtliff M, Agostinho A, James G, Stewart PS, Mongodin E, Rao D, Rickard A, Lazarus G. The importance of a multifaceted approach to characterizing the microbial flora of chronic wounds. Wound Repair and Regeneration, 2011; 19: 532-541.

25. Blanco-Blanco J, Gea-Sanchez M, Valenzuela-Pascual F, Barallat-Gimeno E, Espart A, Escobar-Bravo MA. Are the classic signs of infection in concordance with results from percutaneous aspiration to diagnose infection in pressure injuries? J Adv Nurs, 2017; 73(6): 1433-1442.

26. Gardner SE, Frantz RA, Doebbeling BN. The validity of the clinical signs and symptoms used to identify localized chronic wound infection. Wound Repair Regen, 2001; 9(3):

178-186.

27. Mouton CP, Bazaldua OV, Pierce B, Espino DV. Common infections in older adults. Am Fam Physician, 2001; 63 (2):257-268.

28. European Wound Management Association, Position *Document: Identifying Criteria for Wound Infection*. 2005: EWMA.

29. Healy B, Freedman A. Infections. BMJ (Clinical research ed), 2006;332(7545):838-841.

30. Harding K, Carville K, Cuddigan J, Fletcher J, Fuchs P, Harding K, Ishikawa O, Keast D, Leaper D, Lindholm C, Moodley P, Ricci E, Schultz G, Vasquez J. Wound infection in clinical practice: Shaping the future. An International Consensus Document. International Wound Journal 2008;5 (Supplement 3):1-11.

31. Cutting KF. Identification of infection in granulating wounds by registered nurses. J Clin Nurs, 1998;7(6):539-546.

32. Cutting KF, White RJ, Mahoney P, Harding KG, *Clinical identification of wound infection: A Delphi approach, in European Wound Management Identifying criteria for wound infection. EWMA Position Document.* 2005, London: MEP Ltd. p. 6-9.

33. Harding K, Carville K, Cuddigan J, Fletcher J, Fuchs P, Harding K, Ishikawa O, Keast D, Leaper D, Lindholm C, Moodley P, Ricci E, Schultz G, Vasquez J. Wound infection in clinical practice: Shaping the future. An International Consensus Document. Int Wound J, 2008; 5 (Supplement 3):1-11.

34. Angel DE, Lloyd P, Carville K, Santamaria N. The clinical efficacy of two semi-quantitative wound-swabbing techniques in identifying the causative organism(s) in infected cutaneous wounds. Int Wound J, 2011;8(2):176-185.

35. Gardner SE, Frantz RA, Saltzman CL, Hillis SL, Park H, Scherubel M. Diagnostic validity of three swab techniques for identifying chronic wound infection. Wound Repair Regen, 2006;14(5):548-57.

36. Wilson SM, Antony B. Preparation of plant cells for transmission electron microscopy to optimize immunogold labeling of carbohydrate and protein epitopes, Table 1: Advantages and limitations of different microscopy techniques. Nat Protoc, 2012;7:1716-27.

37. Davidson MW. *Microscopy* U. 2016; Available from: http://www.microscopyu.com/.

38. Bell DC, Thomas WK, Murtagh KM, Dionne CA, Graham AC, Anderson JE, Glover WR. DNA base identification by electron microscopy. Microsc Microanal, 2012; 18 (5): 1049-53.

39. Almeida C, Azevedo NF, Santos S, Keevil CW, Vieira MJ. Discriminating multi-species populations in biofilms with peptide nucleic acid fluorescence in situ hybridization (PNA FISH). PLoS One, 2011;6(3):e14786.

40. Rudensky B, Lipschits M, Isaacsohn M, Sonnenblick M. Infected pressure sores: comparison of methods for bacterial identification. South Med J, 1992;85(9):901-3.

41. Sapico FL, Ginunas VJ, Thornhill Joynes M, Canawati HN, Capen DA, Klein NE, Khawam S, Montgomerie JZ. Quantitative microbiology of pressure sores in different stages of healing. Diagn Microbiol Infect Dis, 1986;5(1):31-8.

42. Bill TJ, Ratliff CR, Donovan AM, Knox LK, Morgan RF, Rodeheaver GT. Quantitative swab culture versus tissue biopsy: A comparison in chronic wounds. Ostomy Wound Manage, 2001;47(1):34-37.

43. Copeland-Halperin LR, Kaminsky AJ, Bluefeld N, Miraliakbari R. Sample procurement for cultures of infected wounds: A systematic review. J Wound Care, 2016;25(4): S4-S10.

44. Hurlow J, Bowler P. Potential implications of biofilm in chronic wounds: a case series. J Wound Care, 2012; 21 (3):116-119.

45. Han A, Zenilman J, Melendez J, Shirtliff M, Agostinho A, James G, Stewart PS, Mongodin E, Rao D, Rickard A, Lazarus G. The importance of a multifaceted approach to characterizing the microbial flora of chronic wounds. Wound Repair Regen, 2011;19:532-541.

46. James GA, Swogger E, Wolcott R, Pulcini Ed, Secor P, Sestrich J, Costerton JW, Stewart PS. Biofilms in chronic wounds. Wound Repair Regen, 2008;16(1):37-44.

47. Nakagami G, Schultz G, Gibson DJ, Phillips P, Kitamura A, Minematsu T, Miyagaki T, Hayashi A, Sasaki S, Sugama J, Sanada H. Biofilm detection by wound blotting can predict slough development in pressure ulcers: A prospective observational study. Wound Repair Regen, 2017; 25(1): 131-138.

48. Serena T, Harrell K, Serena L, Yaakov R. Real-time bacterial fluorescence imaging accurately identifies wounds with moderate-toheavy bacterial burden J Wound Care., 2019; 28(6):346-347.

49. Grassetti L, Scalise A, Lazzeri D, Carle F, Agostini T, Gesuita R, Di Benedetto G. Perforator flaps in late-stage pressure sore treatment: outcome analysis of 11-year-long experience with 143 patients. Ann Plast Surg, 2014; 73 (6): 679-85.

50. Huang K, Guo Q. Surgical repair involving tissue flap transplantation with vascular pedicle in treating refractory pressure ulcers around hip and sacral region. Curr Signal Transduct Ther, 2015;10(1):36-40.

51. Tadiparthi S, Hartley A, Alzweri L, Mecci M, Siddiqui H. Improving outcomes following reconstruction of pressure sores in spinal injury patients: A multidisciplinary approach. J Plast Reconstr Aesthet Surg, 2016; 69 (7): 994-1002.

52. Wettstein R, Tremp M, Baumberger M, Schaefer DJ, Kalbermatten DF. Local flap therapy for the treatment of pressure sore wounds. Int Wound J, 2013.

53. Bertheuil N, Huguier V, Aillet S, Beuzeboc M, Watier E. Biceps femoris flap for closure of ischial pressure ulcers. Eur J Plast Surg, 2013; 36(10): 639-644.

54. Greco M, Marchetti F, Tempesta M, Ruggiero M, Marcasciano M, Carlesimo B. Cutaneous flaps in the treatment of 338 pressure sores: a better choice. Ann Ital Chir, 2013; 84 (6): 655-9.

55. Larson DL, Hudak KA, Waring WP, Orr MR, Simonelic K. Protocol management of late-stage pressure ulcers: A 5-year retrospective study of 101 consecutive patients with 179 ulcers. Plast Reconstr Surg, 2012; 129(4): 897-904.

56. Marriott R, Rubayi S. Successful truncated osteomyelitis treatment for chronic osteomyelitis secondary to pressure ulcers in spinal cord injury patients. Ann Plast Surg, 2008; 61(4): 425-429.

57. Brunel AS, Lamy B, Cyteval C, Perrochia H, Teot L, Masson R, Bertet H, Bourdon A, Morquin D, Reynes J, Le Moing V, Almeras I, Thanh AD, Goelis A, Reynaud C, Rouays H, Trial C, Fliueraru S, Herlin C, Lavigne JP, Delfour C, Baron MP, Viala P, Mura T, Goeraud P. Diagnosing pelvic osteomyelitis beneath pressure ulcers in spinal cord injured patients: A prospective study. Clin Microbiol Infect, 2016; 22(3): 267. e1-267. e8.

58. De Heredia L, Hauptfleisch J, Hughes R, Graham A, Meagher T. Magnetic resonance imaging of pressure sores in spinal cord injured patients: Accuracy in predicting osteomyelitis. Topics in Spinal Cord Injury Rehabilitation, 2012; 18(2): 146-148.

59. Hauptfleisch J, Meagher TM, Hughes RJ, Singh JP, Graham A, Lopez de Heredia L. Interobserver Agreement of Magnetic Resonance Imaging Signs of Osteomyelitis in Pelvic Pressure Ulcers in Patients With Spinal Cord Injury. Arch Phys Med Rehabil, 2013.

60. Luis, Hauptfleisch J, Hughes R, Graham A, Meagher TMM. Magnetic Resonance Imaging of Pressure Sores in Spinal Cord Injured Patients: Accuracy in Predicting Osteomyelitis. Topics in Spinal Cord Injury Rehabilitation, 2012; 18 (2): 146-148.

61. Lopez de Heredia L, Hauptfleisch J, Hughes R, Graham A, Meagher T. Magnetic resonance imaging of pressure sores in spinal cord injured patients: Accuracy in predicting osteomyelitis. Topics in Spinal Cord Injury Rehabilitation, 2012; 18(2): 146-148.

62. Hatzenbuehler J, Pulling T. Diagnosis and Management of Osteomyelitis. Am Fam Physician, 2011; 84(9): 1027-1033.

63. American Society of Plastic Surgeons. *Evidence-Based Clinical Practice Guideline: Chronic Wounds of the Lower Extremity*. 2011 [cited August 2019].

64. Daniali LN, Keys K, Katz D, Mathes DW. Effect of preoperative magnetic resonance imaging diagnosis of osteomyelitis on the surgical management and outcomes of pressure ulcers. Ann Plast Surg, 2011; 67(5): 520-525.

65. Sugarman B, Hawes S, Musher DM, Klima M, Young EJ, Pircher F. Osteomyelitis beneath pressure sores. Archives of Internal Medicine, 1983; 143(4): 683-8.

66. Thornhill Joynes M, Gonzales F, Stewart CA, Kanel GC, Lee GC, Capen DA, Sapico FL, Canawati HN, Montgomerie JZ. Osteomyelitis associated with pressure ulcers. Archives of Physical Medicine and Rehabilitation, 1986; 67 (5): 314-8.

67. Darouiche RO, Landon GC, Klima M, Musher DM, Markowski J. Osteomyelitis associated with pressure sores [see comments]. Archives of Internal Medicine 1994; 154 (7): 753-8.

68. Heiba SI, Stempler L, Sullivan T, Kolker D, Kostakoglu L. The ideal dual-isotope imaging combination in evaluating patients with suspected infection of pelvic pressure ulcers. Nucl Med Commun, 2017; 38(2): 129-134.

69. Wounds Australia, Standards for Wound Prevention and Management. 2016, Cambridge Media: Osborne Park, WA.

70. Deshmukh GR, Barkel DC, Sevo D, Hergenroeder P. Use or misuse of colostomy to heal pressure ulcers. Dis Colon Rectum, 1996; 39(7): 737-738.

71. Saltzstein RJ, Romano J. The efficacy of colostomy as a bowel management alternative in selected spinal cord injury patients. J Am Paraplegia Soc, 1990; 13(2): 9-13.

72. Bateman SD, Roberts S. Moisture lesions and associated pressure ulcers: Getting the dressing regimen right. Wounds UK, 2013; 9(2): 97-102.

73. Park KH, Kim KS. Effect of a structured skin care regimen on patients with fecal incontinence: A comparison cohort study. J Wound Ostomy Continence Nurs, 2014; 41 (2): 161-167.

74. Wild T, Bruckner M, Payrich M, Schwarz C, Eberlein T, Andriessen A. Eradication of methicillin-resistant Staphylococcus aureus in pressure ulcers comparing a polyhexanide-containing cellulose dressing with polyhexanide swabs in a prospective randomized study. Adv Skin Wound Care,

2012;25(1):17-22.

75. Sipponen A, Jokinen JJ, Sipponen P, Papp A, Sarna S, Lohi J. Beneficial effect of resin salve in treatment of severe pressure ulcers: A prospective, randomized and controlled multicentre trial. Br J Dermatol, 2008;158(5):1055-1062.

76. Dryden M, Dickinson A, Brooks J, Hudgell L, Saeed K, Cutting KF. A multi-centre clinical evaluation of reactive oxygen topical wound gel in 114 wounds. J Wound Care, 2016;25(3):140, 142-6.

77. Biglari B, Linden PH, Simon A, Aytac S, Gerner HJ, Moghaddam A. Use of Medihoney as a non-surgical therapy for chronic pressure ulcers in patients with spinal cord injury. Spinal Cord, 2012;50(2):165-169.

78. Ciliberti M, De Lara F, Serra G, Tafuro F, Iazzetta FM, De Martino V, et al. Effective management of pressure ulcers using Hydrofibre technology with silver ions. Wound Medicine, 2014;5:40-44.

79. Yapuca Günes U, E er I. Effectiveness of a honey dressing for healing pressure ulcers. J Wound Ostomy Continence Nurs, 2007;34(2): 184-190.

80. Kaya AZ, Turani N, Akyüz M. The effectiveness of a hydrogel dressing compared with standard management of pressure ulcers. J Wound Care., 2005;14(1):42-4.

81. Kucan JO, Robson MC, J. P. H, Ko F. Comparison of silver sulfadiazine, povidone-iodine and physiologic saline in the treatment of chronic pressure ulcers. J Am Geriatr Soc, 1981;29(5):232-235.

82. Moberg S, Hoffman L, Grennert ML, Holst A. A randomized trial of cadexomer iodine in decubitus ulcers. J Am Geriatr Soc, 1983; 31(8):462-465.

83. Nisi G, Brandi C, Grimaldi L, Calabrò M, D'Aniello C. Use of a protease-modulating matrix in the treatment of pressure sores. Chir Ital, 2005;57(4):465-468.

84. Lineaweaver W, Howard R, Soucy D, McMorris S, Freeman J, Crain C, Robertson J,. ea. Topical antimicrobial toxicity. Arch Surg, 1985; 120(3):267-270.

85. Wilson J, Mills J, Prather I, Dimitrijevich S. A toxicity index of skin and wound cleansers used on in vitro fibroblasts and keratinocytes. Adv Skin Wound Care, 2005;18(7):373-378.

86. Heggers J, Sazy J, Stenberg B, Strock L, McCauley R, Hernom D, Robson M. Bacterial and wound healing properties of sodium hypochlorite solutions: The 1991 Lindberg Award. Journal of Burn Care & Research, 1991;12(5):420-424.

87. Edwards-Jones V, Flanagan M, Wolcott R. Technological advancements in the fight against antimicrobial resistance. Wounds Int, 2015;6(2):47-51.

88. Leaper DJ, Schultz G, Carville K, Fletcher J, Swanson T, Drake R. Extending the TIME concept: what have we learned in the past 10 years? Int Wound J, 2012;9(Suppl 2): 1-19.

89. Gruber R, Vistnes L, Pardoe R. The effect of commonly used antiseptics on wound healing. Plast Reconstr Surg, 1975;55(4):472-6.

90. Reid C, Alcock M, Penn D. Hydrogen peroxide-a party trick from the past? Anaesthesia and Intensive Care Journal, 2011;39:1004-8.

91. Hussain-Khan Z, Soleimani A, Farzan M. Fatal gas embolism following the use of intraoperative hydrogen peroxide as an irrigation fluid. Acta Med Iran, 2004;42(2):151-153.

92. Echague C, Hair P, Cunnion K. A comparison of antibacterial activity against Methicillin-Resistant Staphylococcus aureus and gramnegative organisms for antimicrobial compounds in a unique composite wound dressing. Adv Skin Wound Care, 2010;23(9):406-13.

93. Leaper DJ, Durani P. Topical antimicrobial therapy of chronic wounds healing by secondary intention using iodine products. Int Wound J, 2008;5(2):361-8.

94. Sibbald RG, Leaper DJ, Queen D. Iodine made easy. Wounds International, 2011;2(2):S1-6.

95. Ward R, Saffle J. Topical agents in bum and wound care. Phys Ther, 1995;75:526-538.

96. Brennan S, Leaper D. The effect of antiseptics on the healing wound: a study using the rabbit ear chamber. Br J Surg, 1985;72(10): 780-2.

97. Johnson AR, White A, McAnalley B. Comparison of common topical agents for wound treatment: cytotoxicity for human fibroblasts in culture. Wounds: A Compendium of Clinical Research & Practice, 1989;1(3):186-92.

98. World Union of Wound Healing Societies, Principles of Best Practice: Wound Infection in Clinical Practice: An International Consensus. 2008, MEP Ltd: London.

99. Cooper RA, Bjarnsholt T, Alhede M. Biofilms in wounds: a review of present knowledge. J Wound Care, 2014; 23(11):570-80.

100. Cooper R, Jenkins L, Hooper S. Inhibition of biofilms of *Pseudomonas aeruginosa* by Medihoney in vitro. J Wound Care, 2014;23(3): 93-104.

101. Wound Healing and Management Group. Evidence summary: Wound infection: Iodophors and biofilms. Wound Practice and Research, 2013;21(2):86-87.

102. Suman E, Madhavi R, Shashidhar Kotian M. Role of bacterial biofilms in chronic non-healing ulcers and effect of subinhibitory concentrations of betadine and hydrogen peroxide on biofilms. J Hosp Infect, 2009;73:87-9.

103. Hill K, E., Malic S, McKee R, Rennison T, Harding K,, ,

Williams D. An in vitro model of chronic wound biofilms to test wound dressings and assess antimicrobial susceptibilities. J Antimicrob Chemother,2010;65:1195-206.

104. Roberts A, Maddocks SE, Cooper RA. Manuka honey is bactericidal against Pseudomonas aeruginosa and results in differential expression of oprF and algD. Microbial Pathogenicity,2012;158:3005-13.

105. Majtan J, Bohova J, Horniackova M, Klaudiny J, Majtan V. Anti-biofilm effects of honey against wound pathogens Proteus mirabilis and Enterobacter cloacae. Phytother Res,2014;28(1):69-75.

106. Lu J,Turnbull L,Burke CM,Liu M,Carter DA,Schlothauer RC, Whitchurch CB, Harry EJ. Manuka-type honeys can eradicate biofilms produced by Staphylococcus aureus strains with different biofilm-forming abilities. PeerJ, 2014;2:e326.

107. Wang R,Starkey M,Hazan R,Rahme LG. Honey's ability to counter bacterial infections arises from both bactericidal compounds and QS inhibition. Front Microbiol, 2012;http://journal. frontiersin. org/article/10. 3389/fmicb. 2012. 00144/full.

108. International consensus, Appropriate use of silver dressings in wounds. An expert working group consensus. Download from:www. woundsinternational. com. 2012, Wounds International, :London.

109. Bowler P,Parsons D. Combatting wound biofilm and recalcitrance with novel anti-biofilm Hydrofiber wound dressing. Wound Medicine,2016;14:6-11.

110. Parsons D,*Designing a dressing to address local barriers to wound healing*,in *Next-generation antimicrobial dressings: AQUACEL™ Ag+ Extra and Ribbon*. 2014,Wounds International 2014:London.

111. Metcalf D,Parsons D,Bowler P. A next-generation antimicrobial wound dressing:A real-life clinical evaluation in the UK and Ireland J Wound Care, 2016; 25 (3): 132-138.

112. AQUACEL Ⓡ, Ag+ Extra Dressing. Instructions for use. 2016:ConvaTec Limited.

113. Yang Q, Larose C, Della Porta AC, Schultz GS, Gibson DJ. A surfactant based wound dressing can reduce bacterial biofilms in a porcine skin explant model. Int Wound J, 2017;14(2):408-413.

114. Norman G,Dumville J,Moore ZEH,Tanner J,Christie J, Goto S. Antibiotics and antiseptics for pressure ulcers. Cochrane Database Syst Rev, 2016; Issue 4 (Art. No. : CD011586).

115. Burks RI. Povidone-iodine solution in wound treatment. Phys Ther,1998;78(2):212-8.

116. Fumal I, Braham C, Paquet P, Pierard-Franchimont C, Pierard GE. The beneficial toxicity paradox of antimicrobials in leg ulcer healing impaired by a polymicrobial flora: A proof-of-concept study. Dermatol Nurs,2002;204(Supp 1):70-74.

117. Gethin G, Cowman S. Bacteriological changes in sloughy venous leg ulcers treated with manuka honey or hydrogel: an RCT. J Wound Care,2008;17(6):241.

118. Efem SE. Recent advances in the management of Fournier's gangrene: preliminary observations. Surgery, 1993; 113(2):200-204.

119. Molan PC. Re-introducing honey in the management of wounds and ulcers-theory and practice. Ostomy Wound Management,2002;48(11):28-40.

120. Günes UY, Eser I. Effectiveness of a honey dressing for healing pressure ulcers. Journal of Wound, Ostomy and Continence Nursing,2007;34(2):184-190.

121. Jull AB,Walker N,Deshpande S. Honey as a topical treatment for wounds. Cochrane Database Syst Rev, 2013; 2:CD005083.

122. Weheida SM, Nagubib HH, El-Banna HM, Marzouk S. Comparing the effects of two dressing techniques on healing of low grade pressure ulcers. Journal of the Medical Research Institute,1991;12(2):259-78.

123. Toy L, Macera L. Evidence-based review of silver dressing use on chronic wounds. J Am Acad Nurse Pract, 2011; 23:183-92.

124. Eberlein T,Haemmerle G,Signer M,Gruber-Moesenbacher U,Traber J,Mittlboeck M,al. e. Comparison of PHMB-containing dressing and silver dressings in patients with critically colonised or locally infected wounds. J Wound Care,2012;21(1):12-20.

125. Oduwole KO,McCormack DJ,Glynn AA,O'Gara P,Molony DC, Murray D, al. e. Anti-biof lm activity of sub-inhibitory povidone-iodine concentrations against Staphylococcus epidermidis and Staphylococcus aureus. J Orthop Res,2010;28:1252-6.

126. Presterl E, Suchomel M, Eder M, Reichmann S, Lassnigg A,Graninger W,al. e. Effects of alcohols,povidone-iodine and hydrogen peroxide on biofilms of Staphylococcus epidermidis. J Antimicrob Chemother,2007;60:417-20.

127. Brett D. Testing of cadexomer iodine against a variety of micro-organisms grown in single and mixed species biofilms. J Wound Ostomy Continence Nurs,2011;38(3S): S2-S115.

128. Bjarnsholt T, Kirketerp-Møller K, Kristiansen S, Phipps R, Nielsen A, Jensen PK, al. e. Silver against Pseudomonas aeruginosa biofilms. Acta Pathologica, Microbio-

logica,et Immunologica Scandinavica,2007;115;921-8.

129. Akiyama H, Yamasaki O, Kanzaki H, Tada J, Arata J. Effects of sucrose and silver on Staphylococcus aureus biofilms. J Antimicrob Chemother,1998;42;629-34.

130. Thorn R, Austin A, Greenman J, Wilkins J, Davis P. In vitro comparison of antimicrobial activity of iodine and silver dressings against bioflms. J Wound Care, 2009; 18; 343-6.

131. Wolcott RD,Rumbaugh KP,James G,Schultz GS,Phillips P, Yang Q, Watters C, Stewart PS, Dowd SE. Biofilm maturity studies indicate sharp debridement opens a time-dependent therapeutic window. J Wound Care, 2010; 19 (8);320-328.

132. Leaper DJ,Schultz GS,Carville K,Fletcher J,Swanson T, Drake R. Extending the TIME concept: What have we learned in the past 10 years? Int Wound J,2012;9(Suppl 2);1-19.

133. Wolcott RD. Disrupting the biofilm matrix improves wound healing outcomes. J Wound Care,2015;24(8);366-71.

134. Bianchi T,Wolcott RD,Peghetti A,Leaper D,Cutting K, Polignano R, Rosa Rita Z, Moscatelli A, Greco A, Romanelli M,Pancani S,Bellingeri A,Ruggeri V,Postacchini L, Tedesco S, Manfredi L, Camerlingo M, Rowan S, Gabrielli A, Pomponio G. Recommendations for the management of biofilm;a consensus document. J Wound Care, 2016;25(6);305-317.

135. Wound Healing Society, *Chronic wound care guidelines. Abridged version.* 2007,Maitland,FL;The Wound Healing Society.

136. Bryan CS, Dew CE, Reynolds KL. Bacteremia associated with decubitus ulcers. Arch Intern Med,1983;143(11); 2093-5.

137. Wall BM, Mangold T, Huch KM, Corbett C, Cooke CR. Bacteremia in the chronic spinal cord injury population; risk factors for mortality. J Spinal Cord Med, 2003; 26 (3);248.

138. Cafferkey MT, Hone R, Keane CT. Sources and outcome for methicillin-resistant Staphylococcus aureus bacteraemia. J Hosp Infect,1988;11(2);136-143.

139. Redelings MD, Lee NE, Sorvillo F. Pressure ulcers;more lethal than we thought? Adv Skin Wound Care,2005;18 (7);367-372.

140. European Pressure Ulcer Advisory Panel,Pressure Ulcer Treatment Guidelines. 1998,EPUAP;Oxford,England.

141. European Wound Management Association. Position Document;Management of Wound Infection. 2006.

142. Buck DW, Goucher JH, Lewis JVL. The Incidence of Methicillin-Resistant Staphylococcus aureus in Pressure Ulcers. Adv Skin Wound Care,2012;25(11);509-12.

143. Cataldo MC,Bonura C,Caputo G,Aleo A,Rizzo G,Geraci DM,Calá C,Fasciana T,Mattaliano AR,Mammina C. Colonization of pressure ulcers by multidrug-resistant microorganisms in patients receiving home care. Scand J Infect Dis,2011;43(11-12);947-952.

144. Nery Silva Pirett CC,Braga IA,Ribas RM,Gontijo Filho PP,Filho AD. Pressure ulcers colonized by MRSA as a reservoir and risk for MRSA bacteremia in patients at a Brazilian university hospital. Wounds, 2012; 24 (3); 67-75.

第 18 章 伤 口 敷 料

【前言】

伤口敷料是压力性损伤护理的重要组成部分。自 20 世纪 60 年代以来,人们公认将伤口保持在湿润环境中,比风干或用加热灯或局部应用干燥剂,更能使伤口愈合达到最佳效果[1]。保持伤口床潮湿密闭或半密闭的伤口敷料克促进上皮再生和伤口闭合。

敷料在保护高压力性损伤风险皮肤免受剪切力作用已在临床实践和研究中得到越来越多的关注。预防性皮肤护理一章概述了使用预防性敷料的建议。有关负压伤口治疗(NPWT)的建议,参见第 21 章"生物物理方法"。

【临床问题】

指导本章的临床问题是:

1. 哪些伤口敷料对部分皮层压力性损伤伤口的愈合有效?

2. 哪些伤口敷料对全皮层压力性损伤伤口的愈合有效?

3. 哪些伤口敷料对渗液量较多的压力性损伤有效?

4. 哪种伤口敷料对治疗压力性损伤最具成本效益?

一、选择伤口敷料

14.1　对于所有的压力性损伤,根据患者和/或主要照顾者的目标和自我护理能力,并基于临床评估选择合适的伤口敷料,包括:
- 压力性损伤的直径、形状和深度;
- 解决微生物负荷的需求;
- 保持伤口床湿润的能力;
- 伤口渗液的性状和量;
- 伤口床的组织状况;
- 伤口周围皮肤状况;
- 存在窦道和/或潜行;
- 疼痛。(GPS)

【实施注意事项】

1. 为老年人选择伤口敷料时,要考虑到对脆弱皮肤的潜在影响,尤其是要考虑与去除敷料相关的皮肤损伤[2](1 级证据)。

2. 每次更换伤口敷料时,评估压力性损伤并确认敷料选择的有效性和适当性(专家意见)。

3. 使用伤口敷料时,应遵循制造商的建议,尤其是敷料更换频率的建议(专家意见)。

4. 护理计划应指导伤口敷料的常规包扎时间,必要时包含伤口敷料更换的临时计划(专家意见)。

5. 如果伤口敷料渗漏或明显变脏,予以更换(专家意见)。

6. 每次敷料更换时确保将所有伤口敷料完全去除并更换(专家意见)。

7. 对于社区中的个人,确保有足够的伤口敷料供应,以适应因弄脏或渗漏导致的计划外伤口敷料更换(专家意见)。

【讨论】

在选择伤口敷料时,伤口护理的目标很重要,因为不同的伤口敷料具有不同的作用方法。为特定的压力性损伤选择合适的伤口敷料,需在每次更换伤口敷料时对压力性损伤、个人和环境进行全面评估。用于压力性损伤的伤口敷料旨在:①缩短伤口愈合时间;②吸收渗血和渗液;③最大限度地减少疼痛,包括与应用和去除敷料有关的疼痛;④尽量减少剪切力;⑤保护伤口及周围皮肤和组织;⑥吸收和控制臭味;⑦减少对伤口周围皮肤的伤害;⑧促进自溶清创(如果这是护理目标);⑨处理生物负荷(参见第 17 章)。

伤口敷料的选择应因人而异,并应基于伤口的状况以及个人的护理目标、自我护理能力和偏好而定。例如,应考虑:①护理方案设定(如多久更换伤口敷料?);②压力性损伤的位置(如敷料是否经常被污染?);③个人的移动能力(如假设个人行动自如,敷料会留在原处吗?);④更换伤口敷料所需的技能(如谁将更换敷料,他们是否具备必要的知识和技能?);⑤个人的偏好(如伤口敷料是否可见?舒适吗?);⑥不同伤口敷料的可及性(如可用的敷料是什么?)。

当压力性损伤是清洁的和肉芽时,保持伤口床湿润是促进愈合或闭合并减少与伤口相关疼痛的重要因素。使用保持与伤口床接触并吸收预期渗液量的伤口敷料或使用皮肤保护产品,可以使伤口周围的皮肤保持干燥和无浸渍。当压力性损伤随着时间逐渐愈合或恶化,最适合促进愈合的伤口敷料的类型可能会发生变化。例如,通常渗液随着压力性损伤的愈合而减少,从而减少了对高吸收性的伤口敷料的需求。

选择伤口敷料时,敷料对皮肤和周围组织尤其是当伤口周围的皮肤脆弱时,造成潜在的伤害,是另一个考量因素[3]。具有强黏合性的伤口敷料会对皮肤造成危险,特别是对于皮肤脆薄的患者(如老年人和早产儿)。这种对表皮的损害会降低皮肤的屏障功能,并可能导致炎症和感染[3]。用强力医用黏合剂去除伤口敷料会导致角质层剥离,随着时间的推移反复去除伤口敷料会加剧角质层的脱落[3,4]。一些伤口敷料采用对皮肤无创伤的特殊设计。具有硅酮界面的伤口敷料设计可提供伤口接触层,该伤口接触层可在去除时不会引起组织的创伤或个体的疼痛。硅酮是化学惰性的,在伤口护理中使用硅酮的不良反应很少见。具有硅酮界面的伤口敷料还可以保护脆弱的或新近愈合的伤口组织。Meaume 等(2003)[5]进行了一项有 38 位研究对象的Ⅱ类/期压力性损伤患者的 RCT,将自黏泡沫敷料与带有硅酮界面的泡沫敷料进行了比较。发现有机硅泡沫敷料对伤口周围组织的损伤较小(1 级证据)。皮肤保护膜也可用于保护伤口周围的皮肤[3],尽管尚无评估其在压力性损伤人群中有效性的研究。

本章讨论的许多伤口敷料类型都是组合制造的。在考虑使用复合敷料时,请参阅有关各个成分的说明。

> **14.2** 评估所在地区伤口敷料的成本效益,并考虑对医疗保健系统及有压力性损伤的患者的直接和间接费用。促进湿性愈合的新型伤口敷料,由于更短的愈合时间和较少的换药频率,更可能具有成本效益。(GPS)

【讨论】
在中低质量的成本分析和/或低质量的临床研

究中,报告了伤口敷料用于治疗压力性损伤的成本效益证据[6-9]。成本在不同地理位置之间可能会有较大差异。伤口敷料的直接成本在很大程度上取决于地区和临床环境以及所用伤口产品的类型。正式成本效益分析将健康收益的货币价值与财务成本进行比较,需要对不同收益(如伤残成本)进行价值判断。为了真实地报告当地临床实践和个人选择,比较成本应准确反映当地情况[10]。

最近的证据证明了不同地区之间的成本差异。一项 2010 年在泰国一个门诊进行的中等质量成本分析研究显示,Ⅲ或Ⅳ类/期压力性损伤使用银敷料的均次伤口换药成本(包括人员配备、伤口清创和产品)为 16.13 美元(105 元)(2013)[8]。相比之下,一项在美国一家教学医院的低质量成本分析报告的平均成本为 12.34 美元(80 元)[SD11.24 美元(73 元),Ⅲ类/期压力性损伤]和 5.84 美元(38元)[SD7.02 美元(46 元),Ⅳ类/期压力性损伤,2016][7]。另一项中等质量成本分析报告称,在巴西的重症监护室进行一次伤口敷料治疗[平均成本为 11.90 美元(77 元),SD7.40 美元(48 元),2015][9]。伤口敷料费用根据压力性损伤的类别/分期而有所不同。Lima 等(1999)[7]报告的费用范围,从 Ⅰ类/期压力性损伤包扎费(19.18±11.80)美元[(125±77)元],到Ⅳ类/期压力性损伤包扎费 5.84 美元(38 元)[SD7.02 美元(46元),1999]。但是,如上所述,不同的机构、伤口的严重程度、产品范围和分析技术都无法直接比较成本。因此,评价不同敷料选择的成本效益,必须考虑地理位置和临床环境,压力性损伤的严重程度,伤口的持续时间以及用于探索成本效益的具体方法。

低质量的证据表明,先进的伤口敷料可促进伤口愈合,其成本要低于纱布敷料[6]。较低的成本与更换敷料的频率较低,及加速愈合率有关[6]。比如,此项研究显示新型湿性伤口敷料(例如泡沫、泡沫银、磺胺嘧啶银和布洛芬缓释泡沫敷料)平均敷料更换(49.5±29.6)次,相比而言纱布包扎的敷料更换次数平均值为 222.6±101.9(P<0.000 1),同时达到显著促进愈合的作用[(85.56±52.1)d vs(121.4±52.2)d,P=0.000 1][6]。然而,与压力性损伤严重程度相关的直接成本存在不一致[7],在不同地理位置之间的成本可能会有很大的差异。

二、用于Ⅰ和Ⅱ类/期压力性损伤的新型伤口敷料

> 14.3 根据压力性损伤的临床状况,将水胶体敷料用于未感染的Ⅱ类/期压力性损伤。(证据等级=B1;推荐强度=↑)

> 14.4 根据压力性损伤的临床状况,将水凝胶敷料用于未感染的Ⅱ类/期压力性损伤。(证据等级=B1;推荐强度=↑)

> 14.5 根据压力性损伤的临床状况,将聚合物敷料用于未感染的Ⅱ类/期压力性损伤。(证据等级=B1;推荐强度=↑)

〖证据总结〗

证据支持根据伤口床的状况将不同类型的高级伤口敷料用于Ⅱ类/期压力性损伤伤口。低质量1级研究[2,11,12]证据表明,将水胶体敷料用于Ⅱ类/期压力性损伤时,压力性损伤的治愈率与使用其他现代伤口敷料时的治愈率没有显著差异。关于使用水胶体敷料的当前成本的信息有限。尽管有证据表明水胶体敷料是医疗专业人员可接受的选择,并且具有易于去除,残留物少和顺应性良好的特点,但压力性损伤患者认为水胶体敷料在覆盖和移除中的舒适度往往低于其他伤口敷料,且被报告[2]红斑的发生率更高[13]。

一项低质量的1级研究证据表明,与标准湿润纱布敷料相比,水凝胶敷料更容易治愈Ⅱ类/期压力性损伤,尽管愈合速率可能不会很快[14]。第二项研究结果结果不一致[15]。结果不一致可能与压力性损伤的严重程度有关(一项研究[15]包括全厚皮层压力性损伤),治疗方案不同或敷料中的有效成分不同(一项研究[15]使用芦荟基的产品)。压力性损伤患者的评分表明,水凝胶敷料是一款舒适的伤口敷料选择[16],并且与湿润的纱布敷料相比,更换伤口敷料的频率可能较低[14]。

从很小的,低质量的1级研究[17,18]中获得的证据表明,聚合物膜敷料与某些伤口愈合措施的改善相关,包括"压力溃疡愈合量表(PUSH)"评分。低水平的证据表明,使用聚合物敷料可以在19d内治愈Ⅰ类/期压力性损伤,可以在61d内治愈Ⅱ类/期压力性损伤[18]。实验室非直接证据提供了聚合物

膜吸收渗出液能力的支持证据[19]。没有证据表明潜在的副反应或资源需求。

〖实施注意事项〗

(一)水胶体敷料

1. 在敷料不会卷边或软化的解剖位置上使用水胶体敷料(专家意见)。

2. 对于因年龄增长而皮肤损伤风险高的老年人,应谨慎使用水胶体敷料。考虑使用保护膜保护伤口周围皮肤(专家意见)。

3. 小心地移除脆弱皮肤上的水胶体敷料,以减少移除过程中的皮肤损伤和不适感。水胶体敷料会在伤口床和/或伤口周围的皮肤上沉积残留物,清除残留物会造成损伤[2](1级证据)。

4. 水胶体敷料不需要频繁更换[12](1级证据)。

5. 为伤口周围的皮肤提供"水胶体窗",以防止进一步损伤皮肤[20](专家意见)。

(二)水凝胶敷料

1. 使用无定型水凝胶治疗为感染且正在形成肉芽组织的压力性损伤(专家意见)。

2. 当护理目标是水化或自溶清创时,考虑使用水凝胶敷料治疗干燥的伤口[21](5级证据)。

3. 当渗液量多时,水凝胶敷料可能会增加浸渍的风险,因此可能不是最合适的敷料选择(专家意见)。

4. 考虑将水凝胶片状敷料用于无深度和轮廓的压力性损伤和/或有伤口敷料移位风险的身体部位使用(专家意见)。

5. 保护伤口周围的皮肤(如使用皮肤保护产品)以防止浸渍[22](专家意见)。

〖证据讨论〗

1. 水胶体敷料是Ⅱ类/期压力性损伤的常见治疗方法,其制造工艺是先进的,敷料边缘的黏附性和斜面得到改善,并且针对特定的解剖部位(如脚跟、骨)设计了不同的形状。

Graumlich等(2003)[12]对65名Ⅱ和Ⅲ类/期压力性损伤的研究对象进行了为期8周的单盲RCT研究,比较胶原蛋白和水胶体敷料。两组之间的愈合没有差异。但是,研究没有根据初始溃疡大小进行分层设计(1级证据)。

已经报道了水胶体敷料的临床实用性,包括其顺应性、黏附性和易于去除的适应证。贝尔等(1997)[11]将水胶体与泡沫敷料进行了比较,得出的结论是平均贴敷时间没有差异(1级证据)。Graumlich等(2003)[12]发现,与胶原蛋白敷料相

比,水胶体敷料贴敷时间更长(1 级证据)。Brown-Etris 等(2008)[2]将水胶体与含有吸收垫的薄膜敷料进行了比较,得出的结论是,水胶体敷料不易放置和移除,在贴敷过程中不太顺应和舒适(1 级证据)。然而,这些研究是过时的,并且水胶体敷料的设计和制造已大大进步。

如上所述,例如用于自黏性水胶体敷料的那些医疗黏胶与皮肤损伤有关,尤其是用在皮肤脆弱的个体。当使用水胶体敷料时,应采取减少医用黏胶相关性皮肤损伤的策略。例如,米尔恩等(1999)[20]报告当伤口敷料用胶带贴在伤口周围的"水胶体窗"上而不是直接贴在皮肤上时,伤口周围皮肤损伤较小。水胶体窗是指通过在伤口周围应用水胶体敷料条,并将将第一层伤口敷料固定在"水胶体窗"上。水胶体条可以保留至 5d,在此期间第一层敷料可以根据需要更换。这样可以减少因反复去除伤口敷料所造成的皮肤损伤。指南第 16 章"清洗和清创"也包括有关保护压力性损伤周围皮肤的讨论。

2. 水凝胶敷料包含水化亲水性聚合物,可产生促进伤口愈合的湿性环境。两种最常见的水凝胶类型是无定形水凝胶和片状水凝胶。无定形凝胶在临床上优先选用于伤口敷料可能会移位的压力性损伤,(如在重力依赖的身体区域,如小腿上);片状水凝胶在临床上优选用于不动和不受重力体表部位的压力性损伤。伤口床中水分的增加促进自溶清创。

一项 10 周的 RCT 研究报告了在老年人中使用芦荟水凝胶的有效性。研究对象($n = 30$)患有 Ⅱ、Ⅲ 和Ⅳ类/期压力性损伤(47% 为 Ⅱ 类/期压力性损伤),没有局部临床感染、窦道或潜行。每天用水凝胶或生理盐水纱布敷料治疗压力性损伤。两组之间在研究期间压力性损伤完全治愈的百分比方面无显著差异(63% vs 64%, $OR = 0.93$, $95\% CI$: $0.16 \sim 5.2$, $P = 0.92$)[15](1 级证据)。然而,第二项 RCT[14]报告在促进脊髓损伤(SCI)的个体($n = 27$, $n = 49$ 压力性损伤)的未感染压力性损伤中水凝胶促进愈合方面优于聚维酮碘纱布。水凝胶敷料组中明显有更多的压力性损伤完全治愈(84% vs 54.2%, $P = 0.04$),尽管完全治愈所需的时间($P = 0.06$)或治愈速率没有显著差异[水凝胶(0.12 ± 0.16) cm^2/d ,聚维酮碘纱布(0.09 ± 0.05) cm^2/d , $P = 0.97$)。这项研究还包括一般不使用水凝胶的 Ⅰ 类/期压力性损伤[14](1 级证据)。这些

研究[14,15]均未提供压力性损伤的详细描述(如渗液水平),并且该因素可能影响研究结果。

这些小型且权威性不够的 RCT 研究中提供了低质量的证据,表明水凝胶敷料在用于非感染性压力性损伤时并不逊色于简单的伤口敷料。对报告用于 Ⅱ 类/期或更高压力性损伤的水凝胶敷料的研究进行的系统评价得出结论,认为证据数量或质量不足以明确比较水凝胶敷料与其他高级敷料或简单伤口敷料之间的差别[21]。

水凝胶敷料通常不需要频繁更换[14](1 级证据)。无定形或非黏性片状水凝胶由于无黏附表面而与较低程度的伤口疼痛相关,并被患有压力性损伤的人评定为比盐水纱布敷料贴敷更为舒适[16](1 级证据)。

3. 聚合物膜敷料由亲水性聚氨酯基质组成,其中包含伤口清洁剂、甘油和吸收性聚合物。这类伤口敷料旨在管理湿度[19,23],并声称具有抑制伤害感受神经元的活性,从而防止炎症扩散和水肿的发生[23,24]。在实验室研究中,聚合物膜敷料被证明可在 24h 内吸收增加 83% 自身重量的液体,表明其有能力管理渗液[19]。

但是,有关于聚合物敷料有效性的文章已发表,经过同行评审的临床证据有限。一项非常小的研究[17]报告说,使用聚合物敷料治疗后,3 例 Ⅰ 类/期压力性损伤中的 67% 在 19d 或更短时间内即可治愈,9 例 Ⅱ 类/期压力性损伤中的 67% 在 61d 或更短时间内即可治愈。本研究中的老年人患有多种并发症,并接受了未指定的营养干预措施以促进其愈合[17](4 级证据)。尽管没有对照组,但平均治愈时间在被认为是 Ⅱ 类/期压力性损伤的通常治愈时间范围内($33 \sim 73d$)[25]。在年龄较大患有未感染的 Ⅱ 类/期压力性损伤的成年人(44 岁)中,与抗生素软膏加干敷料相比,聚合物敷料在 PUSH 工具上的评分改善更显著(平均评分改善 3.24 ± 2.32 vs $1.61 \pm 1.616 37$, $P < 0.000 1$)。在该无盲 RCT 研究中,研究对象接受了营养补充品、先进的支撑面并经常更换体位[18]。然而,对照组护理方案为非标准伤口护理(1 级证据)。

三、用于全层压力性损伤的新型伤口敷料

Ⅲ 和Ⅳ期/类压力性损伤是较深的腔隙性伤口。为防止表面过早的闭合,深腔、潜行或窦道的伤口通常需要在二级敷料下使用湿性填充敷料(如湿纱布、无定形凝胶、藻酸盐等)进行填充[26]。填

充的敷料也可用于渗液的管理。填充敷料和二级
敷料的选择基于推荐建议 14.1 中概述的考虑
因素。

> 14.6 对于未感染的 Ⅲ 和 Ⅳ 类/期且渗液量少的压
> 力性损伤,使用水凝胶敷料。(证据等级 = B1;推荐
> 强度 = ↑)

〖证据总结〗

一项低质量的 1 级研究[16]证据表明,使用水
凝胶与湿生理盐水纱布治疗 Ⅲ 或 Ⅳ 类/期压力性损
伤 12 周余进行对比,水凝胶治疗组压力性损伤的
深度更可能减少,每周进行锐性清创的可能性较
小。压力性损伤患者的评分表明,水凝胶敷料是一
种舒适的伤口敷料选择,与湿纱布敷料相比,更换
伤口敷料的频率可能更低[16]。

〖实施注意事项〗

1. 水凝胶敷料可用于自溶清创[16](1 级证据)。
查阅指南第 16 章"清洗和清创",了解如何使用水
凝胶进行伤口的清创。

2. 考虑使用水凝胶敷料治疗干燥的伤口[21]。
当渗液多时,使用水凝胶敷料可能会增加浸渍的风
险(5 级证据)。

3. 考虑将水凝胶片状敷料用于无深度和轮廓
的压力性损伤和/或有伤口敷料移位风险的身体部
位使用(专家意见)。

4. 保护伤口周围的皮肤(如使用皮肤保护产
品)以防止浸渍[22](专家意见)。

〖证据讨论〗

Matzen 等(1999)[16]在 32 位骶骨或大转子上
无感染的 Ⅲ 或 Ⅳ 类/期压力性损伤研究对象中随机
分配使用无定形水凝胶或持续湿性敷料。尽管样
本量损失很大,但水凝胶组在 12 周时的伤口体积
明显较小[(26±20)% vs(64±16)%,$P<0.02$]。如
本章前面所述,水凝胶敷料可促进自溶清创。在
Matzen 等(1999)[16]的研究中,与使用湿生理盐水
纱布治疗的患者相比,使用水凝胶敷料治疗的 Ⅲ
类/期压力性损伤患者较少需要每周进行锐性清创
以清除创面的坏死组织(21% vs 7%,$P<0.03$)(1
级证据)。这些发现与混合病因伤口研究的报告一
致,如 Zoellner 等(2007)[27]发现,当在慢性伤口中
使用水凝胶敷料时,在 3 次伤口敷料更换后,被腐
肉覆盖的平均伤口表面积从 63% 降至 34%[27](5
级证据)。

有 Ⅲ 和 Ⅳ 类/期压力性损伤的患者报告说,水
凝胶敷料和生理盐水纱布敷料在处理伤口疼痛或
臭味方面没有差异[16](1 级证据)。

> 14.7 对于有中度渗液量的 Ⅲ 和 Ⅳ 类/期压力性损伤,
> 使用藻酸钙敷料。(证据等级 = B1;推荐强度 = ↑)

〖证据总结〗

来自低和中等质量 1 级研究[28,29]的证据及其
他较低水平的证据[30]表明,与其他部分新型伤口
敷料相比,用藻酸钙敷料治疗的全皮层压力性损伤
的表面积和深度减少更多。使用藻酸钙/水胶体敷
料连续治疗 8 周后,伤口表面积减少比单独使用水
胶体敷料的伤口表面积减少约 26%[28]。有压力损
伤的患者认为藻酸钙敷料比水胶体敷料取出时疼
痛小[28]。

〖实施注意事项〗

1. 为了便于敷料的完全清除,可冲洗藻酸钙
敷料[22]。如果敷料残留在伤口床上,残留的藻酸
物质可能会造成潜在的伤害。湿性藻酸钙敷料的
拉伸强度低,不适用于狭窄的窦道(专家意见)。
更多有关清洗压力性损伤的讨论,参阅指南第 16
章"清洗和清创"。

2. 藻酸钙敷料有条状或片状,依据伤口的深
度、形状和渗液水平进行选择(专家意见)。

3. 如果伤口床干燥,避免使用藻酸钙敷料[22]
(专家意见)。

〖证据讨论〗

藻酸钙敷料是源自海藻的高吸收藻酸盐敷料。
藻酸盐敷料维持生理性湿润微环境,促进愈合和肉
芽组织的形成。藻酸盐敷料通常可留在压力性损
伤处数天,从而降低了敷料更换的频率。残留的藻
酸盐纤维应从伤口床上彻底清除。

在一项 RCT 研究中,Belmin 等(2002)[28]报
告,在老年患者($n=110$)未感染的 Ⅱ 和 Ⅲ 类/期压
力性损伤采用敷料方案包括藻酸盐敷料 4 周,然后
进行水胶体敷料 4 周与单独使用水胶体敷料治疗 8
周相比,其大小在统计学上显著降低,组间表面积
减少的平均差异为 26.5%(95%CI:10.62~42.38)
(1 级证据)。在第二项 RCT 研究中,Sayag 等
(1996)[29]还报道,与接受 3mm 厚的右旋糖酐糊剂
的患者相比,用藻酸钙敷料治疗的全皮层压力性损
伤($n=92$)的平均愈合时间缩短。在藻酸钙敷料组
中,有 74% 的压力性损伤至少减少了 40% 的表面

积,而右旋糖酐组为 42%($P=0.002$)。藻酸钙治疗压力性损伤的治愈速率也显著加快[(2.39 ± 3.54)cm²/周,与(0.27 ± 3.21)cm²/周, $P=0.0001$)。但是,该试验未报告伤口完全愈合的终点,并且两组的脱落率都很高(藻酸盐组 21%,右旋糖酐组 49%)(1 级证据)。在一项未控制的观察性研究中,患有Ⅲ和Ⅳ类/期压力性损伤的患者接受了初始治疗 4~6 周藻酸钙敷料,随后采用泡沫敷料治疗,随着时间的推移,平均表面积显著减少。在 12 周时,平均绝对表面积从(12.5 ± 7.5)cm² 降至(3.7 ± 5.2)cm²($P<0.001$)。在第 4 周时,有 40%的压力性损伤的平均表面积减少了至少 50%,到试验结束的第 12 周时,有 75%的压力性损伤的平均表面积减小了 50%或更多[30](4 级证据)。

在上述的一项 RCT 中,患者对藻酸钙敷料去除过程中疼痛程度的评分要比去除水胶体敷料显著低($P=0.03$),医疗专业人员对藻酸钙和水胶去除容易度的评分为同等程度($P=0.11$)。但这项研究是在 2002 年进行的,研究结果可能无法准确反映当今市场上的产品[28](1 级证据)。

四、高渗出压力性损伤伤口敷料

> **14.8**　对于有中或重度渗液量的Ⅱ类/期和面积较大的压力性损伤,使用泡沫(包括氢化聚合物)敷料。(证据等级=B1;推荐强度=↑)

【证据总结】

一项低质量的 1 级研究[11]和一些低质量的 4 级研究[6,31,32]证据表明,泡沫敷料可管理伤口周围皮肤[32]并减少高渗出压力性损伤中的伤口渗液[11,31],促进压力性损伤的愈合[6,11,31],副反应很小。压力性损伤患者[11]和医疗专业人员[31]的评估均表明,泡沫敷料可能是可接受的伤口敷料。

【实施注意事项】

1. 凝胶泡沫敷料或氢化聚合物可用于处理高渗出压力性损伤(专家意见)。

2. 避免在腔隙性压力性损伤中使用小块泡沫(专家意见)。

3. 在深部溃疡中,泡沫敷料下面应使用填充敷料,以填充死腔并防止积液。轻轻填充伤口腔隙,包括窦道和潜行(专家意见)。

4. 泡沫敷料的临床应用包括作为外层覆盖敷料以延长贴敷时间(专家意见)。

【证据讨论】

泡沫敷料吸收伤口床上的伤口渗出物。简单的泡沫敷料会吸收伤口床上的渗出液并转移到伤口敷料的表面;复杂的泡沫敷料可通过将伤口渗液分散于整个伤口敷料中,从而防止潴留于皮肤;凝胶泡沫敷料可处理过多的伤口渗液,并保护周围的皮肤免于长时间暴露于伤口渗液中。泡沫敷料还促进水分蒸发,从而从伤口床和周围的皮肤上吸走更多的渗液。

贝尔等(1997)[11]将凝胶泡沫敷料与水胶体在促进愈合和管理直径小于 11cm 的Ⅱ和Ⅲ类/期压力性损伤中的渗液进行了比较。研究人员得出的结论是,根据研究研究对象对吸收性的主观评估,泡沫敷料可以更有效地管理渗液。但是,两组在 30d 的研究期内达到完全愈合百分比没有显著差异(泡沫敷料 24%,水胶体敷料 16%)(1 级证据)。

Souliotis 等(2016)[6]进行了一项 RCT($n=100$),比较了各种湿伤口愈合泡沫敷料,包括非药用泡沫、银泡沫、磺胺嘧啶银和布洛芬泡沫以及纱布敷料,在Ⅲ或Ⅳ类/期压力性损伤管理中的作用。与普通纱布治疗相比,用泡沫敷料治疗的压力性损伤具有明显更快的愈合时间[(85.56 ± 52.09)d 与(121.4 ± 52.21)d, $P=0.0001$)],并且所需的敷料更换次数更少($P<0.0001$)。在这项研究中,对显示出局部伤口感染临床征象的压力性损伤使用了消毒液,并且某些泡沫敷料具有抗菌特性;这些混杂因素可能影响了研究结果(1 级证据)。

Diehm 和 Lawall(2005)[31]报告了一项描述性研究,研究对象为 6 693 名患有多种病因的慢性渗出性溃疡患者,其中包括 1 793 名压力性损伤患者。4.5%的压力性损伤被归类为浅表损伤,49%被描述为受感染。用氢化聚合物泡沫敷料处理压力性损伤,在第 4 周,溃疡半径减少了 67%;39%的压力性损伤已愈合,而 56%好转;在第 12 周时,伤口半径减少了 87.5%,58% 愈合、43.9%好转;在第 12 周时,只有 3.8%的压力性损伤具有中至大量的渗液,而在研究开始时为 42.4%(4 级证据)。

Parish 等(2008)[32]对可粘贴的凝胶泡沫敷料用于Ⅱ类/期≥2cm² 和Ⅲ、Ⅳ类/期压力性损伤的治疗进行了一项小型观察性研究($n=23$)。在第 28 天,有 4%的压力性损伤治愈,30%明显改善,26%轻度改善,4%轻度恶化,9%严重恶化。凝胶泡沫与 65%伤口周围皮肤状况的改善有关,表明可以有效控制渗液(4 级证据)。

Walker 等在对 3 项低质量 1 级研究的荟萃分析(2017)[33]表明,泡沫敷料在促进压力性损伤愈合方面与水胶体敷料不相上下,使用泡沫敷料时相对治愈风险为 0.85(95% CI:0.54～1.34,P = 0.77),与使用水胶体敷料在统计学上没有显著差异[33]。两种敷料类型之间的不良事件也没有差异(RR = 0.88,95% CI:0.37～2.11)。该文献主要探究泡沫敷料对愈合的影响,并且荟萃分析一些包括渗液少的压力性损伤的研究。另一项对低质量 1 级研究的 Cochrane 荟萃分析报告,泡沫敷料对压力性损伤的愈合优于生理盐水纱布敷料(RR = 1.52,95% CI:1.03～2.26),尽管该证据的确定性较低[34]。

评价压力性损伤患者对泡沫敷料的接受度发现,泡沫敷料的黏合性和易去除性评分[11]明显优于水胶体敷料(P = 0.018)(1 级证据)。

> 14.9　使用具有高吸收能力的伤口敷料管理有重度渗液的压力性损伤。(证据等级 = B2;推荐强度 = ↑)

【证据总结】

一项中等质量的 4 级低水平的研究[35]表明,高吸收性敷料与重度渗出的压力性损伤的愈合有关。有压力性损伤的患者表示,使用高吸收性敷料时,生活质量得到改善,而且数字疼痛评分法(NRS)评分减少约 3 分。没有证据关于可能的不良事件或伤口敷料的资源需求。

【实施注意事项】

1. 不要使用高吸收性敷料治疗轻至中度渗出物的伤口,因为伤口床可能会变得太干[36](专家意见)。

2. 定期评估高吸收性敷料结构的完整性,以确保敷料适合渗液量[36](5 级证据)。

【证据讨论】

高吸收性敷料是一种复杂的多层敷料,可提供半黏附性或非黏附性,并与各种材料(如纤维素、棉花、人造丝或凝胶颗粒)的高吸收性纤维层结合。高吸收性敷料用于吸收大量伤口渗液,同时将液体锁定在远离皮肤的位置,以防止浸渍、皮肤破裂、浸透和渗漏[35,36]。

尽管有更多的证据表明在其他伤口类型中使用这些敷料,但用于压力性损伤的高吸收性敷料的证据很少[37,38]。Van Leen 等(2014)[35]的一个小样本的研究,为患有 II 到 IV 类/期压力性损伤(n = 11)和下肢静脉溃疡(n = 20)的患者使用高吸收性

敷料。在 8 周内,平均 PUSH 工具评分从基线的 11.05 降低到 5.0,并且伤口表面积从 15.27cm² 减少到 7.63cm²。在研究过程中,评估患者的疼痛水平和伤口造成的负面社会影响也有所降低(4 级证据)。

五、基础伤口敷料

近年来,可用的新型伤口敷料的种类迅速增加。新型伤口敷料被设计成最大限度的伤口愈合,同时,促进患者舒和并减少频繁更换伤口敷料的需要。然而,在许多地区中,获得新型伤口敷料产品受到限制。本节的建议应在无法使用新型伤口敷料的地区中考虑,这些建议可能并不代表新型伤口敷料是相对容易获得的医疗保健系统中的最佳实践。

> 14.10　当不能使用新型伤口敷料时,使用潮湿的纱布敷料以保持伤口适度湿润。(证据等级 = B1;推荐强度 = ↔)

【证据总结】

两项低质量的 1 级研究[6,16]表明,湿纱布敷料与压力性损伤的完全愈合有关,尽管与新型伤口敷料(如水胶体敷料和泡沫敷料)相比,愈合时间要长大约 30%[6]。一项低质量 1 级研究报告,湿纱布敷料与水凝胶相比在愈合方面无显著差异,两组在 10 周内的治愈率均约为 66%[15]。因此,在没有新型伤口敷料可选时,湿纱布敷料可以实现伤口愈合。压力性损伤患者认为湿纱布敷料比新型敷料舒适度低[16],一项低质量的经济分析研究表明,需要频繁更换敷料与使用湿纱布敷料的成本增加有关[6]。

【实施注意事项】

1. 避免使用湿到干纱布敷料。使用湿纱布敷料时,需要保持敷料和伤口床的湿度(专家意见)。

2. 监测伤口和伤口周围的皮肤的浸渍情况(专家意见)。

3. 考虑使用浸渍形式的纱布敷料,以防止水分的蒸发(专家意见)。

4. 对于高渗液量的压力性损伤,应使用编织较松的纱布;对于极少渗液量的压力性损伤,应使用编织更紧密的纱布(专家意见)。

5. 当填充较深压力性损伤的空腔时,用湿盐水纱布松散地填充(而不是紧密填塞)死腔,以免

对伤口床产生压力(专家意见)。

6. 使用单根纱布条/卷来填充深处的伤口。不要使用多个纱布敷料,因为伤口床中残留的纱布可能会成为感染源(专家意见)。

〖证据讨论〗

纱布敷料是由棉或合成纤维制成的,对水、水蒸气和氧气具有吸收性和渗透性。关于纱布敷料的临床实践差异很大。使用纱布敷料感染率增加、敷料碎屑残留和疼痛等问题,导致医疗专业人员不将纱布敷料用于开放性慢性伤口,如压力性损伤,而支持使用新型伤口敷料[16,39,40]。由于需经常更换,纱布敷料对医疗专业人员的时间和资源上的成本很高[6](1 级证据)。

许多研究使用湿纱布作为Ⅱ类/期和更深压力性损伤的敷料比较[6,15,16]。在一项 RCT 中,盐水纱布与水凝胶对比,完全愈合率没有显著差异($P = 0.92$)[15](1 级证据)。但是,第二项 RCT 研究显示,在Ⅲ和Ⅳ类/期压力性损伤中,与纱布敷料相比,泡沫敷料是更先进的湿性伤口愈合敷料,与更快的平均愈合时间($P = 0.000\ 1$)相关[6](1 级证据)。另一项针对Ⅲ和Ⅳ类/期压力性损伤的 RCT 研究显示,与水凝胶敷料相比,盐水纱布需要更频繁的清创($P < 0.03$),且伤口体积缩小较慢($P < 0.02$)[16](1 级证据)。

因为研究[6,16]表明新型敷料可实现更快的湿性伤口愈合,所以应提供其选择的路径。然而,使用盐水或湿纱布更倾向于使伤口床干燥。在没有新型伤口敷料的情况下,可使用干燥、潮湿、或含有石蜡、凡士林、抗菌剂或其他药剂的纱布。纱布的织法不同,缝隙尺寸也不同。选择最合适的纱布产品对于防止伤口床损伤,最大限度地减少伤口疼痛并避免产品残留在大而深溃疡里至关重要。

> **14.11** 当不能使用新型伤口敷料时,使用半透膜敷料作为辅助敷料。(证据等级=B1;推荐强度=↔)

〖证据总结〗

一项低质量的 1 级研究[2]提供的证据表明,使用半透膜敷料作为第二层敷料与使用水胶体敷料相比,对Ⅱ类/期压力性损伤的治愈率没有显著差异。压力性损伤患者和健康专家的主观评价显示,半透膜敷料在舒适性、顺应性、易于去除、残留物和评估伤口的能力方面由于其他伤口敷料。半透膜敷料被认为是治疗压力性损伤的低成本选择,在某些临床情况下是一个合适的选择。

〖实施注意事项〗

1. 当患者免疫功能未受损时,半透膜敷料可用于自溶清创。查看指南第 16 章"清洗和清创"以获取在伤口清创中使用半透膜敷料的指导(专家意见)。

2. 对于中度或重度渗液的压力性损伤,半透薄膜敷料不应用作组织接触层(专家意见)。

3. 半透膜敷料可用作辅助敷料,以固定伤口填充物(专家意见)。

4. 小心移除皮肤上半透膜敷料,以减少皮肤损伤(专家意见)。

5. 不应将半透膜敷料用于酶清创、凝胶或软膏上(专家意见)。

〖证据讨论〗

半透膜敷料最初被设计为覆盖静脉穿刺部位的完整皮肤。这些敷料的透明性允许检查下面的皮肤[2]。普通半透膜敷料不能吸收伤口床上的渗液;通常,半透膜敷料用作辅助敷料,以固定填充伤口床并吸收渗液的内层敷料。

在一项 RCT 研究中,Brown-Etris 等(2008)[2]比较水胶体敷料与含有吸收垫的半透膜敷料在Ⅱ类/期压力性损伤和浅Ⅲ类/期压力性损伤的作用。两种敷料比较,在 56d 的研究期内完全治愈的压力性损伤($P = 0.96$),治愈率($P = 0.65$)或伤口周围的皮肤浸渍($P = 0.27$)没有显著差异;医疗专业人员对使用该产品的主观评分将半透膜敷料列为更易使用($P = 0.005$)、更贴合($P = 0.026$)和更易去除($P < 0.001$),结果有统计学意义;压力性损伤患者认为该敷料较舒适($P < 0.001$)。研究人员得出结论,半透膜敷料可用于浅的压力性损伤[2](1 级证据)。

伤口造口失禁护士协会以及卫生保健政策与研究机构(AHCPR)指南提出半透膜敷料在自溶清创中的作用[41,42]。如指南第 16 章"清洗和清创"所述,自溶清创通常与半透膜敷料一起进行,以方便监测伤口。

> **14.12** 在缺乏资源的地区选择敷料时,考虑根据现有证据和指南使用本地伤口敷料。(GPS)

〖实施注意事项〗

利用世界卫生组织建立的研究数据库,可获取有关当地资源伤口敷料的证据,以促进中低收入国家获取卫生文献（Hinari，http：//www.who.int/hinari/en/）（专家意见）。

【讨论】

在资源有限地区执业的医疗专业人员需要评估产品的可及性并审查本地可用产品的功效和潜在风险，以便与患者及其非正式护理人员就最合适的伤口管理做出选择[43]。用于不同病因伤口的当地资源伤口敷料的有效证据是可用的（如香蕉叶敷料[44]，马铃薯敷料[45]等），并可以类推到压力性损伤上（5级证据）。

【参考文献】

1. Winter GD. Formation of the scab and the rate of epithelializatin of superficial wounds in the skin of the young domestic pig. Nature，1962；193：293-294.

2. Brown-Etris M，Milne C，Orsted H，Gates JL，Netsch D，Punchello M，Couture N，Albert M，Attrell E，Freyberg J. A prospective，randomized，multisite clinical evaluation of a transparent absorbent acrylic dressing and a hydrocolloid dressing in the management of Stage Ⅱ and shallow Stage Ⅲ pressure ulcers. Adv Skin Wound Care，2008；21（4）：169-174.

3. Stephen-Haynes J. The outcomes of barrier protection in periwound skin and stoma care. Br J Nurs，2014；23（5）：S26-S30.

4. Kohta M，Iwasaki T. The effect of concentration of tackifying agent on adhesive and skin-protective properties of ceramide 2-containing hydrocolloid dressings. J Wound Care，2015；24（1）：41-8.

5. Meaume S，Van De Looverbosch D，Heyman H，Romanelli M，Ciangherotti A，Charpin S. A study to compare a new self-adherent soft silicone dressing with a self-adherent polymer dressing in stage Ⅱ pressure ulcers. Ostomy Wound Management，2003；49（9）：44-51.

6. Souliotis K，Kalemikerakis I，Saridi M，Papageorgiou M，Kalokerinou A. A cost and clinical effectiveness analysis among moist wound healing dressings versus traditional methods in home care patients with pressure ulcers. Wound Repair Regen，2016；24（3）：596-601.

7. Lima AF，Castilho V，Baptista CM，Rogenski NM，Rogenski KE. Direct cost of dressings for pressure ulcers in hospitalized patients. Rev Bras Enferm，2016；69（2）：290-297.

8. Chuangsuwanich A，Chortrakarnkij P，Kangwanpoom J. Cost-effectiveness analysis in comparing alginate silver dressing with silver zinc sulfadiazine cream in the treatment of pressure ulcers. Archives of Plastic Surgery，2013；40（5）：589-596.

9. Silva DRA，Bezerra SMG，Costa JP，Luz M，Lopes VCA，Nogueira LT. Pressure ulcer dressings in critical patients：A cost analysis. Rev Esc Enferm USP，2017；51：e03231.

10. Dhaliwal I. *Comparative Cost-Effectiveness to Inform Policy in Developing Countries*. 2011［cited May 2019］；Available from：https：//www.povertyactionlab.org/sites/default/files/Lecture%208_Cost%20Effectiveness.pdf.

11. Bale S，Squires D，Varnon T，Walker A，Benbow M，Harding KG. A comparison of two dressings in pressure sore management. J Wound Care，1997；6（10）：463-466.

12. Graumlich JF，Blough LS，McLaughlin RG，Milbrandt JC，Calderon CL，Agha SA，Scheibel LW. Healing pressure ulcers with collagen or hydrocolloid：A randomized，controlled trial. J Am Geriatr Soc，2003；51（2）：147-154.

13. Hao DF，Feng G，Chu WL，Chen ZQ，Li SY. Evaluation of effectiveness of hydrocolloid dressing vs ceramide containing dressing against pressure ulcers. Eur Rev Med Pharmacol Sci，2015；19（6）：936-941.

14. Kaya AZ，Turani N，Akyüz M. The effectiveness of a hydrogel dressing compared with standard management of pressure ulcers. J Wound Care，2005；14（1）：42-4.

15. Thomas DR，Goode PS，LaMaster K，Tennyson T. Acemannan hydrogel dressing versus saline dressing for pressure ulcers. A randomized，controlled trial. Adv Wound Care.，1998；11（6）：273-6.

16. Matzen S，Peschardt A，Alsbjorn B. A new amorphous hydrocolloid for the treatment of pressure sores：A randomised controlled study. Scand J Plast Reconstr Surg Hand Surg，1999；33（1）：13-5.

17. Carr RD，Lalagos DE. Clinical evaluation of a polymeric membrane dressing in the treatment of pressure ulcers. Decubitus，1990；3（3）：38-42.

18. Yastrub DJ. Relationship between type of treatment and degree of wound healing among institutionalized geriatric patients with stage Ⅱ pressure ulcers. Care Management，2004；5（4）：213-8.

19. Gorska A，Dorozynski P，Weglarz WP，Jasinski K，Kurek M，Jachowicz R，Klaja J，Kulinowski P. Spatiotemporal characterization of hydration process of asymmetric polymeric wound dressings for decubitus ulcers. Journal of Biomedical Materials Research Part B Applied Biomaterials，2017.

20. Milne CT，Barrere CC，McLaughlin T，Moore A. Surgical hip dressings：A comparison of taping methods. Orthop Nurs，1999；18（3）：37-42.

21. Dumville JC，Stubbs N，Keogh SJ，Walker RM *Hydrogel dressings for treating pressure ulcers*. Cochrane Database Syst Rev，2014. DOI：10.1002/14651858.CD011226.

22. Adkins CL. Wound care dressings and choices for care of wounds in the home. Home Healthc Nurse, 2013;31(5): 259-267.

23. Denyer J, Agathangelou C, White R, Ousey K, Nair H. POly-Mem dressing made easy. Wounds International, 2015.

24. Gefen A. Managing inflammation by means of polymeric membrane dressings in pressure ulcer prevention. Wounds International, 2018;9(1):22-28.

25. Bergstrom N, Smout R, Horn S, Spector W, Hartz A, Lim-cangco MR. Stage 2 pressure ulcer healing in nursing homes. J Am Geriatr Soc, 2008;56(7):1252-1258.

26. Dabiri G, E. D, Phillips T. Choosing a wound dressing based on common wound characteristics. Adv Wound Care, 2016;5(1):32-41.

27. Zoellner P, Kapp H, Smola H. Clinical performance of a hydrogel dressing in chronic wounds: a prospective observational study. J Wound Care, 2007;16(3):133-6.

28. Belmin J, Meaume S, Rabus MT, Bohbot S, The Investigators of the Sequential Treatment of the Elderly with Pressure Sores T. Sequential treatment with calcium alginate dressings and hydrocolloid dressings accelerates pressure ulcer healing in older subjects: A multicenter randomized trial of sequential versus nonsequential treatment with hydrocolloid dressings alone. Journal of the American Geriatrics Society. ,2002;50(2):269-74.

29. Sayag J, Meaume S, Bohbot S. Healing properties of calcium alginate dressings. J Wound Care, 1996;5(8):357-62.

30. Ausili E, Paolucci V, Triarico S, Maestrini C, Murolo D, Focarelli B, Rendeli C. Treatment of pressure sores in spina bifida patients with calcium alginate and foam dressings. Eur Rev Med Pharmacol Sci, 2013;17(12).

31. Diehm C, Lawall H. Evaluation of Tielle hydropolymer dressings in the management of chronic exuding wounds in primary care. Int Wound J, 2005;2(1):26-35.

32. Parish LC, Dryjski M, Cadden S. Prospective clinical study of a new adhesive gelling foam dressing in pressure ulcers. Int Wound J, 2008;5(1):60-67.

33. Walker RM, Gillespie BM, Thalib L, Higgins NS, Whitty JA. Foam dressings for treating pressure ulcers. Cochrane Database Syst Rev, 2017; 2017 (10) (no pagination) (CD011332).

34. Westby MJ, Dumville JC, Soares MO, Stubbs N, Norman G. Dressings and topical agents for treating pressure ulcers. Cochrane Database Syst Rev, 2017;2017 (6) (no pagination)(6):CD011947.

35. Van Leen M, Rondas A, Neyens J, Cutting K, Schols JM-GA. Influence of superabsorbent dressings on non-healing ulcers: A multicentre case series from the Netherlands and the UK. J Wound Care, 2014;23(11):543-550.

36. Browning P, White RJ, Rowell T. Comparative evaluation of the functional properties of superabsorbent dressings and their effect on exudate management. J Wound Care, 2016; 25(8):452-462.

37. Faucher N, Safar H, Baret M, Philippe A, Farid R. Superabsorbent dressings for copiously exuding wounds. Br J Nurs, 2012;21(12):S22,s24,s26-8.

38. Wahab N, Wray K. *The use of a superabsorbent three layer wicking wound dressing to manage diabetic wounds in a longterm care facility*. 2015; Available from: http://wce. lasvegaswebsolution. com/wp-content/uploads/2016/06/ Qwick-2015-Wahab-LIT031WC. pdf.

39. Singh A, Halder S, Menon GR, Chumber S, Misra MC, Sharma LK, Srivastava A. Meta-analysis of randomized controlled trials on hydrocolloid occlusive dressing versus conventional gauze dressing in the healing of chronic wounds. Asian Journal of Surgery, 2004;27(4):326-332.

40. Kordestani S, Shahrezaee M, Tahmasebi MN, Hajimahmodi H, Ghasemali DH, Abyaneh MS. A randomised controlled trial on the effectiveness of an advanced wound dressing used in Iran. Journal of Wound Care, 2008; 17 (7): 323-327.

41. Bergstrom N, Bennett, M. A. , Carlson, C. E. , et al, *Treatment of Pressure Ulcers. Clinical Practice Guideline, No. 15. AHCPR Pub. No. 95-0653*. 1994, Rockville, MD: U. S. Department of Health and Human Services. Public Health Service, Agency for Healthcare Policy and Research.

42. Wound Ostomy and Continence Nurses Society (WOCNS), *Wound Ostomy and Continence Nurses Society. Guideline for the Prevention and Management of Pressure Ulcers*. WOCN Clinical Practice Guideline Series. 2010, Mount Laurel, NJ: Wound Ostomy and Continence Nurses Society.

43. Bolton LL. Resources for optimising wound outcomes in low-resource settings. Wound Practice and Research, 2017; 25(3):127-132.

44. Wound Healing and Management Node Group. Wound management-Low resource communities: Banana leaf dressing. Wound Practice and Research, 2017;25(3):156-157.

45. Haesler E, Watts R, Solomons T. Wound management-Low resource communities: Potato peel dressings. Wound Practice and Research, 2017;25(3):154-155.

第 19 章 生 物 敷 料

【前言】

生物敷料具有保护伤口的作用,可以是含细胞型(包含活细胞)或无细胞型(生物惰性)。它们包括[1]:①动物(牛或猪)材料(如胶原蛋白);②人体(尸体皮肤)细胞;③植物(纤维素)材料;④合成(人造)材料;⑤复合材料[如胶原蛋白和氧化再生纤维素(ORC)]。

生物敷料包括皮肤替代品、异种移植物、同种异体移植物或胶原敷料。关于在压力性损伤治疗中使用的生物敷料,大多数研究基于胶原敷料上进行。

【临床问题】

指导本章的临床问题是:

什么样的生物敷料能有效地促进压力性损伤的愈合?

一、胶原蛋白敷料

胶原蛋白敷料主要是从牛、猪或禽类的皮肤中提取出来的,可制成片状、颗粒状和凝胶状。胶原蛋白是由成纤维细胞产生的一种蛋白质,可促进蛋白酶活性的降低,同时在伤口愈合过程中促进血管生成、肉芽形成和上皮化。蛋白酶如金属蛋白酶(MMP)和弹性蛋白酶是将蛋白质分解为肽和氨基酸的酶,伤口微环境中的蛋白酶、活性氧和蛋白酶抑制剂的失衡会阻碍伤口的愈合。在伤口愈合的炎性期,通过 MMP 的作用,对微生物和受损组织形成屏障[2-4]。过多的蛋白酶会延长炎性期,抑制伤口进入增殖期并延缓伤口愈合过程。此外,胶原蛋白可促进真皮成纤维细胞增殖,刺激细胞迁移和毛细血管的生长[3-5]。这些作用促进伤口中健康组织的生长,并有助于伤口修复。在压力性损伤等慢性伤口中,胶原蛋白可降低弹性蛋白酶水平,改变伤口的慢性特点并加速了愈合过程[3-5]。

> **15.1** 考虑应用胶原蛋白敷料提高不愈压力性损伤的愈合率,并降低伤口感染的迹象和症状。(证据等级＝B1;推荐强度＝↑)

【证据总结】

来自低、中、高等不同质量的 1 级研究的直接证据表明,胶原蛋白敷料在促进愈合方面与其他新型伤口敷料(如水胶体敷料、氢化聚合物和泡沫敷料)一样有效[6-8]。在一项低质量 1 级研究[9]中,胶原蛋白敷料在降低压力性损伤伤口面积方面优于氢化聚合物敷料。在其他研究中,胶原蛋白治疗压力性损伤,可改善伤口炎症指标[6,9]。既往研究表明,胶原蛋白敷料比其他类型的伤口敷料花费高,因为其原料和人工成本更高[8],但是尚无成本效益分析。选择敷料时应考虑资源的可用性,因为胶原蛋白敷料可能比其他新型伤口敷料昂贵[6,8]且/或难以获取;还应考虑患者的偏好(胶原蛋白提取自动物产品)[3-5]。

【实施建议】

1. 胶原蛋白敷料是基于动物的产品[10],并非所有人都能接受。阅读产品说明以获取有关其来源的更多信息,并讨论个人的治疗偏好(专家意见)。

2. 胶原蛋白敷料不适用于有干性焦痂的压力性损伤[11,12](间接证据)。

3. 胶原蛋白在伤口床上形成凝胶残留物,如果可见凝胶残留物,胶原蛋白敷料可保留至下次敷料检查(通常每三天检查一次,对于重度渗液的伤口,应增加检查频率)[3,11](专家意见和间接证据)。

4. 通过改善营养状况、并发症管理、体位变换和使用合适的支撑面减轻压力,优化个人的愈合能力(专家意见)。

【证据讨论】

在 2016 年的一项 RCT 中,Kloeters 等[9]招募了 33 名压力性损伤患者,并将其随机分为两组:胶原蛋白/ORC 基质组($n=23$)和吸收性氢化聚合物泡沫敷料组($n=10$)。与泡沫敷料组相比,胶原蛋白/ORC 基质组压力性损伤表面积显著减少[(65±13)%,(41±11)%,$P<0.05$]。该研究还探讨比较了两组创面的蛋白酶活性。和基线水平相比,胶原蛋白/ORC 基质组在治疗第 5、14、28、42 和 56d 弹性蛋白酶活性显著下降($P<0.05$);和泡沫敷料组相比,在治疗第 5 和 14d 弹性蛋白酶和纤维蛋白酶

活性都显著下降（$P<0.05$）[13]（1级证据）。

　　Graumlich 等（2003）[8]开展了一项 RCT 研究，比较胶原蛋白敷料与水胶体敷料的效果。从 11 个疗养院招募的研究对象（$n=65$，约 80% 有Ⅱ类/期压力性损伤，20% 有Ⅲ类/期压力性损伤），压力性损伤的形成时间平均为 3~6.5 周。患者随机分为两组，试验组（$n=35$）应用无菌生理盐水清洗，将胶原蛋白撒在创口床上形成连续的薄层，然后覆盖无菌纱布；对照组（$n=35$）使用水胶体敷料。经过 8 周的治疗，两组在伤口愈合方面效果相似（$MD=1\%$，$95\%CI:26\%~29\%$，$P=0.893$）。但是，成本分析显示，胶原蛋白敷料比水胶体敷料花费更高［人均治疗费用，水胶体敷料组 222 美元（1 443 元），胶原蛋白敷料组 627 美元（4 076 元）。胶原蛋白敷料每周需要进行 7 次护理干预，而水胶体敷料则需要每周进行 2 次干预[8]（1 级证据）。

　　在另一项 RCT 研究中，80 名有Ⅱ-Ⅳ类/期压力性损伤的患者随机接受胶原蛋白敷料或黏胶纤维敷料治疗[7]。在应用敷料前，压力性损伤创面先进行清创并用局部抗菌药物治疗直到局部感染症状消失。在 6 个月时，两组的治愈效果没有显著差异（胶原蛋白敷料组为 90%，对照组为 70%，$P=0.59$）；胶原蛋白敷料组的愈合时间更快，平均 2~6 周（对照组 2~8 周），住院时间缩短，同时胶原蛋白组所需换药次数少。尽管该研究结果显示胶原蛋白敷料可以减少资源使用，但未进行成本分析[7]（1 级证据）。

　　一项试验性 RCT 研究，研究纳入 10 例Ⅲ类/期压力性损伤患者，持续 4 周的研究显示，与泡沫敷料相比，胶原蛋白敷料对促进血管生成具有显著的效果（$P<0.05$）。研究对象每 2d 换药 1 次，持续换药 21d 后，使用胶原蛋白伤口敷料组 100% 愈合，而使用泡沫伤口敷料治疗组愈合率为 80%[6]。在该研究[6]中，还发现胶原蛋白敷料可能对减少炎症因子有一定作用。治疗 7 天后，胶原蛋白敷料组压力性损伤创面金属蛋白酶 9（MMP-9）的浓度低于泡沫敷料组（$P<0.04$）[6]（2 级证据）。

　　可用的胶原蛋白敷料包含不同类型的胶原蛋白，并且敷料具有不同的形式（如凝胶状、片状、颗粒状）[10]。不同的胶原蛋白类型在伤口中吸引不同的 MMP，因此生物学作用也不同，但胶原蛋白对伤口愈合的作用原理是相同的[10]。不同的胶原蛋白敷料形式不同，主要是易于使用，但较大孔径的敷料可以使敷料中的 MMP 更快聚集[10]。不同种

类胶原蛋白和不同形式的胶原蛋白敷料对压力性损伤治疗效果是否存在差异，还未有相关研究证实。

二、其他生物敷料

　　一些证据表明其他类型生物敷料可用于压力性损伤的治疗，包括透明质酸衍生物伤口敷料[14]、双层细胞疗法伤口敷料[15]和羊膜敷料[16]。这些生物敷料用于治疗压力性损伤的支持证据不够充分，不足以提出推荐意见。

【参考文献】

1. Wounds International, International consensus. Acellular matrices for the treatment of wounds. An expert working group review. 2010, Wounds International: London.

2. Wu S, Applewhite AJ, Niezgoda J, Snyder R, Shah JP, Cullen B, Schultz G, Harrison J, Hill R, Howell M, Speyrer M, Utra H, de Leon J, Lee W, Treadwell T. Oxidized Regenerated Cellulose/Collagen Dressings: Review of Evidence and Recommendations. Advances in Skin & Wound Care, 2017; 30: S1-S81.

3. Grothier L. Understanding the use of collagen/oxidised regenerated cellulose dressings. Wounds Int, 2015; 6 (2): 34-40.

4. Fleck CA, Simman R. Modern collagen wound dressings: Function and purpose. J Am Col Certif Wound Spec, 2010 2 (3): 50-4.

5. Wu S, Applewhite AJ, Niezgoda J, Snyder R, Shah JP, Cullen B, Schultz G, Harrison J, Hill R, Howell M, Speyrer M, Utra H, de Leon J, Lee W, Treadwell T. Oxidized regenerated cellulose/collagen dressings: Review of evidence and recommendations. Adv Skin Wound Care, 2017; 30: S1-S81.

6. Piatkowski A, Ulrich D, Seidel D, Abel M, Pallua N, Andriessen A. Randomised, controlled pilot to compare collagen and foam in stagnating pressure ulcers. J Wound Care, 2012; 21 (10): 505-511.

7. Nisi G, Brandi C, Grimaldi L, Calabrò M, D'Aniello C. Use of a protease-modulating matrix in the treatment of pressure sores. Chir Ital, 2005; 57 (4): 465-468.

8. Graumlich JF, Blough LS, McLaughlin RG, Milbrandt JC, Calderon CL, Agha SA, Scheibel LW. Healing pressure ulcers with collagen or hydrocolloid: A randomized, controlled trial. J Am Geriatr Soc, 2003; 51 (2): 147-154.

9. Kloeters O, Unglaub F, de Laat E, van Abeelen M, Ulrich D. Prospective and randomised evaluation of the protease-modulating effect of oxidised regenerated cellulose/collagen ma-

trix treatment in pressure sore ulcers. Int Wound J,2016;13（6）:1231-1236.

10. Brett D. A review of collagen and collagen-based wound dressings. Wounds 2008;20(12):347-356.

11. Rao H,Pai A,Hussein I,Arun A,Ram HS,Pai A,Pai SR, Pain SG. A comparative study between collagen dressings and conventional dressings in wound healing. Int J Collab Res Intern Med Public Health,2012;4(5):611-23.

12. Haesler E. Biological dressings:Collagen-based dressings. Wound Practice and Research,2018;26(4):210-212.

13. Kloeters O,Unglaub F,de Laat E,van Abeelen M,Ulrich D. Prospective and randomised evaluation of the protease-modulating effect of oxidised regenerated cellulose/collagen matrix treatment in pressure sore ulcers. International Wound Journal,2016;13(6):1231-1236.

14. Caravaggi C,Grigoletto F,Scuderi N. Wound bed preparation with a dermal substitute（Hyalomatrix（R）PA）facilitates reepithelialization and healing:Results of a multicenter,prospective,observational study on complex chronic ulcers（The FAST study）. Wounds, 2011; 23（8）: 228-235.

15. Karr J. Utilization of living bilayered cell therapy（Apligraf）for heel ulcers. Adv Skin Wound Care,2008;21(6): 270-274.

16. Dehghani M,Azarpira N,Mohammadkarimi V,Mossayebi H,Esfandiari E. Grafting with cryopreserved amniotic membrane versus conservative wound care in treatment of pressure ulcers:A randomized clinical trial. Bull Emerg Trauma,2017;5(4):249-258.

第20章 生长因子

【前言】

生长因子在伤口愈合过程中的作用主要包括调节细胞增殖和分化,不同类型的生长因子在伤口愈合过程中具有不同的作用。生长因子通常刺激中性粒细胞、巨噬细胞和角质形成细胞的增殖,所有这些物质在伤口愈合的不同阶段都具有活性[1]。期望开发用于伤口治疗的外源性生长因子产品,在合适的时机将产品应用于伤口床,从而提高愈合率。已证实5种生长因子在伤口愈合过程中具有重要作用[1,2]:①表皮生长因子;②转化生长因子β;③血小板衍生生长因子;④胰岛素样生长因子;⑤成纤维细胞生长因子。

【临床问题】

指导本章的临床问题是:

哪些生长因子可有效促进压力性损伤的愈合?

一、富血小板血浆

富血小板血浆(platelet rich plasma,PRP)也称为血小板浓缩血浆、富血小板浓缩物、自体血小板凝胶或血小板释放物。PRP是具富含高浓度血小板和生长因子的自体血液[2],通过将超生理浓度的自体血小板置于组织损伤部位来促进愈合。PRP提取自个体血液,通过离心将红细胞和白细胞分离,从而产生具有高浓度血小板的血浆[3,4],通常进行额外的离心作用使血小板进一步浓缩[4]。血小板中的生长因子通过多种不同的化学过程被激活,通过破坏细胞膜来促进物理裂解,产生的血浆凝胶应用于伤口[4]。

> **16.1** 考虑应用富含血小板的血浆促进压力性损伤的愈合。(证据等级=B1;推荐强度=↔)

【证据总结】

支持该推荐意见的证据来自两项低质量的1级研究[5,6],表明PRP可有效促进压力性损伤的愈合。与安慰剂或标准治疗组相比,在治疗2~7周后,Ⅱ类/期和Ⅲ类/期压力性损伤呈现更快的速度愈合[5,6]。和标准治疗相比,两次应用PRP后,完全愈合率高30%。其他低质量的1级研究[5,6]和低水平的研究[7-10]表明,应用PRP治疗2~4周,可以促进伤口表面积的缩小,改善伤口床组织类型和改善压力性损伤愈合评分(PUSH)。据报道,将PRP应用于任何类型的伤口后,发生不良反应的相对风险(RR)为0.44(95%CI:0.05~3.85,$P=0.46$)[3],提示PRP应用的不良反应可能较小。目前尚无关于PRP应用的成本效益分析的相关研究,但是PRP通常是在实验室环境中制造的,需要熟练的技术人员和专业资源,在大多数临床机构中应用有一定限制。

【实施注意事项】

1. 富血小板血浆应由接受过适当培训的医疗专业人员使用标准化方案制备[4](专家意见)。

2. 富血小板血浆不能用于合并感染的压力性损伤(专家意见)。

3. 使用PRP前,应对伤口床进行清洗、清创[5](1级证据)。

4. 通过改善营养状况、并发症管理、体位变换和使用合适的支撑面减轻压力,优化个人的愈合能力(专家意见)。

【证据讨论】

PRP的制备可使用一系列不同的方案完成,包括在某些地区可买到的试剂盒[4]。以下的RCT和非RCT所使用的均是自体血液,加入抗凝剂(如柠檬酸钠[5,6]或柠檬酸磷酸葡萄糖腺嘌呤[9,10])离心8min[5]、10min[9,10]或15min[6]制成,只有一项研究专门报道在制备过程中进行2次离心[9,10],所有RCT研究中都使用10%氯化钙作为活化剂[5,6,9,10]。有人提出PRP的制备方法,包括使用的全血量以及离心的次数和速度会影响PRP的浓度,可能会影响最终产品的效果。但是,这些因素尚未有PRP应用于压力性损伤治疗的研究中得以证实[4]。

由于生长因子在伤口愈合过程的各阶段有不同的促进作用,因此其应用于伤口的时机非常重要。文献为选择适当的时间实施PRP仅能提供有限的指导。文献报告 PRP 通常应用于慢性压力性损伤创面[5-8,10-12]，仅有一项研究中报告将 PRP 应用于压力性损伤合并有局部感染的创面[9]。应用 PRP 治疗，不同方案间差异较大，包括共实施 1~2 次[5]、每周 1 次或 2 次[7,9,10]、3 周 7 次[6] 到每日 1 次[12]。

一项 RCT 研究(n=320)比较了两种不同类型的 PRP 治疗慢性(6 个月以上)压力性损伤的效果[6]，结果显示使用 PRP 治疗完全治愈率约为 50%。PRP+明胶氢治疗组，在 7 周时的完全伤口愈合率为 51.8%，其中 20% 在 1 周时完全愈合，而 30% 在 4 周时愈合。PRP+胶原蛋白治疗组中，7 周的治愈率为 53.75%，其中 35% 在 1 周时完全愈合，而 40% 在 4 周时愈合。该研究还报告了一项安全性分析，显示没有明显的不良事件归因于 PRP 治疗。该研究没有设安慰剂或标准护理组做对照(1 级证据)。

在一项非盲的 RCT 研究[5]中(n=124)，比较不同 PRP 治疗方案与标准治疗(水凝胶敷料)对 Ⅱ 类/期和 Ⅲ 类/期压力性损伤治疗的效果。PRP 组在伤口清洗和清创后，应用 PRP 凝胶(在治疗首日 1 次，或治疗首日和 15 日各 1 次)，然后实施标准治疗。另一个试验组在标准治疗基础上使用 PRP+透明质酸治疗。与标准治疗(0%)相比，在首日接受 1 次 PRP 治疗(8%，P=0.023)，接受两次 PRP 治疗(32%，P=0.001)和接受 PRP+透明质酸治疗(37.5%，P=0.001)的压力性损伤患者，在治疗第 36d 伤口完全愈合率均有显著提高。所有试验组的伤口表面积均显著缩小，且未发生不良反应(1 级证据)。

有研究 PRP 敷料在减少感染和促进愈合方面的效果与生理盐水纱布进行比较[9,10]。研究纳入 25 例脊髓损伤(SCI)患者，每位患者合并至少 2 处 Ⅱ~Ⅳ 类/期压力性损伤。PRP 治疗组中的压力性损伤均为 Ⅳ 类/期，而对照组中压力性损伤为 Ⅱ~Ⅳ 类/期。两组患者更换敷料 2 次/周，评估伤口 1 次/周，持续观察 5 周。第 5 周时，伤口拭子采样培养结果显示，PRP 治疗组创面检出细菌定植较少(24%)，对照组 76%，差异有统计学意义(P=0.006)[9]；与基线相比，PRP 治疗组伤口表面积显著缩小(P<0.001)，对照组则无明显变化[10]；总体而言，PRP 治疗组 96% 经治疗创面情况得到改善，对照组[10] 仅有 68% 有改善(2 级证据)。

两个病例报告[7,8]中也表明使用富血小板血浆凝胶治疗 2~3 周后均显示出伤口表面积和体积，

以及窦道/潜行的缩小(4 级证据)。另一个病例报告在手术治疗前，将 PRP 直接应用于 Ⅲ 类/期压力性损伤的瘘管，三周后影像学检查证实瘘管完全闭合[11](4 级证据)。

尽管以上研究没有报告关于治疗费用的信息或经济效益分析，但商业 PRP 试剂盒价格昂贵[4]，制备时间比其他敷料和局部药物要长，准备和管理 PRP 需要进行专门的培训，这些因素可能会影响 PRP 在许多临床机构使用的可行性。

二、重组血小板衍生生长因子

重组脱氧核糖核酸(DNA)技术已用于生产重组人血小板衍生生长因子(rPDGF、rPDGF-BB 或 rhPDGF-BB)。血小板衍生生长因子已成为可获取的局部伤口治疗产品(如贝卡培林凝胶)。

> **16.2** 考虑应用血小板衍生生长因子促进 Ⅲ 和 Ⅳ 类/期压力性损伤的愈合。(证据等级=B1；推荐强度=↔)

【证据总结】

一项高质量的 1 级研究表明，使用 PDGF 凝胶后，Ⅲ、Ⅳ 类/期压力性损伤完全愈合率提高了 23%[12]。一项低质量的 1 级研究表明，使用 PDGF 凝胶后，压力性损伤深度明显减小[13,14]，尽管伤口测量方式不同会对结果有混淆[13-15]。一项基于高质量 1 级临床研究结果的经济分析[16]，估计一处压力性损伤治疗大约需要 3 支 PDGF 凝胶，每支 920 美元(5 980 元)/支。治疗时间若超过 12 个月，与安慰剂组对比，使用 PDGF 凝胶治疗患者每周需要再支付 298 美元(1 937 元)以获得压力性损伤愈合[16]。

【实施注意事项】

1. 使用 PDGF 治疗前，做好伤口床准备，进行清创并确保创面无感染[13,14](1 级证据)。

2. 通过改善营养状况、并发症管理、体位变换和使用合适的支撑面减轻压力，优化个人的愈合能力(专家意见)。

【证据讨论】

3 项临床研究报告了用 PDGF 治疗能够显著促进压力性损伤的愈合，但这些研究都是 20 年前的小样本研究，没有将 PDGF 和新型伤口敷料进行比较。现在已经有更多的研究将 PDGF 应用于其他类型的伤口治疗中。

在 Rees[12] 等进行的一项多中心、双盲 RCT 研究中,Ⅲ/Ⅳ 类/期压力性损伤患者(n=124)接受贝卡培林凝胶(rPDGF)治疗,随机分为两组,治疗剂量为 100μg/g 或 300μg/g。2 个对照组用安慰剂凝胶治疗(每天或每天 2 次)。与安慰剂组相比,rPDGF 治疗组压力性损伤完全愈合率更高(安慰剂组 0%;100μg/g 组 23%,P=0.005;300μg/g 组 19%,P=0.008),其他伤口愈合结局指标(包括伤口体积)也发现有显著差异(1 级证据)。对 Rees 等(2016)[12] 关于 PDGF 凝胶的两项 RCT 研究进行二次经济分析,该分析考虑了伤口治疗产生的直接费用,包括凝胶、生理盐水纱布、护理时数和医药费,所有费用均以美元计算。结果显示,贝卡培林凝胶(rPDGF)的实际治疗费用为 3 827 美元(24 876 元),安慰剂凝胶为 1 297 美元(8 431 元)。应用马尔可夫模型测算,压力性损伤达到完全愈合或 90% 愈合的时间超过 52 周,每延长 1 周会增加额外的费用,完全愈合为 298 美元(1 937 元),90% 愈合为 150 美元(975 元)[16]。

另一项双盲 RCT 研究,纳入 20 例时间长达 67 个月的 Ⅲ、Ⅳ 类/期压力性损伤患者,治疗 29d 后,结果显示,采用 rPDGF-BB100μg/g 治疗组伤口深度明显变浅[与首日相比减少(34.9±6.7)%],安慰剂凝胶组减少(14.1±7.4)%,差异有统计学意义(P<0.05),但是,伤口体积并没有明显减小[13,14] (1 级证据)。

Mustoe 等[16] 开展的一项多中心 RCT 研究,将研究对象分为 3 组,试验组 1(n=12)接受 300μg/ml rPDGF-BB 水溶液治疗,试验组 2(n=15)接受 100μg/ml 的 rPDGF-BB 水溶液治疗,对照组(n=14)接受生理盐水纱布,结果显示,治疗 29d 后,试验组伤口体积显著缩小(P=0.056)。但是,这项研究纳入研究对象较少,研究对象脱落例数较高(n=11),这可能会影响研究结果(级证据 1)。对该试验的一部分研究对象(n=20)进行二次分析[17],实验室数据表明,与对照组相比,rPDGF-BB 治疗组成纤维细胞数量显著增加(2.81±0.17,P<0.01)在该二次分析中没有报告研究对象的纳入过程。

三、其他生长因子

有相关研究报告了用于压力性损伤治疗的其他生长因子。如一项 RCT 研究(n=61)[18] 评估了一系列生长因子治疗的有效性,包括粒细胞-巨噬细胞集落刺激因子(GM-CSF)、碱性成纤维细胞生长因子(bFGF)和 GM-CSF/bFGF 序贯治疗 Ⅲ/Ⅳ 类/期压力性损伤,统计分析显示生长因子对于伤口愈合有显著效果(如伤口体积缩小 85% 以上)[18] (1 级证据)。另一个小型 RCT 研究[19](n=26),调查了三种不同剂量的白细胞介素 1-β(IL-1β)用于治疗压力性损伤的效果,但与安慰剂相比在减少伤口体积方面没有显著差异(1 级证据)。有关其他生长因子应用于压力性损伤的证据不足以提出任何具体推荐意见,生长因子用于压力性损伤之外的其他类型伤口中,有更多的研究支持。

【参考文献】

1. Traversa B,Sussman G. The role of growth factors,cytokines and proteases in wound management. Primary Intention, 2001;9(4):161-7.

2. Lubkowska A,Dolegowska B,Banfi G. Growth factor content in PRP and their applicability in medicine. J Biol Regul Homeost Agents,2012 26(2 Suppl 1):3S-22S.

3. Martinez-Zapata MJ,Martí-Carvajal AJ,Solà I,Expósito JA, Bolíbar I,Rodríguez L,Garcia J,Zaror C. Autologous platelet-rich plasma for treating chronic wounds. Cochrane Database Syst Rev, 2016; 5 (DOI:10. 1002/14651858. CD006899. pub3).

4. Dhurat R,Sukesh M. Principles and methods of preparation of platelet-rich plasma:A review and author's perspective. J Cutan Aesthet Surg,2014;7(4):189-197.

5. Ramos-Torrecillas J,Garcia-Martinez O,Luna-Bertos ED, Ocana-Peinado FM,Ruiz C. Effectiveness of platelet-rich plasma and hyaluronic acid for the treatment and care of pressure ulcers. Biological Research in Nursing, 2015; 17 (2).

6. Yu Q,Han FJ,Lv DS. To compare the healing of pressure sores by the use of combination therapy with platelet rich plasma and gelatin hydrogel versus platelet rich plasma and collagen. Biomed Res (India),2017;28(3):1216-1222.

7. Frykberg RG,Driver VR,Carman D,Lucero B,Borris-Hale C,Fylling CP,Rappl LM,Clausen PA. Chronic wounds treated with a physiologically relevant concentration of platelet-rich plasma gel:a prospective case series. Ostomy Wound Manage,2010;56(6):36.

8. Rappl LM. Effect of platelet rich plasma gel in a physiologically relevant platelet concentration on wounds in persons with spinal cord injury. Int Wound J,2011;8(2):187-195.

9. Singh R,Dhayal RK,Sehgal PK,Rohilla RK. To evaluate antimicrobial properties of platelet rich plasma and source of colonization in pressure ulcers in spinal injury patients. Ul-

cers,2015;2015(749585).

10. Singh R,Rohilla RK,Dhayal RK,Sen R,Sehgal PK. Role of local application of autologous platelet-rich plasma in the management of pressure ulcers in spinal cord injury patients. Spinal Cord,2014;52(11):809-16.

11. Biglari B,Reitzel T,Swing T,Buchler A,Gerner HJ, Schmidmaier G,Moghaddam A. A pilot study on the effectiveness of plateletrich plasma and debridement for the treatment of nonhealing fistulas in spinal cord-injured patients. Adv Skin Wound Care,2015;28(3):123-128.

12. Rees RS,Robson MC,Smiell JM,Perry BH. Becaplermin gel in the treatment of pressure ulcers:A phase Ⅱ randomized,doubleblind,placebo-controlled study. Wound Repair Regen,1999;7(3):141-147.

13. Robson MC,Phillips LG,Thomason A,Altrock BW,Pence PC,Heggers JP,Johnston AF,McHugh TP,Anthony MS, Robson LE,Odom LL,Yanagihara D,Pierce GF. Recombinant human platelet-derived growth factor-BB for the treatment of chronic pressure ulcers. Ann Plast Surg,1992a;29(3):193-201.

14. Robson MC,Phillips LG,Thomason A,Robson LE,Pierce GF. Platelet-derived growth factor BB for the treatment of chronic pressure ulcers. Lancet,1992b;339(8784):23-5.

15. Mustoe TA,Cutler NR,Allman RM,Goode PS,Deuel TF, Prause JA,Bear M,Serdar CM,Pierce GF. A phase Ⅱ study to evaluate recombinant platelet-derived growth factor-BB in the treatment of stage 3 and 4 pressure ulcers. Arch Surg,1994;129(2):213-219.

16. Gilligan AM,Waycaster CR,Milne CT. Cost effectiveness of becaplermin gel on wound closure for the treatment of pressure injuries. Wounds,2018;30(6):197-204.

17. Pierce G,Tarpley JE,Allman RM,Goode PS,Serdar CM, Morris B,Mustoe TA,Vande Berg J. Tissue repair processes in healing chronic pressure ulcers treated with recombinant platelet-derived growth factor BB. Am J Pathol,1994; 145(6):1399-410.

18. Robson MC,Hill DP,Smith PD,Wang X,Meyer-Siegler K, Ko F,VandeBerg JS,Payne WG,Ochs D,Robson LE. Sequential cytokine therapy for pressure ulcers:clinical and mechanistic response. Ann Surg,2000;231(4):600-611.

19. Robson MC,A.,Abdullah A,Burns BF,Phillips LG,Garrison L,Cowan W,Hill D,Vandeberg J,Robson LE,Scheeler S. Safety and effect of topical recombinant human interleukin-1beta in the management of pressure sores. Wound Repair Regen,1994;2(3):177-81.

第 21 章　生物物理方法

【前言】

生物物理方法对伤口床提供特定的治疗,包括正压(高压或超高压)氧疗、电磁波、声波和机械能等形式(表 21-1)。

表 21-1　生物物理方法

分类	生物物理方法
电磁波(EMS)	电刺激(ES)
	电磁场(EMF)
	脉冲射频能量(PRFE)
	光疗:激光、红外线、紫外线、发光二极管
声波	非接触式低频超声(NC-LFUS)KHz
	低频超声(LFUS)KHz
	高频超声(HFUS)MHz
机械能/动能	负压原理:负压伤口治疗(NPWT),吸引,拉紧
	动能:涡流、脉冲、震动
	氧疗:高压氧疗、局部氧疗

【常见的生物物理方法】

电磁波(EMS)是影响生命系统的能量来源。EMS 包括红外线(热辐射)、紫外线(不可见光)、激光(相干光和单色光)和电/电磁刺激。EMS 能量的各种形式只在其波长或频率上彼此不同,并且经常与相邻区域重叠。

电场和磁场是电磁辐射的两个组成部分,它们相互垂直传播并总是同时存在。这两个场的性质可以通过器件的设计来改变,以使其中一个占主导地位。体外研究[1,2]表明,电刺激(ES)和电磁场(EMF)可诱导相似的生理反应,这对伤口愈合很重要;但是,两者之间又有区别,可以独立地对其进行分类和评估。

已经有相关研究证实,可以用于压力性损伤管理的其他形式的生物物理能量,包括声波、机械能和动能。有些输出装置提供一种以上形式的生物物理能量。例如,兆赫(MHz)和千赫(kHz)超声设备分别输出高、低频声波(声波)和动能(压力波)。

负压伤口治疗(NPWT)是一种常用的伤口治疗方法,在封闭的环境中,通过敷料将负压(真空)平均施加在伤口床上,促进减轻组织间隙水肿的消除[3]。

如果使用,应使用符合当地技术标准和法律要求并适合患者的个人健康和伤口状况的医疗器械来提供生物物理能量。生物物理疗法的使用应在接受安全有效地选择、应用及监测方法的教育和培训且获得相应执照的健康专业人员的指导和监督/管理下进行。

【临床问题】

指导本章的临床问题是:

1. 电刺激是治疗压力性损伤的有效措施吗?

2. 电磁波治疗是治疗压力性损伤的有效措施吗?

3. 脉冲射频能量是治疗压力性损伤的有效措施吗?

4. 光疗是治疗压力性损伤的有效措施吗?

5. 超声治疗(低频、高频、非接触式)是治疗压力性损伤的有效措施吗?

6. 负压疗法(例如 NPWT、吸引、拉紧)是治疗压力性损伤的有效措施吗?

7. 动能(例如涡流、脉冲、震动)是治疗压力性损伤的有效措施吗?

8. 氧疗(例如高压氧疗、局部氧疗)是治疗压力性损伤的有效措施吗?

9. 是否有其他生物物理方法可有效治疗压力性损伤?

10. 是否有生物物理方法可有效预防压力性损伤?

一、电刺激(ES)

(一)直流和脉冲式电刺激

用于治疗伤口的电刺激(ES)利用直流电(DC)和脉冲电流(PC)的亚感测振幅,或低于肌肉收缩阈值的感觉 ES。感觉 ES 是利用高压单相脉冲电流(HVMPC)、低压单相脉冲电流(LVMPC)或低压双相脉冲电流(LVBPC)[4,5]。

直流电是带电粒子的连续单向流动,以不超过1mA(通常为20~600μA)强度的子传感器施加直流电 ES。尽管早期一项在亚感觉水平上对 DC-ES进行的试验[6]发现,对Ⅲ、Ⅳ类/期压力性损伤愈合有促进作用,但后来的研究还是未能显示效果或无明确的结果[7-9]。目前尚无科学研究证据建议在亚感觉水平上使用 ES 治疗压力性损伤,现有的研究也集中在感觉强度下使用 PC-ES 实现愈合的潜在益处。

(二) 单相和双相电流电刺激

脉冲电流是电子或离子的短暂单向(单相脉冲电流)或双向(双相脉冲电流)流动,其中每个脉冲被一个没有电流流动的周期隔开。单相脉冲表示电粒子离开等电线的非常短暂的运动,在有限的周期后回到零线,这构成了脉冲的持续时间。单相脉冲电流波形包括 LVMPC 的矩形或方形波形以及 HVMPC 的双峰波形。用于伤口治疗的低压和高压脉冲的持续时间非常短(通常在50~200μs),并且它们不会引起可能对组织有害的 pH 值变化。

双相 PC 波形是双向的,由两个相位组成,一相离开等电线,并且在其返回基线时,第二相沿相反方向离开等电线。双相波形可能是不对称或对称等电线。当施加双相电流时,由于组织中缺乏电化学变化,组织受损的风险较低。

(三) 阳极和阴极电刺激

电极(阳极和阴极)是将 ES 传递到伤口组织的电路中的导电元件。阳极是一个正电极,可吸引负极化的电粒子(阴离子),从而形成酸性环境。阴极是一个负电极,带正电的粒子(阳离子)流入其中,形成碱性环境。当使用单相电流 ES 治疗压力性损伤时,将治疗电极放置在伤口表面上,并将闭合电路的电极施加到距离伤口边缘至少15cm的完整皮肤上。

最近的研究结果显示,使用单阴极或阴-阳极 ES 在促进伤口愈合上没有显著差异[4],治疗电极的选择基于伤口愈合的阶段和伤口护理的目标。研究表明,电流会增加血管内皮中一氧化氮的合成,从而导致血流量增加。电流还可以抑制促炎细胞因子的活性,并增加抗炎细胞因子和生长因子的合成。单相电流可以刺激细胞迁移,这在伤口愈合过程中非常重要。阳极 ES 促进细胞参与伤口愈合的炎症阶段,而阴极 ES 促进细胞增殖[4,5]。阳极

和阴极均可刺激细胞分化,促进血管生长。

17.1 对于难愈性Ⅱ类/期压力性损伤及所有Ⅲ或Ⅳ类/期压力性损伤采用脉冲电流电刺激促进伤口愈合。(证据等级=A;推荐强度=↑)

〖证据总结〗

从8项高[4,5,10]、中[11-13]和低[14,15]质量的1级研究中得到的一致证据表明,将电刺激应用于Ⅱ~Ⅳ类/期压力性损伤2~8周,与安慰剂疗法[4,5,15]或标准伤口护理[10-13]相比,伤口表面积显著缩小。使用电刺激治疗伤口相对表面积减少了25%到82%[4,5,10-13,15]。一项高质量的1级高质量研究[10]表明,与标准伤口护理相比,经电刺激治疗6周后,以理性损伤愈合例数明显增多。两项小型低质量的1级研究[15,16]证据表明,经高压电刺激治疗的Ⅱ~Ⅳ类/期压力性损伤分别能够在20d[15]和7周[16]内完全治愈。一项低质量的3级研究[17]报告说,治疗2~4周,Ⅱ~Ⅳ类/期压力性损伤的完全治愈率为23%。在三项中等[18]和低质量[16,19]1级研究中,使用电刺激能显著提高伤口愈合速率。在研究中未报告相关不良反应。报告的治疗方案因电刺激的特性而异,但通常使用高压单相电流[4,5,10-17]每天进行30min~2h(通常1h/d),通常每周五天,最多可达8周[4,5,10-20]。治疗通常由物理治疗师,理疗师或经培训的研究人员在各种住院和门诊条件下进行。

〖实施注意事项〗

1. 电刺激可能不是一线治疗方法,是否使用取决于临床护理条件(专家意见)

2. 电刺激的使用应在接受安全有效地选择、应用及监测方法的教育和培训且获得相应执照的健康专业人员的指导和监督/管理下进行(专家意见)。

〖证据讨论〗

尽管一些早期的研究报道了 LVBPC[19,21],但大多数 ES 用于压力性损伤治疗有效性的研究还是 HVMPC 相关[4,5,10-17]。最高质量的证据来自最近的两项 RCT 研究[4,5],将 ES 与安慰剂 ES 进行比较,观察 ES 对促进老年患者Ⅱ~Ⅲ类/期[5](或Ⅳ类/期[4])压力性损伤愈合的作用。在两项研究中,ES 方案均为 HVMPC(100pps,154μs,0.25V),50min/d,5d/周,安慰剂 ES 的方案相同。在一项试验[4]中,两个治疗组接受了 ES,一组接受了阴极疗

法,而第二组接受了阴极-阳极 ES 的组合。在两项试验中,与安慰剂相比,所有接受 HVMPC 的伤口表面积均显著缩小,具有统计学意义($P<0.05$)[4,5]。在一项试验中,治疗第三周时,接受 ES 的压力性损伤伤口表面积减少 45%,超过安慰剂组伤口表面积减少的 2 倍(20.32%,$P<0.032$)。第二项研究[5]支持了这些发现,据报道,在接受 ES 的伤口中,在 6 周时伤口表面积减少更为明显(82.34%仅阴极组,阴极-阳极组为 70.77%,安慰剂组为 40.53%,治疗组与安慰剂组为 $P<0.05$)。这些研究中压力性损伤都没有最终完全治愈,然而,ES 通常作为一种辅助疗法,其主要目标是在愈合的早期阶段促进伤口面积更快减小(1 级证据)。

另一个最近的小型 RCT($n=35$)[14]比较了 3 次/周,60min/次,实施 HVMPC ES(100pps,100μs,50~100V)和 3MHz 高频超声治疗 Ⅱ~Ⅳ类/期压力性损伤的效果。治疗 4~12 周后,与基线相比 ES 组伤口表面积减少了 63%($P<0.001$),而超声组减少了 43%,两组差异没有统计学意义。可能导致两种干预措施之间没有显著差异的因素包括,ES 组的压力性损伤在大小和分期方面更为严重[14](1 级证据)。但是,其他证据表明,3MHz 超声可能无法充分穿透组织,无法提供最佳的治疗效果[22,23]。

Franek[12] 等进行了一项 RCT 研究,比较 ES 与标准伤口护理治疗压力性损伤的效果,研究纳入 50 例持续时间 2~3 个月 Ⅱ/Ⅲ类/期压力性损伤患者。ES 组($n=26$)接受标准伤口护理,预防措施和 HVMPC ES(100pps,100μs,100V),5d/周,50min/d。在最初的 1~2 周进行阴极刺激,然后使用阳极刺激。对照组仅接受预防护理和标准伤口护理。6 周后,与基线相比,两组的平均伤口表面积均显著下降($P<0.001$),肉芽组织增加,但仅 ES 组差异有统计学意义($P=0.0006$)。ES 组的伤口表面积减少 88.9%,对照组减少 44.4%($P<0.001$)[12]。该研究的局限性在于缺乏盲法,并且作为标准伤口护理提供的治疗可能不一致(1 级证据)。

Franek 等[13] 的另一个 RCT 研究($n=29$)也发现应用 HVMPC(100pps,100μs,100V,50min/d,5d/周)能明显促进 Ⅰ~Ⅲ类/期压力性损伤的愈合,所有研究对象均接受了定期的体位变换和局部伤口治疗,6 周后两组伤口平均表面积均比基线显著减少,组间差异具有统计学意义($P<0.001$)[13](1 级证据)。另一项 RCT 研究($n=34$)[6],纳入脊髓损伤(SCI)合并 Ⅱ~Ⅳ类/期压力性损伤的患者,随机

分为 2 组,ES 组($n=16$)接受 HVMPC(50μs,50~150V),以 100pps 的速度施加 20min,再以 10pps 的速度施加 20min,然后关闭循环 20min,每天 8h,持续治疗至少 3 个月或直到完全治愈。治疗电极最初为负极,然后每周交替极性。两组的 Ⅱ类/期压力性损伤最终均完全愈合。ES 组 33.3%的 Ⅲ~Ⅳ类/期压力性损伤完全愈合,而对照组为 7.1%($P=0.550$)。治疗结束时,ES 组伤口表面积减少 70.0%,对照组减少 36%($P=0.048$)。这项研究的一个主要成就是发现 ES 可以在社区或居家有效应用,而无须医疗专业人员的直接监督,每天大约可以使用 5.3h,通常可以整晚使用。但是,该研究有局限性。ES 治疗方案的应用不一致,因为伤口治疗方案因人而异,因此存在差异,只有 ES 组使用了银敷料[11](1 级证据)。

二、超 声 治 疗

超声是一种声能疗法,其中机械振动以超出人类听力上限的频率以波的形式传播。超声波的测量单位称为赫兹(Hz),超声波的这种振动特性影响组织细胞。不同的频率用于评估和治疗软组织损伤,治疗性高频超声在 0.5~3MHz 之间,低频超声通常在 20~50kHz 之间。非接触式低频超声利用低频声波,将能量通过雾化的盐水传输到皮肤和组织中,而不与伤口或组织接触。据报道,传输的能量会在细胞液中产生气泡,从而促进细胞膜间隙运动,从而促进细胞水平的愈合[24]。

(一)非接触式低频超声治疗

> **17.2** 对于 Ⅲ 和 Ⅳ 类/期压力性损伤和可疑深部组织损伤,考虑使用非接触式低频超声疗法作为辅助疗法促进愈合。(证据等级=B2;推荐强度=↔)

【证据总结】

现有证据主要来自高偏倚风险的小型临床研究。一项低质量的 3 级研究[25]和一项低质量的 4 级研究[24]提供的证据表明,NCLFUS 治疗能够完全消除深层组织损伤 18%[25]~23%[24]。三项低质量的 3 级和 4 级研究证明 NCLFUS 治疗能够减少伤口表面积。两项低质量的 4 级研究[24,26]报道,使用 NCLFUS 治疗 2 周,深部组织损伤和 Ⅲ 类/期压力性损伤面积减少了 26%[26]~41.4%[24]。一项高质量的 3 级研究[27]也显示,与标准治疗相比,采用 NCLFUS 治疗深部组织损伤面积明显减少。目前

没有研究报告 NCLFUS 治疗的不良反应,以及比较不同 NCLFUS 治疗方案的差异。

【实施注意事项】

1. 不建议在假体或电子植入装置(如心脏起搏器)附近,孕妇的背部或子宫下部,恶性肿瘤区域或面部/头部使用非接触式低频超声[25](3 级证据)。

2. NCLFUS 的使用应在接受安全有效地选择、应用及监测方法的教育和培训且获得相应执照的健康专业人员的指导和监督/管理下进行(专家意见)。

【证据讨论】

随着 NCLFUS 在临床实践中使用的增加,有关 NCLFUS 功效的证据越来越多。关于 NCLFUS 用于治疗压力性损伤的研究的样本量越来越大,并且其在其他伤口中应用的证据也增多,尤其是糖尿病足溃疡。尤其是,在治疗可疑深层组织损伤(SD-TI)有效性方面的证据在不断增加,尽管当前的研究仅提供了少量低级证据证据支持其在加快愈合方面的有效性。一项有 13 个研究对象(11 人完成了研究)的小型观察性研究[26],研究对象有 Ⅲ 类/期压力性损伤,且创面细菌计数大于 10^5,拟通过观察研究探讨 NCLFUS 和细菌计数减少的相关性。在入组时和两周后(接受 6 次 NCLFUS 治疗,每次 4min)进行伤口组织活检,结果显示两周后伤口细菌负荷降低(入组时 $4×10^7$,两周后 $2×10^7$);该研究还报告了伤口平均面积减少了 26% 和平均体积减少了 20%[26](4 级证据)。

关于 NCLFUS 对治疗 SDTI 有效性的相关研究证据越来越多,其中包括 3 项队列研究[24,25,27]。第一项回顾性队列研究[25]纳入研究对象 85 人(127 处 SDTI),比较 NCLFUS 治疗(1 次/d,持续治疗 5d 后,改为隔天 1 次,平均总治疗次数 10 次)与标准治疗的效果差异。使用未经验证的评估工具,通过回顾伤口照片,评估伤口面积,皮肤完整性和组织颜色,合并 3 个维度的得分得出严重程度评分。在基线时,组织损伤没有可比性,对照组伤口表面积更大,两组严重程度评分得分无差异($P<0.913$)。与对照组相比,NCLFUS 治疗组的严重程度评分显著降低($t=5.67$,$P<0.0001$)。接受 NCLFUS 治疗 SDTI 治愈率为 18%,而没有接受 NCLFUS[25]治愈率为 2%(3 级证据)。此研究之后,Honaker 等(2016)[27]又开展了一项类似的队列研究,NCLFUS 治疗组和标准护理组各 30 名患者,结果显示 NCLFUS 治疗组压力性损伤面积平均减少了 8.8cm²,而标准护理组[27]减少 0.3cm²(3 级证据)。

一项回顾性研究[24],探讨 NCLFUS 对 SDTI(包括院内获得性和院外带入)的治疗作用,这项研究纳入 44 位成年患者,接受 NCLFUS 治疗,所有 SDTI 面积均有显著缩小。所有患者中 23% 深部组织损伤得到缓解,在延期出院及住院时间长的患者中 63% 深部组织损伤得到缓解[24]。该研究存在局限性,包括回顾性研究设计,相对较小的样本量以及缺乏与标准护理的比较(如减压与压力再分布,标准伤口换药等),同时因排除有多个深部组织损伤的个体可能会使本研究的结果产生偏差(3 级证据)。

(二) 高频超声治疗

17.3　对于 Ⅲ 和 Ⅳ 类/期压力性损伤,考虑使用 1MHz 高频超声疗法作为辅助疗法促进愈合。(证据等级 = B1;推荐强度 = ↔)

【证据总结】

两项高质量的 1 级研究[10,28]提供的证据支持使用 1MHz 频率的高频超声(HFUS)治疗可减少伤口面积。在这两项研究中[10,28],使用 HFUS 治疗(1MHz)组可使平均伤口面积显著缩小,与使用标准治疗相比减少多 30%,差异具有统计学意义。其中一项研究[10]中,约 46% 的 Ⅱ～Ⅳ 类/期压力性损伤经过 6 周 HFUS 治疗(1MHz)完全治愈,另一研究[28]中约 38% 的 Ⅱ/Ⅲ 类/期压力性损伤完全治愈;然而,与标准疗法相比,这些结果均无统计学差异。

来自 3 项低质量 1 级研究[14,29,30]的证据表明,3MHz HFUS 治疗与伤口表面积的减少显著相关,但其他研究显示伤口愈合率[31]或完全伤口愈合率没有显著改善[31,32]。与 1MHz 的超声波相比,3MHz 的超声波组织穿透力较浅,在压力性损伤治疗中可能无法作用到足够的组织深度,以达到临床治疗结果[22,23]。

【实施注意事项】

1. 高频超声不建议用于假体或电子植入装置(如心脏起搏器)附近,或用于治疗枕骨或颅骨其他区域的压力性损伤(专家意见)。

2. 对于直接位于骨骼上方(1cm 范围内)的压力性损伤,使用 3MHz 频率的 HFUS,其他情况下,使用 1MHz 频率(专家意见)。

3. HFUS 的使用应在接受安全有效地选择、应用及监测方法的教育和培训且获得相应执照的健康专业人员的指导和监督/管理下进行(专家意见)。

[证据讨论]

HFUS 的证据有些混杂，但仍有少量证据支持使用 1MHz 的超声治疗。一些研究的结果未能证明 HFUS 对治疗压力性损伤有显著效果[31,32]，最近的假说提示这可能与治疗频率有关[10]。3MHz 超声波波长较短并且仅能穿透浅表组织，因此适用于处理 1cm 至 1.5cm 深度的浅层组织损伤。1MHz 超声波波长更长，可以穿透 1cm 以上的深部组织，可能更适合于治疗压力性损伤。研究证实，即使临床表现为浅表的压力性损伤（如 Ⅰ、Ⅱ 类/期），也可能会存在深部组织的受损[23]。因此，相对于 3MHz 频率来说，1MHz 频率的超声波可能更有利于治疗压力性损伤。

两项 RCT 研究均支持这一研究假设，研究报告了一致的结果，证明 1MHz HFUS 对压力性损伤愈合有促进作用[10,28]。两项研究均使用相同的声波疗法，所有研究对象均接受了标准护理，试验组在标准护理基础上增加了 HFUS 治疗。治疗使用超声波频率为 1MHz（SATP 0.5W/cm², 占空比 20%，SATA 0.1W/cm²），作用于压力性损伤及周围 1~3min/cm²[10,28]。在第一个研究[28]中（n = 42），试验组采用 HFUS 治疗 6 周后伤口表面积[（37.24±57.04）cm²]较对照组[（68.8±37.23）cm²]显著缩小，差异有统计学意义（P = 0.047）。在第二项研究[10]（n = 77）中，第三组接受电刺激（ES）治疗（HVMPC，154μs，100pps，100V，250μC/sec，50min），治疗 6 个月，US 组压力性损伤表面积减少 77.48%，ES 组 76.19%，对照组 48.87%；US 和 ES 组之间没有显著差异（P = 0.99），但 US 组与对照组差异有统计学意义（P = 0.024）。

三、负压伤口治疗

负压伤口治疗（NPWT）作为一种伤口治疗方式已经是用了数十年。NPWT 被归类为一种空气疗法，已被用作可获益的一线伤口治疗方式，尽管并非用于压力性损伤的治疗，但越来越多的证据支持 NPWT 在压力性损伤治疗中的使用。没有证据表明其他空气疗法可用于压力性损伤治疗（例如吸引或拉紧）。

> **17.4** 对于 Ⅲ 和 Ⅳ 类/期压力性损伤，考虑负压治疗作为减少伤口大小和深度的早期辅助疗法。（证据等级 = B1；推荐强度 = ↑）

[证据总结]

关于 NPWT 的大多数证据都集中在其减少伤口大小的有效性上，因为这是应用 NPWT 的主要目的。只有低质量的 4 级研究[33]提供了和伤口完全愈合相关的证据，但与标准伤口护理没有差异。两项低质量的 4 级研究在 NPWT 与伤口表面积减少之间的相关性上，研究结果存在争议[33,34]。但是，其他高质量[35]和低质量[36,37]1 级研究均提供证据表明，NPWT 与压力性损伤的缩小相关，包括其深度和体积。治疗 6~9 周后，与标准伤口护理相比，伤口深度的减少 22% ~ 48%[35-37]。其他证据[21,36,37]提示 NPWT 在促进坏死组织脱落和上皮形成中发挥了作用。在 NPWT 治疗早期，伤口大小明显缩小，伤口特性（如组织类型和渗液量）明显改善，研究报告称在两到三周内即可观察到明显的效果[21,34,36,37]。一项中等质量的 1 级研究[38]发现，实施 NPWT 后，Ⅳ 类/期压力性损伤的愈合速度明显加快；一项低质量 1 级研究表明 NPWT 与炎性标志物减少显著相关[36]。NPWT 治疗的不良反应，包括泡沫敷料残留、骨髓炎、跟骨骨折、出血和感染，有些不良反应可能是由于 NPWT 设备使用不当造成的。但是，高质量[35]和中[38]质量 1 级研究发现，与标准伤口护理发生相比，NPWT 治疗并没有增加不良反应的发生。大多数研究中使用了相关厂家的 NPWT 套装，一些研究使用了自制的负压装置。在大多数研究中，对照组不是使用新型伤口敷料，而是生理盐水纱布敷料（有一项研究是次氯酸钠敷料作为对照[38]），换药 2~3 次/d。在两项成本分析中，NPWT 比纱布敷料便宜[21,36,37]。但是，NPWT 需要由受过培训的专业人员实施，需要有专业的医疗设备，因此可能并非在所有医院或地区都可以使用。

[实施注意事项]

1. 如果在使用 NPWT 期间突然发生活动性出血或大量出血、在管道或储液罐中发现鲜红色血液，立即暂停 NPWT（停止吸引），采取措施止血并立即寻求专家处理（专家意见）。

2. 如果压力性损伤位于足跟或足部，在实施 NPWT 之前，应确保下肢有足够的血液供应[39]（专家意见）。

3. 使用 NPWT 时，应考虑解剖结构及其位置（专家意见）。

4. NPWT 不建议应用于：①恶性伤口；②重要器官或大血管结构暴露的伤口；③无渗液的伤口；④未经治疗的骨髓炎、局部或全身感染患者的伤口[40,41](专家意见)。

5. 对于接受抗凝治疗的患者、出血严重的伤口或伤口靠近大血管的患者,建议谨慎使用(专家意见)。

6. 在应用 NPWT 之前,对有坏死组织的压力性损伤进行清创,冲洗可以增强清创的效果[34-38,42](1 级和 4 级证据)。

7. 使用制造商推荐的伤口接触敷料。应严格按照制造商的指导使用过滤网接触面,并使用与过滤网接触面连接的装置(专家意见)。

8. 避免将伤口接触敷料直接放置在完整的皮肤上[35](1 级证据)。

9. 每次更换换药时,尽可能完整去除接触面层,以防止敷料残留[35,43](1 级和 5 级证据)。

10. 妥善固定 NPWT 管道,以为存在导致医疗器械相关压力性损伤的风险。第 11 章"器械相关压力性损伤"有相关的推荐建议(专家意见)。

11. 最佳负压水平尚未确定,但通常在 75 ~ 125mmHg 之间[34,44,45](3 级和 4 级证据)。

12. 引流液收集瓶应水平放置(专家意见)。

13. 观察并记录引流液的颜色和量(专家意见)。

14. 若预期或报告有疼痛时,考虑:在泡沫敷料下的伤口床上放非黏性敷料和/或降低压力水平和/或改变压力模式(连续或间歇)(专家意见)。

15. 每次换药时,评估压力性损伤,以观察伤口的反应并确定换药的间隔(专家意见)。

16. 向患者及其非正式照顾者提供 NPWT 治疗的相关指导,尤其是针对居住在社区环境的患者(专家意见)。

【证据讨论】

负压伤口治疗最大的作用是可以缩小伤口体积[34,35]。因此,可以作为辅助疗法与清创和其他促进愈合的措施(如营养支持、压力重分布等)结合使用。NPWT 通过去除组织间隙水肿[46],改善营养和氧气供应,促进伤口愈合。NPWT 可以减少伤口渗液,这是细菌定植的媒介[48],促进肉芽组织和血管生长[47],减少伤口愈合的不利因素。因此,NPWT 的目的是促进伤口闭合,而不是完全闭合或治愈压力性损伤[49]。由于这些治疗目的,NPWT 的研究集中在溃疡愈合的中间结果上,包括减少伤口体积[35,44]、皮肤移植或皮瓣移植前的伤口床准备、表面修复的能力[44]和愈合率[38]。

Ho 等对脊髓损伤后合并Ⅲ类/期压力性损伤的患者(n=86)进行观察[33],研究结果将伤口完全愈合作为主要结局指标。这项研究未发现 NPWT 组和非 NPWT 组在伤口完全愈合率或伤口表面积

减少方面有统计学差异。然而,在 NPWT 组中,非愈合亚组的血清白蛋白水平[(2.9±0.4)mg/dl]低于愈合亚组[(3.3±0.5)mg/dl],有统计学差异(P<0.05),表明营养状况可能对 NPWT 的有效性很重要(4 级证据)。

在其他许多研究中,与传统的局部治疗方法相比,NPWT 显示在减小压力性损伤的大小,尤其深度方面的显著效果[34,35,44]。在一项 RCT 研究中[35],试验组实施 NPWT,对照组使用湿润的无菌纱块,覆盖薄膜敷料,模拟形成无吸力的封闭环境,结果显示 NPWT 组伤口深度缩减速率更快(P< 0.000 01);同时组织活检发现对照组中有更多的炎症和纤维化表现,而 NPWT 组中有更多的肉芽组织(1 级证据)。一项针对Ⅳ类/期压力性损伤患者(n=10)的观察性研究[34]显示,NPWT 治疗 7 周后,伤口面积平均减少了 55.1%(4 级证据)。

其他许多研究还表明,NPWT 与压力性损伤大小和深度的改善有关。Srivastava[21]进行了一项对照试验,比较 NPWT 与新型敷料。所有的Ⅲ、Ⅳ类/期压力性损伤先进行伤口清洗,生理盐水纱布覆盖创面,更换敷料 2 次/d。干预组接受 NPWT 治疗 9 周(平均压力为 -80mmHg,压力范围为 -120 ~ -60mmHg),压力性损伤大小和深度明显减小(P=0.000 1),但是对照组伤口面积和深度的减小没有统计学差异。NPWT 在低位骶骨部位的压力性损伤治疗中没有明显的效果,可能是由于伤口床靠近臀裂部位,因此敷料不能有效的贴合固定导致不能产生有效的负压状态(2 级证据)。

Dwivedi 的研究团队[36,37]进行了 RCT 研究,探讨了负压装置与标准伤口敷料相比在截瘫患者中促进压力损伤闭合的有效性,对照组接受标准护理,包括使用生理盐水清洗,无菌纱块覆盖创面,1~2 次/d 更换;试验组即 NPWT 组,使用泡沫敷料和透明薄膜,每周更换 1 次。治疗第 3 周,NPWT 组伤口渗液显著减少;第 6 周,NPWT 组坏死组织减少,红色肉芽组织生成明显增多;第 9 周时,NPWT 组伤口缩小达 79.7%,而对照组伤口缩小仅 54.7%。在印度进行的这项研究中,9 周 NPWT 的费用为 105 美元(683 元),而标准护理为 200 美元(1 300 元)[36,37]。由此可见,NPWT 是促进Ⅳ类/期压力性损伤闭合的有效方法,并且性价比较高。但是,使用 NPWT 的可行性也受到一些相关因素的影响,包括压力性损伤的解剖部位,以及能否有效固定 NPWT 以获得足够的负压[21](1 级证据)。Wild 等[42]还研究对比了使用厂商的 NPWT 系统与

使用引流瓶自制的 NPWT 装置,在减小伤口面积上的效果差异,结果显示,厂商的 NPWT 系统后 54%的压力性损伤创面肉芽组织增多,而自制 NPWT 组的肉芽组织减少($P=0.001$)(1 级证据)。

De Laat 等[38]进行的一项试验得出了一个更值得注意的发现,和次氯酸钠敷料组相比,NPWT 组治疗中位时间缩短了 50%($P=0.001$)(1 级证据)。Wanner 等(2003)[50]对 22 例 SCI 合并 II 类/期及更严重压力性损伤的患者进行研究发现,使用 NPET 与干性敷料、湿性敷料相比,达到伤口大小缩小 50%所需的时间没有差异,平均为 27d。这项小型研究缺乏统计学上的说服力,NPWT 组在基线时压力性损伤面积较大[50],这可能提示在临床上 NPWT 对于面积较大的压力性损伤可以较快地缩小其面积(2 级证据)。

NPWT 旨在用于无坏死组织的压力性损伤,因此 NPWT 治疗应在清创后实施。在上述的研究中,实施 NPWT 之前[34,36-38]都接受了不同形式的清创,包括保守锐性清创[33,35]或外科清创。

NPWT 敷料更换需要遵守清洁技术规范。由于 NPWT 常用于较深的伤口,因此专业人员必须非常熟练掌握去除整块敷料的方法,以免敷料残留。有研究报告泡沫敷料残留的相关案例[43]。实施 NPWT 时要用伤口敷料填充整个创面,不留死腔,并记录放置的敷料数量,大多数 NPWT 敷料泡沫敷料或纱布,现在的研究使我们对填充敷料如何与伤口相互作用有了更深入的了解。注意避免将敷料直接放置在完整的皮肤上。透明薄膜敷料应覆盖伤口敷料和伤口周围 3~5cm 范围的完整皮肤。使用皮肤保护膜或敷料保护伤口周围脆弱的皮肤。将引流管妥善固定在体表平坦的部位,避开会阴区域,骨隆突处或受压部位[21]。

最佳负压值水平尚不明确,但通常在 75~125mmHg 之间。间歇型负压模式与临床报告的疼痛有关。有报告显示,降低压力水平(75~80mmHg)可以减轻疼痛而又不影响疗效[34]。不粘连的硅酮敷料可以有效减轻移除伤口敷料时的疼痛。含凡士林或乳化性敷料的使用会影响伤口渗液的引流。

更换敷料的最佳间歇期尚不确定,最好是根据个体和伤口的特性而决定。换药的间隔时间从 12h(渗液较多的伤口)至每周 2 次(渗液较少的伤口),最常见的频率是每周 3 次。有很多研究[36,37,45]也发现减少 NPWT 伤口敷料更换频率,带来的额外益处,如减少敷料更换相关的疼痛和不适感[45](2

级证据),以及更换敷料的社会经济负担[36,37](1级证据)。如果发现肉芽组织生长到伤口敷料或引流管中,使用较低的压力水平以解决此问题[34]。预期压力性损伤创面有肉芽组织生长时,要监测可能会出现的组织损伤和疼痛。

根据治疗预期,伤口床的体积将减少[21,36,37],窦道和潜行将闭合。如果压力性损伤创面有感染的表现(如红斑、脓液)或个体出现感染征象(如发热,不适和/或白细胞增多),则应停用 NPWT。需要对个人和创面进行全面评估,看是否有病情恶化(参见第 13 章"压力性损伤评估及愈合监测")。如果 2 周内伤口大小没有变化(减小少于 1cm),重新评估是否继续进行 NPWT。如果伤口没有渗液,伤口床已经出现上皮化,考虑停用 NPWT。

观察渗液时,需同时观察引流管和引流瓶中渗液的性状和量。在 NPWT 期间,渗液可能呈血清样、浆液性或血性。伤口引流液性状的变化可能与肉芽组织中毛细血管破裂有关。

NPWT 可用于门诊或居家治疗。向患者及其照顾者提供足够的教育,使他们知道:①如果伤口敷料松动该怎么办;②机器报警的处理;③引流管中引出血液或组织如何处理;④局部红斑如何应对。应向其提供紧急联系人方式。

四、其他类型的电磁治疗

(一)脉冲电磁场疗法

脉冲、非热、低频(通常<100Hz)电磁场疗法是一种将磁场传递到伤口床达到治疗效果的方法。尽管 PEMF 产生生理效应的确切机制尚不明确,但其有可能增加角质细胞生成、减轻炎症反应、增加胶原蛋白以及伤口床中的纤维蛋白沉积[51,52]。

目前关于 PEMF 治疗压力性损伤的证据存在高偏倚风险,操作方式尚未明确,并且该领域缺乏最新研究,因此无法对其使用提出任何推荐建议。一项小样本低质量的 1 级研究[53]提供的证据表明,与对照组相比,使用 PEMF 治疗 12 周,II、III 类/期压力性损伤的完全治愈率更高,II 类/期的完全愈合率高 40%[53]。一项小样本中等质量的 1 级研究[53]表明,与对照组相比,PEMF 治疗 1 周后,II 类/期压力性损伤表面积显著缩小。另一项中等质量的 1 级研究[54]指出,采用 4 种不同的 PEMF 治疗方案治疗 4 周,与基线相比,II、III 类/期压力性损伤的表面积都显著缩小,但 4 种不同的 PEMF 治疗方案间没有统计学差异。两项低质量 1 级研究[55,56]显示 PEMF 治疗可以改善伤口情况。在这些研究中并没有报告 PEMF 治疗相关的不良反应，但是体内有医疗器械植入物、发热和癫痫发作等患者排除在参与范围之外[53-56]。

（二）脉冲射频能量疗法（PRFE）

脉冲射频能量（PRFE）治疗是一种非热、无创将电磁能量以脉冲无热剂量传递到伤口床以促进愈合的方法。体外细胞研究[57,58]表明，波形能量与成纤维细胞分化和上皮细胞增殖相关。关于 PRFE 疗法的证据仅限于产品制造商关于维护伤口的回顾性分析，偏倚风险高，因此无法对其使用提出任何建议。两项低质量的 4 级研究[57,58]报告，PRFE 治疗 4 周后，伤口表面积平均缩小了 45% ~ 50%。两项研究[57,58]均未报告不良反应。脉冲射频能量（PRFE）治疗可以由患者或专业人员实施，2 次/d，30min/次，治疗时不用去除伤口敷料[57,58]。

（三）光疗

光疗是指将伤口暴露在光源下的疗法，包括日光、低强度激光疗法（LLLT）、其他激光疗法，发光二极管和紫外线等。尽管机制尚不清楚，但研究认为光疗可以减轻炎症、增加淋巴循环和组织再生[59]。光疗（激光、紫外线和红外线疗法）有效性的证据还存在争议，因此就任何一种光疗方式都无法提出相关的推荐意见。差异可能与使用的光疗类型或实施的方案有关。只有一项低质量的 1 级研究[29]比较了不同类型的光疗，提出紫外线 C 光在可能优于激光治疗，但是结果偏倚风险较高。

一项高质量的 1 级研究[60]表明，与安慰剂治疗相比，激光治疗 Ⅱ、Ⅲ类/期压力性损伤完全治愈明显较高，治疗 1 个月，完全治愈率比安慰剂组高 30%；3 个月随访结束时，完全治愈率高 50%。一项低质量 1 级研究也有同样的发现[61]。然而，3 项低质量的 1 级研究[29,61,62]报告，以伤口表面积或愈合率为结局指标，激光治疗不具有优越性，与标准伤口护理相比无显著差异[62]。

一项高质量 1 级研究[63]报道，与安慰剂治疗相比，紫外线 C 光疗对于提高完全伤口愈合率没有显著意义。一项低质量 1 级研究[64]报告，与安慰剂治疗相比，红外线治疗组伤口愈合率略高 4%，但是这个差异并没有较高的临床价值和统计学意义。来自小样本低质量 1 级[29,65]和 2 级[66]研究的证据表明，紫外线 B 或 C 光疗能显著缩小伤口表面积，提高愈合率。关于红外线治疗能否加快伤口愈合速度，中低质量 1 级研究[64,67]提供的相关证据存在争议。一项研究[64]报告了与红外线治疗相关的不良反应，包括刺痛、疼痛、出血和皮肤发红。

光疗需要由接受过培训的专业人员实施，通常每天 1~2 次，每周 5 天，直到伤口愈合。这种方法在许多临床或地理环境中不可使用。一些研究中也发现光疗的高损耗，提示某些光疗措施可能不为患者接受，或者在某些情况下可能缺乏可行性[29,63,64,67]。

（四）氧疗

高压氧疗法（HBOT）是一种在高于正常大气压（海平面）或大于 1 个绝对大气压（ATA）的压力下呼吸 100% 的氧气的疗法，可使用高达正常大气压 3 倍的压力。没有足够的证据支持使用 HBOT 治疗压力性损伤的建议。一项低质量 3 级研究[68]表明，与经常使用伤口敷料相比，每天使用高压氧舱治疗 2h，在伤口完全愈合和伤口表面积减少方面具有明显的效果。没有将 HBOT 与新型敷料效果进行对比的相关研究。没有关于 HBOT 不良反应的报告。HBOT 实施需要由专业人员每天使用专业设备治疗 120min，这可能会降低某些临床和地理环境应用的可行性。

氧疗可能是通过改善血管生成以促进缺氧伤口的愈合。局部氧疗是一种将 100% 的氧气以 22 ~ 50mmHg 的压力直接作用于伤口的治疗方法。没有证据支持使用局部氧疗治疗压力性损伤。一项中等质量 1 级研究[69]表明，与生理盐水纱布敷料对比，每天实施局部氧疗 60min，3 个疗程后，伤口表面积明显缩小，完全治愈率更高。没有将局部氧疗与新型敷料效果进行对比的相关研究。没有关于局部氧疗不良反应的相关报告。局部氧疗实施需要由专业人员使用专业设备每天实施 60min 的治疗，这可能会降低某些临床和地理环境应用的可行性。

（五）动能疗法

涡流治疗是一种水疗，将温水循环用于促进伤口清洗，包括清除伤口床上的坏死组织和碎屑。将患者全身或肢体直接浸泡于水疗桶内，利用涡流作用于伤口。过去，涡流用于伤口清洁和减少细菌生物负荷，但很少用于现代伤口护理中[70]。由于不良事件的高风险和预期效果的不确定性，因此不能推荐使用涡流治疗压力性损伤。一项低质量 1 级研究[71]报告，与盐水纱布相比，涡流治疗 2 周伤口愈合速度加快。这项研究存在较高偏倚风险。一项包括其他类型伤口的综述[70]的间接证据指出，涡流疗法的风险包括伤口感染、交叉污染、血管收缩和血管充血增加。

脉冲式冲洗是一种机械水疗，通过机械设备以 4~15PSI（27.6 ~ 103.4kPa）的压力输送生理盐水（加压冲洗），目的是利用机械能清除伤口上的碎屑。通常,吸引与脉冲式冲洗结合使用,产生被认为是刺激肉芽组织生长负压。由于证据很少,因此对于使用脉冲式冲洗治疗压力性损伤没有相关推荐意见。一项中等质量 1 级研究[72]提出,与对照组相比,脉冲式冲洗 3 周,伤口长、宽、深度和体积缩小得更快。但是,所有置信区间都包含空值,从而降低了结果的可信度。

震动疗法可利用震动促进血液流动,血管舒张,促进伤口愈合。有学者提出,这种类型的治疗由于内皮细胞的机械应力刺激血流,从而导致血管扩张[73]。没有足够的证据支持使用震动疗法治疗压力性损伤。一项中等质量 2 级研究[74]提出,与标准的伤口护理相比,使用震动疗法 7 天可能会带来更好的伤口愈合效果,但这项研究存在较高偏倚风险。没有关于震动疗法不良反应的报告。震动疗法一般每天实施 3 次,每次持续 15min,该治疗方法可能在有些医疗机构无法实施,可能由于缺乏相关的设备而在有些地区实施受限。

五、电刺激预防压力性损伤

大量研究[75-78]探讨了 ES 在高危人群(主要是 SCI)中压力性损伤预防的作用。电刺激可引起间歇性强直性肌肉收缩,使变形的软组织的负荷和硬度重新分布,许多研究中发现这可使坐骨结节受压处压力显著降低。该措施似乎在日常生活中是切实可行的,并且具有良好的耐受性[75,76];但是,目前的证据不足以提出任何推荐意见。

一系列小型临床试验[75-78]研究了用 ES 诱导 SCI 患者臀肌和腘绳肌收缩对坐位压力的影响,也有少量研究探索了 ES 对组织灌注、氧合[77,79]和压力性损伤发生率[80]的影响。大多数研究都将 ES 应用于体表,刺激臀肌和腘绳肌收缩,通常是采用专门设计的带有内置电极的 ES 短裤[75-78]或敷在皮肤上的垫子[80]。研究中电流幅度范围为 70～115mA[80],在大多数研究中使用 50pps 电流,每天 1~3h 的间歇循环:使用 3min 刺激(包括 1s 开启:1s 关闭或 1s 开启:4s 关闭)和 17min 休息[75-78]。一项研究[79]对比了将 ES 应用于体表和骶神经根的差异,研究显示尽管两组不同方式的 ES 治疗均显示对伤口有促进作用,后者在改善组织灌注和氧合方面的效果更好(4 级证据)。

上述研究的结论是,SCI 患者在坐位时,ES 诱导的臀肌和腘绳肌强直收缩可引起坐骨结节处压力的短暂降低和促进压力重分布[75-78](5 级证据)。关于 ES 可改善组织灌注和氧合的证据不一,其中

一项研究显示没有差异[77],其他研究发现体表和深部神经根的 ES 均可以改善血流[79](4 级证据)。在一项关于压力性损伤发生率的研究中,研究期间未发生压力性损伤,但是并不清楚是否与短期内的干预措施及其他预防性护理策略有关[80](3 级证据)。

【参考文献】

1. Aaron RK,Boyan BD,Ciombor DM,Schwartz Z,Simon BJ. Stimulation of growth factor synthesis by electric and electromagnetic fields. Clin Orthop Relat Res,2004(419):30-37.

2. Bassett CA. Low energy pulsing electromagnetic fields modify biomedical processes. Bioessays,1987;6(1):36-42.

3. Dumville Jo C,Land L,Evans D,Peinemann F. Negative pressure wound therapy for treating leg ulcers. Cochrane Database of Systematic Reviews,2015;7(Art No. CD011354).

4. Polak A,Kloth LC,Blaszczak E,Taradaj J,Nawrat-Szoltysik A,Ickowicz T,Hordynska E,Franek A,Kucio C. The efficacy of pressure ulcer treatment with cathodal and cathodal-anodal high-voltage monophasic pulsed current:A prospective,randomized,controlled clinical trial. Phys Ther,2017;97(8):777-789.

5. Polak A,Kloth LC,Blaszczak E,Taradaj J,Nawrat-Szoltysik A,Walczak A,Bialek L,Paczula M,Franek A,Kucio C. Evaluation of the healing progress of pressure ulcers treated with cathodal high-voltage monophasic pulsed current:Results of a prospective,double-blind,randomized clinical trial. Adv Skin Wound Care,2016;29(10):447-459.

6. Karba R,Šemrov D,Vodovnik L,Benko H,Šavrin R. DC electrical stimulation for chronic wound healing enhancement Part 1. Clinical study and determination of electrical field distribution in the numerical wound model. Bioelectrochem Bioenerg,1997;43(2):265-270.

7. Adunsky A,Ohry A,DDCT Group. Decubitus direct current treatment(DDCT)of pressure ulcers:Results of a randomized double-blinded placebo controlled study. Arch Gerontol Geriatr,2005;41(3):261-269.

8. Ullah M. A study to detect the efficacy of micro-current electrical therapy on decubitus wound. J Med Sci,2007;7(8):1320-1324.

9. Stefanovska A,Vodovnik L,Benko H,Turk R. Treatment of chronic wounds by means of electric and electromagnetic fields. Part 2. Value of FES parameters for pressure sore treatment. Med Biol Eng Comput,1993;31(3):213-20.

10. Polak A,Taradaj J,Nawrat-Szoltysik A,Stania M,Dolibog P,Blaszczak E,Zarzeczny R,Juras G,Franek A,Kucio C. Reduction of pressure ulcer size with high-voltage pulsed current and high-frequency ultrasound:A randomised trial. J Wound Care,2016;25(12):742-754.

11. Houghton PE, Campbell KE, Fraser CH, Harris C, Keast DH, Potter PJ, Hayes KC, Woodbury MG. Electrical stimulation therapy increases rate of healing of pressure ulcers in community-dwelling people with spinal cord injury. Arch Phys Med Rehabil, 2010; 91(5): 669-678.

12. Franek A, Kostur R, Polak A, Taradaj J, Szlachta Z, Blaszczak E, Dolibog P, Dolibog P, Koczy B, Kucio C. Using high-voltage electrical stimulation in the treatment of recalcitrant pressure ulcers: Results of a randomized, controlled clinical study. Ostomy Wound Manage, 2012; 58(3): 30-44.

13. Franek A, Kostur R, Taradaj J, Blaszczak E, Szlachta Z, Dolibog P, Dolibog P, Polak A. Effect of high voltage monophasic stimulation on pressure ulcer healing: Results from a randomized controlled trial. Wounds, 2011; 23(1): 15-23.

14. Karsli PB, Gurcay E, Karaahmet OZ, Cakci A. High-voltage electrical stimulation versus ultrasound in the treatment of pressure ulcers. Adv Skin Wound Care, 2017; 30(12): 565-570.

15. Griffin JW, Tooms RE, Mendius RA, Clifft JK, Vander Zwaag R, el Zeky F. Efficacy of high voltage pulsed current for healing of pressure ulcers in patients with spinal cord injury. Phys Ther, 1991; 71(6): 433-42.

16. Kloth LC, Feedar JA. Acceleration of wound healing with high voltage, monophasic, pulsed current. Phys Ther, 1988; 68(4): 503-8.

17. Gentzkow GD, Alon G, Taler GA, Eltorai IM, Montroy RE. Healing of refractory Stage III & IV pressure ulcers by a new electrical stimulation device. Wounds, 1993; 5(3): 160-171.

18. Wood JM, Evans PE, Schallreuter KU, Jacobson WE, Sufit R, Newman J, White C, Jacobson M. A multicenter study on the use of pulsed low-intensity direct current for healing chronic stage II and stage III decubitus ulcers. Arch Dermatol, 1993; 129(8): 999-1009.

19. Jercinovic A, Karba R, Vodovnik L, Stefanovska A, Kroselj P, Turk R, Dzidic 1, Benko H, Savrin R. Low frequency pulsed current and pressure ulcer healing. IEEE Trans Rehabil Eng, 1994; 2(4): 225-233.

20. Lawson D, Petrofsky J. The Eeffect of monophasic vs. biphasic current on healing rate and blood flow in people with pressure and neuropathic ulcers. J Acute Care Phys Ther, 2013; 4(1): 26-33.

21. Srivastava RN, Dwivedi MK, Bhagat AK, Raj S, Agarwal R, Chandra A. A non-randomised, controlled clinical trial of an innovative device for negative pressure wound therapy of pressure ulcers in traumatic paraplegia patients. Int Wound J, 2014.

22. Maeshige N, Fujiwara H, Honda H, Yoshikawa Y. Evaluation of the combined use of ultrasound irradiation and wound dressing on pressure ulcers. J Wound Care, 2010; 19: 63-8.

23. Aliano K, Low C, Stavrides S, Luchs J, Davenport T. The correlation between ultrasound findings and clinical assessment of pressure-related ulcers: is the extent of injury greater than what is predicted? Surg Technol Int, 2014; 24: 112-6.

24. Wagner-Cox P, Duhame HM, Jamison CR, Jackson RR, Fehr ST. Use of noncontact low-frequency ultrasound in deep tissue pressure injury: A retrospective analysis. J Wound Ostomy Continence Nurs, 2017; 44(4): 336-342.

25. Honaker JS, Forston MR, Davis EA, Wiesner MM, Morgan JA. Effects of non contact low-frequency ultrasound on healing of suspected deep tissue injury: A retrospective analysis. Int Wound J, 2013; 10(1): 65-72.

26. Serena T, Lee SK, Lam K, Attar P, Meneses P, Ennis W. The impact of noncontact, nonthermal, low-frequency ultrasound on bacterial counts in experimental and chronic wounds. Ostomy Wound Manage, 2009; 55(1): 22-30.

27. Honaker JS, Forston MR, Davis EA, Weisner MM, Morgan JA, &, Sacca E. The effect of adjunctive non-contact low frequency ultrasound on deep tissue pressure injury. Wound Repair Regen, 2016.

28. Polak A, Franek A, Blaszczak E, Nawrat-Szoltysik A, Taradaj J, Wiercigroch L, Dolibog P, Stania M, Juras G. A prospective, randomized, controlled, clinical study to evaluate the efficacy of high-frequency ultrasound in the treatment of Stage II and Stage III pressure ulcers in geriatric patients. Ostomy Wound Manage, 2014; 60(8): 16-28.

29. Nussbaum EL, Biemann I, Mustard B. Comparison of ultrasound/ultraviolet-C and laser for treatment of pressure ulcers in patients with spinal cord injury. Phys Ther, 1994; 74(9): 812-23.

30. Shanmuga RP, Suryanaryana Reddy V, Venkat R, Sachin G, Bhagya SS. A study to evaluate the effectiveness of continuous ultrasound therapy in healing of pressure sores-A prospective randomized clinical trial. Indian J Physiother Occup Ther, 2017; 11(3): 136-140.

31. McDiarmid T, Burns PN, Lewith GT, Machin D. Ultrasound and the treatment of pressure sores. Physiotherapy, 1985; 71(2): 66-70.

32. ter Riet G, Kessels AG, Knipschild P. A randomized clinical trial of ultrasound in the treatment of pressure ulcers. Phys Ther, 1996; 76(12): 1301-11.

33. Ho CH, Powell HL, Collins JF, Bauman WA, Spungen AM. Poor nutrition is a relative contraindication to negative pressure wound therapy for pressure ulcers: preliminary observations in patients with spinal cord injury. Adv Skin Wound Care, 2010; 23(11): 508-516.

34. Isago T, Nozaki M, Kikuchi Y, Honda T, Nakazawa H. Nega-

tive-pressure dressings in the treatment of pressure ulcers. J Dermatol,2003;30(4):299-305.

35. Joseph E,Hamori CA,Bergman S,Roaf E,Swann NF,Anastasi GW. New therapeutic approaches in wound care. A prospective randomized trial of vacuum-assisted closure versus standard therapy of chronic nonhealing wounds. Wounds,2000;12(3): 60-67.

36. Dwivedi MK,Bhagat AK,Srivastava RN,Jain A,Baghel K,Raj S. Expression of MMP-8 in pressure injuries in spinal cord injury patients managed by negative pressure wound therapy or conventional wound care. J Wound Ostomy Continence Nurs, 2017;44(4):343-349.

37. Dwivedi MK,Srivastava RN,Bhagat AK,Agarwal R,Baghel K, Jain A,Raj S. Pressure ulcer management in paraplegic patients with a novel negative pressure device:A randomised controlled trial. J Wound Care,2016;25(4):199-207.

38. de Laat EHEW,van den Boogaard MHWA,Spauwen PHM,van Kuppevelt DHJM,van Goor H,Schoonhoven L. Faster wound healing with topical negative pressure therapy in difficult-to-heal wounds:A prospective randomized controlled trial. Ann Plast Surg,2011;67(6):626-631.

39. Weir GR,Smart H,van Marle J,Cronje FJ. Arterial disease ulcers,Part 1:Clinical diagnosis and investigation. Adv Skin Wound Care,2014;27(9):421.

40. Cardinal Health. *Cardinal Health™ Negative Pressure Wound Therapy CATALYST™ Clinician User Manual.* 2018;Available from:https://www. cardinalhealth. com/content/dam/corp/web/documents/Manual/cardinal-health-catalyst-clinician-user-manual. pdf.

41. KCI. *V. A. C. ® Therapy™ Clinical Guidelines:A reference source for clinicians.* 2014;Available from:http://research. vuse. vanderbilt. edu/srdesign/2005/group27/KCI%20operating%20procedures. pdf.

42. Wild T,Stremitzer S,Budzanowski A,Hoelzenbein T,Ludwig C,Ohrenberger G. Definition of efficiency in vacuum therapy-A randomised controlled trial comparing with V. A. C. therapy. Int Wound J,2008;5(5):641-647.

43. Fox A,Tadros A,Perks AG. An unusual complication of vacuum assisted closure in the treatment of a pressure ulcer. J Wound Care,2004;13(8):344-5.

44. Deva AK,Buckland GH,Fisher E,Liew SC,Merten S, McGlynn M,Gianoutsos MP,Baldwin MA,Lendvay PG. Topical negative pressure in wound management. Med J Aust,2000;173(3):128-131.

45. Wallin A-M,Bostrom L,Ulfvarson J,Ottosson C. Negative pressure wound therapy-A descriptive study. Ostomy Wound Manage,2011;57(6):22-29.

46. Timmers M,Le Cessie S,Banwell P. The effects of varying degrees of pressure delivered by negative-pressure wound therapy on skin perfusion. Ann Plast Surg,2005;55(6): 665-71;1097-98.

47. Morykwas MJ,Argenta LC,Shelton-Brown EI,McGuirt W. Vacuum-assisted closure:a new method for wound control and treatment:Animal studies and basic foundation. Ann Plast Surg,1997;38(6):553-562.

48. Fabian T,Kaufman H,Lett E. The evaluation of subatmospheric pressure and hyperbaric oxygen in ischemic full-thickness wound healing. Am J Surg, 2000; 66 (12): 1136-43.

49. Greene A,M. Puder M,Roy R. Microdeformational wound therapy:Effects on angiogenesis and matrix metalloproteinases in chronic wounds of three debilitated patients. Ann Plast Surg,2006;56(4):418-22.

50. Wanner MB,Schwarzl F,Strub B,Zaech GA,Pierer G. Vacuum-assisted wound closure for cheaper and more comfortable healing of pressure sores:A prospective study. Scand J Plast Reconstr Surg Hand Surg,2003;37(1): 28-33.

51. Mostafa J,Ali Y,Zohre R,Samaneh R. Electromagnetic fields and ultrasound waves in wound treatment:A comparative review of therapeutic outcomes. Biosciences Biotechnology Research Asia,2015;12:185-195.

52. Aziz Z,Bell-Syer SEM. Electromagnetic therapy for treating pressure ulcers. Cochrane Database Syst Rev,2015;9(Art. No.:CD002930.).

53. Salzberg CA,Cooper Vastola SA,Perez F,Viehbeck MG, Byrne DW. The effects of non-thermal pulsed electromagnetic energy on wound healing of pressure ulcers in spinal cord-injured patients:a randomized, double-blind study. Ostomy Wound Manage,1995;41(3):42-4,46,48

54. Seaborne D,Quirion-DeGirardi C,Rousseau M,Rivest M, Lambert J. The treatment of pressure sores using pulsed electromagnetic energy (PEME). Physiother Can,1996;48 (2):131-137.

55. Comorosan S,Vasilco R,Arghiropol M,Paslaru L,Jieanu V,S. S. The effect of Diapulse therapy on the healing of decubitus ulcer. Rom J Physiol,1993;30(1-2):41-45.

56. Gupta A,Taly AB,Srivastava A,Kumar S,Thyloth M. Efficacy of pulsed electromagnetic field therapy in healing of pressure ulcers:A randomized control trial. Neurol India, 2009;57(5):622.

57. Frykberg RG,Driver VR,Lavery LA,Armstrong DG,Isenberg RA. The use of pulsed radio frequency energy therapy in treating lower extremity wounds:Results of a retrospective study of a wound registry. Ostomy Wound Manage, 2011;57(3):22-29.

58. Conner-Kerr T, Isenberg RA. Retrospective analysis of pulsed radiofrequency energy therapy use in the treatment of chronic pressure ulcers. Adv Skin Wound Care, 2012; 25 (6):253-60.

59. Chen C, Hou W-H, Chan Edwin SY, Yeh M-L, Lo Heng-Lien D. Phototherapy for treating pressure ulcers. Cochrane Database Syst Rev, 2014(7).

60. Taradaj J, Halski T, Kucharzewski M, Urbanek T, Halska U, Kucio C. Effect of laser irradiation at different wavelengths(940,808, and 658 nm)on pressure ulcer healing: Results from a clinical study. Evid Based Complement Alternat Med, 2013.

61. Shojaei H, Sokhangoei Y, Soroush MR. Low level laser therapy in the treatment of pressure ulcers in spinal cord handicapped veterans living in Tehran. Janbazan Medical eac Engineering Research Centre 2008; 33(1):44-8.

62. Lucas C, van Gemert MJ, de Haan RJ. Efficacy of lowlevel laser therapy in the management of stage Ⅲ decubitus ulcers: A prospective, observer-blinded multicentre randomised clinical trial. Lasers Med Sci, 2003; 18 (2):72-7.

63. Nussbaum E, Flett H, Hitzig S, McGillivray C, Leber D, Morris H, Jing F. Ultraviolet-C irradiation in the management of pressure ulcers in people with spinal cord injury: A randomized, placebo-controlled trial. Arch Phys Med Rehabil, 2013; 94(4):650-9.

64. Dehlin O, Elmstahl S, Gottrup F. Monochromatic phototherapy in elderly patients: A new way of treating chronic pressure ulcers? Aging Clin Exp Res, 2003; 15(3):259-63.

65. Wills EE, Anderson TW, Beattie BL, Scott A. A randomized placebo-controlled trial of ultraviolet light in the treatment of superficial pressure sores. J Am Geriatr Soc, 1983; 31 (3):131-3.

66. Onigbinde AT, Olafimihan KF, Ojoawo A, Adedoyin RA, Omiyale O, Mothabeng J. The effect of ultraviolet radiation (type B)on decubitus ulcers. Internet J Allied Health Sci Pract, 2010; 8(1):1-6.

67. Schubert V. Effects of phototherapy on pressure ulcer healing in elderly patients after a falling trauma. A prospective, randomized, controlled study. Photodermatol Photoimmunol Photomed, 2001; 17(1):32-38.

68. Rosenthal AM, Schurman A. Hyperbaric treatment of pressure sores. Arch Phys Med Rehabil, 1971; 52(9):413-5.

69. Azimian J, Nayeri ND, Pourkhaleghi E, Ansari M. Transdermal wound oxygen therapy on pressure ulcer healing: A single-blind multi-center randomized controlled trial. Iran Red Crescent Med J, 2015; 17(11).

70. Tao H, Butler JP, Luttrell T. The role of whirlpool in wound care. J Am Coll Clin Wound Spec, 2012; 4(1):7-12.

71. Burke DT, Ho CH, Saucier MA, Stewart G. Effects of hydrotherapy on pressure ulcer healing. Am J Phys Med Rehabil, 1998; 77(5):394-8.

72. Ho CH, Bensitel T, Wang X, Bogie KM. Pulsatile lavage for the enhancement of pressure ulcer healing: A randomized controlled trial. Phys Ther, 2012; 92(1):38-48.

73. Maloney-Hinds C, Petrofsky J, Zimmerman G, Hessinger DA. The role of nitric oxide in skin blood flow increases due to vibration in health adults and adults with type 2 diabetes. Diabetes Technol Ther, 2009; 11(1):39-43.

74. Arashi M, Sugama J, Sanada H, Konya C, Okuwa M, Nakagami G, Inoue A, Tabata K. Vibration therapy accelerates healing of stage I pressure ulcers in older adult patients. Adv Skin Wound Care, 2010; 23(7):321.

75. Janssen T, de Koning A, Legemate K, Smit C. Electrical stimulation-induced gluteal and hamstring muscle activation can reduce sitting pressure in individuals with a spinal cord injury. Assistive Technology Research Series, 2010: 332-334.

76. Smit C, Haverkamp G, de Groot S, Stolwijk-Swuste J, Janssen T. Effects of electrical stimulation-induced gluteal versus gluteal and hamstring muscles activation on sitting pressure distribution in persons with a spinal cord injury. Spinal Cord, 2012; 50(8):590-4.

77. Smit CA, Zwinkels M, van Dijk T, de Groot S, Stolwijk-Swuste JM, Janssen TW. Gluteal blood flow and oxygenation during electrical stimulation-induced muscle activation versus pressure relief movements in wheelchair users with a spinal cord injury. Spinal Cord, 2013; 51(9):694-9.

78. Smit CAJ, Legemate KJA, de Koning A, de Groot S, Stolwijk-Swuste JM, Janssen TWJ. Prolonged electrical stimulation-induced gluteal and hamstring muscle activation and sitting pressure in spinal cord injury: Effect of duty cycle. J Rehabil Res Dev, 2013; 50(7):1035-1046.

79. Liu LQ, Ferguson-Pell M. Blood perfusion changes during sacral nerve root stimulation versus surface gluteus electrical stimulation on in seated spinal cord injury. Assist Technol, 2017; 29:1-8.

80. Kane A, Warwaruk-Rogers R, Ho C, Chan M, Stein R, Mushahwar VK, Dukelow SP. A feasibility study of intermittent electrical stimulation to prevent deep tissue injury in the intensive care unit. Adv Wound Care, 2017; 6(4): 115-124.

第 22 章　压力性损伤的手术治疗

【前言】

使用传统伤口愈合理论，Ⅲ和Ⅳ类/期压力性损伤通常难以愈合。手术治疗包括外科锐性清创或切除压力性损伤创面，必要时使用皮片或皮瓣移植覆盖伤口。当传统治疗压力性损伤的策略（包括清创、感染管理和新型伤口敷料）无效时，手术治就成为一种治疗选择。在某些情况下，手术治疗成为迫切需要，例如疑似败血症或骨髓炎时。

本章重点讨论压力性损伤手术治疗的术前、术中、术后的推荐意见，特别是关于皮瓣移植重建手术。外科锐性清创的内容详见指南第 16 章"清洗和清创"。本章不涉及具体的外科技术，这些决策更适合由经验丰富的外科医生做出，他们对于需要手术患者的特定需求和伤口愈合环境更加理解。

【临床问题】

指导本章的临床问题包括：

1. 哪些指征适合考虑采取压力性损伤手术治疗？

2. 哪些术前干预措施能有效支持压力性损伤患者接受手术治疗？

3. 哪些术中干预措施能有效支持压力性损伤患者接受手术治疗？

4. 哪些术后干预措施能有效支持压力性损伤患者接受手术治疗？

5. 哪些干预措施能有效减少压力性损伤手术治疗后的复发？

一、压力性损伤手术治疗的适应人群

18.1　有以下情况的压力性损伤患者考虑予以手术治疗：

- 有进展的蜂窝织炎或疑似败血症；
- 有潜行、窦道、瘘管和/或广泛的通过保守清创不易清除的坏死组织；
- 为 Ⅲ 或 Ⅳ 类/期，且无法通过保守治疗关闭。
  （GPS）

〖实施注意事项〗

1. 当疑似败血症时，应紧急寻求外科会诊（专家意见）。

2. 当压力性损伤患者出现发热且无其他明显的感染灶时，考虑是否压力性损伤相关的菌血症[1]（专家意见）。

3. 若出现感染的临床症状，需由医生/血管外科医生对干燥且稳定的焦痂进行评估，并判断是否需要行紧急外科锐性清创（专家意见）。

4. 手术转介应适合患者的临床状况和护理目标（专家意见）。

〖讨论〗

压力性损伤是已知导致患者败血症和死亡的因素之一[1-6]。压力性损伤患者出现进展性蜂窝织炎、脓肿或严重感染时，需外科医生会诊，以确定是否需要行急诊引流和/或清创。因为压力性损伤导致的菌血症或败血症发生率较低，来自西班牙一所教学医院的长达 32 年的一项队列研究显示其发生率仅 0.17/‰，但一旦发生，就需要行紧急的外科处理[1]。

在某些情况下需进行外科会诊以确定外科清创的利弊。正如指南第 16 章"清洗和清创"中所述（参见推荐意见 12.5），对于干燥、稳定的焦痂，如果没有充足的血供以促进感染控制和伤口愈合，这时不应该对焦痂进行清创去除[7]；然而，干燥、稳定的焦痂，如伴随有感染的征象，则需要急诊手术清创。这种情况下，手术锐性清创是快速清除坏死组织的一种有效方式[8-13]。另外，当压力性损伤伴有潜行、窦道、瘘管、和/或广泛的坏死组织，无法采取其他清创轻易清除时，需要由外科团队进行评估，以确定是否可以进行外科锐性清创[8-13]。

对于严重的难愈性压力性损伤应该请外科会诊以确认是否需要手术治疗。Ⅲ 和 Ⅳ 类/期压力性损伤创面有大量皮肤和皮下脂肪组织的缺失，甚至肌肉组织的缺损。骨骼暴露增加了骨髓炎的风险。采取保守治疗，Ⅲ 和 Ⅳ 类/期压力性损伤需要数月甚至数年才能愈合[14,15]。

18.2　评估压力性损伤手术治疗适应证时,考虑到以下因素:
- 非手术治疗与手术干预的愈合可能性比较;
- 患者的护理目标;
- 患者的临床状况;
- 患者遵守治疗方案的积极性和能力;
- 手术给患者带来的风险。(GPS)

【实施注意事项】

1. 考虑使用结构化评估工具评估患者死亡的风险,如美国麻醉医师协会(ASA)分类系统、急性生理与慢性健康评估 Ⅱ(APACHE Ⅱ)及以死亡率和发生率计数的生理和手术严重程度评分(POS-SUM)[16](专家意见)。

2. 评估可能影响患者术后康复能力的因素,包括营养状况、吸烟、失禁、并发症、感染及心理社会因素(专家意见)。

3. 择期手术患者,需与患者及其非正式照顾者讨论:①护理目标;②预期结果;③风险和益处;④术前、术后的治疗方案(专家意见)。

【讨论】

当与个人治疗意愿一致时,手术切除修复可以促进压力性损伤创面快速愈合,并形成坚实的软组织覆盖和血管重建。手术切除修复还可以改善患者功能,提高生活质量。相关研究显示,使用特定的筛查工具筛查手术适应患者,评估的风险因素包括手术的必要性(如使用保守治疗压力性损伤愈合的可能性)、患者的病情、治疗的目标和动机以及手术的风险和潜在并发症。

1. 愈合与复发

在进行手术治疗之前,应做出正确的决策,以及对愈合的可能性的判断。大多数压力性损伤患者通过手术治疗可最终愈合。多个观察性研究报道显示愈合率普遍较高。瑞典的 Ljung 等(2017)[17]的一项队列研究显示,Ⅲ 或 Ⅳ 类/期压力性损伤手术治疗后 96% 在 4 周内愈合(3 级证据)。中国的 Huang 等(2015)[18]对 Ⅲ 或 Ⅳ 类/期压力损伤患者进行随访 4 个月~3 年,愈合率达 100%。印度的 Srivastava 等(2009)[19]对 25 例脊髓损伤合并 Ⅲ、Ⅳ 类/期或不可分期压力性损伤的患者进行研究,手术治疗后随访(15.4±7.45)个月,愈合率为 87%。愈合率存在差异可能是和疾病的严重程度、随访时间的长短、手术方式以及不同研究对愈合率的定义存在差异有关。一项关于压力性损伤

手术治疗复发因素的多重回归分析[20](137 例患者,231 处皮瓣移植)结果显示,同一部位既往做过皮瓣移植手术、血糖控制差、年龄小于 45 岁的患者预后较差。

尽管大多数压力性损伤通过手术治疗都能达到完全愈合,但是如何预防复发是一个关键问题,尤其是压力性损伤高风险患者(如脊髓损伤患者)。既往对压力性损伤预防措施执行依从性低的患者也有复发的风险,尤其是术后压力性损伤预防行为没有任何改进的患者[21]。因此,在和患者及其照顾者讨论手术条件和康复计划时,也要告知他们压力性损伤复发以及新发的可能性。

瑞士的一个长期队列研究[17](n=33)显示,压力性损伤手术治疗 3~10 年复发率是 27%,有 18% 的患者在其他部位有新发的压力性损伤,在这些患者中,有 9% 经历了二次手术(3 级证据)。其他研究显示[18-29],压力性损伤手术治疗后平均随访 14 个月~12 年,复发率为 0%~39%(3 级和 4 级证据)。

一项压力性损伤手术治疗复发因素的多重回归分析[20](137 例患者,231 处皮瓣移植)结果显示,手术部位缺血($OR=2.87$,$95\%CI:1.5\sim5.6$)、相同位置既往手术失败($OR=3.3$,$95\%CI:1.4\sim7.6$)与术后复发相关,平均时间 4.4 年(3 级证据)。另一个长达 20 年的关于压力性损伤预后的相关研究[29]($n=276$),分析了压力性损伤手术后的复发率,也有同样的研究发现,和压力性损伤复发显著相关的因素包括手术部位缺血($RR=3.46$,$95\%CI:1.76\sim6.81$,$P<0.01$)、$BMI<18.5kg/m^2$($RR=3.13$,$95\%CI:1.34\sim7.27$,$P<0.01$)以及吸烟($RR=2.33$,$95\%CI:1.16\sim4.7$,$P=0.0018$),年龄、糖尿病、手术时压力性损伤创面大小以及是否有骨髓炎和压力性损伤复发没有显著的相关性(3 级证据)。一项多变量研究分析[30],对 181 例压力性损伤手术患者平均随访 55 个月,发现手术部位缺血是压力性损伤复发的危险因素($OR=3.02$,$95\%CI:1.32\sim6.93$,$P=0.009$),其他和复发相关的危险因素包括截瘫($OR=2.42$,$95\%CI:1.29\sim4.56$,$P=0.006$)和蛋白水平($OR=2.09$,$95\%CI:1.11\sim3.91$,$P=0.021$)(3 级证据)。

2. 手术风险和并发症

尽管上述研究报告了压力性损伤手术治疗后较高的愈合率,但也有很多研究报告了较高的手术后并发症、伤口裂开和复发的发生率。术前评估手

术的可行性时,需要和患者及其照顾者讨论这些潜在的结局,以及患者在治疗过程中克服出现并发症和挫折的生理和心理能力。

和一般的手术患者相比,接受全身麻醉的伤口患者会有更多的并发症和更高的手术风险[31],如因全身麻醉、失血、全身压力或术后行动不便而导致病情恶化的患者,不建议接受手术进行压力性损伤修复。T-6 水平截瘫患者和四肢瘫患者需全身麻醉,以控制反射亢进和植物神经功能紊乱;俯卧位手术患者也需全身麻醉。手术时间可能持续长3h,并可能导致失血需要输血。手术过程中会使患者面临发生新发压力性损伤的风险,手术时间越长风险越高[32-37]。有关手术患者压力性损伤风险的内容参阅指南第 4 章"风险因素和风险评估"。

Thiessen 等(2011)[24]对接受压力性损伤手术治疗患者术后并发症的发生风险进行多变量分析发现,术前无瘫痪患者术后并发症的风险较低($OR=0.081,95\%CI:0.009\sim0.706,P=0.02$)。还发现在术前没有因压力性损伤而住院的患者,术后并发症的风险也较低($OR=0.108,95\%CI:0.002\ 11\sim0.563,P=0.008$),皮瓣的类型与术后并发症风险之间没有显著相关(3 级证据)。

Ljung 等(2017)[17]报告了因Ⅳ类/期压力性损伤接受手术的 SCI 患者($n=51$)术后 4 周的结局,在该队列研究中,全身并发症发生率为 4%,局部并发症发生率为 6%,局部并发症包括局部出血、轻度的皮瓣坏死(3 个月内愈合)、愈合延迟(超过 2 个月)。该研究还报告了 33 位患者术后 10 年的长期预后结局,尽管 10 年内压力性损伤的复发率是27%,但使用 EQ-5D®工具[38]测得患者健康得分中位数为 70(总分 100 分),而术前的平均得分为 30,这个结果也提示尽管存在并发症的风险和较高的复发率,但总体而言,接受手术的患者整体健康状况有很大改善[17](3 级证据)。

美国的一项大样本队列研究[29]($n=276$)显示,压力性损伤手术治疗后并发症发生率为 58.7%,其中伤口裂开(31.2%)和皮瓣感染(6.5%)最常见(3级证据)。在其他纳入的研究中,压力性损伤手术后并发症发生率也有不同,伤口裂开发生率为 0%~49%[18-21,39-44]、皮瓣并发症(如感染和坏死)发生率为 0%~37.5%[18,21,24-28,40-42,44-48](3 级和 4 级证据)。

上述研究中并发症发生率的差异可能与临床环境、外科手术程序、并发症的定义和测量方式以及随访时间的长短(数周至数十年不等)有关。

Tashiro 等(2016)[49]进行多变量分析,探讨了与皮瓣并发症相关的危险因素,数据来自美国国家数据库中接受手术治疗的压力性损伤患者($n=2\ 749$),结果显示皮瓣并发症的相关危险因素有女性($OR=1.64,95\%CI:1.10\sim2.44,P=0.02$)、肥胖($OR=1.90,95\%CI:1.02\sim3.55,P=0.04$)、亚裔($OR=4.78,95\%CI:1.40\sim16.32,P=0.01$)和肾功能衰竭($OR=4.99,95\%CI:2.23\sim11.16,P<0.001$)。研究中还发现,皮瓣并发症的发生和解剖位置有关,股骨粗隆处皮瓣($OR=4.54,95\%CI:2.38\sim8.33,P<0.001$)和骶尾部皮瓣($OR=1.72,95\%CI:1.02\sim2.86,P=0.04$)并发症发生率更高(3 级证据)。另一项关于预后的研究($n=276$)[29],结果显示糖尿病是术后感染的重要危险因素($RR=4.34,95\%CI:1.15\sim16.43,P=0.031$),骨髓炎是伤口裂开的重要危险因素($RR=2.78,95\%CI:1.51\sim5.13,P<0.01$)。然而,年龄、BMI、吸烟不是这两种并发症的危险因素[29](3 级证据)。

3. 评估适合手术的工具

外科医生、麻醉师、麻醉护士使用各种工具来帮助评估患者是否适合进行手术和全身麻醉。常用工具包括(但不限于)ASA 分类系统、APACHE Ⅱ和 POSSUM[16]。

纳入文献中只有一项研究对实施外科清创、皮片移植和皮瓣手术的患者使用了手术清单。Kurita等[50](2009)研究了使用 POSSUM 和 O-POSSUM(POSSUM 的改良版本,适用于骨科手术前评估)来预测压力性损伤手术后的死亡风险。一组患者因压力性损伤接受手术治疗($n=50/72$ 例手术);另一组患者接受与慢性伤口无关的手术治疗($n=62$),研究发现因压力性损伤接受手术治疗的患者比其他手术患者死亡率预测得分更高(POSSUM 和O-POSSUM 得分,$P<0.001$),两种量表均被认为是有效的预测方法。但是,结果可能受到两个队列之间平均年龄差异的影响[压力性损伤手术组为(72.1 ± 17.5)岁,而非压力性损伤手术组为(47.2 ± 20.8)岁](3 级证据)。

4. 治疗计划的依从性

尽管临床状况,包括术前伤口床的准备、感染状况和营养状况等[24],对于确定是否可以进行手术治疗很关键,但手术动机也是要考虑的一个重要条件。在一项对脊髓损伤合并Ⅳ类/期压力性损伤患者($n=51$)的研究中,决定患者是否接受手术治疗主要是基于手术动机、术后继续治疗的能力及对于保守治疗可能失败的预测[17]（3 级证据）。在另一项研究中，决定患者（n＝158）是否进行手术治疗会考虑术前术后治疗的依从性[23]（4 级证据）。必须与患者及其照顾者确认他们能够持续进行压力性损伤管理计划的依从性[21]，包括体位管理、日常皮肤检查和后续的康复计划。充分的术前教育可能有助于提高依从性（推荐意见 18.3）。

二、压力性损伤手术患者的术前准备

> **18.3**　评估并缓解可能损害手术伤口愈合或影响压力性损伤再发的生理和心理社会因素。（证据等级＝B2；推荐强度＝↑）

〖证据总结〗

五项 3 级高[29]、中[20,49,51]、低[52]质量研究确定了并发症，包括糖尿病[20,29]、肾病[49]、肥胖[49]、术前白蛋白水平[51]和与临床状况相关的实验室血液指标[51,52]等与术后伤口/皮瓣并发症风险增加显著相关。五项 4 级中[22,25]、低[18,27,28]质量研究显示，术前优化个体的临床状况，包括营养状况[18,22,27,28]和失禁管理[25,28]与降低伤口并发症发生率相关，并发症发生率 15%～38%，总体术后愈合率有提高。另一项中等质量 4 级研究[23]显示，压力性损伤术前提供营养支持，可使术后复发率降低至 25%。三项中等质量 4 级研究[19,22,23]报告，为患者及其照顾者提供健康教育、评估其家庭情况[22]和提高社会支持[23]是压力性损伤管理计划的组成部分。

〖实施注意事项〗

1. 在压力性损伤手术治疗前优化血糖控制[20,29]（3 级证据）。

2. 在压力性损伤手术治疗前优化营养状况[18,22,27,28,51,53-55]（3 级和 4 级证据）。参阅指南第 7 章"营养与压力性损伤防治"对营养优化提供了全面指导。

3. 根据患者的病程和其他可获取的医疗信息，在术前[18,25,56]或术中[22,25,40,44,56-59]诊断患者是否有骨髓炎（3 级和 4 级证据）。骨髓炎的诊断和治疗参阅指南第 17 章"感染和生物膜"。

4. 在压力性损伤手术治疗前做好失禁管理[25,28]（3 级和 4 级证据）。

5. 若患者进行手术治疗，需确定患者的临终意愿（专家意见）。

6. 从术前开始，持续向患者提供健康教育，包括手术程序、术后方案和压力性损伤预防教育[18,19,22,23,60]（1 级和 4 级证据）。指南第 26 章"生活质量、自我护理和教育"提供了关于教育干预的指导。

7. 在患者术前和出院前，优化患者的健康生活方式和社会支持网络。指南第 26 章"生活质量、自我护理和教育"有更多关于压力性损伤预防和治疗的心理社会因素的信息。

〖证据讨论〗

应讨论并理解患者对手术的期望以及患者对手术和术后恢复的耐受能力。在风险效益比支持的情况下，姑息治疗患者也可以考虑实施手术治疗，以缓解疼痛和控制伤口气味[4]。

手术前对那些可能影响到术后愈合和复发的因素进行评估（推荐意见 18.2），有助于识别和解决术中和术后潜在的并发症。

对并发症的管理和药物使用可以促进愈合并降低并发症的风险。对糖尿病[20,29]、肌肉痉挛和吸烟进行评估和管理可以促进愈合，降低缝线断裂的风险。服用激素、化疗药、抗增殖药或免疫抑制剂的患者可能并发症发生率更高，需要的愈合时间更长。在适当的时候，如果可以的话减少药物剂量可能会促进伤口愈合。

需优化营养状况以促进愈合。营养优化和支持是压力性损伤综合治疗方案的组成部分[17,18,21-25,27,28]（3 级和 4 级证据），有些研究[18,21,27,28]建议术前开始高热量、高蛋白饮食（4 级证据）。总之，应与患者协商，通过口服或管饲饮食以达到营养优化。

控制可能增加术后感染风险的因素也很重要。由于尿液和粪便有可能污染手术部位，因此做好失禁管理非常重要。应控制腹泻以防止大便污染。控制腹泻可能需要粪便收集装置、药物或结肠造口术[61,62]。在术前鼓励并指导脊髓损伤患者学会间歇性清洁导尿，以防止尿液污染[25,28]（3 级和 4 级证据）或考虑留置尿管。

1. 伤口感染和骨髓炎

手术前对伤口感染和生物膜的管理可最大限度地提高患者的愈合能力。文献报告，有些治疗方案将术前使用伤口培养和放射线评估深部组织感染作为压力性损伤手术治疗方案的一部分[18,25]（4 级证据）。术前对伤口感染的准确诊断和管理是许多外科手术方案[18,19,26,59]的有效组成部分（3 级和 4 级证据），并且在某些中心已成为必要手段[24,63]

（3级证据）。关于术前感染的评估和治疗策略可参阅指南第17章"感染和生物膜"。

据报道，高达32%的压力性损伤患者合并有骨髓炎[64,65]。对276例接受压力性损伤手术治疗的患者资料进行分析，骨髓炎与术后伤口裂开相关（$RR = 2.78, 95\%CI: 1.51 \sim 5.13, P < 0.01$），但与术后伤口感染率或复发率没有显著相关[29]（3级证据）。

对于骨髓炎的评估时机，是术前识别，还是等待术中骨样本培养来诊断，有一些研究进行了相对效益分析。在观察性研究中，术前诊断[如使用X射线或磁共振成像（MRI）]和术中骨样本培养，两者之间在管理或结局方面无明显差异。对确诊压力性损伤合并骨髓炎的患者（$n = 47$）进行回顾分析，术前MRI诊断骨髓炎的患者术前抗生素治疗率26.9%，术前未进行MRI诊断的患者为23.8%，两者没有显著差异（$OR = 1.2, P = 0.81$）。在术后感染的发生率上，术前诊断的患者为7.7%，术中诊断的为14.3%，两者也无统计学差异（$OR = 0.50, P = 0.44$）[56]（3级证据）。这些结果表明，无论术前还是术中评估、诊断和治疗骨髓炎都是可以的，主要取决于患者的病情和医疗资源。

2. 社会心理和教育因素

术前评估患者及其照顾者在心理社会和健康教育方面的需求并为其提供支持，对于提高术后愈合潜力至关重要[22]。

对压力性损伤预防和个人需要参与的治疗措施有深入的了解，这对于提高治疗依从性和预防复发至关重要。在一项回顾性研究（$n = 168$）中，Schryvers等（2000）[39]报告，在一个中心接受压力性损伤手术治疗的患者大多数是截瘫，失业且文化程度较低的男性[39]。这些患者即使与家人住在一起，但主要是依靠自我照顾。这表明该群体具有较高的教育支持需求（4级证据）。有文献中报道，一些外科手术治疗方案将患者及其照顾者的教育计划也包括在内，这些措施从术前[19,22,23]或术后出院前[18]开始实施（4级证据）。

一项RCT研究[60]探讨了健康教育对预防压力性损伤手术后复发的有效性，研究对象（$n = 38$）随机分为3组，对照组实施常规的术前术后护理，试验组1在出院后两年内每月1次强化的、结构化健康教育，每月进行皮肤评估咨询；试验组2在术后2年内接受每3个月一次的邮件随访，为期2年。试验组1术后复发率为33%，试验组2和对照组术后复发率分别为60%和90%，试验组1显著低于其他

两组，差异有统计学意义（$P = 0.007$）[60]（1级证据）。但是，这项研究的局限性在于样本量较小，并且未详细介绍教育干预措施。

积极的心理状态、较强的自我照护技能、家庭照护和良好的社会支持网络可改善患者的短期和长期治疗结局。Yarkin等（2009）[66]对17名接受手术治疗的SCI合并压力性损伤患者和18名照护者的精神状态和生活质量进行调查，使用SF-36简表评价生活质量，术前患者各维度的得分均明显低于常模（美国）（$P < 0.05$）；照顾者在社会功能、情绪角色功能和心理健康得分明显较低，但生理功能、躯体角色功能、疼痛、总体健康和活力5个维度得分，没有统计学差异（3级证据）。这表明慢病（如SCI）患者管理好压力性损伤，会显著影响患者及其家庭的生活质量。在术后6个月的随访中，Yarkin等（2009）[66]发现接受手术治疗后，患者及其照顾者SF-36得分、Beck抑郁量表评分和特质焦虑量表得分均显著改善（$P < 0.05$），这也表明手术本身有可能改善患者的心理-社会状况（3级证据）。这可能是由于减轻抑郁、焦虑和照顾者压力负担所致。但是，该研究还显示出较高的焦虑水平与术后复发相关，也提示在整个康复过程中提供社会心理支持的重要性。

文献报告，有些手术管理方案提出在出院前进行干预以改善患者的心理社会状况。Tadiparthi等（2016）[22]术前对患者家庭情况进行评估，以在出院前尽早解决心理社会需求[22]（4级证据）。在Kierney（1998）[23]的回顾性研究报告，手术管理方案中增加出院后聚焦优化社会支持，术后复发率降低至19%。这个方案的具体实施是将患者和其他接受过相似手术的患者建立一个社会支持网络（4级证据）。Srivastava等（2009）[19]通过在住院期间和出院后提供持续的咨询服务，以提高患者坚持预防和治疗的依从性（4级证据）。

三、患者和压力性损伤的术中管理

本章推荐意见集中在考虑进行手术治疗的压力性损伤。在术中，为了预防新的压力性损伤发生，要采取常规的预防措施，包括风险评估和皮肤评估、注意体位安置、使用合适的支撑面和衬垫（包括俯卧时面部的支撑面），并预防医疗器械相关压力性损伤。指南其他章节中的建议也适用于手术中。

> 18.4　充分清除压力性损伤,包括异常的皮肤、肉芽和坏死组织、窦道、囊腔和可能受累的骨组织。(证据等级＝B2;推荐强度＝↑)

【证据总结】

两项中等质量 3 级研究[17,24] 和 9 项中[22,25,40,44,46,57]、低[18,27,47] 质量 4 级研究报告手术完全切除伤口床,包括窦道、坏死组织和囊腔。一项中等质量 3 级研究[24] 和三项中、低质量 4 级研究[27,47,59] 报告手术切除范围包括不平整的骨组织。

【证据讨论】

去除失活的坏死组织是通过手术促进愈合的关键。研究显示,许多中心在进行手术治疗时会完全切除压力性损伤[17,18,22,24,25,27,40,44,46,47,57](3 级和 4 级证据)。通常建议积极清除失活的骨组织直至出血[59,67]。

研究对比发现,采用一期手术或分期手术方案治疗压力性损伤,愈合率没有差异[63,68]。Laing 等(2010)[45] 报告 41 例患者手术清创后实施 NPWT,约 50% 的患者平均在 4.3 周后需要再次进行手术重建修复。手术清创后,有 12% 的患者会发生出血并需要输血,导致研究人员提出分期手术可能利于止血和预防血肿的形成(4 级证据)。

据报道,高达 32% 的压力性损伤患者合并有骨髓炎[64,65]。在控制骨髓炎之前,压力性损伤是不可能实现永久愈合或手术闭合的,因为骨组织感染对皮瓣的存活有严重的阻碍[59]。对 276 例接受手术治疗的压力性损伤患者的资料分析显示,伤口有骨髓炎与术后伤口裂开相关($RR = 2.78, 95\% CI$:$1.51 \sim 5.13, P<0.01$),但与术后伤口感染率或复发率无显著相关[29](3 级证据)。有效治疗需要积极手术切除失活的骨组织(如触之粗糙或质软)。骨组织培养和药物敏感性测定,有助于骨髓炎诊断和选择敏感抗生素进行治疗。文献报道,疑似骨髓炎时[22] 或所有压力性损伤都进行骨组织采样[25,40,44,57,59];若有骨外露,并触之质软[58] 时应怀疑有骨髓炎。关于骨髓炎的治疗参阅指南第 17 章"感染和生物膜"。

> 18.5　在设计皮瓣时:
> * 选择血液供应良好的组织;
> * 使用复合组织增加耐用性;
> * 使用尽可能大的皮瓣;
> * 减少对邻近皮肤和组织的损害;
> * 将缝合线置于远离直接受压的区域;
> * 降低切口闭合时的张力。(GPS)

【实施注意事项】

考虑在手术前使用手持式多普勒超声检测提供血管化良好的穿支皮瓣[25,41,47](4 级证据)。

【讨论】

最耐用的伤口闭合技术是用组织填充物填充压力性损伤缺损,形成保护垫保护下方的组织结构,通常使用皮瓣修复来实现。皮瓣由具有自身血管供应[47] 的组织构成,因此尽管是移植物,但不需要从伤口床血液供应即可存活。皮瓣的获取需要对血管和组织的精确识别和分离,这是一个比皮瓣移植更复杂、耗时的过程。在大多数临床情况下,皮瓣移植是首选的手术修复方法,因为深部压力性损伤伤口床无法为植皮提供足够的营养支持[21]。

用于压力性损伤修复的皮瓣可以是局部皮瓣或游离皮瓣。局部(带蒂)皮瓣的皮瓣组织根部与母体相连并旋转,以保持其血液供应完整,其他面与母体分离,覆盖邻近的压力性损伤缺损创面。游离皮瓣是指将组织带血管切除分离,并且将组织和血管在压力性损伤创面重新吻合。游离皮瓣适用于大面积的压力性损伤,创面周围没有足够的组织去填充缺损[69]。无论使用局部皮瓣还是游离皮瓣,在选择皮瓣组织时都应考虑保留邻近组织,这样可以保留多种将来修复皮瓣的方式,同时确保所选的皮瓣尽可能大,并足以覆盖缺损。

皮瓣还可以按照组织成分划分。例如,肌皮瓣(也称为肌肉皮瓣)由肌肉、皮下组织和皮肤组成;筋膜皮瓣由深筋膜、皮下组织和皮肤组成[26]。设计好的复合皮瓣可以提高皮瓣的耐用性,并提供足够的组织来充分填充缺损[23]。设计皮瓣时还考虑到缝合线的位置应远离直接受压部位以促进术后愈合,同时在缝合时尽可能减小切口的张力。

选择何种组织类型的皮瓣,取决于患者的临床情况,可获取的组织类型,压力性损伤的解剖位置以及手术医生的偏好[28]。比较不同类型皮瓣的研究很多都没有纳入本指南中,因为这些研究主要关注的是手术技术,部分研究[18,26,28,30,42,69] 提示不同类型的皮瓣术后临床结局是类似的。在一项回顾性队列研究中,观察使用肌皮瓣、筋膜皮瓣和游离穿支皮瓣修复压力性损伤($n=181$)的结局,平均随访 55 个月,3 种不同类型皮瓣手术后并发症发生率相近(44.2%~48.8%),复发率也相近(15.1%~18.6%)[30](3 级证据)。Thiessen 等(2011)比较了肌皮瓣和筋膜皮瓣修复压力性损伤($n=94$)的结局,显示两组患者在住院天数(P＝0.059)、伤口裂开($P=0.835$)、感染($P=0.135$)、皮瓣坏死($P=0.735$)再次手术($n=0.648$)或复发($P=0.648$)等结局无显著差异[24](3级证据)。其他观察性研究也报道了游离皮瓣和局部皮瓣[69]，以及不同组织类型的皮瓣[18,26,42]之间的相似结局(4级证据)。

四、术后管理

> **18.6 定期监测伤口，发现皮瓣失活迹象立即报告。(GPS)**

【实施注意事项】

1. 常规监测伤口引流系统(专家意见)。

2. 立即向外科医生报告皮瓣失败的迹象，包括：①动脉供血不足出现苍白；②毛细血管充盈缓慢；③花斑状；④静脉充血导致组织青紫；⑤出现紫褐色深部组织损伤(专家意见)。

3. 考虑使用先进的监测设备(例如多普勒系统、红外光谱和表面温度监测)评估手术后皮瓣的健康状况(专家意见)。

【讨论】

皮瓣坏死可由动脉供血不足或静脉回流障碍引起。监测皮瓣的金标准技术是对皮瓣颜色和毛细血管充盈的临床观察[70]。动脉供血不足表现为皮瓣苍白或花斑状。静脉充血非常罕见(游离皮瓣除外)，表现为肿胀或组织青紫。紫褐色深部组织损伤较为罕见但确是皮瓣坏死的典型征兆。可以使用设备监测皮瓣，包括植入式多普勒、红外光谱和皮温监测[70,71]。但是，目前没有应用这些设备对压力性损伤术后皮瓣监测的相关研究证据，并非所有的临床机构都具备这些先进的设备用于术后常规监测。

缝线裂开是压力性损伤术后最常见的并发症之一，观察性研究显示其发生率高达48.5%，较高质量的研究显示更高的发生率[18-21,24,25,29,40,41,47,72](3级和4级证据)。对227例皮瓣移植手术患者的资料进行多变量分析，结果显示术前糖尿病控制不佳($OR=15.9,95\%CI:2.0\sim127$)、年龄<45岁($OR=4.9,95\%CI:1.2\sim20.1$)、相同解剖位置曾经皮瓣移植失败($OR=3.8,95\%CI:1.2\sim11.9$)与术后切口裂开率较高有关[20](3级证据)。

术后要经常监测，及时发现相关并发症，并尽早报告给患者的主治医生，研究报告指出将常规皮瓣监测纳入术后管理方案[17,22,28,73](4级证据)。

放置引流以清除死腔中的积液，防止在手术部位形成皮下积液和血肿[22,27,58]。血液和血清的积聚可能成为感染源，液体的积聚会增加伤口张力。使用负压吸引有助于皮瓣更好的贴合于伤口床。

应定期检查引流管是否有扭曲、打折或堵塞，准确记录伤口引流情况，根据引流情况判断是否拔管。引流管通常可保留3周[22,27,58]。引流管也是压力和剪切力的来源，增加了发生新的压力性损伤的风险。指南第11章"器械相关压力性损伤"提供了有关降低与引流管和其他设备相关的压力性损伤风险的全面指导。

> **18.7 术后早期使用特定的支撑面。(证据等级=B1；推荐强度=↑)**

【证据总结】

许多关于压力性损伤术后支撑面的证据推荐使用悬浮床。一项低质量的1级研究[74]报告显示，使用悬浮床术后愈合率为78%，而交替压力充气床垫愈合率为86%，这个结果显示使用两种类型的支撑面结果是相似的，但研究中未进行统计学比较。7项中、低质量3级[17,63]和4级[23,25,44,57,58]研究包括使用悬浮床的压力性损伤管理方案，有时从术前即开始使用，使用时间为2~4周，显示一系列不同的结果指标，包括完全治愈率为61%~96%[17,44]、并发症发生率3%~26%[25,57,58,63]和复发率25%[23]。使用悬浮床的可行性受资源和可及性的影响。

【实施注意事项】

1. 考虑使用交替压力充气床垫[40,74](1级和4级证据)、悬浮床[17,23,25,44,58,63,74](1级和4级证据)或低压气浮床垫(专家意见)。

2. 手术前，为术后准备合适的支撑面[23,28](4级证据)。

3. 手术前，对患者的生活环境进行评估，并开始购买出院后需要的支撑面和其他设备。经过培训的医疗专业人员(如座椅专家、职业治疗师、物理治疗师和/或其他受过培训的专业人员)为其提供指导(专家意见)。

4. 手术后，使用专用支撑至少2~4周[17,23,25,44,58,63,74](4级证据)。

5. 除非有临床指示，否则避免将术后患者转运到非高规格支撑面上(专家意见)。

6. 检查床的边缘是否坚硬，这可能导致患者转移或坐在床边时增加压力或剪切力。当患者准备坐起来时，考虑选择一个便于离开的支撑面（专家意见）。

7. 有关支撑面的更多信息，请参阅指南第 10章"支撑面"。

【证据讨论】

手术后立即将患者放置在专用支撑面上，评估其使用风险和益处。如果术后早期将患者放置在坚硬的支撑面上（如车床、担架和 X 线检查台），由于压力和剪切力增加，术后皮瓣破裂或坏死的风险很高。为患者进行任何体位转移时都应小心，以防止在转移过程中受伤。如果支撑面不具备足够的使压力再分布的特性，那么应该避免使用或限制使用。接受过手术治疗压力性损伤已闭合的患者，因手术后移动能力降低和体位变换受限，增加了再发生新的压力性损伤的风险。因此，术后应选择合适的支撑面以预防新的压力性损伤，使手术部位压力再分布，减少切口处的剪切力和张力，以防止皮瓣坏死或延迟愈合。

悬浮床通常在手术修复后使用。多项观察性研究[17,23,25,44,58,63]报告了悬浮床在皮瓣手术后的成功应用（4 级证据）。但是，与其他支撑面相比，相对有效的证据有限。在一个小样本的研究中（$n=37$），Finnegan 等（2008）[74]比较使用悬浮床和改良交替压力充气床垫对压力性损伤术后愈合的效果。患者在术后早期就使用专用支撑面结合标准化护理，出院时（平均 8d）测量相关结局指标，使用悬浮床的患者 98% 被评估为手术部位表现完好健康，而使用交替压力充气床垫的患者为 87%（P 值未报告）。患者和医疗专业人员将两种支撑面都评价为舒适，并且超出预期效果。悬浮床的使用成本高出52%。这是一项小样本研究，随访时间短，并且结局指标的测量没有实施盲法（1 级证据）。在其他研究中发现，Ⅲ、Ⅳ类/期压力性损伤非手术治疗患者，与使用医院普通床垫[75-77]和交替压力充气床垫[78]相比，使用悬浮床的患者伤口面积明显减小（1 级证据）。但是，这些研究中进行组间比较的较少，未随访至患者完全愈合，并且研究结果能否应用于术后患者也未能证明。

两项研究报告了交替压力充气床垫在皮瓣手术后患者中的成功应用[40,74]（1 级和 4 级证据）。其中一项研究，对交替压力充气床垫进行改良，手术部位持续放气减压，在皮瓣部位未使用交替压力功能。但研究中实现手术部位压力再分布的方法

没有报告，如何保持患者手术部位与床的放气部位一致也没有相关报告（1 级证据）。

低压气浮床垫也经常用于术后患者，但是没有关于其应用的相关研究。少量证据表明，低压气浮床垫可以预防新的压力性损伤发生，并促进压力性损伤愈合。

五、设 备 购 置

任何手术后使用的支撑面都应在术前购置[23,28]。应在术前就让患者使用专用的支撑面，以确定患者对其耐受性（如呼吸困难、失重状态）。在一项手术方案中，鼓励等待压力性损伤手术治疗的患者，术前就在支撑面上采取俯卧位练习，为术后恢复期做准备[28]（4 级证据）。合适的坐位支撑面也要在术前安排购置。

在家庭或日常生活环境中使用适当的压力再分布支撑面对于长期康复和降低复发风险至关重要。手术前，应对患者的轮椅、支撑垫和其他设备（如淋浴椅）进行评估，协助他们获得合适的设备，并提供相关的维护指导。指南第 10 章"支撑面"讨论了家用设备的注意事项。

> 18.8　安置体位和转移患者时，避免对手术部位施加压力和产生破坏。（GPS）

【实施注意事项】

1. **体位安置**

（1）避免在手术部位再施加任何压力或重力[28,30,48,63]（3 级和 4 级证据）。

（2）皮瓣手术后，尽可能保持平卧位卧床休息[26,40,44,57,58]（4 级证据）。

（3）尽量减小躯干屈曲至 30°~40°（如抬高床头），直到手术部位充分愈合，然后允许逐步采取坐位[44,58]（4 级证据）。

（4）可采取俯卧位或侧卧位[27,48]（4 级证据）。

（5）当安置体位无法将手术部位悬空时，应每小时重置体位一次[63]（3 级证据）。

（6）考虑使用压力图来指导患者的体位安置，使手术部位的压力得到缓解[22]（4 级证据）。

（7）皮瓣手术后，为患者使用及移除便盆时要格外谨慎（专家意见）。

2. **体位转移**

（1）术后将患者从手术台转移时，确保有足够的人员配合，以免皮瓣破裂。在术后愈合阶段，

转移患者时要始终保持同样的谨慎(专家意见)。

（2）使用转移板时,确保患者穿着适当的衣服/得到保护,以防对皮瓣造成损伤(专家意见)。

〖讨论〗

皮瓣存活依靠自身组织的血液供应,血液通过蒂流向皮瓣。一些皮瓣深部的血管可以供给表层组织(如臀肌皮瓣),而有一些皮瓣的血流较表浅(如背阔肌皮瓣)。连接并供给皮瓣营养的血管,被称为"蒂",受到剪切力(如拉动皮肤)和压力时会受到损伤。重要的是要知道血液供应的来源以及血液供应的地方离表面有多近。皮瓣远端部分的循环也会受到压力和剪切力的影响。主治医师和多学科团队也应该对其进行预测和管理。

1. **体位安置**

位置通常由外科医生的喜好和个人需求决定。没有对压力性损伤手术治疗后不同体位进行比较的研究。

手术后,患者的体位应避免手术部位受压[28,30,48,63]。许多观察性研究显示患者手术后多采取平卧位,直到手术部位充分愈合,允许逐渐增加压力。在此之前,应尽量避免躯干屈曲[44,58](4级证据)。抬高床头可能无意中会对皮瓣愈合产生不利影响。只有在充分了解相关风险和益处时,方能抬高床头。对于卧床患者,许多医院基于循证依据,采用抬高床头来预防吸入性肺炎和呼吸机相关性肺炎。然而,皮瓣手术后,抬高床头会增加髋关节屈曲,增加切口张力,并增加压力和剪切力,所有这些都会使患者面临皮瓣破裂或坏死的严重风险。在未给患者实施特定的干预措施之前,充分考虑其近期和长期影响非常重要。当开始抬高床头时,配合进餐和自我护理一起以促进患者功能恢复。

有新骨盆皮瓣的患者如何使用床上便盆,专家意见不一。便盆的使用应格外谨慎,因为它们可能会对骨盆皮瓣产生压力,在移除便盆时可能会产生剪切力。

不断地体位变换对于预防压力性损伤新发和复发非常重要。主治医师应做好体位变换的治疗计划,并根据患者愈合的进度来调整方案。更多推荐意见请参阅指南第8章"体位变换和早期活动"。

2. **体位转移**

手术后,在搬运患者的过程中应避免诸如"拖动臀部和大腿"之类的人为操作,这非常重要。相反,要将患者从手术台上抬起再放到床上,而不是滑动或拉动。整个手术后阶段,要使用正确的操作技术和辅助设备(如翻身单、足够的人员),限制对患者的拖拽,减少因剪切力和摩擦力带来的皮瓣破裂的风险。为患者床上翻身时,必须避免缝合线的张力。扶住患者的腿和背去协助患者翻身,而不是拉动臀部和大腿。

背部开口的病号服会使患者大腿和臀部的皮肤在转移装置或转移板上(如转移到轮椅上)受到牵拉。患者在转移的过程中应穿着适当的衣服以保护皮肤。衣服的拉链、纽扣或按扣不得位于手术部位或受压部位。

18.9　当手术部位完全愈合后,实施渐进式坐起方案。（证据等级=B1;推荐强度=↑）

〖证据总结〗

两项中、低质量3级研究[17,63]和四项高、中、低质量4级[19,22,23,25,26,58]研究报告了术后管理计划,包括渐进式坐位训练。研究显示愈合率为87%～96%[17,19]、并发症发生率为10%～26%[19,25,26,58,63]、复发率介于7%～25%[22,23,26]。在这些研究中,一般是术后10d～8周开始逐步进行坐位训练[17,19,22,23,25,26,58,63]。

〖实施注意事项〗

1. 在卧床休息期间,为保持上身的力量,防止不动的危险,让患者进行上身的被动或主动锻炼[21,23,25,27](4级证据)。

2. 根据外科医生的医嘱,进行渐进式坐位训练(专家意见)。

3. 根据患者的病情和手术部位,在术后2～8周进行渐进式坐位训练[17,19,22,23,25,26,58,63](3级和4级证据)。

4. 当患者可以离床就坐时,为其选择并使用合适的压力再分布坐垫[17,23,25,28](3级和4级证据)。更多关于压力垫使用的讨论参阅指南第10章"支撑面"。

5. 考虑使用压力图协助患者选择最合适的压力再分布支撑面[40](4级证据)。

6. 当进行渐进式坐位训练时,应指导患者每15min减压一次[23,25](4级证据)。更多关于减压的推荐意见请参阅指南第8章"体位变换和早期活动"。

〖证据讨论〗

如上所述,在术后短时间内,应为患者安置避免对手术部位产生压力和张力的体位。移动受限的风险已得到充分报道。患者即使处于压力再分布支撑面上,也需要体位变换、皮肤检查等预防新的压力性损伤发生,以及常规的术后干预措施以预防肺部感染和血栓形成。

上身和上肢的关节活动锻炼可减少移动受限的风险,并为患者康复做好准备。在观察研究中[21,23,25,27],有的报告术后管理方案为个体治疗方案的重要组成部分,包括上肢的主动、被动锻炼[21,23,25,27]和上身肌力训练[23,25,27](4 级证据)。然而研究没有报告和其他管理方案的对比,也没有提供该方案的具体细节。进行上身锻炼时,除非得到手术医生的允许,否则应避免髋关节屈曲。

若允许手术部位承重,应逐步开始并增加[17,63,19,22,23,25,26,58]。术后渐进式坐位训练也要逐步增加手术部位的压力和张力。在全面评估坐位支撑面需求[17,23,25,28](3 级和 4 级证据)并选择合适的座椅之后,才能开始采取坐位。座椅专业人员应参与评估,协助选择合适的椅子/轮椅和压力再分布支撑面,并制订个性化的坐姿训练计划(关于椅子和坐垫的选择参见第 10 章)。Ljung 等(2017)[17]报告了接受皮瓣手术的Ⅳ类/期压力性损伤患者(n=45)术后坐位训练的详细方案。术后第 3 周,患者开始在轮椅上就坐,轮椅上放置压力再分布支撑面,3 次/d,30min/次,一周内坐位的时间逐渐增加至 2h/次,3 次/d;第 4 周,开始床上就坐,腿伸直,髋部屈曲 90°,避免前倾。术后 6 个月内建议限制体位[17](3 级证据)。在指南第 8 章"体位变换和早期活动"详细介绍移动减压措施,也被报告为术后康复方案中的重要组成部分[23,25](4 级证据)。

如果受压部位没有发红,可逐渐增加坐位的时间。每次就坐后,应评估手术部位皮肤对压力的耐受性(参见第 5 章)。如果愈合缓慢或存在其他影响愈合的因素(如肥胖、多发压力性损伤或高位截瘫),则考虑切口完全愈合后再开始承重训练。

【参考文献】

1. Espejo E, Andres M, Borrallo RM, Padilla E, Garcia-Restoy E, Bella F. Bacteremia associated with pressure ulcers: a prospective cohort study. Eur J Clin Microbiol Infect Dis, 2018;37(5):969-975.

2. Bryan CS, Dew CE, Reynolds KL. Bacteremia associated with decubitus ulcers. Arch Intern Med, 1983;143(11):2093-5.

3. Cafferkey MT, Hone R, Keane CT. Sources and outcome for methicillin-resistant Staphylococcus aureus bacteraemia. J Hosp Infect, 1988;11(2):136-143.

4. Lee KF, Ennis WJ, Dunn GP. Surgical palliative care of advanced wounds. Am J Hosp Palliat Care, 2007;24(2):154-160.

5. Redelings MD, Lee NE, Sorvillo F. Pressure ulcers: more lethal than we thought? Adv Skin Wound Care, 2005;18(7):367-372.

6. Wall BM, Mangold T, Huch KM, Corbett C, Cooke CR. Bacteremia in the chronic spinal cord injury population: risk factors for mortality. J Spinal Cord Med, 2003;26(3):248.

7. Shannon MM. A retrospective descriptive study of nursing home residents with heel eschar or blisters. Ostomy Wound Manage, 2013;59(1):20-27.

8. AMDA, *American Medical Directors Association. Pressure Ulcers in the Long-Term Care Setting Clinical Practice Guideline*. 2008, Columbia, MD: AMDA.

9. Bergstrom N, Bennett, M. A., Carlson, C. E., et al, *Treatment of Pressure Ulcers. Clinical Practice Guideline, No. 15. AHCPR Pub. No. 95-0653*. 1994, Rockville, MD: U. S. Department of Health and Human Services. Public Health Service, Agency for Healthcare Policy and Research.

10. European Pressure Ulcer Advisory Panel, Pressure Ulcer Treatment Guidelines. 1998, EPUAP, : Oxford, England.

11. Keast DH, Parslow N, Houghton PE, Norton L, Fraser C. Best practice recommendations for the prevention and treatment of pressure ulcers: Update 2006. Adv Skin Wound Care, 2007;20(8):447-60.

12. Wound Ostomy and Continence Nurses Society(WOCNS), *Guideline for the Prevention and Management of Pressure Ulcers. WOCN Clinical Practice Guideline Series*. 2010, Mount Laurel, NJ: WOCNS.

13. Wounds Australia, Standards for Wound Prevention and Management. 2016, Cambridge Media: Osborne Park, WA.

14. van Rijswijk L, Polansky M. Predictors of time to healing deep pressure ulcers. Ostomy Wound Management, 1994;40(8):40-2, 44, 46-8 passim.

15. Lee E. Longitudinal Outcomes of Home Care in Korea to Manage Pressure Ulcers. Res Nurs Health, 2017;40(3):255-262.

16. Wolters U, Wolf T, Stutzer H, Schroder T. ASA classification and perioperative variables as predictors of postoperative outcome. British Journal of Anaesthesia, 1996;77:217-22.

17. Ljung AC, Stenius MC, Bjelak S, Lagergren JF. Surgery for pressure ulcers in spinal cord-injured patients following a structured treatment programme: a 10-year follow-up. Int Wound J, 2017;14(2):355-359.

18. Huang K, Guo Q. Surgical repair involving tissue flap transplantation with vascular pedicle in treating refractory pressure ulcers around hip and sacral region. Curr Signal Transduct Ther, 2015; 10(1): 36-40.

19. Srivastava A, Gupta A, Taly AB, Murali T. Surgical management of pressure ulcers during inpatient neurologic rehabilitation: outcomes for patients with spinal cord disease. J Spinal Cord Med, 2009; 32(2): 125-131.

20. Keys KA, Daniali LN, Warner KJ, Mathes DW. Multivariate predictors of failure after flap coverage of pressure ulcers. Plast Reconstr Surg, 2010; 125(6): 1725-1734.

21. Di Caprio G, Serra-Mestre JM, Ziccardi P, Scioli M, Larocca F, Nunziata V, Grella R, D' Andrea F. Expanded flaps in surgical treatment of pressure sores: Our experience for 25 years. Ann Plast Surg, 2014.

22. Tadiparthi S, Hartley A, Alzweri L, Mecci M, Siddiqui H. Improving outcomes following reconstruction of pressure sores in spinal injury patients: A multidisciplinary approach. J Plast Reconstr Aesthet Surg, 2016; 69 (7): 994-1002.

23. Kierney PC, Engrav LH, Isik FF, Esselman PC, Cardenas DD, Rand RP. Results of 268 pressure sores in 158 patients managed jointly by plastic surgery and rehabilitation medicine. Plast Reconstr Surg, 1998; 102(3): 765-72.

24. Thiessen FE, Andrades P, Blondeel PN, Hamdi M, Roche N, Stillaert F, Van Landuyt K, Monstrey S. Flap surgery for pressure sores: should the underlying muscle be transferred or not? J Plast Reconstr Aesthet Surg, 2011; 64 (1): 84-90.

25. Grassetti L, Scalise A, Lazzeri D, Carle F, Agostini T, Gesuita R, Di Benedetto G. Perforator flaps in late-stage pressure sore treatment: outcome analysis of 11-year-long experience with 143 patients. Ann Plast Surg, 2014; 73 (6): 679-85.

26. Ahluwalia R, Martin D, Mahoney JL. The operative treatment of pressure wounds: a 10-year experience in flap selection. Int Wound J, 2009; 6(5): 355-358.

27. Estrella EP, Lee EY. A retrospective, descriptive study of sacral ulcer flap coverage in nonambulatory patients with hypoalbuminemia. Ostomy Wound Management, 2010; 56 (3): 52-59.

28. Singh R, Singh R, Rohilla RK, Magu NK, Goel R, Kaur K. Improvisations in classic and modified techniques of flap surgery to improve the success rate for pressure ulcer healing in patients with spinal cord injury. International Wound Journal, 2013; 10(4): 455-60.

29. Bamba R, Madden JJ, Hoffman AN, Kim JS, Thayer WP, Nanney LB, Spear ME. Flap Reconstruction for Pressure Ulcers: An Outcomes Analysis. Plast Reconstr Surg Glob Open, 2017; 5(1): e1187.

30. Chiu YJ, Liao WC, Wang TH, Shih YC, Ma H, Lin CH, Wu SH, Perng CK. A retrospective study: Multivariate logistic regression analysis of the outcomes after pressure sores reconstruction with fasciocutaneous, myocutaneous, and perforator flaps. Journal of Plastic, Reconstructive and Aesthetic Surgery. , 2017; 30.

31. O' Neill DK, Robins B, Ayello EA, Cuff G, Linton P, Brem B. Regional anaesthesia with sedation protocol to safely debride sacral pressure ulcers. Int Wound J, 2012; 9: 525-43.

32. Lin S, Hey HWD, Lau ETC, Tan KA, Thambiah JS, Lau LL, Kumar N, Liu KPG, Wong HK. Prevalence and predictors of pressure injuries from spine surgery in the prone position. Spine (Phila Pa 1976), 2017; 42(22): 1730-1736.

33. Schoonhoven L, Defloor T, van der Tweel I, Buskens E, Grypdonck MH. Risk indicators for pressure ulcers during surgery. Appl Nurs Res, 2002; 15(3): 163-173.

34. Yoshimura M, Iizaka S, Kohno M, Nagata O, Yamasaki T, Mae T, Haruyama N, Sanada H. Risk factors associated with intraoperatively acquired pressure ulcers in the park-bench position: A retrospective study. International Wound Journal. , 2015.

35. Chen HL, Shen WQ, Xu YH, Zhang Q, Wu J. Perioperative corticosteroids administration as a risk factor for pressure ulcers in cardiovascular surgical patients: A retrospective study. Int Wound J, 2013.

36. Tschannen D, Bates O, Talsma A, Guo Y. Patient-specific and surgical characteristics in the development of pressure ulcers. Am J Crit Care, 2012; 21(2): 116-126.

37. Connor T, Sledge JA, Bryant-Wiersema L, Stamm L, Potter P. Identification of pre-operative and intra-operative variables predictive of pressure ulcer development in patients undergoing urologic surgical procedures. Urol Nurs, 2010; 30(5): 289-305.

38. EuroQol. *EQ-5D* ® 2019 [cited August 2019]; Available from: https://euroqol. org/.

39. Schryvers OI, Stranc MF, Nance PW. Surgical treatment of pressure ulcers: 20-year experience. Arch Phys Med Rehabil, 2000; 81(12): 1556-1562.

40. Larson DL, Hudak KA, Waring WP, Orr MR, Simonelic K. Protocol management of late-stage pressure ulcers: A 5-year retrospective study of 101 consecutive patients with 179 ulcers. Plast Reconstr Surg, 2012; 129(4): 897-904.

41. Isken T, Alagoz MS, Onyedi M, Izmirli H, Isil E, Yurtseven N. Preoperative color Doppler assessment in planning of gluteal perforator flaps. Ann Plast Surg, 2009; 62 (2): 158-163.

42. Kim YH, Kim SW, Kim JT, Kim CY. Tensor Fascia Lata Flap Versus Tensor Fascia Lata Perforator-Based Island Flap for the Coverage of Extensive Trochanteric Pressure Sores. Ann Plast Surg, 2013.

43. Diamond S, Moghaddas HS, Kaminski SS, Grotts J, Ferrigno L, Schooler W. National outcomes after pressure ulcer closure: Inspiring surgery. Am Surg, 2016; 82(10): 903-906.

44. Bertheuil N, Huguier V, Aillet S, Beuzeboc M, Watier E. Biceps femoris flap for closure of ischial pressure ulcers. Eur J Plast Surg, 2013; 36(10): 639-644.

45. Laing TA, Ekpete N, Oon S, Carroll SM. Surgical reconstruction of pressure ulcer defects: a single-or two-stage procedure? Journal of Wound, Ostomy, and Continence Nursing, 2010; 37(6): 615-618.

46. Chang JW, Lee JH, Choi MSS. Perforator-based island flap with a peripheral muscle patch for coverage of sacral sores. Journal of Plastic, Reconstructive and Aesthetic Surgery, 2016; 69(6): 777-782.

47. Bonomi S, Salval A, Brenta F, Rapisarda V, Settembrini F. The Pacman Perforator-Based V-Y Advancement Flap for Reconstruction of Pressure Sores at Different Locations. Ann Plast Surg, 2016; 77(3): 324-31.

48. Mathur BS, Tan SS, Bhat FA, Rozen WM. The transverse lumbar perforator flap: An anatomic and clinical study. Journal of Plastic, Reconstructive and Aesthetic Surgery, 2016; 69(6): 770-776.

49. Tashiro J, Gerth DJ, Thaller SR. Pedicled flap reconstruction for patients with pressure ulcers: Complications and resource utilization by ulcer site. JAMA Surgery, 2016; 151(1): 93-94.

50. Kurita M, Ichioka S, Tanaka Y, Umekawa K, Oshima Y, Ohura N, Kinoshita M, Harii K. Validity of the orthopedic POSSUM scoring system for the assessment of postoperative mortality in patients with pressure ulcers. Wound Repair Regen, 2009; 17(3): 312-317.

51. Kenneweg KA, Welch MC, Welch PJ. A 9-year retrospective evaluation of 102 pressure ulcer reconstructions. J Wound Care, 2015; 24 Suppl 4a: S12-21.

52. Han HH, Ko JG, Rhie JW. Factors for postoperative complications following pressure ulcer operation: Stepwise multiple logistic regression analysis. Int Wound J, 2017.

53. Lopez de Heredia L, Hauptfleisch J, Hughes R, Graham A, Meagher T. Magnetic resonance imaging of pressure sores in spinal cord injured patients: Accuracy in predicting osteomyelitis. Topics in Spinal Cord Injury Rehabilitation, 2012; 18(2): 146-148.

54. Hauptfleisch J, Meagher TM, Hughes RJ, Singh JP, Graham A, Lopez de Heredia L. Interobserver Agreement of Magnetic Resonance Imaging Signs of Osteomyelitis in Pelvic Pressure Ulcers in Patients With Spinal Cord Injury. Arch Phys Med Rehabil, 2013.

55. Luis, Hauptfleisch J, Hughes R, Graham A, Meagher TMM. Magnetic Resonance Imaging of Pressure Sores in Spinal Cord Injured Patients: Accuracy in Predicting Osteomyelitis. Topics in Spinal Cord Injury Rehabilitation, 2012; 18(2): 146-148.

56. Daniali LN, Keys K, Katz D, Mathes DW. Effect of preoperative magnetic resonance imaging diagnosis of osteomyelitis on the surgical management and outcomes of pressure ulcers. Ann Plast Surg, 2011; 67(5): 520-525.

57. Greco M, Marchetti F, Tempesta M, Ruggiero M, Marcasciano M, Carlesimo B. Cutaneous flaps in the treatment of 338 pressure sores: a better choice. Ann Ital Chir, 2013; 84(6): 655-9.

58. Wettstein R, Tremp M, Baumberger M, Schaefer DJ, Kalbermatten DF. Local flap therapy for the treatment of pressure sore wounds. Int Wound J, 2013.

59. Marriott R, Rubayi S. Successful truncated osteomyelitis treatment for chronic osteomyelitis secondary to pressure ulcers in spinal cord injury patients. Ann Plast Surg, 2008; 61(4): 425-429.

60. Rintala DH, Garber SL, Friedman JD, Holmes SA. Preventing recurrent pressure ulcers in veterans with spinal cord injury: impact of a structured education and follow-up intervention. Arch Phys Med Rehabil, 2008; 89(8): 1429-1441.

61. Deshmukh GR, Barkel DC, Sevo D, Hergenroeder P. Use or misuse of colostomy to heal pressure ulcers. Dis Colon Rectum, 1996; 39(7): 737-738.

62. de la Fuente SG, Levin LS, Reynolds JD, Olivares C, Pappas TN, Ludwig KA, Mantyh CR. Elective stoma construction improves outcomes in medically intractable pressure ulcers. Dis Colon Rectum, 2003; 46(11): 1525-1530.

63. Han HH, Choi EJ, Choi JY, Rhie JW. Efficacy of one-stage surgical treatment and clinical features in patients with multiple pressure ulcers. Int Wound J, 2016; 13: 7-12.

64. Sugarman B, Hawes S, Musher DM, Klima M, Young EJ, Pircher F. Osteomyelitis beneath pressure sores. Archives of Internal Medicine, 1983; 143(4): 683-8.

65. Thornhill Joynes M, Gonzales F, Stewart CA, Kanel GC, Lee GC, Capen DA, Sapico FL, Canawati HN, Montgomerie JZ. Osteomyelitis associated with pressure ulcers. Arch Phys Med Rehabil, 1986; 67(5): 314-8.

66. Yarkin O, Tamer S, Gamze O, Irem M, Huseyin B. Effect of surgery on psychiatric states and quality of life of paraplegics and quadriplegics with pressure sores and their prima-

ry caregivers. Eur J Plast Surg,2009;32(4):173-176.

67. American Society of Plastic Surgeons. *Evidence-Based Clinical Practice Guideline:Chronic Wounds of the Lower Extremity*. 2011 [cited August 2019].

68. Foster RD, Anthony JP, Mathes SJ, Hoffman WY, Young D,Eshima I. Flap selection as a determinant of success in pressure sore coverage. Arch Surg,1997;132(8):868-73.

69. Lemaire V, Boulanger K, Heymans O. Free flaps for pressure sore coverage. Ann Plast Surg, 2008; 60 (6): 631-634.

70. Perng C-K. Recent advances in postoperative freemicrovascular flap monitoring. Formosan Journal of Surgery, 2013; 46(5):145-148.

71. Poder T, Fortier P-H. Implantable Doppler in monitoring free flaps:A cost-effectiveness analysis based on a systematic review of the literature. Eur Ann Otorhinolaryngol Head Neck Dis,2013;130(2):79-85.

72. Foster RD, Anthony JP, Mathes SJ, Hoffman WY. Ischial pressure sore coverage:a rationale for flap selection. Br J Plast Surg,1997;50(5):374-379.

73. Black JM. Surgical options in wound healing. Crit Care Nurs Clin North Am,1996;8(2):169-182.

74. Finnegan MJ, Gazzerro L, Finnegan JO, Lo P. Comparing the effectiveness of a specialized alternating air pressure mattress replacement system and an air-fluidized integrated bed in the management of post-operative flap patients:A randomized controlled pilot study. Journal of Tissue Viability,2008;17(1):2-9.

75. Munro BH, Brown L, Heitman BB. Pressure ulcers:One bed or another? How does an air-fluidized bed compare with pads and other devices on a standard bed? Geriatric Nursing 1989;10:190-2.

76. Jackson BS,Chagares R,Nee N,Freeman K. The effects of a therapeutic bed on pressure ulcers:An experimental study. J Enterostomal Ther,1988;15(6):220-226.

77. Strauss MJ,Gong J,Gary BD,Kalsbeek WD,Spear S. The cost of home air-fluidized therapy for pressure sores. A randomized controlled trial. The Journal of Family Practice, 1991;33(1):52-59.

78. Allman RM,Walker JM,Hart MK,Laprade CA,Noel LB, Smith CR. Air-fluidized beds or conventional therapy for pressure sores. A randomized trial. Ann Intern Med,1987; 107(5):641-8.

第五篇

指南的实施

第23章　测量压力性损伤的患病率和发生率

【前言】

通过精心设计的研究和/或质量改进措施,可以评价本指南在预防和治疗压力性损伤方面的有效性,这些可依赖于某些压力性损伤率的测量。压力性损伤率的测量通常基于压力性损伤的患病率和发生率。了解患病率和发生率的基本特征及如何最好地应用,对评估指南的执行效果至关重要。本章将讨论测量压力性损伤患病率和发生率最常用的方法。

一、患病率和发生率的定义

〖患病率〗

压力性损伤患病率是指在特定时间内特定人群(如特定地区、机构或者病房内的人群)中存在压力性损伤患者的比例。患病率可体现关于压力性损伤所产生的负担以及所需要的资源。

时点患病率是指在特定时间点(通常是在特定一天)存在压力性损伤的人数,压力性损伤可能是最近发生的,也可能是长期存在的(图23-1)。对于住院患者来说,这些压力性损伤可能是在入院时已存在的[1,2]。

$$时点患病率(\%) = \frac{特定时间点存在压力性损伤的人数}{特定时间点研究人群的总人数} \times 100$$

图 23-1　时点患病率计算公式

时段患病率也经常报告。时段患病率是指在特定时间段(通常是几天或几周)内存在压力性损伤的人数。时段患病率的应用通常优于时点患病率,因为收集压力性损伤患病率的研究数据需要时间。与时点患病率一样,时段患病率描述的是所有现存的压力性损伤,而不仅仅是新获得的压力性损伤。因此,时段患病率是已存的和新获得的压力性损伤的组合。当报告在一段时间内的患病率时,应将其称为时段患病率,并应指定时间段。

〖发生率〗

压力性损伤发生率是指在特定时间段内无压力性损伤的个体发生压力性损伤的比例。因此,发生率为特定人群中新发压力性损伤的比率,体现预防措施的有效性,但发生率研究较患病率更耗费人力且成本更高。

累积发生率是指特定人群在特定时间段(通常是几周或几个月)内新发压力性损伤在特定人群所占的比例(图23-2)。在计算累积发生率时,需选定未发生压力性损伤的人群,并在特定时间内随访且定期确定是否发生压力性损伤[1,2]。

$$累积发生率(\%) = \frac{特定时间段内发生压力性损伤的人数}{特定时间段内研究人群的总人数} \times 100$$

图 23-2　累积发生率计算公式

发病密度有时也被用来衡量压力性损伤的发生率,分母不是患者总数,而是机构或服务的患者护理总天数。这种计算可更好地考虑到住院时长,特别是在患者可能居住数月或数年的长期护理机构。发病密度通常被描述为每1 000患者护理总日数中新发压力性损伤例数(图23-3)。

$$发病密度(每1\ 000患者 \cdot 日数)^* = \frac{新发压力性损伤的例数}{无压力性损伤患者总人 \cdot 日数}$$

图 23-3　患者发病密度计算公式

* 如果报告每1 000患者日数,乘以1 000。

[机构获得性压力性损伤]

机构获得性压力性损伤(facility-acquired pressure injury,FAPI)率是测量特定时间点在指定机构内获得性压力性损伤[也称为医院获得性压力性损伤(HAPI)或医疗保健机构获得性压力性损伤]的人数。与时点患病率不同,该术语仅描述入院后在机构内获得性压力性损伤的患者。机构获得性压力性损伤通常与时点患病率相结合,现有的压力性损伤记录下来以确定患病率,然后检查入院记录以确定入院时是否存在压力性损伤。如果入院时没有,那么被认定是机构获得性压力性损伤(图 23-4)。机构获得性压力性损伤率常常用于评价预防方案在减少机构获得性压力性损伤方面的效果,而无须进行更耗时和昂贵的发生率研究。作为时点患病率研究的一部分,检查入院记录以区分机构获得性和社区获得性压力性损伤,可以深入了解压力性损伤的负担、所需资源(患病率)以及机构预防获得性压力性损伤方案的有效性(FAPI)。

$$机构获得的(\%)^{\yen} = \frac{时点有压力性损伤患者数-时点入院时有压力性损伤患者数}{时点患者总数-入院时有压力性损伤患者数} \times 100$$

图 23-4　机构获得性压力性损伤率的计算公式

¥ 有些 FAPI 计算方法包括入院时已有压力性损伤在入院后出现新发压力性损伤的患者。

准确的 FAPI 率要求对指定人群中所有压力性损伤患者在进入该机构时进行准确且有文字记录的皮肤评估,以排除先前存在的压力性损伤。入院记录的时间范围可能因研究而异。有些 FAPI 计算方法将入院时存在(present-on-admission,POA)压力性损伤视为一个案例,并将这些患者排除在 FAPI 计算之外,从而不考虑新发的压力性损伤;其他方法则包括入院时已有压力性损伤在入院后出现新发压力性损伤的患者。在解释任何研究结果之前,特别是在比较研究之间的结果时,应考虑方法的变化[1,3]。

二、解读压力性损伤率

没有最佳的方法来解释压力性损伤的患病率和发生率。不同的方法传递着不同的信息,并且会根据测量的目的和数据的预期用途而有所不同。在研究患病率和发生率期间收集的数据可用于各种目的,包括:①估计疾病患病率;②确定资源需求;③监控质量改进计划的有效性;④各机构的基准;⑤向利益相关者报告质量指标;⑥计算与质量指标相关的补偿率。

基于必要性,在一个国家或国家之间用于基准测试的大数据库的粒度或详细度都较低,而且更多依赖于医疗记录文档,而不是临床观察。考虑到数据的预期用途,开发或选择的方法应力求在可靠性、有效性、随时间变化率的反应性和实用性之间取得最佳平衡。目前正在开发基于从电子健康记录(electronic health records,EHR)中提取数据的压力性损伤电子测量方法,然而,可靠性和有效性方面的问题尚未得到充分地解决[4,5]。

当用于内部或外部基准测试时,比较方法的一致性至关重要,由不同方法或使用不同数据源确定的比率不具有可比性。然而,FAPI 率比患病率更能说明压力性损伤预防计划的有效性,发生率测量更适合于衡量有效性。患病率和发生率研究的解释具有以下复杂因素[1,2,6]:

1. 用于计算压力性损伤率的方法(如患病率、发生率与机构获得性压力性损伤率)。

2. 用于定义人群的标准(如临床机构、患者类型及其压力性损伤风险、纳入/排除标准)。

3. 用于压力性损伤的定义和分类。

4. 纳入或排除 1 类/期压力性损伤、深部组织压力性损伤、不可分期压力性损伤和医疗器械相关性压力性损伤(medical device related pressure injuries,MDRPI)。

5. 用于确定是否存在压力性损伤的策略(如临床评估、患者自述或病历查阅)。

6. 压力性损伤分类和鉴别诊断的准确性。

7. 用于确定压力性损伤是否为 POA 的方法和时间范围。

8. 研究时间段的变化。

9. 随机变异。

10. 在某些情况下,用于认定压力性损伤是可避免或不可避免的判断标准。

英国和美国的经验表明,不考虑这些复杂因素的危害。在英国,国家卫生服务(National Health Service,NHS)信托基金的质量和安全监控包括几个不同的压力性损伤报告系统。安全监测表每月评估压力性损伤发生率,事件报告系统旨在采集新的压力性损伤事件,战略执行信息系统采集严重的压力性损伤案例。然而,与直接检查患者皮肤的压力性损伤相比,安全监测表和事件报告系统的灵敏度均为50%左右,这表明这两种方法都遗漏了许多压力性损伤案例[7]。出现这种现象的原因包括NHS信托机构纳入了MDRPI、不可分期压力性损伤和深部组织压力性损伤。在美国,NHS信托在POA定义方面的差异也是一个问题[8]。政府机构在各种不同的项目中使用医院压力性损伤发生率。医疗保险和医疗补助服务中心使用行政代码来计算医院获得性压力性损伤发生率,并作为其医院获得性条件倡议的一部分。这一倡议确保了医院不会报销治疗并发症所产生的护理费用,并对高并发症发生率的医院进行处罚[9]。同时,作为医疗保险患者安全监测系统的一部分,医疗保健研究和质量机构通过医疗记录审查、跟踪医院获得的并发症,包括压力性损伤。当比较不同的数据来源时,从管理数据

计算得出的压力性损伤率约为基于病历数据计算结果的1/20。这些国际经验证明:目前在解释压力性损伤发生率方面存在问题。

三、患病率和发生率概要

方法设计和严谨性的差异持续影响着患病率和发生率研究的分析。为了能够更可靠地制订国际标准,在设计和报告方面保持一致性是非常必要的。特别是在调查压力性损伤预防计划的有效性时,应报告机构获得性压力性损伤率。表23-1提供了2000年以来文献中报告的不同临床机构和/或人群的患病率和发生率的指示性数据。在现有的情况下,使用了最近的系统综述的数据。虽然这篇综述包括了多项研究和系统综述,但下文报告了包括所有研究在内的一系列数值:

表 23-1 部分文献报道的压力性损伤患病率和发生率范围

机构或人口		患病率	发生率/FAPI 比率
急症护理		6%~18.5%[10]	0%[11]~12%[11]
重症护理		95%CI:10.0%~25.9%[12]	95%CI:16.9%~23.8%[12]
老年护理		4.1%[13]~32.2%[14]	1.9%[15]~59%[16]
儿科护理	初级卫生保健	1.75%(95%CI:1.71~1.73)[17]	–
	普通急症护理	1.8%[18]~4.0%[18]	0.57%[20]~21.4%[18]
	重症护理	32.8%[18]	0.25%[21]~27%[22]
	综合机构	0.47%[19]~7.1%[18]	0.29%[19]~27.7%[23]
手术室		–	5%[24]~53.4%[25]

Tubaishat 等(2015)[10]报告了一项关于急症护理机构下压力性损伤患病率研究的meta分析(排除报告综合医疗机构的研究)。10项使用EPUAP分类系统的研究报告显示,当包括Ⅰ类/期压力性损伤,患病率为7.8%~54%;若不包括,患病率为3.4%~20.3%。使用NPUAP分类系统的8项研究报告显示,当包括Ⅰ类/期压力性损伤,患病率为6%~22%;若不包括,患病率为6%~11%。研究人员将这些研究的数据与另一项使用Torrance分类系统的研究相结合,以估算表23-1中报告的国际压力性损伤患病率。这一估算是基于前瞻性研究报告的患病率,这些研究包括Ⅰ类/期压力性损伤,并且由训练有素的观察者进行了皮肤评估,剔除了异常结果[10]。

Chaboyer 等(2018)[12]对报告累积发生率的10

项研究(8 168人)以及报告患病率的8项研究(13 144人)的压力性损伤数据进行了Meta分析。分析中所包括的研究是在重症护理环境中进行的,方法质量也有所不同。大多数研究(70%的发生率研究和100%的患病率研究)报告说,压力性损伤是通过皮肤检查确定的。当将发生率数据分析限制在那些使用皮肤检查的研究时,95%CI为9.4%~27.5%;当将分析限制在具有低偏倚风险的研究时,95%CI的累积发生率为6.6%~36.8%(n=4项研究,640人),95%CI的患病率为12.2%~24.5%(n=5项研究,4 036人)[12]。

在儿科人群中观察到的压力性损伤患病率和发生率的范围因临床机构而有所不同,如表23-1所示。在儿科人群中进行患病率和发生率研究很少;然而,最近有两项大样本量的研究。Razmus 等

（2017）[20] 调查了美国 678 家儿科机构（n = 39 984），报告的 FAPI 率介于 0.57%（所有机构合并）到 3.7%［儿科重症监护室（PICU）］和 4.6%（康复机构）之间[20]。Montserrat Sánchez-Lorente 等（2018）[17] 在西班牙初级保健机构对 65 359 人进行了调查，报告患病率为 1.75%（95% CI：1.71 ~ 1.73）[17]。大多数研究报告显示，多数压力性损伤是 Ⅰ 类/期[18,19,22,23]。例如，Curley 等（2003）[22] 在 PICU 中的研究中，有 97% 的压力性损伤属于 Ⅰ 类/期；de Souza 等（2017）[18] 在巴西的研究中，55% 的压力性损伤属于 Ⅰ 类/期。但是，Murdoch 等（2002）[21] 报道的 PICU 中只有 0.25% 的发生率，因为只考虑了 Ⅲ 期和 Ⅳ 期的压力性损伤。由于不同地理位置和不同时间使用的各种压力性损伤分类系统各不相同，直接比较研究中的患病率和发生率可能并不准确。在所有的研究中，似乎存在年龄越小，其压力性损伤的患病率和发生率越高的一致性趋势。Curley 等（2003）[22] 计算出与年龄较大的儿童相比，遭受压力性损伤的优势比为 1.27（95% CI：1.02 ~ 1.57，P = 0.03）。例外情况是在初级保健中进行的研究中，在 1 ~ 30 日龄范围内所有儿童的发生率最低（0.72%，而在 9 ~ 18 岁年龄段为 1.6%）[17]。对于住院儿童来说，MDRPI 仍然是一个重大挑战，一项研究报告说，与器械相关的压力伤害高达 84%[23]。指南第 11 章"器械相关压力性损伤"讨论了儿童群体面临的更高风险。

在老年护理中，患病率和发生率的范围自上一个指南以来保持不变。最新最大的一项研究是在日本某地进行的基于人口的患病率研究（n = 37 855 人，37.7% 年龄在 65 岁及以上）。患病率来自一个强制性公共数据库，其中包含接受社区或长期护理机构的所有个人记录。在 65 岁及以上人群的压力性损伤患病率为 20.3‰（95% CI：18.1 ~ 22.7），而 80 岁及以上人群的压力性损伤患病率为 44.6‰（95% CI：39.5 ~ 50.2）。这明显高于 18 ~ 64 岁人群（9.2‰，95% CI：39.5 ~ 50.2），这表明随着年龄的增长，压力性损伤的风险也在增加[26]。最近在老年护理中开展的其他研究[27,28]强调，肤色较深的人的压力性损伤率较高。在一项美国老年护理的数据库患病率研究（n = 116 460 入院）中，患病率总体为 14%（不包括 Ⅰ 类/期压力性损伤）。但是，深色皮肤人的患病率是浅色皮肤人的 1.7 倍[27]。在比较不同区域的压力性损伤患病率和发生率时，这一发现可能会引入更多的考虑因素。指南第 5 章

"皮肤和组织评估"讨论了评估深色皮肤的内容。

四、进行患病率和发生率研究

压力性损伤的患病率和发生率研究提供有价值的数据来推动：①病房/单元和机构层面的质量改进；②国家层面的政策决定；③国际范围的研究议程。

正如本章所讨论的，研究方法的重大变化及方法的严谨性限制了患病率和发生率数据在指导质量、政策和未来研究方面的价值。以下推荐意见和实施注意事项基于合理的流行病学原则，旨在指导临床机构中压力性损伤患病率和发生率研究的设计、实施和报告的更大一致性和严谨性。

> **19.1　在进行和报告压力性损伤患病率和发生率研究时，使用严格的方法学设计和统一的测量变量。（GPS）**

【实施注意事项】

1. 将结果与使用类似方法的组织、国家和/或国际数据集进行比较，以便更清楚地了解压力性损伤的患病率和发生率（专家意见）。

2. 使用 FAPI 率而不是患病率来评估压力性损伤预防方案（专家意见）。

3. 在报告患病率和发生率研究时，根据压力性损伤风险水平提供结果（专家意见）。

4. 在报告患病率和发生率研究时，包括压力性损伤的常见解剖位置（专家意见）。

5. 按压力性损伤分类/期提供患病率和发生率数据，明确指出：①在最终计算患病率和发生率时，是否包含 Ⅰ 类/期压力性损伤；②在总体患病率和发生率中是否纳入或排除可疑深部组织损伤和不可分期压力性损伤，如果是，如何考虑（如与另一个类/期合并或作为单独的名称）（专家意见）。

6. 将黏膜压力性损伤纳入患病率和发生率数据。但是，这些压力性损伤不应该分类/期。（专家意见）。

7. 确定压力性损伤是否与器械有关。器械相关压力性损伤应按类/期报告（专家意见）。

【讨论】

患病率包括机构/卫生服务部门中所有有压力性损伤的个人，包括那些入院时有压力性损伤的人；机构获得性压力性损伤发生率可以识别入院后出现压力性损伤的人。因此，这些率可以更好地评

估特定机构内压力性损伤预防护理的充分性。预期发生率测量将提供更准确的预防评估,但是,这种方法通常因太耗费资源而无法实施。

患病率和发生率研究应明确报告其方法设计,应尝试使用标准化的方法来进行风险调整和基准测试。严格的研究应包括:①在收集数据之前,明确界定研究人群;②培训测量人员;③建立评估者信度;④检查皮肤以确定压力性损伤分类/期;⑤每次皮肤检查由两名测量人员进行。

由合格的医疗专业人员进行的皮肤检查所获得的数据可能比基于医疗记录或行政数据来源的患病率更可靠[29]。

简单描述不同压力性损伤风险水平下的压力性损伤率可能有助于进一步完善质量改进计划,可使机构之间的比较更加准确,并且作为风险调整的基础。在包含不同人群特征(如重症监护、老年护理和儿科病房)的临床机构中,区分可能与压力性损伤风险(如平均年龄)相关的人群特征非常有用。对机构所服务人群的描述也有助于进行比较(如指定"老年护理机构"的类型,支持护理的老年人与高水平护理的老年人)。

按分类/期报告结果对于全面了解机构内的压力性损伤问题至关重要。依据解剖位置(如骶骨、足跟和枕骨)报告压力性损伤患病率有助于确定压力性损伤预防计划的组成部分,这可能需要更多的资源和/或教育。几位作者注意到,总体压力性损伤率下降,但3和4期压力性损伤增加[9,30]。当确定这些模式和趋势时,需要采取更有针对性的方法来预防更严重的压力性损伤。

术语"器械相关"描述的是病因,而不是压力性损伤的严重程度。器械相关压力性损伤应分类/期,黏膜压力性损伤除外。识别相关器械,可能会为器械选择和使用有关的质量改进决策提供指导(参见第11章)。应记录黏膜压力性损伤,但不分类/期。有关进一步讨论请参阅指南第12章"压力性损伤的分类"。

【参考文献】

1. International Guidelines,Pressure Ulcer Prevention:Prevalence and Incidence in Context. A Consensus Document. 2009,MEP Ltd London.

2. Berlowitz D, *Prevalence, Incidence, and Facility-Acquired Rates*,in *Pressure Ulcers:Prevalence,Incidence,and Implications for the Future.*,B. Pieper and National Pressure Ulcer Advisory Panel,Editors. 2012,NPUAP:Washington,DC.

3. Bergquist-Beringer S,Davidson J,Cuddigan J. *Pressure Injury Training* 6. 0. 2019 [cited October 2019;Available from:https://members. nursingquality. org/NDNQIPressureUlcer-Training/.

4. Warren JJ,Dunton N,eMeasure Development Process for NQF Recognition to be used by NDNQI. 2014,American Nurses Association:Silver Springs,MD.

5. National Quality Forum,Patient Safety,Spring 2019 Cycle,CDP Report:Draft Report for Comment. US Department of Health and Human Services:Washington,DC.

6. Black J,Langemo D,*Pressure Ulcer Staging/Categorization*,in *Pressure Ulcers:Prevalence,Incidence,and Implications for the Future*,B. Pieper and National Pressure Ulcer Advisory Panel,Editors. 2012,NPUAP:Washington,DC.

7. Smith IL,Nixon J,Brown S,Wilson L,Coleman S. Pressure ulcer and wounds reporting in NHS hospitals in England part 1:Audit of monitoring systems. Journal of Tissue Viability,2016;25(1):3-15.

8. Coleman S,Smith IL,Nixon J,Wilson L,Brown S. Pressure ulcer and wounds reporting in NHS hospitals in England part 2:Survey of monitoring systems. Journal of Tissue Viability,2016;25(1):16-25.

9. Smith SK,Snyder A,McMahon L,Petersen L,Meddings J. Success in hospital-acquired pressure ulcer prevention:A tale in two data sets. Health Affairs,2018;37(11):1787-1796.

10. Tubaishat A,Papanikolaou P,Anthony D,Habiballah L. Pressure ulcers prevalence in the acute care setting:A systematic review, 2000-2015. Clin Nurs Res, 2018;27(6):643-659.

11. Bales I,Padwojski A. Reaching for the moon:achieving zero pressure ulcer prevalence. Journal of Wound Care,2009;18(4):137-144.

12. Chaboyer WP,Thalib L,Harbeck EL,Coyer FM,Blot S,Bull CF,Nogueira PC,Lin FF. Incidence and prevalence of pressure injuries in adult intensive care patients:A systematic review and meta-analysis. Critical Care Medicine,2018;07:07.

13. Wilborn D,Grittner U,Dassen T,Kottner J. The National Expert Standard Pressure Ulcer Prevention in Nursing and pressure ulcer prevalence in German health care facilities:a multilevel analysis. Journal of Clinical Nursing,2010;19(23-24):3364-71.

14. Abel RL,Warren K,Bean G,Gabbard B,Lyder CH,Bing M,McCauley C. Quality improvement in nursing homes in Texas:results from a pressure ulcer prevention project.

Journal of the American Medical Directors Association, 2005；6：181-8.

15. Igarashi A，Yamamoto-Mitani N，Gushiken Y，Takai Y，Tanaka M，Okamoto Y. Prevalence and incidence of pressure ulcers in Japanese long-term-care hospitals. Archives of Gerontology and Geriatrics，2013；56（1）：220-226.

16. Geyer M，Brienza D，Karg P，Trefler E，Kelsey S. A randomized control trial to evaluate pressure-reducing seat cushions for elderly wheelchair users. Advances in Skin & Wound Care，2001；14：120-9.

17. Montserrat Sánchez-Lorente M，Sanchis-Sánchez E，García-Molina P，Balaguer-López E，Blasco JM. Prevalence of pressure ulcers in the paediatric population and in primary health care：An epidemiological study conducted in Spain. Journal of Tissue Viability，2018；27（4）：221-225.

18. de Souza Pellegrino DM，Ferreira Chacon JM，Blanes L，Ferreira LM. Prevalence and incidence of pressure injuries in pediatric hospitals in the city of Sao Paulo，SP，Brazil. Journal of Tissue Viability，2017；26（4）：241-245.

19. Baldwin KM. Incidence and prevalence of pressure ulcers in children. Advances in Skin & Wound Care，2002；15（3）：121-4.

20. Razmus I，Bergquist-Beringer S. Pressure Injury Prevalence and the Rate of Hospital-Acquired Pressure Injury Among Pediatric Patients in Acute Care. J Wound Ostomy Continence Nurs，2017；44（2）：110-117.

21. Murdoch V. Pressure care in the paediatric intensive care unit. Nursing Standard，2002；17（6）：71-4，76.

22. Curley M，Quigley S，Lin M. Pressure ulcers in pediatric intensive care：incidence and associated factors. Pediatric Critical Care Medicine，2003；4（3）：284-90.

23. Schluer AB，Cignacco E，Muller M，Halfens RJ. The prevalence of pressure ulcers in four paediatric institutions. Journal of Clinical Nursing，2009；18（23）：3244.

24. Conner T，Sledge JA，Bryant-Wiersema L，Stamm L，Potter P. Identification of pre-operative and intra-operative variables predictive of pressure ulcer development in patients undergoing urologic surgical procedures. Urologic Nursing，2010；30（5）：289-95，305.

25. Schuurman JP，Schoonhoven L，Keller BP，van Ramshorst B. Do pressure ulcers influence length of hospital stay in surgical cardiothoracic patients？A prospective evaluation. Journal of Clinical Nursing，2009；18（17）：2456-63.

26. Nakashima S，Yamanashi H，Komiya S，Tanaka K，Maeda T. Prevalence of pressure injuries in Japanese older people：A populationbased cross-sectional study. PLoS ONE，2018；13（6）（no pagination）（e0198073）.

27. Harms S，Bliss DZ，Garrard J，Cunanan K，Savik K，Gurvich O，Mueller C，Wyman J，Eberly L，Virnig B. Prevalence of pressure ulcers by race and ethnicity for older adults admitted to nursing homes. Journal of Gerontological Nursing，2014；40（3）：20-26.

28. Bliss DZ，Gurvich O，Savik K，Eberly LE，Harms S，Mueller C，Wyman JF，Garrard J，Virnig B. Are There racial-ethnic disparities in time to pressure ulcer development and pressure ulcer treatment in older adults after nursing home admission？J Aging Health，2014.

29. Prentice J，An evaluation of clinical practice guidelines for the prediction and prevention of pressure ulcers，in School of Surgery and Pathology，Faculty of Medicine，Dentistry and Health Science. 2007，The University of Western Australia.

30. Kayser SA，VanGilder CA，Lachenbruch C. Predictors of superficial and severe hospital-acquired pressure injuries：A crosssectional study using the international pressure ulcer prevalence survey. International Journal of Nursing Studies，2018；89：46-52.

第 24 章　最佳实践的临床应用

【前言】

过去 20 年来，与压力性损伤预防和治疗相关的研究呈指数增长，政策制订者、教育工作者和医疗保健管理者承诺推广和实施最佳实践。然而，研究与实践之间仍有差距。知识转化有自己的研究体系，旨在探索将研究证据转化为实践的有效策略。综合实施文献中的信息，阐明了基于文献中所描述的障碍因素和促进因素，有助于成功实施最佳实践的策略。

在国家一级进行的研究表明，持续参与质量改进计划与较低的压力性损伤发生率有关，尽管其他组织因素也起着重要作用[1-3]。Lahmann 等（2010）[1]报告，德国重复参与国家级质量改进计划的老年护理机构（$n=60$）和医院（$n=82$），与没有质量改进计划的机构相比，更有可能降低机构获得性压力性损伤率。然而，压力性损伤发生率的差异仅在维持改进计划至少三年的急诊医院中达到了显著水平（平均值为 10.2% vs 平均值为 5.2%，$P<0.05$）[1]。在美国，来自全国护理质量指标数据库（National Database of Nursing Quality Indicators®，NDNQI®）的分析指出，磁性医院[1]比非磁性医院相比，机构获得性压力性损伤率更低。但考虑到个别单位/部门的工作环境时，差异并不显著[2]。在美国养老院进行的一项研究（$n=35$ 个设施，$n=1\,065$ 名护士），Berlowitz 等（2003）[4]报告说，实施质量改进计划与提高护理人员工作满意度有关（5 分制平均改善 0.83，$P<0.001$）和临床指南的使用率增加（$P<0.001$）。尽管比率有下降的趋势，但这些改善措施并未将执行最佳实践坚持下去（$P=0.37$），或者说在统计意义上，这些改善并未给压力性损伤发生率带来显著改变（$P=0.19$）[4]。同样在美国，通过对医院和医疗中心的回顾性研究（$n=55$）[3]指出，在截至 2012 年的 5 年中，在经过审核的机构内，质量改进活动的参与人数增加了一倍。尽管这种质量改进与机构获得性压力性损伤显著减少相关，但与压力性损伤减少相关的最大因素是同一时间段内发生的供资

模式的变化[3]。这些国家级研究的结果表明，在组织层面，旨在促进实施最佳实践的质量改进计划需要创新的工作场所文化[4]和持续的参与，才能取得更大的成果。

本章包括关于一个组织如何能够最好地促进最佳实践持续实施的推荐意见，包括这一过程的促进因素和阻碍因素。这些推荐意见确定了可在组织或专业层面实施的行动。组织实施是一个多层次的结构，是指战略的重点是组织成员对实施变革的共同意愿，以及对他们实施变革的集体能力的共同信念。在专业层面，实施的重点是与个别专业人士相关的战略。在组织和专业层面的良好基础对于有效引入和持续推广预防和治疗压力性损伤的最佳实践（如本指南所述）至关重要。

【临床问题】

指导本章的临床问题：

1. 哪些组织层面的干预措施/质量改进计划能有效地持续预防压力性损伤？

2. 在干预措施/质量改进计划中，哪些专业和组织层面的内容能有效地持续预防压力性损伤？

3. 哪些组织层面的因素促进或阻碍压力性损伤预防和治疗最佳实践的实施？

一、评估最佳实践的促进因素和阻碍因素

在制订质量改进计划之前，评估计划实施的环境至关重要。这包括确定在引入质量改进计划时组织可利用的优势，以及组织中可能阻碍计划有效实施的劣势。研究确定了以下组织层面的因素是可以促进或阻碍实践的主要问题：①人员配置的特征（如机构中的技能组合）[5-14]；②组织成员的知识[15-18]和态度[19-21]；③获得合适的设备和资源[2,18,19,22,23]。

机构可能具有其他需要注意的障碍和有助于指南实施的其他优势。阻碍因素和促进因素是组织特有的；因此，需要在地方一级进行评估，以便制订满足机构需要的实施计划。

> **20.1**　在医疗机构层面,评估和最大限度改善员工特征作为质量改进计划的组成部分,以降低压力性损伤的发生率。(证据等级=C,推荐强度=↑)

〖证据总结〗

评估和最大化员工特征的推荐意见得到了一些研究的支持,这些研究证实了技能组合(即注册护士与执业/登记护士的比例)和人员配备水平对压力性损伤发生率的影响。两项低质量 3 级研究表明[5-7],人员配备不足[7]、每天每位住院医师的注册护士数[6]和执业护士(licensed practical nurse,LPN)的护理时数[5]是发生压力性损伤的预后因素。低质量的 3 级研究[24]及中[8,9,25]、低质量[10]的 4 级研究也证明了员工特征与压力性损伤发生率之间的关系。较高的压力性损伤率与组织中合格护士的数量较少、护理时数较短和员工稳定率较低有关。两项低质量的 3 级研究[5,24]和三项 4 级研究[11,25,26]表明,员工特征(包括技能组合、注册护士工作时间和员工稳定性)与压力性损伤的发生率在统计学上没有显著相关性。

〖实施注意事项〗

1. 增加合格护士提供的护理时数可促进质量改进计划的实施,并降低压力损性伤发生率[6,8,24,25](3 级和 4 级证据)。

2. 确保有足够数量的合格工作人员为有压力性损伤风险的患者提供持续的预防性护理(专家意见);确保有受过适当教育的医疗专业人员在压力性损伤的预防和管理方面发挥临床领导作用(参见推荐意见 20.9)。

〖证据讨论〗

员工特征包括技能组合、人员配置水平和工作人员稳定性。工作人员的工作时间、合格(注册/执业/登记)护士提供的护理时数以及员工稳定性是影响压力性损伤预防和治疗的因素,这些因素已被确定为医疗专业人员实施最佳实践的潜在障碍[12-14,25,27](4 级和 5 级证据)。

队列研究已将某些员工特征确定为压力性损伤的预后因素。Patrician 等(2017)[5]探讨了美国 69 家医院压力性损伤与护理时数之间的关系。在外科医疗单位,执业护士在第 3 天提供给每个患者每天的护理时数可预测压力性损伤的发展[风险比(HR)= 0.27,$P<0.01$],然而,注册护士(registered nurse,RN)和护士助理所提供的护理时数与压力性损伤率无关,在本研究[5](3 级证据)中,重症监护室护理单元($n=13$)的员工特征与压力性损伤之间没有关联。Konetzka 等(2009)[6]使用在线调查评估了美国老年护理机构($n=1\,366$)的员工特征,包括技能混合和注册护士每天每人护理时数。在调整了患者的临床条件和机构水平因素(如医疗保险状况)后,压力性损伤患病率显著降低($P<0.05$),这与 RN 每天每人护理时数增加有关,但与整体技能组合却没有关系($P>0.05$)(3 级证据)。Hart 和 Davis(2011)[24]评估了美国 5 家医院的人员配置特征,并报告了压力性损伤患病率与注册护士每天每人护理时数($r=-0.525,P<0.05$)、每个患者的总护理时数($r=-0.485,P<0.05$)、由机构护士提供的注册护士总时数($r=0.586,P=0.022$)(3 级证据)之间的显著关系。在疗养院进行的观察性研究(4 级证据)还表明,注册护士的人员配备率[8]、疗养院管理员的任职时间长度($P<0.05$)[10]及护理主任任职时间长度($P<0.05$)[10]对压力性损伤的发生率有统计学意义的影响。这些研究中有一些相互矛盾的发现可能与病房的类型有关(如在重症监护病房建立的统计上有意义的关系较少)[5,24],需要在这一领域进行进一步的研究。

> **20.2**　在医疗机构层面,评估医疗专业人员压力性损伤的知识水平,以便实施教育和质量改进计划。(证据等级=B1;推荐强度=↑)

> **20.3**　在医疗机构层面,评估和最大限度改善员工的态度和凝聚力,以便促进实施质量改进计划。(GPS)

〖证据总结〗

评估员工知识以促进教育和质量改进计划的推荐意见得到 3 项研究的支持,这些研究提供了高质量的 1 级证据[15]和低质量的 2 级证据[16,17]。在这三项研究中[15-17],知识调查结果被用于制订针对组织的教育干预措施,作为实现减少压力性损伤发生率的多方面质量改进计划的组成部分。此外,一项低质量的 2 级研究[28]表明,因实施了基于知识评估结果的多方面健康专业教育计划,压力性损伤发生率显著降低。此外,员工态度和凝聚力的评估和最大化反映了最佳实践。

〖实施注意事项〗

1. 使用已证明具有良好心理测量特性的工具评估压力性损伤知识。指南第 25 章"医疗专业人员教育"提供了评估工作人员知识所用工具的信息。

2.《压力性损伤预防态度量表》(The Attitude Towards Pressure Ulcer Prevention Instrument, AP-uP)在测量员工对压力性损伤预防的态度方面具有良好的效度[29,30](5级证据)。

3. 利用组织层面的知识调查结果,制订有针对性的教育计划,以满足员工的知识需求[28](2级证据)。

〖证据讨论〗

1. 知识

在引入教育计划或质量改进计划时,对医疗专业人员有关压力性损伤预防和治疗的知识进行评估以确定潜在障碍或者促进因素。了解医疗专业人员的知识需求,有助于制订针对具体组织的教育和培训计划[15,16,28]。

在多个质量改进计划中已经使用了知识调查结果来确定劳动力的教育需求。Beeckman 等(2013)[15]在一项 RCT 中,使用经过验证的压力性损伤知识评估工具来评估医疗专业人员的知识,以识别知识差距。其结果被用来为互动式教育干预措施的发展以及一系列其他改善压力性损伤预防和治疗的策略提供信息。Price 等(2017)[28]对从事老年护理工作的医疗专业人员进行了干预前知识调查。研究结果被用于开发多方面教育计划的内容。在进行了有针对性的教育之后,医疗专业人员的知识和能力水平得到了显著提高,压力性损伤也得到了显著和持续的减少(2级证据)。

Antonio 和 Conrad(2013)[16]指出,使用技能和知识调查评估员工的伤口护理知识,可为地区卫生服务部门制订的质量改进计划提供基准数据。这些结果为开发本组织可用的伤口产品的特定组织资源以及预防压力性损伤最佳实践的培训提供了信息(2级证据)。Baldelli 等(2008)报告称,在美国医院的质量改进计划中,员工关于识别压力性损伤及其预防策略的知识调查是第一项举措,确定工作人员对机构中的压力性损伤发生率高于全国平均水平的认识不足,为随后的改进计划提供了依据[17](2级证据)。虽然这两项研究[16,17]都没有评估教育计划对员工知识的影响,但两项研究都出现了压力性损伤发生率的下降。

指南第25章"医疗专业人员教育"包括培训和教育推荐意见。

2. 态度和凝聚力

有少量的证据表明压力性损伤发生率与工作态度之间存在关系[19,20]。在芬兰进行的一项观察性研究($n=66$ 个机构和 724 名护士)中,Pekkarinen 等(2008)[20]评估了压力性损伤患病率与护士对管理决策和工作场所的看法之间的关系。压力性损伤的增加与护士工作的时间、压力级证据之间具有统计学意义($P=0.05$)[20](4级证据)。然而,Bosch 等(2011)[31]在荷兰的养老院和医院($n=61$ 家机构和 460 名医疗专业人员)中发现,压力性损伤率与组织文化之间没有关系。评估因素包括团队氛围和竞争,压力性损伤的时点患病率和基于循证的质量指标。在对混杂因素进行调整后,四种不同类型的组织文化(群体、发展、理性和级证据)遭受压力性损伤的优势比为 0.99~1.02[31](4级证据)。

研究强调医疗专业人员的协作护理。在对印度外科护士进行的一项研究中($n=100$),护士认为团队合作和协作是预防压力性损伤最重要的促进因素[19](5级证据)。在希腊的长期老年护理机构中,护士认为跨学科冲突是其实践的障碍,并提出了一种更符合最佳实践的合作方法[21](5级证据)。

其他研究表明,护士对压力性损伤的态度受多年护理经验和知识水平的影响[22,32,33],这可能解释了上述研究结果的矛盾。

20.4　在医疗机构层面,评估和最大限度改善设备及其使用标准的可用性和质量作为质量改进计划的组成部分,以降低压力性损伤的发生率。(证据等级＝B1;推荐强度＝↑↑)

〖证据总结〗

支持该推荐意见的证据来自一项高质量的1级研究[15]、一项中等质量[34]和两项低质量2级研究[35-37]及4级研究[38-40]。这些研究是在一系列临床机构和地区进行的,所有报告的质量改进计划都表明该计划开始后压力性损伤发生率和/或患病率降低。所有质量改进计划都包含了对机构中设备和/或产品的评估,作为计划的一部分,包括对设备和/或产品的审查、更换和/或变更采购安排。进行设备审查所需的资源尚不清楚,但在一项衡量合规性的中等质量的4级研究[40]中,医疗专业人员对这项倡议的执行水平很高。

[实施注意事项]

1. 审查支撑设备的可用性和可及性,并制订采购协议,确保有压力性损伤或现存压力性损伤的患者及时获得[15,40-42](1 级、2 级和 4 级证据)。

2. 审查机构内可用的设备,以确保有适当的选项可满足特殊人群的需求,包括肥胖患者、体弱的老年人、新生儿和儿童(专家意见)。更多信息可在指南第 3 章"压力性损伤相关特殊需求人群"中获得。

3. 审查及选择机构内可供使用的医疗设备,以确保设备能在保持预期功能的同时,尽量减低因压力及/或剪切力所造成的损害[43,44](2 级和 4 级证据)。

4. 审查与皮肤和伤口护理相关的产品配方[16,34](2 级证据)。

[证据讨论]

多项研究表明[15,34-40],将设备评估(如支撑面、医疗器械和伤口护理产品)及其采购作为质量改进计划的一部分,与减少压力性损伤相关。在一些调查和访谈的研究中[12,19,22,23,27],医疗专业人员认为设备不适当或不足是实施最佳实践的障碍。相反,容易获得设备被认为是执行最佳实践的促进因素(5 级证据)。一项调查发现,当将设备评审作为质量改进计划的一个组成部分引入时,医疗专业人员对设备审查的遵守程度很高[40](4 级证据)。

Beeckman 等(2013)[15]对压力性损伤预防资源的可用性和质量进行了评估,将其作为与降低老年护理机构压力性损伤患病率相关的多元方法的一部分(7.1% vs 14.6%)(1 级证据)。Tippet(2009)[34]将评估老年护理机构中可用的支撑设备作为质量改进计划的一部分,该计划报告了 4 年内压力性损伤患病率持续下降(级证据级)。Sving 等(2014)[18]指出,作为质量改进计划的一部分,对设备库存进行了审查,但是,该计划并未显著减少压力性损伤(8.4% vs 9%,$P>0.05$)[18](2 级证据)。实施支持面审查的低级研究也报告了压力性损伤的减少[39,40](4 级证据)。设备的审查包括确定该机构内的床垫、垫子、床上用品、椅子和手动操作设备是否有助于最佳的压力性损伤预防。许多关于采取预防措施导致压力性损伤减少的研究报告指出,由于进行了全面审查,机构内的现有设备已发生了变化(如增加、升级或更换)[35-38]。美国已经制订并批准了一些国家标准来测试各种支撑面的特性,包括侵蚀、包封、热气耗散特性、热湿耗散特性以及水平刚度[45,46]。

在一些机构中,在正常工作时间之外,支撑设备的使用权限可能受到限制(如机构使用租赁/合同设备)。组织应审查支撑设备的使用情况,并制订书面指南以确定在工作时间以外(如节假日、夜间和周末)有需求时获得支撑设备的最快方法。四项研究[15,40-42](1 级和 4 级证据)报告了质量改进计划,其中包括审查支撑设备采购安排。在这些研究中,审查并优化了压力性损伤预防设备(主要是支撑面)的采购合同,有时与租赁承包商一起进行[42]。所有这些质量改进计划都报告了压力性损伤的持续减少。

应审查机构中的医疗设备,并选择能够最大限度减少皮肤损伤的设备。这可能包括选择更柔软、更灵活的设备(如导管和气管插管)[43]或不同设计和/或尺寸的产品[35,43,44](2 级和 4 级证据)。审查产品配方还使本组织能够确保提供基于循证的伤口护理治疗,从而最大限度地提高医疗专业人员在慢性伤口管理中实施最佳实践的能力[16,34](2 级证据)。

二、质量改进计划

> **20.5** 在医疗机构层面,制订并实施一项结构化、定制的多层面质量改进计划,以降低压力性损伤的发生率。(证据等级=A;推荐强度=↑↑)

[证据总结]

两项高质量[15,47]和两项中等质量[48,49]的 1 级研究表明,多层面的质量改进计划与减少机构获得性压力性损伤有关。17 个高、中和低质量的 2 级研究[16-18,34-37,43,50-58];5 个中、低质量的 3 级研究[3,59-62]和 11 个高、中和低质量的 4 级研究[38-42,44,63-67]支持此观点。这些研究在一系列机构中开展,包括急症外科医院、危/重症监护室、疗养院、社区护理和儿童医院。这些研究也在一些国家及地区进行,包括美国、欧洲、中东和泛太平洋地区。所有研究中的干预措施包括一系列针对特定机构的措施,随着质量改进计划不断进行,这些措施往往会增加。一项高质量的经济分析[68]和 4 项低质量的经济分析[41,57,61,69]表明,实施质量改进计划所需的资源巨大,但通过预防压力性损伤可节省成本。定性研究表明,医疗专业人员[23,70,71]、患者及其非正式照顾者[72]认为质量改进计划是可以接受的。

【实施注意事项】

在机构实施压力性损伤预防计划之前,从专业和组织层面评估障碍因素和促进因素(推荐意见20.1~20.4)。

【证据讨论】

证据支持采用多层面的质量改进计划(通常称为"集束化")可满足机构改善压力性损伤预防和治疗的特定需求。文献中报道的大多数成功的方法都包含了专业和组织层面的策略,表明采用集束化改进措施是一种有效的策略,可增加医疗专业人员的参与度[15],最大限度地减少障碍因素[15],并可以持续降低非机构获得性压力性损伤[3,15-17,24,34-41,43,44,48-67,71]。

如本章前面所讨论的,应基于对组织特定的障碍和促进因素的全面评估,选择多层面的压力性损伤预防计划的具体干预措施[15]。

文献报道了不同的方法。Chaboyer 等(2016)[47]评价了在澳大利亚 8 家医院的实施的一项多层面的方案。该集束化方案包括鼓励患者参与预防压力性损伤、护士教育和宣传材料。虽然与标准护理相比,患者层面的压力性损伤发生率无统计学差异(6.1% vs 10.5%,$P>0.05$),但该多层面压力性损伤集束化措施使医院获得性压力性损伤显著降低了52%(1 级证据)。Beeckman 等(2013)[15]的集束化策略包括专业和组织层面的各种措施,旨在减少比利时疗养院的压力性损伤(包括 $n=11$ 家机构,$n=646$ 名居民)。在为期 4 个月的研究过程中,Ⅰ类/期压力性损伤发生率从 14.6% 降至 7.1%。尽管压力性损伤的护理知识没有改变,但集束化管理策略对医疗专业人员预防压力性损伤的态度产生了积极影响[15](1 级证据)。Rantz 等(2012)[49]也在疗养院中进行了研究发现,在美国引入包括教育、临床资源和指导在内的集束化策略,可以在 2 年内降低压力性损伤的发生率[优势比(OR)= 1.23,95%CI:1.00~1.51]。研究指出,由于需定期进行员工培训,而员工流失率较高增加了干预成本[49](1 级证据)。在重症监护中也成功地实施了集束化管理策略。Tayyib 等(2015)[48]为沙特阿拉伯重症监护病房提供了包括循证指南、教育、风险评估和路径再规划的集束化策略。与引入集束化管理前相比,发生压力性损伤的可能性降低了 70%(7.14% vs 32.86%,$P<0.001$)[48](1 级证据)。

除了这些 1 级研究外,在危重症护理、急性护理、老年护理、社区护理和儿科护理中进行的大量

2 级[16-18,34-37,43,50-58]、3 级[3,59-62]和 4 级[38-42,44,63-67]研究提供了证据,证明多层面的质量改进计划可显著降低压力性损伤发生率。这些研究都是在组织层面进行的,并报告了至少持续 12 个月的压力性损伤发生率或患病率降低。下面的推荐意见中讨论了这些成功的质量改进计划中包含的内容。

关于实施质量改进计划的文献包括一个高质量的证据分析,这项研究表明,Chaboyer 等(2016)[47](见上文)的 1 级研究中报告的干预措施与每位患者的估计净货币收益-2 320 美元(15 080元)[95%CI:-3 900 美元(25 350 元)~-1 175 美元(7 638 元)]相关(2016 年,澳元)[68]。在另一项成本分析中,丹麦一家医院实施的一个项目,使压力性损伤减少了 9.3%,估计每位患者净节省 38.62欧元(293.51 元)(2013 年,欧元)[69]。在美国 12 家养老院中实施的一项计划使每月压力性损伤发生率降低了 59%,每 100 名居民可节省约 20 800 美元(127 712 元)(2014 年,1 美元 = 6.14RMB 元)[61]。在美国和新西兰的其他研究也报告,通过机构和卫生网络可节省大量成本[41,57]。进行这些成本分析的临床和地区有很大差异;但是,证据一致地报告了随着时间的推移节省了资金。

> **20.6** 在医疗机构层面,让所有主要利益相关者参与质量改进计划的监督和实施,以降低压力性损伤的发生率。(证据等级=B1;推荐强度=↑↑)

【证据总结】

主要利益相关者包括管理人员、医疗专业人员和未经培训的工作人员、患者和家属/非正式照护者。这项推荐意见基于一项高质量 1 级研究,其中包括管理人员和跨学科护理人员之间的伙伴关系,将团队决策提升为成功的质量改进计划[49],以及一项低质量 2 级研究,该研究纳入了一个地区级指导委员会与管理人员和临床工作人员合作[51],一项低质量 4 级研究也显示了一个包括管理和护理人员在内的地区监督委员会的好处[63]。一项中等质量 2 级研究[34]和一项中等质量 3 级研究[59]都包括跨学科团队参与质量改进计划。在一项高质量 1 级研究中[47],患者参与优质护理服务是质量改进计划的重点,也是 2 级[16,43]和 4 级研究[41]中报告的计划的组成部分。在提供间接证据的调查中[19,22],护理人员发现,当患者无法或不愿意参与护理时,实施优质护理存在障碍,这表明患者参与

既重要又为医疗专业人员所接受。

〖实施注意事项〗

1. 在组织层面建立战略伙伴关系,以制订、实施、促进和评估压力性损伤预防和治疗的质量改进[49,51,63](1 级、2 级和 4 级证据)。

2. 通过提供教育和信息,使患者及其家属/非正式照护者参与压力性损伤预防计划[16,41,43,47](1级、2 级和 4 级证据)。

3. 促进跨学科团队决策,以制订和实施压力性损伤预防和治疗的质量改进计划[34,49,59](1 级、2级和 3 级证据)。

〖证据讨论〗

有证据表明,有效的质量改进计划应以强有力的领导为基础,并应与管理者/行政人员、医疗专业人员、患者本人和非正式照护者积极互动。表 24-1总结了各项研究中为实现机构内各级员工和患者利益相关者的参与而采取的措施。

表 24-1　支持利益相关者参与减少压力性损伤措施的证据总结

质量改进计划	证据来源机构和级证据
管理人员参与度	
地区级指导委员会	美国地区医院网络(2 级证据)[51]
	美国医院和当地住院机构(4 级证据)[63]
工作人员参与度	
管理人员和跨学科护理人员之间的伙伴关系	美国疗养院(1 级证据)[49]
	美国地区医院网络(2 级证据)[51]
	美国疗养院(2 级证据)[34]和澳大利亚外科病房(3 级证据)[59]
	美国医院和当地住院机构(4 级证据)[63]
	瑞典的急症医院(2 级证据)[18]
促进团队决策	美国疗养院(1 级证据)[49]
患者参与度	
患者参与压力性损伤预防	澳大利亚三级医院(1 级证据)[47]
	澳大利亚急性和老年护理机构(2 级证据)[16]
面对面患者教育患者信息手册	澳大利亚三级医院(1 级证据)[47]
	美国儿科医院(2 级证据)[43]
	新西兰医院(4 级证据)[41]

在管理层面,两个成功的质量改进方案包括地区级的指导委员会,其中一个方案报告表示,机构获得性压力性损伤在 16 个月内从 53% 减少到12%[63](3 级证据),第二个方案报告表示,每 1 000个患者日压力性损伤减少 1.37[51]。在这两项研究中,来自同一地区的多家机构的管理人员共同制订、实施和推进了压力性损伤预防计划(2 级和 4级证据)。

通过与管理人员建立伙伴关系使员工参与,以及促进跨学科的参与也是许多质量改进计划的组成部分[34,59]。Tippet(2009)[34]报告了一个跨学科领导团队成功实施的质量改进计划,该团队包括护理部主任和主管以及相关的医疗专业人员、医生、伤口护士和供应人员(2 级证据)。Sving 等(2014)[18]报告,一线管理人员与护士和护理人员一起参与了定期评估压力性损伤患病率和机构层面的预防方案[18](2 级证据)。Burston 等(2015)[59]报道了一项在澳大利亚的外科部门开展,由主任、护士和专职医疗专业人员组成,共同领导实施的质量改进计划(3 级证据)。

让患者参与压力性损伤的预防是众多成功的多层面干预的关键组成部分[16,41,43,47]。在 Chaboyer 等(2016)[47](1 级证据,见上文)的报告中,通过面对面教育、DVD 和海报向患者及其非正式照护者传达了三条简单的循证信息,以促进他们参与压力性损伤的预防。除了减少医疗机构一类/期的压力性损伤外[47],还实现了患者的高参与度(>96%的患者至少接受过一项教育)[73]。来自患者的报告,与医疗专业人员的个人接触和对压力性损伤的新认识对提高患者的参与度非常重要[72](1 级和 5级证据)。

> 20.7　在医疗机构层面,将循证的政策、流程和条例及标准化文件系统作为质量改进计划的组成部分,以降低压力性损伤的发生率。(证据等级＝B1;推荐强度＝↑↑)

〖证据总结〗

该推荐意见基于一项中等质量 1 级研究[48]、一项中等质量 2 级研究[50]、7 个低质量 2 级研究[16,17,35,51,53,54,74]、一项低质量 3 级研究[3]和两项低质量 4 级研究[38,39]。所有这些研究都报告了多层面的质量改进计划,其中包括以循证指南为基础的政策、流程和条例。在其中一项研究中,实施了由护士根据循证制订的护理计划[35],另一项研究进行了证据评估[38]。在所有研究中,多层面的质量改进方案都与减少压力性损伤有关。

〖实施注意事项〗

使用循证临床指南作为当地政策、流程和条例的基础[17,48,50,54](1级和2级证据)。

〖证据讨论〗

以循证获取的信息(即政策、流程和条例、信息和文件系统)作为质量改进计划的基础,加强了最佳实践。基于证据的研究报告方案见表24-2。4项研究[17,38,50]报告了在沙特阿拉伯[48]、美国[17,50]

表 24-2　使用循证获取的信息作为减少压力性损伤措施的证据总结

质量改进计划	证据来源机构和级证据
临床循证指南	沙特阿拉伯重症监护病房(1级证据)[48]
	美国急危重症医院(2级证据)[17]
	美国长期急性护理医院(2级证据)[54]
	美国重症监护病房(2级证据)[50]
	美国急症医院(2级证据)[74]
压力性损伤循证方案	美国地区医院网络(2级证据)[51]
	澳大利亚急性和老年护理机构(2级证据)[16]
	美国医院和医疗中心(3级证据)[3]
	美国儿科医院(4级证据)[44]
	澳大利亚急性和亚急性病房(4级证据)[39]
国际压力性损伤分类系统	黎巴嫩医疗中心(2级证据)[53]
	美国儿科医院(4级证据)[44]
证据评估	英国重症监护室(4级证据)[38]
变更/标准化文件系统	美国长期急性护理医院(2级证据)[54]
(通常是电子的)	美国急症医院(2级证据)[35]
	美国长期照护机构(2级证据)[52]
	美国儿科医院(4级证据)[44]
	美国医院和当地住院设施(4级证据)[63]

和英国[38]的重症监护室中成功应用基于循证的压力性损伤集束化管理策略。在提供支持该推荐意见的最高级别证据的研究中[48],使用基于国际临床指南的预防压力性损伤集束化策略可将压力性损伤的可能性降低70%($P<0.001$)。与标准护理[48](1级证据)相比,该干预措施还可明显减少1类/期($P=0.002$)和2类/期($P=0.026$)压力性损伤。在重症监护室应用基于循证的集束化策略联合其他干预措施的研究报道显示,压力性损伤发生率显著降低:一项研究降低了50%[17](2级证据),另一项研究降低了63%[38](4级证据)。一个基于循证的重症护理集束化干预策略,有助于提高医护人员对体位变换($P=0.015$)和抬高足跟($P<0.001$)的依从性[50](2级证据)。

5项研究表明在美国[3,51,74]、黎巴嫩[53]和澳大利亚[39]的护理环境中,基于循证的压力性损伤集束化干预策略是有效的。在分析来自55家三级医院的数据时,Padula等(2016)[3]指出,循证质量改进计划的数量与医院获得性压力性损伤发生率之间存在关联,尽管同期内资金和法规政策的变更也有助于减少压力性损伤(3级证据)。在美国医院中进行的另一项大样本研究[21]指出,在地区委员会的监督下,引入基于循证的压力性损伤集束干预策略,可使4年来压力性损伤发生率平均每1 000患者日减少1.37[53](2级证据)。在结合电子报告和员工教育[53](2级证据)的情况下,采用循证国际指南中的压力性损伤分类系统可显著减少压力性损伤(6.63% vs 2.47%,$P<0.01$)。使用国际临床指南为极高压力性损伤风险的患者制订标准化集束预防策略,可使4年间美国两家急诊医院院内获得性压力性损伤降低67%(干预前日发生率12‰与干预后0.4‰)[74](2级证据)。在澳大利亚的急性护理机构中,对机构将证据转化为实践的方式进行年度审查的方法可降低压力性损伤发生率[39](4级证据)。

在澳大利亚的急诊和病房中,Antonio和Conrad(2013)[16]实施了基于循证的干预措施,以及领导人员计划和广泛的卫生专业教育,从而使3年内压力性损伤时点患病率从11%降低到3.7%,每年床位日节约从882 740美元(5 737 810元)提高到4 427 684美元(28 779 946元)(2013年澳大利亚)[16](2级证据)。在美国的一家老年护理机构中,实施基于压力性损伤指南的方案,12个月内压力性损伤从41%减少到4.2%(2级证据)。

标准化文件

作为众多多层面质量改进计划的一部分,标准化的文件已被纳入机构信息系统中。Horn 等(2010)[52]在一项针对 11 个长期老年护理机构的多中心研究中,引入了一种标准化的计算机文件系统,该系统包含每周自动电子报告记录的完整性,并确定存在压力性损伤高风险的患者(2 级证据)。质量改进计划中,电子医疗记录通常用于记录压力性损伤的评估[35,44,54,63](2 级和 4 级证据),包括计算机化内部报告[54](2 级证据)和自动转诊到伤口造口失禁护士(wound ostomy and continence nurse,WOCN)相结合[35](2 级证据)。标准化文件被认为可以提高文件的质量和准确性,并促进跨学科护理团队之间的沟通[75]。

> 20.8　在医疗机构层面,提供临床决策支持工具作为质量改进计划的组成部分,以降低压力性损伤的发生率。(证据等级=B1;推荐强度=↑↑)

〖证据总结〗

该推荐意见的基础是一项高质量[15]和一项中等质量[48]1 级研究、一项中[52]和三项低质量[35-37,53]2 级研究、两项 3 级研究[60,61]和三项 4 级研究[38,41,42]。这些研究均报告了采用多层面的质量改进计划使得压力性损伤减少,报告使用了计算机生成的报告[15,36,37,52]、风险评估决策支持方案[36,37,48,53]和支持表面选择算法[35],促进卫生专业个人和多学科团队的临床决策。

〖实施注意事项〗

1. 使用符合循证指南的临床决策支持工具(专家意见)。

2. 考虑执行一个方案或算法,以协助医疗专业人员为患者选择合适的支撑面[35,41,42,60](2 级、3 级和 4 级证据)。

〖证据讨论〗

这些计算方法和决策支持工具或方案用于帮助医疗专业人员选择适当的护理策略和设备,以预防和治疗压力性损伤。临床决策支持工具应符合最新的证据,并提供一系列管理选项,以帮助医疗专业人员、患者、非正式护理人员和跨学科团队之间就压力性损伤预防和管理做出决策。工具可能包括电子或纸质形式的流程图、计算方法、报告或其他辅助工具[76]。

这些资源已被报告为几个成功的质量改进计

划的组成部分(表 24-3)。更先进的计算机化决策支持工具正变得更容易获得;然而,目前只有少数研究报告将其作为质量改进的一个组成部分。在一项研究中,Beeckman 等(2013)[15]评估了电子系统支持医疗专业人员制订个性化压力性损伤预防计划决策的有效性。该电子系统是在 6 个长期护理机构中引入的集束化策略的一部分。与在指定机构仅严格执行压力性损伤预防指南相比,1~4 类/期压力性损伤显著减少(7.1% vs 14.6%,$P<0.05$)(1 级证据)。Bales 等(2011)[36]报告的综合质量改进方案包含一个计算机化决策支持工具,该工具用于初步评估压力性损伤和制订合适管理计划。在这项研究中,决策支持工具被 WOCN 用来指导临床护理,结果医院获得性压力性损伤相对减少了 12%[36,37](2 级证据)。在老年护理机构中,成功地使用了每周生成的不完整病历、高风险状态或皮肤观察异常的个人报告,以帮助医疗专业人员确定需要预防计划和随访的患者,从而减少了压力性损伤[52](2 级证据)。此外,3 级[61]和 4 级[40]研究还报告了运用计算机化的决策支持工具的成功质量改进计划。

表 24-3　决策支持工具作为减少压力性损伤措施的证据总结

质量改进计划	证据来源机构和级证据
计算机化临床决策支持工具	比利时疗养院(1 级证据)[15]
	美国社区医院(2 级证据)[36,37]
	美国长期照护机构(2 级证据)[52]
	美国疗养院(3 级证据)[61]
	澳大利亚医院(4 级证据)[40]
风险评估方案	沙特阿拉伯重症监护室(1 级证据)[48]
	黎巴嫩医疗中心(2 级证据)[53]
	美国社区医院(2 级证据)[36,37]
	英国重症监护室(4 级证据)[38]
支撑面使用选择方案	美国急性护理医院(2 级证据)[35]
	荷兰疗养院(3 级证据)[60]
	英国医院信托机构(4 级证据)[42]
	新西兰医院(4 级证据)[41]

> 20.9　提供压力性损伤预防和治疗的临床领导小组作为质量改进计划的组成部分,以减少压力性损伤的发生。(证据等级=B1;推荐强度=↑↑)

【证据总结】

　　大量的证据支持提供临床领导小组作为质量改进计划的组成部分这一推荐意见。一项高质量[15]和一项中等质量[48]研究都包括任命一名伤口权威人员,作为多层面改进计划成功的组成部分。第二项中等质量1级研究[49]包括由一名当地研究护士承担临床领导。七个低质量2级研究[16,17,35-37,53-55]、三个3级研究[59,60]和三个4级研究[41,44,65],包括来自伤口权威人员、临床护士教育者、接受过老年护理培训的护士、专科专职医疗专业人员或伤口护理团队的临床领导。这项研究是在重症监护、急性护理、老年护理、社区护理和儿科护理中进行的,提供的证据表明,在许多临床机构中,将临床领导纳入质量改进计划与降低压力性损伤发生率相关。

【实施注意事项】

　　1. 聘请伤口护理权威人员/顾问/临床教育人员提供临床指导[15-17,35-37,41,48,53,59,60](1~4级证据)。

　　2. 考虑将转诊给伤口造口失禁专科护士(WOCN)纳入组织的质量改进计划[35,50,59](2级证据)。

　　3. 考虑在组织内建立一个伤口护理团队[54,65](2级和4级证据)。

【证据讨论】

　　临床领导方案被认为是成功的质量改进计划的组成部分,包括委派具有压力性损伤预防和治疗专业知识和技能的医疗专业人员(通常是护士)。这些医疗专业人员被分别称为伤口权威人员、顾问、临床教育者和临床专家,在文献报道的质量改善计划中担当了一系列的角色,包括教育、审查、护理计划和伤口护理(表24-4)。临床领导往往通过认证项目[35-37]或国家级能力项目[36,37,53]为他们的角色进行专门的培训。

表24-4　临床领导力作为减少压力性损伤措施的证据总结

质量改进计划	证据来源机构和级证据
伤口权威人员/顾问	比利时疗养院(1级证据)[15]
	沙特阿拉伯重症监护室(1级证据)[48]
	黎巴嫩医疗中心(2级证据)[53]
	美国急症医院(2级证据)[35]
	美国社区医院(2级证据)[36,37]
	荷兰疗养院(3级证据)[60]
	新西兰医院(4级证据)[41]
转诊患者至WOCN/专职医疗机构	美国急症医院(2级证据)[35]
	美国重症监护病房(2级证据)[50]
	澳大利亚外科病房(3级证据)[59]
临床护士教育者	澳大利亚急性和老年护理机构(2级证据)[16]
	美国医院(2级证据)[17]
伤口护理团队	美国长期急性护理医院(2级证据)[54]
	美国老年护理机构(4级证据)[65]
气管切开和呼吸专科医生	美国儿科医院(4级证据)[44]
接受过老年护理培训的护士的电话和邮件支持	美国一个州的疗养院(2级证据)[55]
研究护士的现场咨询	美国疗养院(1级证据)[49]
WOCN制订的护理计划	美国急症医院(2级证据)[35]
	美国社区医院(2级证据)[36,37]

20.10　在专业层面,提供压力性损伤预防和治疗的教育作为质量改进计划的组成部分,以降低压力性损伤的发生率。(证据等级＝A;推荐强度＝↑↑)

〖证据总结〗

这项推荐意见得到两项高质量[15,47]和一项中等质量[48]1 级研究、四项中等质量[34,48,50,57]和五项低质量[16,17,43,53,54]2 级研究和另外七项 4 级研究的支持[38-41,44,63,65],所有这些研究都将一项教育计划纳入了质量改进计划,该计划成功地降低了压力性损伤的发生率。教育方案包括教学演示、实际操作/临床教学、点对点教学和网上教学。

〖实施注意事项〗

1. 作为多层面质量改进计划组成部分的教育计划包括理论教学、基于能力的教育、临床/实践教学、点对点教学和在线学习[15-17,34,36-41,43,44,47,48,50,53,54,57,63,65](1 级、2 级和 4 级证据)。

2. 考虑强制进行与压力性损伤有关的教育,并在医疗专业人员的就业记录上记录出勤率[34,36,37,40](2 级证据)。

3. 有关教育计划的更多信息,请参阅指南第 25 章"医疗专业人员教育"。

〖证据讨论〗

在大多数质量改进计划中都包括了针对性的健康专业教育。提供教育的方式多种多样,包括但不限于:①理论/课堂教学[16-18,44,47,54];②临床教学[16,17,48,50];③点对点教学[57];④积极参与[15,53,54];⑤网络教学[15,39-41,43,44,65];⑥书面教学[15,41,44,47,48,53,63]。

许多项目纳入了一系列的教育方法,使具有不同学习风格偏好的医疗专业人员增加了获得新信息的途径。一些研究指出,这些教育方案是以能力为基础的[16,65],还采用了强制出勤和/或在工作人员记录中记录出勤情况的做法,以鼓励遵守规定[34,40,44]。第 25 章"医疗专业人员教育"详细讨论了有关医疗专业人员教育的推荐意见。表 24-5 概述了证据转化研究中报告的不同类型的教育措施。

表 24-5　教育作为减少压力性损伤措施的证据总结

质量改进计划	证据来源的机构和级证据
基于能力的员工教育计划	澳大利亚急性和老年护理机构(2 级证据)[16]
	美国老年护理机构(4 级证据)[65]
教育计划 (一些强制性和/或记录在员工记录上)	比利时疗养院(1 级证据)[15]
	澳大利亚三级医院(1 级证据)[47] 沙特阿拉伯重症监护室(1 级证据)[48]
	澳大利亚急性和老年护理机构(2 级证据)[16]
	黎巴嫩医疗中心(2 级证据)[53]
	美国医院(2 级证据)[17]
	美国长期急性护理医院(2 级证据)[54]
	美国疗养院(2 级证据)[34]
	瑞典的急症医院(2 级证据)[18]
	新西兰医院(4 级证据)[41]
	英国重症监护室(4 级证据)[38]
	美国儿科医院(4 级证据)[44]
	美国医院和当地住院机构(4 级证据)[63]
临床/实践教学	沙特阿拉伯重症监护室(1 级证据)[48]
	美国重症监护病房(2 级证据)[50]
	澳大利亚急性和老年护理机构(2 级证据)[16]
	美国医院(2 级证据)[17]
点对点教学 网络教学	美国急症医院(2 级证据)[57]
	比利时疗养院(1 级证据)[15]
	美国儿科医院(2 级证据)[43]
	新西兰医院(4 级证据)[41]
	美国老年护理机构(4 级证据)[65]
	澳大利亚急性和亚急性病房(4 级证据)[39]
	澳大利亚住院服务机构(4 级证据)[40]
	美国儿科医院(4 级证据)[44]

20.11　在医疗机构层面,定期监测、分析和评价压力性损伤预防和治疗的质量指标情况。(证据等级＝B1;推荐强度＝↑↑)

【证据总结】

一项高质量 1 级研究[15]、一项中等质量[55]和六项低质量 2 级研究[16,17,36,37,51,53,56]、一项 3 级研究[62]和两项 4 级研究[39,66,67]支持该推荐意见。这些研究报告了多层面的质量改进计划，这些计划与降低压力性损伤的发生率和/或患病率相关，其中包括将评价作为计划的组成部分。研究报告的评价措施包括审查/监测、使用基于计算机的压力性损伤监测系统、评估促进因素和最佳实践的障碍因素、数据分析团队的参与以及日常项目评价。

【实施注意事项】

1. 定期监测和分析机构获得性压力性损伤率[15,16,18,39,51,53,56]（1 级和 2 级证据）。参阅第 23 章"测量压力性损伤的患病率和发生率"的相关推荐意见。

2. 考虑使用报告和跟踪压力性损伤发生率和患病率的信息系统[15,53,56]（1 级和 2 级证据）。

3. 使用适合的质量指标监控压力性损伤的预防和治疗[55]（专家意见）。

4. 考虑实施基线审查以促进持续质量改进[66,67]（4 级证据）。

5. 定期评估质量改进计划[18,36,37,39]（2 级和 4 级证据）。

6. 本临床指南中概述的用于评估最佳实践实施情况的质量指标包含在本指南第 27 章"质量指标"中。

【证据讨论】

许多研究报告指出，监测机构获得性压力性损伤率是一种评估质量改进方案成功与否的方法[15-18,36,37,39,51,53,56]（表 24-6）。

基于计算机的监测已用于多个质量改进计划中[15,53,56,62]。在一项 RCT 中实施了包括计算机监测系统在内的多层面干预，结果显示 I ~ IV 类/期压力性损伤持续减少（7.1% vs 14.6%，$P<0.05$）。该系统允许工作人员输入压力性损伤率的临床审查结果，并对机构当前的进展进行计算机分析和演示[15]（1 级证据）。Sebastian-Viana 等（2016）[56]使用了计算机提醒系统，该系统可以记录压力性损伤以及压力性损伤风险预防措施，工作人员打开计算机就可以查看自动监控数据。这一措施被纳入了一个多层面的计划，该计划中需要治疗的人数仅为 333[56]（2 级证据），可将压力性损伤相对风险降低 29.4%。Mallah 等（2014）[53]引用了电子压力性损伤报告系统，以支持一项综合质量改进计划，从而

使压力性损伤发生率相对降低 4.16%（$P < 0.01$）[53]。文献中报告的其他基于计算机的举措包括一个数据链接系统，该系统将护士和患者的数据与计算机化护理计划方案[62]（3 级证据）相匹配，以及一个基于网络的质量报告方案，该方案使同一地区网络中的养老院之间能够进行基准测试[66,67]（4 级证据）。

大量的质量指标（其中许多与本地认证过程有关）用于监控压力性损伤的护理。本指南第 27 章"质量指标"详细介绍了一组质量指标，可用于对照本指南中的推荐意见审核组织绩效。

表 24-6 持续评估作为减少压力性损伤措施的证据总结

质量改进计划	证据等级及背景
定期审查/监测压力性损伤	澳大利亚急性和老年护理机构（2 级证据）[16]
	澳大利亚急性和亚急性病房（4 级证据）[39]
	比利时疗养院（1 级证据）[15]
	美国社区医院（2 级证据）[36,37]
	美国医院（2 级证据）[17]
	瑞典急症医院（2 级证据）[18]
基于计算机的压力性损伤监测系统	比利时疗养院（1 级证据）[15]
	西班牙医院（2 级证据）[56]
	黎巴嫩医疗中心（2 级证据）[53]
计算机化护理计划系统中的护士/患者数据链接	美国医院（3 级证据）[62]
质量指标跟踪系统	美国一个州的疗养院（2 级证据）[55]
基于网络的基准质量报告	美国疗养院（4 级证据）[66,67]
每日护士引导的质量查房	美国心脏病房（2 级证据）[58]
评价最佳实践的促进因素和障碍因素	美国地区医院网络（2 级证据）[51]
	瑞典急症医院（2 级证据）[18]
数据分析行动小组	美国地区医院网络（2 级证据）[51]
年度质量计划审查	澳大利亚急性和亚急性单位（4 级证据）[39]
床边交接的每日安全更新	澳大利亚外科病房（3 级证据）[59]

20.12　在医疗机构层面,使用反馈和提醒系统向利益相关者传达质量改进计划及其结果。(证据等级＝B2;推荐强度＝↑)

〖证据总结〗

一项高质量 1 级研究[15],一项中等质量和四项低质量 2 级研究[16,17,43,74]以及中低质量 3 级[59]和 4 级研究[36,37,39,41]提供了支持该推荐意见的证据。这些研究报告了与降低压力性损伤发生率和/或患病率相关的多层面质量改进方案,包括向工作人员和/或患者和非正式照护者宣传该方案的措施。反馈系统包括宣传册、海报、成果报告、奖励和/或表扬工作人员的参与;提醒系统包括视觉提示,以帮助护理人员实施预防性护理。

〖实施注意事项〗

1. 使用宣传册/传单和海报向医疗专业人员、患者和非正式照护者提供有关组织质量改进计划的信息[36,37,41,42](2 级和 4 级证据)。

2. 定期向利益相关者反馈组织质量改进计划的进展和成果[16,17,39,43](2 级和 4 级证据)。

3. 考虑进行表扬和奖励,以鼓励医疗专业人员积极参与组织的质量改进计划[36,37,59](2 级和 3级证据)。

4. 考虑使用提醒系统(如视觉或听觉提示)促进预防保健的实施以及医疗专业人员参与组织的质量改进计划[15,74](1 级和 2 级证据)。

〖证据讨论〗

有些成功的机构层面的压力性损伤预防计划包括定期(如每周和/或每月)通过时事通信、海报、传单或计算机生成的报告向利益相关者报告计划方案和/或压力性损伤发生情况[15-17,36,37,39,41-43,59]。表 24-7 总结了一些不同临床机构质量改进计划中成功使用的促进策略。

提醒系统也被用于鼓励医疗专业人员实施预防保健,被评估为有极高危压力性损伤风险患者在机构中可通过床旁的可视提醒系统被识别出来,结合基于指南的预防保健措施,这一举措使医院获得性压力性损伤在 4 年内减少 67%[74](2 级证据)。定期向所有利益相关者推广持续的压力性损伤预防工作有助于在执行最佳实践时保持认识和警惕。

表 24-7　促进方案作为减少压力性损伤动力的证据总结

质量改进计划	证据来源机构和级证据
概述护理方案的宣传册	新西兰医院(4 级证据)[41]
报告结果/改善	澳大利亚急性和老年护理机构(2 级证据)[16]
	美国医院(2 级证据)[17]
	美国儿科医院(2 级证据)[43]
	澳大利亚急性和亚急性病房(4 级证据)[39]
奖励与表扬	美国社区医院(2 级证据)[36,37]
	澳大利亚外科病房(3 级证据)[59]
海报	美国社区医院(2 级证据)[36,37]
	英国医院信托基金(4 级证据)[42]
提醒	比利时疗养院(1 级证据)[15]
	美国急性护理医院(2 级证据)[74]

【参考文献】

1. Lahmann NA,Halfens RJG,Dassen T. Impact of prevention structures and processes on pressure ulcer prevalence in nursing homes and acute-care hospitals. Journal of Evaluation in Clinical Practice,2010;16(1):50-56.

2. Ma C,Park SH. Hospital Magnet Status,Unit Work Environment,and Pressure Ulcers. Journal of Nursing Scholarship,2015;47(6):565-73.

3. Padula WV,Gibbons RD,Valuck RJ,Makic MBF,Mishra MK,Pronovost PJ,Meltzer DO. Are evidence-based practices associated with effective prevention of hospital-acquired pressure ulcers in US Academic Medical Centers? Medical Care,2016;54(5):512-518.

4. Berlowitz DR,Young GJ,Hickey EC,Saliba D,Mittman BS,Czarnowski E,Simon B,Anderson JJ,Ash AS,Rubenstein LV,Moskowitz MA. Quality improvement implementation in the nursing home. Health Serv Res,2003;38(1 Pt 1):65-83.

5. Patrician PA,McCarthy MS,Swiger P,Raju D,Breckenridge-Sproat S,Su X,Randall KH,Loan LA. Association of Temporal Variations in Staffing With Hospital-Acquired Pressure Injury in Military Hospitals. Research in Nursing & Health,2017;40(2):111-119.

6. Konetzka RT, Stearns S, Park J. The staffing-outcomes relationship in nursing homes. Health Services Research, 2009; 43(3):1025.

7. Twigg DE, Gelder L, Myers H. The impact of understaffed shifts on nurse-sensitive outcomes. J Adv Nurs, 2015; e-pub.

8. Lee HY, Blegen MA, Harrington C. The effects of RN staffing hours on nursing home quality: A two-stage model. International Journal of Nursing Studies, 2014; 51(3):409-417.

9. Choi J, Staggs VS. Comparability of nurse staffing measures in examining the relationship between RN staffing and unit-acquired pressure ulcers: A unit-level descriptive, correlational study. International Journal of Nursing Studies, 2014.

10. Decker FH, Castle NG. Relationship of the Job Tenure of Nursing Home Top Management to the Prevalence of Pressure Ulcers, Pain, and Physical Restraint Use. Journal of Applied Gerontology, 2011; 30(5):539-561.

11. Bae SH, Kelly M, Brewer CS, Spencer A. Analysis of nurse staffing and patient outcomes using comprehensive nurse staffing characteristics in acute care nursing units. Journal of Nursing Care Quality, 2014; 29(4):318-326.

12. Ilesanmi RE, Olabisi P. Assessment of common interventions and perceived barriers to pressure ulcer prevention in Southwest Nigeria. Journal of Wound, Ostomy and Continence Nursing, 2014; 41(3):242-246.

13. Cho E, Chin DL, Kim S, Hong O. The Relationships of Nurse Staffing Level and Work Environment With Patient Adverse Events. Journal of Nursing Scholarship, 2016; 48(1):74-82.

14. Choi KR, Ragnoni JA, Bickmann JD, Saarinen HA, Gosselin AK. Health Behavior Theory for Pressure Ulcer Prevention: Root-Cause Analysis Project in Critical Care Nursing. Journal of Nursing Care Quality, 2016; 31(1):68-74.

15. Beeckman D, Clays E, Van Hecke A, Vanderwee K, Schoonhoven L, Verhaeghe S. A multi-faceted tailored strategy to implement an electronic clinical decision support system for pressure ulcer prevention in nursing homes: A two-armed randomized controlled trial. International Journal of Nursing Studies, 2013; 50(4):475-486.

16. Antonio T, Conrad K. Clinical and economic improvements in pressure injury care at Ballarat Health Services. Wound Practice & Research, 2013; 21(1):4-10.

17. Baldelli P, Paciella M. Creation and implementation of a pressure ulcer prevention bundle improves patient outcomes. American Journal of Medical Quality, 2008; 23(2):136-142.

18. Sving E, Högman M, Mamhidir AG, Gunningberg L. Getting evidence-based pressure ulcer prevention into practice: A multifaceted unit-tailored intervention in a hospital setting. International Wound Journal, 2014.

19. Anand R, Kumari V, Nair R. Nurses' practice related to prevention of pressure ulcer among patients and factors inhibiting and promoting these practices. International Journal of Nursing Education, 2014; 6(1):229-233.

20. Pekkarinen L, Sinervo T, Elovainio M, Noro A, Finne-Soveri II. Drug use and pressure ulcers in long-term care units: do nurse time pressure and unfair management increase the prevalence? Journal of Clinical Nursing, 2008; 17(22):3067-3073.

21. Kaba E, Kelesi M, Stavropoulou A, Moustakas D, Fasoi G. How Greek nurses perceive and overcome the barriers in implementing treatment for pressure ulcers: 'against the odds'. Journal of Wound Care, 2017; 26(9):S20-S26.

22. Strand T, Lindgren M. Knowledge, attitudes and barriers towards prevention of pressure ulcers in intensive care units: a descriptive cross-sectional study. Intensive & Critical Care Nursing: The Official Journal of the British Association of Critical Care Nurses, 2010; 26(6):335-342.

23. Tayyib N, Coyer F, Lewis P. Pressure injury prevention in a Saudi Arabian intensive care unit: Registered nurse attitudes toward prevention strategies and perceived facilitators and barriers to evidence implementation. Journal of Wound, Ostomy, & Continence Nursing, 2016; 43(4):369-74.

24. Hart P, Davis N. Effects of nursing care and staff skill mix on patient outcomes within acute care nursing units. Journal of Nursing Care Quality, 2011; 26(2):161-168.

25. Hickey EC, Young GJ, Parker VA, Czarnowski EJ, Saliba D, Berlowitz DR. The effects of changes in nursing home staffing on pressure ulcer rates. J Am Med Dir Assoc, 2005; 6(1):50-3.

26. Needleman J, Buerhaus P, Mattke S, Stewart M, Zelevinsky K. Nurse-staffing levels and the quality of care in hospitals. N Engl J Med, 2002; 346(22):1715-1722.

27. Mirshekari L, Tirgari B, Forouzi MA. Intensive care unit nurses' perceived barriers towards pressure ulcer prevention in south east Iran. Journal of wound care, 2017; 26(3):145-151.

28. Price K, Kennedy KJ, Rando TL, Dyer AR, Boylan J. Education and process change to improve skin health in a residential aged care facility. International Wound Journal, 2017.

29. Beeckman D, Vanderwee K, Demarre L, Paquay L, Van Hecke A, Defloor T. Pressure ulcer prevention: development and psychometric validation of a knowledge assessment instrument. International Journal of Nursing Studies, 2010; 47(4):399-410.

30. Florin J, Bååth C, Gunningberg L, Mårtensson G. Attitudes towards pressure ulcer prevention: A psychometric evaluation of the Swedish version of the APuP instrument. International Wound Journal, 2014.

31. Bosch M, Halfens RJG, van der Weijden T, Wensing M, Akkermans R, Grol R. Organizational culture, team climate, and quality management in an important patient safety issue: nosocomial pressure ulcers. Worldviews On Evidence-Based Nursing/Sigma Theta Tau International, Honor Society Of Nursing, 2011; 8(1):4-14.

32. Tubaishat A, Aljezawi M. Exploring pressure ulcer care in Jordan: Nurses' knowledge and practice. Journal of the Dermatology Nurses' Association, 2014; 6(3):115-123.

33. Ünver S, Fındık ÜY, Özkan ZK, Sürücü Ç. Attitudes of surgical nurses towards pressure ulcer prevention. Journal of Tissue Viability, 2017; 26(4):277-281.

34. Tippet AW. Reducing the incidence of pressure ulcers in nursing home residents: a prospective 6-year evaluation. Ostomy Wound Management, 2009; 55(11):52-58.

35. McInerney JA. Reducing hospital-acquired pressure ulcer prevalence through a focused prevention program. Advances in Skin & Wound Care, 2008; 21(2):75-78.

36. Bales I, Duvendack T. Reaching for the moon: achieving zero pressure ulcer prevalence, an update. Journal of Wound Care, 2011; 20(8):374-377.

37. Bales I, Padwojski A. Reaching for the moon: achieving zero pressure ulcer prevalence. Journal of Wound Care, 2009; 18(4):137-144.

38. Richardson A, Peart J, Wright SE, McCullagh IJ. Reducing the incidence of pressure ulcers in critical care units: A 4-year quality improvement. International Journal for Quality in Health Care, 2017; 29(3):433-439.

39. Smith SK, Ashby SE, Thomas L, Williams F. Evaluation of a multifactorial approach to reduce the prevalence of pressure injuries in regional Australian acute inpatient care settings. International Wound Journal, 2017; 07; 07.

40. Asimus M, Maclellan L, Li PI. Pressure ulcer prevention in Australia: the role of the nurse practitioner in changing practice and saving lives. International Wound Journal, 2011; 8(5):508-513.

41. Lewis H, Hughes D, Madell D, Coomarasamy C, Villa L, Hayward B. Estimated reduction in expenditure on hospital-acquired pressure injuries after an intervention for early identification and treatment. New Zealand Medical Journal, 2017; 130(1461):42-46.

42. Hall S, Ryan E. How a mattress selection matrix helped to sustain pressure ulcer prevention and also cut costs. Wounds UK, 2015; 11(3):16-21.

43. Boesch RP, Myers C, Garrett T, Nie A, Thomas N, Chima A, McPhail GL, Ednick M, Rutter MJ, Dressman K. Prevention of tracheostomy-related pressure ulcers in children. Pediatrics, 2012; 129(3):e792-e797.

44. Peterson J, Adlard K, Walti BI, Hayakawa J, McClean E, Feidner SC. Clinical Nurse Specialist Collaboration to Recognize, Prevent, and Treat Pediatric Pressure Ulcers. Clinical Nurse Specialist, 2015; 29(5):276-82.

45. National Pressure Ulcer Advisory Panel. *Support Surface Standards Initiative*. 2019 [cited October 2019; Available from: https://npuap. org/page/S3I? &hhsearchterms = %22standards%22.

46. Rehabilitation Engineering and Assistive Technology Society of North America (RESNA). *RESNA Standards Committee on Support Surfaces (SS)*. 2019 [cited October 2019; Available from: https://www. resna. org/standards/support-surfaces/supportsurfaces.

47. Chaboyer W, Bucknall T, Webster J, McInnes E, Gillespie BM, Banks M, Whitty JA, Thalib L, Roberts S, Tallott M, Cullum N, Wallis M. The effect of a patient centred care bundle intervention on pressure ulcer incidence (INTACT): A cluster randomised trial. International Journal of Nursing Studies, 2016; 64:63-71.

48. Tayyib N, Coyer F, Lewis PA. A two-arm cluster randomized control trial to determine the effectiveness of a pressure ulcer prevention bundle for critically ill patients. Journal of Nursing Scholarship, 2015; 47(3):237-47.

49. Rantz MJ, Zwygart-Stauffacher M, Hicks L, Mehr D, Flesner M, Petroski GF, Madsen RW, Scott-Cawiezell J. Randomized multilevel intervention to improve outcomes of residents in nursing homes in need of improvement. Journal of the American Medical Directors Association, 2012; 13(1):60-68.

50. Anderson M, Finch Guthrie P, Kraft W, Reicks P, Skay C, Beal AL. Universal Pressure Ulcer Prevention Bundle With WOC Nurse Support. Journal of Wound, Ostomy & Continence Nursing, 2015; 42(3):217-225.

51. Crawford B, Corbett N, Zuniga A. Reducing hospital-acquired pressure ulcers: A quality improvement project across 21 hospitals. Journal of Nursing Care Quality, 2014; 29(4):303-310.

52. Horn SD, Sharkey SS, Hudak S, Gassaway J, James R, Spector W. Pressure ulcer prevention in long-term-care facilities: a pilot study implementing standardized nurse aide documentation and feedback reports. Advances in Skin & Wound Care, 2010; 23(3):120-131.

53. Mallah Z, Nassar N, Kurdahi Badr L. The Effectiveness of a Pressure Ulcer Intervention Program on the Prevalence of

Hospital Acquired Pressure Ulcers：Controlled Before and After Study. Applied Nursing Research,2014.

54. Milne CT,Trigilia D,Houle TL,Delong S,Rosenblum D. Reducing pressure ulcer prevalence rates in the long-term acute care setting. Ostomy Wound Management,2009；55（4）：50-59.

55. Rantz MJ,Cheshire D,Flesner M,Petroski GF,Hicks L, Alexander G,Aud MA,Siem C,Nguyen K,Boland C, Thomas S. Helping nursing homes "at risk" for quality problems：a statewide evaluation. Geriatric Nursing,2009； 30（4）：238-249.

56. Sebastian-Viana T,Losa-Iglesias M,Gonzalez-Ruiz JM,Lema-Lorenzo I,Nunez-Crespo FJ,Salvadores Fuentes P, team A. Reduction in the incidence of pressure ulcers upon implementation of a reminder system for health-care providers. Applied Nursing Research,2016；29：107-12.

57. Beinlich N,Meehan A. Resource nurse program：A nurse-initiated,evidence-based program to eliminate hospital-acquired pressure ulcers. Journal of Wound,Ostomy and Continence Nursing,2014；41（2）：136-141.

58. Fisher K,Grosh A,Felty V. Using nurse-led rounds to improve quality measures related to HAPUs. Nursing,2016； 46（11）：63-68.

59. Burston S,Chaboyer W,Gillespie B,Carroll R. The effect of a transforming care initiative on patient outcomes in acute surgical units：a time series study. J Adv Nurs,2015；71（2）：417-29.

60. Van Leen MWF,Schols JMGA,Hovius SER,Halfens RJG. The effect of a simple 3-step pressure relieving strategy for preventing pressure ulcers：An explorative longitudinal study from 2002-2011. Wounds,2014；26（10）：285-292.

61. Olsho LEW,Spector WD,Williams CS,Rhodes W,Fink RV,Limcangco R,Hurd D. Evaluation of AHRQ's on-time pressure ulcer prevention program：A facilitator-assisted clinical decision support intervention for nursing homes. Medical Care,2014；52（3）：258-266.

62. Stifter J,Yao Y,Lodhi MK,Lopez KD,Khokhar A,Wilkie DJ,Keenan GM. Nurse Continuity and Hospital-Acquired Pressure Ulcers：A Comparative Analysis Using an Electronic Health Record "Big Data" Set. Nursing research, 2015；64（5）：361-371.

63. Thomas ME. The providers' coordination of care：a model for collaboration across the continuum of care. Professional Case Management,2008；13（4）：220-227.

64. Tzeng H-M,Grandy GA,Yin C-Y. Staff response time to call lights and unit-acquired pressure ulcer rates in adult in-patient acute care units. Contemporary Nurse,2013；45（2）：182-187.

65. Young DL,Borris-Hale C,Falconio-West M,Chakravarthy D. A Single Long-Term Acute Care Hospital Experience with a Pressure Ulcer Prevention Program. Rehabil Nurs, 2014.

66. Baier R,Butterfield K,Patry G,Harris Y,Gravenstein S. Identifying star performers：the relationship between ambitious targets and nursing home quality improvement. Journal of the American Geriatrics Society,2009；57（8）：1498-1503.

67. Baier RR,Butterfield K,Harris Y,Gravenstein S. Aiming for star performance：the relationship between setting targets and improved nursing home quality of care. Journal of the American Medical Directors Association,2008；9（8）： 594-598.

68. Whitty JA,McInnes E,Bucknall T,Webster J,Gillespie BM,Banks M,Thalib L,Wallis M,Cumsille J,Roberts S, Chaboyer W. The cost-effectiveness of a patient centred pressure ulcer prevention care bundle：Findings from the INTACT cluster randomised trial. Int J Nurs Stud,2017； 75：35-42.

69. Mathiesen ASM,Norgaard K,Andersen MFB,Moller KM, Ehlers LH. Are labour-intensive efforts to prevent pressure ulcers costeffective？ Journal of Medical Economics,2013； 16（10）：1238-1245.

70. Roberts S,McInnes E,Wallis M,Bucknall T,Banks M, Chaboyer W. Nurses' perceptions of a pressure ulcer prevention care bundle：a qualitative descriptive study. BMC Nursing,2016；15：64.

71. Chaboyer W,Gillespie BM. Understanding nurses' views on a pressure ulcer prevention care bundle：A first step towards successful implementation. Journal of Clinical Nursing,2014；23：3415-3423.

72. Roberts S,Wallis M,McInnes E,Bucknall T,Banks M,Ball L,Chaboyer W. Patients' Perceptions of a Pressure Ulcer Prevention Care Bundle in Hospital：A Qualitative Descriptive Study to Guide Evidence-Based Practice. Worldviews Evid Based Nurs,2017.

73. Roberts S,McInnes E,Bucknall T,Wallis M,Banks M, Chaboyer W. Process evaluation of a cluster-randomised trial testing a pressure ulcer prevention care bundle：a mixed-methods study. Implement Sci,2017；12（1）：18.

74. Shieh DC,Berringer CM,Pantoja R,Resureccion J,Rainbolt JM,Hokoki A. Dramatic Reduction in Hospital-Acquired Pressure Injuries Using a Pink Paper Reminder System. Advances in Skin & Wound Care,2018；31（3）：118-122.

75. Mykkänen M,Miettinen M,Saranto K. Standardized nursing documentation supports evidence-based nursing man-

agement. Stud Health Technol Inform, 2016; 225: 466-470.

76. Trevena L, McCaffery K, Salkeld G, Glasziou P, Del Mar C, Doust J, Hoffman T, Clinical decision-making tools: How effective are they in improving the quality of health care? 2014, Deeble Institute for Health Policy Research, Australian Government National Lead Clinicians Group,: https://ahha. asn. au/publication/issue-briefs/clinical-decision-making-toolshow-effective-are-they-improving-quality.

第 25 章　医疗专业人员教育

【前言】

掌握专业知识是医疗专业人员实施循证实践的重要前提。循证护理是医疗专业人员获取并评价证据,根据专业知识和经验做出临床决策,并结合个人技能将证据应用于临床实践,评价实践效果的过程。循证护理的每个阶段都要求医疗专业人员掌握专业知识。在研究证据数量以指数速度持续增长的医疗环境中,医疗专业人员巩固现阶段专业知识基础是至关重要的。许多地区和专业机构要求医疗专业人员参与与其常规临床实践领域相一致的知识领域的持续专业发展中。

大量的证据评估了医疗专业人员压力性损伤预防和治疗的知识水平。总的来说,评估医疗专业人员(主要是护理人员)压力性损伤预防和治疗现有知识水平的描述性研究,其结果参差不齐。报告的医疗专业人员对压力性损伤知识掌握的得分水平分从低(<50%)[1-3]、中(50% ~ 79%)[4-20] 到高(>79%)[21] 不等。研究表明,医疗专业人员的压力性损伤专业知识水平与其地域因素[22]、专业培训的水平或类型[1,12,14,17],以及伤口专业认证情况[21] 显著相关。然而,由于不同研究使用的研究对象知识掌握情况的评估工具不同,所以无法有效地进行横向比较研究。此外,不同学者的研究也存在一些研究方法的局限性(如选择性偏移、使用未经认证的知识评估工具、单一地点采集数据)等常见的问题。

态度是影响个人及其行为方式的信念和准则。态度包括自信、信任、价值和自我意愿[23]。在医疗保健行业和更广泛的领域内,态度被确定提升胜任力的关键因素,由此表明,知识和态度之间存在关系[23-26]。Beeckman 等(2010)[27]提出,医疗专业人员对自身潜在行为持有积极信念会对其护理的压力性损伤患者的结局产生影响,那么他们更有可能采取积极的护理行为。少许研究探讨了在压力性损伤预防和管理中的这种关系。Demarré 等(2012)[2]研究了比利时护理院中的护士和护士助理(n=145)压力性损伤知识与态度之间的关系,大约80%的研究对象具有超过 5 年的老年护理工作经验,研究发现掌握压力性损伤的相关知识与态度之间无显著相关性,知识掌握程度也不是最佳实践依从性的重要预测指标。在该研究中,患者最佳实践依从性和医疗专业人员压力性损伤预防知识掌握程度均较低,26.9%的患者没有接受预防压力性损伤的护理,医疗专业人员压力性损伤预防的平均知识得分是 28.9%[2]。另一项在沙特阿拉伯急症康复机构的研究[8]显示,医疗专业人员(n=105)的压力性损伤相关知识掌握程度的平均得分反映出他们对压力性损伤的消极态度,且医疗专业人员对压力性损伤态度和其受教育程度或临床经验年限之间无显著相关性[8]。相反,另一项研究[5]发现,知识与态度之间呈显著正相关(P<0.01)。然而,这项研究[5]是针对在压力性损伤预防和护理方面经验很少的护理实习生中进行的。

其他研究已经注意到压力性损伤知识与行为/技能存在显著相关,表明提高压力性损伤知识可能会直接影响医疗专业人员的压力性损伤预防护理水平[6,7,28]。这些研究为医疗专业人员获得压力性损伤预防和治疗方面培训教育提供支持。然而,其他研究[29]并不支持这一结论,知识的提升不会增加压力性损伤预防和治疗的实施。只有少数研究探讨教育干预对持续完善知识或提升能力的影响,更少的研究探讨了教育对减少压力性损伤发生率的影响。

本章将讨论评估医疗专业人员知识和态度与提供健康教育的现有证据。在指南第 24 章"最佳实践的临床应用"中探讨了医疗专业人员教育是多层面质量改进计划的组成部分。由于质量改进计划的多层面性,因而,无法确定影响教育的具体因素。本章的证据特别侧重于卫生专业教育项目的实施,其目标是持续改进相关结局指标。

【临床问题】

指导本章的临床问题是:

1. 有哪些有效和可靠的评估方法可用于医疗专业人员压力性损伤预防和治疗知识的评估?

2. 有哪些干预措施/计划能有效地持续提高医疗专业人员压力性损伤预防和治疗知识？

3. 有哪些干预措施/计划能有效地持续提高医疗专业人员压力性损伤预防和治疗能力？

一、评估医疗专业人员的知识和态度

> 21.1　在医疗机构层面，评估医疗专业人员具备的关于压力性损伤的知识，以促进教育和质量改进计划的实施。（证据等级=B1；推荐强度=↑↑）

〖证据总结〗

三项研究的支持评估医疗专业人员的知识以促进教育和质量改进计划的推荐意见，这些研究提供了高质量 1 级证据[30]和低质量 2 级证据[31,32]。这三项研究[30-32]中，知识调查结果用于制订组织的教育干预措施，作为多层面质量改进计划的组成部分来降低压力性损伤的发生率。此外，一项低质量 2 级研究[33]表明，基于对医疗专业人员的知识评估结果制订并实施多层面教育培训计划可使压力性损伤发生率显著降低。

〖实施注意事项〗

1. 使用已验证的为具有良好心理测量特性的工具评估压力性损伤知识。表 25-1 总结了用于评估压力性损伤预防和治疗知识的工具。

表 25-1　评估压力性损伤知识或态度的适宜工具的选择

评估工具	工具特征			心理测量
	工具设计	内容效度	重测信度	
压力性损伤知识评估工具（PUKAT）[34]	六个维度 26 个多选条目	$\alpha=0.77$	$ICC=0.88$	比利时及荷兰护士和护生[34]
压力性损伤知识评估工具 2.0（PUKAT2.0)[36]	六个维度 25 个多选条目	–	$ICC=0.69$	比利时护士和护生[36]
Pieper 压力性损伤知识测试（PPUKT）[16,37]	三个分量表 47 个条目	$\alpha=0.91$[37]	$ICC=0.96$[16]	美国重症监护护士[37] 土耳其急救护士[16]
Pieper Zulkowski 压力性损伤知识评估工具（PZ-PUKT）[38]	三个分量表 72 个条目	$\alpha=0.80$	–	美国会议参会者[38]
压力性损伤预防建议依从性调查问卷（QARPPU）[39]	四个维度 18 个条目	$\alpha=0.89$	–	西班牙护士[39]
压力性损伤预防态度量表（APuP)[27]	五个维度 13 个条目	$\alpha=0.79$	$ICC=0.88$	比利时及荷兰的护士和护生[27]

2. 压力性损伤预防态度量表（APuP）在测量医疗专业人员对压力性损伤的态度方面具有良好效度[34,35]（间接证据）。

3. 利用组织层面的知识调查结果制订有针对性的教育计划，以满足医疗专业人员的知识需求[33]（2 级证据）。

〖证据讨论〗

对医疗专业人员压力性损伤预防和治疗知识的评估表明，引入教育计划或质量改进计划时需要减少潜在障碍因素或加强促进因素。了解医疗专业人员的知识需求，可提供有助于组织制订有针对性的教育和培训计划的信息[30,31,33]。

知识调查已用于多个质量改进计划，以确定医疗专业人员的教育需求。在一项 RCT 中，Beeckman 等（2013）[30]使用经验证的压力性损伤知识评估工具评估了医疗专业人员的知识，以确定知识差距。研究结果用于指导实施互动式教育干预措施及一系列其他改善压力性损伤预防和管理的实践策略。Price 等（2017）[33]对从事老年护理的医疗专业人员进行了干预前的知识调查，研究结果用于开发一个多层面的教育计划；在实施有针对性的教育后，医疗专业人员的知识和工作能力水平有了显著提高，压力性损伤的发生明显且持续降低。

在指南第 24 章"最佳实践的临床应用"中包含了此推荐意见，并介绍了在质量改进计划中医疗专业人员知识评估的讨论。

二、提供对医疗专业人员的教育

> 21.2　在医疗机构层面,制订并实施多层面的压力性损伤预防和治疗教育计划。(证据等级＝B2;推荐强度＝↑↑)

〖证据总结〗

三项低质量 2 级研究[33,40,41]表明,在多个临床机构和地区内,向医疗专业人员提供多层面教育计划与 3 个月[41]、12 个月[33]和 24 个月[40]的压力损伤发生率的降低有关。其中两项低质量 2 级研究[33,40]显示,在 12 个月或更长时间内,医疗专业人员有关压力性损伤的知识水平持续提升;第四项低质量研究报告显示,医疗专业人员的知识水平在 3 个月后得到提升[41]。一项 5 级研究还表明,多层面压力性损伤教育计划可以在短期内提高知识水平[42]。此外,三项低质量 2 级研究[33,40,41]均报告了医疗专业人员的能力提高与教育计划具有相关性,包括增加练习压力性损伤预防技能时间[33,41]和提高风险评估能力[33,40]。间接证据还表明,医疗专业人员参加教育培训越多,他们对压力性损伤预防和治疗的态度就越积极[43]。患者自身及其非正式照护者认为专业护理人员的知识水平较高者优先[44]。

〖实施注意事项〗

1. 将多种教学方式、培训机会和资源纳入多层面教育计划中。表 25-3 概述了多层面教育计划的组成部分,这些与持续提高医疗专业人员的知识和能力以及压力性损伤发生率的降低有关[33,40-42](2 级和 5 级证据)。

2. 考虑将基于计算机的教育内容纳入多层面的教育项目中(专家意见)。

3. 根据医疗专业人员团队和组织的需求,制订压力性损伤预防和治疗教育的内容。本章将讨论在知识和/或能力方面成功实现持续(≥12 个月)改善的教育计划内容(专家意见)。

4. 指南第 24 章"最佳实践的临床应用"包含对多层面质量改进计划有效性的广泛讨论,其中包括降低压力性损伤的教育内容。

〖证据讨论〗

多层面教育计划是指使用一种以上的教学方法来提供教育。4 项研究[33,40,42]提供了关于多层面教育计划有效性的证据,并报告了结果指标,包括医疗专业人员的知识、医疗专业能力以及压力性损伤的发生率或患病率(2 级和 5 级证据)。表 25-2 提供了研究概况,包括临床背景、随访时间以及多层面教育计划所得出不同测量结果的影响。

表 25-2　多层面压力性损伤预防和治疗教育计划的效果

	临床机构	随访时间	对医疗专业人员知识的影响	对医疗专业人员能力的影响	对压力性损伤患病率的影响
多层面教育计划(2 级证据)[33]	澳大利亚老年护理机构	1 年	积极	积极	积极
多层面教育计划(2 级证据)[40]	中国手术室和急诊室	2 年	积极	积极	积极
多层面教育计划(2 级证据)[41]	中国香港特别行政区老年护理机构	3 个月	短期¥积极	短期¥积极	短期¥积极
多层面教育计划(5 级证据)[42]	尼日利亚急症医院	3 个月	短期¥积极	–	–

¥ 短期是指 3 个月或 3 个月之前测量的结果。

在中国手术室和急诊室开展了一项旨在降低压力性损伤发生率的多层面教育计划的研究[40],基线培训问卷主要由护士(n＝275)填写。一个教育指导委员会提出了一些建议,包括为医疗专业人员提供教育指导的培训班、标准化实践培训、咨询伤口专家、举办知识竞赛并奖励获胜者。多层面教育计划与压力性损伤知识平均得分的增加相关(基线为 47%,24 个月时为 81%,$P<0.001$),并显著改善了 Braden 量表进行压力性损伤风险评估的使用。随着护士知识和能力的提高,患者压力性损伤患病率在 24 个月时显著降低(从 0.07%～0.03%)[40](2 级证据)。

Price 等(2017)[33]在澳大利亚的两个老年护理机构进行了基线知识调查。该研究结果为注册护士和自我护理者制订合适的、有针对性的教育计划提供指导。所有临床工作人员都可以咨询伤口专家、参与在线培训、流行病调查培训、说教式教育课程及获取适合其执业水平的书面教育材料。患者作为消费者通过床边教学和工作坊参与教育，并收到适合自己的书面教育材料、演示文稿及参加会议。为了评估该计划，临床工作人员保留了其活动日记，并在计划实施 12 个月后进行了知识测试。12 个月后，压力性损伤患病率由 12.5% 降至 6.8%（$P = 0.01$）。护士的知识水平均显著提高（$P < 0.01$），而自我护理者的知识水平则没有显著变化（$P = 0.30$）。对活动日记的分析表明，护士在伤口预防和护理（$P < 0.001$）及压力性损伤风险评估（$P = 0.01$）上花费了更多的时间，参与压力性损伤预防计划的人数没有变化；但是基线水平提高了，且有 93% 的预防计划被记录在案；自我护理者在伤口预防和护理（$P < 0.001$）及体位调整（$P < 0.001$）上花了更多时间[33]（2 级证据）。

　　另外两项研究[41,42]提高了医疗专业人员的专业知识[41]与技能[41]，为减轻压力性损伤的多层面教育计划[41,42]提供了证据。但是，这两项研究[41,42]仅用了 3 个月的时间。因此，教育计划的可持续性和积极成果仅在短期内得到证明（2 级和 5 级证据）。

　　多方面教育计划采用了一系列不同的教育举措（表 25-3），其中包括不同的教学方式以及支持教育举措。由于所有研究都采用了范围不同的教育举措，研究变量不唯一，因此不能确定多层面教育计划的特定组成部分。这些组成部分可能会产生更大或相反的影响。最近对护理技能有效的教学策略评论[45]指出，与传统的讲授式教学方法相比，参与学习的护士更赞同积极创新的方法。总体而言，选择何种教学策略[45,46]要考虑教授的技能/知识的类型、医疗专业人员的学习方式以及该教学方法的实用性（如教学空间和时间、研究对象人数和教学资源的可及性），这些内容对于设计一个多层面教育计划是非常重要的。

1. 说教式/传统讲授式教育计划

　　五个研究报告了仅实施了说教/讲授/课堂式教育的压力性损伤预防和治疗教育计划（表 25-4）。这些研究中仅有一项研究[47]提供证据表明，一个以讲授法为主的健康教育计划随着时间推移与压力性损伤的降低显著相关，然而这项研究仅持续了 3 个月，因此不能证明该教育计划或其结果的可持续性，而且该研究也不能证明教育对知

识水平的影响[47]（2 级证据）。两项研究[48,49]表明，讲授式教育与医疗专业人员知识的短期（2 个月[48]和 6 个月[49]）增长有关（2 级和 5 级证据），其中一项研究还表明通过改进伤口大小、渗出液和组织类型的文献记录，医疗专业人员能力有所提高（但在文书记录方面没有改善）[48]。然而，这些研究均未评估压力性损伤的发生率。两项研究[50,51]显示受教育后医疗专业人员知识迅速增加，但在短期研究（3 个月[51]和 5 个月[50]）的整个调查期间，知识水平并没有得到持续改善（5 级证据）。

表 25-3　多层面压力性损伤预防和治疗
教育计划的组成部分

教育计划的类型	证据来源机构和级证据
讲授式	澳大利亚老年护理机构（2 级证据）[33]
	尼日利亚急症医院（5 级证据）[42]
	中国香港特别行政区老年护理机构（2 级证据）[41]
计算机/在线教育	澳大利亚老年护理机构（2 级证据）[33]
书面教育材料	澳大利亚老年护理机构（2 级证据）[33]
	尼日利亚急症医院（5 级证据）[42]
实践/床旁教学	澳大利亚老年护理机构（2 级证据）[33]
	中国急诊室和手术室（2 级证据）[40]
	中国香港特别行政区老年护理机构（2 级证据）[41]
为提供教育的个人进行"培训师培训"	中国急诊室和手术室（2 级证据）[40]
小组工作/讨论	尼日利亚急症医院（2 级证据）[42]
伤口护理专家/领导者的教育和支持	澳大利亚老年护理机构（2 级证据）[33]
	中国急诊室和手术室（2 级证据）[40]
患者-消费者促进教育	澳大利亚老年护理机构（2 级证据）[33]
奖励措施（如 CPD 积分、奖品、奖金）	澳大利亚老年护理机构（2 级证据）[33]
	中国急诊室和手术室（2 级证据）[40]

表 25-4 说教式/讲授式压力性损伤预防和治疗教育计划的效果

	临床机构	随访时间	对医疗专业人员知识的影响	对医疗专业人员能力的影响	对压力性损伤患病率的影响
说教式/讲授式计划#(2级证据)[49]	美国社区医院	6个月	短期¥积极	–	–
说教式/讲授式计划*(2级证据)[47]	美国老年护理机构	3个月	不影响	短期¥积极	短期¥积极
说教式/讲授式计划#(5级证据)[51]	美国急症医院	3个月	短期¥积极不持续	–	–
说教式/讲授式计划*(5级证据)[50]	新西兰重症监护室	5个月	短期¥积极不持续	–	–
说教式/讲授式计划*(5级证据)[48]	美国长期护理机构	2个月	短期¥积极	短期¥积极	–

与基于计算机学习相比。
¥ 短期是指3个月或3个月之前测量的结果。
* 无对照,随时间变化。

证据不足而无法对仅提供讲授式教育的教育计划提出任何建议。这些研究都没有足够的时间来评估教育的持续效果,而且所有研究都存在明显的方法学局限性,包括研究对象自选进入研究、小样本量、使用无效的评估工具以及缺乏对独立学习影响的控制。此外,对于教学方法在多大程度上影响教育计划尚不明确。由于缺乏具体推荐建议,因而不应被解释成讲授式教育是无效的。在本节前面报告的大多数多层面教育计划[33,41,42]中都包括了讲授式教育,这表明该教育方式可能会产生积极的影响,特别是在通过其他教育手段加以强化时。此外,在一项将对基于计算机学习与讲授式教育的满意度进行比较的研究中,医疗专业人员对讲授式课堂教育的满意度更高(97.6% vs 93.3%,$P = 0.042$)[49](2级证据)。

2. 基于计算机学习的教育计划

四项研究[49,51-54]报告表明实施基于计算机学习的教育计划可以提高医疗专业人员的压力性损伤知识。其中两项研究[49,51]报告了基于计算机学习与说教式/讲授式教育的比较,表25-5总结了这四个研究。所有研究[49,51-54]的持续时间均较短(<6个月),因此未显示干预的持续效果,也未评估干预对医疗专业人员能力或对压力性损伤患病率的影响。所有研究都报告了短期内医疗专业人员知识得到了提高[49,51-54]。一项对照研究发现,美国基于计算机学习和讲授式教育对于提高急诊护士的知识水平没有显著差异($n = 43$)[49]。第二项在美国护士($n = 60$,主要是危重症护理人员)中进行的对照研究表明,基于计算机学习的教育在提高知识方面不如传统讲授式教育有效[51]。但这两项研究规模都很小且持续时间很短[49,51]。

表 25-5 基于计算机学习的压力性损伤预防和治疗教育计划的效果

	临床机构	随访时间	对医疗专业人员知识的影响	对医疗专业人员能力的影响	对压力性损伤患病率的影响
基于计算机学习的教育计划#(级证据2)[49]	美国社区医院	6个月	短期¥积极	–	–
基于计算机学习的教育计划*(级证据5)[52]	挪威急症医院老年护理机构	3个月	短期¥积极不持续	–	–
基于计算机学习的教育计划*(级证据5)[53,54]	西班牙大学	立刻	短期¥积极	–	–
基于计算机学习的教育计划#(级证据5)[51]	美国急症医院	3个月	短期¥积极	–	–

与基于计算机学习相比。
¥ 短期是指3个月或3个月之前测量的结果。
* 无对照,随时间变化。

由于缺乏足够的研究证据证明仅通过基于计算机学习的教育计划可以有效显著且持续地提高医疗专业人员知识,因此无法提出任何建议。

三、压力性损伤教育计划内容

没有直接评估教育计划的主题和内容的研究。众所周知,教育计划应以循证为基础并反映最佳实践,因此,其内容应借鉴循证指南。

文献中报道的教育计划内容各不相同,许多研究并未报告详细的教育计划。

建议的内容列表包括但不限于[46,55]:

1. 压力性损伤的病因和风险因素。
2. 压力性损伤的分类和鉴别诊断。
3. 风险评估。
4. 皮肤评估和皮肤护理。
5. 营养。
6. 体位调整,包括人工操作和使用设备。
7. 支撑面的选择和使用。
8. 压力性损伤的评估。
9. 伤口护理(包括伤口敷料选择)。
10. 记录文书。
11. 跨学科合作的重要性。
12. 与患者及其非正式照护者的合作。
13. 患病率和发生率的监测。
14. 实施最佳实践和质量改进。

除了一般的压力性损伤相关教育外,医疗专业人员还应在从事高级临床技能(如清创术)之前接受适当的教育和培训。许多地区和临床机构要求接受额外和/或进一步的教育,应审查和实施关于认证、资格认证和/或培训的要求或指南。医疗专业人员还应在使用伤口护理产品和专用设备(如诊断工具和支撑面)之前进行适当的教育和培训。

【参考文献】

1. Aydin A, Karadağ A. Assessment of nurses' knowledge and practice in prevention and management of deep tissue injury and stage I pressure ulcer. Journal of Wound, Ostomy, and Continence Nursing, 2010;37(5):487-494.

2. Demarré L, Vanderwee K, Defloor T, Verhaeghe S, Schoonhoven L, Beeckman D. Pressure ulcers:knowledge and attitude of nurses and nursing assistants in Belgian nursing homes. J Clin Nurs, 2012;21(9/10):1425-1434.

3. Qaddumi J, Khawaldeh A. Pressure ulcer prevention knowledge among Jordanian nurses:A cross-sectional study. BMC Nurs, 2014;13(1).

4. Cox J, Roche S, Gandhi N. Critical care physicians:Attitudes, beliefs, and knowledge about pressure ulcers. Advances in Skin and Wound Care, 2013;26(4):168-176.

5. Simonetti V, Comparcini D, Flacco ME, Di Giovanni P, Cicolini G. Nursing students' knowledge and attitude on pressure ulcer prevention evidence-based guidelines:A multicenter cross-sectional study. Nurse Educ Today, 2015.

6. Tallier PC, Reineke PR, Asadoorian K, Choonoo JG, Campo M, Malmgreen-Wallen C. Perioperative registered nurses knowledge, attitudes, behaviors, and barriers regarding pressure ulcer prevention in perioperative patients. Appl Nurs Res, 2017;36:106-110.

7. Lee YJ, Kim JY, Korean Association of Wound Ostomy Continence N. Effects of pressure ulcer classification system education programme on knowledge and visual differential diagnostic ability of pressure ulcer classification and incontinence-associated dermatitis for clinical nurses in Korea. Int Wound J, 2016;13(1):26-32.

8. Kaddourah B, Abu-Shaheen AK, Al-Tannir M. Knowledge and attitudes of health professionals towards pressure ulcers at a rehabilitation hospital:A cross-sectional study. BMC Nurs, 2016;15(1).

9. Chianca T, Rezende J, Borges E, Nogueira V, Caliri M. Pressure ulcer knowledge among nurses in a Brazilian university hospital. Ostomy Wound Management, 2010;56(10):58-64.

10. Iranmanesh S, Abdoli Tafti A, Rafiei H, Dehghan M, Razban F. Orthopaedic nurses' knowledge about pressure ulcers in Iran:A cross-sectional study. J Wound Care, 2013;22(3):138-143.

11. El Enein NYA, Zaghloul AA. Nurses' knowledge of prevention and management of pressure ulcer at a health insurance hospital in Alexandria. Int J Nurs Pract, 2011;17(3):262-268.

12. Gupta N, Loong B, Leong G. Comparing and contrasting knowledge of pressure ulcer assessment, prevention and management in people with spinal cord injury among nursing staff working in two metropolitan spinal units and rehabilitation medicine training specialists in a three-way comparison. Spinal Cord, 2012;50(2):159-164.

13. Miyazaki M, Caliri M, Santos C. Knowledge on Pressure Ulcer Prevention Among Nursing Professionals. Rev. Latino-Am. Enfermagem, 2010;18(6):1203-1211.

14. Galvao NS, Serique MA, Santos VL, Nogueira PC. Knowledge of the nursing team on pressure ulcer prevention. Rev Bras Enferm, 2017;70(2):294-300.

15. Gill EC, Moore Z. An exploration of fourth-year undergrad-

uate nurses' knowledge of and attitude towards pressure ulcer prevention. J Wound Care,2013;22(11):618-627.

16. Gul A,Andsoy,II,Ozkaya B,Zeydan A. A descriptive,cross-sectional survey of Turkish nurses' knowledge of pressure ulcer risk,prevention,and staging. Ostomy Wound Manage,2017;63(6):40-46.

17. Gunningberg L,Mårtensson G,Mamhidir AG,Florin J,Muntlin Athlin A,Bååth C. Pressure ulcer knowledge of registered nurses,assistant nurses and student nurses:A descriptive,comparative multicentre study in Sweden. Int Wound J,2013.

18. Miller DM,Neelon L,Kish-Smith K,Whitney L,Burant CJ. Pressure Injury Knowledge in Critical Care Nurses. J Wound Ostomy Continence Nurs,2017.

19. Rafiei H,Abdar ME,Iranmanesh S,Lalegani H,Safdari A,Dehkordi AH. Knowledge about pressure ulcer prevention,classification and management:A survey of registered nurses working with trauma patients in the emergency department. International Journal of Orthopaedic and Trauma Nursing,2014;18(3):135-142.

20. Rafiei H,Mehralian H,Abdar ME,Madadkar T. Pressure ulcers:how much do nursing students really know? Br J Nurs,2015;24(6):S12,S14-7.

21. Zulkowski K,Ayello EA,Wexler S. Certification and education:do they affect pressure ulcer knowledge in nursing? J Nurs Adm,2010;40(10 Suppl):S28-S32.

22. Meesterberends E,Wilborn D,Lohrmann C,Schols JMGA,Halfens RJG. Knowledge and use of pressure ulcer preventive measures in nursing homes:A comparison of Dutch and German nursing staff. J Clin Nurs,2014;23(13-14):1948-1958.

23. Mallidou AA,Pat Atherton P,Chan L,Frisch N,Glegg S,Scarrow G. Core knowledge translation competencies:a scoping review. BMC Health Serv Res,2018;18:article 502.

24. Organization for Economic Cooperation and Development (OECD). *The OECD Learning Compass* 2030. 2019[cited August 2019];Available from:https://www.oecd.org/education/2030-project/.

25. Barry MM,Battel-Kirk B,Dempsey C. The CompHP core competencies framework for health promotion in Europe. Health Educ Behav,2012;39(6):648-662.

26. Cutcliffe JR,Sloan G. Towards a Consensus of a competency framework for clinical supervision in nursing:Knowledge,attitudes,and skills. The Clinical Supervisor,2014;33(2):182-203.

27. Beeckman D,Defloor T,Demarre L,Van Hecke A,Vanderwee K. Pressure ulcers:development and psychometric evaluation of the Attitude towards Pressure ulcer Preven-tion instrument(APuP). Int J Nurs Stud,2010;47(11):1432-1441.

28. Saleh MYN,Al-Hussami M,Anthony D. Pressure ulcer prevention and treatment knowledge of Jordanian nurses. Journal of Tissue Viability,2013;22(1):1-11.

29. Gallant C,Morin D,St-Germain D,Dallaire D. Prevention and treatment of pressure ulcers in a university hospital centre:A correlational study examining nurses' knowledge and best practice. Int J Nurs Pract,2010;16(2):183-187.

30. Beeckman D,Clays E,Van Hecke A,Vanderwee K,Schoonhoven L,Verhaeghe S. A multi-faceted tailored strategy to implement an electronic clinical decision support system for pressure ulcer prevention in nursing homes:A two-armed randomized controlled trial. Int J Nurs Stud,2013;50(4):475-486.

31. Antonio T,Conrad K. Clinical and economic improvements in pressure injury care at Ballarat Health Services. Wound Practice & Research,2013;21(1):4-10.

32. Baldelli P,Paciella M. Creation and implementation of a pressure ulcer prevention bundle improves patient outcomes. Am J Med Qual,2008;23(2):136-142.

33. Price K,Kennedy KJ,Rando TL,Dyer AR,Boylan J. Education and process change to improve skin health in a residential aged care facility. Int Wound J,2017.

34. Beeckman D,Vanderwee K,Demarre L,Paquay L,Van Hecke A,Defloor T. Pressure ulcer prevention:development and psychometric validation of a knowledge assessment instrument. Int J Nurs Stud,2010;47(4):399-410.

35. Florin J,Bååth C,Gunningberg L,Mårtensson G. Attitudes towards pressure ulcer prevention:A psychometric evaluation of the Swedish version of the APuP instrument. Int Wound J,2014.

36. Manderlier B,Van Damme N,Vanderwee K,Verhaeghe S,Van Hecke A,Beeckman D. Development and psychometric validation of PUKAT 2.0,a knowledge assessment tool for pressure ulcer prevention. Int Wound J,2017.

37. Pieper B,Mattern JC. Critical care nurses' knowledge of pressure ulcer prevention,staging and description. Ostomy Wound Management,1997;43(2):22-31.

38. Pieper B,Zulkowski K. The Pieper-Zulkowski pressure ulcer knowledge test. Adv Skin Wound Care,2014;27(9):413-9.

39. Moya-Suárez AB,Morales-Asencio JM,Aranda-Gallardo M,Enríquez de Luna-Rodríguez M,Canca-Sánchez JC. Development and psychometric validation of a questionnaire to evaluate nurses' adherence to recommendations for preventing pressure ulcers(QARPPU). Journal of Tissue Viability,2017;26(4):260-270.

40. Feng H, Li G, Xu C, Ju C. Educational campaign to increase knowledge of pressure ulcers. Br J Nurs, 2016; 25 (12): S30-S35.

41. Kwong E, Lau A, Lee R, Kwan R. A pressure ulcer prevention programme specially designed for nursing homes: does it work? J Clin Nurs, 2011; 20(19/20): 2777-2786.

42. Ekama Ilesanmi R, Morohunfoluwa Oluwatosin O. A quasi-experimental study to Assess aninteractive educational intervention on nurses' knowledge of pressure ulcer prevention in Nigeria. Ostomy Wound Management, 2016; 62(4): 30-40.

43. Aslan A, Yavuz van Giersbergen M. Nurses' attitudes towards pressure ulcer prevention in Turkey. Journal of Tissue Viability, 2016; 25(1): 66-73.

44. Haesler E, Cuddigan J, Kottner J, Carville K, Guideline Governance Group, International consumer engagement in guideline development: Surveying patients in 30 countries in 14th Guideline Intenational Network (G-I-N) Conference. 2018: Manchester.

45. Staykova MP, Stewart DV, Staykov DI. Back to the basics and beyond: Comparing traditional and innovative strategies for teaching in nursing skills laboratories. Teaching and Learning in Nursing, 2017; 12(2): 152-157.

46. Ayello EA, Zulkowski K, Capezuti E, Jicman WH, Sibbald RG. Educating nurses in the United States about pressure injuries. Adv Skin Wound Care, 2017; 30(2): 83-94.

47. Wogamon CL. Exploring the effect of educating certified nursing assistants on pressure ulcer knowledge and incidence in a nursing home setting. Ostomy Wound Management, 2016; 62(9): 42-50.

48. Thomas A. Assessment of nursing knowledge and wound documentation following a pressure ulcer educational program in a long-term care facility: A capstone project. Wound Practice and Research, 2012; 20(3): 142-155.

49. Esche CA, Warren JI, Woods AB, Jesada EC, Iliuta R. Traditional classroom education versus computer-based learning: how nurses learn about pressure ulcers. J Nurses Prof Dev, 2015; 31(1): 21-7.

50. Tweed C, Tweed M. Intensive care nurses' knowledge of pressure ulcers: Development of an assessment tool and effect of an educational program. Am J Crit Care, 2008; 17 (4): 338.

51. Cox J, Roche S, Van Wynen E. The effects of various instructional methods on retention of knowledge about pressure ulcers among critical care and medical-surgical nurses. J Contin Educ Nurs, 2011; 42(2): 71-78.

52. Bredesen IM, Bjoro K, Gunningberg L, Hofoss D. Effect of e-learning program on risk assessment and pressure ulcer classification: A randomized study. Nurse Educ Today, 2016; 40: 191-7.

53. Monteiro AKC, Monteiro AKC, Andrade EMLR, Luz MH-BA, Cavalcanti PAL. Distance continuing education on prevention of pressure ulcer. Revista Enfermagem, 2016; 24 (1).

54. Veredas FJ, Ruiz-Bandera E, Villa-Estrada F, Rufino-González JF, Morente L. A web-based e-learning application for wound diagnosis and treatment. Comput Methods Programs Biomed, 2014; 116(3): 236-248.

55. Agency for Healthcare Research and Quality. *Pressure Injury Prevention in Hospitals Training Program.* 2017 [cited October 2019]; Available from: https://www.ahrq.gov/patient-safety/settings/hospital/resource/pressure-injury/index.html.

第 26 章　生活质量、自我护理和教育

【前言】

健康相关生活质量（health related quality of life，HRQoL）是指个体在生活中的整体健康状态和满意度。健康相关 QoL 与心理、身体和精神健康、自我感知健康、参与健康行为、参与社交与工作、经济健康以及个人特定的环境因素有关[1]。正如指南第 15 章"促进愈合"所述，个人所处环境、心理状态、受教育程度和社会支持等复杂因素均可影响压力性损伤的预防和治疗[2]。

【生活质量】

压力性损伤与 HRQoL 中所有指标呈负相关[3-8]。压力性损伤的发生与患者自主性[3]、安全感以及精神健康[3]显著下降有关（4 级证据）。与无压力性损伤的相比，有压力性损伤患者身体功能较差[4,5]、心理状态较差[4,5,7]、抑郁程度较高[4]、情绪状态较差[4,7]、社会角色功能较低[4]（3 级证据）。研究表明，压力性损伤治愈后，HRQoL 仍持续受损[3]（4 级证据）。由于这些研究调查的是关系，因此无法推断原因。例如，目前还不清楚功能下降发生在压力性损伤之前、之后，还是同时发生。

定性研究[9-11]更加详细地探讨了压力性损伤的患病经历。Jackson 等（2017）[10]在对 12 名主要以社区为主的压力性损伤患者的访谈中，确定了压力性损伤对 HRQoL 有显著影响。这项研究中的主题主要包括丧失活动能力和独立性、丧失隐私和尊严、丧失自我控制和自主能力以及无法参与社会活动和喜好活动。以上均被认为是体现 HRQoL 概念[1]的因素，这些能力的丧失使压力性损伤患者的健康状况出现实质性下降[10]（5 级证据）。

Gorecki 等（2012）[9]调查了影响医院或社区压力性损伤患者（n = 30）HRQoL 的因素。访谈发现，护理方式和患者个人因素均会影响 HRQoL。影响 HRQoL 的个人因素包括并发症、应对能力、积极性、求医行为、知识、依从性、对压力性损伤的关注以及对其病因的认识、经济水平和伴侣参与度。这些因素与个人的护理经历相互作用。对治疗依从性、住院经历、护理差异、伤口护理时间以及护理满意度均可影响 HRQoL[9]。研究者总结，这些因素不仅直接影响压力性损伤患者的 HRQoL，而且相互影响，导致 HRQoL 影响因素之间关系复杂（5 级证据）。

第三项由 Latimer 等（2014）[11]进行的定性研究报告了对住院患者（n = 20）的访谈，其中三分之一的访谈对象患有压力性损伤。其中一项重要主题是与个人情绪有关的压力性损伤，疼痛、恶臭、不愉快的记忆以及诸如恐惧、愤怒、遗弃等情绪反应，被认为是压力性损伤经历中的一部分。此项研究还确认了影响自我护理参与度和压力性损伤预防和治疗资源的可及性对于压力性损伤患病经历都很重要。Latimer 等（2014）[11]证实了 Gorecki 等（2012）[9]的结论，即患者压力性损伤的经历是复杂的，其 HRQoL 受到各种经历和个人反应的影响。

考虑到 HRQoL 的复杂性[9,11]，应谨慎促进 HRQoL 所有维度的最大化状态（即生理、心理、社会和精神功能）。但是，目前改善 HRQoL 策略的研究不足，也没有提出具体的建议。然而，以下关于患者教育和提升自我护理及生活技能的推荐意见与 HRQoL 相关，一些研究[12,13]还报告了干预措施对 HRQoL 测量的影响。

【知识水平】

患者在压力性损伤的预防中起着重要的作用。压力性损伤及其预防知识对于患者很重要，尤其是高危人群。然而，社区居民和遭受外伤的患者一样，通常缺乏压力性损伤的相关知识[14-18]。Thietje 等（2011）[16]研究探讨了住院持续时间超过 3 个月的新发脊髓损伤患者的压力性损伤相关知识的发展情况。患者关于压力性损伤常识的基线水平较差。然而，出院时 47.2% 的患者在知识测试中取得了表明他们有良好知识水平的分数（30.4% vs 22.4%）。随着时间的推移，平均知识得分显著增长（平均分 5.44 vs 11.24，$P < 0.001$）；然而，在 30 个月后患者知识水平会有轻微下降（平均分

10.8）。这项研究中的大多数人把他们的康复医生作为最重要的信息来源。其他重要的信息来源有理疗师、护士、其他卫生从业者、院内教育课程和互联网。不认为支持小组和家庭是重要的知识来源[16]（5 级证据）。这项研究强调了卫生从业者在专业教育项目之外传授知识的重要性，但同时也指出大多数脊髓损伤患者和压力性损伤高危人群在出院时缺乏最佳自我护理知识。

【自我护理技能】

一项定性研究认为，脊髓损伤患者（$n = 16$）将自我护理的赋权、教育和社会支持协调方法确定为其病情持续管理的优先事项。重要主题包括通过促进社区获得适当的设备和服务改善自我护理；为管理压力性损伤风险者提供教育和支持；确保患者和他们的照护者对压力性损伤风险者有真正的认识[18]（5 级证据）。这些发现得到了第二项定性研究的支持，研究显示研究对象（$n = 19$）强调了倡导自我、平衡预防和生活方式的重要性，认为这对延续护理很重要。这项研究中，他们认为提供有关伤口护理诊所、社区资源、患者支持团队的信息、促进获得医疗帮助、提供教育都是有价值的[19]（5 级证据）。这两项研究都是在社区脊髓损伤患者的小样本中进行的。尽管脊髓损伤患者有很高的压力性损伤风险，他们的压力性损伤经验可能会被其他有压力性损伤风险的患者普遍接受，但是脊髓损伤患者参与自我护理的能力会受到疾病带来的其他负担的影响，他们参与自我护理的方式也不同于未患有严重慢性衰竭性疾病的患者。

Ghaisas 等（2015）[20]在另一组患有压力性损伤的脊髓损伤患者群体（$n = 25$）中讨论了生活方式的改变与压力性损伤愈合之间的关系。根据患者生活方式的 3 个指标，即调整日常生活习惯、改变周围环境、提高在日常生活中压力性损伤风险的意识中取得的积极改变、轻微改变或不改变，将这些人归类。患者的压力性损伤状态分为改善型和恶化型。大多数人（$n = 19$）积极改变其生活方式和压力损伤状况，属于积极的一类。压力性损伤发生恶化的患者其生活方式归为轻微改变或者没有改变。这项研究[20]强调了参与自我护理、调节生活方式以适应压力性损伤护理的重要性。研究者称生活方式发生积极调整的患者，压力性损伤也得到改善。这类患者有自己的目标，并且可以获得实现

目标的支持。积极的生活方式的改变帮助提高压力性损伤治愈率。然而，这项研究没有报告和评估促进这种改变的干预措施[20]（3 级证据）。

【临床问题】

指导本章的临床问题是：

1. 对于有压力性损伤或有压力性损伤风险的患者，有哪些可有效提高生活质量的策略？

2. 哪些有效策略可让患者参与压力性损伤的预防和治疗？

一、评估患者生活质量、自我护理技能和知识

> 22.1　评估有压力性损伤或发生压力性损伤风险患者的健康相关生活质量、知识和自我护理技能，以促进压力性损伤护理计划和教育计划的制订。（GPS）

〖实施注意事项〗

1. 考虑使用特定的压力性损伤评估工具评估健康相关生活质量（HRQoL）、知识和自我护理技能[21-25]。一些适用于健康人群的通用评估工具，在压力性损伤相关护理人群中也经过了信效度测试[26-28]（4 级证据）。

2. 在进行评估时，要考虑健康相关生活质量的所有方面（如生理、心理、社会和精神功能）及其相互作用（专家意见）。

3. 使用健康相关生活质量、知识和自我护理技能的评估结果来制订符合患者需求的个性化护理计划（专家意见）。

4. 评估非正式照护者的知识和护理技能以协助护理计划的制订（专家意见）。

〖讨论〗

评估健康相关生活质量、知识和自我护理技能可以了解个体的需求，同时也是提供整体护理的内在要求。长期追踪这些结果可以发现治疗的有效性和可接受性[1]。专门用于评估压力性损伤患者或有压力性损伤风险患者的健康相关生活质量、知识和或护理技能的工具很少[21,25,29]。一些在压力性损伤患者或有压力性损伤风险患者中使用的健康相关生活质量的通用工具（表 26-1）同样被验证是可靠而有效的。现有的证据无法评定这些评估对压力性损伤预防或愈合的影响。

表 26-1　在有压力性损伤或高风险人群中测试知识和健康相关生活质量的评估工具

工具	工具类型	工具主题	工具内容	测试的压力性损伤人群
压力性损伤患者生活质量量表（PU-QOL 和 PUQOL-P）	压力性损伤患者专用	生活质量	10 个项目（后修订为 9 个项目），测量压力性损伤患者症状、生理功能、心理健康和社会参与[29]	社区中的成年人（4 级证据）[29]　二级保健医院的成年人（4 级证据）[25]
有压力性损伤的脊髓损伤患者生活质量量表（SCI-QOL）	压力性损伤患者专用	生活质量	12 项针对脊髓损伤（SCI）患者项目，测量心理状态、舒适度、社交和工作活动[24]	社区中的脊髓损伤成年患者（4 级证据）[24]
EQ-5D[31]	普适性	健康相关生活质量	5 个维度，测量患者活动能力、自我护理、日常活动、疼痛/不适和焦虑/抑郁[28]	急症护理和社区中的压力性损伤成年患者[28]（4 级证据）
医疗结局研究（MOS）36 项简式健康调查量表[32]（SF-36）	普适性	身心健康	36 个项目，测量活力、生理功能、疼痛、健康感知、情绪和身体角色功能，社会角色、心理健康[32]	社区中有压力性损伤的脊髓损伤成年患者[27]（4 级证据）
SF-6D[33]	普适性	身心健康	SF-36 的缩版，有 6 个维度，测量生理功能、社会功能、角色限制、疼痛、心理健康和活力[28]	急症护理和社区中的压力性损伤成年患者[28]（4 级证据）
患者参与压力性损伤预防（PPPIP）	压力性损伤患者专用	自我护理技能	7 个项目，测量知识、人员参与、接收信息、家庭援助、预防计划可及性	住院成人（4 级证据）[21]
患者积极度量表[34]（PAM 量表）	普适性	自我护理技能	13 个项目，测量患者自我管理知识、技能和信心	康复机构中的截瘫患者[26]（4 级证据）
皮肤管理需求评估清单量表（SMnac）	压力性损伤患者专用	知识和自我护理技能	12 个项目，测量伤口预防知识、皮肤检查和预防行为[35]	社区中的有或无压力性损伤的脊髓损伤患者[30]（4 级证据）

Gorecki 等（2013）[29]开发了一个专门针对压力性损伤患者生活质量评估的工具，即压力性损伤患者生活质量量表（PU-QoL）。参与评估工具开发、初始心理学测量的研究对象来自医院、社区中心和临终关怀中心。在以往的研究中，PU-QoL 测量患者报告的结果，这些结果对压力性损伤患者具有重要意义[9]。该工具包括评估患者症状、身体功能、心理健康和社会参与的量表。研究团队在 2018 年开发并评价了评估工具的修订版[25]，包括由 3 个症状量表和 6 个功能量表测得的 9 项压力性损伤的特异性结局指标。各子量表的内部一致性均为良好到极好（α = 0.795～0.97）[25]（均为 4 级证据）。

Kisala 等（2015）[24]和 Gélis 等（2011）[30]均报告了脊髓损伤患者评估工具的开发和心理测量学特征。Kisala 等（2015）[24]报告脊髓损伤患者压力性损伤生活质量量表（SCI-QOL）针对有压力性损伤的脊髓损伤患者的健康相关生活质量，包括有关压力性损伤症状的影响、压力性损伤对社交、活动和工作的影响等 12 项内容。该工具具有很好的重测效度［组内系数（ICC = 0.79, 95% CI: 0.74～0.84）（4 级证据）。Gélis 等（2011）[30]报告的皮肤管理需求评估量表包括 12 个评估有关压力性损伤和其他伤口预防的自我护理技能的问题。该工具具有良好的信度（ICC = 0.899, 95% CI: 0.862～0.927），是一个易于使用的自我管理问卷[30]（4 级证据）。

Chaboyer 等（2017）[21]制订了患者参与压力性损伤预防（PPPIP）量表，该量表评估了患者的自我认知、获取信息、参与决策和护理、护理满意度以及非正式照护者的参与。该工具是在急症医院护理中开发并测试的,具有良好的内部一致性(α = 0.86)[21](4 级证据)。

二、压力性损伤预防和治疗的参与人群

22.2　对于有压力性损伤或发生压力性损伤风险的患者,提供压力性损伤教育、技能培训和心理社会支持。(证据等级=C;推荐强度=↑)

【证据总结】

两项高质量[12,36],一项中等质量[37,38]和一项低质量[39,40]的 1 级研究报告了患者教育和生活方式计划对预防压力性损伤的影响。其中一项研究[36]显示,与接受书面教育组相比,压力性损伤发生率更低,但随访时间只有 8 周,两组发生率都很低。第二项研究[39,40]发现,与没有接受或接受很少教育组相比,接受强化教育组 24 个月时压力性损伤复发率更低。两项研究[12,37,41]显示,无论是在 6 个月[37,41]的随访中或 24 个月[12]的随访中,相比常规护理,接受教育干预措施组压力性损伤没有显著减少。两项中等质量 1 级研究[13]和一项低质量 3 级研究[42]报告了患者教育计划与压力性损伤治疗之间的关系不尽相同。一项高质量 1 级研究[36]、一项低质量 1 级研究[39,40]和一项 5 级研究[15]显示,教育计划在短期和长期内均对患者的知识水平有积极影响[15,36]。三项高质量[12,13,36]和一项低质量[43] 1 级研究以及间接证据[44]表明,在参加教育和生活方式计划长达 24 个月后,自我护理技能有所提高。然而,一项为期 6 个月的随访研究显示,与标准化电话支持相比,个性化的自我护理技能并没有受到影响[41]。生活质量的报告很少,而结果参差不齐。一项高质量 1 级研究[13]报告了健康相关生活质量的改善与教育[13]有关,而第二项高质量 1 级研究[12]显示,随着时间的推移,情况会有所改善。但是这与常规护理并无不同,这些研究报告结果的不同可能与计划实施方法、计划内容、持续时间和强度、受试者受教育程度、随访时间、结果评估方法或特点不同有关。

【实施注意事项】

1. 将与压力性损伤患者及其非正式照护者讨论压力性损伤的预防和治疗作为常规护理的一部分(专家意见)。

2. 促进患者的自我管理,特别是对有持续压力性损伤风险的患者(如脊髓损伤患者)(专家意见)。

3. 使用并推荐循证教育资源,与患者及其非正式照护者讨论利用以互联网为基础的教育,并鼓励他们获取良好的信息资源(专家意见)。

4. 在决定最合适的患者教育和支持干预措施时,考虑患者的教育水平、认知和心理状态、临床状况和体能(专家意见)。

5. 获取有关健康教育资料开发策略的良好的指导和研究[18,45-47](专家意见)。

6. 尽可能使用多种教育和支持方法(如口头、互联网、电话和书面)[12,36,39,40](1 级证据)。

7. 让非正式照护者参与教育、技能培训、心理社会支持干预[39,40](1 级证据)。

8. 定期更新和加强教育和技能培训(专家意见)。

【证据讨论】

支持该推荐意见的一些研究[44,48]是在三级护理的一般风险人群中开展的,但教育和技能培训以及心理社会支持的大多数证据来自对患有压力性损伤或有压力性损伤风险的脊髓损伤患者中开展的研究。这些研究对象是在社区、康复机构和急症术后机构中招募的。脊髓损伤患者由于持续存在压力性损伤风险,因此他们对教育、保健和生活技能的发展有着很高的需求。许多研究结果值得关注。首先,成功的教育计划可使患者压力性损伤知识和预防行为得到持续改善。通过行为改变获取知识和技能进而参与护理、改善知识和技能直接影响压力性损伤的预防和/或治愈,均是教育计划的重要结局指标。与患者相关结局指标(如 HRQoL 改善)也很重要。表 26-2 概述了不同教育和生活技能计划对报告的更多结局指标的影响。

在计划和提供教育及技能培训时,要考虑患者的心理状况和认知水平。许多研究排除了有认知障碍[12,13,36,39,41-44]和/或心理健康障碍[36]的患者。Guihan 等(2014)[41]指出,在接受电话支持和动机访谈的患者中,40%的抑郁症患者未能证明积极参与干预措施或自我护理行为的明显改善。即使有定期的电话指导和支持,心理状况可能会对运用所学技能的动机产生负面影响[41]。患者的教育水平、读写能力、初级语言和感官障碍只是影响患者接受教育能力的部分因素,但这些因素在很大程度上与患者压力性损伤教育有关[18]。

311

表 26-2　教育和生活技能干预措施对重要结局指标的影响

	随访时间	对生活质量的影响	对知识的影响	对自我护理技能的影响	对压力性损伤的影响
多方面教育计划[#][39,40]（1 级证据）	24 个月	—	积极[40]持续		积极[39]持续
循证手册[#][44]（5 级证据）	2 天	—	—	短期积极[¥]	—
在线教学计划[*][15]（5 级证据）	2 周	—	短期积极[¥]	—	—
定位技能培训计划[#][43]（1 级证据）	1 天	—	—	短期积极[¥]	—
多层面生活技能计划[12]（1 级证据）	24 个月	持续积极[*]无差异[#]	无差异	持续积极[*,#]	无差异[#]
多层面生活技能计划[#][36]（1 级证据）	8 周	—	短期积极[¥]	短期积极[¥]	短期积极[¥]
电话的指导的生活技能计划[+][13]（1 级证据）	12 周	短期积极[¥]	—	短期积极[¥]	短期积极[¥]
电话指导的（自动化）教育和支持计划[+][37,38]（1 级证据）	6 个月	—	—	—	无差异
电话指导的生活技能和动机式访谈计划[++][41]（1 级证据）	6 个月	—	—	无差异	无差异
戒烟计划[#][42]（3 级证据）	6 个月	—	—	—	短期积极[¥]

[#]与无教育/技能计划或标准化护理相比；[+]与书面教育相比；[++]与标准化教育相比。
[¥]短期指的是 12 个月以内的评估结果。
[*]无对照，随时间变化。

文献[12,36,39,40]报告的许多教育和生活技能计划都包含不止一个教育部分，并结合了不同的教育活动和授课方式。表 26-3 总结了文献报告中有助于改善至少一项重要结局指标的措施。本章将会更详细地讨论这些文献和教育计划。

表 26-3　至少可改善一项重要结局指标的干预计划的组成部分

教育计划类型	证据来源机构和级证据
团体教育课程	• 经历压力性损伤手术的伴有多发性硬化或脊髓损伤的美国老年人[39,40]（1 级和 5 级证据） • 韩国康复机构的脊髓损伤患者[36]（1 级证据）
计算机学习/在线教育模块	• 经历压力性损伤手术的伴有多发性硬化或脊髓损伤的美国老年人[39,40]（1 和 5 级证据） • 美国康复机构的脊髓损伤患者[14,15]（5 级证据） • 韩国康复机构的脊髓损伤患者[36]（1 级证据） • 美国康复机构的脊髓损伤患者[50]（5 级证据）
书面教育资料	• 经历压力性损伤手术的伴有多发性硬化或脊髓损伤的美国老年人[39,40]（1 级和 5 级证据） • 美国社区有压力性损伤的脊髓损伤患者[42]（3 级证据） • 瑞典经历手术的患者[44]（5 级证据） • 美国社区的脊髓损伤患者[12]（1 级证据）
培训非正式照护者	• 经历压力性损伤手术的伴有多发性硬化或脊髓损伤的美国老年人[39,40]（1 级和 5 级证据）
电话支持和教育	• 经历压力性损伤手术的伴有多发性硬化或脊髓损伤的美国老年人[39,40]（1 级和 5 级证据） • 美国社区的脊髓损伤患者[12]（1 级证据） • 孟加拉国社区的脊髓损伤患者[51]（1 级证据） • 孟加拉国社区的脊髓损伤患者[13]（1 级证据） • 韩国康复机构的脊髓损伤患者[36]（1 级证据）

教育计划类型	证据来源机构和级证据
一对一教育和/或咨询	● 美国社区的脊髓损伤患者[12]（1 级证据） ● 韩国康复机构的脊髓损伤患者[36]（1 级证据） ● 孟加拉国社区的脊髓损伤患者[51]（1 级证据）
治疗师-服务对象匹配促进和谐	● 美国社区的脊髓损伤患者[12]（1 级证据）
技能培训	● 韩国康复机构的脊髓损伤患者[36]（1 级证据） ● 美国住院脊髓损伤患者[43]（1 级证据）

一些研究对探索出的教育资源和计划的制订传播过程作了简要报道。许多计划都是基于压力性损伤临床指南[41,44]和文献综述[12]，大多数的教育计划由经过培训的医疗专业人员实施[12,13,39,41,43]，这表明计划内容可能反映了最佳实践。在一项以成人住院患者（$n = 51$）为研究对象的调查中，McInnes 等（2014）[49]讨论了患者对压力性损伤预防策略的观点，为实施教育提供了一些见解，患者认为干预可帮助患者参与到教育中去，包括管理疼痛、共同努力和提供持续教育（5 级证据）。这个信息支持了Chaboyer 等（2017）[21]制订的患者参与计划，该计划是多层面质量改进计划的一部分（参见第 24章）。大量可能与压力性损伤领域有关的研究和指导可用于设计并实施患者教育的教育原则和有效措施。

文献中没有提到教育和生活方式计划的成本效益分析。据报道，一项针对脊髓损伤患者的多层面教育计划的花费是每个人 5 200 美元（33 800元）（2015）。该计划包括由一个培训过的医疗专业人员在患者家中进行为期 12 个月的一对一教育和生活技能辅导，并提供额外的电话支持[12]。费用可能因教育形式、资源、临床机构和地理位置的不同有很大差异。

1. 教育计划

在澳大利亚急症和康复医院开展了一项多层面压力性损伤预防计划，包括旨在促进患者参与压力性损伤预防的教育计划。该计划将数字资源、面对面教育和海报纳入其中。与这项干预措施有关的压力性损伤发生率显著降低（$IRR = 0.48$，$95\% CI: 0.33 \sim 0.69$，$P < 0.0001$）[48]。该计划[48]包括其他组织层面和针对专业人员的干预措施，第 24 章"最佳实践的临床应用"详细讨论了这些措施（1 级证据）。这项研究强调了患者及其非正式照护者与医疗专业人员合作解决压力性损伤的重要性；但患者教育的具体效果不能与干预的其他组成部分分开[48]。

Rintala 等（2008）[39,40]为压力性损伤重建手术中康复的（MS）脊髓损伤伴多发性硬化的老年患者制订了一个多层面教育计划。干预组施行超过 4h的多层面教育计划以及电话支持和为期 2 年的教育（$n = 20$），对照组每月与医疗专业人员联系而没有教育干预（$n = 11$），另一对照组收到很少的电话支持以追踪（$n = 10$）。干预组有 4 项干预，分别为1h 的面对面教育会议、每月 1 次有组织的随访、书面材料以及必要时的电话教育。他们的照护者也受到了教育和培训。在计划的最后，患者获得的知识会通过调查问卷和问答环节强化。该计划通过每个月的电话调查得到持续的强化，电话调查包括对积极生活方式改变的提醒。经过 24 个月的随访，干预组压力性损伤复发率明显低于每月接触组和最小接触组（33% vs 60% vs 90%，$P = 0.007$），干预组压力性损伤复发率的比值比（OR）为 0.228（$95\% CI: 0.080 \sim 0.647$，$P = 0.03$）[39]（1 级证据）。所有组从入院到出院期间的知识得分均随时间显著提高，但干预组的统计学得分提高更显著（时间按组计，$F = 4.72$，$P < 0.04$）[40]。该知识测试未进行心理测验（1 级证据）。

两项小型测试[14,15]评估了以压力性损伤预防和治疗为主的在线学习计划。两组小型脊髓损伤人群知识的提高与完成 2 周互联网式教育计划有关，一项调查[14]测试得分中位数由 65% 增长到92.5%，另一项调查[15]则由 80% 增长到 89%。研究对象在评估互联网式资源利用率的一般量表中积极评价了在线学习计划[15]（均为 5 级证据）。这两个调查没有对知识转化为行为改变以及压力性损伤的减少进行评价。

一项在外科病房进行的小型研究（$n = 31$）[44]表明，在床边为患者提供书面的循证资料，与接受过压力性损伤风险(13% vs 28%,$P=0.013$)、诱因(13% vs 48%,$P=0.001$)以及预防策略(14% vs 47%,$P=0.001$)教育的人数显著增加有关。在采取教育干预后,进入外科病房的患者中,有46%的人采取了预防行为(如定期体位变换和床上活动)[44](5级证据)。随访时间为向患者提供教育资料后2d,但患者自我护理参与数据依据其自我报告。患者执行书面手册建议的水平较低,这表明可能需要更有效的教育方法来改变患者的行为。

2. 生活技能计划

一些研究[12,36]探讨了包括提供教育资源和技能培训的干预措施,通常为研究对象提供有效的学习机会来促进患者的行为改变。这些计划在本指南中被广泛称为生活技能计划,包括教育、实践技能示范和实践(如皮肤检查、安置体位和减压操作)、心理支持/咨询及获得服务和社会机构的支持。这些整体计划通常采用多层面方法,结合不同的内容教育模式的来适应患者的不同学习风格和个人偏好。

Kim和Cho(2017)[36]为提高患者的知识、自我护理以及预防压力性损伤,在康复机构的SCI患者中调查了一项多层面自我效能计划。干预组($n=24$)实施小组教育、技能培训、计算机教育、面对面和电话一对一咨询,对照组($n=23$)接受书面教育手册。结果指标有自我护理知识、自我效能、自我护理行为和压力性损伤发生率。此次研究中唯一的压力性损伤发生在对照组($P=0.489$)。随着时间的推移,两组在知识、自我效能和自我护理方面均显著改善。与对照组相比,干预组在知识(18.83±1.61 vs 15.78±2.50,$P=0.004$)、自我效能(45.21±3.37 vs 41.78±4.58,$P<0.001$)以及自我护理(92.29±5.21 vs 77.1±12.81,$P<0.001$)方面改善更明显[36]。随访时间仅为8周,因此,结果改善的持续性尚不明确,而且此项研究没有报告计划的具体内容(1级证据)。

然而,一项超过24个月的长期研究未能证明压力性损伤率的持续改善与多层面生活技能计划有关。针对过去5年中经历过全层皮损压力性损伤的社区SCI患者($n=170$)[12]进行一项测试,并将患者随机分为接受多层面生活技能计划或常规护理中(门诊皮肤检查)。干预措施基于临床指南,由6个模块组成,包括一般知识、生活技能、锻炼、活动以及根据患者情况提供信息。干预措施由卫生专业者在患者家中进行了6个月,另外6个月的干预措施逐渐减少,还通过电话向患者提供支持。在最后24个月的随访中,干预组和对照组Ⅲ或Ⅳ类/期压力性损伤年化率无显著差异(0.44 vs 0.39,$RR=1.14$,$95\%CI$:0.72~1.82,$P>0.05$)。随着时间的推移,两组受试者的健康相关生活质量指标均有所改善,组间无显著差异。两组压力性损伤知识指标均无明显提高[12]。然而与常规护理组相比($P=0.01$),生活方式干预随时间的推移与预防行为表现的改善有关($P=0.005$)(1级证据)。

3. 电话支持计划

电话支持计划得到了更详细的研究[13,37,41,42,51];然而,该计划对于预防压力性损伤的影响很大程度上无法量化。这项研究的结果是混杂的,而且受到现有证据的方法学质量以及提供这些证据的计划和地理环境的限制。

一项研究($n=158$)[42]证明引入戒烟计划对压力性损伤愈合有积极的影响。对患有压力性损伤的SCI患者使用5As模式(即询问、建议、评估、协助和安排)进行咨询并促进和支持他们戒烟。这项计划包括一对一教学和提供书面材料。与未接受该计划的人群相比,接受该计划的人群在6个月内戒烟的人数更多(44% vs 21%,$P=0.03$)。研究还表明,与从不吸烟和继续吸烟者相比,戒烟者在6个月时压力性损伤愈合数量和伤口大小的减少方面在统计学上显著优于不吸烟的人[42]。患者通过口头报告确认戒烟,而自我报告可能会影响结果的可靠性(3级证据)。

Houlihan等(2013)[37]为SCI患者测试了一个自动语音应答的电话教育和支持计划。干预组($n=71$)接受教育、认知行为干预、筛查和转诊给卫生专业者。对照组($n=71$)接受常规护理包括教育资源书。在控制研究对象的压力性损伤基线数量、年龄和性别后,6个月时组间压力性损伤患病率无显著差异。研究结果不太理想但这项研究也存在优点,研究人员指出,虽然没有进行成本分析,但这种干预措施有可能节省成本。研究人员还提出电话的个性化服务可能会带来更大的成功(1级证据)。

然而,个性化的电话教育和支持服务的研究参差不齐[13,41]。Arora等(2017)[13]进行了一项RCT,以多层面地评估生活在社区中的脊髓损伤和压力性损伤患者(n＝120)的电话干预计划。干预措施包括一本预防压力性损伤的书面手册,12 周内每周由卫生专业者进行个性化电话咨询以及家庭参与教育,通过电话提供了有关设备、心理社会支助和协助制订每周目标的建议。对照组只接受书面教育。随访 12 周,个性化电话支持组的压力性损伤面积明显有大幅减小(组间差异 2.3cm²,95%*CI*:-0.3～4.9;*P*＝0.008)。干预组在管理压力性损伤方面有更大的信心(采用十分制组间差异 1.7,95%*CI*:1.0～2.3,*P*<0.001),EQ-5D 评估的生活质量有更大改善(采用百分制组间差异 10.5,95%*CI*:4.5～16.6;*P*＝0.001)(1 级证据)。

然而,Guihan 等(2017)[41]未能证明基于电话的教育加上小组教育(n＝72)相对于基于电话的动机访谈加技能培训组(n＝71)的其他优点。在此项研究中,患有脊髓损伤和现存 Ⅲ 或 Ⅳ 类/期压力性损伤的患者被随机分为两组,两组都在 6 个月内至少接到了 4 个支持电话。6 个月后,两组的自我护理行为都没有显著提高(*P*＝0.45)。自我护理行为百分比没有明显的组间差异(均值 85.0%±15.2% vs 83.0%±14.6%,*P*＝0.41)。压力性损伤在 6 个月时恶化的差异也无统计学意义(*P*＝0.86)[41](1 级证据)。

Guihan 等(2017)[41]报告了上述两种干预措施的高度可行性(两组均有超过 80%的支持电话)。然而,两组研究对象在电话中的参与度都很低。基于电话的动机访谈加技能培训组中 36%的研究对象参与了所有的电话支持,而对照组中只有 22%的研究对象参与所有的电话支持(*P*＝0.07)[41](1 级证据)。这与 Houlihan 等(2013)[37]的研究结果相反,Houlihan 等报告显示,78%接受自动电话辅助教育和支持干预的研究对象坚持干预(1 级证据)。Houlihan 研究(2013)[37]的二次分析[38]显示,研究对象对自动电话服务的满意度很高,70%的研究对象认为这项干预措施是"最有用的"。不到 10%的研究对象认为对照干预即提供书面教育资源有用[38](1 级证据)。在 Hossai 等(2017)[51]进行的一项 RCT(n＝30)中,探讨了由医疗专业人员每 2 周提供一次电话教育和支持(为期 12 个月)、随后每月提供一次电话教育和支持(为期 12 个月)的可行性。研究人员认为,该干预措施对孟加拉国的脊髓损伤患者是可行的,本研究进行了 87%的支持电话和 100%的家访(1 级证据)。

让患者及其非正式照护者参与有关器械的质量改进计划,对于预防器械相关压力性损伤具有重要意义。本指南建议患者参与基于多层面的器械质量改进计划,并在指南第 24 章"最佳实践的临床应用"进行讨论。

〖患者和非正式照护者的教育内容〗

没有证据可比较内容明显不同的教育项目。很少有研究详细报告他们的计划内容。文献报告的教育干预措施中包含的内容有[12,13,17,18,40,52]:

1. 压力性损伤的病因,包括皮肤解剖和压力性损伤的形成。
2. 营养和健康的饮食选择。
3. 健康的生活方式选择(如饮酒和吸烟)。
4. 卫生与控制管理。
5. 坐卧时的压力再分布措施。
6. 皮肤检查和皮肤护理。
7. 伤口护理。
8. 运动(适用于有并发症的)。
9. 轮椅的使用。
10. 使用垫子和床垫。
11. 设备维护。
12. 合适的衣物和鞋子。
13. 生活技能(如经济管理)。
14. 支持、自我护理、生活规划和目标。
15. 健康、社会支持与应对策略。

〖患者教育需求的国际调查〗

作为本指南发展的一部分,对患者和非正式照护者进行了一项国际调查,以确定教育需求范围。1 233 个调查对象中(n＝383 为压力性损伤患者或有压力性损伤风险患者;n＝850 为照护者),超过 80%的人认为 14 个压力性损伤教育内容是重要或非常重要(表 26-4)。这些结果表明,压力性损伤患者或有压力性损伤风险患者高度重视教育,并认为一系列与压力性损伤相关的内容都与他们的教育需求相关。然而,这些调查对象是自愿参与的,他们本身可能就对教育有很高的兴趣。大多数经历过或有压力性损伤风险的研究对象(63%)年龄在 50 岁以下,居住在亚洲国家(90.86%),这可能不能代表一般的压力性损伤患者。然而,许多国家(n＝16)的代表表示,全世界的患者及其非正式照护者也同样重视接受有关压力性损伤预防和治疗的教育[53,54](5 级证据)。

表 26-4 患者对压力性损伤教育内容重要性的评价(*n* =383)

	未回答 （%）	根本不重 要（%）	不重要 （%）	无倾向 （%）	重要 （%）	非常重要 （%）
压力性损伤是如何发生的	9.66	6.53	1.31	5.48	33.42	43.60
风险因素	9.92	6.27	0.26	6.53	32.11	44.91
医院预防压力性损伤的计划	10.44	5.48	0.78	4.44	33.68	45.17
照护者对压力性损伤的知晓	9.66	5.48	0.78	1.57	35.25	47.26
从何处获取更多信息	12.27	5.74	1.57	8.88	35.77	35.77
饮食	10.44	5.48	1.57	10.70	33.94	37.86
床和座椅	12.01	5.22	2.87	11.23	35.25	33.42
安置体位	9.92	5.74	2.09	6.01	32.90	43.34
医疗器械	15.14	6.79	2.09	9.14	32.38	34.46
皮肤评估/皮肤检查	11.75	5.22	1.57	8.88	33.42	39.16
皮肤护理	12.01	4.96	0.52	3.13	31.33	48.04
移动障碍的患者	9.40	5.74	1.31	3.66	30.03	49.87
如何治愈压力性损伤	11.75	5.22	0.52	4.96	32.11	45.43
压力性损伤的评估	11.23	4.96	1.31	6.27	34.46	41.78
敷料	13.05	5.48	0.78	8.62	31.85	40.21
疼痛管理	11.23	6.27	0.52	7.57	32.11	42.30

【参考文献】

1. Centers for Disease Control and Prevention, National Center for Chronic Disease Prevention and Health Promotion, Division of Adult and Community Health, Measuring Healthy Days: Population Assessment of Health-Related Quality of Life. 2000, US Department of Health and Human Services https://www.cdc.gov/hrqol/pdfs/mhd.pdf.

2. Atkin L, Bucko Z, Conde Montero E, Moffatt CJ, Probst A, Romanelli M, Schultz GS, Tettlebach W. Implementing TIMERS: the race against hard-to-heal wounds. J Wound Care, 2019;28(3 Suppl 3):S1-S49.

3. Degenholtz H, Rosen J, Castle N, Mittal V, Liu D. The association between changes in health status and nursing home resident quality of life. Gerontologist, 2008; 48 (5): 584-584.

4. Essex HN, Clark M, Sims J, Warriner A, Cullum N. Health-related quality of life in hospital inpatients with pressure ulceration: Assessment using generic health-related quality of life measures. Wound Repair Regen, 2009;17(6):797-805.

5. Galhardo VAC, Magalhaes MG, Blanes L, Juliano Y, Ferreira LM. Health-related quality of life and depression in older patients with pressure ulcers. Wounds: A Compendium of Clinical Research & Practice, 2010;22(1):20-26.

6. Thein H-H, Gomes T, Krahn MD, Wodchis WP. Health status utilities and the impact of pressure ulcers in long-term care residents in Ontario. Quality of Life Research: An International Journal of Quality of Life Aspects of Treatment, Care and Rehabilitation, 2010;19(1):81-89.

7. Yarkin O, Tamer S, Gamze O, Irem M, Huseyin B. Effect of surgery on psychiatric states and quality of life of paraplegics and quadriplegics with pressure sores and their primary caregivers. Eur J Plast Surg, 2009;32(4):173-176.

8. Gorecki C, Lamping DL, Brown JM, Madill A, Firth J, Nixon J. Development of a conceptual framework of health-related quality of life in pressure ulcers: A patient-focused approach. Int J Nurs Stud, 2010;47(12):1525-1534.

9. Gorecki C, Nixon J, Madill A, Firth J, Brown JM. What influences the impact of pressure ulcers on health-related quality of life? A qualitative patient-focused exploration of contributory factors. Journal of Tissue Viability, 2012;21(1):3-12.

10. Jackson DE, Durrant LA, Hutchinson M, Ballard CA, Neville S, Usher K. Living with multiple losses: Insights from

patients living with pressure injury. Collegian,2017.

11. Latimer S,Chaboyer W,Gillespie B. Patient participation in pressure injury prevention:Giving patient's a voice. Scand J Caring Sci,2014;28(4):648-656.

12. Carlson M,Vigen CL,Rubayi S,Blanche EI,Blanchard J, Atkins M,Bates-Jensen B,Garber SL,Pyatak EA,Diaz J, Florindez LI,Hay JW,Mallinson T,Unger JB,Azen SP, Scott M,Cogan A,Clark F. Lifestyle intervention for adults with spinal cord injury:Results of the USC-RLANRC Pressure Ulcer Prevention Study. J Spinal Cord Med, 2017: 1-18.

13. Arora M,Harvey LA,Glinsky JV,Chhabra HS,Hossain S, Arumugam N,Bedi PK,Lavrencic L,Hayes AJ,Cameron ID. Telephonebased management of pressure ulcers in people with spinal cord injury in low-and middle-income countries:A randomised controlled trial. Spinal Cord, 2017; 55 (2):141-147.

14. Brace JA,Schubart JR. A prospective evaluation of a pressure ulcer prevention and management e-learning program for adults with spinal cord injury. Ostomy Wound Management,2010;56(8):40-50.

15. Schubart J. An e-learning program to prevent pressure ulcers in adults with spinal cord injury:a pre-and post-pilot test among rehabilitation patients following discharge to home. Ostomy Wound Manage,2012;58(10):38-49.

16. Thietje R,Giese R,Pouw M,Kaphengst C,Hosman A,Kienast B,Hirschfeld S. How does knowledge about spinal cord injuryrelated complications develop in subjects with spinal cord injury? A descriptive analysis in 214 patients. Spinal Cord,2011; 49(1):43-48.

17. Hartigan I,Murphy S,Hickey M. Older adults' knowledge of pressure ulcer prevention:a prospective quasi-experimental study. Int J Older People Nurs, 2012; 7 (3): 208-218.

18. Schubart JR,Hilgart M,Lyder C. Pressure ulcer prevention and management in spinal cord-injured adults:Analysis of educational needs. Adv Skin Wound Care, 2008; 21 (7): 322-329.

19. Dunn CA,Carlson M,Jackson JM,Clark FA. Response factors surrounding progression of pressure ulcers in community-residing adults with spinal cord injury. Am J Occup Ther,2009;63(3):301-309.

20. Ghaisas S,Pyatak EA,Blanche E,Blanchard J,Clark F. Lifestyle changes and pressure ulcer prevention in adults with spinal cord injury in the pressure ulcer prevention study lifestyle intervention. Am J Occup Ther,2015;69(1):1-10.

21. Chaboyer W,Harbeck E,Bucknall T,McInnes E,Thalib L, Whitty J,Wallis M,Gillespie B. Initial psychometric testing and validation of the Patient Participation in Pressure Injury Prevention scale. J Adv Nurs,2017.

22. Gelis A,Stefan A,Coudeyre E,Fattal C. Therapeutic education for pressure ulcer care management in paraplegics: The ETP SOFMER guide. Annals of Physical and Rehabilitation Medicine,2014;57:e58-e59.

23. Gorecki C,Nixon J,Lamping DL,Alavi Y,Brown JM. Patient-reported outcome measures for chronic wounds with particular reference to pressure ulcer research:A systematic review. International Journal of Nursing Studies, 2014; 51 (1):157-165.

24. Kisala PA,Tulsky DS,Choi SW,Kirshblum SC. Development and psychometric characteristics of the SCI-QOL Pressure Ulcers Scale and short form. J Spinal Cord Med, 2015;38(3):303-314.

25. Rutherford C,Brown JM,Smith I,McGinnis E,Wilson L, Gilberts R,Brown S,Coleman S,Collier H,Nixon J. A patient-reported pressure ulcer health-related quality of life instrument for use in prevention trials(PU-QOL-P):Psychometric evaluation. Health Qual Life Outcome, 2018; 16 (1):227.

26. de Laat HE,de Munter AC,van der Burg MJ,Ulrich DJ, Kloeters O. A cross-sectional study on self-management of pressure ulcer prevention in paraplegic patients. J Tissue Viability,2017;26(1):69-74.

27. Lourenco L,Blanes L,Salomé GM,Ferreira LM. Quality of life and self-esteem in patients with paraplegia and pressure ulcers:A controlled cross-sectional study. J Wound Care,2014;23(6):331-337.

28. Palfreyman S,Mulhern B. The psychometric performance of generic preference-based measures for patients with pressure ulcers. Health and Quality of Life Outcomes,2015;13 (1).

29. Gorecki C,Brown JM,Cano S,Lamping DL,Briggs M, Coleman S,Dealey C,McGinnis E,Nelson AE,Stubbs N, Wilson L,Nixon J. Development and validation of a new patient-reported outcome measure for patients with pressure ulcers:The PU-QOL instrument. 2013;95.

30. Gélis A,Daures JP,Benaim C,Kennedy P,Albert T,Colin D,Joseph PA,Pelissier J,Fattal C. Evaluating self-reported pressure ulcer prevention measures in persons with spinal cord injury using the revised Skin Management Needs Assessment Checklist:Reliability study. Spinal Cord, 2011; 49(5):653-658.

31. EuroQol. EQ-5D ® 2019 [cited August 2019]; Available from:https://euroqol. org/.

32. RAND Health Care. 36-Item Short Form Survey(SF-36). 2019 [cited August 2019]; Available from:https://www.

rand. org/healthcare/surveys _ tools/mos/36-item-short-form. html.

33. University of Sheffield. *Measuring and Valuing Health*. 2019［cited August 2019］; Available from: https://www. sheffield. ac. uk/scharr/sections/heds/mvh/sf-6d.

34. Insignia Health. *Patient Activation Measure* ⓡ (*PAM* ⓡ) *13*. 2015［cited August 2019］; Available from: http://solihulltogether. co. uk/images/Patient_Activation/UK_PAM_13. pdf.

35. Spinal Cord Injury Research Evidence Professional. *Skin Management Needs Assessment Checklist* (*SMNAC*). 2017［cited August 2019］; Available from: https://scireproject. com/outcome-measures/outcome-measure-tool/skin-management-needs-assessmentchecklist-smnac/#1467983894080-2c29ca8d-88af.

36. Kim JY, Cho E. Evaluation of a self-efficacy enhancement program to prevent pressure ulcers in patients with a spinal cord injury. Jpn J Nurs Sci, 2017; 14(1):76-86.

37. Houlihan BV, Jette A, Friedman RH, Paasche-Orlow M, Ni P, Wierbicky J, Williams K, Ducharme S, Zazula J, Cuevas P, Rosenblum D, Williams S. A pilot study of a telehealth intervention for persons with spinal cord dysfunction. Spinal Cord, 2013; 51(9):715-20.

38. Mercier HW, Ni P, Houlihan BV, Jette AM. Differential impact and use of a telehealth intervention by persons with MS or SCI. Am J Phys Med Rehabil, 2015; 94 (11): 987-99.

39. Rintala DH, Garber SL, Friedman JD, Holmes SA. Preventing recurrent pressure ulcers in veterans with spinal cord injury: impact of a structured education and follow-up intervention. Arch Phys Med Rehabil, 2008; 89 (8): 1429-1441.

40. Garber SL, Rintala DH, Holmes SA, Rodriguez GP, Friedman J. A structured educational model to improve pressure ulcer prevention knowledge in veterans with spinal cord dysfunction. J Rehabil Res Dev, 2002; 39(5):575-588.

41. Guihan M, Bombardier CH, Ehde DM, Rapacki LM, Rogers TJ, Bates-Jensen B, Thomas FP, Parachuri R, Holmes SA. Comparing multicomponent interventions to improve skin care behaviors and prevent recurrence in veterans hospitalized for severe pressure ulcers. Arch Phys Med Rehabil, 2014; 95(7):1246-1253. e3.

42. Lane CA, Selleck C, Chen Y, Tang Y. The impact of smoking and smoking cessation on wound healing in spinal cord-injured patients with pressure injuries: A retrospective comparison cohort study. Journal of Wound, Ostomy, & Continence Nursing, 2016; 43(5):483-7.

43. Rottkamp BC. An experimental nursing study: A behavior modification approach to nursing therapeutics in body positioning of spinal cord-injured patients. Nurs Res, 1976; 25 (3):181-186.

44. Schoeps LN, Tallberg AB, Gunningberg L. Patients' knowledge of and participation in preventing pressure ulcers-an intervention study. Int Wound J, 2017; 14(2):344-348.

45. Royal Australian College of General Practice (RACGP). *Guidelines for Preventive Activities in General Practice. Patient Education and Literacy*. 2016; Available from: https://www. racgp. org. au/FSDEDEV/media/documents/Clinical% 20Resources/Guidelines/Red% 20Book/Guidelines-for-preventive-activities-in-general-practice. pdf.

46. Agency for Healthcare Research and Quality(AHRQ). *The Patient Education Materials Assessment Tool* (*PEMAT*) *and User's Guide An Instrument To Assess the Understandability and Actionability of Print and Audiovisual Patient Education Materials*.［cited August 2019］; Available from: https://www. ahrq. gov/ncepcr/tools/self-mgmt/pemat. html.

47. DeWalt DA, Callahan LF, Hawk V, Broucksou KA, Hink A, Rudd R, Brach C, *Health Literacy Universal Precautions Toolkit. AHRQ Publication No. 10-0046-EF*. 2010, https://www. ahrq. gov/sites/default/files/wysiwyg/professionals/quality-patient-safety/quality-resources/tools/literacy-toolkit/healthliteracytoolkit. pdf: Agency for Healthcare Research and Quality(AHRQ).

48. Chaboyer W, Bucknall T, Webster J, McInnes E, Gillespie BM, Banks M, Whitty JA, Thalib L, Roberts S, Tallott M, Cullum N, Wallis M. The effect of a patient centred care bundle intervention on pressure ulcer incidence (IN-TACT): A cluster randomised trial. Int J Nurs Stud, 2016; 64:63-71.

49. McInnes E, Chaboyer W, Murray E, Allen T, Jones P. The role of patients in pressure injury prevention: a survey of acute care patients. BMC Nurs, 2014; 13(1):41.

50. Hilgart M, Ritterband L, Baxter K, Alfano A, Ratliff C, Kinzie M, Cohn W, Whaley D, Lord H, Garber S. Development and perceived utility and impact of a skin care internet intervention. Internet Interventions, 2015; 1 (3): 149-157.

51. Hossain MS, Harvey LA, Rahman MA, Bowden JL, Islam MS, Taylor V, Muldoon S, Herbert RD. A pilot randomised trial of community-based care following discharge from hospital with a recent spinal cord injury in Bangladesh. Clin Rehabil, 2017; 31(6):781-789.

52. Krause JS, Broderick L. Patterns of recurrent pressure ulcers after spinal cord injury: Identification of risk and protective factors 5 or more years after onset. Arch Phys Med

Rehabil,2004;85(8):1257-1264.

53. Haesler E, Cuddigan J, Kottner J, Carville K, Guideline Governance Group, International consumer engagement in guideline development:Surveying patients in 30 countries in 14th Guideline Intenational Network (G-I-N) Conference. 2018:Manchester.

54. Haesler E, Cuddigan J, Kottner J, Carville K, Guideline Governance Group, International consumer engagement in pressure injury/ulcer guideline development:Global survey of patient care goals and information needs, in National Pressure Ulcer Advisory Panel 2019 Annual Conference. 2019:St Louis.

第 27 章　质　量　指　标

【前言】

质量指标用于评估、测量和改进向患者及其家属提供的护理服务的质量[1,2]。本指南在本节提出的质量指标是一些示例，目的是指导医疗机构实施和监测本临床指南推荐的压力性损伤预防和治疗策略。质量指标的制订是为了反映本临床指南归纳的推荐意见和目前的最佳临床实践。这些指标不是为了规范或取代其他常用的质量指标。医疗机构可以选择单独使用本指南特定的质量指标，也可在其他地区、国家或国际质量指标之外使用这些指标。

持续质量改进是一个过程，通过这个过程，确保医疗机构系统地和有意识地改进其对患者的服务。制订临床指南是为了通过促进实施最有效和安全的干预措施进行临床管理，提高护理质量。指南提供了关于护理的推荐意见，临床医生和医疗机构可以基于此，并是一种有效的、适当的和节省资源的方法[1]。

为了深入了解所提供的护理质量能否反映本临床指南归纳的最佳实践，并有效地满足患者的护理需求，需要进行某种形式的评估。质量指标是作为一种护理措施来制定的，以监测质量并进行改进。

【质量指标】

质量指标是衡量组织内提供的护理质量的一系列不同指标。区分质量指标的一种方法是将其分成内部指标和外部指标。卫生保健提供者使用内部质量指标监测和改善其护理过程的结果。医疗专业人员和管理者可以使用这些数据研究潜在问题以及其解决方法。在数据分析的基础上，重新制订护理流程，然后使用这些指标来监测改进措施的效果。完成内部质量指标的进展可以保密，或与其他组织比较。相反，各种利益相关者（如政府、认证机构和消费者组织）使用外部指标来评估护理质量和成本效益。组织间的结果比较为地方、国家或者国际层面提供绩效指标，同时表明了一个组织如何与其他组织的基线和绩效指标比较。外部质量指标通常是可以公开获取的。

本节的质量指标采用了 Donabedian（1988）[3]开发的目前普遍接受的分类，该分类与给定指标所涉及的医疗服务类型有关，即结构质量指标、过程质量指标或结果质量指标。结构指标与护理环境的属性有关，包括组织结构、物质资源（如环境、技术和工具）以及人力资源，通过了解临床机构的这些属性或特征通常能让我们深入了解质量改进计划的可持续性。过程指标衡量在护理领域实施患者照护所需的活动和任务（如护理程序、文件记录方法和临床工具的使用）。结果指标描述了患者个体层面医疗效果（如测量患病率和发生率）[3,4]（图 27-1）。

结构质量指标	过程质量指标	结果质量指标
QI 1 制订评估适合员工特征的计划(如员工配置水平和技能组合),以保证高质量的护理。	QI 9 在入院/转院后,尽快评估每位患者的压力性损伤风险,且在此后定期评估,并将评估结果记录在医疗记录中。	QI 19 机构内某时间点压力性损伤患者的百分比(时点现患率)。
QI 2 机构有结构化、个性化的多层面压力性损伤质量改进计划。	QI 10 在入院/转院后尽快对每位患者进行全面的皮肤评估,并在此后定期评估,评估结果记录在医疗记录中。	QI 20 入院时无压力性损伤、住院期间发生压力性损伤患者的百分比(院内发生率)。
QI 3 机构有符合本指南中列出的当前最佳实践的压力性损伤预防和治疗的规章与流程。	QI 11 制订、记录、实施和修订基于风险的个性化压力性损伤预防计划,以应对每位有压力性损伤风险或有压力性损伤患者的风险状态变化。	
QI 4 医疗专业人员定期接受压力性损伤预防和治疗方面的培训。	QI 12 记录压力性损伤患者的评估结果。	
QI 5 机构管理层、医疗专业人员、患者和照顾者参与压力性损伤预防计划的实施和监督。	QI 13 至少每周评估压力性损伤并记录评估结果,以监测愈合进度。	
QI 6 质量改进计划涉及压力性损伤相关设备的可用性和质量及其使用标准。	QI 14 每位有压力性损伤的患者均有一份个性化的治疗计划和目标。	
QI 7 机构提供临床决策支持工具,支持压力性损伤预防和治疗。	QI 15 每位有压力性损伤的患者均有记录在案的全面疼痛评估及疼痛管理计划(如适用)。	
QI 8 有专门的医疗专业人员支持压力性损伤预防和治疗。	QI 16 每位有压力性损伤风险的患者均接受营养筛查及进行全面的营养评估并记录营养护理计划(如适用)。	
	QI 17 每位有压力性损伤或有压力性损伤风险的患者(和/或其非正式照护者)均能接收到有关压力性损伤预防和治疗、自我护理技能培训和心理社会支持的信息。	
	QI 18 定期监测压力性损伤率并向利益相关者报告。	

图 27-1　基于本指南中的推荐意见和良好实践声明的压力性损伤质量指标(QI)

一、结构质量指标

QI 1:制订评估适合员工特征(如员工配置水平和技能组合)的计划,以保证高质量的护理。

描述	机构制订了确保适当的员工配置水平和体现当前最佳实践的技能组合的计划
问题	机构是否有适当的员工配置水平和体现当前最佳实践的技能组合的计划?
说明	机构的员工工作计划应体现当前最佳实践,以保证提供高质量的护理
来源	机构
评估层面	机构层面
理由	一项循证的员工配置水平和技能组合计划,以确保有足够的受过适当培训的护理人员队伍根据现有的最佳证据来预防和治疗压力性损伤
证据依据	见推荐意见 20.1

QI 2:机构有结构化、个性化的多层面压力性损伤质量改进计划。

描述	机构有结构化、个性化的多层面压力性损伤质量改进计划
问题	机构是否有结构化、个性化的多层面(如集束化措施)压力性损伤质量改进计划?
说明	机构的压力性损伤质量改进计划包括了结构化、个性化的多层面集束化预防策略/干预措施,以满足机构的利益相关者的特定需求
来源	机构
评估层面	机构层面
理由	一项循证的压力性损伤预防计划,根据现有的最佳证据预防和治疗压力性损伤,以满足机构的利益相关者的特定需求
证据依据	见推荐意见 20.5

QI 3:机构有符合本指南中列出的当前最佳实践的压力性损伤预防和治疗的规章与流程。

描述	机构有预防和治疗压力性损伤的规章与流程,这些规章与流程体现了当前最佳实践,并与临床机构有关
问题	机构是否有体现当前最佳实践的压力性损伤预防和治疗的规章/流程?
说明	机构有关预防和治疗压力性损伤的规章与流程应体现本国际指南列出的当前最佳实践和当地的相关需求
来源	机构
评估层面	机构层面
理由	规章与流程体现了当前最佳实践确定的压力性损伤的预防和治疗措施,并根据现有最佳证据提供护理
证据依据	见推荐意见20.7

QI 4:医疗专业人员定期接受压力性损伤预防和治疗方面的培训。

描述	医疗专业人员在压力性损伤预防和治疗方面的知识和技能必须是最新的,可通过定期的强制性循证培训来实现
问题	所有医疗专业人员是否都参加了最近关于压力性损伤预防和治疗的循证培训?
说明	教育和培训指的是压力性损伤的循证培训
来源	培训日历/卫生专业记录
评估层面	机构和/或部门层面
理由	定期接受强制性培训有助于增加循证知识和提供护理
证据依据	见推荐意见21.2

QI 5:机构管理层、医疗专业人员、患者和照顾者参与压力性损伤预防计划的实施和监督。

描述	管理层、医疗专业人员、患者和照顾者参与压力性损伤预防计划的实施和监督
问题	管理层、医疗专业人员、患者和照顾者是否参与了压力性损伤预防计划的实施和监督?
说明	管理层、医疗专业人员、患者和照顾者参与制订、实施和监督压力性损伤预防计划
来源	机构或部门
评估层面	机构和/或部门层面
理由	管理层、跨学科护理人员、患者/照护者和主要利益相关者的参与促进了团队决策、以患者为中心的护理和有效地质量改进
证据依据	见推荐意见20.6

QI 6:质量改进计划涉及压力性损伤相关设备的可用性和质量及其使用标准。

描述	必须有符合国家或国际指南、法规或标准的规章制度,确保有适当质量的压力性损伤相关设备(如压力再分布支撑面)的可用性和分配
问题	是否有基于国家或国际指南、法规定或标准制订的规章制度以确保压力性损伤相关设备的可用性和分配?
说明	压力性损伤相关设备包括预防性设备(如压力再分布支撑面、体位变换装置和伤口护理用品),这些设备的质量适合使用且符合相关设备标准和测试规定
来源	文件管理系统
评估层面	部门层面
理由	实施质量改进计划以支持压力性损伤相关设备使用的相关规定,并及时提供质量适合的设备,以确保高质量的护理
证据依据	见推荐意见20.4

QI 7:机构提供临床决策支持工具,以支持压力性损伤的预防。

描述	医务人员可使用临床决策支持工具来指导压力性损伤的预防
问题	是否有临床决策支持工具指导医务人员预防压力性损伤?
说明	临床决策支持工具可包括计算机生成的报告、风险评估决策支持协议、支撑面计算方法以及集成到电子健康记录中的其他技术工具
来源	文件管理系统
评估层面	部门层面
理由	临床决策支持工具的可用性将指导压力性损伤预防最佳实践相关的决策
证据依据	见推荐意见 20.8

QI 8:有专门的医疗专业人员支持压力性损伤预防和治疗。

描述	有专门的医疗专业人员(如临床伤口专家)支持压力性损伤的预防和治疗
问题	是否有专门的医疗专业人员(如临床伤口专家)支持压力性损伤的预防和治疗?
说明	确定并委派临床伤口专家领导和支持压力性损伤的预防和治疗
来源	机构
评估层面	机构层面
理由	临床伤口专家的可用性已被证明是成功实施压力性损伤预防和治疗的关键组成部分
证据依据	见推荐意见 20.9

二、过程质量指标

QI 9:在入院/转院后,尽快评估每位患者的压力性损伤风险,且在此后定期评估,并将评估结果记录在医疗记录中。

描述	在入院或转院后,应尽快记录被评估为发生压力性损伤风险患者的百分比,并在此后定期采用考虑主要风险因素、信效度高的风险评估工具、临床判断且可复制的结构化方法评估
分子	尽快评估和记录发生压力性损伤风险的人数(即第一次与医疗专业人员接触时,或第一次到社区护理机构就诊时)
分母	所有入院时间超过 24h 的患者
说明	采用结构化方法确定压力性损伤的发生风险,该方法结合了增加压力性损伤发生风险的多种流行病学因素的评估和临床判断
纳入标准	所有入院超过 24h 的患者
来源	医疗记录
评估层面	患者层面
理由	入院时评估压力性损伤风险有助于(及时)采取个性化预防措施以降低压力性损伤的风险
证据依据	见推荐意见 1.21~1.23

QI 10:在入院/转院后尽快对每位患者进行全面的皮肤评估,并在此后定期评估,评估结果记录在医疗记录中。

描述	入院或转院后,尽快对患者进行皮肤评估和记录患者的百分比,此后定期进行
分子	入院后尽快(即第一次住院患者与医疗专业人员接触或第一次就诊社区护理机构时)评估患者皮肤情况和记录人数
分母	所有入院超过 24h 的患者
说明	皮肤完整性的改变提示有压力性损伤的风险。全面的从头到脚皮肤评估可识别任何现有的压力性损伤,并有助于进行风险评估
纳入标准	所有入院超过 24h 的患者
来源	医疗记录
评估层面	患者层面
理由	入院时评估皮肤有助于(及时)应用压力性损伤预防策略和合适的伤口护理,并有助于制订个性化的压力性损伤预防计划
证据依据	见推荐意见 2.1

QI 11:制订、记录、实施和修订基于风险的个性化压力性损伤预防计划,以应对每位有压力性损伤风险或有压力性损伤患者的风险状态变化。

描述	制订、记录和实施基于风险的个性化压力性损伤预防计划的有压力性损伤风险或有压力性损伤的患者百分比。当风险状况恶化或改善时,应对计划进行修改
分子	制订、记录和实施基于风险的个性化压力性损伤预防计划的有压力性损伤风险或有压力性损伤的患者数量
分母	有压力性损伤风险或有压力性损伤的患者数量
说明	基于风险的个性化压力性损伤的预防计划应至少包括患者特殊的压力性损伤风险因素、营养、体位变换、压力再分布支撑面和局部皮肤护理。计划应符合个人的目标和愿望。应向患者和/或家庭讲解预防压力性损伤的风险和益处,以便作出恰当的决定
排除标准	排除记录显示的拒绝预防性护理的患者
来源	医疗记录
评估层面	患者层面
理由	制订和实施个性化预防措施可降低新发压力性损伤的风险
证据依据	见推荐意见1.24。本指南第6~8章和第10章详细说明了基于风险的压力性损伤预防计划的适当组成部分

QI 12:记录压力性损伤患者全面评估的结果。

描述	有全面评估记录的压力性损伤患者的百分比
分子	有全面评估记录的压力性损伤患者数量
分母	有压力性损伤患者的数量
说明	全面评估必须符合本指南推荐意见10.1所述的标准
纳入标准	有压力性损伤的患者
来源	医疗记录
评估层面	患者层面
理由	全面评估可提供有关患者特征的信息(如身体状况、营养、医疗/社会史、价值观、护理目标、疼痛、功能能力、健康相关生活质量[HRQoL]、自我护理能力和遵守预防/治疗计划的能力),以及对个人健康状况和治愈能力有影响的资源和支持的可用性,为制订符合个人目标的个性化治疗计划奠定了基础
证据依据	见推荐意见10.1

QI 13:至少每周评估压力性损伤并记录评估结果,以监测愈合进度。

描述	每周至少有一次伤口评估记录的压力性损伤患者的百分比
分子	每周至少有一次伤口评估记录的压力性损伤患者数量
分母	有压力性损伤患者的数量
说明	压力性损伤评估包括: • 评估推荐意见10.4~10.6中概述的压力性损伤的特征 • 使用统一的方法测量压力性损伤的大小和表面积,以促进监测压力性损伤的愈合进度 • 使用经信效度检测的压力性损伤评估工具
纳入标准	有压力性损伤的患者
来源	医疗记录
评估层面	患者层面
理由	评估压力性损伤愈合情况以判断治疗是否产生了预期的效果。如果没有,每2周重新评估一次患者、压力性损伤和护理计划
证据依据	见推荐意见10.4~10.7

QI 14:每位有压力性损伤的患者均有个性化的治疗计划及目标。

描述	有个性化治疗计划和目标记录的压力性损伤患者的百分比
分子	有个性化治疗计划记录的压力性损伤患者的数量
分母	有压力性损伤患者的数量
说明	应采用多学科方法制订治疗计划,计划应包括压力性损伤的治疗、营养、疼痛管理、压力缓解和压力再分布的方法及健康教育。治疗目标应与患者的价值观和目标一致
纳入标准	有压力性损伤的患者
来源	医疗记录
评估层面	患者层面
理由	制订个性化的治疗计划,可以对患者和压力性损伤进行循证治疗,这有助于对干预效果的持续评估
证据依据	见推荐意见10.2

QI 15：每位有压力性损伤的患者均有记录在案的全面疼痛评估及疼痛管理计划（如适用）。

描述	有疼痛评估和管理计划记录的压力性损伤患者的百分比
分子	有疼痛评估和管理计划记录的压力性损伤患者的数量
分母	有压力性损伤患者的数量
说明	疼痛评估是使用一个合适的有信效度的量表进行的，该量表考虑到对疼痛的非言语表达。为有疼痛的患者制订和记录循证的治疗计划
纳入标准	有压力性损伤的患者
来源	医疗记录
评估层面	患者层面
理由	制订个性化的疼痛管理计划可提高患者的舒适度和生活质量
证据依据	见推荐意见 11.1~11.6

QI 16：每位有压力性损伤风险的患者均接受营养筛查及进行全面的营养评估并记录营养护理计划（如适用）。

描述	接受营养筛查和全面营养评估及计划（如需要）的患者压力性损伤风险增加的百分比
分子	接受营养筛查和全面营养评估及计划（如需要）的患者压力性损伤风险增加的人数
分母	压力性损伤风险增加的患者数量
纳入标准	压力性损伤风险增加的患者
来源	医疗记录
评估层面	患者层面
理由	对有压力性损伤风险的患者进行营养筛查，可以更快地识别需要全面评估的营养不良或有营养不良风险的患者。营养评估有助于更快地实施营养干预和降低压力性损伤发生率/增加压力性损伤的愈合
证据依据	参见第 7 章"营养与压力性损伤防治"

QI 17：每位有压力性损伤或有压力性损伤风险的患者（和/或其非正式照护者）均能接收到有关压力性损伤预防和治疗、自我护理技能培训和心理社会支持的信息。

描述	接收到压力性损伤预防和治疗、自我护理技能培训和心理社会支持信息的有压力性损伤风险增肌患者（和/或照护者）百分比
分子	接收到压力性损伤预防和治疗、自我护理技能培训和心理社会支持信息的有压力性损伤风险增肌患者（和/或照护者）的数量
分母	压力性损伤风险增加的患者数量
纳入标准	压力性损伤风险增加的患者
来源	医疗记录和/或患者咨询
评估层面	患者层面
理由	为有压力性损伤或有压力性损伤风险的患者提供循证教育，可增加其知识和技能提高自我护理的积极性，并提高实施恰当自我护理的可能性。提供的教育是多种多样的（口头、印刷或电子形式、持续时间和强度）。患者及其非正式照护者高度重视教育，并考虑与压力性损伤相关的一系列教育需求
证据依据	见推荐意见 22.2

QI 18：定期监测压力性损伤率并向利益相关者报告。

描述	定期采用严格和统一的方法测量压力性损伤率
分子	收集调查数据的次数
分母	一年中的月数
说明	患病率和发生率的研究中应明确报告其方法设计。应采用严格和标准的方法进行调整风险和制订基准。结果应通过反馈传达给所有利益相关者。组织内使用的压力性损伤监测和报告的方法和频率可能不同。事件报告系统和基于电子健康记录仪表板可以提供更及时的反馈。鼓励至少每月对压力性损伤率进行评估
排除标准	不适用
来源	内部和外部质量报告机制（即机构或国家基准数据），机构通信记录
评估层面	机构层面
理由	压力性损伤的患病率和发生率的研究为推动质量改进、国家层面的决策以及国际层面的研究计划提供了有价值的数据
证据依据	见推荐意见 19.1 和 20.12

三、结果质量指标

QI 19：机构内某时间点压力性损伤患者的百分比（时点现患率）。

描述	有压力性损伤患者的百分比
分子	在特定时间点有压力性损伤的患者数量
分母	在特定时间点机构内的患者数量
说明	关于压力性损伤分类/期的定义参见第12章"压力性损伤的分类"
排除标准	应明确报告排除情况（例如具体科室，如门诊或短期住院手术、统计时离开机构的患者）
来源	使用统一的分类系统评估患者
评估层面	患者层面
理由	压力性损伤的患病率为压力性损伤预防和治疗策略的有效性提供了依据，并可对压力性损伤治疗所需的资源进行估计
证据依据	见推荐意见19.1和第12章"压力性损伤的分类"。有关其他方法学方面的考虑，请参阅指南第23章"测量压力性损伤的患病率和发生率"

QI 20：入院时无压力性损伤、住院期间发生压力性损伤患者的百分比（院内发生率）。

描述	入院时无压力性损伤、住院期间发生压力性损伤患者的百分比
分子	入院时无压力性损伤、住院期间发生压力性损伤的患者数量
分母	入院时无压力性损伤的患者数量
说明	关于压力性损伤分类/期的定义参阅指南第12章"压力性损伤的分类"
排除标准	应明确报告排除情况（如特定部门）
来源	使用统一的压力性损伤分类系统评估患者。临床审查提供了一个比审查医疗记录更可靠的机构获得压力性损伤率的指标
评估层面	患者层面
理由	机构获得率更清楚地表明了压力性损伤预防措施的有效性
证据依据	见推荐意见19.1和指南第12章"压力性损伤的分类"。有关其他方法学方面的考虑，请参阅指南第23章"测量压力性损伤的患病率和发生率"

【参考文献】

1. Kotter T, Blozik E, Scherer M. Methods for the guideline-based development of quality indicators--a systematic review. Implement Sci, 2012;7:21.

2. Becker M, Breuing J, Nothacker M, Deckert S, Steudtner M, Schmitt J, Neugebauer E, Pieper D. Guideline-based quality indicators—a systematic comparison of German and international clinical practice guidelines:protocol for a systematic review. Systematic Reviews, 2018;7(5):DOI 10.1186/s13643-017-0669-2.

3. Donabedian A. The quality of care. How can it be assessed? Journal of the American Medical Association, 1988;26(12):1743-1748.

4. Mainz J. Defining and classifying clinical indicators for quality improvement. International Journal for Quality in Health Care, 2003;15(6):523-530.

第 28 章　未来研究需求

【前言】

为了支持指南编写而进行文献检索,过程中发现关于压力性损伤的预防与治疗方面的偏倚风险较低的文献很少。本指南中评估的大多数研究都处于中度到高度的偏倚风险。指南管理小组建议,压力性损伤领域的研究未来应重点考虑下列领域。

【未来研究的重点】

此列表概述了未来研究的重点,但不是优先顺序列表。

（一）研究方法

1. 为促进国家和国际基准的制订,应采取标准化的方法来衡量和报告压力性损伤的患病率和发生率。有关测量和报告压力性损伤率方法的建议,请参阅指南第 23 章"测量压力性损伤的患病率和发生率"。应采取标准化的方法测量和报告压力性损伤的愈合情况。

2. 干预试验需要统一实施低偏倚风险的研究设计和过程,包括:①恰当的获得支持的临床试验;②在适当和可能的情况下使用真正的随机化;③使用盲法分配给研究小组;④研究对象、结果评估员和数据分析师尽可能不了解研究组和/或结果的测量;⑤采用意向性分析。

（二）压力性损伤的病因

1. 皮肤功能衰竭与压力性损伤的概念需要进一步研究。

2. 越来越多的证据表明,个体皮肤和支撑面的微环境在压力性损伤的发展中起作用。这些问题的重要性和最佳微环境的特征仍然需要进一步研究。

3. 虽然有些证据表明,皮肤表面的高剪切力会导致浅表损伤,而深层组织的损伤是由高压造成的,但仍需要进一步研究皮肤受压时发生损伤的确切机制。

4. 骨骼肌和皮肤的知识基础非常丰富,但是,关于脂肪组织的力学特征和损伤阈值的研究却很

少,这一领域仍有待进一步研究。

5. 淋巴管阻塞的作用、与组织水肿的关系及其对压力性损伤进展的影响是值得进一步研究的领域。

6. 强烈建议对某些不可避免压力性损伤发生的潜在原因提供进一步的指导。

（三）风险评估和早期发现

1. 随着传感器技术发展的日益成熟、经济有效和易于使用,以及该技术集成到衣服、伤口敷料和床上用品中的能力已经展现,为研究风险评估、早期发现和患者筛查提供了新机遇。

2. 随着技术越来越普及,有必要探索哪些生物物理和生化标记物是风险筛选的目标标记物。需要利用体外和体内模型系统进行基础研究,以及对人类志愿者进行临床前研究。自 2014 年的指南以来,这一领域已经取得了进展,但未来的探索仍是有必要的。

3. 在现有的证据基础上,对下列因素作为压力性损伤危险因素的作用探讨不足:现有压力性损伤、潮湿、氧合和灌注不足、感知觉受损、年龄、实验室血液检查和营养状况。

4. 疼痛作为压力性损伤发展的危险因素或早期指标的作用值得进一步研究。在共识研究中,76.92%的澳大利亚参与专家[1] 和 76.92%的欧洲参与专家[2] 将疼痛作为压力性损伤的预后因素作为未来研究的重点。

5. 很少有高质量的研究调查使用的风险评估工具识别压力性损伤风险患者的有效性。有必要纳入增加压力损伤风险相关因素的最新研究来调查和开发风险筛查和评估工具。

6. 手术期间发生的压力性损伤缺乏高质量的证据。在手术过程中,术压力性损伤的发生率和危险因素（如具体诊断、手术时间及位置）有待进一步研究。

7. 从参与共识研究的压力性损伤专家的角度来看,92.31%的澳大利亚参与者[1] 和 69.23%的欧洲参与者[2] 将调查成人亚群（如手术室患者或新生儿）危险因素研究的 Meta 分析列为压力损伤研究的优先领域。

（四）皮肤和组织评估

1. 尽管最近在表皮下水分（SEM）测量在皮肤和组织评估中的作用方面取得了一些进展，但还需要更多的研究。研究可能适用于不同解剖位置进行的 SEM 测量的不同阈值，将有助于临床医生解释 SEM 的测量结果[3]。建立 SEM 测量装置的测量特性，仍需要更大的样本量高质量的研究，并调查可能有影响的并发症如水肿和/或炎症（如心力衰竭）[3]。

2. 考虑到能够更准确地识别压力性损伤（以及早期组织损伤）高危人群并相应调整其管理的潜在益处，研究评估皮肤温度和热成像的方法是高度优先事项。需要在更大的样本中进行更多的研究，包括年轻的研究对象和深色皮肤的个体，需要对不同方法的信度和效度进行研究评估。评估新生儿皮肤和组织压力损伤风险的研究非常有限，可以进行更全面地探索，包括使用如上所述不同的评估设备。从参与共识研究的压力性损伤专家的角度来看，69.23% 的澳大利亚参与者[1]和 100% 的欧洲参与者[2]认为皮肤和组织的评估策略是研究重点。

（五）预防性护理

1. 关于皮肤卫生和失禁管理在预防压力性损伤中的作用的研究很少，是未来研究的重点。需要在更大的样本中进行更多的研究，并探索针对年轻研究对象（如新生儿和儿童）的干预措施。

2. 关于低摩擦系数的纺织品在防止压力性损伤作用方面的研究很少，是未来研究的重点。

3. 需要对预防性敷料的使用进行进一步的高质量研究，包括敷料类型间的比较研究和对特殊人群（如新生儿）使用预防性敷料的探索。在压力性损伤专家的共识研究中，69.23% 的澳大利亚参与者[1]和 53.85% 的欧洲参与者[2]将不同类型预防性敷料之间的比较做为研究重点。此外，84.62% 的澳大利亚参与者[1]和 61.54% 的欧洲参与者[2]认为，在不同人群和临床机构（重症监护除外）中使用预防性敷料的有效性和成本效益是一项重点的研究课题。然而，自从这些共识研究进行以来，一些关于在老年护理中使用预防性敷料的证据已可获得。在手术室、新生儿和社区环境中使用预防性敷料的研究仍然有限。

（六）营养

1. 由于营养筛查与营养干预措施实施之间很难建立直接关系，因此很少有关于营养筛查在减少压力性损伤中有效性的研究。除老年人群外，很少

有研究测量有压力性损伤或有压力性损伤风险患者营养筛查工具的心理测量学特性。关注新生儿和儿童的营养筛查是必要的。

2. 目前，关于补充能量和蛋白质在预防压力性损伤中的作用的研究很少。进一步的研究可以调查在压力性损伤高危人群中营养补充剂的使用情况。在共识研究中，53.85% 的澳大利亚[1]和欧洲[2]的压力性损伤专家参与者将高热量和蛋白质摄入在预防压力性损伤方面的功效列为重点研究领域。

3. 补充多种维生素和精氨酸在压力性损伤预防和愈合中的作用需要进一步的研究。在共识研究中，近 70% 的澳大利亚[1]和欧洲[2]参与的压力性损伤专家认为，其他营养补充剂（如精氨酸）在预防压力性损伤或促进愈合方面的作用是研究的重点。

4. 尚未有研究探讨预防新生儿和儿童压力损伤的营养需求。参与共识研究的压力性损伤专家中，46.15% 的澳大利亚参与者[1]和 76.92% 的欧洲[2]参与者将其列为优先研究领域。研究重点是确定营养干预的效果，并为促进新生儿和儿童慢性伤口愈合的最佳营养方案提供指导。

5. 尚未有对有压力性损伤风险或有压力性损伤的肥胖患者的营养筛选、评估和治疗的研究，将其列为未来研究领域的重点。

（七）体位变换和早期活动

1. 医疗专业人员预防和治疗压力性损伤的一个基本方法是为无法独立更换体位的人更换体位。虽然体位变换是一种有效的做法，但检验其效果的临床试验数量有限。重要的是要进行强有力的研究最有效的体位变换方案，并结合临床常用的各种压力再分布支撑面的临床实践。这些研究应考虑特定的患者群体（如老年人和新生儿），并应报告对患者有重要意义的结果（如睡眠、疼痛和舒适度）及压力性损伤的发生率和愈合情况。在压力性损伤专家的共识研究中，61.54% 澳大利亚的参与者[1]和 76.92% 的欧洲参与者[2]将所有人群（如急症护理、老年人和新生儿）的体位变换方案的有效性列为研究的重点。

2. 尽管足跟压力性损伤的发生率和患病率很高，但很少有研究直接关注它们。足跟抬高策略与特定个体的特征相匹配的有效性需要进一步研究（如不动的持续时间和水平及腿部运动的频率和力量）。在压力性损伤专家共识研究中，76.92% 的澳

大利亚参与者[1]和欧洲参与者[2]认为,探索足跟减压和减少剪切力的策略研究是研究重点。

3. 坐姿时缓解压力的策略是一个很少被研究的领域,特别是老年人和不能动的成年人,减压措施可能更难执行。在压力性损伤专家共识研究中,53.8%澳大利亚参与者[1]和84.62%欧洲参与者[2]将最佳减压方案列为研究重点。

4. 众所周知,可行动的人受到压力性损伤的风险较低,通常不需要协助更换体位。在压力性损伤风险背景下评估行动能力的准确方法在未来研究中是必要的。

（八）支撑面

1. 需要研究压力再分布支撑面对有压力性损伤或有压力性损伤风险的肥胖患者的有效性。在压力性损伤专家共识研究中,澳大利亚[1]和欧洲[2]的参与者将减少肥胖患者压力性损伤策略列为研究重点。在国际共识过程中,86%的参与者将支撑面的效果作为伤口研究的重中之重首要任务[4]。

2. 很少有关于坐姿人群预防压力性损伤的证据。在压力损伤专家共识研究中,46.15%澳大利亚参与者[1]和84.62%欧洲参与者[2]将脊髓损伤患者不同座位选择(椅子和坐垫)的有效性作为未来压力性损伤研究的重点。

3. 应对天然羊皮作为支撑面预防压力性损伤的作用进行更加深入的研究。

（九）器械相关压力性损伤

需要研究如何预防器械相关压力性损伤。在压力性损伤专家共识研究中,76.92%澳大利亚参与者[1]和76.92%欧洲参与者[2]将预防和治疗医疗器械相关压力性损伤(MDRPI)策略列为优先研究的领域。关于可能影响压力性损伤率的医疗器械质量的高质量证据研究或在选择医疗器械以降低压力性损伤率时需要考虑的因素研究都是有限的。与MDRPI有关的医疗器械特定质量的证据研究可以为医疗器械的未来设计提供信息。

（十）疼痛治疗

1. 有确凿证据表明压力性损伤会引起疼痛,但仍需要进一步研究最有效的药理学和非药理学策略来治疗压力性损伤相关的疼痛。

2. 基于对患者护理目标的研究发现,46.5%的有压力性损伤或有压力性损伤风险患者及其35.9%的非正式照护者的护理目标是治疗疼痛[5]。制订医疗专业人员处理与压力性损伤相关的疼痛策略是当务之急。

（十一）生物物理方法

1. 采用稳定的研究设计和合适的疗效判断指标,对高压氧疗法在治疗压力性损伤中的作用的研究很少。建议对这种疗法的潜在作用进行深入研究。

2. 光疗法和激光疗法的有效性及可能具有临床有效结果的患者的选择,需要使用深入的研究设计和适当的疗效判定指标进行进一步的研究。

3. 尽管最近的研究已经开始探索电刺激这个主题,但是根据本指南报告的一些预试验,关于电刺激会使脊髓损伤患者肌肉产生不自主运动以缓解压力和改变肌肉负荷特性的作用尚待进一步研究。

（十二）促进愈合、控制感染和生物膜

1. 应优先考虑抗生素抗菌治疗对慢性伤口愈合的影响及减少不必要使用抗菌治疗的策略。这包括局部用药在处理压力性损伤中的应用。

2. 对压力性损伤和其他慢性损伤的预防、诊断和消除生物膜的最佳实践的有效研究较少,应该作为目前研究的重点。该领域的最新进展前景开阔,将为临床实践提供指导。

3. 传统治疗和药物的作用(例如土著群体、东部和非洲文化使用的药物)在关于压力性损伤的文献中并没有太多描述。对传统干预措施的有效性进行深入研究是非常必要的。

（十三）教育和参与

1. 对医疗专业人员特别是对压力性损伤不是重点关注的部门(如患者转运部门或急诊室等)在识别压力损伤风险和预防方面教育的有效性的进一步研究很重要。在压力性损伤专家共识研究中,69.23%的澳大利亚参与者[1]和61.54%的欧洲参与者[2]将对医疗专业人员进行持续知识和最佳实践教育的频率和内容列为研究重点。最佳的教育方案仍需要进一步的研究才能确定设计和实施。

2. 有必要进一步研究如何教育患者及其非正式照护者,并让他们积极参与护理。关于提升自我护理技能和让住院患者参与预防性护理策略的研究证据有限。这方面的证据应侧重于在特定人群实施的不同策略(如特定的临床机构或特殊的患者群体)。在压力性损伤专家共识研究中,76.92%的澳大利亚参与者[1]和61.54%的欧洲参与者[2]将对患者进行持续知识和最佳实践教育的频率和内容列为压力性损伤研究的重点。

【参考文献】

1. Haesler E, Carville K, Haesler P. Priority issues for pressure injury research: An Australian consensus study. Res Nurs Health, 2018; 8: 08.

2. Haesler E, Carville K, Haesler P, Consensus priorities for pressure ulcer research in Europe, in 5th World Congress of the World Union of Wound Healing Societies. 2016: Florence.

3. Guihan M, Jenson B, Chun S, Parachuri R, A. S. C, McCreath HE. Assessing the feasibility of subepidermal moisture to predict erythema and stage 1 pressure ulcers in persons with spinal cord injury: A pilot study. Journal of Spinal Cord Medicine, 2012; 35(1): 46-52.

4. Cowman S, Gethin G, Clarke E, Moore Z, Craig G, Jordan-O'Brien J, McLain N, Strapp H. An international eDelphi study identifying the research and education priorities in wound management and tissue repair. J Clin Nurs, 2011; 21: 344-353.

5. Haesler E, Cuddigan J, Kottner J, Carville K, Guideline Governance Group, International consumer engagement in pressure injury/ulcer guideline development: Global survey of patient care goals and information needs, in National Pressure Ulcer Advisory Panel 2019 Annual Conference. 2019: St Louis.

第六篇

术语

第29章　术　语

pH 值(ph)：在 0~14 的范围内测量水溶液的酸碱度，7 表示中性，大于 7 表示偏碱性，小于 7 表示偏酸性。

P 值(p value,P)：统计学分析时，所获得的结果仅仅是由于偶然性产生的概率[38]。

白蛋白(albumin)：白蛋白占血液总蛋白的60%，随着压力、年龄和肝功能受损而减少。白蛋白用于维持胶体渗透压，并作为某些离子、激素、药物、酶、脂肪酸、氨基酸和胆红素的转运蛋白。白蛋白会随着过度水合、压力、感染、肾功能受损和肝脏疾病等原因而减少。正常的白蛋白水平为 3.5~5.4g/dl。正常值可能因实验室进行分析而异。

败血症(sepsis)：由于机体对感染的反应失调而引起的危及生命的器官功能障碍[49]。

半卧位(semi-fowler position)：身体仰卧，床头抬高 30°的姿势。

磅/平方英寸(pounds per square inch,PSI)：压强单位，指液体对每平方英寸皮肤或伤口表面施加的压力[1]。1PSI≈6 894.76Pa。

包封(envelopment)：支撑面的顺应能力，以适应或包绕身体的不规则之处[2]。

保护剂(皮肤)[protectant(skin)]：外敷在皮肤上以保护皮肤免受有害物质的侵害的物质或产品。

保护膜/乳霜/软膏(barrier film/cream/ointment)：用于保护层(屏障)防止刺激皮肤的物质或免洗产品。

标准医院床垫(standard hospital mattress)：用于描述医疗机构内提供的标准床垫的术语，通常用于调查压力再分布支撑面有效性的研究试验的对照。因此，标准医院床垫的质量因历史因素和临床环境而异，在临床试验中很少有详细的报道。在大多数情况下，人们认为标准医院床垫是无动力泡沫或弹簧床垫[2]。

表面活性剂(surfactant)：一种降低其溶解的介质表面张力和/或其他相的界面张力的物质，因此，在液体/蒸汽和/或其他界面上被积极地吸附。表面活性剂这一术语也适用于难溶性物质，通过在液体表面自发扩散来降低液体的表面张力[52]。

表皮(epidermis)：皮肤的最外层。

表皮脱落(excoriation)：由于抓挠或外伤而导致的表皮和部分真皮的一部分丧失[18]。

剥脱(denuded)：表皮脱落。

不可分期压力性损伤(pressure injury, ungradable)：全层皮肤缺失的压力性损伤，伤口床完全被腐肉(黄色、褐色、灰色、绿色或棕色)和/或者焦痂(褐色、棕色或黑色)覆盖而难以辨别实际深度。在去除足够多的腐肉和/或痂皮以露出伤口底部之前，无法确定压力性损伤属 III 期或 IV 期[57]。

不稳定个体(unstable individual)：个体生理指标不稳定，需要以侵入性方式进行治疗，如机械通气、血管加压剂、体外膜氧合、主动脉内球囊反搏、左心室辅助装置或持续肾脏替代治疗[56]。

部分皮层缺失(partial thickness skin loss)：皮肤损伤，涉及表皮但未穿透真皮层。包括 II 类/期压力性损伤。

擦伤(abrasion)：机械性原因(如摩擦或外伤)导致的表皮剥脱。

侧翻疗法(lateral rotation therapy)：支撑面的一种特性，可使患者沿纵轴向一侧翻转，可以控制患者的翻转程度、持续时间和频率[2]。

肠内营养(enternal nutrition)：通过鼻胃管、鼻肠管或经皮导管给予营养支持，在胃肠道功能正常时使用[26]。

肠外营养(parenteral nutrition)：当胃肠道不能用于营养支持时，通过中心或外周静脉提供大量营养素、维生素、矿物质、电解质和液体。全肠外营养(TPN)通过中心静脉输送机体所有必需的营养素。

超声波(ultrasound)：一种机械振动(声能)，以波的形式传播，其频率超过人类听觉的上限。当用作治疗剂时，其振动特性影响生物组织的细胞。超声可用于评估和治疗软组织。

成纤维细胞(fibroblast)：结缔组织形成的细胞。成纤维细胞在伤口的较深处增殖，并合成少量的用于支撑细胞迁移和成纤维细胞进一步增殖的胶原蛋白[1]。

出血（hemorrhage）：出血（可能是内出血或外出血）。

触底（bottoming out）：支撑面受压变形超出规定范围内的深度，失去了压力再分布的功能[2]。

促炎细胞因子（proinflammatory cytokines）：在炎症和感染时释放的一种自身物质，如白介素-1和肿瘤坏死因子，会提高基质金属蛋白酶（MMP）水平，降低组织中 MMP 抑制剂水平，并减少生长因子的产生和成纤维细胞活性[43]。它们在调节肝脏急性期蛋白反应中起关键作用。

脆弱的（friable）：脆弱的，易受伤的，新愈合组织具有的特征。

蛋白酶（protease）：一种蛋白水解酶。

蛋白水解酶（proteolytic enzyme）：一种内源性物质，如胶原酶、弹性蛋白酶、髓过氧化物酶、酸性水解酶和溶菌酶，可选择性地液化并从健康组织中分离坏死组织和痂皮[23]。

蛋白质（protein）：由氨基酸分子链组成的复杂有机化合物。蛋白质负责损伤组织的修复、体液平衡、抗体的产生、细胞功能、激素和酶的功能，是肌肉和伤口愈合物质的来源。

蛋白质-能量营养不良（protein-calorie malnutrition）：当蛋白质和能量的摄入都不足以满足个人的新陈代谢需求时发生的情况。由于向身体组织提供的能量过少而造成的去脂体重和过度损耗，仅通过摄入营养物质就能逆转[45]。

低空气泄漏（low air loss）：支撑面的一种特性，利用空气的流动来帮助控制皮肤的热和湿度（微环境）[2]。

碘附敷料（cadexomer iodine dressing）：由含有碘的球形亲水性卡德克索淀粉珠组成的敷料。具有很强的吸收性，可在伤口处缓慢释放碘。也可用于外用乳膏。

电磁波（electromagnetic spectrum，EMS）：是一种影响生命系统的能源。EMS 包括红外线（热辐射）、紫外光（不可见光）、激光（相干光及单色光）和电/电磁刺激。

电刺激（electrical stimulation）：利用由电源控制的电流传递的能量。在压力性损伤的预防和治疗中，电刺激用于伤口愈合疗法，并逐渐成为无法变换体位患者的肌肉刺激疗法。

垫枕（bolster pad）：用于支撑的垫子。

窦道（sinus tract）：从伤口的表面或边缘向任何方向发生的组织破坏过程或形成通道，有时称为隧道。它会导致死腔，并有可能形成脓肿。窦道和潜行的区别是，窦道只涉及伤口边缘的一小部分，而潜行涉及伤口边缘的一大部分[1]。

窦道（tunneling）：见窦道（sinus tract）。

多变量模型（multivariable model）：具有多个自变量的统计模型，用于研究变量之间的独立关系[37]。

多元模型（multivariate model）：有两个或两个以上因变量或结果变量的统计模型，通常来自对同一个体多次测量的纵向研究。

恶臭（malodor）：一种令人厌恶或不能接受的气味。

二烷基氨甲酰氯敷料 [diakycarbamoyl chloride inpregnated（dacc）dressings]：采用了一些病原微生物是疏水性的原理，会与涂有 DACC 的疏水性醋酸盐敷料或棉质敷料结合[6]。

发病率（incidence）：在一定时期某一特定疾病在人群中发生的比例或比率。

反应性充血（reactive hyperemia）：在减压后，由于血液回流到缺氧组织而引起的皮肤发红的现象。

反应性支撑面（reactive support surface）：有动力或无动力的支撑面，具有仅能随施加的负荷而改变其压力负荷分布的特性[2]。

非故意体重丢失（unintenional weight loss）：随着时间的推移，逐渐的、非故意的体重下降。

蜂蜜敷料（honey impregnated wound dressing）：一种能产生过氧化氢、含有抗氧化剂和释放抗炎物质的敷料。气味减少是因为蜂蜜产生一种替代细菌新陈代谢的物质，能产生乳酸，而不是有气味的氨、胺和硫黄。蜂蜜必须是医用的。

蜂窝织炎（局部感染、弥漫性感染）[cellulitis（regional infection，spreading infection）]：由细菌引起皮肤和软组织的弥漫性、播散性感染，最常见的致病菌是 β-溶血性链球菌和金黄色葡萄球菌。临床表现不仅取决于机体，还取决于细菌侵入组织的方式[19]。

浮游细菌（planktonic bacteria）：自由漂浮的细菌。另见细菌生物负荷（bacterial bioburden）。

辅助疗法（adjunct/adjuvant therapy）：能辅助或增强其他疗法作用的物质（或疗法），从而最大限度地预防或治疗。

腐肉（slough）：柔软、潮湿、失活（不能存活）

的组织。可能是白色、黄色、褐色或绿色,也可能是黏附松散或牢固的[1]。

负压伤口治疗(negative-pressure wound therapy, NPWT):一种通过消除第三间隙水肿来促进伤口愈合的治疗方式,从而增强营养和氧气的输送;清除伤口渗出物(细菌定植的媒介);促进肉芽组织生长;促进血管生成;去除伤口抑制因子。

复合伤口敷料(composite wound dressing):由两种或多种敷料组合而成的敷料。

覆盖层(overlay):一个附加的支撑面,设计成直接覆盖在现有的表面上[2]。

覆盖敷料(cover dressing):用于覆盖其他吸收性敷料的表层敷料。

感染(infection):细菌或其他微生物数量达到破坏组织或影响愈合的程度。免疫功能缺陷或有慢性伤口的个体可能不存在感染迹象。另见细菌生物负荷(bacterial bioburden)。

干燥(desiccation):伤口床的干燥。

高规格活性泡沫床垫(high specification reactive foam mattress):是一种优质的下陷、贴合躯体并控制躯体微环境特性的床垫。活性泡沫床垫的特性与下陷、贴合躯体和微环境控制的功能有关,包括泡沫类型、密度、硬度、支撑度、厚度和水蒸气渗透性。关于活性泡沫床垫有效性的研究通常对研究中使用的支撑面特征的描述比较局限。然而,目前关于床垫被视为"高规格"的特性在指南第10章"支撑面"进行了讨论。活性泡沫床垫的标准和性能指标仍在进一步研究中,持续为支撑面选择提供了参考。

功能寿命(functional life span):医疗器械(如支撑面)设计并实现其原始功能的预期时间长度。

功能性(functionality):指产品设计的预期用途。

姑息治疗(palliative care):治疗的重点是全面支持个人的舒适,同时提高生活和死亡的质量,而不是治疗或愈合伤口[39]。

骨隆突(bony prominence):解剖结构上的骨性隆起或突出[1]。

骨髓炎(osteomyelitis):骨和骨髓的炎症和感染,通常由于损伤或手术期间病原体进入骨引起的[1]。

光疗(phototherapy):利用电磁波的红外线、可见光和紫外线的能量波的一种光疗剂,通常组合使用[40]。

硅酮敷料(silicone wound dressing):由硅酮制成的敷料。硅酮具有化学惰性,因此不会与伤口发生化学反应。硅酮不溶于伤口渗液。这种敷料提供了一个特殊的伤口接触层,使其可以轻松移除且不引起损伤和疼痛。

红斑(erythema):由于血管扩张引起的皮肤发红[1]。

(1)**可变白的红斑(blanchable erythema)**:皮肤发红的区域,当对皮肤施加轻微压力时会暂时变白或苍白,当压力减轻时皮肤会变红,这是受压部位正常的充血反应[27]。

(2)**不变白的红斑(nonblanchable erythema)**:在施加压力后,皮肤持续发红,通常出现在骨隆突处。这是Ⅰ类/期压力性损伤的迹象,深色皮肤可能没有明显的发白。

红外线疗法(infrared therapy):利用热辐射的疗法,一种属于电磁波的光疗剂。

化脓的(purulent):含有脓液的。

坏死(necrosis):组织的死亡。

坏死组织(necrotic tissue):已经死亡的组织,也称为失活或不能存活的组织。

患病率(prevalence):在指定人群中特定时间点有某种疾病的个人比例/百分比。

(1)**时点压力性损伤患病率(point pressure injury prevalence)**:测量特定人群(如住院患者)在某一特定时刻(如某一天)有压力性损伤的比例[42]。

(2)**时段压力性损伤患病率(period pressure injury prevalence)**:测量一段时间内(如一周以上)某一特定人群(如住院患者)有压力性损伤的比例。

磺胺嘧啶银(silver sulfadiazine):一种含银抗菌剂。

基质金属蛋白酶(matrix metaalloprotease, MMP):一种在伤口愈合中起重要作用的细胞蛋白,包括通过使用肌成纤维细胞收缩伤口基质、实现血管生成、细胞迁移、重建和清除受损的瘢痕细胞外基质[4]。

激光(laser):相干的单色光,一种属于电磁波的光疗剂。

急性伤口(acute wound):一种外科手术或外伤性伤口,可为Ⅰ期或Ⅱ期愈合,通过有序和及时的修复过程进行解剖完整性的持续恢复[3]。

集成床系统(integrated bed system):当支撑

面无法单独发挥作用时,将床架和支撑面组合成一个整体[2]。

痂(eschar):黑色或棕色坏死或失活组织。组织可能是松散的或牢固的,也可能是硬的、软的或潮湿的[1]。

减压(offload):从任何区域释放压力。

剪切力(剪切应力)(shear):单位面积上平行于垂直平面施加的力[2]。

健康相关生活质量(health related quality of life,HRQoL):是个体对身体或心理健康状况的感知[30]。

胶凝纤维敷料(gelling fiber dressing):将羧甲基纤维素或聚乙烯醇晒成纤维,制成片状或条状填充敷料[29]。

胶原蛋白(collagen):真皮中最丰富的蛋白质,占干重的 70%~80%;是皮肤和结缔组织的主要支持蛋白质。

胶原蛋白伤口敷料(collagen matrix wound dressing):由牛、猪或禽类胶原蛋白制成的敷料,已被证明能降低慢性伤口中蛋白酶的水平。有片状或棉垫状,也有颗粒状和凝胶状。

接受者操作特性曲线(ROC 曲线)下面积(receiver operator curve,area under,AUROC):一种特定试验的总体精度测量,接近 1.0 的值表示具有高灵敏度和高特异性[37]。

界面压力(interface pressure):在身体与支撑面之间单位面积上的垂直作用力。该参数受支撑面的硬度、受压组织的成分及受压部位的结构的影响[2]。

筋膜(fascia):层或条状纤维组织,位于皮肤下的深部,包围肌肉和各种器官。

局部抗生素(topical antibiotic):见抗生素(antibiotic)。

聚合膜敷料(polymeric membrane wound dressing):一种泡沫敷料,结合甘油软化溃疡中的失活组织并用淀粉吸除渗出物。敷料中还含有一种表面活性剂,能使伤口床上的坏死组织松动[41]。

聚六亚甲基双胍(polyhexamethylene biguanide,PHMB):又称聚六胺和聚氨丙基双胍,是一种阳离子聚合双胍,类似氯己定(洗必泰),是一种抗菌剂[29]。

抗菌剂(antibacterial):包括抗生素、杀菌剂和消毒剂等术语。指能抑制细菌生长或清除细菌的物质[5-7]。

抗拉强度(tensile strength):在不使伤口破裂的情况下,施加在伤口上的最大力量或压力。

抗生素(antibiotic):一种天然或合成的物质,全身或局部使用,具有破坏或抑制细菌生长的作用[5,6,8]。

抗微生物剂(antimicrobial):直接作用于微生物以破坏细菌、真菌、孢子或病毒并抑制其生长的物质。抗微生物剂是一个广泛的属于,包括杀菌剂、消毒剂、抗生素和抗真菌剂等[9]。

科恩卡帕系数[Cohen's kappa(κ)]:衡量评估者或评估者间一致性系数。

可变白的红斑(blanchable erythema):见红斑(erythema)。

可疑深部组织损伤(suspected deep tissue injury):由于压力和/或剪切力造成的皮下组织损伤,局部完整的皮肤出现紫色或褐红色改变,或充血性水疱。与邻近组织相比,该区域可有疼痛、坚硬、松软、潮湿、更热或更凉。深部组织损伤可能很难在肤色深的个体中发现。深色的伤口床可发展形成一个薄薄的水疱,进一步被薄痂覆盖。即使采取很好的治疗,也可能迅速发展至多层组织暴露[53]。

口服营养补充剂(oral nutritional supplement):补充营养和热量的食品或饮料,可直接购买的或其他方式制备。

量表(likert scale likert):双极描述词量表,描述词的范围从一端的没有或很少的属性到另一端的大量或最大数量。常用于问卷调查或心理测试[34]。

临床判断(clinical judgement):是医疗专业人员为叙述和评估被评价者的健康状况而作出决断过程的一个总的概念[21]。临床判断描述了医疗专业人员通过对医学信息进行解释和综合以得出疾病的诊断和管理计划所进行的认知行为的总和。

瘘管(fistula):从一个内脏器官到体表或两个内脏器官之间的不正常通道[1]。

脉冲电磁场疗法(pulsed electromagnetic field therapy):将磁场导入伤口床,以达到治疗的目的。

脉冲电流(pulsed current):描述电刺激特性的术语,脉冲电流是电子或离子的短暂单向(单相脉冲电流)或双向(两相脉冲电流)流动,其中每个脉冲由一段无电流流动的周期隔开。

脉冲式冲洗(pulsatile lavage):通过一次性使用的电动装置以快速、不连续的脉冲方式输送清洗液,该装置可在有或无同时抽吸的情况下提供可变的冲洗压力。冲洗液的脉动可能会增加清除碎屑量,同时吸引可立即清除因接触伤口而受到污染的冲洗液[1]。

慢性伤口(chronic wound):愈合过程缓慢或因内在和外源性因素导致的愈合延迟、中断或停滞的伤口[6]。

敏感性(sensitivity):在进行某一特定检测时,有疾病或状况的人检测呈阳性的比例。因此,敏感性表示该特定检测能检测出实际存在的特定状况的能力[48]。

摩擦力(friction):两个接触面间向相反方向运动时产生的平行方向的阻力[2]。

摩擦水疱(friction blister):由于反复摩擦而在皮肤上形成的水疱。

摩擦系数(coefficient of friction):衡量两个表面之间摩擦力的系数[2]。

囊袋(pocketing):当肉芽组织不能在整个伤口上均匀生长时,或者伤口的愈合没有从底部向上发展到顶部时,就会发生这种情况,囊袋里可能有细菌。

内卷(epibole):表皮外层边缘向下卷,是愈合停止的状态[1]。

内源性因素(intrinsic factors):源于身体内部的因素。

黏弹性泡沫(记忆泡沫)[viscoelastic foam(memory foam)]:一种多孔聚合物材料,与施加的重量成比例。当外加压力作用时,材料表现出慢回弹特性[2]。

捻发音(crepitus):触诊软组织时产生的爆裂声、嘎吱作响或爆裂感,与组织中厌氧菌产生的气体有关;提示组织中存在气泡。

脓肿(abscess):由炎症组织所包围的局部脓液,通常是由于感染引起的[1]。

泡沫敷料(foam wound dressing):一种海绵状的聚合物敷料,可被液体浸渍或其他材料做外层,具有一定的吸收性。简易泡沫敷料能吸收伤口床的渗出并将渗出液转移到敷料表面;复合聚氨酯泡沫敷料可吸收液体并转移到整个敷料中,而且保持渗液不回渗。泡沫敷料也可让液体蒸发性能。

培养(culture):在特定的培养基中培养细菌或其他细胞的实验室试验。培养物被用来鉴定微生物以及哪些抗生素能有效对抗该微生物。

皮瓣(flap):是将组织从身体的一个部位移植到另一个部位以重建原发缺损的外科手术。皮瓣可以是单纯皮瓣、筋膜皮瓣或复合皮瓣。皮瓣常被切割并旋转到邻近部位。

皮尔逊相关系数(Pearson's r, r):衡量两个随机变量之间线性关系的强度和方向(相关性)。

皮肤浸渍(maceration of skin):由于长时间暴露在潮湿环境中而使皮肤软化和受损。

皮肤完整性(skin integrity):是完整的皮肤结构和足以保护皮肤的功能的结合[51]。

皮肤微环境(microclimate of skin):皮肤表面的温度、湿度和气流状况[36]。

胼胝(callus):皮肤反应性角质过度增生,通常由于摩擦和/或压力引起,导致皮肤纹理增强[18]。

频繁的小幅度变换体位(frequent small shifts):个体位置的频繁变换,一次可能只有10°~15°;用于血流动力学不稳定的个体变换体位的方法。

前白蛋白(prealbumin):一种机体蛋白,其功能是运输甲状腺素和运输维生素A的视黄醇结合蛋白复合物。正常水平为15~36mg/dl,但可由于实验室测定水平而有所不同。

潜行(undermining):皮肤下的组织破坏区域,沿着伤口的边缘延伸,在剪切伤中很常见。与窦道的区别在于涉及伤口边缘的一大部分[1]。

强化食品(enhanced food):见强化食品(fortified food)。

强化食品(fortified food):富含特定营养素的普通食品,特别是含有能量和/或蛋白质、矿物质、维生素或微量元素。

桥接(bridging):溃疡面上出现的组织条索。

倾斜(tilt-in-space):通过一种座椅(通常是轮椅)的位置放置来改变身体的方向,同时保持臀部、膝盖和脚的位置与通常的坐姿角度一致。对应仰卧形成斜倚的姿势,即上身从臀部向后倾斜,身体向后倾斜[54,55]。

清创(debridement):清除伤口或邻近区域的失活组织。清创过程可清除伤口渗出物、分离细菌菌落并提供愈合的环境[5]。

(1)自溶清创(自溶)[autolytic debridement(autolysis)]:在伤口中自然发生的具有高度选择性的缓慢清创形式[23]。可通过使用保湿敷料加快清创进程[24]。

(2)生物清创(蛆虫疗法)[biological debride-

ment(larval therapy)]:用无菌的苍蝇幼虫清除失活的组织。目前认为苍蝇幼虫分泌一种蛋白酶,能降解坏死组织,消灭细菌,刺激肉芽组织形成[25]。

(3) 保守锐器清创(conservative sharp debridement):用锐利的器械(如手术刀、剪刀或刮匙)在不引起疼痛或出血的情况下清除失活的组织[1]。

(4) 酶清创(enzymatic debridement):通过应用外源性蛋白水解酶或纤维蛋白溶酶清除失活的组织[24]。

(5) 持续清创(maintenance debridement):反复清创,直到失活组织从伤口床取出。

(6) 机械清创(mechanical debridement):通过物理方法非选择性地清除失活的组织[24]。

(7) 外科/锐器清创(surgical/sharp debridement):在全身或局部麻醉下,使用手术刀和/或剪刀从伤口中取出失活组织的快速清创术。

清洁技术(clean technique):一种伤口护理技术,旨在将伤口处的微生物数量降至最低并减少交叉感染的风险[20]。清洁伤口需使用清洁的饮用水及清洁或无菌的产品(取决于当地标准)。由于大多数慢性伤口都有一定程度的细菌定植,在机体不存在免疫力低下或无菌器官或关节未受损的情况下,清洁技术适用于大多数的压力性损伤。

蛆虫治疗(maggot therapy):见清创(debridement)。

全层皮肤缺损(full thickness skin loss):溃疡穿过真皮延伸至皮下组织(III 和 IV 类/期压力性损伤),如果是 IV 类/期压力性损伤,则延伸至肌肉甚至骨骼。

全身性水肿(anasarca):由于组织间隙液体积聚而引起的弥漫性全身性水肿。常见于充血性心力衰竭、肝衰竭或肾脏疾病。

人工营养(artificial nutrition):是一种医疗干预措施,指当个体不能经口摄入营养或水分时,通过非口服(即肠内或肠外)途径提供营养和水分。肠内营养通路包括鼻胃管、鼻胃-空肠管、经皮内镜胃造瘘(PEG)和空肠造瘘(PEGJ)及其他手术方法;肠外营养通路包括外周静脉管路或中心静脉管路。进行肠外和肠内营养都需要患者或其家属的同意[11-13]。

肉芽组织(granulation tissue):粉红色/红色、潮湿、有光泽的组织。在伤口开始愈合时,由新生血管、结缔组织、成纤维细胞和炎性细胞组成,充满

伤口。通常呈深粉红色或红色,表面不规则,呈颗粒状[1]。

润肤剂(emollient):留在皮肤表面并保持角质层水分的护肤品。

杀菌剂(antiseptic):能杀灭微生物的物质[10]。

纱布(gauze):一种纺织的敷料,通常由棉花或合成材料制成,能吸收和渗透水、水蒸气和氧气。纱布可浸有凡士林、杀菌剂或其他药剂[1]。

伤口敷料(wound dressing):一种因各种原因应用于伤口的材料,包括促进伤口愈合、保护、吸收盒排出渗出物、控制异味和尽量减少疼痛。

伤口周围(periwound):紧靠伤口边缘至有组织颜色和密度变化的区域。

上皮化(epithelialization):被上皮覆盖或转化为上皮的过程。

上皮再生(reepitheliazation):组织上皮层的再生。

身体形态(body configuration):个体的身体和身体部位的一般形态和外观。身体形态可受到保持姿势和平衡能力等任何因素的影响,包括但不限于挛缩、痉挛、畸形、截肢和瘫痪。

深部组织损伤(deep tissue injury,DTI):见可疑深部组织损伤(suspected deep tissue injury)。

渗出物(exudate):从组织或毛细血管中渗出的液体,包括从血管中逸出并沉积在组织表面的液体、细胞或细胞碎片,可能含有血清、细胞碎片、细菌和白细胞[1,28]。

生存曲线(kaplan-meier survival curves kaplan-meier):生存分析中生成的曲线图。生存分析用于调查研究对象在试验中达到特定的临床结果或终点(例如压力性损伤的发展)所需的时间[33]。

生活质量(quality of life):衡量疾病、治疗和/或残疾对个人正常生活能力的影响的个性化的、定性测量[47]。

生物膜(biofilm):是一种具有遗传多样性的微生物聚集结构,通过特有机制和防御模式引起特定的慢性感染。特点是对抗生素和杀菌剂有显著的耐受性,同时不受机体免疫的影响[6]。生物膜对慢性炎症状的维持起着重要作用,最终导致皮肤伤口无法愈合[17]。参另见细菌生物负荷(bacterial bioburden)。

生物物理方法(biophysical agent):用于向伤口输送具有特定治疗物质的方法,如氧气、负压伤口治疗、抽吸脉冲式冲洗、电刺激或涡流式冲洗等。

生长因子(growth factors):刺激细胞生长的天然蛋白质或激素。

失活组织(devitalized tissue):没有活力的组织(不可存活的)。它通常是潮湿的,黄色、绿色、褐色或灰色,可能变厚和干燥的皮革样黑色或棕色的焦痂。

失禁相关性皮炎(incontinence-associated dermatitis,IAD):由于失禁而与尿液或粪便长期接触引起的刺激性接触性皮炎[31]。

湿-干盐水纱布敷料技术(wet-to-dry saline gauze dressing):用生理盐水浸湿的纱布敷在伤口上,待其晾干黏于伤口床时去除纱布的一种技术。去除敷料后,伤口被进行非特异性清创[1]。

收缩(contraction):在愈合过程中伤口边缘的收拢。

水胶体敷料(hydrocolloid wound dressing):一种含有凝胶形成剂的柔韧性敷料,如羧甲基纤维素钠(NaCMC)、果胶和明胶。其与弹性体和黏合剂结合,并应用于载体(通常是聚氨酯泡沫或薄膜)上,形成有吸收性、自黏并防水的片状敷料[1]。

水凝胶敷料(hydrogel wound dressing):一种含水的非黏性凝胶,含有水合亲水性聚合物,能产生一个湿润的环境,促进伤口愈合。这种敷料能吸收渗出到伤口的多余渗出物,但可为干燥、坏死的组织或蜕皮提供水分。敷料有利于自溶清创[1]。

死腔(dead space):组织缺损形成的空腔或窦道。

宿主反应(host response):个体对微生物入侵的反应。

塑型座椅(contour seating):通过与标准人体相似的轮廓来增加与身体接触面积的座椅产品。

抬举(减压抬举)[lift(pressure relief lift)]:坐位时抬举躯体以暂时性的减轻压力。

特定支撑面(specialty support surface):是具有附加技术特性的支撑面,设计目的是进一步重新分配压力、减少剪切和影响微环境(如交替压力、气悬浮或低气流泄漏特性)。

特异性(specificity):没有疾病或状况的个体在进行特定检测时呈阴性的比例。因此,特异性表明该特定检测能排除出没有疾病或状况个体的程度[48]。

体位变换(reposition):卧位或坐位的个体定期进行体位的变化,目的是缓解或重新分配压力,提高舒适度。

体质指数(body mass index,BMI):个体体重(以 kg 为单位)除以身高(以 m 为单位)的平方。

填充敷料(filler dressing):用来填充伤口中死腔的敷料。

统计学意义(statistical significance):一种术语,表示样本数据分析的结果不太可能是特定概率水平的偶然结果[38]。

透明薄膜敷料(transparent film dressing):一种非吸收性的聚合物透明敷料,使其可以渗透氧气和水蒸气,但水不能渗透[1]。

吞噬作用(phagocytosis):白细胞摄取和消化细菌、细胞、坏死组织或碎片的过程。

外源性因素(extrinsic factors):来自身体外部的因素。

微量营养素(micronutrient):正常生长和发育所需的微量化学元素或物质。

涡流疗法(whirlpool):一种水疗方法,使用水加或不加添加剂或生理盐水来刺激伤口愈合,可用于慢性伤口清洗和清创。

无菌技术(aseptic technique):一种伤口护理技术,使用无菌产品和设备,防止新的微生物进入伤口,减少交叉感染发生的风险。

(1)外科无菌技术(surgical aseptic technique):处理复杂或耗时较长的伤口(即 20min 以上)所需的技术,包括面积较大的开放性伤口或多处伤口或不能完全可见伤口床的伤口。需使用无菌手套、非接触技术和严格的无菌区域[7,14]。

(2)标准无菌/清洁技术(standard aseptic/clean technique):处理耗时较短(即 20min 以下)且涉及关键部位很少的简单伤口换药技术。可使用非无菌手套、非接触技术和普通的无菌区域[7,14]。

无血管的(avascular):很少或没有血管的。

细胞毒素(cytotoxic):破坏或杀灭活细胞的物质。

细胞因子(cytokine):见促炎细胞因子(proinflammatory cytokines)。

细菌生物负荷(bacterial bioburden):存在的微生物数量(如浮游细菌或生物膜)。可分为

(1)污染(contamination):伤口表面存在微生物但不增殖[9]。没有损害健康或明显的临床感染症状[6,15]。

(2)定植(colonization):微生物在伤口表面复制,未侵入伤口组织,也未引起宿主的免疫反

应[16]。微生物的生长并不妨碍伤口愈合[6]。

（3）**局部感染**（local infection）：存在足够数量的细菌或其他微生物，损害组织和/或妨碍伤口愈合。感染的典型（明显）症状和体征包括脓性渗出物、臭味、红斑、局部发热、压痛/疼痛、水肿和白细胞计数升高。隐匿的迹象也可提供局部感染的早期征象，包括过度增生、出血、肉芽组织疏松、上皮桥接、伤口出现疼痛或疼痛加剧、臭味加重及伤口愈合延迟[6]。

（4）**弥漫性感染**（spreading infection）：微生物侵入伤口周围的组织。症状包括硬结伴或不伴红斑、捻发音、伤口裂开、淋巴结肿大及不适[6]。

（5）**全身感染**（systemic infection）：感染累及血液循环系统和其他器官，可导致严重的败血症、器官衰竭、感染性休克甚至死亡[6]。

下陷（immersion）：下沉进入（陷入）支撑面，按深度测量[2]。

纤维甲基纤维素伤口敷料（fibre methylcellulose wound dressing）：高吸水性敷料，化学性质类似于水胶体。

相对风险（风险比）[relative risk（risk ratio）]：与没有特定条件的风险相比，在存在特定条件（如压力性损伤的预防计划）的情况下发生特定结果（如压力性损伤）的风险。RR 值为 1.0 表明存在和不存在该特定条件的结果风险没有差异。

悬浮（float）：用于减轻身体受压部位（如脚跟）处压力的方法。

血管翳（pannus）：肥胖患者腹部组织的下垂皮瓣。

血管再生（angiogenesis）：从伤口内原有的血管生成新血管的过程，是伤口愈合的一个组成部分[4]。

血清肿（seroma）：伤口内的血清/血浆的聚集。

血肿（hematoma）：局限性出血，通常为可触及的皮肤或软组织内出血[18]。

压力（pressure）：单位面积上垂直施加于受力面的力[2]。

压力点（pressure point）：身体表面对压力敏感的点（如骨隆突处）。

压力性损伤（pressure injury）：由于压力或压力联合剪切力导致的皮肤和/或皮下组织的局限性损伤，通常发生在骨隆突处，但也可能与医疗设备或其他物品有关。

压力性损伤（pressure ulcer）：见压力性损伤（pressure injury）。

医用蜂蜜（medical grade honey）：经过过滤、γ 射线照射并严格按照的卫生标准生产的蜂蜜。

医用羊皮（medical grade sleepskin）：符合澳大利亚标准 AS4480.1-1998 的羊皮[5]。

移动能力（mobility）：将自身从一个位置移动到另一个位置的能力。

银离子敷料（silver impregnated wound dressing）：一种含银离子的敷料，可使银离子立即或持续地释放到伤口床上。银是细菌渗透的屏障[50]。

饮用水（potable water）：适合人类和动物饮用的水。

应变率（strain）：相对变形度的测量。

应力（stress）：单位面积传递的力。

营养补充剂（nutritional supplement）：能补充能量、蛋白质、碳水化合物和/或纤维的食品或饮料，可直接购买或其他方式制备。

营养不良（malnutrition）：指任何原因引起的营养不平衡状态[35]，与营养不良（undernutrition）同义。

营养不良（undernutrition）：营养不良（malnutrition）。

硬结（induration）：质地坚硬，无钙化或骨质形成[18]。

优势比（odds ratio, OR）：一个可能概率与另一个可能概率的比值，如一组发生某事件的可能概率与另一组发生该事件的可能概率的比值；优势比为 1.0 表示组间无差异[38]。

预防性敷料（prophylactic dressing）：在皮肤受到明显损伤之前使用的敷料，目的是防止由于压力、剪切力和皮肤微环境变化而造成的皮肤损伤。诸如弹性黏合剂类型（如硅胶）、敷料层数及其结构、所选敷料的大小等特征都与保护皮肤的效果有关[44]。

藻酸盐敷料（alginate wound dressing）：一种高吸水性、可生物降解的敷料，由海藻制成的无纺布吸收材料。有片状和绳索状两种形式[1]。

蒸发（transpire）：水分以水蒸气的形式进入大气的过程。透气能力是一种特性，可用于描述具有半透性或可透性的伤口敷料，该敷料允许多余的水分以水蒸气的形式进入大气。

支撑面（support surface）：一种特殊的压力再分布装置，用于管理组织压力负荷、微环境和/或具备其他治疗功能。支撑表面包括但不限于床垫、集成床系统、床垫代替物或覆盖层、坐垫和坐垫覆盖层[2]。

（支撑面）疲劳[fatigue（of a support surface）]：指支撑面或其部件工作效能降低。这种变化可能是由于预期或非预期的使用和/或长期暴露在化学、热或物理因素的结果[2]。

脂质水胶体敷料（lipido colloid dressings）：由高吸收纤维和脂质胶体基质组成的伤口敷料，形成有助于自溶清创的凝胶或含有纳米寡糖聚合物的脂质胶体基质，在有渗出物的情况下形成凝胶，促进蛋白酶抑制[29]。

直流电（direct current）：描述电刺激特征的术语，直流电是带电粒子连续的、单向的流动。

质量指标（quality indicator，QI）：用于评估医疗质量。循证临床实践指南（CPG）是 QI 的相关来源[46]。

置信区间（confidence interval，CI）：为观察样本测量指定的参数（如平均值），置信区间是该参数的真实值（即总体值）以一定概率（如 95%）在测量参数周围的程度[22]。

皱褶处皮炎（intertrigo）：是一种皮肤之间的反复剪切力引起的皮肤皱褶（腋窝、腋下、生殖器、腹部皱褶）处的刺激性接触性皮炎。汗液、其他体液、遮挡、肥胖等可加剧皮炎发展[32]。

主动支撑面（active support surface）：一种电动的支撑面，不论有无外加负荷，均能够改变其负荷分布[2]。

转向（turn）：改变位置的动作。

转移辅助工具（transfer aid）：任何协助转移个体的工具（如床单、机械升降机）。

紫外线疗法（ultraviolet light therapy）：一种利用电磁波中不可见的光作为光疗剂的治疗方法。

自溶（autolysis）：见清创（debridement）。

组织接触层（tissue-interface layer）：敷料与皮肤（伤口床）直接接触的部分。

组织缺血（tissue ischemia）：氧含量降低到正常水平以下。

【参考文献】

1. Wound Ostomy and Continence Nurses Society（WOCNS），*Wound Ostomy and Continence Nurses Society. Guideline for the Prevention and Management of Pressure Ulcers*. WOCN Clinical Practice Guideline Series. 2010, Mount Laurel, NJ：Wound Ostomy and Continence Nurses Society.

2. National Pressure Ulcer Advisory Panel. *National Pressure Ulcer Advisory Panel Support Surface Standards Initiative-Terms and Definitions Related to Support Surfaces*. 2018；Available from：http://www. npuap. org/NPUAP _ S3I _ TD. pdf.

3. Lazarus G，Cooper C，Knighton D，Margolis D，Pecoraro R，Rodeheaver G，Robson M. Definitions and guidelines for assessment of wounds and evaluation of healing. Arch Dermatol，1994；130：489-493.

4. Jones V，Harding K，Stechmiller JK，Schultz G，*Acute and Chronic Wound Healing*，*in Wound Care Essentials：Practice Principles*，S. Baranoski and E. Ayello，Editors. 2008，Lippincott：Philadelphia. p. 64-76.

5. Australian Wound Management Association（AWMA），*Pan Pacific Clinical Practice Guideline for the Prevention and Management of Pressure Injury*. 2012，Osborne Park，WA：Cambridge Media.

6. International Wound Infection Institute（IWII），*Wound Infection in Clinical Practice*. 2016，Wounds International.

7. Wounds Australia，Standards for Wound Prevention and Management. 2016，Cambridge Media：Osborne Park，WA.

8. Wound Ostomy and Continence Nurses Society（WOCNS），*Guideline for the Prevention and Management of Pressure Ulcers*. WOCN Clinical Practice Guideline Series. 2010，Mount Laurel，NJ：WOCNS.

9. Gardner SE，Frantz RA，*Wound Bioburden*，*in Wound Care Essentials：Practice Principles.* ，S. Baranoski and E. Ayello，Editors. 2008，Lippincott：Philadelphia. p. 111-3.

10. Vowden P，Vowden K，Carville K. Antimicrobials Made Easy. Wounds International，2011；2（1）.

11. Mueller CM，*The ASPEN Adult Nutrion Support Core Curriculum*. Vol. USA 2017 American Society for Enteral and Parenteral Nutrition.

12. Cederholm T，Bosaeus I，Barazzoni R，Bauer J，Van Gossum A，Klek S，Muscaritoli M，Nyulasi I，Ockenga J，Schneider SM，de van der Schueren MAE，Singer P. ESPEN endorsed recommendation：Diagnostic criteria for malnutrition-An ESPEN Consensus Statement. Clin Nutr，2015；34：335-340.

13. Druml C，Ballmer P，Druml W，Oehmichen F，Shenkin A，Singer P，Soeters P，Weimann A，Bischoff SC. ESPEN guideline on ethical aspects of artificial nutrition and hydration. Clin Nutr，2016；35（3）：545-556.

14. National Health and Medical Research Council，Australian Guidelines for the Prevention and Control of Infection in Healthcare. 2010，Commonwealth of Australia.

15. AWMA, *Bacterial Impact on Wound Healing: From Contamination to Infection. Position Paper.* 2011, http://www.awma.com.au/publications/publications.php: AWMA.

16. Bowler PG. Wound pathophysiology, infection, and therapeutic options. Annals of Internal Medicine, 2002; 34: 419-27.

17. James GA, Swogger E, Wolcott R, Pulcini Ed, Secor P, Sestrich J, Costerton JW, Stewart PS. Biofilms in chronic wounds. Wound Repair and Regeneration, 2008; 16(1): 37-44.

18. Nast A, Griffiths C, R. Hay R, Sterry W, Bolognia JL. The 2016 International League of Dermatological Societies' revised glossary for the description of cutaneous lesions. Br J Dermatol, 2016; 174: 6.

19. World Health Organization. ICD 11: 1B70 Bacterial cellulitis, erysipelas or lymphangitis.

20. AWMA, Standards for Wound Management. 2010, The Australian Wound Management Association Inc Australia.

21. Chin-Yee B, Upshur R. Clinical judgement in the era of big data and predictive analytics. J Eval Clin Pract., 2018; 24(3): 638-645.

22. Field A, *Discovering Statistics using SPSS.* 2017: Sage.

23. Schultz GS, Sibbald RG, Falanga V, Ayello EA, Dowsett C, Harding K, Romanelli M, Stacey MC, Teot L, Vanscheidt W. Wound bed preparation: a systematic approach to wound management. Wound Repair and Regeneration, 2003; 11(2): S1-28.

24. Baharestani M, *The clinical relevance of debridement, in The Clinical Relevance of Debridement*, M. Baharestani, P. Holstein, and W. Vanscheidt, Editors. 1999, Springer-Verlag: Heidelberg, Germany. p. 1-15.

25. Ayello EA, Baranoski S, Cuddigan J, Sibbald RG, Kerstein MD, *Wound Debridement Essentials: Practice Principles, in Wound Care* S. Baranoski and E. A. Ayello, Editors. 2008, Lippincott: Philadelphia. p. 119-35.

26. ASPEN Board of Directors and the Clinical Guidelines Task Force. Guidelines for the use of parenteral and enteral nutrition in adult and pediatric patients. Journal of Parenteral and Enteral Nutrition, 2002; 26: 22SA-24SA.

27. Vanderwee K, Grypdonck M, Bacquer D, Defloor T. The reliability of two observation methods of nonblanchable erythema, Grade 1 pressure ulcer. Appl Nurs Res, 2006; 19: 156-162.

28. Baranoski S, Ayello EA, Langemo DK, *Wound assessment, in Wound Care Essentials: Practice Principles*, S. Baranoski and E. A. Ayello, Editors. 2008, Lippincott: Philadelphia. p. 77-92.

29. Carville K, *Wound Care Manual.* 2017, Osborne Park, Western Australia: Silver Chain Foundation.

30. National Center for Chronic Disease Prevention and Health Promotion Division of Population Health. *Health-Realted Quality of Life (HRQOL).* 2018 [cited October 2019]; Available from: https://www.cdc.gov/hrqol/index.htm.

31. World Health Organization. ICD 11: EK02.22 Irritant contact dermatitis due to incontinence.

32. World Health Organization. ICD 11: EK02.20 Intertriginous dermatitis due to friction, sweating or contact with body fluids.

33. Rich J, Neely JG, Paniello RC, Voelker CCJ, Nussenbaum B, Wang EW. A practical guide to understanding Kaplan-Meier curves. Otolaryngology-Head and Neck Surgery, 2010; 143: 331-336.

34. Streiner D, Norman G, Cairne J, *Health Measurement Scales: A Practical Guide to Their Development and Use.* 5th ed. 2014: Oxford University Press.

35. Dorland, Dorland's Illustrated Medical Dictionary. 2011, Elsevier Health Sciences Division.: New York, NY.

36. Imhof RE, De Jesus ME, Xiao P, Ciortea L, Berg E. Closed-chamber transepidermal water loss measurement: microclimate, calibration and performance. Int J Cosmet Sci, 2009; 31(2): 97-118.

37. Agency for Health Care Policy and Research, *Pressure ulcers in adults: prediction and prevention. Clinical Practice Guideline No. 3. US Dept. of health & Human Services, Public Health Service, (Pub. No. 92-0047).* 1992, Rockville, MD: AHCPR.

38. Polit D, Beck C, *Nursing Research: Generating and Assessing Evidence for Nursing Practice.* 10th ed. 2016: Wolters Kluwer.

39. Langemo DK, *Palliative wound care, in Wound Care Essentials: Practice Principles*, S. Baranoski and E. A. Ayello, Editors. 2008, Lippincott: Philadelphia. p. 448.

40. Conner-Kerr T, *Phototherapy in Wound Management, in Wound Care: A collaborative Practice Manual for Health Professionals*, C. Sussman and B. Bates Jensen, Editors. 2007, Lippincott, Williams, and Wilkins. p. 591-611.

41. Yastrub DJ. Relationship between type of treatment and degree of wound healing among institutionalized geriatric patients with stage II pressure ulcers. Care Management, 2004; 5(4): 213-8.

42. Pieper B, National Pressure Ulcer Advisory Panel, eds. *Pressure Ulcers: Prevalence, Incidence, and Implications for the Future.* 2012, NPUAP: Washington, DC.

43. Tarnuzzer RW, Schultz GS. Biochemical analysis of acute and chronic wound environments. Wound Repair and Regeneration, 1996; 4(3): 321-325.

44. Call E, Pedersen J, Bill B, Black J, Alves P, Brindle CT, Dealey C, Santamaria N, Clark M. Enhancing pressure ulcer prevention using wound dressings: what are the modes of action? Int Wound J, 2013; epub.

45. Bergstrom N, Allman, R. , Carlson, C. , et al. , *Pressure ulcers in adults: prediction and prevention. Clinical practice guideline No. 3.* 1992, Rockville, MD: Agency for Healthcare Policy and Research, AHCPR Pub. No. 920047.

46. Becker M, Breuing J, Nothacker M, Deckert S, Steudtner M, Schmitt J, Neugebauer E, Pieper D. Guideline-based quality indicators—a systematic comparison of German and international clinical practice guidelines: protocol for a systematic review. Systematic Reviews, 2018; 7(5): DOI 10.1186/s13643-017-0669-2.

47. Pierce P. Defining and measuring quality of life. Journal of Wound Care, 1996; 5(3): 139-40.

48. Attia J. Moving beyond sensitivity and specificity: using likelihood ratios to help interpret diagnostic tests. Australian Prescriber, 2003; 26(5): 111-113.

49. World Health Organization. ICD 11: 1G40 Sepsis without septic shock.

50. Baranoski S, Ayello EA, McIntosh A, Galvan L, Scarborough P, *Wound treatment options*, in *Wound Care Essentials: Practice Principles*, S. Baranoski and E. A. Ayello, Editors. 2008, Lippincott: Philadelphia. p. 136-71.

51. Kottner J, Beeckman D, Vogt A, Blume-Peytavi U, *Skin Health and Integrity*, in *Innovations and Emerging Technologies in Wound Care*, A. Gefen, Editor. 2019, Elsevier Academic Press, .

52. International Union of Pure and Applied Chemistry. *Manual of Symbols and Terminology for Physicochemical Quantities and Units.* 2001 [cited August 2019]; Available from: https://old. iupac. org/reports/2001/colloid_2001/manual_of_s_and_t/node36. html.

53. World Health Organization. ICD 11: EH90 Pressure ulceration.

54. Lange ML. Tilt in space versus recline—New trends in an old debate. Technology Special Interest Section Quarterly, 2000; 10(1-3).

55. Leonard RB. To tilt or recline. Top Spinal Cord Inj Rehabil, 1995; 1(1): 17-22.

56. Nates JL, Nunnally M, Kleinpell R, Blosser S, Goldner J, Birriel B, Fowler CS, Byrum D, Miles WS, Bailey H, Sprung CL. ICU admission, discharge, and triage guidelines: A framework to enhance clinical operations, development of institutional policies, and further research. Crit Care Med, 2016; 44(8): 1553-602.

57. World Health Organization. ICD 11: EH90. 5 Pressure ulceration, ungradable.

附录

第 30 章　指南方法学

【简介】

本版指南的制订采用了以下方法。所有利益相关者可通过同行审查的出版物[1]和指南网站（www. internationalguideline.com）获取该方法。

本版指南的制订方法从 2014 年起开始修订，以确保其满足当前国际标准并且严格遵循指南制订方法。本指南继续侧重于主要证据，并且通过共识表决过程为每一项基于证据的推荐意见提供"推荐强度"。这一过程将增强医疗专业人员实施推荐意见并取得积极效果的信心。评级可用于确定干预措施的优先顺序。本附录提供流程的简要概述，更多的信息（如利益冲突表）可在指南网站上查阅。

【指南网站】

http://www. internationalguideline. com

指南网站的建立是为了发布指南相关的文件，用于传播快速参考指南，确认赞助方，并发布 GGG 的支持性文件、更新和声明。

【指南制订的参与者】

指南制订团队所有成员均表达了参与意愿与提出了申请，通过对其经验、专业知识和潜在利益冲突进行筛选。为了提高透明度，要求所有的指南贡献者必须确定潜在的利益冲突（conflicts of interest，COI）及其近似值。根据国际网络指南改编版的要求，潜在利益冲突者应申报和管理[2]。每年以书面形式完成利益冲突申报，并在出现新的利益冲突时向方法学家报告。最终的利益冲突声明将在指南网站上公布。根据 Schünemann 等（2015）[2]提供的附表 2，存在中或高度利益冲突者不参与审查和评价其利益冲突领域的研究，也不参加小组讨论、章节撰写和证据等级评价。

（一）成员组织

本指南的修订由以下成员组织监督：EPUAP、NPIAP 和 PPPIA。

（二）协作组织

其他与成员组织有着共同使命、价值观和宗旨的非营利性国际压力性损伤组织也被邀请，作为协作组织共同参与指南制订，包括以下组织：
- 中国：中华护理学会、江苏省护理学会、台湾伤口造口失禁护士协会
- 印度尼西亚：印度尼西亚伤口造口失禁护理协会和印度尼西亚伤口护理医师协会
- 加拿大：加拿大造口治疗与伤口治疗合作组织
- 日本压力性损伤协会
- 韩国伤口造口失禁护理协会
- 马来西亚伤口护理专业协会
- 菲律宾伤口护理协会
- 沙特造口治疗分会
- 泰国造口治疗协会
- 世界造口治疗师协会
- 巴西造口治疗师协会：伤口、造口和失禁护理

（三）指南管理小组（GGG）

GGG 监控指南制订过程的每一步，并管理指南传播策略。三个成员组织各提名 4 名代表，由 12 名成员组成 GGG。每个成员组织的 4 名提名代表中任命 1 名主席。GGG 成员在联合审议期间均进行投票，得票多的提议被采纳。在所有投票之前，先审查证据和建立共识。

（四）工作小组（SWG）

指南内容按工作领域进行划分，并成立了审查证据的工作小组。根据工作经验和专业知识选出工作小组成员，公司代表需排除在外。工作小组的组成原则是成员组织平等贡献以及每个成员组织至少有 1 名代表。指南的制订是一个 GGG 和 SWG 成员与方法学家保持沟通反复的过程。

（五）患者及其非正式照顾者

消费者（患者和照顾者）被邀请参与指南制订过程。在项目开始时，对消费者进行国际性调查，以确定消费者的需求、消费者对结局的关注，并为临床问题的形成提供信息。这一过程在方法学摘要的其他部分进行报告。

（六）方法学家

指南制订过程由一位经验丰富的指南方法学家进行监督。方法学家协助 SWG 成员实施指南制订方法，评估和总结新文献，并指导审查和制订推荐意见。方法学家对形成共识的投票过程和 COI 进行管理。方法学家提供了 GGG 和相关组织之间以及 GGG 和 SWG 之间的联系。方法学家参加 GGG 和 SWG 的会议，但不参与投票或证据等级推荐的过程。

（七）利益相关者

利益相关者可通过指南网站了解指南的制订过程。利益相关者是指对压力性损伤感兴趣并希望通过阅读方法、搜索策略、确认参考文献、评价指南初稿来做出贡献的任何人。任何人都可以注册为利益相关者，无论是个人还是社会/组织的代表。

【方法】

指南制订过程的步骤简述如下。为了简单明了，该过程以路线和流程来进行描述。然而，实际过程是完成了多个草稿并反复修改的过程。

（一）证据检索

1. 数据库

GGG 确认临床问题以指导文献检索。为了确定有关压力性损伤预防和治疗的科学文献，我们检索了以下几个电子数据库，包括：①AMED；②MED-LINE；③EMBASE；④Scopus；⑤The Cochrane Database of Systematic Review；⑥The Cochrane Central Register of Controlled Trials；⑦Health Technology Assessment。

指南更新的检索时间是从 2013 年 7 月 1 日到 2018 年 8 月 31 日。上一版指南中的证据也在本版指南中保留。

2. 检索策略

制订了敏感的检索策略，并在指南网站上公布。SWG 根据需要额外进行了重点检索，以确保对主题领域从深度和广度全部覆盖。方法学家根据以下的纳入和排除标准对所有检索到的电子参考文献进行筛选。

（1）文献入选标准
- 文章必须主要关注人体的压力性损伤的预防、风险评估或治疗。
- 文章必须发表在同行评议的期刊上。
- 应提供摘要。

1）原始研究的纳入标准：
- 研究应采用以下设计之一：①随机对照试验（RCT）；②前瞻性对照临床试验（CCT）；③前瞻性队列研究；④试验前/试验后研究；⑤回顾性队列研究；⑥观察研究；⑦横断面研究；⑧调查研究；⑨病例对照研究；⑩病例分析。
- 任何病例分析中必须至少包括 10 名受试者。
- 临床问题（例如个人经历，如疼痛）适合采用定性研究方法进行研究。

2）系统研究纳入标准：①系统评价和荟萃分析仅用于比较分析，在指南中明确描述为支持性内容，这些证据来源不包括在证据等级评价中；②应用 AMSTAR 2 工具对确定的系统综述和荟萃分析进行筛选，若要纳入该文献，则这些证据来源必须符合表 30-1[3] 中列出的所有关键环节；③SWG 成员对系统综述和荟萃分析中引用的原始文章进行审查；④其他形式的综合证据（如其他临床指南）仅用于根据需要支持背景讨论、良好实践声明或证据实施时考虑。

表 30-1 系统评价纳入的关键环节
（来自 Shea 等[3]）

- 根据 AMSTAR 2 工具（第 4 项）的"是"标准进行充分的文献检索。
- 单独列出阅读后排除的文献，并说明排除每个文献的理由（AMSTAR 2，第 7 项）。
- 根据 AMSTAR 2 工具的标准，评估每个纳入研究的偏倚风险，包括根据 AMSTAR 2 工具评估特定条目的偏倚风险（第 9 项）。
- 根据 AMSTAR 2 工具上的标准使用适当的荟萃分析方法，并说明在荟萃分析中合并的理由，使用适当的加权技术和异质性调整（第 11 项）。
- 当通过仅包括低偏倚风险的随机对照试验或如果随机对照试验具有中等或高偏倚风险或包括非随机试验来解释审查结果时，考虑个体研究中的偏倚风险，并讨论其影响（AMSTAR 2 第 13 项）。
- 根据 AMSTAR 2 工具的标准，对发表偏倚的存在及其可能的影响进行评估，即对量性研究合并的结果进行审核，对发表偏倚用图形或统计分析，并讨论发表偏倚影响的可能性和严重程度（第 15 项）。

通过对英文摘要的评价，对非英文形式发表的研究进行筛选，无语言上的限制。指南指订团队中包括翻译者。当现有证据中缺乏特定的、高水平的证据体时，则由一名翻译者对挑选的文献进行评估和数据提取。

排除标准:①非系统综述、叙述性论文、观点、评论、其他临床指南和描述性研究,这一类的论文仅在讨论支持背景、良好实践声明或实施注意事项时考虑;②少于10名研究对象的病例分析;③缺乏细节无法进行评估的会议摘要或短文;④重复文献;⑤除支持背景讨论外,在非人类受试者中进行的计算建模和其他研究;⑥不符合表1所列出关键环节的系统评价和荟萃分析;⑦不是重点关注压力性损伤的预防、治疗或风险评估的论文;⑧英文以外的其他语言的论文,其摘要未显示出有高水平的证据。

(2)质量改进和教育研究报告的纳入标准

除上述标准外,还包括:①至少有3个时间点进行结果测量的时间序列研究,持续至少12个月;②项目应是整个机构范围的(即不是单个护理单元);③结果应是发生率或机构获得性压力性损伤率;④应详细充分地描述质量改进项目,以利于重复(如具体使用的具体方法、障碍因素和促进因素);⑤除非经SWG或GGG认定具有重要意义的文献,否则不考虑2008年1月之前的出版物。

(3)压力性损伤危险因研究报告的纳入标准

在2014年的指南中,Coleman等(2013)[4]的系统综述被作为选择文献的基础,以确认压力性损伤高危的患者特征。2019版指南中补充检索了截至2018年8月31日之前发表的文献,Coleman等(2013)[4]使用的纳入和排除标准适用于所有文献。

1)纳入标准:①原始研究;②成年患者(年龄≥18岁);③结局是出现新的压力性损伤;④前瞻性队列研究、病历回顾(其中危险因素先于压力性损伤)或对照试验;⑤至少随访3天,手术室中进行的研究除外;⑥结局明确定义为Ⅰ类/期及更严重的压力性损伤或同类指标;⑦进行多变量分析,以确定导致压力性损伤的影响因素;⑧单个患者的分析。

2)排除标准:①横断面调查、病例研究、患者回忆或自我报告、全科医生记录分析;②同一患者数据集的重复发表;③队列研究(前瞻性和病历回顾),其中20%以上的研究对象因退出、死亡、失访和记录缺失等原因未纳入分析;④这些最低标准不适用的对照试验,包括随机分配治疗和意向性分析。

(二)证据评价

每项研究的方法学质量由2位评审人员进行评价。若出现较大的意见分歧(2位评审人员对研究的总体质量评价不同),则由第3位评审人员对研究进行评价。

使用专门的评估表对每项研究的方法学质量进行评估。对研究的质量评价侧重于研究的内部有效性和外部有效性。考虑了以下广泛的质量标准:内部有效性、明确和恰当的研究问题、研究对象的选择、分组、基线可比性、结果、盲法、混杂因素、统计分析、研究的总体评价以及潜在的偏倚。针对不同的研究设计使用相应的评估工具,这些工具在指南网站上的方法学报告中有更详细的介绍。

评估表中的每个条目的评估结果包括符合、不符合、未报告/不清楚、或不适用。除非在评估工具中注明了替代方法,否则研究将被描述为高、中、低质量,标准如下:

- 高质量研究:完全满足至少80%的适用标准。
- 中等质量研究:完全满足至少70%的适用标准。
- 低质量研究:未完全满足至少70%的适用标准。

(三)风险因素研究的方法学质量评价

Coleman等(2013)[4]使用了一个评估框架,该框架基于评估预后研究中偏倚的质量和风险的指南以及分析、荟萃分析和已发表的观察性研究的方法学考虑。由于本指南基于Coleman等[4]综述的基础上,因此,采用同样的方法对证据进行评估,主要包括下列因素:①对基线研究样本(即纳入的研究对象)的关键特征进行充分描述;②明确定义或描述所测量的风险因素(包括剂量、水平、暴露时间和明确的测量方法等);③使用连续变量或有适当连续数据(即不依赖数据)的切点;④有效、可靠的风险因素测量;⑤有足够比例样本且有完整风险因素的数据;⑥测量潜在风险因素的范围(如概念模型中的关键变量、研究设计中考虑到的潜在混杂因素);⑦在分析中考虑到潜在风险因素的范围(如适当调整,分析中考虑到潜在的混杂因素);⑧适当的归因;⑨无选择性的报告。

此外,还应考虑以下的质量问题:

- 是否有足够的样本量(经验法则:每个风险因素超过10个样本)?
- 是否有足够的数据评估研究方法和统计分析的适当性?
- 模型构建策略(如包含变量)是否合适并基于概念框架?
- 所选模型是否适合研究设计?

使用表30-2中列出的标准,对上述4个质量

表 30-2　风险因素研究的评估标准和质量维度之间的关系（来自 Coleman，经许可使用）

评估标准 1~8	质量维度 1~4			
	是否有足够的样本量（经验法则：每个风险因素超过 10 个样本）	是否有足够的数据评估研究方法和统计分析的适当性？	模型构建策略（如包含变量）是否合适并基于概念框架？	所选模型是否适合研究设计？
①对基线研究样本的关键特征进行充分描述		×		
②明确定义/描述所测量的风险因素，并对如何测量风险因素进行了明确的定义/描述		×	×	×
③使用连续变量或有适当连续数据的切点（即不依赖数据）		×	×	
④有足够比例样本且有完整风险因素的数据		×	×	×
⑤测量潜在风险因素的范围			×	×
⑥在分析中考虑到潜在风险因素的范围			×	×
⑦适当的归因			×	×
⑧无选择性报告		×	×	×

维度均进行评估，确定其是否符合（是/否/部分/不确定），使用以下标准将研究质量分为高、中、低和极低：

- 高质量研究：所有质量维度为"是"。
- 中等质量研究：质量维度 1 为"是"，至少 2 个其他质量维度为"是"。
- 低质量研究：标准 1 为"否"，其他 2 个质量维度为"否"或"部分是"。
- 极低质量研究：标准 1 为"否"，其他 3 个质量维度为"否"或"部分是"。

证据水平

采用改编版的 Joanna Briggs 分类系统[5,6]（表 30-3）对每个包含直接证据的研究进行干预研究"证据水平"的描述。

表 30-3　干预研究的证据水平[5,6]

1 级	实验设计 • 随机对照试验
2 级	类实验设计 • 前瞻性对照研究 • 试验前、后或历史/回顾性对照研究
3 级	观察分析设计 • 有或无对照组的队列研究 • 病例对照研究
4 级	观察性描述性研究（无对照） • 无对照组的观察性研究 • 横断面研究 • 病例系列（ $n=10+$ ）
5 级	间接证据：对正常人、其他类型慢性伤口的人、使用动物或计算模型的实验室研究

证据水平通常应用于干预研究（如 RCT、CCT 或病例系列研究），因为这些研究被认为是临床决策的重要证据来源。然而，还有许多研究设计（如流行病学或描述性研究）为指导临床实践提供了有价值的证据，但不能用基于干预的证据体系进行分类。

压力性损伤风险和分类的诊断和预后有效性的研究构成了独立于干预研究的重要知识体系。诊断准确性研究是指在同一时间点将诊断检验结果与参考标准结果进行比较的研究[7]。因此，需要采用横断面设计，以确定诊断检验结果和参考标准结果同时存在。按照这个公认的定义，大多数压力损伤性风险研究并不是诊断性研究，因为测得的压力损伤风险常与随后发生的压力性损伤进行比较。这些设计类似于参考标准不完善的预后研究或诊断性研究[8]。

与干预研究的不同阶段相比，还可区分出诊断研究和预后研究的阶段。在诊断性研究中，Ⅰ期和Ⅱ期研究的重点是区分目标患者与非目标患者。Ⅲ期研究是典型的诊断准确性研究，而Ⅳ期研究是调查诊断程序的临床结果[9]。预后研究与诊断性研究类似，但不同之处在于基于因素或诊断线索预测未来事件的发生。这些类型的研究通常用于构建预后模型。预后模型（如压力损伤风险评估工具评分）用于预测个体或群体未来事件发生的概率[10]。

检验的准确性和有效性评估只是临床有效性的替代措施[11]。只有通过诊断性 RCT 才能充分评估诊断性试验的临床有效性[12,13]。对于诊断或预后 RCT 可采用干预研究的证据等级进行描述。相应的,诊断和预后研究的"证据水平"级证据已被提出[12,14],并且自 2014 版指南以来已经被 GGG 采纳(表 30-4 和表 30-5)。

表 30-4　诊断研究相应的证据水平[12,14]

1 级	根据质量评估工具进行的单个高质量(横断面)研究,采用一致的参考标准并在连续人群中进行盲法研究
2 级	非连续研究或没有采用一致的参考标准的研究
3 级	病例对照研究,缺乏或非独立的参考标准
4 级	基于机制的推理,诊断研究(无参考标准),低质量和中等质量的横断面研究

表 30-5　预后研究相应的证据水平[12,14]

1 级	前瞻性队列研究
2 级	单臂随机对照试验中患者的预后因素分析
3 级	病例系列或病例对照研究,或低质量预后队列研究,或回顾性队列研究

(四)数据提取

研究人员获取包含参考文献的全文,并通过网络平台提供给工作小组。使用数据提取模板从论文中提取相关数据,包括研究设计、研究对象、干预组和干预措施、结局指标、随访时间、研究结果、局限性和总体评价。数据提取表由一名评审人员完成,并由至少一名其他评审人员审查。GGG 审查了 20% 的数据提取表,以确定较高的准确性。向工作小组提供了以前指南版本的证据表,以确保汇编和审查了全部文献。

(五)术语和产品名称

描述压力性损伤的术语在不同的国家、地区是不同的,在一些专业领域也有所差异。描述压力性损伤和压力性损伤的严重程度的术语已在许多地区被采用,并被认为是一个不断发展的领域。为清楚起见,在本指南要求术语一致。在缺乏单一、有效的分类系统的情况下,GGG 在制订本版指南一开始就投票决定使用"压力性损伤"这一术语,使用国际上认可并在国际 EPUAP/NPUAP 压力性损伤分类系统(2014)中公布的分类术语[15]。指南中

提供了交叉的分类系统,以,帮助医疗专业人员将术语转换为其工作领域内公认的系统。

术语"个人"用于描述患者、服务对象、住院医师或具有压力性损伤或有压力损伤风险的患者。

术语"医疗专业人员"和"跨专业团队"是指为个人提供正式医疗服务的医疗专业人员和非专业医护人员。根据管理医疗保健提供者的法律和法规,执行特定服务的专业人员/医护人员的行为准则可能因国家而异。

术语"非正式照顾者"用于描述在正式医疗服务机构之外为个人提供照护的人。这通常是指家庭成员和朋友。

本指南并不认可或被视为认可任何特定产品、制造商、服务或公司的使用。根据制订临床指南的最佳方法,在推荐声明或讨论中没有使用品牌/产品名称[16,17]。如果有的话,则使用通用名或产品分类。该指南包括对研究结果中报告的产品特征的描述,这些特征可能与产品的有效性(或其他方面)有关。在报告中使用了评估研究中的产品描述,因为这需要在同行评审证据中呈现。根据需要可从制造商的产品信息中获取更多信息。在证据表格中,产品名称用于首次引用产品描述在特定研究中使用的干预和对照产品。

(六)起草和修订推荐意见

每个工作小组都制订了用于解决每个临床问题的证据体的结论。这些结论是基于证据表、批判性评估和证据水平得出的。利用 GGG 确定的证据决策框架[18,19]来推动执行的。证据决策框架提供了证据的总结以及干预措施的相对利弊,指导制订了针对临床问题的推荐意见,并对支持每项推荐意见的证据进行了简明扼要的总结。工作小组评估了证据的数量和一致性、可能的益处和危害以及用于推荐强度的评定(参见建议推荐强度评级)。证据决策框架用于总结支持基于预后或诊断研究的推荐意见的证据;然而,与潜在利弊的评价无关。此外,还进行了其他评估,用于评定"推荐强度"。

工作小组和/或方法学家制订推荐意见初稿,GGG 进行了审阅及必要的修订。为确保最终指南的统一性和内部一致性,GGG 遵循以下指导方法:①每个推荐意见应以直接动作动词开头,并且是简单、简短、直接、声明性的陈述,且不带有术语;②推荐意见应是关于临床实践的广泛推荐(如广泛的指

导性声明),支持推荐的更详细的后续陈述(如何、何时或多久)可作为实施注意事项;③推荐意见应具体明确;④当证据可用时,应提供有关健康益处、副作用和风险的信息。

GGG 审查了所有推荐意见,以确保推荐意见措辞准确地将现有的证据转化为最佳实践,同时,这些实践要满足国际上不同的文化需求和专业标准。此外,这也将由消费者 SWG 进行审阅。

【证据等级】

工作小组总结了支持每条推荐意见的证据,推荐意见与支持证据之间有明确的联系。各条推荐意见进行了“证据等级”评级。评级确定了支持每条推荐意见的累积证据体的强度。表 30-6 概述了证据等级评级系统(采用 NHMRC 改编的方法)[20]。

表 30-6　推荐意见的证据等级(改编自 NHMRC)[20]

A	• 不止一项高质量的 1 级研究提供直接证据 • 证据体一致
B1	• 中等或低质量的 1 级研究提供直接证据 • 高或中等质量的 2 级研究提供直接证据 • 大多数研究结果一致,不一致的结果能够解释
B2	• 低质量的 2 级研究提供直接证据 • 3 级或 4 级研究(不考虑质量)提供直接证据 • 大多数研究结果一致,不一致的结果能够解释
C	• 5 级研究(间接证据),例如在正常受试者、有其他类型慢性伤口的患者以及动物模型中进行的研究 • 证据体中不一致的结果无法解释,表明该主题确实存在不确定性
GPS	• GGG 的声明没有上述证据体的支持,但被认为对临床实践具有重要意义

本指南明确说明了证据体的优势和局限性。所有具有“证据等级”评级的推荐意见都需要有明确的证据总结(理由)。对于“证据等级”评级为 A 或 B(1 或 2)的推荐意见,证据总结要有一项或多项存在压力性损伤或有压力性损伤风险的受试者的研究。证据总结中确定了每项研究的“证据水平”及其质量评级。

此指南试图找出明确地证据差距。系统检索发现了来自正常人群研究、具有中间或替代结果的研究、患有其他类型慢性伤口的人群研究和动物研究的间接证据,用于支持“证据等级 C”或良好实践

声明。对 C 级“证据等级”(SoE)进行了解释,说明该推荐意见是否得到了以下方面的支持:

- SoE C:来自正常受试者研究的间接证据
- SoE C:具有中间或替代结果的研究
- SoE C:对患有其他类型慢性伤口的人群研究,以及动物研究或其他基础的实验研究。

在缺乏充分证据的情况下,对被认为非常重要的临床实践领域作出了良好实践声明。良好实践声明是在 GGG 认为有必要时作出的,旨在帮助医疗专业人员在不确定的领域采取适当的行动[21]。良好实践声明是以专家意见为基础,并得到其他循证临床指南或不符合循证推荐意见标准的其他类型研究的支持,采用了适当的参考资料以支持良好实践声明。

支持该推荐意见的“证据等级”不等于“推荐强度”。例如,可能没有 RCT 对压力性损伤患者实施评估。因此,推荐意见的“证据等级”可能相对较低,然而,基于其他类型慢性伤口研究的证据、基础科学研究的原则性证据和/或专家意见,该推荐意见在许多临床情况下可能会被强烈推荐。

【利益相关者审查】

在制订推荐意见和良好实践声明、实施和章节讨论之后,征求了利益相关者的反馈。通过在指南网站上填写详细情况,明确表示有兴趣的利益相关者在注册后被邀请参加。已知有 1 200 多个感兴趣的利益相关者登记注册。此外,伙伴组织和协作组织通过社交媒体发布了利益相关者审查程序。任何有兴趣参加的个人或组织也可参加利益相关者的审查程序。

指南网站上包括证据决策框架和利益相关者审查的完整章节。指南的大部分内容提供给利益相关者查阅时间为 4 周(由于时间限制,有四章只提供了 7 天)。共有 699 个独立的利益相关者(个人或代表组织)查阅了指南各章,并就是否同意各章的推荐发表了意见或进行了投票。利益相关者也有机会找出在检索中可能被遗漏的符合纳入标准的其他研究文献。

利益相关者的反馈意见由 GGG 审查,适用时也由 SWG 成员审查。当利益相关者的反馈需要更改或澄清时,对指南内容进行了更改。

【推荐强度】

如前所述,"证据等级"确定了支持该推荐意见的累积证据的强度。相比之下,"推荐强度"评级需要进行不同的分析,基于证据的推荐意见是根据其重要性和改善患者结局的可能性进行评级。良好实践声明未给出推荐强度,这与目前制订指南的最佳做法一致[21]。

> **"推荐强度"**是指医疗专业人员对遵守推荐意见利大于弊有信心的程度。

评级不一定与内部或外部证据的强度有关,总体目标是帮助医疗专业人员确定干预措施的优先顺序。以下几点需要考虑[18,19,22-24]:

- 利与弊之间的平衡。两者之间的差异越大,给出强推荐的可能性就越大。然而,这一考虑不适用于预后和诊断的推荐意见。

- 推荐意见所依据的所有研究的总体证据质量。质量越高,强推荐的可能性就越大。

- 在特定的临床环境中将证据转化为实践,或存在相关人群中基线风险的不确定性。

- 干预的经济成本越高,消耗的资源越多,除非能够证明成本效益,否则强推荐的可能性就越小。

- 干预措施对利益相关者(包括患者和医疗专业人员)的可接受性。

- 患者优先考虑的推荐意见将影响结果。

邀请所有 SWG 和 GGG 成员参加共识投票,每个人对指南中的每项推荐意见都进行了投票。共识表决过程在一个专门建立的网站平台上进行,每个小组成员都有一个独特的身份证明。在开始之前,研究对象需要确认他们掌握了投票程序。投票标准使用改编的 GRADE 网格[18,19,22-24](表 30-7),利用 GGG 确定的证据决策框架[18,19]来实施该过程。对于每一项待评价的推荐意见,投票人都会收到一份与下列问题相关的证据汇总表:

表 30-7　推荐强度的 5 种类型[18,19,22-24]

建议	符号	说明	含义
要做:强烈建议进行干预(我们建议提供此选项) 不要做:强烈建议不要干预(我们建议不要提供此选项)	↑↑ ↓↓	表示大多数知情人士会做出的判断	• 对患者来说,大多数人希望得到建议的行动方案,只有一小部分人不希望得到 • 对于医疗专业人员来说,大多数人应该接受干预措施。如果医疗专业人员选择不遵循该建议,他们应该记录下他们的理由 • 对于质量监督者来说,遵守本建议可作为质量标准或绩效指标
可能要做:有条件的情况下建议使用的干预(我们建议提供此选项) 可能不要做:有条件的情况下建议不使用的干预(我们建议不要提供此选项)	↑ ↓	表示大多数知情人士会做出判断,但相当一部分人不会	• 对患者来说,大多数人希望得到建议的行动方案,但相当一部分人不希望得到 • 对于医疗专业人员来说,检查并准备与患者讨论证据,以及他们的价值观和偏好 • 对于质量监督者来说,临床医生对干预措施利弊的讨论和考虑,以及讨论的记录,可以作为质量指标
非特定性推荐:一定条件下建议干预或比较(我们不建议提供此选项)	↔	风险和收益之间的权衡不明确或投票参与者之间缺乏一致意见	利弊相当;和/或目标人群尚未确定;和/或没有足够的证据来制订"推荐强度"

根据审查的证据得出:①预期效果有多大?②预期的不良影响有多大?③影响证据的总体确定性如何?④理想和不理想效果之间的平衡是否有利于干预或比较?⑤所需资源(成本)有多大?

根据审查的证据,工作小组和利益相关者负责相关章节的审查:干预措施是否可行?

根据审查的证据并将消费者调查意见作为指南制订的一部分得出:①患者及其非正式照顾者对主要结果的重视程度是否存在重要的不确定性或差异?②患者及其非正式照顾者是否接受干预?③干预措施对患者及其非正式照顾者是否可行?

在审查了证据决策框架之后,投票者被要求从

表 30-7 的选项中选择一个"推荐强度"级证据(或投弃,并说明理由)。使用专门设计的软件程序记录投票并进行计算。规则是基于以往应用的共识投票过程(如 2014 年的投票)以及希望获得重要共识的愿望而确定的。根据以下规则确定了最终的"推荐强度":

- 要获得强正向推荐(要做)或强负向推荐(不要做),必须 100% 的票数投向同一方向(正向或反向),其中至少 70% 的票数为强烈建议,0% 的票数为相反方向。
- 要获得弱正向推荐(可能要做)或弱负向推荐(可能不要做),至少要有 70% 的票数投向同一方向(正向或反向),而 20% 以下的票投向相反方向。
- 任何其他组合的投票结果为"非特定性推荐"。

【实施注意事项和质量指标】

实施注意事项是关于如何实施指南中的核心推荐意见的建议,旨在为临床问题提供指导。实施注意事项可以说明如何、何时、何地、由谁或多久实施一次推荐意见的做法,也可以确定实施推荐意见时要考虑的核心原则。实施注意事项包括实践相关的补充信息,并得到 1~5 级证据、其他临床指导资源或 SWG 和/或 GGG 的共识支持。

此外,还制订了可用于监测本指南执行情况的质量指标。目前,世界各地都在使用各种临床指标,作为正在进行的卫生服务认证方案、国际基准项目的一部分,并在地方用于监测正在进行的质量改进。这些质量指标旨在监测本指南中所包含的具体实践建议。这些指标是由专家根据其内在价值(作为预防和治疗压力性损伤的高质量护理指标)并考虑到审查的实用性进行选择。除其他质量指标外,还建议将这些指标用于医疗机构/服务中,作为衡量当地执行实施指南有效性的指标。

【指南中消费者的参与】

消费者的参与被认为是高质量的国际临床指南的一项要求[25-28]。在本指南中,消费者参与是指以下群体参与指南的制订:①患者(即有压力性损伤或有压力性损伤风险的个人);②非正式照顾者(即以非正式身份照顾的个人,如家庭成员或朋友);③利益相关者(即行业代表)。

遵循国际标准,在本指南制订过程中消费者参与的目标是[29]:①促进推荐意见和指南内容与患者的相关性;②促进体现患者的价值观和偏好;③认知和回应特定人群的需求;④评估和满足患者教育/信息需求;⑤提高消费者对指南的认识。

本指南的主要受众是医疗专业人员、学术界人士和组织/机构,其内容和术语适合这一受众。患者的意见旨在为制订指南的配套资源提供指导,包括针对特定区域患者的教育主题。

指南管理小组(GGG)认识到,指南制订团队在促进患者参与方面面临的各种障碍。文献指出了消费者参与的障碍[26,28,29],包括医疗专业人员和消费者感兴趣主题的观点不一致;难以将消费者的意见纳入推荐意见制订中;消费者的招募和保留问题;消费者对专业术语理解的局限性;时间和资金限制;抵制改变;被低估的感觉;文化(如语言)、健康(如感官障碍)和物理(如缺乏互联网)障碍。

GGG 在制订消费者参与策略时考虑了上述因素,根据有关促进消费者参与的文献建议,制订了促进消费者参与的策略[26,28-30]。针对指南的每一个步骤[26]都制订了消费者参与策略(表 30-8)。

表 30-8　指导指南制订团队促进消费者参与的策略[26,28-30]

指导步骤	促进消费者参与的流程
招募	• 关于指南制订过程的信息将公开
	• 患者和利益相关者都有资格并被邀请参与
	• 将在所有参与指南制订工作的国家招募不同的患者
	• 将招聘不同的医疗专业人员,以促进考虑不同消费者的需求
准备	• 消费者将收到关于参与指南和目标的背景信息
流程管理	• 本方案预先确定了为消费者提供机会的方法
	• 方法学家将协调消费者的参与(如发出邀请、管理调查、收集书面反馈等)
	• 考虑到语言、问题、回答方法的简化和完成调查的时间,将在线调查征求消费者的意见
	• 指南制订过程的最新情况将在国际指南网站上公布

【消费者调查】

在项目开始时,对消费者进行了一次国际调查,以确定消费者的需求及对结局测量的兴趣,并为制订临床问题提供参考。广泛征求消费者的意见,目标是从参与指南制订的所有地区的消费者收集信息。招募消费者完成调查和/或注册为利益相关者以进行利益相关者审查过程。通过网站、社交媒体和邀请 GGG 成员知道的所有地区的利益相关者团体参与。

消费者调查获得了澳大利亚国立大学人类研究伦理委员会(HREC Protocol 2018/066)的伦理批准,方法和结果将独立于指南发布。研究结果已在有关国际会议上公开发表[31,32]。

简言之,消费者调查于 2018 年 4 月 24 日至 10 月 30 日在专门的网站上进行。该调查以简单的语言呈现,并由 SWG 翻译人员译成英文以外的语言在线调查:①患者优先主题;②临床问题与患者需求的相关性;③患者护理目标和教育需求;④邀请注册为利益相关者。

来自 27 个国家的 1 233 人参加了该调查,包括患者($n=383$)和非正式照顾者($n=850$)。通过调查收集的信息用于审查和修订临床问题,为证据决策框架评估提供证据,并将用于制订患者教育材料的优先顺序。调查结果还提供了具体建议,特别是围绕护理目标和教育需求。

【指南监测和更新】

指南发布后,GGG 将继续监督指南的执行情况,鼓励将指南翻译成非英文以利于最大限度地传播。2009 年的《快速参考指南》被翻译成 17 种不同的语言,2014 年的完整指南被翻译成 2 种不同的语言,《快速参考指南》被翻译成 11 种不同的语言。

在 2019 年指南发布后,GGG 将继续监测压力性损伤的文献。这是一个持续的过程,在指南发布版本之间的过渡期为下一版指南做准备,并确定任何相关知识的进展。如果是后一种情况,GGG 会在指南网站上发布声明用以在重要的新知识背景下对指南的解释。本指南的下一修订版计划于2024 年发布。

【参考文献】

1. Kottner J, Cuddigan J, Carville K, Balzer K, Berlowitz D, Law S, Litchford M, Mitchell P, Moore Z, Pittman J, Sigaudo-Roussel D, Yee CY, Haesler E. Prevention and treatment of pressure ulcers/injuries:The protocol for the second update of the international Clinical Practice Guideline 2019. J Tissue Viability,2019;28(2):51-58.

2. Schünemann HJ, Al-Ansary LA, Forland F, Kersten S, Komulainen J, Kopp IB, Macbeth F, Phillips SM, Robbins C, van der Wees P, Qaseem A, Network. BoTotGI. Guidelines International Network:Principles for disclosure of interests and Management of conflicts in guidelines. Ann Intern Med,2015;163(7):548-53.

3. Shea BJ, Reeves BC, Wells G, Thuku M, Hamel C, Moran J, Moher D, Tugwell P, Welch V, Kristjansson E, Henry DA. AMSTAR 2:a critical appraisal tool for systematic reviews that include randomised or non-randomised studies of healthcare interventions, or both. BMJ 2017;358:j4008.

4. Coleman S, Gorecki C, Nelson A, Closs SJ, Defloor T, Halfens R, Farrin A, Brown J, Schoonhoven L, Nixon J. Patient risk factors for pressure ulcer development:Systematic review. International Journal of Nursing Studies,2013;e-pub.

5. Joanna Briggs Institute, Reviewers' Manual 2014. 2014, Joanna Briggs Institute,:Adelaide.

6. Joanna Briggs Institute, Reviewers' Manual 2014:Summary of Findings Tables for Joanna Briggs Systematic Reviews. 2014, Joanna Briggs Institute:Adelaide.

7. Bossuyt PM, Reitsma JB, Bruns DE, Gatsonis CA, Glasziou PP, Irwig LM, Moher D, Rennie D, de Vet HC, Lijmer J, Standards for Reporting of Diagnostic Accuracy. The STARD statement for reporting studies of diagnostic accuracy:explanation and elaboration. Annals of internal medicine, 2003;138(1):W1-12.

8. Rutjes AW, Reitsma JB, Coomarasamy A, Khan KS, Bossuyt P. Evaluation of diagnostic tests when there is no gold standard. A review of methods. Health Technology Assessment, 2007 11(50):iii, ix-51.

9. Sackett DL, Haynes RB. The architecture of diagnostic research. British Medical Journal,2002;324(7336):539-41.

10. Altman DG, Vergouwe Y, Royston P, Moons KG. Prognosis and prognostic research:validating a prognostic model. British Medical Journal,2009;338(b605).

11. Ferrante di Ruffano L, Hyde CJ, McCaffery KJ, Bossuyt

PM, Deeks JJ. Assessing the value of diagnostic tests: a framework for designing and evaluating trials. British Medical Journal, 2012; 344: e686.

12. Merlin T, Weston A, Tooher R. Extending an evidence hierarchy to include topics other than treatment: revising the Australian 'levels of evidence'. BMC Medical Research Methodology, 2009; 9: 34.

13. Schunemann H, Oxman A, Brozek J, Glasziou P, Jaeschke R, Vist G, Williams J, Kunz R, Craig J, Montori V, Bossuyt P, Guyatt G, GRADE Working Group. Grading quality of evidence and strength of recommendations for diagnostic tests and strategies. British Medical Journal, 2008; 336 (7653): 1106-10.

14. OCEBM Levels of Evidence Working Group. *The Oxford 2011 Levels of Evidence. 2011*; Available from: http://www. cebm. net/index. aspx? o = 5653.

15. National Pressure Ulcer Advisory Panel (NPUAP), European Pressure Ulcer Advisory Panel (EPUAP), Pan Pacific Pressure Injury Alliance (PPPIA), Prevention and Treatment of Pressure Ulcers: Clinical Practice Guideline. 2014: Emily Haesler (Ed.) Cambridge Media: Osborne Park, WA.

16. National Institute for Health and Care Excellence (NICE), NICE style guide: scientific and medical terms. 2017, NICE: https://www. nice. org. uk/corporate/ecd1/chapter/scientific-and-medical-terms.

17. Cochrane Style Manual Working Group, Cochrane Style Manual: Names and common terms. 2016, Cochrane Collaboration: http://community. cochrane. org/book_pdf/224.

18. Alonso-Coello P, Schünemann HJ, Moberg J, Brignardello-Petersen R, Akl EA, Davoli M, Treweek S, Mustafa RA, Rada G, Rosenbaum S, Morelli A, Guyatt GH, Oxman AD, GRADE Working Group. GRADE Evidence to Decision (EtD) frameworks: a systematic and transparent approach to making well informed healthcare choices. 1: Introduction. BMJ, 2016; 353: i2016.

19. Alonso-Coello P, Oxman AD, Moberg J, Brignardello-Petersen R, Akl EA, Davoli M, Treweek S, Mustafa RA, Vandvik PO, Meerpohl J, Guyatt GH, Schünemann HJ, GRADE Working Group. GRADE Evidence to Decision (EtD) frameworks: a systematic and transparent approach to making well informed healthcare choices. 2: Clinical practice guidelines. BMJ, 2016; 353: i2089.

20. NHMRC GAR consultants, NHMRC additional levels of evidence and grades for recommendations for developers of guidelines 2009, National Health and Medical Research Council Canberra.

21. Guyatt GH, Schunemann HJ, Djulbegovicc B, Ak EA. Guideline panels should not GRADE good practice statements. Journal of Clinical Epidemiology, 2015; 68: 597-600.

22. Atkins D, Best D, Briss P, Eccles M, Falck-Ytter Y, Flottorp S, Guyatt G, Harbour R, Haugh M, Henry D, Hill S, Jaeschke R, Leng G, Liberati A, Magrini N, Mason J, Middleton P, Mrukowicz J, O'Connell D, Oxman A, Phillips B, Schünemann H, Edejer T, Varonen H, Vist G, Williams J, Zaza S, GRADE Working Group. Grading quality of evidence and strength of recommendations. British Medical Journal, 2004; 328 (7454): 1490.

23. Guyatt G, Oxman A, Kunz R, Falck-Ytter Y, Vist G, Liberati A, Schünemann H, GRADE Working Group. Going from evidence to recommendations. British Medical Journal, 2008; 336 (7652): 1049-51.

24. Jaeschke R, Guyatt G, Dellinger P, Schunemann H, Levy M, Kunz R, Norris S, Bion J, GRADE Working Group. Use of GRADE grid to reach decisions on clinical practice guidelines when consensus is elusive. BMJ, 2008; 337: a744.

25. Patient-Centered Outcomes Research Institute (PCORI), PCORI Methodology Standards. 2015, PCORI: https://www. pcori. org/research-results/about-our-research/research-methodology/pcori-methodology-standards.

26. Armstrong MJ, Mullins CD, Gronseth GS, Gagliardi AR. Recommendations for patient engagement in guideline development panels: A qualitative focus group study of guideline-naïve patients. PLOS ONE, 2017: e0174329.

27. Qaseem A, Forland F, Macbeth F, Ollenschlager G, Phillips SM, van der Wees P, et al. Guidelines International Network: toward international standards for clinical practice guidelines. Ann Intern Med, 2012; 156(7): 525-531

28. National Health and Medical Research Council (NHMRC), Statement on Consumer and Community Involvement in Health and Medical Research. 2016, Consumers Health Forum of Australia: https://www. nhmrc. gov. au/_files_nhmrc/file/publications/16298_ nhmrc_-_statement_on_consumer_and_community_involvement_in_health_and_medical_research-accessible. pdf.

29. Légaré F, Boivin A, Trudy van der Weijden T, Christine Pakenham C, Burgers J, Légaré J, Sylvie St-Jacques S, Gagnon S. Patient and public involvement in clinical practice guidelines: A knowledge synthesis of Existing Programs. Medical Decision Making, 2011; 31(6).

30. Patient-Centered Outcomes Research Institute (PCORI),

Engagement Rubric for Applicants. 2015, PCORI: https://www. pcori. org/sites/default/files/Engagement-Rubric. pdf.

31. Haesler E, Cuddigan J, Kottner J, Carville K, Guideline Governance Group, International consumer engagement in guidcline development: Surveying patients in 30 countries in 14th Guideline Intenational Network (G-I-N) Confer-

ence. 2018: Manchester.

32. Haesler E, Cuddigan J, Kottner J, Carville K, Guideline Governance Group, International consumer engagement in pressure injury/ulcer guideline development: Global survey of patient care goals and information needs, in National Pressure Ulcer Advisory Panel 2019 Annual Conference. 2019: St Louis.